사례중심 · 근거기반

정신건강간호학

제 3 판

도경진 · 김덕진 · 김정숙 · 김혜경 · 오금숙 · 이정숙 · 이현주 외 공역

THIRD EDITION

Essentials of Psychiatric Mental Health Nursing

Elizabeth M. Varcarolis, RN, MA

Professor Emeritus
Formerly Deputy Chairperson and Psychiatric Nursing Coordinator
Department of Nursing
Borough of Manhattan Community College;
Associate Fellow
Albert Ellis Institute for Rational Emotional Behavioral Therapy
(REBT);
Former Major, Army Nurse Corps Reserve
New York, New York

ELSEVIER

JMK

ELSEVIER

Essentials of Psychiatric Mental Health Nursing, 3rd Edition
A Communication Approach to Evidence-Based Care

ISBN: 978-0-3233-8965-5

This adaptation of *Essentials of Psychiatric Mental Health Nursing, 3rd Edition* by Elizabeth M. Varcarolis was undertaken by JMK Publishing Co. and is published by arrangement with Elsevier Inc. and Elsevier Korea L.L.C.

사례중심·근거기반 **정신건강간호학 제3판,** 도경진 외

Korean ISBN : 979-11-87563-54-9

Essentials of Psychiatric Mental Health Nursing, 3rd Edition by Elizabeth M. Varcarolis의 편역서는 Elsevier Inc.와 Elsevier Korea L.L.C.와의 계약을 통해 JMK에서 출간되었습니다.

Printed in Korea

역자 소개

편집위원

도경진 김덕진 김정숙 김혜경 오금숙 이정숙 이현주

공동역자

김덕진 성신여자대학교
김순오 동남보건대학교
김윤영 구미대학교
김정숙 여주대학교
김정윤 대구보건대학교
김지인 순천대학교
김혜경 중원대학교
도경진 경동대학교
박경란 구미시정신건강복지센터
박정미 영남이공대학교
박주현 서라벌대학교
변도화 가톨릭상지대학교
송지현 제주한라대학교
여현주 대구과학대학교
오금숙 충북보건과학대학교
우미영 호산대학교
이승현 대구과학대학교
이은영 경북전문대학교
이정숙 상명대학교
이현주 한세대학교
정귀남 경북전문대학교
정춘화 유원대학교
조경진 한국국제대학교
채공주 한림성심대학교
하수정 경주대학교

(가나다순)

머리말

「사례중심 · 근거기반 정신건강간호학」은 Elizabeth M. Varcarolis의 저서 「Essentials of Psychiatric Mental Health Nursing, Third Edition」의 번역본입니다. 이 책은 정신의학진단 DSM-5를 반영하였으며, 간호의 2가지 측면인 '과학과 독창성(Science & Art)'을 통합하여 구성된 책입니다. 과학적이고 독창적인 간호실무를 위한 신경생물학, 사회심리학은 물론 문화적 · 영적 측면에 대한 중요성도 다루고 있습니다. 또한 정신건강문제 또는 정신질환이 있는 환자를 돌보는 간호사가 사용하는 기술, 과학, 이론 및 연구의 중요성을 강조하고 있습니다.

지난 수세기 동안 뇌작용에 대한 놀라운 과학적 진보는 뇌기능의 이상이 정신질환과 어떻게 관련이 있는지에 대해 제시해 왔습니다. 이러한 연구 결과는 과학적 연구와 과학적 근거에 기반을 둔 치료법을 점점 더 확대시켰습니다. 따라서 정신질환의 신경생물학적 원인인 신경전달물질과 최근 미국 FDA에서 승인한 약물들의 작용을 묘사하는 그림을 이해하기 쉽게 컬러로 설명하고 있습니다. 정신간호에 관심이 있는 간호학생은 물론 임상 또는 지역사회에서 일하고 있는 정신건강간호사에게도 도움이 될 것입니다.

간호에서의 'Art'는 그동안 간호의 '기술', '미학', '예술성', '개별성', '창조성' 등으로 번역되고 해석되었습니다. 그러나 이 책에서는 개인의 독특성과 근거기반실무를 강조하는 최근 경향을 반영하여 'Art of Nursing'을 '간호의 독창성'으로 번역하였습니다.

이 책은 총 3단원(Unit) 28장(chapter)으로 구성되어 있습니다. 1단원 '정신간호'에서는 정신간호과학을 바탕으로 정신건강과 정신질환, 신경생물학, 정신심리이론, 치료적 인간관계, 의사소통기술, 간호의 질과 안전교육(QSEN), 정신간호환경과 법과 윤리에 대해 다루고 있습니다. 2단원 '정신질환간호'에서는 DSM-5에 포함되어 있는 정신질환과 아동 및 청소년, 성인, 노인에서의 정신건강문제와 특정 치료방법에 대해 다루고 있습니다. 3단원 '지역사회정신간호'에서는 위기 및 재난, 공격 및 폭력, 가정폭력, 성폭력, 자살 등 최근 이슈가 되고 있는 법의학적 문제와 삶의 마지막 단계에서 경험하는 임종 및 애도자 간호에 대해 수록하고 있습니다.
이 책의 가장 두드러진 특징은 다음과 같습니다.

첫째, 학습목표에 간호의 **핵심역량(QSEN)**이 포함되어 있습니다.
둘째, 각 정신질환 또는 유형에 따라 **사례**가 제시되어 있습니다.
셋째, **근거기반실무(EBP)**를 적용한 예시가 제시되어 있습니다.

넷째, **의사소통을 기반으로 한 시뮬레이션 시나리오**가 수록되어 있습니다.

이 책을 마무리하면서 좋은 책을 번역하여 독자들에게 소개하게 된 것에 벅찬 기쁨이 있습니다. 20년 이상 정신간호학을 연구하고 강의하면서 스스로에게 미흡했던 부분들에 대한 갈증을 해소할 수 있었습니다. 정신간호에 관심이 있는 많은 분들에게 이 책이 도움이 되고 기여하는 바가 있길 바랍니다.

이 책이 나오기까지 책을 읽고 번역하신 정신간호학 교수님들과 검수하고 편집하느라 수고하신 모든 편집위원 교수님들께 1년 동안의 노고에 감사함을 전합니다. 마지막까지 편집위원과 소통하면서 편집방향에 관한 조율에 최선을 다해 주신 김덕진 교수님과 출판사 편집부장님, 좋은 책을 발간할 수 있도록 힘써 주신 도서출판 정문각의 김시동 대표님, 이종탁 전무님, 김재민 상무님 외 임직원 여러분께 감사드립니다.

2019년 1월

대표역자

도 경 진

차 례

Unit 1 정신간호

CHAPTER 5 간호과정: 간호의 질과 안전교육 57

CHAPTER 6 의사소통기술 74

CHAPTER 7 치료적 관계와 임상면담 91

CHAPTER 13
조현병 스펙트럼장애 및 기타 정신병적 장애 179

CHAPTER 14
우울장애 209

CHAPTER 19
섭식장애 335

CHAPTER 20
아동 및 청소년 349

Unit 3 지역사회정신간호

CHAPTER 28
임종 및 애도자 간호 483

부록 501

찾아보기 531

UNIT 1

정신간호
Psychiatric nursing

CHAPTER 1

정신간호과학과 간호실무

Practicing the Science and the Art of Psychiatric Nursing

Susan L. Frost, Chyllia D. Fosbre, Elizabeth M. Varcarolis

학습목표

1. 근거기반실무, 회복 그리고 트라우마간호모델을 이해한다.
2. 근거기반실무를 통합하는 과정에서 사용되는 5A를 설명한다.
3. 근거기반실무를 활용할 때 간호사가 직면하는 딜레마에 대하여 이해한다.
4. 간호사가 근거기반중재 지침으로 사용할 수 있는 자원을 설명한다.
5. 독창적 간호의 기본적인 3가지 요소인 돌봄, 관심, 환자 옹호의 개념을 설명한다.

주요개념: 환자 옹호[3),19)]

환자 옹호는 직접적인 간호제공, 행위과정에 대한 변론, 제도적 · 세계적 · 법적 변화에 대한 대처 등 여러 수준에서 이루어지고 있다. 다음은 환자 옹호 활동의 예이다.

- 치료를 거절할 수 있다는 정보제공
- 동의하기 까다로운 환자의 결정도 존중
- 건강well-being에 대한 위협으로부터 보호
- 모범사례에 대한 정보제공

환자가 연구에 참여하는 경우, 사생활과 비밀을 보장받고, 의심스럽거나 손상된 행위에 대해 조치를 취함으로써 보호를 받을 수 있다.

주요개념: 근거기반실무[3),17),22)]

근거기반실무는 본 교재와 실무상황 전반에 나타나는 개념이다. 우리가 항상 해왔던 방식으로 간호하기보다는 근거기반실무가 보편적인 접근방식이 되었다. 근거기반실무의 3가지 기본측면은 다음과 같다.

- 문헌검토를 통해 얻은 근거
- 훈련과 경험을 통한 간호사의 임상지식
- 환자의 욕구와 돌봄의 가치

1. 서론

정신건강간호psychiatric mental health nursing는 정신질환과 약물남용장애를 가진 사람들의 치료에 초점을 둔 간호실무의 전문분야이다. 다른 간호전문분야와 마찬가지로 정신건강간호는 과학과 기술을 모두 아우르고 있다.

간호의 과학적 측면에서는 간호학, 심리학 및 신경생물학 연구의 이론을 사용할 뿐만 아니라 **근거기반실무**evidence-based practice, EBP, 회복모델, 트라우마간호, **간호의 질과 안전교육**quality and safety education for nurses, QSEN의 주요개념을 포함한다. 간호의 기술 측면에서는 보살핌, 함께하기 및 옹호의 개념이 포함된다.[3)] 또한 간호기술은 근거, 이론 및 치료모델의 이행을 담고 있다.

2. 근거기반실무

1990년대 들어와 정신질환의 생물학에 대한 이해가 증대됨에 따라(뇌과학 10년) 치료접근법이 과학적 근거에 기반한 방법으로 급속하게 발전하였으며, 근거중심으로 실무를 하고 있다. 정신의학에서 근거기반초점은 심리적, 사회학적 양상에 대한 과학적 증거뿐만 아니라 정신질환 및 정신약물의 신경생리에 기반한 치료접근법으로 확대되고 있다. 미국의 근거기반간호는 1980년대와 1990년대 영국과 캐나다 의료계의 근거기반실무운동으로부터 시작되었다.[33] 간호학에서의 근거기반실무가 의학과 다르게 주목할 만한 것은 간호학에서 활용되는 접근법이 임상연구 이상의 것을 통합한다는 것이다. 간호학에서의 근거기반실무는 연구결과에 국한하지 않고 간호사의 임상지식과 경험은 물론, 환자의 선호도와 욕구를 포함한다.[10),22)]

체계적인 접근법에 근거한 간호실무는 새로운 것이 아니다. 현대간호의 창시자인 Nightingale(1820~1910)은 "최상의 가능한 연구, 가장 유용한 정부 통계 및 전문지식에 대한 접근"을 지지하는 근거기반 틀을 반영한 철학을 가지고 있었다. 1860년, Nightingale은 전 세계적으로 사용되는 코딩시스템인 국제질병사인분류international statistical classification of diseases and related health problems, ICD6 체계의 기초를 마련했는데, 이것은 "질병과 수술의 일관된 분류를 사용하여 병원 데이터를 체계적으로 수집하기 위한 최초의 모델"이라는 평가를 받았다. 이후, 미국의 정신건강전문가들은 ICD 시스템 대신 정신장애의 진단 및 통계 편람diagnostic and statistical manual of mental disorders, DSM 분류를 사용하고 있다. 최근에는 DSM-5와 ICD-10 버전의 정신건강 분류체계를 사용하고 있다.

정신간호의 어머니인 Peplau(1909~1999)는 정신간호실무의 예술과 과학을 명확히 하고 발전시키는 데 열정적이었으며, 과학적 접근이 정신간호실무에 필수적이라고 믿었다.[9)] 그녀의 공헌은 정신간호분야 그 이상이었다. 그녀는 진보된 간호실무개념을 도입하였고, 자격증명을 통해 직업표준 및 규정을 확립하였다.[9)]

정신의학은 무작위 통제실험을 광범위하게 사용하는 최초의 의학전문분야 중 하나였다. 1950년대 임상심리학의 기본원리 중 하나는 치료방법의 실험적 비교결과[15)]를 바탕으로 해야 한다는 것이었다. 그러나 그 당시 진료에 대한 과학적 증거가 제한적이었기 때문에 간호의 대부분은 전통, 개인경험, 비체계적인 시행착오 및 간호사와 다른 건강관리전문가들의 초기경험에 기반을 두었다.[9)] 또한 연구 관련 저널출판이 증가하였고, 1998년에 간호사와 가장 관련이 있는 Evidence-Based Nursing 저널이 발간되었다.

미네소타 대학은 근거기반실무를 "잘 설계된 연구로부터 얻은 가장 유용한 연구근거, 임상전문지식 및 환자선호도가 임상결정을 내리는 데 사용되는 과정"이라고 정의하였다. Melnyk은 환자가치와 선호도 및 임상전문지식만으로 임상결정을 내리는 것은 어려움이 있다고 하였다.[22)] 비록 근거기반실무가 효과적인 의사결정, 습관적인 실무수행의 방지 그리고 임상수행능력의 향상은 가능하게 하더라도 개별화되고 효율적인 실무를 위해 유용한 정보를 제공할 수 있는 실무지식은 간과할 수도 있다. 근거기반실무를 임상실무에 통합하는 여러 과정 중 **5A's**[27)]를 소개한다.

- **질문(Ask)**: 특정 환자나 상황에 대한 문제 또는 필요성을 확인한다.
- **문헌고찰(Acquire)**: 관심 있는 문제를 다루는 과학연구 및 기사에 대한 문헌을 검색한다.
- **문헌평가(Appraise)**: 과학적 가치의 기준을 사용하여 타당도, 관련성 및 적용가능성에 관한 연구근거를 평가하고 종합한다.
- **근거적용(Apply)**: 환자의 선호도와 요구를 이해하면서 가장 유용한 근거에 기반한 중재를 선택한다.
- **성과평가(Assess)**: 명확하게 정의된 기준 및 보고서를 사용하여 결과를 평가하고 문서화한다.

근거평가는 계층적 평가시스템을 통해 수행된다[그림 1-1]. 무작위 통제연구randomized controlled studies 및 근거기반 임상실무지침에 대한 체계적 고찰 또는 메타분석은 임상실무의 기반이 될 수 있는 가장 강력한 근거를 제공한다. 무작위 통제실험randomized controlled trial, RCT에서, 환자는 무작위로 실험군 또는 대조군에 배정된다. 실험군은 중재를 받게 될 것이고, 대조군은 일반적인 치료 또는 위약군이 될 수 있다. 가장 낮은 수준의 근거에는 전문위원회 보고서, 의견, 임상경험 또는 서술적 연구가 있다. 과학적 근거가 계층적으로 평가되지만 임상의사결정에서는 모든 유형의 근거가치를 기록하는 것이 중요하다.

1999년 정신건강의 주제에 관해 첫 번째 '공중 위생국 보고서'가 발표되었다.[34)] 이 획기적인 보고서는 과학문

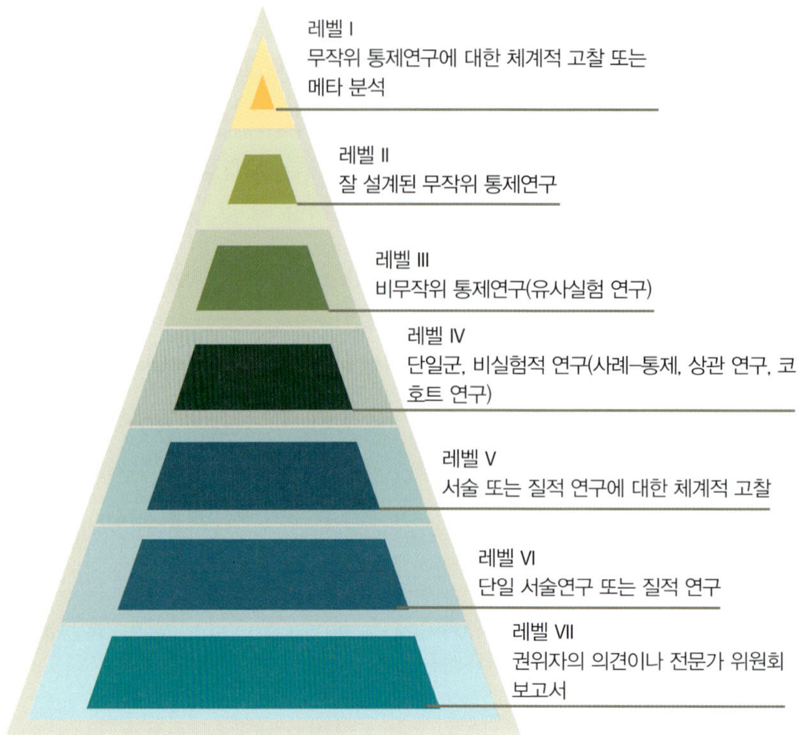

그림 1-1 근거의 단계[22),24)]

헌에 대한 광범위한 검토와 정신건강제공자 및 소비자와의 상담을 토대로 작성되었다. 이 보고서에는 대부분의 정신질환에 대해 효과적인 정신약물치료 및 정신사회적 치료가 많았음을 보여 주고 있다. 그러나 다음과 같은 정신간호사에 대한 몇 가지 질문이 제기되었다.

- 정신간호사가 제공하는 치료 및 중재의 효능에 대해 알고 있는가?
- 정신간호사는 근거기반간호를 수행하고 있는가?
- 정신간호사가 제공하는 간호의 본질과 결과에 대한 기록이 있는가?

의학 및 정신건강분야에서 근거기반실무의 강조가 확대되고 있는 것에는 의심의 여지가 없다. 예를 들어, 다음 사항을 고려해 보자.

- 누가 '최상의 근거'를 이해할 수 있는가?
- 모든 간호문제가 과학적 실험으로 해결될 수 있는 것은 아니다.
- 정신간호중재 및 실무를 다루는 높은 수준의 간호연구는 비교적 적다.
- 근거기반실무의 사용을 기대하지만, 이 과정을 위한 학부 프로그램이나 현장에서의 교육은 거의 이루어지고 있지 않다.
- 인력부족과 예산제약이 있는 복잡한 환경에서 일하는 간호사가 어떻게 문헌을 연구하고 평가할 시간을 찾고 '최상의 근거'에 대한 결정을 내릴 수 있는가?

1) 임상실무자원

① 인터넷

많은 웹 사이트에서 정보, 치료 조항 및 최근 임상연구 결과에 대한 정신건강자원을 제공한다. 정신의학 및 의학자료를 찾기 위한 가장 광범위한 데이터 베이스에는 CINAHL, PubMed 및 Cochrane 등이 있다. 우울증, 불안 또는 주의력결핍/과잉행동장애attention-deficit/hyperactivity disorder, ADHD와 같은 특정 장애의 증상을 겪고 있는지 아닌지 사람들이 스스로 진단해 볼 수도 있고, 지원과 치료를 받을 수 있는 자원도 있다. 전문가, 문헌, 출판사 또는 품질이나 근거기반정보에 대한 명성이 널리 알려진 사이트를 활용하는 것이 좋다.

② 임상실무지침

임상실무지침clinical practice guideline은 실무자가 특정 건강

문제의 정보에 근거한 결정을 내리는 데 도움이 되는 가장 좋은 근거를 평가하고 요약하는 문헌검토를 기반으로 체계적으로 개발된 진술이다.[13] 실무지침 사용은 진료의 질과 일관성을 높이고 결과물 있는 연구를 촉진시킨다. 기본적으로, 지침은 (1) 실무에서의 문제와 모든 의사결정과 결과를 식별하게 해 준다. (2) 예방, 진단, 예후, 치료, 유해성 및 비용 효과에 대한 "최상의 근거"를 확인하게 해 준다. (3) 간호수행과정에서 결정을 내릴 수 있도록 해 준다.

③ 임상알고리즘

임상알고리즘clinical algorithm은 순서도나 의사결정을 위한 사다리 형태의 단계적 지침이다. 대안적인 진단 및 치료 접근법은 증상, 진단 또는 치료양식과 관련된 대규모 데이터 베이스를 사용한 의사결정을 기반으로 설명된다. [그림 1-2]는 자살위험자의 임상알고리즘을 보여 주고 있다.

④ 임상경로

임상경로clinical pathway는 기관에 따라 다르다. 임상경로는 특정 시간 내에 치료와 중재가 이루어지도록 안내하는 역할을 하여 임상결과를 향상시킨다. 중재에는 검사, 건강교육 및 약물치료가 포함될 수 있다. 각 경로는

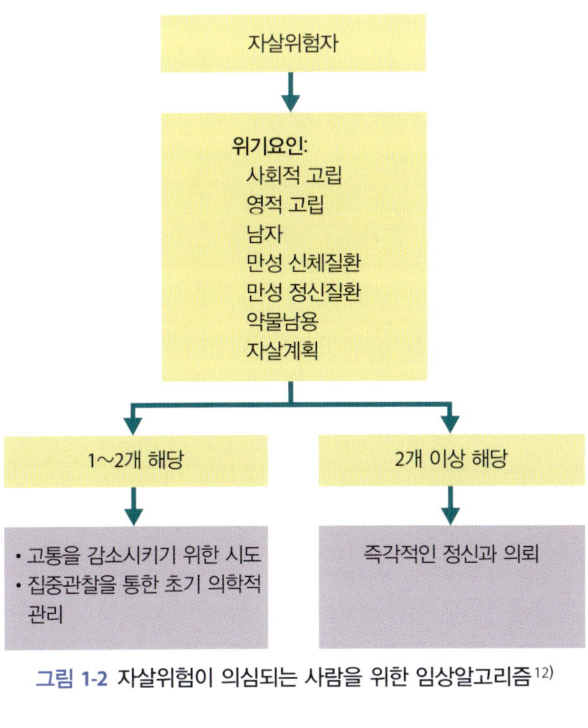

그림 1-2 자살위험이 의심되는 사람을 위한 임상알고리즘[12)]

가능한 시간대별 예상 결과를 제시해 준다. 임상경로는 근거기반실무가 임상간호에 통합될 수 있는 1가지 방법이다.

2) 연구와 실무의 차이

불행하게도, 최선의 근거에 기반한 치료와 실무 사이의 효과적인 전달에는 큰 격차가 있다. 따라서 임상 관련 연구결과가 임상실무에 가장 잘 적용될 수 있도록 지속적인 연구의 필요성이 강조되고 있다.

효과적인 연구는 간호실무자가 이해할 수 있고 통계 및 연구의 전문용어 없이 쉽게 이해될 수 있는 언어로 소통되며, 그 연구결과가 간호실무자에게 적절히 전달되어야 한다.[1] 근거기반간호는 복잡성과 해결해야 할 문제에도 불구하고 간호실무의 기초가 되고 있다. 궁극적으로 과학적 근거기반실무는 잘못된 간호실무를 바로잡고 간호오류의 심각성을 감소시켜 줄 것이다. 또한 근거기반 임상실무는 평가과정을 최적화하고 간호사의 발전과 전문성 향상을 촉진시킬 것이다.[16]

3) 회복모델

정신건강 **회복모델**recovery model은 장애에 대한 의학적 모델보다는 사회적 모델에 더 가깝다. 따라서 질환이나 질병의 초점에서 재활과 회복의 초점으로 전환되었다.[6] 회복모델은 익명의 알코올중독자자조모임alcoholics anonymous, AA의 12단계 프로그램에서 기인되었고, 1980~1990년대 시민운동가들에 의해서 시작되었다. 현재 정신건강 및 약물남용치료개선을 담당하는 연방기관인 약물남용 및 정신건강서비스관리[31]가 추진하고 있는 선도적인 모델 중 하나이다. 회복의 개념에는 증상관리, 정신사회적 장애 감소 및 역할수행 향상[30),31] 등이 포함된다. 지지적 관계 같은 총체적 개입은 직장에서의 기능, 지역사회 또는 사회생활 참여 그리고 증상감소[31] 등에 기반한 회복 촉진을 위해 고안되었다. 이 모델의 목표는 환자의 잠재력과 독립성을 실현하도록 하는 것이다. 정신질환에서의 회복은 치유의 여정으로 보고 있다. 회복모델의 초점에는 다음과 같은 요구가 있다.[6]

- 정신건강간호는 소비자와 가족이 주도하며 환자는 모든 면에서 파트너가 된다.
- 간호는 증상관리뿐만 아니라 삶의 도전에 대한 대처능력과 회복력을 증진시키는 데 초점을 두어야 한다.
- 개별화된 간호계획은 소비자-중심 회복의 핵심이다.

건강간호에서 과거의 계층적 관계와는 달리, 오늘날 강조되는 것은 간호사-환자의 파트너십으로, 이는 회복모델[29]에 더 가깝다.

4) 트라우마간호

일반적으로 정신과 환자의 병력에는 정신건강문제, 물질남용, 만성질환 및 형사사법시스템과 관련된 트라우마가 있다. 트라우마는 신체적, 성적 및 정서적 학대를 비롯한 여러 형태(전쟁, 자연재해, 기타 유해한 경험)로 발생한다.

트라우마간호trauma-informed care, TIC는 트라우마가 환자에게 미치는 영향에 대하여 이해하도록 돕는 지침을 제공한다. 이 접근방식은 "무엇이 잘못되었습니까?"보다는 "당신에게 무슨 일이 일어났습니까?"라는 질문으로 패러다임을 바꾸는 것이다. 주요 원칙에는 구속이나 강압적인 관행으로 인한 재외상을 피하고, 환자와 간호사의 협력관계 유지, 역량강화 및 문화적 존중이 포함된다. 간호사는 문학, 간호모델 및 이론, 정신장애 및 약물치료의 신경생물학 및 기타 전문분야를 아울러서 임상실무에 대한 모범사례를 이해하고 종합해야 한다.

5) 간호의 질과 안전교육

현재 quality and safety education for nurses(QSEN)로 알려진 환자의 안전과 질 향상을 위한 국가적 계획이 있다. QSEN의 목표는 건강관리시스템의 질과 안전성을 지속적으로 개선하는 데 필요한 사전지식, 기술 및 태도(KSAs)를 갖춘 미래의 간호사를 준비하는 것이다.[25),31)] QSEN은 다음 6가지 표준에서 KSA를 정의한다.

- 환자-중심 간호
- 근거기반실무
- 안전
- 팀워크 및 협업
- 질 향상
- 정보과학

3. 간호의 독창성: 실무를 위한 기술

현대 간호학은 과학적 기초와 비판적 사고를 중시하지만 포괄적이고 총체적인 독창적 간호기술the art of nursing도 중요하다. 최고의 근거기반 지침이라 할지라도 환자 개개인, 장애 또는 상황의 전체적인 복잡성을 포괄하지 못할 수도 있다. Williams과 Garner(2002)는 "근거기반의학에 너무 치우치면 실무간호의 복잡성과 대인관계가 지나치게 단순화된다. 직관력, 대인관계 기술, 간호사 본인의 치료적 사용, 문화적 역량은 효과적인 치료를 위해 꼭 필요하다."고 하였다.

Benner(2004)는 "독창적 간호"의 많은 특성들은 보이지 않고, 무형이며, 간호계획에 제시되지도 기록되지도 않았다고 하였다. 결과적으로 이러한 속성은 종종 소외되고 저평가되어 왔다. 따라서 간호의 "독창성"에 내재된 3가지 영역 (1) 돌봄, (2) 관심, (3) 환자 옹호에 대해 알아보고자 한다.

1) 돌봄

돌봄caring은 인간에게 가장 자연스럽고 근본적인 것이다.[28)] Schoenhofer 등(1998)은 포커스 그룹 방법을 통해 돌봄의 의미를 정리하였다. 인터뷰를 통해 다음과 같은 3가지 주제가 나타났다.

- 돌봄은 인내심을 가지고 타인을 공감하고 이해한 대로 행동하는 것이다.
- 말과 행동을 통해 타인을 돌보고 현재 존재하고 있음이 행복을 가져다 주도록 마음을 움직이는 것이다.
- 돌봄은 자신의 중요성을 보존하면서 자신을 제공하는 것이다.

돌보는 간호사는 유능한 간호사이다. 지식과 역량없이 연민과 돌봄 만으로는 다른 사람을 도울 수 없다. 지식과 기술 없이 돌봄만으로는 다른 사람의 혼란, 슬픔 또는 고통을 제거할 수는 없지만, 공포, 통증 및 고통을 함께 하는 경험으로 전환시킬 수는 있다.[28)] Watson은 Watson Caring Science Institute를 설립하였으며, 돌봄의 개념에 관한 20권 이상의 책을 저술하였다. Watson의 돌봄 이론은 영적이면서 실존적인 토대가 된다.[35] Watson은 돌봄의 요소로 이타주의(자기와 타인에 대한 사랑과 친절), 믿음과 희망, 자신 및 타인에 대한 사랑, 명예, 관계를 돕고 신뢰하는 것, 감정이입, 창조적인 과학적 문제해결, 개별적 방식을 이용한 교육과 학습, 신체 및 정신적 치유 환경, 기본적인 인간욕구의 지지, 미스터리와 기적 등 개인의 내적 경험세계의 주관적 이해 등 10가지 카리타스(사랑의 원칙)를 제시하였다.

돌봄의 하나인 **안락함**comforting은 환자에게 총체적인 간호와 함께 사회적, 감정적, 신체적, 영적 지원을 지속적으로 제공하는 것이다. 편안함을 제공하는 것은 생명을 구하는 것일 수도 있는 기본 돌봄 요소이다. 간호사의 업무량 과다와 더 많은 것을 원하는 환자로 인해 경제적 부담과 간호 부족은 돌봄과 안락함을 더욱 어렵게 하고 있다. 그러나 돌봄은 의사소통하는 태도(환자와 함께 있는 방식)와 함께 배우고 성장할 수 있는 일련의 기술이다. 환자의 말을 듣는 데는 시간이 걸리지만 실무와 경험을 통해 간호사는 정서 및 영적 요구에 주의를 기울이고 평가 또는 기타 작업을 완료하는 동안 환자를 알 수 있는 능력을 개발할 수 있다.

2) 관심

관심attending은 환자와 함께 있는 강도를 나타내는 말이다. 환자는 정서적 또는 신체적 고통의 경험을 혼자만의 고립감으로 느낄 수 있다. 그런데 간호사가 자신의 곁에 있다고 인식하면 인간적 교감이 형성되고, 고립감이 최소화되거나 제거된다.[11] 함께 있다는 것은 환자의 경험으로 들어가는 것이다. 관심행동은 자세 및 눈맞춤, 가벼운 신체접촉, 세심한 신체적 간호제공 등의 적극적인 청취 기술이 포함된다.[11] 효과적인 의사소통을 통해 다른 사람의 즉각적인 경험, 두려움, 인식 및 걱정을 이해할 수 있다. 관심행동은 학습될 수 있으며 진정한 치료적 관계 안에 내재된다.

3) 옹호

환자 옹호자는 대상자가 지식, 기술, 능력 또는 자신을 대변할 지위가 부족한 경우 방어적 행동으로 돕는 사

> **근거기반실무** Evidence-Based Practice [4),8),18,23)]
>
> **문제** 63세 여자 환자가 정신병원을 퇴원했다. 그녀는 노숙자였고 보험이나 외래 정신건강서비스에 등록되지 않았다. 전자건강기록(EHR)을 확인한 결과, 후속 방문이 예약되지 않았다. 퇴원한 지 일주일 후, 환자는 약을 도난당했고, 자살충동을 느끼게 되었으며, 혼란에 빠졌다. 지역 정신건강센터에서 응급구조대(crisis line)를 호출했다.
>
> **근거기반사정**
>
> A. **당신은 이번 경험을 통해 무엇을 알게 되었는가?**
> 환자는 연락 정보가 제한적이며 여러 건강문제가 있다.
>
> B. **문헌에서는 무엇이라고 하는가?**
> 추후 방문을 하지 않는 이유로는 질병, 부적절한 교통, 약속을 잊음, 의료제공자와 관계를 맺고 싶지 않음 등이다. 간호사는 간호의 부재를 해소하도록 환자를 옹호할 수 있다.
>
> C. **환자가 원하는 것은 무엇인가?**
> 환자는 약과 지지자원을 얻기 위한 도움을 원한다.
>
> **계획** 위기관리팀은 환자에게 약물복용, 쉼터로 가는 교통편 및 외래 정신건강서비스 등록에 도움을 준다. 실무간호사(NP)는 EHR에서 노숙 환자의 인구통계학적 정보를 검색할 수 있도록 전산페이지를 개발하여 노숙 환자의 수면이나 식사시간 등을 포함하는 복잡한 정보를 확인할 수 있도록 한다.
>
> **QSEN** 사전지식, 기술 및 태도(KSAs)
>
> **안전**: 개인 및 시스템을 통해 환자의 위험을 최소화
> **정보과학**: 환자 정보를 관리하고 오류를 예방하기 위한 기술 사용

람이다.[20] 변호사는 고객의 대변인이지만 간호에서 환자 옹호자는 법적 역할이 아니라 윤리적인 역할을 한다. 윤리는 기본간호의 필수로, 간호교육을 통해 윤리적인 개념과 딜레마에 대해 논하게 된다. 환자 옹호자라는 용어는 1976년 American Nurses Association(ANA)의 간호사 윤리강령에 최초로 포함되어 현재까지 이어져 오고 있다. 이에 따르면,

> 간호사는 건강팀 또는 건강간호시스템의 구성원으로서 위험에 처한 환자의 권리 또는 이익을 위해 무능하고 비윤리적이며 불법적이거나 불완전한 관행에 대해 경계하고 적절한 조치를 취해야 한다.[3]

심각한 결과를 초래할 수 있는 의료인의 행위나 행동을 목격할 때 환자를 옹호하는 데는 많은 용기가 필요하다. **옹호**advocacy는 환자의 건강, 복지 및 안전에 대한 헌신과 고통의 완화와 평화롭고 편안하고 위엄 있는 죽음을 돕는 것이다.[3] 간호사는 환자가 자신의 권리(치료를 거부할 수 있는 권리 포함)를 주장할 때 옹호하고, 환자가 충분한 정보를 바탕으로 의사결정을 내릴 수 있도록 정확한 최신 정보를 제공하고 의사결정을 지원한다.[35]

옹호하는 것은 생명을 구하거나 죽어가는 사람들에게 위로를 주면서 인간의 존경과 가치를 보여 준다. 또한 정신건강간호사가 대중연설에 참여하고, 기사를 쓰고, 의원 대표를 로비하여 정신건강관리를 개선하고 확대할 때[2] 옹호자 역할을 하게 된다.

핵심요약

- 전인간호는 과학적 지식과 돌봄을 아우르고 있다.
- 근거기반실무는 가장 유용한 연구근거, 임상전문지식 및 환자선호를 종합하여 임상의사결정을 행하는 과정이다.
- 최상의 근거를 임상실무에 통합하는 5A 과정은 (1) 질문, (2) 문헌고찰, (3) 문헌평가, (4) 근거적용, (5) 성과평가이다.
- 회복모델은 정신장애증상을 효과적으로 관리하고 정신사회적 장애를 감소시키며, 지역사회에서 의미 있는 삶을 영위하도록 지원한다.
- 트라우마는 정신질환 및 약물남용을 유발한다. 트라우마간호에서 트라우마에 대한 인식은 건강간호제공자가 적절한 간호를 하게 하고, 환자의 반복적인 트라우마를 피할 수 있도록 도와준다.
- 연구결과를 위한 출처는 (1) 인터넷 자료, (2) 임상실무 지침, (3) 임상알고리즘, (4) 임상경로이다.
- 독창적 간호기술에는 (1) 돌봄, (2) 관심, (3) 옹호가 포함된다.

참고문헌

1) Agency for Healthcare Research and Quality. (2012). *Communication and dissemination strategies to facilitate the use of health and health care evidence*. Retrieved from http://effectivehealthcare.ahrq.gov/index.cfm/search-for-guides-reviews-and-reports/?productid=1208&pageaction=displayproduct.
2) American Nurses Association (ANA). (2007). *Psychiatric-mental health nursing: scope and standards of practice*. Silver Spring, Md: The Association.
3) American Nurses Association (ANA). (2015). *Code of ethics for nurses with interpretive statements*. Silver Spring, Md Nursebooks.org. Retrieved from www.nursingworld.org/MainMenuCategories/EthicsStandards/Revision-of-Code-of-Ethics-Panel.
4) Batsc ha, C., McDevitt, J., Weiden, P., et al. (2011). The effect of an inpatient transition intervention on attendance at the first appointment post-discharge from a psychiatric hospitalization. *Journal of the American Psychiatric Nurses Association, 17*(5), 330-337.
5) Benner, P. (2004). Relational ethics of comfort, touch, and solace endangered arts? *American Journal of Critical Care, 13,* 346-349.
6) Caldwell, B.A., Sclasani, M., Swarbrick, M., et al. (2010). Psychiatric nursing practice & the recovery model of care. *Journal of PSN, 48*(7), 42-48.
7) Centers for Disease Control and Prevention. (2011). *History of the statistical classification of diseases and causes of death*. Retrieved from www.cdc.gov/nchs/data/misc/classification_diseases2011.pdf.
8) Cronenwett, L., Sherwood, G., Barnsteiner, J., et al. (2007). *Quality and safety education for nurses. Nursing Outlook, 55*(3), 122-131.
9) D'Antonio, P., Beeber, L., Sills, G., et al. (2014). The future in the past: Hildegard Peplau and interpersonal relations in nursing. *Nursing Inquiry, 21*(4), 311-317.
10) Disch, J. (2014). Using evidence-based advocacy to improve the nation's health. *Nurse Leader, 12*(4), 2831.
11) Dossey, B.M., & Keegan, L. (2013). *Holistic nursing: a handbook for practice* (6th ed.). Burlington, Mass: Jones & Bartlett Learning.
12) Goldman, L., & Ausiello, D. [2008]. *Cecil medicine*. [23rd ed.]. Philadelphia: Saunders.
13) Institute of Medicine (IOM). (2006). *Improving the quality of health care for mental and substance-use conditions*. Washington, DC: Institute of Medicine of the National Academies, National Academies Press.
14) Institute of Medicine (IOM). (2011). *Clinical practice guidelines we can trust*. Retrieved Sept 12, 2015, from http://iom.nationalacademies.org/Reports/2011/Clinical-Practice-Guidelines-We-Can-Trust.aspx.
15) Jackson, M. (2011). *The Oxford handbook of the history of medicine*. New York: Oxford University Press.
16) Jasmine, T. (2009). Art, science, or both? Keeping the care in nursing. *Nursing Clinics of North America, 44*, 415-421.
17) Laibhen-Parkes, N. (2014). Evidence-based practice competence: a concept analysis. *International Journal of Nursing Knowledge, 25*(3), 173-182.
18) Lamb, V., & Joels, C. (2014). Improving access to health care for homeless people. *Nursing Standard, 29*(6), 45-51.
19) Long, B. (2015). What would Florence do? Nurses as patient advocates. *Nurse Leader, 13*(1), 37-39.
20) Marcus, K. (2011). The nurse as patient advocate: is there a conflict of interest? In P.S. Cowen, & S. Moorehead (Eds.), *Current issues in nursing* (8th ed.) (pp. 609-674). St. Louis: Mosby/Elsevier.
21) McDonald, L. (2001). Florence Nightingale and the early origins of evidence-based nursing. *Evidence-Based Nursing, 4*, 68-69.
22) Melnyk, B.M., & Fineout-Overholt, E. (2014). *Evidence-based practice in nursing and healthcare: a guide to best practice* (3rd ed.). Philadelphia: Lippincott Williams & Wilkins.
23) National Healthcare for the Homeless Council (HCH). (2014).

Health reform & homelessness: twelve key advocacy areas for the HCH community. Retrieved from www.nhchc.org/wp-content/uploads/2011/10/2014-health-reform-policy-statement.pdf.

24) Newhouse, R. P., Dearholt, S. L., Poe, S. S., et al. [2007]. *Johns Hopkins nursing: evidence-based practice model and guidelines*. Indianapolis, Ind: Sigma Theta Tau International.

25) quality and safety education for nurses (QSEN). (2014). *Competencies*. Retrieved from http://qsen.org/competencies/.

26) Schoenhofer, S., Bingham, V., & Hutchins, G. (1998). Giving of oneself on another's behalf: the phenomenology of everyday caring. *International Journal of Human Caring, 2*(2), 23-39.

27) Shaw-Kokot, J., & Philpotts, L. (2015). *Using evidence based nursing in practice*. Retrieved from http://guides.lib.unc.edu/ebn_practice.

28) Smith, M.C., Turkel, M.C., & Wolf, Z.R. (2013). *Caring in nursing classics: an essential resource*. New York: Springer Publishing Co.

29) Stuart, G.W. (2011). Psychiatric mental health nursing: recent changes in current issues. In P.S. Cowen, & S. Moorehead (Eds.), *Current issues in nursing*. St. Louis: Mosby/Elsevier.

30) Substance Abuse and Mental Health Services Administration (SAMHSA). (2012). *SAMHSA's working definition of recovery: Ten guiding principles of recovery*. Retrieved from http://store.samhsa.gov/product/SAMHSA-s-Working-Definition-of-Recovery/PEP12-RECDEF.

31) Substance Abuse and Mental Health Services Administration (SAMHSA). (2014). *Recovery and recovery support*. Retrieved Sept 12, 2015, from www.samhsa.gov/recovery.

32) Sullivan, D.T. (2010). Connecting nursing education and practice: A focus on shared goals for quality and safety. *Creative Nursing, 16*, 37-43.

33) Sur, R.L., & Dahm, P. (2011). History of evidence-based practice. *Indian Journal of Urology, 27*(4), 487-489.

34) U.S. Department of Health and Human Services (USDHHS). (1999). *Mental health: a report from the surgeon general*. Rockville, Md: National Institute of Mental Health.

35) Walker, D.K., Barton-Burke, M., Saria, M.G., et al. (2015). Everyday advocates: nursing advo cacy is a full-time job. *American Journal of Nursing, 115*(8), 66-70.

36) Watson Caring Science Institute (WCSI). (2015). *Global translations-10 Caritas processes [website]*. Retrieved from www.watsoncaringscience.org.

37) Williams, D.D.R., & Garner, J. (2002). The case against "the evidence": a different perspective on evidence-based medicine. *British Journal of Psychiatry, 180*, 8-12.

CHAPTER 2

정신건강과 정신질환

Mental Health and Mental Illness

Susan L. Frost, Chyllia D. Fosbre, Elizabeth M. Varcarolis

학습목표

1. 정신건강과 정신질환의 개념을 이해한다.
2. 정신건강에 영향을 줄 수 있는 요인을 파악한다.
3. 정신장애인에 대한 낙인이 의학적, 심리적 안녕에 미치는 영향을 이해한다.
4. DSM-5 진단과 간호진단을 비교 설명한다.
5. DSM-5 진단에 영향을 줄 수 있는 문화와 사회적 규범을 설명한다.

주요개념: 낙인과 정신건강[9]

정신질환에 대한 잘못된 믿음이나 이해 부족은 정신건강문제가 있는 개인이나 집단에게 큰 고통과 부정적인 결과를 초래할 수 있다. 낙인은 명백하고 직접적이며 미묘한 행동으로 표현될 수 있다.
정신질환자에 대한 편견에 따른 악영향은 다음과 같은 것이 있다.

- 직장 또는 학교에서의 차별
- 주택 구입의 어려움
- 왕따, 신체적 폭력 또는 성희롱
- 건강보험에서의 불리함
- 성공할 수 없다거나 아무 것도 도움이 되지 못할 것이라는 의심
- 친구, 가족 및 동료들로부터의 고립

(www.stepuponsecond.org)

1. 서론

정신건강 및 정신질환은 연속선상에 놓여 있다. 정신건강 연속성은 경증에서 중등도, 중증에 이르기까지 역동적이며 가변적이다[그림 2-1]. 진단은 중요하다. 예를 들어, 조현병이 불안보다 더 나쁘다고 생각할 수 있다. 그러나 항상 그런 것은 아니다. 든든한 지지체계와 치료계획이 있는 조현병 환자는 치료를 받지 못하고 학대 받고 있는 불안 대상자보다 높은 수준에서 기능할 수 있다. 또한 동일한 개인도 시기에 따라 서로 다른 수준에서 기능할 수 있다. 많은 생물학적, 환경적 요인이 정신건강에 영향을 준다.

정신건강은 성공적인 정신활동수행으로 정의되며, 생산적인 활동참여, 성공적인 대인관계, 변화에 대한 적응 및 역경 대처능력을 포함한다. 또한 정신건강은 사고, 의사소통기술, 학습, 정서적 성장, 회복력, 자존감의 기본이다.[20] **정신건강**mental health은 개인이 자신의 능력을 알고, 일상적인 스트레스 상황에서도 지역사회에 기여할 수 있는 안녕 상태이다.[23]

정신질환mental illnesses은 인간의 사고, 느낌, 기분, 다른 사람과 관련된 능력 및 일상 기능에 영향을 미치는 의학적 상태로 뇌 및 신경전달물질의 기능장애이다.[10] 기본적으로 정신질환은 결함이 있는 생물학적, 심리적 또는 사회적 과정의 결과로 볼 수 있다.

2. 정신질환의 진단 및 통계 편람

정신질환의 진단 및 통계 편람diagnostic and statistical manual of mental disorders, DSM-5은 미국 정신의학협회에서 정신질환을 분류하고 진단하기 위한 공식 가이드 북이다.[2] DSM-5는 임상의사, 연구원, 규제기관, 건강보험회사, 약리학회사 및 정책입안자에게 정신질환분류를 위한 표준 언어

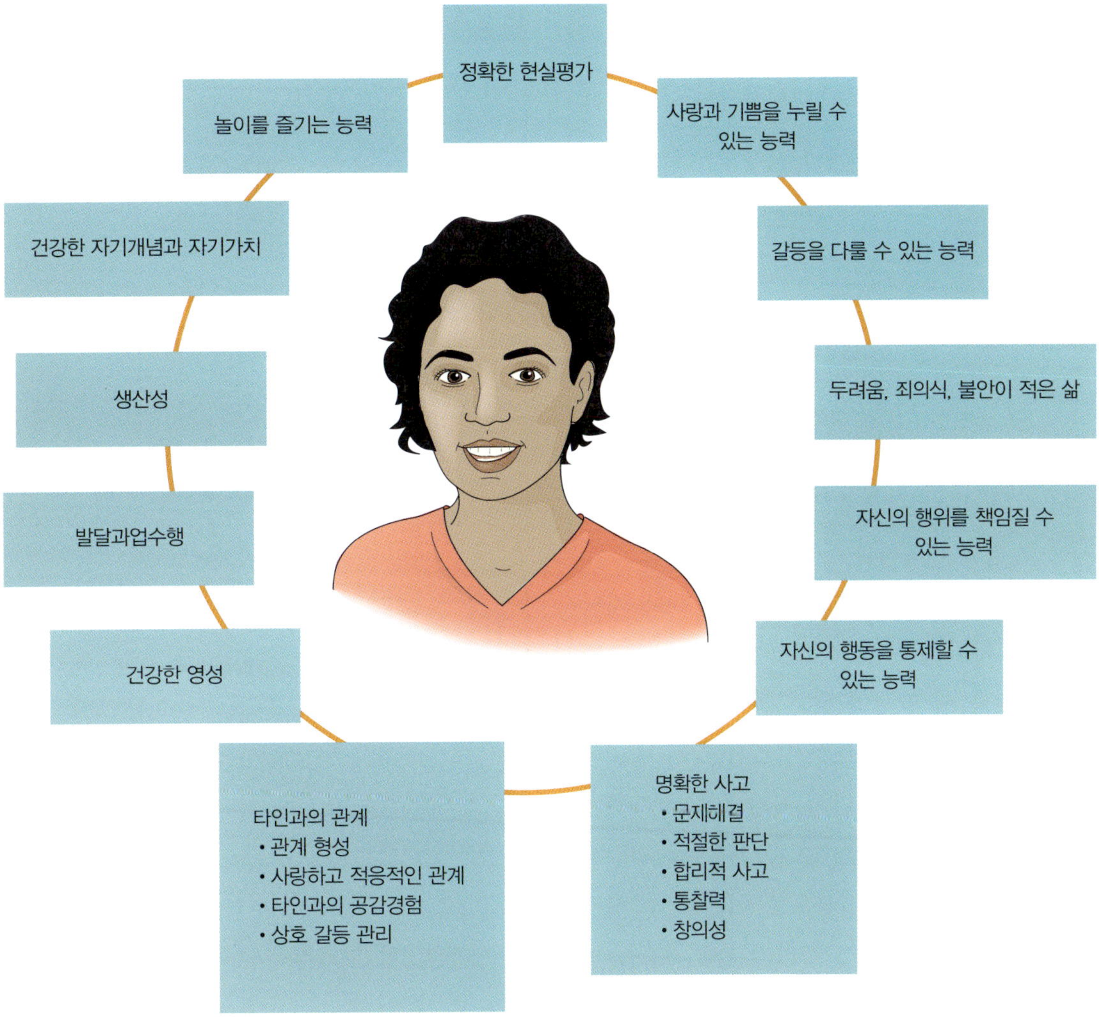

그림 2-1 정신건강의 요소

및 기준을 제공한다. DSM-5는 정신과 의사, 정신과 간호사 및 기타 임상의가 진료를 평가하고 진단하고 계획하기 위한 지침으로 사용된다. DSM-5는 연구 및 임상 관찰을 사용하여 개발된 다양한 정신장애에 대한 구체적인 진단기준을 열거하고 있다. 또한 유효한 진단 및 치료계획을 수립할 때 개인의 문화적 배경을 고려하는 것이 중요하다는 점을 강조하고 있다. DSM-5는 10년 간의 전문 토론과 논쟁 끝에 2013년에 출판된 최신판이며, 이 판에서 주목할 만한 변화는 DSM-IV-TR에서 사용된 다축 진단 시스템의 삭제이다. 축 시스템의 의도는 개인의 기능에 대한 전반적인 것을 집약한 것이었다. 그럼에도 불구하고 여전히 구조화되지 못한 형식으로 서술되었다. 현재는 DSM-5로의 사용전환 과정에 있으며, 임상의와 기관이 DSM-IV-TR를 최근까지 사용하고 있다. DSM-IV-TR의 축에 대하여 아래에 설명하였다.

- **축1**: 생물학적으로 간주되는 정신병 진단(예: 주요우울장애, 알코올의존 등)
- **축2**: 성격장애와 정신지체 유 · 무(예: 경계성 성격장애, 중등도의 정신지체 등)
- **축3**: 신체건강상태(예: 관상동맥질환, 갑상선기능저하 등)
- **축4**: 심리사회적 스트레스 요인(예: 노숙자, 이혼, 직업상실 등)
- **축5**: 전반적 기능평가global assessment of functioning, GAF는 환자의 기능 수준을 나타내고, 1에서 100의 척도로 평가되며, 점수가 높을수록 기능 수준이 높은 것을 의미함.

3. 정신건강과 정신질환의 개념

세계보건기구[23]는 미국과 여러 선진국들의 주요장애 10개 중 4개가 정신건강이 원인이라고 보고하였다.[10] 불행하게도, 우리는 정신병에 대하여 다양한 미신과 오해를 가지고 있다. 정신적으로 아프다는 것은 자신과 다른 것이고 이상하다고 보는 것과, 정신이 건강한 사람은 늘 논리적이고 합리적이어야 한다는 생각을 한다. 우리는 밤에 "비합리적인" 꿈을 꾸며 "비합리적인" 감정을 경험하기도 한다. 정신질환과 정신건강 사이에는 명백하고 일관된 경계가 없으며, 인간으로서 우리는 진단이나 정도에도 불구하고 거의 비슷하다.

정신건강에 대한 정신의학적인 정의는 시간이 지남에 따라 진화하며 문화적 규범, 사회적 기대와 가치, 전문적인 편견, 개인차 및 당시의 정치 풍토 등이 반영된다. 예를 들어, 개인 건강 속성보다는 집단 정신 병리에 중점을 둔 고정 관념에 대한 비판이 제기되었다. 따라서 과거에는 직장에서 일하는 여성이나 동성애자를 정신질환자로 보았지만 오늘날에는 정상으로 여긴다. 정신질환을 앓고 있는 환자들을 통해서 정신건강의 속성을 발견할 수 있다. 또한 "정상"인 사람들도 살면서 기능장애를 경험할 수 있다. 우리는 모두 다르며 같은 문화권 내에서도 다른 문화적 영향을 받는다. 우리는 지적, 정서적 그리고 영적으로 다른 속도로 성장한다. 모든 사람에게 일관적인 정신건강에 대한 정의는 없다. 정신건강의 연속성을 나타낸 [표 2-1]을 참조한다.

표 2-1 정신건강과 정신질환의 연속선 [14),16),22)]

기능 ⟷	기능장애
행복	
삶의 기쁨을 발견 요구사항충족에 대해 낙관적	기쁨 상실 희망이나 의욕이 없음
행동통제력	
상황을 인식하고 적절하게 행동하는 능력	공격적이고 폭력적인 행동
현실감	
환경을 정확하게 파악 결과 이해	환경을 부정확하게 인식 환각이나 망상
일의 효과성	
능력을 발휘 작은 실패로부터의 회복	작업능력 저하 꾸준히 일을 유지할 수 없음
건강한 자기 개념	
합리적인 자신감 풍부한 자원	자신감 부족 독립적으로 기능하지 못함
관계만족	
안정되고 친밀한 관계 다양한 사회적 지지	불안정하거나 긴장적인 관계 지지 결여
효과적인 대처전략	
문제해결력과 대처능력이 있음 (심호흡이나 명상)	기능장애 또는 대처 부족 (약물남용, 자해)

정신건강의 중요 특성 중 하나가 회복력이다. **회복력resiliency**은 트라우마나 변화에서 성공적으로 회복하거나 조정할 수 있는 능력이다.[13] 고통스러운 경험으로부터 회복 될 수 있는 능력은 특별한 것이 아닌 많은 사람들이 가지고 있는 특성이며 거의 모든 사람들이 개발할 수 있다. 재난은 테러리스트 공격, 천재 지변, 무의미한 총격 사건과 같이 너무 빈번하게 발생한다. 회복력이 있다는 것은 사람들이 스트레스 요인에 영향을 받지 않는다는 것을 의미하지는 않는다. 부정적 감정으로 마비되기보다는 탄력적으로 감정을 인식하고 쉽게 대처하며 경험을 통해 배우게 된다. 위기를 성공적으로 전환하고 나면 향후 또 다른 역경에서 회복력이 생긴다.

4. 정신질환의 역학과 유병률

역학epidemiology은 인간 집단 내 질병의 분포(사례 수)를 연구한다. 역학자들은 양적 정보를 사용하여 정신질환의 원인에 대해 알아볼 뿐만 아니라 위험이 높은 그룹 및 요인을 식별하기도 한다. 임상역학 분야에서는 특정 정신질환, 증상 또는 치료를 받은 사람들에 대한 연구가 수행된다. 연구결과는 임상의가 특정 진단과 관련된 빈도와 요인을 이해할 수 있도록 DSM-5에 반영된다. 예를 들어, 역학 연구에 따르면 우울증은 심혈관질환 및 유방암 환자의 사망 위험요소로 보고 있다.

유병률prevalence rate은 일정 기간 내에 정신장애를 가진 인구의 비율이다. 미국인의 약 절반이 유년기나 청소년기에 처음으로 발병하여 DSM-5 질환의 기준에 이르게 된다.[11] 많은 사람들이 정신장애를 한 번에 두 개 이상 가지고 있다(이중진단 또는 동반질환).

미국의 정신질환 1년 유병률은 불안장애(공황장애, 강박 관련 장애, PTSD, 범불안장애, 공포장애)가 18.1%로 가장 높고, 다음은 기분장애(주요우울증, 기분부전장애, 양극성장애)가 9.5%로 높게 나타났다. 알코올의존은 6.3%, 기타 약물남용은 9.4%이며, 조현병은 1.1%이다(국립정신건강연구소, 2012). 한편 우리나라의 정신질환 1년 유병률의 경우, 불안장애 5.7%, 알코올사용장애 3.5%, 기분장애 1.9% 그리고 조현병 스펙트럼장애는 0.2%로 나타났다.[1] 그런데 지난 20년 동안의 정신건강 역학 조사는 동반질환, 질병의 영향 및 효과적인 치료 등을 단순히 조사하는 과정에 지나지 않았다. Kessler 등(2007)은 정신장애의 평생 유병률이 46.4%이며, 그 중 절반이 14세 이전에 발병한다고 보고하였다. 지난 1년 간 정신질환으로 진단 받은 사람들의 거의 60%는 "보통" 이나 "경도"보다는 "중증"으로 평가되었고, 질병 또는 약물남용 증상으로 인해 정신적으로 일상적인 기능을 수행하지 못했을 때가 평균 88.3일이라고 보고하였다. 양극성장애, 기타 기분장애, 강박장애 및 약물 의존 환자는 2개 이상의 장애를 가지며, 이들 중 1/2 정도가 "중증" 등급의 기준에 포함된다. 12개월 동안 정신질환자의 60%는 치료를 받지 못하였다.[3] 첫 치료까지의 지연 기간은 6~23년이었다. 정신과 전문의가 제공하는 치료의 질은 훨씬 높지만 환자는 이미 성립된 관계와 정신과 전문의의 부족으로 인해 정신의학자보다 일반적인 의료 전문가 또는 영적인 조언자로부터 도움을 받을 가능성이 더 크다. 이것은 정신과 간호사로 정신과 영역에 있지 않더라도 임상실무 어디에서든 정신적인 문제를 가진 대상자를 만날 수 있고 정신건강간호를 수행할 수 있어야 한다는 것을 의미한다.

5. 정신질환과 정책

1996년 미국의회는 정신건강평등법을 통과시켰으며, 향후 10년간 이를 지지하는 일련의 입법안과 위원회가 뒤따랐다. 이 법안은 보험회사가 의료 보험과 동일한 수준에서 정신건강 혜택을 제공하도록 요구하였다. 2000년 회계 감사원은 건강보험의 86%가 정신건강평등법을 준수했지만, 정신건강보험에는 제한이 있음을 강조하였다. 이후 의료 및 정신건강치료에 대한 연간 지불 한도를 금지하고 이 기간 동안 보험회사가 시행한 기존 조건을 제거한 건강보험개혁법affordable care act, ACA을 시행하였다.[12),21]

여러 주정부에서는 보험적용 범위를 계속 제한하기 위해 정신질환의 원인이 생물학적으로 근거가 있는 지의 여부를 구분하였다. 다음은 생물학적 원인으로 보는 정신질환(신경전달물질 기능장애, 비정상적인 뇌구조 또는 유전적 요인으로 인한 정신장애)이다.

- 조현병
- 양극성장애
- 주요우울장애
- 강박장애 및 공황장애
- 외상후 스트레스장애
- 자폐증
- 신경성 식욕부진증
- 주의력결핍/과잉행동장애

장애가 큰 대부분의 정신질환은 생물학적 영향이 큰 것으로 밝혀졌다. 그러므로 이러한 장애를 "질병"으로 볼 수 있다. 그러나 이 해석은 정신질환의 심각성과 진행에 영향을 주고 정상적인 사람의 정신상태에 미칠 수 있는 다른 많은 영향을 간과하게 한다. 생물학적 요인 이외에 정신건강에 영향을 주는 것으로는 지지체계, 가족 영향, 발달 사건, 문화적 신념과 가치, 건강 관행, 개인의 삶의 부정적인 요인 등이 있다[그림 2-2].

미국의 Satcher 박사는 '공중위생국 보고서: A Report of the Surgeon General'를 통해 '정신건강'에 대한 메시지를 다음과 같이 발표하였다.[20]

- 정신건강은 건강의 기본이다.
- 정신장애는 개인과 가족에게 막대한 영향을 미치는 실재적 건강상태이다.
- 정신건강치료의 효과는 확실하다.
- 정신질환에는 다양한 치료법이 있다.

DSM-5에서는 **정신장애**mental disorder라는 용어가 과거 개념인 "정신적" 장애와 "신체적" 장애 사이의 구별을

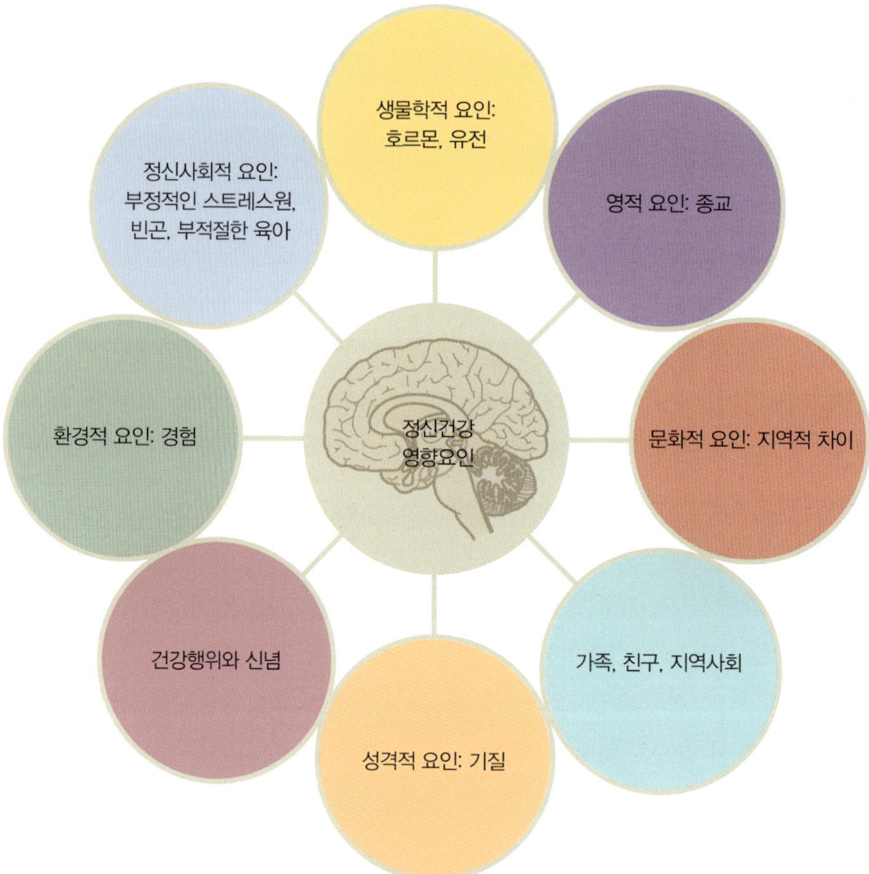

그림 2-2 정신건강에 영향을 주는 요인

의미하며 정신-신체 이원성을 강조하고 있다. "'정신적' 장애에는 많은 신체적'인 면이 존재하고 '신체적' 장애에는 많은 '정신적'인 면이 존재한다".[2)]

6. 정신질환의 의학적 진단과 간호진단

임상의 및 연구자들은 전문적인 책임을 수행하기 위해 정신질환을 식별하고 범주화하기 위한 명확한 지침이 필요하다. 이러한 지침은 환자를 위한 치료계획 및 평가에 도움이 된다. 범주화에 필요한 요소에는 정신질환을 구성하는 행동에 관한 합의가 포함된다.

1) 의학적 진단과 DSM-5

DSM-5에서 정신장애는 임상적으로 중요한 행동, 심리적 증후 그리고 개인에게 발생하는 패턴으로 진단되고, 스트레스(고통스러운 증상), 장애(중요한 기능 중 하나 이상의 장애) 그리고 사망, 통증, 장애, 자유 상실 등의 위험이 증가되는 것과 관계가 있다. 이 증후군이나 패턴은 특정한 사건(예: 사랑하는 사람의 죽음)에 대해 예상되거나 문화적으로 용인된 반응이 아니라, 행동적, 심리적 또는 생물학적 기능장애가 문화적 특성 내에서 구별되는 반응으로 나타난다. 비정상적인 행동(정치적, 종교적, 성적), 일탈이나 갈등이 개인의 장애로 인한 증상이 아니라면 DSM-5의 정신장애로 간주되지 않는다.

DSM-5는 '사람'이 아닌 '질환'을 분류하는 것을 강조한다. 이러한 이유로 DSM-5에서는 "조현병 환자a schizophrenic" 또는 "알코올중독자an alcoholic"라고 하지 않고 "조현병이 있는 사람an individual with schizophrenia" 또는 "알코올의존이 있는 사람an individual with alcohol dependence"이라는 용어를 사용한다. DSM 체계는 1952년 DSM-I에서 처음 시작되어 "반응reactions"이라는 106가지 장애로 설명되었다. 이

출판물은 2013년에 발행된 DSM-5의 최신 버전에 이르기까지 전문가들의 광범위한 협력을 통해 진행되었다. 현재 버전은 잘 정리된 진단기준 목록으로 거의 300개의 진단을 기술하고 임상평가, 교육 및 연구 목적으로 사용되고 있다.

2) DSM-5의 문화적 반영

DSM-5는 미국 및 여러 나라의 문화를 고려한 다양한 인구 집단에서 사용할 수 있도록 특별한 노력을 기울인 진단체계이다. 대부분의 인류 학자들은 사회적으로 습득되고 공유되며 새로운 세대로 넘어갈 생각, 행동, 지식 및 관습이 문화에 포함된다는 것에 동의한다.[2),7)] 문화적 개념은 인종 또는 소수 민족 그룹에서 주로 고려된다. 그러나 문화적 개념에는 성적 지향성, 연령 집단, 신체적 능력이나 장애, 성별, 종교 또는 사회 · 경제적 지위도 포함된다. 공통된 신념을 가진 거의 모든 집단의 사람들이 문화의 정의에 포함될 수 있다.[7)] 특히 한 민족/문화 또는 소수 그룹의 임상의가 다른 집단의 개인을 평가할 때 어려울 수 있다. DSM-5 및 이전 버전에서는 허용되는 행동에 대한 기준이 서양식 견해로 편향되어 있다. 정신질환으로 간주되는 기준이 다른 문화에서는 정상으로 간주될 수도 있다. DSM-5가 이것을 교정하려고 시도한 1가지 방법은 문화적 형식면접cultural formulation interview, CFI을 포함시키는 것이다. CFI는 대상자의 증상에 대한 문화적 인식, 사회적 지지(가족, 종교 등) 및 환자와 의료제공자와의 관계 요인(언어, 차별 경험 등)을 평가한다. DSM-5에는 중국 전통문화에서의 shenjing shuairuo(신경계통의 쇠약), 라틴 문화에서의 ataque de nervios(신경계 침범 증상) 또는 sustos(두려움)와 같은 문화에 따른 특이적인 증상을 소개하는 간략한 용어집이 있다.

3) 간호진단과 NANDA

정신건강간호는 실제 또는 잠재적 정신건강문제에 대한 인간의 반응을 진단하고 치료하는 것이다. NANDA international(NANDA-I)은 실제 또는 잠재적인 건강문제 및 생활과정에 대한 개인, 가족 또는 지역사회의 반응에 대한 임상적 판단으로 간호진단을 설명한다. 따라서 DSM-5는 정신질환을 진단하는 데 사용되는 반면, 잘 정의된 간호진단은 정신건강장애를 앓고 있는 환자가 겪고 있는 현상(예: 환각, 자존감 문제, 기능장애)을 다루기 위한 적절한 간호중재의 틀을 제공한다.

부록 B에 NANDA-I(2015-2017) 간호진단목록이 수록되어 있다.

7. 정신질환과 문화

DSM-5에서는 고통에 대한 문화적 개념의 해설집이나 문화적 형식면담의 문화정보가 있다. 정신건강간호제공자는 정신건강과 정신질환 구분 시 문화적 규범과 영향력을 고려해야 한다. 역사적으로 사람들은 자신의 문화적 견해에 따라 건강이나 질병을 해석해 왔다. 예를 들어, 중세인들은 이상 행동을 악마가 쓰인 것이라고 생각했고, 성직자는 그 악마를 쫓아 내기 위해 종교적인 의식을 거행하였다. 1880년대 질병에 대한 "세균 이론(배종설)germ theory"이 대두되었을 때, 의사들은 이상행동을 생물학적 요인에 의한 공격이라고 해석하였다. 서양문화에서 생물학적 이해가 대두되기 전에는, 정신질환을 성격이나 영적인 결함으로 인식하였다.

문화는 정신병을 보는 방식뿐만 아니라 증상을 표현하는 방식도 다르다. 예를 들어, 망상, 환각, 강박 사고 및 공포증의 내용은 때로 그 사람의 문화에서 중요한 것을 반영한다.

문화적으로 결합된 여러 증후군(또는 문화 관련 증후군)은 특정 문화에서만 나타나며 전 세계 모든 국가에서 나타나지는 않는다. 예를 들어, 동남 아시아 지역에서의 정신질환의 한 형태는 누군가(보통의 경우, 남성)가 분노하며 무차별적으로 폭력적인 행동을 하면서 돌아다니는 것을 'running amok'라고 한다. 'pibloktoq'는 추운 겨울 날씨에 옷을 벗고 자신을 드러내는 통제할 수 없는 욕망으로 그린란드, 알래스카 및 캐나다 북극 지방의 일부에서 인정된 심리적 장애이다. '**신경성 식욕부진anorexia nervosa**'은 자발적 기아를 동반하는 정신생물학적 장애로 보는데, 이 질환은 유럽, 북미, 호주 등에서는 알려졌지만, 그 외 많은 나라에서는 알려지지 않았다.

특정 질병이 일부 문화에서는 발생하지만 다른 곳에서는 존재하지 않는다는 사실을 어떻게 이해해야 할까? 1가지 해석은 특정 장애를 유발하는 데 필요한 조건이 일부 장소에서 발생하지만 다른 장소에서는 일어나지 않는다는 것이고, 또 다른 해석은 사람들이 특정 종류의 비정상적인 행동을 모방으로 배운다는 것이다. 그러나 어떤 장애는 문화적으로 결정될 수 있지만, 모든 정신질환이 그렇게 결정된다고 증명하지는 못한다. 조현병과 양극성 정동장애가 전 세계에서 나타난다는 것이 그 예이다. 조현병의 증상 패턴은 원주민 그린란드인과 서아프리카인들 뿐만 아니라 서양문화에서도 일관되게 나타난다. 비서구사회에서는 조현병을 신체적 장애가 아니라 빙의 또는 심지어 긍정적인 영적 연결로 해석하는 지역도 있다.

각 문화권마다 좋아하는 정신과 전문의나 치료방법이 있다. 서양 문화에서는 정신간호실무자 및 치료사와 같은 학문적으로 훈련된 임상가들이다. 한 예로 라틴 문화에서 볼 수 있는 'curanderos(male healers)' 또는 'curanderas(female healers)'가 있다. 이들 치료자들은 'susto(-fright)'와 'mal de ojo(evil eye)'와 같은 심리적 증상을 치료하기 위해 노력하며, 천주교, 고대 마야인과 아즈텍인의 믿음 그리고 허브학[7]을 사용한다.

미국에는 주요 요법 중, 특히 어린이들에게 사용되는 전통적인 보조치료법으로 스토리텔링이 있다. 이것은 원주민 부족 문화에 공통적으로 쓰여 지기도 한다. 치료사는 이야기의 형태로 사회적 메시지를 제공하며 은유는 사용하지만 직접적으로 무엇을 하라고 조언을 하지는 않는다. 치료사는 환자가 스스로 결론을 이끌어 낼 때까지 기다려 주어야 하며, 환자는 변화의 준비가 될 때, 스스로 결론을 이끌어 내고 변화하게 된다.[19]

서양식 심리치료는 이용할 수 없거나, 정신건강문제에 대해 도움 받는 것을 수치스럽게 생각하거나, 자신의 문화권에서 더 효과적이고 선호하는 치료법이 있기 때문에 많은 문화권에서는 최후의 수단이 되고 있다.[7),24] 가장 최고의 정신 전문의는 자신의 지식과 기술을 절충하고 다른 문화권에서 일한 경험으로 그들의 접근방식에 유연하게 대처할 수 있을 것이다.[7]

8. 정신의학과 영성/종교

종교적 또는 영적 신념은 문화의 중요한 부분이다. 역사적으로 서양의 정신의학은 의학적 접근방식을 존중하는 경향 때문에 종교나 영성이 개인의 정신건강에서 중요하다는 것을 무시해 왔다. 전문간호는 환자의 종교적, 정신적 요구를 반영하여 전인간호를 한다. 간호지도자들은 이 개념을 둘러싼 연구에 크게 기여하였다. 최근 몇 년 사이, 정신과는 건강과 치유의 철학에 종교적, 영적 신념의 중요성을 인정하고 통합하였다.

영성은 종교를 포함하지만 이에만 국한되지는 않는다. 영성은 더 높은 힘, 우주 또는 보편적 에너지와의 연결, 자연과의 "하나"의 느낌 또는 조상에게 지혜를 요구하는 것에 대한 믿음으로 정의될 수 있다. 명상, 기도 및 다른 사람들을 돕는 것을 포함할 수도 있다. 영성은 "본질적인 핵심, 풍부한 경험, 많은 사람들을 위한 삶의 이유"를 제공한다.[5] 사정과 진단 중에 고려해야 하는 영적 연결을 성취할 수 있는 많은 방법이 있다. 예를 들어, 특정 문화 집단에서는, 장례식 동안 고인을 보거나 고인의 소리를 듣는 것이 일반적이며 수용되지만, 이러한 현상을 알지 못하는 의사는 정신적 장애로 오진 할 수도 있다. 이러한 유형의 문화적 오해는 소수 집단 또는 이민자들이 정신 전문가들을 불신하게 만들었다.

신비주의mysticism, 명상meditation 및 마음챙김mindfulness 같은 의식의 변화 상태는 영적으로 풍요롭게 되고 사람들의 삶에 평화와 평온을 가져올 수 있지만, 트라우마로 인한 해리상태와 혼동되어서는 안 된다. 명상의 변형은 디아나Dhyana, 붓다Buddha로부터 전해내려 온 집중명상meditation을 포함한다(예: 선(禪)불교-정신적인 주인에 의해 인도된 일본 명상, 초월 명상-힌두교와 불교의 실천에서 비롯된 마음가짐 명상). 명상은 많은 건강상의 이점을 가지고 있고 만성통증과 스트레스를 다루기 위한 귀중한 도구로 변증법적 행동치료dialectical behavioral therapy, DBT, 스트레스 감소 프로그램 및 인지치료의 일부이다.[5]

기도는 널리 사용되는 종교적/영적 의식으로 위로를 구

하고, 요청하고, 찬양하는 것이다. 노래하고, 춤추고, 점프하고, 지정된 단어를 낭송하고, 특정 장소나 시간에 기도한다. 기도는 하느님이나 최고 영적 존재 또는 자연적 에너지와 연결하고 삶의 지지와 의미를 찾는 방법이다.[5)]

9. 낙인

낙인stigma은 문화, 영성과 밀접한 관련이 있으며, 정신건강치료와 회복의 주요 장벽이다.[15)] 낙인은 정신병에 대한 대중의 인식에 영향을 미치는 부정적인 태도, 신념 및 사고이다. 낙인은 정신병에 대한 두려움, 거부 및 차별로 개인에게 수치감을 준다. 고정관념stereotyping, 꼬리표labeling 및 격리separating는 개인 또는 기관에서 발생할 수 있으며 결과적으로 권력의 불균형을 초래한다. 정신장애인에 대한 태도를 비방하는 것은 개인과 가족에게 해로운 영향을 미칠 수 있으며 사회적 격리와 기회 감소를 가져온다. 예를 들어, 낙인은 친구관계, 고용 및 주택을 갖거나 유지할 수 있는 개인의 능력을 저해한다. 또한 건강관리격차라고 알려진 심리적, 일반적 치료를 유지하는 능력에 영향을 미친다.[18)] 낙인은 수치심과 자기자신에 대해 부정적 느낌을 갖게 한다.[10)]

정신과에서 낙인에 대한 문화적 영향의 예로 동성애(DSM의 초기 버전에는 포함되었던 장애)가 있다. 동성애 지향의 사람이 이성애자보다 부적응적일 것이라는 것을 지속적으로 입증하지 못했지만, 게이권리운동가들의 노력을 통해서 의료계에 변화가 일어나고 있다. 낙인과 편견은 소수 집단, 노인, 어린이, 여성에게도 영향을 준다.

편견은 종종 조직 구조와 정치 시스템에 반영된다. 고정관념과 낙인에 대한 위험을 인식하는 것은 특히 정신건강분야 간호실무에 엄청난 영향을 준다. 진단받은 환자이기 전에 인간임을 기억하는 것이 중요하다.

근거기반실무Evidence-Based Practice 4),6),17)

문제 초등학생이 수업에 집중을 못하고 숙제를 해오지 않으며 과격한 행동을 보인다. 그는 ADHD로 진단되었으나, 부모는 "낙인 찍히거나 약에 중독될 수도 있다"고 생각되어 자녀의 치료를 거부하는 상태이다.

근거기반사정

A. **당신은 이번 경험을 통해 무엇을 알게 되었는가?**
부모는 당황, 두려움, 지식 부족 때문에 자녀의 문제에 대해 인정하기를 꺼릴 수 있다. 대상자는 약물을 적게 또는 과용하는 오류를 범할 수 있다. 약물치료는 주목할 만한 효과를 가져올 수 있다.

B. **문헌에서는 무엇이라고 하는가?**
정신질환을 앓고 있는 사람들에 대한 낙인과 차별은 관계, 치료 및 고용의 주요 장벽이 될 수 있다. 환자는 종종 낙인이 두려워 치료를 피한다. 건강관리제공자는 본인이 직접 노출된 경험이 없기 때문에 정신질환이 있는 환자를 인정하지 않고 부정확하게 볼 수 있다. 연구에 따르면 적절하게 치료받는ADHD 환자는 중독 문제가 적다.

C. **환자가 원하는 것은 무엇인가?**
이 아동은 학교에서 자존감과 성적이 떨어짐으로 인해 치료를 원했고 부모는 치료를 거부하고 있다.

계획 자녀의 자존감, 사회적 기능 및 학교 성적을 유지하는 것을 포함하여 투약과 치료의 이점에 대해 교육한다. 궁극적으로 부모는 자녀를 도울 필요성을 이해하고 치료를 받는다. 약물복용 시간은 아동이 학교에서 약을 복용하지 않고 비밀을 유지할 수 있도록 계획한다. 불행히도, 정신병 치료를 받는 사람에게는 낙인이 여전히 관심사이다.

QSEN 사전지식, 기술 및 태도(KSAs)

환자중심간호: 환자와 부모의 관점으로 상황을 보고, 비밀 유지
근거중심간호: 최근 연구를 이용하여 부모를 교육하고 그들이 염려 해결

핵심요약

- 정신질환을 명확하게 정의하기는 쉽지 않다. 정신건강과 질병을 평가할 때 DSM-5와 문화적 규범이 고려된다. 낙인을 동반한 고정 관념, 차별 및 거부는 자기계발, 고립감 및 정신적 고통에 영향 준다. 낙인은 고용, 주거 및 보건 서비스를 받는 데 있어 장애가 된다. 간호사는 감수성과 공감으로 수치스러워하는 환자의 감정을 보듬어 주고 간호를 받아들이도록 용기를 주어야 한다.
- 정신건강은 경증에서 중등도 그리고 중증의 심각도에 이르는 기능장애와 연속선상에 있다.
- 정신건강과 관련된 다양한 요인이 있다.
- 역학조사를 통해 고위험집단 및 행동을 파악하여 원인과 치료에 대한 이해를 높이고, 유병률은 주어진 기간에 따른 정신장애 비율을 파악하게 해 준다.
- 많은 정신장애가 생물학적인 측면에 기초를 두고 있다.
- 간호진단은 환자가 경험할 수 있는 증상을 체계적으로 파악하도록 돕는다.
- 증상은 그 사람의 문화적 패턴을 반영할 수 있으므로 이러한 것을 고려해서 평가되어야 한다.

참고문헌

1) 보건복지부 (2016). 정신질환실태 역학조사 보고서. http://kosis.kr/index/index.do
2) American Psychiatric Association. (2013). *Diagnostic and statistical manual of mental disorders (DSM-5)* (5th ed.). Washington, DC: APA.
3) American Psychological Association. (2015). *Data on behavioral health in the United States*. Retrieved from www.apa.org/helpcenter/data-behavioral-health.aspx.
4) Chang, Z., Lichtenstein, P., Halldner, L., et al. (2013). Stimulant ADHD medication and risk for substance abuse. *Journal of Child Psychology and Psychiatry, 55*(8), 878-885.
5) Favazza, A. (2009). Psychiatry and spirituality. In B.J. Sadock, V.A. Sadock, & P. Ruiz (Eds.) *Kaplan and Sadock's comprehensive textbook of psychiatry* (9th ed.) *Vol. 11*. (pp. 2033-2049). Philadelphia: Williams & Wilkins.
6) Gill, K. J. (2008, Winter). The persistence of stigma and discrimination. *Psychiatric Rehabilitation Journal*, 183-184.
7) Hays, P.A. (2008). *Addressing cultural complexities in practice: assessment, diagnosis, and therapy* (2nd ed.). Washington, DC: American Psychological Association.
8) Kessler, R.C., Berglund, P., Demler, O.L., et al. (2007). Lifetime prevalence and age-of-onset distribution of *DSM-IV* disorders in the national comorbidity survey replication. *World Psychiatry, 6*(3), 168-176.
9) Mayo Clinic. (2014). *Mental health: Overcoming the stigma of mental health*. Retrieved from. http://www.mayoclinic.org/diseases-conditions/mental-illness/in-depth/mental-health/art-20046477.
10) National Alliance on Mental Illness (NAMI). (2011). *What is mental illness? Mental illness facts*. Retrieved from www.nami.org/PrinterTemplate.cfm?section=about_mental_illness.
11) National Institute of Mental Health. (2012). *The numbers count: mental disorder in America*. Retrieved from www.namigc.org/documents/numberscount.pdf.
12) National Mental Health Association. (2004). *Congress must pass mental health parity now*. Retrieved from www.nmha.org/federal/parity/parityfactsheet.cfm.
13) Ovans, A. (2015). What resilience means, and why it matters. *Harvard Business Review*. Retrieved from https://hbr.org/2015/01/what-resilience-means-and-why-it-matters.
14) Pierre, J. M. (2012). Mental illness and mental health: is the glass half empty or half full? *Canadian Journal of Psychiatry, 57*(11), 651-658.
15) Pinto-Foltz, M., Space, D., & Logsdon, M.C. (2009). Reducing stigma related to mental disorders: initiatives, interventions, and recommendations for nursing. *Archives of Psychiatric Nursing, 23*(1), 32-40.
16) Redl, F., & Wattenberg, W. (1959). *Mental hygiene in teaching* (pp. 198-201). New York: Harcourt, Brace & World.
17) Ross, C. A., & Goldner, E. M. (2009). Stigma, negative attitudes and discrimination towards mental illness within the nursing profession: a review of the literature. *Journal of Psychiatric and Mental Health Nursing, 16*(6), 558-567.
18) Sadow, D., & Ryder, M. (2008). Reducing stigmatizing attitudes held by future health professionals: the person is the message. *Psychological Services, 5*(4), 362-372.
19) Swinomish Tribal Community. (1991). *A gathering of wisdom: tribal mental health: a cultural perspective*. LaConnor, Wash.
20) U.S. Department of Health and Human Services (USDHHS). (2015). *Key concepts of the affordable care act*. Retrieved from http://www.hhs.gov/healthcare/facts-and-features/key-features-of-aca-by-year/index.html#.
21) U.S. Department of Health and Human Services (USDHHS). (1999). *Mental health: a report of the Surgeon General*. Rockville, Md: USDHHS, Center for Mental Health Services, National Institutes of Health.
22) Winzer R, Lindblad F, Sorjonen K, et al. (2014). Positive versus negative mental health in emerging adulthood: a national cross-sectional survey. *BioMed Central Public Health, (14)*, 1238.
23) World Health Organization (WHO). (2010). *Mental health: strengthening our response*. Retrieved from www.who.int/mediacenter.
24) Yeh, C.J., Innan, A.G., Kim, A.B., et al. (2006). Asian American families collective coping strategies in response to 9/11. *Cultural Diversity and Ethnic Minority Psychology, 12*, 134-148.

CHAPTER 3

이론과 치료

Theories and Therapies

Margaret Jordan Halter

학습목표

1. 정신건강과 관련된 주요이론과 치료모델에 대하여 이해한다.
2. 정신건강과 관련된 주요이론과 정신간호이론과의 연관성에 대하여 이해한다.
3. Peplau의 대인관계이론을 간호과정에 적용한다.
4. 정신건강회복모델, 치료적 환경 및 가족치료의 개념을 설명한다.
5. 집단치료의 개념, 특징 및 간호사의 역할에 대해 설명한다.

주요개념: 돌봄을 위한 회복모델

정신건강 회복모델은 치료에 초점을 두지 않고, 만성적인 정신질환에 적응하며 생활하는 것을 강조한다. 이는 정신장애인의 삶을 위한 중요한 철학이자, 그들을 치료하고 재정을 지원하며 정신건강간호를 제공하는 사람들이 '실천할 수 있는 치료'의 접근방법이라고 할 수 있다. 이 회복모델은 초점을 간호사–환자 관계에서 간호사–환자 파트너십으로 전환시켜 물질남용으로 고통 받는 환자들에게서 초기 성과를 거두었다. (Halter, the Text)

1. 서론

우리는 사람들이 특정형태로 행동하길 기대하며, 정상이라고 믿는 것에서 벗어나는 행동에 대한 설명을 찾으려 한다. 과도한 슬픔과 극단적인 행복을 일으키는 원인은 무엇일까? 불신, 불안, 혼란 혹은 무관심(가볍게 불편한 정도부터 참을 수 없는 정도까지)을 어떻게 설명할 수 있을까? 우선 이러한 문제를 이해함으로써 문제처리법이나 해결책을 도출할 수 있다. 다른 신체질환이 체계화되고 통제되는 동안에도 정신질환은 장기간 설명이 어려웠다.

1800년대 후반이 되어서야 심리적 모델과 이론이 개발되었다. 이는 발달과정을 고려한 이론적 구조를 제공하였고, 사고와 감정 및 행복에 대한 설명을 가능하게 하였다. 이론가들은 정신의 복잡한 작용을 이해할 수 있다면 치료할 수 있다고 믿었고, 이런 모델들로부터 이론과 치료가 발달되었다

초기의 실무자들은 마음의 복잡성과 내적 활동에 초점을 맞추고 정신의 발달과정과 안전성에 있어서 환경의 영향을 강조하는 다양한 형태의 대화요법 또는 심리요법을 사용하였다. 20세기 초반에 이르러서야 정신적 변화에 대한 생물학적 설명이 받아들여지기 시작하였다. 최근의 지배적이고 일반적인 믿음은 정신건강과 정신질환이 심리적 요인과 생물학적 요인 모두로 인해 형성된다는 것이다.

정신건강전문가들은 정신적 변화와 정신건강문제를 이해하고 치료하기 위한 기초로써 이론모델의 도움을 받아왔다. 이 장에서는 치료모델과 치료법에 대한 개요를 제공하고, 정신건강간호와의 잠재적 연관성에 대해 논의할 것이다. 정신치료의 주요이론에 대한 내용은 [표 3–1]을 참조한다.

2. 주요이론과 치료모델

1) 정신분석이론

오스트리아 출신 정신과 의사 Freud(1856~1939)는 "정신의학의 아버지"로 부른다. **정신분석이론**psychoanalytic theory에서는 대부분의 심리적 장애는 기억하거나 인지하

표 3-1 정신치료의 주요 이론

이론	이론가	원리	치료 모델
정신분석이론	Freud	무의식적 사고; 정신성적 발달	정신분석을 통해 무의식적 사고를 알아냄. 치료자는 비지시적이며 의미를 해석함
대인관계이론	Sullivan	대인관계는 정신건강과 정신질환의 기반	여기, 지금 그리고 관계에 중점을 둠. 치료자는 적극적 참여자 역할
행동이론	Pavlov, Watson-Skinner	행동은 조건화로 습득	적응행동에 보상을 함으로써 부적응행동을 교정함
인지이론	Beck	부정적 자아-비판적 사고가 우울증 유발	부정적 사고패턴에 대한 규명과 합리적 사고로의 전환
생물학적 이론	Many	정신질환은 뇌 또는 신경전달물질의 변화에서 기인하고 영향 받는다.	신경화학적 불균형은 약물치료나 대화요법(예: 인지행동치료)으로 교정

지 못하는 초기의 외상이나 사건의 결과라고 주장한다.

Freud(1961)는 정신활동의 3가지 영역(의식, 전의식, 무의식)을 규명하였다. **의식**conscious은 사고, 신념, 감정을 현재 인지하고 있는 것이다. 하지만 대부분의 정신활동은 현재 인지하는 부분 이외에서 발생하며, 이는 수면 아래 큰 덩어리를 숨기고 있는 빙하와 비슷하다. **전의식**preconscious은 지금 당장 주의를 끄는 주제는 아니지만 접근 가능한 표면 바로 아래 놓여진 것들을 말한다. 빙하의 가장 큰 덩어리는 **무의식**unconscious으로 이루어져 있다. 이 무의식에 우리의 가장 원초적인 감정, 욕구 및 기억-특히 가장 참기 힘들고 충격적인 것-들이 자리잡고 있다. 그리고 의식은 전의식과 무의식의 영향을 받는다[그림 3-1].

Freud의 널리 알려진 후기연구 중의 하나는 뇌 내에서 발생하는 **이드**id, **자아**ego 그리고 **초자아**superego 간의 정신내적 투쟁에 관한 것이다. 이드는 성격 중 무의식에 숨어 있는 원초적인 쾌락을 좇는(Freud에 의하면 주로 성적 쾌락) 부분이다. 자아는 자기자신에 대한 감각이며, 자아방어기전 예를 들어, 억압, 거부, 합리화 등을 통해 이드와 외부세계 간에 중재자 역할을 한다. 초자아는 양심(무엇이 옳고 그른지에 대한 감각)에 해당한다고 보았는데, 이는 부모 혹은 보호자의 도덕적 · 윤리적 태도에 크게 영향을 받는다. 건강한 개인에서 자아는 상황을 현실적으로 평가할 수 있게 하며, 이드의 원초적인 충동을 억제하고, 초자아가 너무 엄격하거나 강박적이지 않게 조절하는 것으로 추정한다.

Freud는 성격형성이 여러 단계에 걸쳐 이루어진다고

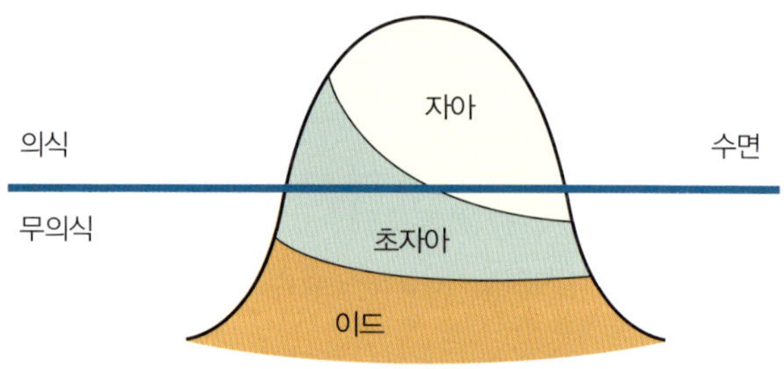

그림 3-1 빙산에 비유되는 마음의 구조

믿었다. 구강기, 항문기 및 남근기 단계에서의 이드는 신체적 성감대에 집중한다. 과잉충족 또는 좌절감을 통한 고착은 병리적 상태와 성격장애를 초래한다. 불행히도 Freud의 연구는 여러 이유로 비판받아 왔는데, 그 중 가장 심한 비판은 여성이 남성성기를 갖지 않음으로써 겪는 열등감에 대한 남근선망에 뿌리를 두고 있다는 것이다. [표 3-2]는 Freud, Sullivan, Erikson의 발달단계를 비교한 것이다.

(1) 치료모델

정신분석치료psychoanalytic therapy는 무의식을 앎으로써 감정적 불편감을 완화하는 과학적인 방법에 대한 Freud의 답이었다. 많은 경우에 있어 시간소모가 많고(때때로 매일) 비용이 많이 드는 감정적으로 고통스러운 과정이다. 이 치료의 목표는 무의식수준에서 어떤 일이 일어나는지 알고 이해함으로써 진실을 밝혀 내는 것이다. 분석가는 환자가 마음에 떠오르는 어떤 것이든 말하도록 격려하는 자유연상을 통해 잊혀진 억압된 기억들을 찾아낸다. 예를 들어, "제가 '물'이라고 했을 때 생각나는 게 무엇입니까?"에 환자가 만약 반응하길, "따뜻하다… 6월…

표 3-2 성격발달이론

Freud	Sullivan	Erikson
구강기(출생~18개월)	**유아기**(출생~18개월)	**유아기**(출생~18개월)
쾌락-고통의 원칙 **이드**가 지배적임. 요구적, 충동적, 비합리적, 비사교적, 이기적, 전능한, 의존적. 1차사고과정. 구강-쾌락의 일차적 근원. 긴장/불안의 즉각적인 해소와 구강만족을 통한 즉각적인 만족감. **과업**: 욕구 충족 시 신뢰감 발달	**생물학적 만족과 심리적 안정감** 양육자는 공감적 돌봄을 통해 긴장완화, 불안 감소, 만족감과 안전 향상. 엄마는 "좋은 엄마". 긴장완화 거부, 불안 형성. 엄마는 "나쁜 엄마" 엄마의 불안이 아기에게 불안과 공포로 전달됨. **과업**: 타인에 의해 만족감과 신뢰감 학습	**신뢰 대 불신** 자아중심적 **위험**: 6~12M 동안의 분리경험은 상실감과 불신감 형성 **과업**: 신뢰감을 발달 신체적 안락함을 통해 신뢰감 형성 자신과 세계로 신뢰 확장
항문기(1½~3세)	**아동기**(1½~6 세)	**초기 아동기**(1½~3세)
현실원칙 즉각적인 욕구충족을 연기하고, 욕구충족을 위한 실제대상을 찾는다. 쾌락을 연기하는 법 학습. 긴장감을 유발하는 자극을 수용하는 것으로부터 만족감 획득하기. 배변훈련에 집중-보유하기/방출하기; 권위자와의 힘겨루기 **자아발달** 문제해결능력, 통찰력, 충동적인 이드 중재 등이 발달 **과업**: 즉각적인 만족감 연기하기	근육발달과 언어적 의사소통 학습. 사회적 기술 학습 타인의 평가를 통해 자존감 형성: 좋은 나, 나쁜 나, 아닌 나. **과업**: 만족감 지연을 학습	**자율성 대 수치감** 신체적 • 정신적 능력에 대한 자신감을 통해 자율성이 발달 **위험**: 거부의 기회를 박탈당한 아동에겐 깊은 수치와 의심이 발달한다 **과업**: 환경 내에서 자기통제력과 독립성 획득
남근기(3~7세)		**후기 아동기**(3~6세)
초자아발달은 부모의 도덕적 가치, 이상, 옳고 그름의 판단을 통합함으로써 발달; 초자아는 일차적으로 보상과 처벌 원칙에 의해 작동하는 무의식적 기능이다 (오이디푸스적 갈등을 해결함으로써 성정체성 획득). 소년과 소녀의 자위행위에 따른 갈등은 차이가 있다. **과업**: 동성부모를 통한 성정체성 확립하기		**주도성 대 죄책감** 적절한 사회적 목표에 대한 관심이 목적의식을 갖게 함 호기심과 소모적인 환상이 죄책감과 불안감으로 연결되어 양심이 형성됨 **위험**: 타인은 기본적으로 나쁘다는 신념이 마음 깊이 자리잡아, 결단력을 억압하거나 또는 보복심을 발달시킴 **과업**: 목적의식과 과업에 대한 숙련감을 발달
잠복기(7~12세)	**소년기**(6~9세)	**학령기**(6~12세)
중성화; 리비도 분산됨. 사회기술, 탐구, 건설, 수집, 성취, 영웅숭배와 관련 있다. 또래집단에 충성 시작. 가족으로부터 벗어나는 독립성 증가 **과업**: 이 시기에 성욕은 억제; 동성또래와의 가까운 관계형성 방법을 배움	지속적으로 확장되는 외부세계, 동료 및 어른들에 대처하는 방법을 학습 자아 이미지: 부모 이미지를 반영하거나 수정 **과업**: 경쟁과 협상관계의 동료와 만족스러운 대인관계를 형성 **청소년 전기**: 9~12 세. 흥미, 감정 혹은 상호협력 등으로 자신과 비슷하다고 인지하는 동성과 친밀한 대인관계를 형성 **과업**: 가족 이외의 동성의 누군가를 돌보는 법을 습득; "정상적 동성애 시기"	**근면성 대 열등감** 자신감을 유도하는 건강한 경쟁 욕구 발달 지시를 받아들이고 무언가를 성취를 통해 얻는 인정을 통해 과업을 즐기는 방법을 발견 **위험**: 인정받지 못하는 아동에게서 열등감과 부적응 발달. **과업**: 성공적인 학습, 경쟁, 수행으로 자신감을 얻고 인정받음
생식기, 사춘기(13~20세)	**청소년기**(12~20세)	**청소년기**(12~20세)
정서적 안정성과 신체적 성숙에 관한 동요. 매우 양가적이고 불안정하며, 삶의 목표와 부모로부터의 독립을 추구 의존성 vs 독립성. 부모와 자신의 재평가; 또래에 강한 충성도. **과업**: 진정한 배려와 교류의 기쁨에 기초한 이성과의 친밀한 관계 형성	초기 청소년기(12~14세): 이성과 만족스러운 관계 확립 후기 청소년기(14~20세): 이성과 상호의존적, 지속적 관계 확립 **과업**: 이성과 친밀하고 오래 지속하는 관계를 형성하고 정체성을 발달시킴	**정체성 대 역할 혼란** 부모로부터의 분리는 자기감 sense of self을 유도 사춘기에 동반된 신체적 혁명(급속한 신체성장 및 성적 성숙)은 이미 갖고 있던 신념들에 의문을 갖게 하며 이전의 투쟁을 되풀이함 **위험**: 일시적으로 불안정(불확실)한 자아정체성은 영구적으로 정체성통합을 불가능하게 할 수 있음 **과업**: 이미 숙달한 이전 과업들을 통합하여 안정된 자아를 형성

표 3-2 성격발달: Freud, Sullivan, Erikson* (계속)

Freud	Sullivan	Erikson
		성인초기(만20~30세)
		친밀감, 결속 대 고립 성숙함과 사회적 책임감이 사랑하고 사랑받을 수 있는 능력을 유도 자아정체성이 확립되었을 때, 자신(자신의 내면과) 및 남들과 친밀감을 형성하고, 이성과의 만족스러운 성적 관계 확립함 **위험:** 정체성 상실에 대한 두려움이 친밀한 관계를 방해하고 깊은 고립감을 일으킬 수 있다. **과업:** 진지하고 지속적인 관계를 맺고, 타인, 조직, 기관 또는 창의적 노력에 전념
		성인기(30~65세)
		생산성 대 자기침체 다음 세대를 돌봄, 사회 공헌, 후배양성에 관심을 가짐 **위험:** 생산성 결핍은 자기침체의 결과를 가져옴 **과업:** 인생목표를 성취하고 미래 세대에 대한 배려와 의식을 획득
		노년기(65세~사망)
		통합 대 절망 죽음에 대한 수용과 삶의 만족이 지혜로 이어진다. 삶이 무엇인지, 무엇이었는지, 지금 어디에 있는지에 대한 지각으로 특징지어짐 **위험:** "온전한 자아통합" 이 이루어지지 않으면 절망하게 됨 **과업:** 인생전반에서 의미를 찾아 자기-가치를 획득하고 유지

어둠… 숨쉴 수 없어요."를 통해 익사할 뻔 했던 오래 전에 잊혀진 충격적인 사건을 밝혀낼 수 있다.

분석가는 직접적이지 않지만 생각, 꿈, 상징에 대한 해석을 하게 된다. 정신역동적 치료는 이론적으로 정신분석이론에 입각하여 정신에 대해 본질적으로 같은 방식으로 이해한다. 이는 대략 10~12회기로 진행되며, 치료자는 치료적 관계가 치료과정의 일부이기 때문에 더 적극적인 역할을 수행한다. **전이**transference는 환자가 치료자에게 이전 관계에서 마무리 짓지 못한 강렬한 감정을 투사할 때 발생한다. 이런 감정을 안전하게 표현하는 것이 성공적인 치료에 결정적이다. 정신역동적 치료자는 환자에게 무의식적인 감정반응이나 **역전이**countertransference가 나타날 수 있음을 인지하고, 치료적 관계의 손상을 막기 위해 면밀히 검토해야 한다.

2) 대인관계이론

대인관계이론interpersonal theory은 마음에서 일어나는 일에 뿌리를 두는 정신분석이론과는 달리 대인관계에서 일어나는 일에 집중한다. 미국의 정신과 의사 Sullivan(1892~1949)은 성격역동과 장애가 주로 사회적 힘과 대인관계 상황에서 기인한다고 생각하였다.[30] 인간은 상호작용의 필요에 의해 행동한다. 실제로 Sullivan(1953)은 외로움을 가장 고통스러운 인간경험으로 보았다. 그는 중요한 타인(1차 양육자)과의 초기관계가 인격형성에 중요하다고 강조하였으며, 건강한 관계가 건강한 성격에 필수적이라 생각하였다.

대인관계 이론의 다른 주요개념은 불안이다. Sullivan은 불안을 상호작용에 의해 발생하는 현상이라고 생각하였다. 가장 초기의 관계에서 불안은 중요한 타자로부터 아이에게 전이된다. 아동의 불안은 또한 1차 보호자의 승인, 불승인에 대한 인지 정도에 기초한다. Sullivan

에 따르면 모든 행동은 불안과 자존감 위협에 대한 회피를 목적으로 한다.

우리가 불안을 회피하는 방법 중의 하나는 긍정적 속성 혹은 좋은 나(good me; "나는 좋은 스키 선수지")에 집중하는 것이다. 그리고 다른 사람들 또는 자기자신에게 자신의 부정적 측면 혹은 나쁜 나(bad me; "나는 시험을 망쳤어")를 감추는 것이다. 아닌 나(not me)는 스스로 인정하거나 참을 수 없는 자신을 무의식 깊숙이 밀어 넣거나 자신의 감각으로부터 끊어내어 자기자신의 부분들로부터 분리되곤 한다. 일례로, 엄격하고 보수적인 집안의 여성 청소년들은 동성에게 매력을 느끼고 있음에도 이성에 대한 감정과 관심을 유지하려 하고 또 그렇다고 믿는다.

Sullivan의 발달이론은 아동기, 특히 사춘기의 성격이 사회적 환경에 영향을 받는다는 점에서 Freud의 이론을 상기시킨다. 성격은 어머니로부터 가장 많이 영향 받지만, 성격은 심지어 성인이 되어서도 형성될 수 있다고 생각하였다. 발달단계는 환경으로부터 영향 받는 계단식으로 이루어진다[표 3-2].

(1) 치료모델

대인관계치료interpersonal therapy, IPT는 부적응 행동과 왜곡된 시각을 변화하도록 치료자가 적극적으로 유도하는 치료이다. 이 작업은 사람들이 그들의 역기능적 패턴과 비현실적인 기대를 알아채면, 그것을 수정할 수 있다는 전제를 바탕으로 한다. "지금 여기"에 집중하며, 집, 직장 및 사회 영역에서 환자의 삶과 관계를 강조한다. 치료자는 "참여 관찰자"가 되어 환자의 대인행동(치료자에 대한 반응 포함)을 치료에 반영한다.

3) 행동이론

20세기, 정신분석의 움직임이 전개됨에 따라 행동주의 학파도 발달하였다. 행동이론behavioral theories의 기초를 마련한 Pavlov(1927)는 중립적인 자극에 대한 반응으로 고전적 조건화, 불수의적 행동 혹은 반사에 조건부여가 가능하다는 사실을 규명한 것으로 유명하다. Pavlov의 실험에서 개들은 종이 울리고 먹이를 받는 것에 익숙해졌다. 후에 이 개들은 벨 소리만 울려도 침이 분비되는 반응을 보였다. 인간의 경우에도 고전적 조건화는 특정 상황(예: 아기의 울음소리 만으로 사유반사가 유도되거나 강간피해자가 뒤에서 발자국 소리를 들었을 때 과호흡과 땀을 흘리는 등)에서 발생할 수 있다.

Watson(1930)은 정신분석을 부정하고 무의식적 동기에 중점을 두지 않는 객관적 치료법을 추구하였다. 그는 성격특성과 반응, 적응과 부적응은 학습된 것이라 주장하였다. Watson의 유명한(그러나 윤리적으로는 아주 끔찍한) 한 실험에서 9개월 된 어린아기인 알버트 리틀은 백색 모피 또는 머리카락을 볼 때마다 겁먹도록 조건화되었다. 그는 행동기법을 통해 누구나 거지로부터 상인에 이르기까지 무엇이든 될 수 있다고 주장하였다.

Skinner(1938)는 조작적 조건화에 대한 연구를 수행함으로써 긍정적 강화(행동의 빈도증가) 내지는 부정적 강화 또는 처벌(행동의 빈도 감소)을 통해 학습되는 자발적 행동을 연구하였다. 열심히 공부함으로써 좋은 성적을 받게 되면 공부하는 행동이 지속적으로 증가될 것이다. 운전 중 과속하여 벌금을 물게 되면 대부분의 사람들에게서 과속하는 행위는 줄어들게 될 것이다.

(1) 치료모델

- **행동치료**behavioral therapy, BT 또는 **행동수정**behavior modification은 앞서 설명한 각각의 행동이론 연구자들의 기본원리를 이용한다. 이 치료는 적응행동을 보상하고 강화함으로써 부적응 행동이나 반응을 수정하거나 제거하는 방법이다.
- **체계적 둔감화**systematic desensitization는 고전적 조건화를 이용한다. 이 치료법의 전제는 우선 이완시킨 후 특정 불안감 유발자극에 점진적으로 노출함으로써 학습된 반응을 불러일으킨다는 것이다. 이 방법은 공포증을 없애는 데 특히 성공적이다. 공공장소에 대해 공포감을 갖는 광장공포증은 이완기법 중 외출을 시각화하는 방법으로 초기대응이 가능하다. 이후에 외출 연습에 도전해 볼 수 있으며, 결과적으로 광장공포증을 줄이거나 없앨 수 있다.
- **혐오요법**aversion therapy은 고전적 조건화와 조작적 조건

형성을 기초로 하여 원하지 않는 습관을 불쾌한 결과와 연관지어 근절시키는 데 사용한다. Disulfiram 요법은 약리적으로 혐오요법에 기초한다. 이 약을 먹고 alcohol을 섭취하게 되면 메스꺼움, 구토, 어지럼증을 수반하여 극도로 불편해질 수 있다. 혐오요법은 성범죄자들에게도 사용될 수 있는데, 예를 들어 아동 포르노에 대한 흥분에 대한 반응으로 전기충격을 가할 수 있다.

- **바이오피드백**biofeedback은 개인이 호흡수, 심박수, 혈압, 뇌파, 피부온도 같은 생리적 반응을 통제하는 것이다. 시각적 또는 청각적인 바이오피드백을 제공한 후 천천히 심호흡을 하거나 명상 등의 이완요법을 함으로써 통제감을 성취할 수 있다.

4) 인본주의이론

인본주의자들은 무의식의 갈등에 중점을 두는 정신분석가들을 반박하였는데, 과도하게 비관주의적이라고 생각하였다. 또한 행동론자들이 학습에 중점을 두는 것도 거부했는데, 지나치게 과학적이라고 생각하였다. 인본주의자들은 인간의 지식획득에 대한 동기부여와 이해의 잠재력을 고려하는 심리과학인 인본주의이론humanistic theory을 발전시켰다.

Maslow의 욕구단계이론Maslow's hierarchy of needs theory은 1954년 미국의 심리학자 Maslow(1970)에 의해 개발되었다. 욕구들은 피라미드에 개념적으로 배치되며, 가장 기본적이고 중요한 욕구가 맨 아래에 배치된다[그림 3-2]. 피라미드의 윗부분에 배치되는 높은 단계일수록 인간적 욕구에 해당한다. 낮은 단계의 욕구가 충족될 때 높은 단계의 욕구가 나타날 수 있다.

- **생리적 욕구**physiological needs. 가장 기본적인 욕구는 생리적 욕구로써 음식, 산소, 물, 수면, 성 및 체온유지 등의 욕구를 포함한다. 욕구 피라미드의 모든 단계가 결핍상태라면 이 단계가 우선순위를 가진다.
- **안전의 욕구**safety needs. 생리적 욕구가 충족되면 안전욕구가 우선권을 갖는다. 안전욕구는 보장, 보호, 공포, 불안, 혼란으로부터 자유, 법과 질서, 한계에 대한 욕구를 포함한다.
- **사랑과 소속감의 욕구**belongingness and love needs. 사람은 친밀한 관계, 사랑, 애정, 외로움과 소외를 극복할 일에 대한 욕구를 갖는다. Maslow는 가족과 가정을 갖고, 규명 가능한 집단에 속하는 것이 중요하다고 강조하였다.
- **존중의 욕구**esteem needs. 인간은 높은 자기존중감을 가져야 하며 타인을 통해 반영된다. 자존감 욕구가 충족되면 자신감을 느끼며, 스스로 소중하고 가치를 인정받았다고 느낀다. 자존감이 위태로우면 열등감과 쓸모없음, 무력감을 느낀다.

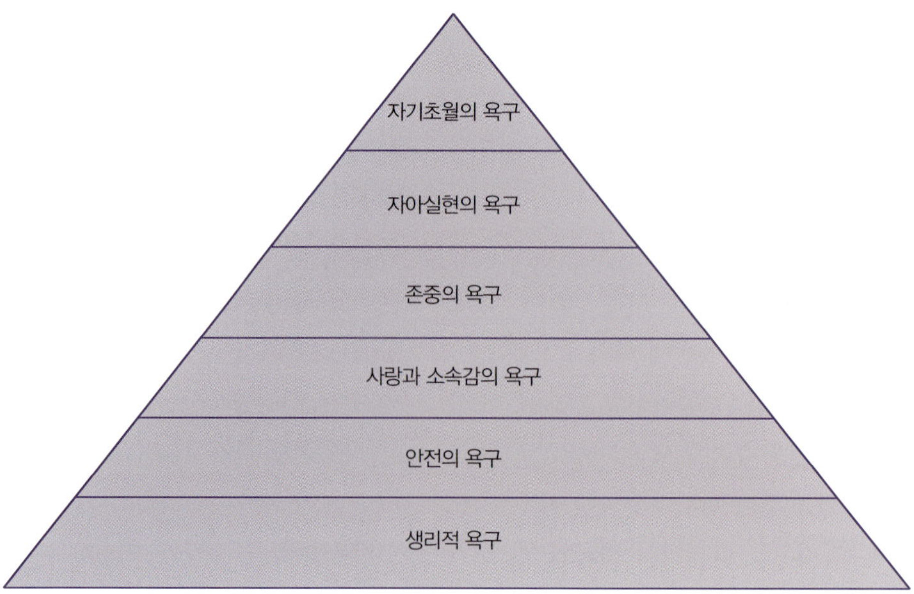

그림 3-2 Maslow의 욕구단계[1)]

- **자아실현의 욕구**self-actualization. Maslow는 인간은 될 수 있는 모든 것들을 이루고자 하는 욕구가 있으며, "그 사람이 되고자 한다면 되어야만 한다."라고 하였다. 우리가 되고자 하는 것들은 지극히 개인적이다(예술가는 그림을 그려야 하며, 작가는 글을 써야 하고, 치료사는 치료해야 한다). 이 욕구를 충족시키고자 하는 욕망은 마치 무언가를 놓치고 있다는 느낌과 같은 일종의 불안감처럼 느껴진다. 내적 평화와 성취감을 주는 과정의 선택은 스스로에게 달려 있다.

Maslow의 초기연구는 욕구의 다섯 단계만 포함했지만, 추후에 2가지 요인을 추가하였다. (1) **인지 욕구**(알고 이해하고자 하는 욕망)와 (2) **심미적 욕구**.[18] 지식의 습득과 이해에 대한 욕구는 태생적이며 필수적이다. 심미적 욕구는 아름다움과 대칭성에 대한 갈망을 불러온다. Maslow는 여섯 번째 단계를 **자기초월**로 명명하였다.

- **자기초월**self-transcendence은 "자기자신을 뛰어넘어 타인과 세계에까지 기여하고자 하는 욕구"이다.[16] 자기초월적 경험이란 개인이 자기자신을 초월하거나 확장하는 정체성을 감지하는 경험이다.

(1) 치료모델

미국의 심리학자 Rogers는 **내담자중심치료**person-centered therapy를 대중화시켰다. Rogers는 Freud와는 달리 인간은 기본적으로 건강하고 선하다고 보았다. 그는 인간을 비롯하여 모든 생명체는 잠재력을 성장시키고, 발전, 현실화하는 자아실현의 경향성을 내재하고 있다고 하였다.[27] 그는 내담자들이(그들을 환자라고 부르지 않았다) 자신의 문제를 탐색하고, 이해하고, 해답을 규명하기 위한 최적의 위치에 있다고 믿었다. 이를 아이에게 자전거 타는 법 가르치기에 비유했는데, 아이에게 타는 방법을 설명해 주는 것은 충분하지 않고, 아이가 직접 자전거를 타려는 시도가 절대적이라고 하였다.

내담자중심치료는 실존주의적 배경을 가진 치료법이다. 과거는 이미 일어난 일이며 미래는 아직 일어나지 않았기 때문에, 이 치료법은 자기인식과 현재를 강조한다. 이 과정에서 치료자는 비지시적 조력자로서 치료과정을 설명해 주고 격려해 주는 역할을 맡는다. 치료자에게 필수적인 자질은 진실성(순수성), 공감 및 존중이다.

5) 인지이론

Beck은 우울한 사람들은 부정적이거나 자기비판적 사고를 하는 기본적인 패턴을 가지는 것으로 확신하였다.[5] 사건에 대한 인지적 평가는 감정적 반응을 이끌어낸다(자극 자체에 대한 반응대신에 자극에 대한 개인의 평가가 반응을 유발한 것이다). 자극-감정-반응 관계의 한 예는 불안정하고 심란한 아동기를 겪은 뒤로 줄곧 우울한 자매와 함께했던 여성에서 찾을 수 있다. 부모의 이혼과 더불어 작은 아파트로 이사해야 했던 상황을 자매가 어떻게 대처하였는가의 질문에 대한 반응으로 자매를 관찰하였다. "내 동생은 무너져 내렸어요. 완전히 가라앉아서 거의 아무 말도 하지 않았어요. 엄마는 나에게 어떠냐고 물었어요. 나는 새 침실이 생기고 새 친구가 생겨서 좋다고 이야기했어요. 이건 사실대로 말한 거예요"

(1) 치료모델

인지행동치료cognitive behavioral therapy, CBT는 효과적으로 잘 연구된 치료적 도구로서 널리 사용되고 있다. 이는 인지이론과 행동이론을 바탕으로 감정과 행동의 역기능을 일으키는 부정적 생각을 수정하는 치료법이다. 몇 가지 개념이 이 치료법의 근간을 이루고 있다. 우선 우리는 모두 **스키마타(도식들)**schemata 또는 자신, 타인 및 자신을 둘러싼 환경에 대해 특이한 가정을 가지고 있다는 것이다. 예를 들면, 아무도 신뢰할 수 없다는 스키마타를 가지고 있는 사람은 모든 이의 동기에 대해 의문을 가지고 있어서 자신은 기만 당하고, 결국엔 관계로 인한 고통을 받을 것을 예상하고 있을 것이다. 부정적 스키마타의 또 다른 예로는 무능, 버림받음, 사악함, 상처에 취약함 등이 있다.

일반적으로 사람들은 기본 가정에 크게 개의치 않는다. 하지만 그들의 신념이나 태도는 가정을 분명하게 드러낸다. 사고를 거치지 않은 스키마타에 기초하는 빠른 반응을 **자동적 사고**automatic thoughts라고 부른다. 이런 반응은 우울이나 불안같은 정신질환이 있을 때 더 강하고 자주 일어난다. 잘못된 가정이나 오해 때문에 이런 자동적 사고 혹은 **인지왜곡**cognitive distortions은 비이성적인 경우가 많다. 일반적인 인지왜곡은 [표 3-3]에 나타나 있다.

CBT의 목표는 부정적인 감정을 초래하는 부정적인 사고패턴을 규명하는데 있다. 일단 부적응 패턴이 확인되면, 그것을 이성적인 사고로 대체할 수 있다. CBT에서 특히 유용한 기술은 4단 형식을 이용하여 감정을 촉발하는 사건이나 상황, 그로 인한 자동적 사고, 뒤이은 행동(들)이나 감정(들), 마지막으로 이성적인 증거나 생각을 근거로 그 불안한 사고를 반박하기를 기록하는 것이다. 이 방법은 비합리적 신념의 ABC(ABCs of irrational beliefs)로 불리기도 하며, 스스로 시도해 보면 좋은 연습이 된다[BOX 3-1].

BOX 3-1 비합리적 신념의 ABC 예

Activating Event(선행 사건)
- J는 우울증 때문에 상담을 받았다. 그의 상담사가 전화해 이번 주 약속을 취소했다.

Belief(신념)
- '내 상담사는 나를 혐오해서 나를 피하고 싶어하는 거야.'

Consequence(결과)
- 슬픔, 거절됨, 절망을 느낌. 병가를 내고 다시 잠들기로 함.

Reframing(재구성)
- 내가 상담사를 혐오하게 만들었다는 증거가 없어. 만약 진짜 보기 싫었다면 왜 스케줄을 조정했을까?

6) 생물학적 모델

정신의학분야에서는 정신장애에 신체적 원인이 있을 것이라 믿는 생물학적 모델biological model이 지배적이다. 정신장애가 신체적 원인이 있다면, 신체치료에 반응할 것이다. Freud 역시 정신장애의 원인으로써 신경연구를 수행하고, 치료물질로써 cocaine의 가능성을 고려하였다.

표 3-3 인지왜곡의 예시[8)]

인지왜곡	정의	예
흑백논리	이분법적 사고, 모든 문제를 2가지 양극단으로 구분한다.	C양은 댄스 대회에서 2번째로 높은 점수를 받았으나, 스스로를 패자로 생각하고 있다.
과일반화	나쁜 결과 (빈도가 낮은)들을 증거로 하여 좋은 결과는 다시 없다고 생각한다.	M군은 교통사고를 낸 후로 운전하길 거부하며, "나는 도로 위에 올라가면 안 돼요"라고 말한다.
잘못된 명명	일반화의 한 형태로, 한 특징이나 사건이 결정적이 되어 자신이나 타인에게 가혹한 낙인을 씌운다.	"고급 통계학 시험을 망쳤기 때문에 나는 실패작이야. 그냥 포기하고 싶어."
정신적 여과	부정적 특징이나 나쁜 사건에 집중하여 다른 것들 또한 불쾌하다고 간주한다.	A의 상사는 A의 보고서를 모범적으로 평가하고 개선점 몇 가지를 제안했다. A는 지적 사항에만 집착하고 나머지는 무시했다.
평가절하	긍정적인 정보는 정확하지 않고 우발적이며 믿을 수 없다고 거부하며, 부정적 견해를 유지한다.	"나는 원하는 회사에 합격했어. 나 말고 지원한 사람이 없었나봐."
속단하기	근거가 부족하거나 없음에도 부정적 해석을 한다.	"내 약혼자, M이 3시간 동안 전화하지 않았어. 그는 나를 사랑하지 않는 거야."
a. 독심술의 오류	타인에게서 부정적 사고, 반응, 동기를 제멋대로 추론해낸다.	"식료품 점원이 투덜대고 눈도 마주치지 않았어, 내가 뭔가 잘못한 게 분명해."
b. 예언자의 오류	모든 나쁜 일이 일어날 것이란 예측을 확실한 사실로 간주한다.	"그녀에게 데이트 신청을 할 예정이지만, 데이트는 정말 재미없을 거야."
극대화와 극소화	개인의 실패나 타인의 성공에 대한 중요성을 과장하거나, 개인의 성공이나 타인의 실패에 대한 중요성을 축소하는 것	"토요일 밤인데 나는 혼자야, 날 좋아해 주는 사람은 없어. 다른 사람들이 혼자인 거는 그들이 그러고 싶어서인 거야."
a. 파국적 사고	과장의 극단적 형태로 가장 최악의 경우를 예상되는 결과로 가정한다.	"회사 야유회에서 상사한테 잘 보이지 않으면, 그녀가 날 해고해버릴지 몰라."
감정적 추론	감정적 상태를 기초로 결론을 도출한다	"시험 때문에 긴장돼, 난 준비가 덜 됐어. 내가 준비가 됐다면 걱정하지 않았을 텐데."
'해야 한다'와 '반드시'	외부 사건에 대한 비현실적이고 엄격한 자기 통제와 지시	"내 부모님이 더 아픈 거 같아. 나는 엄마가 나을 수 있게 더 열심히 간호해야 해."
개인화	개인이 통제할 만한 것이 아닌 외부사건이나 상황에 대해 자신의 책임이 있다고 가정한다.	"파티가 재미없었다니 미안해. 아마 내가 가서 그런 가봐."

1950년대에 한 외과의가 cholorpromazine(Thorazine) 투약 후 외과 환자들이 진정되었다고 보고하였다. Thorazine은 곧 조현병 치료에 널리 쓰였으며, 환자들의 강박과 격리가 급감하였다. 이 발견은 다른 약물치료법을 촉발시켰으며, 정신장애에 있어 화학적 불균형 이론을 도입하게 되었다.

만약 화학적 불균형이 존재한다면 어떻게 발생하는가? 쌍생아연구는 특정질환의 유전적 경향을 확인하는데 유용하였다. 인구의 1%만이 조현병을 겪는데 반해, 일란성 쌍생아는 일치율이 50%에 달하였다.[28] 이 연구가 유전적 영향력을 보여 주지만, 유전만이 병인의 전부는 아닐 것이다. 만약 그랬다면 일란성 쌍생아의 일치율은 100%일 것이다. 환경이 태아 혹은 아동의 발육에 영향을 미칠 가능성이 높다. 많은 연구결과는 독소, 바이러스, 적대적인 환경 및 두부외상이 정신병 발달의 촉매가 된다는 것을 보여 주었다.

(1) 생물학적 치료

정신약물학은 정신질환의 일차적 생물학적 치료요법biological therapy이다. 주요약물의 종류는 항우울제, 항정신병제, 항불안제, 기분안정제 및 정신자극제 등이다. 임상가들은 호르몬 수치조절(갑상선저하증 등에서), 영양결핍식이의 조절, 적절하지 않은 수면패턴의 균형을 잡는 것 등과 같은 생물학적 변인들의 최적화가 중요하다고 인지하였다. 전기경련요법(ECT)은 심한 우울증 및 기타 정신질환에 효과적인 치료로 입증되었다. ECT는 전류로 발작을 유도, 신경전달물질과 신경수용체에 영향을 주는 과정으로 이루어진다. 대부분의 정신건강전문가들은 생물학적 접근법과 상담요법을 병행한다. 약물치료와 인지행동치료를 함께 사용하는 것은 많은 정신질환, 특히 주요우울증에 매우 효과적이다.[28] 적대적인 환경이 부정적인 뇌화학작용이나 전달을 유발시킬 수 있다면, 긍정적인 환경은 그것을 되돌리고 과정을 개선할 수 있을 것이다.

7) 정신치료를 통한 뇌 변화

많은 연구를 통해 정신적 과정이 뇌에서 유래하는 것으로 보고되었다. 따라서 증상 변화, 정신 능력, 성격 혹은 사회적 기능 등의 정신치료결과는 일반적으로 약물투여나 정신치료에 의한 뇌의 변화에 기인했을 것으로 받아들여진다. Karlsson(2011)이 집계한 많은 연구에서 정신치료를 통한 긍정적 치료반응이 정신질환자의 뇌구조 변화를 가져온다는 것을 입증하였다[예: 주요우울장애, 불안장애(공황장애, 사회불안장애, 특정 공포증), 외상 후 스트레스장애, 경계성 성격장애 및 강박장애]. 뇌에 변화를 주는 효과적인 치료법으로는 인지행동 요법, 변증법적 행동요법, 정신역동 정신요법 및 대인관계 정신요법 등이 있다.

3. 기타 주요 이론

1) 인지발달이론

Piaget(1896~1980)는 스위스의 심리학자이자 연구자로서 **인지발날이론**cognitive development을 제시하였다. Piaget는 인지과정의 패턴을 밝혀주는 지능 테스트에서 지속적으로 오답을 선택하는 아이들에 주의를 기울였다. 그는 인지발달이 원시적인 인식에서부터 복잡한 사고와 반응에 이르는 과정이라고 결론지었다.[26]

인지발달에 대한 이해는 간호사가 환자 인지수준에 적합한 간호를 맞춤 조정하는 데 도움이 된다. 예를 들어, 부모를 잃은 5세의 아이가 죽음의 개념을 이해하기는 어렵다. 이 아이를 위한 지원에는 죽음의 영속성을 이해하는 10세 아이에게 요구되는 기술과는 다른 기술들을 필요로 한다. 인지발달단계에 대한 내용은 [표 3-4]를 참조한다.

2) 정신사회발달이론

정신사회발달이론theory of psychosocial development을 제시한 Erikson(1902~1994)은 독일 태생 미국인 소아 정신분석학자로써 발달 과정을 삶의 8단계로 설명하였으며, 각 단계의 성공 정도는 이전 단계와 연결되어 있다고 하였다[표 3-2].

각 단계에서의 발달과업은 성공적인 해결책이 된다.

표 3-4 Piaget의 인지발달단계

단계	특징
감각운동기 (출생~2세)	기본 반사반응을 시작으로 목적 있는 움직임, 공간 능력, 눈과 손의 협응 능력이 정점에 달한다. 9개월 즈음, **대상 영속성**을 이루어내며, 보이지 않는 대상에 대한 개념화가 가능해진다.
전조작기 (2~7세)	언어가 발달하지만 아이들은 구체적인 방법으로 생각한다. 이런 방식의 세계에 대한 관점을 **자기중심적 사고**라 한다. 상징과 이미지를 통한 사고를 시작하며, 소꿉놀이 같은 활동에 참여한다.
구체적 조작기 (7~11 세)	아이들은 논리적으로 사고하며 추상적 문제해결을 사용한다. 다른 관점에서 문제를 바라보고 다양한 방식으로 문제해결을 하게 된다. 보존개념이 생긴다. 예를 들어, 2개의 작은 컵이 하나의 큰 컵과 같다는 것을 알게 된다. 성질에 따라 분류하고 대상을 패턴에 따라 정렬하고, 가역성의 개념을 이해할 수 있다.
형식적 조작기 (11세~성인기)	개념적 추론은 사춘기에 거의 시작된다. 이 단계에서 아이들의 추상적 생각하기와 문제해결의 기본능력은 성인과 동등 해진다.

예를 들어, 7~12세 아이들의 과업은 자신의 능력과 적성을 이해하고 즉각적인 관계를 넘어 확장하는 것이다. 이 시기의 발달과업인 근면감을 완수함으로써 자신감을 갖게 된다. 이 연령대에 적합한 과업을 숙달하지 못하거나 혹은 또래와 유대감 형성을 하지 못하면 열등감을 가져오게 된다.

각 단계는 온전히 긍정적 성격을 통합하거나 부정적인 것들을 완전히 배제하는 것에만 관련 있지 않으며, 두 성격 간의 조화를 이루는 것이 이상적이다. 예를 들어, 우리는 어떤 사람이 100% 신뢰성 있기를 바라지 않는다. 즉, 안전을 위해 어느 정도의 불신은 필요하다.

3) 대상관계이론

대상관계이론theory of object relations은 과거의 대인관계가 현재의 대인관계의 본질만큼 개인의 자아에 영향을 준다는 것을 강조하는 대인관계 이론가들에 의해 개발되었다. 대상이란 용어는 특히 중요한 타인을 의미한다.

Mahler(1895~1985)는 헝가리 태생의 소아심리학자로 어떻게 유아가 자기–몰두를 완성하고, 엄마로부터 분리 불능에서 신체적 · 정신적으로도 분화된 걸음마기로 이행하는지를 연구하는 틀을 개발하였다. Mahler는 이 분리과정에서 정신심리적 문제가 발생한다고 생각하였다.

출생 후 3년 동안 주요 타인(예: 어머니)은 아이가 분리할 수 있을 만큼 충분한 자신감을 향상시키기 위한 안전한 기반을 제공한다. 이것은 아이가 충분히 안전하다고 느낄 만큼 안고 있기(신체적으로, 감정적으로) 그리고 독립적이고 자연스러운 탐험을 격려하기의 균형 하에 성취된다.

그런데 이 과정에서 문제가 발생할 수 있다. 만약 걸음마기의 아이가 공원 벤치에 앉은 어머니를 떠나 모래밭을 돌아다니는 경우, 아이는 확신과 격려를 받아야 한다. "잘한다 우리아가. 조금 떨어져 있는 건 괜찮아." 엄마는 아이가 돌아올 때 믿을 수 있도록 항상 그 자리에 있어야 하며, 아이의 노력에 칭찬해 주어야 한다. Mahler는 건강한 아이를 기르고 성공적으로 분리 독립을 촉진하기 위해서는 실수를 절대 하지 않는 부모가 필요한 것이 아니라, "충분히 양육적인 부모"가 되어야 한다고 덧붙였다.

4) 도덕성발달이론

미국의 심리학자 Kohlberg(1927~1987)는 Piaget 이론을 도덕성 발달에 적용시켰다. 청소년과의 인터뷰를 토대로 Kohlberg는 사람들이 어떻게 도덕성을 점진적으로 발달시키는 지에 대한 이론을 만들어냈다.[15] 그의 이론은 행동의 옳고 그름을 고려하는 흑백사고로부터 맥락의존적 의사결정과정으로 발전하는 과정에 대한 이해를 돕는다.

Gilligan은 Kohlberg와 협업한 미국의 심리학자이자 윤리주의자이자 페미니스트이다. 그녀는 나중에 Kohlberg의 작업이 남자를 기준으로 한 것에 대해 비판하였다. 또한 점수를 매기는 방식이 남성의 추론방법에 맞춘 방식이라고 여겼다. Gilligan의 비판에 기초하여 Kohlberg는 점수 매기는 방식을 수정하였고, 소년과 소녀의 점수간 유사성이 더욱 커지는 결과를 얻었다.

Gilligan의 돌봄의 윤리이론은 관계형성의 중요성과 우리가 돌보는 사람의 요구를 낯선 사람의 요구보다 우위에 두어야 할 필요를 강조하였다. Kohlberg처럼 Gilligan은 도덕성 발달이 3가지 주요 부분에서 일어난다고 주장하였다. 인습 이전, 인습 및 인습 이후. 이러한 전환은 개인의 발달과 자아감각변화에 의해 결정된다. Kohlberg와 Gilligan의 도덕성 발달단계는 [표 3-5]에 요약되어 있다.

표 3-5 Kolberg와 Gilligan의 도덕성 발달 단계

단계	Kohlberg	Gilligan
전 인습적 수준	1단계: 복종과 처벌-처벌을 피하려고 규칙에 집중하고 권위자의 말을 듣는다. 2단계: 개인주의와 교류-모든 사람이 똑같이 생각하지 않음을 알고 규칙을 어기는 것이 개인적 선택이라 생각한다.	개인의 생존을 목표로 삼는다. 이기심으로 특징지어진다.
인습적 수준	3단계: 좋은 대인관계-옳고 그름은 개개인의 동기부여, 성격, 선과 악에 기초한다. 사람들은 서로 어울리고 비슷한 가치관을 가져야 한다. 4단계: 사회질서유지-규칙은 규칙이다. 권력자의 말을 듣는 것이 사회적 질서를 유지할 수 있다.	개인의 희생은 선한 행동이다. 타인에 대한 책임감이 발달한다.
후 인습적 수준	5단계: 사회계약과 개인의 권리-사회 질서는 중요하나, 또한 옳아야 한다. 부패한 사회적 질서는 변화해야 한다. 6단계: 보편적 윤리원칙-행동은 모두에게 편향적이지 않은 결과를 만들어야 한다. 우리에게 공평하지 않은 법을 수정해야 할 의무가 있다.	자신과 타인을 해치지 않는 비폭력 원칙이 필수적이다. 자기자신과 타인을 보살피는 데에 균형이 나타난다.

4. 간호와 이론

우리는 1800년대 후반의 학문부터 전문가에 의해 개발된 다양한 이론과 치료법을 살펴보았다. 1950년대에 들어서야 간호분야에서는 전문성이 발달하고, 기록 및 이론검증이 시작되었다.[2] 이론을 창출하기 위한 이런 노력은 간호학 교육을 병원 기반의 프로그램에서 대학기반 프로그램으로 이전시켰으며, 간호사들도 연구에 참여하기 시작하였다. 간호사들의 연구는 이론과 과학적 지식체계를 발전시키는 자극제가 되었다.

Peplau의 1950년대 초 연구는 정신간호학과 가장 관련있으며, 그녀의 연구를 다음 섹션에서 설명할 것이다. 그러나 대인관계, 돌봄 및 의사소통이 간호의 기초를 이루고 있기 때문에 대부분의 간호이론은 정신간호에 적용가능하거나 가치를 두고 있다고 할 수 있다. [표 3-6]은 몇몇 간호학 이론가들을 선택하여, 이론의 핵심적인 내용 및 활용법과 정신간호에의 기여를 보여 준다. 또한 간호학 이론가들 중에 정신과 간호사가 두각을 나타내고 있다는 것에 주목할만한 가치가 있다.

1) 간호에서의 대인관계

Peplau(1909~1999)의 세미나 연구인 '간호에서의 대

표 3-6 정신간호와 관련된 간호이론

이론가	모델/이론	간호 적용	예시
Johnson	행동체계이론	스트레스를 줄이거나 제거하고 적응과정을 지원함으로써 환자가 스트레스 인자에 노출되었을 때 평형 상태로 돌아가도록 돕는다.[12]	공황장애를 겪는 환자에게 치료제를 제공하고, 천천히, 깊은 심호흡을 하도록 권한다.
King	목표달성이론	대인관계를 발달시키고 환자의 역할과 사회적 맥락에 맞는 목표를 성취할 수 있도록 돕는다.[14]	우울증을 겪고 있는 산모와 함께 양육과 재정적 결핍을 고려한 퇴원 계획을 수립한다
Leininger*	문화간호이론	문화적 이슈와 건강에 미치는 중요성을 인지하여 사람들이 건강을 증진시키고 질병에 대응하는 것을 돕는다.[17]	최근에 자살을 시도한 소수 종교 남성신자의 치료에 가족을 포함시킨다.
Neuman*	체계모델이론	환자의 스트레스에 대한 반응을 측정하고 중재하는 동안 간호사-환자 관계를 발달시킨다(Neuman, 1982).	범불안장애로 진단받은 개인에게 대상포진과 대학원 스트레스 요인의 충격을 고려한다.
Orem	자가간호결핍이론	자가간호결핍을 파악하고 환자가 자가간호에 적극적으로 참여하도록 격려한다.[21]	편집증이 악화된 대상자의 위생상태 요구를 충족시키기 위해 일시적으로 돕는다.
Orlando*	역동적 간호사-환자 관계이론	환자의 도움에 대한 즉각적인 요구를 사정한다. 요구가 늦게 충족될수록 더 많은 스트레스를 경험하게 된다.[22]	머리를 흔들며 복도를 달리기 시작한 남자에게 "이야기하고 싶으신가요?" 하고 묻는다.
Peplau*	대인관계이론	대인관계 환경을 불안 감소를 위한 치료적 도구로 사용한다.[24]	최근에 실직하고 자살을 시도했으며 말하기를 거부하는 아버지 옆에 조용히 앉아 있는다.
Watson*	돌봄이론	간호는 과정이자 과업으로써 중요하다. 간호사-환자 관계를 발달시키는 것이 치료적 결과를 가져온다.[34]	바쁜 스케줄 중에 시간을 내어 환자의 남편을 만난다.

*정신간호 출신.

인관계'는 1952년 처음 출간되었으며, 그 뒤로 줄곧 새로운 치료적 관계의 이해와 구성에 대한 기초적 역할을 해왔다. Peplau의 연구는 설리번의 대인관계 이론을 기초로 하며, 간호사-환자 관계의 본질이 환자 결과에 강하게 영향을 미친다고 강조하였다.

Peplau의 이론에서 가장 유용한 구조 중 하나는 우리가 치료적 관계를 어떻게 바라보아야 하는가를 4단계로 제시하였다. 서로 중복되고 맞물리는 4단계에는 과업, 환자에 의한 요구 표현, 간호사에 의한 중재를 포함한다.

2) 간호에서의 이론의 영향

이 장 초반에 제시된 이론과 치료들은 간호와도 관련이 있다. 간호사들은 이들로부터 개념을 빌려오거나 이들 모델을 근거로 한 중재를 수행해 왔다. 이론들이 어떻게 사용되는지에 대한 몇몇 예는 다음과 같다.

- **행동이론**: 강화를 통한 적응행동 촉진은 특히 소아환자를 다루는 데 있어서 효과적이다. 어린 환자들은 착한 행동에 대한 긍정적 강화를 바라고 있으며, 황금별이나 다른 특권들을 위해 열심히 노력할 것이다.
- **인지이론**: 환자가 부정적 사고 패턴을 명확히 하도록 돕는 것은 건강한 기능과 신경화학적 개선을 도모하는 중재로써 가치가 있다. 이런 인지왜곡을 명확히 하는 과정에 도움을 줄 수 있는 실전 연습문제집이 존재한다.
- **사회발달이론**: Erikson의 이론은 발달과정 중 중대한 시점을 이해할 수 있는 구조를 제공한다. 심장마비로 고생한 노년의 남성은 그의 집을 더 이상 관리할 수 없다는 사실 때문에 우울하거나 절망할 수 있을 것이다. 이 사례에서 환자와 간호사는 함께 환자의 남은 힘과 재능을 최적화할 수 있는 방법들 예를 들어, 어린이들을 양육 및 교육하거나, 우편물을 받고 쓰레기를 내놓는 혹은 그 이상의 달성 가능할 만한 목표들을 설정하는 등을 탐색해 볼 수 있을 것이다.
- **욕구단계이론**: Maslow의 이론은 간호중재에 우선순위를 설정하는데 유용하다. 적극적인 자살기도 환자를 돌보는 데 있어서, 학생들은 때론 환자가 자살 생각을 하는지 물어보는 것이 무례하다고 생각하기도 한다. 하지만 환자의 안전성이 그들의 자존심을 잠재적으로 위협하는 것보다 훨씬 중요하다. 물론 간호의 "반드시 할 것"은 신체적 치료(예를 들어, 약물투여와 IV수액을 통한 수분보충 등)로부터 시작하지만, 간호목표는 상위단계의 목표 또한 포함해야 한다. 이는 듣기, 관찰하기, 환자와 함께 치료계획 세우기 등을 통해 충족될 수 있다.

3) 정신건강회복모델

우리는 일반적으로 회복을 건강을 되찾거나 혹은 질병 증상이 완치되는 것으로 생각하는 경향이 있지만, 이 모델에서는 다른 의미를 가지고 있다. **정신건강회복모델**mental health recovery model은 치료에 집중하지 않으며, 대신 만성적인 정신질환을 가지고도 적응하여 사는 것을 강조한다. 이는 정신질환을 앓고 있는 사람에게 중요한 삶의 철학이자 정신건강치료를 다루고, 비용을 지불하고, 지원하는 사람들에게 실전치료접근법으로 여겨지고 있다. 이 모델은 또한 약물남용을 다루는데도 효과적인 접근법이다.

한때 정신질환의 진단은 의료전문가의 말을 듣고 치료의 경과를 기록하는 데 전적으로 의존하였다. 이런 의학모델 접근법은 무감동과 낙담의 결과를 불러왔다. "그들은 내가 평생 이 약물을 먹길 바래. 난 그게 싫고 먹지도 않을 거야." 회복모델은 책임을 치료자로부터 개인으로 옮겨놓는다. "나는 이 약물 부작용에 대해 비슷한 문제를 가진 친구들과 논의해 보고 간호사에게 내 선택권과 선호하는 것을 이야기 할거야."

이 모델은 희망, 사회적 관계, 권한 부여, 대처전략, 삶의 의미를 강조한다. 치료에 대한 회복적 접근은 미국정신과협회에 의해 받아들여졌다. 미보건복지부는 특히 정신건강 소비자들(정신질환 환자)의 권리를 강화하고, 정신질환에 대한 낙인을 감소하기 위한 캠페인의 일환으로 회복개념을 연방과 주 계획수립에 사용하였다. 질환관리와 회복(IMR) 프로그램은 대중화되고 점차 많은 연구를 통해 뒷받침되고 있다.[19]

정신간호에 있어서 회복모델의 사용은 기존에 해오던 것들의 자연스러운 확장이라고 볼 수 있다. Peplau는 간호사들로 하여금 치료적 대인관계 개발을 촉구하는 표준을 설정하였다. 회복모델은 이 관계를 간호사-환자에서 간호사-환자-동반자관계로 옮겼다. 회복에서 개인과 환자의 역할 증대는 매우 중요하다.

Caldwell 등(2010)은 정신과 간호사들이 다른 보건의료 전문가들에게 회복 개념을 교육하고 소비자들에게 권한을 부여하고 회복을 촉진하는 방법을 제안해야 한다고 주장하였다.

- 가능하다면, 지역사회의 적절한 관리하에 자가-관리 투약을 지지하라.
- 투약 기록 개발을 권장하여 투약일정을 관리하고, 다른 의료제공자와 공유할 수 있도록 한다.
- 재발(악화) 증상을 알고, 정서적 안녕에 영향을 주는 환경과 내부요인을 깨닫고, 타인으로부터의 도움을 지원받아 개개인의 재발방지 프로그램을 개발한다.
- 정기적인 지역사회환경에서 고용지원을 권장하여 고립을 줄이고, 자신감을 향상시킨다.
- 소비자를 무력화시키는 위기사건에서 그들이 정신건강치료를 계획할 수 있도록 정신의학 사정 지시문을 활용한다.

4) 집단치료

집단치료group therapy는 일반적으로 대인관계이론에서 파생되어 참여자들 사이의 상호작용이 지지적이고, 각 참여자들에게 원하는 변화를 가져온다는 가정하에 수행한다.

집단은 다음과 같이 정의할 수 있다. "(a) 둘 혹은 그 이상의 개인의 모임, (b) 공통된 목적을 공유하며, (c) 상당한 기간 동안 만나며, (d) 면대면으로 상호작용 하며, (e) 규정지을 수 있는 목적을 성취하고자 한다".[4] 최적의 집단 크기에 대해서 전문가들 간에 이견이 있으나, 대체적으로 6~10명의 구성원이 일반적이다. 너무 작은 집단은 의견의 다양성에 한계가 있고, 구성원의 참여를 강요할 수 있다. 너무 큰 집단은 구성원들의 공유능력을 저하시키며, 몇몇 구성원이 집단을 장악할 경우 더 심해진다.

(1) 집단치료의 특징

① 환경설정

집단의 환경설정은 중요하다. 방은 사적이고, 좌석은 편하고 서로가 서로를 볼 수 있게 배열되어 있어야 한다. 탁자배치는 구성원 간 심리적 장벽이 될 수 있기 때문에 권장하지 않는다. 이야기를 나누는 데 있어서 최악의 자리배치는 모두가 중앙의 발표자를 바라보아 참여자 간 자유로운 상호작용을 제한하는 전통적인 "교실 배치"이다.

집단은 내용과 과정 모두의 차원을 가지고 있다. **집단 내용**group content은 구성원 간의 실제대화나 모임 중 기록(글이나 음성)할 수 있는 정보들을 일컫는다. **집단과정**group process은 그 외 모든 인간상호작용 예를 들어, 비언어적 소통, 적응 또는 부적응 역할, 에너지 흐름, 권력행사, 갈등, 숨은 의도 및 침묵 등을 포함한다. 내용이 집단의 성취를 위해 필수적이지만, 과정은 리더를 비롯한 참여자들에게 실제로 어렵게 느껴진다.

집단발달group development은 시간이 지남에 따라 성장하고 더 적은 리더십을 필요로 하는 순차적인 패턴을 따르는 경향이 있다. 리더에게 있어 이 패턴을 이해하는 것은 특히 도움이 된다. 이를 통해 시기변화를 예측하고 가장 효과적인 중재와 조언을 제공할 수 있다. Tuckman(1965)의 집단발달모델은 형성기forming, 혼돈기storming, 규범기norming, 성취기performing의 4단계로 이루어져 있다.[33] 이들 단계는 유아기로부터 노년기까지 각기 다른 정도의 성숙도, 자신감, 지시의 필요성을 가지고 발달하므로, 인간의 발달과정과 비교할 수 있다[표 3-7].

② 집단구성원의 역할

집단역학 연구는 성공적인 집단을 발달시키는 데 있어서 필요한 구성원들의 비공식적인 역할을 밝혀냈다. 이런 역할에 있어서 가장 일반적인 기술적 범주는 업무, 유지관리 및 개인의 역할이다.[7] 업무역할은 집단을 집중하도록 하며, 현재 진행 중인 비즈니스 업무를 보도록

표 3-7 Tuckman의 집단발달모델[31]

단계	대응하는 삶의 시기	내용
형성기	유아기	그룹의 목적과 과업을 정의한다. 타인과 연결되고 동의를 구하며, 갈등을 피하려고 하는 것이 초기집단의 특징이다. 구성원들은 서로를 알기 위해 공통점과 차이점을 찾는다. 지도자가 주요 연결점이며 방향을 제시할 필요가 있다.
혼란기	사춘기	중요한 사안이 언급되고, 갈등이 표면화된다. 개인적 관계가 현 과업에 방해가 될 수 있으며, 몇몇 구성원이 지배권을 행사하고 몇몇은 침묵한다. 규칙과 구조가 도움이 되며, 구성원들이 적응행동을 모델링할 수 있는 지도자의 권한에 도전할 수 있다.
규범기	초기 성인기	구성원들이 서로를 잘 알며, 만남의 규칙, 규범이 분명해진다. 집단정체성과 응집성이 발휘된다. 구성원들은 변화에 저항하며, 집단을 와해시키거나 혼란기로 되돌릴 수 있다. 리더십은 공유된다.
성취기	성숙 성인기	이 단계에 도달한 집단은 충성도, 유연성, 상호의존성 및 생산성으로 특징된다. 집단의 성취와 구성원의 복지 간에 균형이 잡힌다.
휴지기 (애도기)	노년 성인기	이 단계의 집단은 해체준비가 완료되고, 업무가 종료되며, 관계가 해제된다. 성취를 인식하고 구성원들은 집단의 일부였음에 만족한다. 필연적으로 상실감이 따른다.

한다. 유지관리 역할은 집단을 하나로 모으는 기능을 하며 대인 지원을 제공한다. 집단의 기능에 방해할 수 있는 개인의 역할 또한 존재하는데, 그것은 집단 목표보다 특정 성격에 더 관련되어 있기 때문이다. [표 3-8]은 집단 구성원의 역할에 대해 서술하고 있다.

③ 집단리더의 역할

리더는 집단을 시작, 유지 및 종결하는 데 있어서 다양한 책임이 따른다. 초기 형성단계에서는 리더가 그룹의 구조, 규모, 구성, 목적 및 시간을 규정지어야 한다. 리더는 의사소통을 원활하게 하고, 모임을 정시에 시작하고 끝내도록 보장해야 한다. 해산시기에 각 구성원들이 개인의 성취를 요약하고, 집단경험에 대해 긍정적이거나 부정적인 피드백을 하도록 해야 한다.

리더십 유형leadership style은 집단 유형에 따라 다르다.[11] 리더는 특정그룹에서 치료적 요구에 가장 부합하는 유형을 선택한다. **권위형 리더**autocratic leader는 그룹에 대한 통제권을 행사하며, 구성원간 상호작용을 크게 장려하지 않는다. 대조적으로 **민주형 리더**democratic leader는 문제

표 3-8 집단구성원의 역할[6]

역할	기능
과업 역할	
조정하는 역할	다양한 아이디어와 의견을 연결한다.
개시-기여하는 역할	새로운 아이디어나 사안에 대한 새로운 관점을 제시한다.
정교화 역할	아이디어를 뒷받침하는 예시나 의미를 제시한다.
활력부여자 역할	집단이 결정을 내리거나 행동을 실천하도록 격려한다.
평가자 역할	기준에 대비해 그룹의 성과를 측정한다.
정보/의견 제시 역할	그룹의 가치에 영향을 주는 의견을 나눈다.
방향제시 역할	그룹 목표까지의 진행 정도를 알리고 기록한다.
유지 역할	
타협하는 역할	갈등상황에서 그룹의 조화를 유지하기 위해 양보한다.
격려하는 역할	타인의 의견을 칭찬하고 발굴한다. 따뜻하고 수용적이다.
따르는 역할	경청하는 청취자이며 그룹에 필수적이다.
문지기	참여자에게 확신을 주고, 격려하고, 생각의 공통 부분을 일러준다.
조율하는 역할	구성원간 분쟁을 건설적으로 중재한다.
표준 설정자	그룹의 명시적 암묵적 표준을 감정한다.
개인 역할	
공격하는 역할	다른 사람들의 아이디어와 감정을 비판하고 공격한다.
수비하는 역할	그룹 사안에 동의하지 않으며, 다른 이들의 의견에 반대하고, 진행을 지연시킨다.
도움을 찾는 역할	그룹에게 동정심을 과도하게 요구하며, 자기 비하적이다.
즐기는 역할	과업으로부터 다른 사람들의 주의를 환기시키고, 농담이나 관련 없는 주제를 소개하기도 한다.
인정을 추구하는 역할	성취를 언급하고 자랑함으로써 관심을 추구한다.
독점하는 역할	대화를 점유하고, 동등한 의견제시를 방해한다.
변론가 역할	보통 스스로의 편견이나 편애에 따라 특수집단을 변호한다.

해결과정에서 그룹 내 광범위한 상호작용을 지지한다. **자유방임형 리더**laissez-faire leader는 구성원들이 그들이 선택한 어떤 방식으로든 행동하는 것을 허락하며, 그룹의 방향을 통제하려는 시도를 하지 않는다. 예를 들어, 고정된 시간-제한적 안건을 가지고 지역사회 회의를 주도하는 직원은 좀 더 권위적 경향이 있다. 정신건강교육 집단에서는 리더가 좀 더 민주적이며, 구성원들이 자신의 경험을 공유할 수 있도록 권장할 것이다. 예술이나 원예 집단처럼 창조적인 집단에서 리더는 자유방임형 방식을 선택해 다양한 반응을 허용하는 최소한의 지시만을 내릴 것이다.

④ 집단의 유형

교육집단은 지식전달의 목적을 위해 형성되며, 적극적인 리더십과 세심한 계획을 필요로 한다. 업무집단은 일반적으로 시간제한적이며 공통의 목표를 가지고, 리더의 역할은 팀 단합과 협동을 용이하게 하는 것이다. 지

지집단은 공통 관심사로 사람들을 모으며, 지지적인 리더 혹은 구성원에 의해 운영된다. 치료집단은 전문적 집단치료자가 이끌게 되며, 그의 스타일은 지시적이며 대립적인 접근법으로부터 구성원들이 상호간에 배우게 하는 불간섭 접근법까지 다양한 범위에 이른다.

(2) 집단치료의 장점

집단치료의 장점으로 자주 언급되는 내용 중 하나는 많은 사람이 한번에 치료에 참여할 수 있기 때문에 재정적 또는 실용적인 면에서 효과적이라는 점이다. 그리고 공통의 관심사와 기준을 가지고 있는 사람들 간 상호작용이 갖는 최선의 이득을 제공한다. Yalom(1985)은 집단구성원의 11가지 **치유요인**curative factors을 규명하였다[표 3-9].

(3) 간호사의 역할

정신건강간호사들은 급성기와 장기적인 치료환경에서 다양한 치료집단에 참여하게 된다. 모든 집단의 리더에게 명확한 이론적 틀이 필요하며, 이는 집단상호작용을 이해하기 위한 구조를 제공한다. 집단의 공동리더십은 자주 이용되며, 다음과 같은 몇 가지 이점이 있다. 덜 숙련된 직원들에게 훈련을 제공하며, 각 세션 후 지도자 간 즉각적인 피드백을 가능하게 한다. 그리고 구성원들에게 의사소통기술을 가르치는데 2가지 롤 모델을 제공한다.

기초수준의 간호사들은 생물심리사회적 교육배경을 가지고 있다. 정신건강간호사psychiatric mental health registered nurses, PMH-RNs는 신체적, 정신적, 심리적 및 영적 고통을 가진 대상자를 간호하기 위한 경험과 전문적 식견을 갖는다.[3] PMH-RNs는 다양한 건강한 대상자를 가르치는 데 이상적이다. 정신교육그룹은 환자 및 가족을 지지하고 재발방지를 돕기 위해 설립되었다. 이들 그룹은 시간 제한적이거나 장기적인 치료에 도움이 될 수 있다. 일반적으로 문서나 시청각 자료가 특정교육에 집중하기 위해 사용된다. 정신건강간호사는 보통 다음과 같은 정신과 교육집단의 리더를 맡게 된다.

- **약물교육그룹**은 환자에게 투약 중인 다른 사람의 경험을 들을 수 있고, 다른 사람에게 평가 받지 않으며 질문할 수 있는 기회를 제공한다. 또한 환자에게 올바른 약물복용법을 배울 수 있게 한다.
- **이중진단그룹**은 공동 발생하는 정신질환과 물질남용

표 3-9 Yalom의 집단구성원의 치유요인[36]

치유요인	정의	예시
이타주의	다른 구성원에게 적절한 도움 주기	"우리는 나에 대한 이야기만 너무 했다. A군이 아빠를 만난 이야기를 꼭 해야 할 것 같아. A에게 집중해 보자."
응집력	다른 구성원과 연결되어 있고, 그룹에 소속된 느낌	"우리 그룹의 사람들은 항상 서로를 경청하지. 첫날부터 매우 공손했어."
대인관계학습	다른 구성원들로부터 배움	"S가 프로작이 진짜 효과를 보이는 데엔 2주 정도 걸린다고 했으니까. 좀 더 기다려 보자."
지도	도움과 조언	"나 또한 술을 마셔야만 할 것 같은 적이 있었어. 다음에 그런 일이 생기면 꼭 전화해."
카타르시스	감정배출	신생아 쌍생아의 엄마가 울며 말했다 "너무 끔찍한 얘기지만 애가 없었으면 하고 생각할 때가 있어요."
모방	구성원이나 리더를 모델링	M은 리더의 명확한 발음, 적절한 시선처리, 똑바른 자세를 보며, 자신감을 보여줬다고 생각해서 똑같이 하고 있다.
가족재현	안전한 환경에서 새로운 행동을 시도해 봄	"난 항상 웃고 동의해야만 아빠가 날 버리지 않을 것이라고 생각했어요. 여기선 기쁜 척 할 필요 없이 내 마음을 말할 수 있어요."
자기이해	개인의 통찰력 획득	J는 자신의 부정적 성격이 원하는 친구를 사귀는데 방해가 된다는 것을 깨달았다.
희망 고취	자신의 삶에 대해 희망적이라 느낌	"S는 냉철함을 2년이나 유지했어요. 나도 그렇게 할 수 있을 것 같아요."
보편성	혼자가 아니라고 느끼는 것	조용한 그룹의 일원인 Y가 마침내 말했다. "내 아들도 조현병을 앓고 있습니다. 그래서 비슷한 걱정을 하는 사람들의 이야기를 듣는 것이 도움이 돼요."
실존적 요인	삶이 무엇에 관한 것인지 이해하게 됨	"난 집을 꾸미는 데만 강박적이어서, 아이들이 나 없이 자라고 있다는 사실을 알아채지 못했다고 생각해요."

에 집중할 수 있게 한다. PMH-RN는 이 그룹을 이중진단전문가(석사 이상의 임상가)와 공동으로 이끌 수 있다.

- **증상관리그룹**은 환자들이 분노나 정신병과 같은 문제들에 대처하는 기술을 공유하기 위해 설계되었다. 새롭거나 대안적인 기술을 배워 자기통제감을 향상시키고, 증상재발감소를 위해 더 효과적인 전략을 개발할 수 있게 돕는다.
- **스트레스관리그룹**은 구성원에게 심호흡, 운동, 음악 및 영성 등을 포함한 다양한 이완요법을 가르친다.
- **자기관리그룹**은 목욕이나 몸 단장 등 기본 개인위생 문제들에 중점을 둔다.

PMH-RNs는 앞서 설명한 모든 그룹들을 지도할 수 있으며, 정신치료집단도 지도할 수 있다. 정신치료집단은 환자 간 심도 있는 공개, 공유, 대면 및 회복을 가능하게 하는 전문 기술훈련을 요구한다.

5) 치료적 환경

치료적 환경이나 건강한 사회적 구조와 결합된 건강한 환경은 입원환경 내에서나 외래 병동구조에서나 정신질환을 가진 환자들을 지지하고 치료하는 데 있어서 필수적이다. 이 작은 형태의 사회 내에서, 사람들은 새로운 행동을 시험해 보고 외부 사회환경에 적응하여 상호작용하는 능력을 향상시키기에 안전하다.

지역사회 모임은 보통 모든 환자와 치료팀을 포함한다. 이 모임의 기능은 신입구성원의 오리엔테이션, 환자의 치료 참여 유도 및 치료프로그램 평가 등을 포함한다. 간호직원들이 가장 큰 공급자 그룹이며, 집단 내 상호작용에 대해 가치있는 피드백을 제공할 수 있다. 목표-설정 모임은 입원환경 혹은 부분입원 프로그램에서 수행하여 각 환자에게 일일 목표를 설정할 수 있다.

기타 치료적 환경 집단은 환자의 자부심을 향상시키고 사회적 고립을 감소시키도록 도우며, 적절한 사회행동을 격려하고 환자에게 일상생활기술을 교육하는 것을 목표로 한다. 이들 집단은 직업치료사 혹은 레크리에이션 치료사에 의해 주도되며, 간호사가 자주 공동주도하게 된다. 치료적 환경 집단의 예는 레크리에이션 그룹, 체육활동 그룹, 창의적 예술 그룹 및 스토리텔링 그룹 등이 있다.

6) 가족치료

20세기 중반 개발된 가족치료는 개인치료의 보조로써 치료를 가족 전체에 적용시킨다. 가족치료는 역기능 패턴, 행동 및 상호작용의 변화에 영향을 주기 위해 다양한 이론적 철학을 사용한다. 몇몇 치료사들은 현재에 집중하지만, 몇몇은 가족의 과거 및 치료 세션 사이 상호작용에 대한 보고에 더 중점을 둔다. 가족치료와 관련된 용어들은 [BOX 3-2]에 제시되어 있다.

각각의 치료사들이 서로 다른 이론을 고수하고, 다양한 종류의 방법을 사용하지만, 기본적으로 가족치료의 목표는 동일하다. 이 목표는 다음을 포함한다.[20]

- 가족구성원의 역기능 행동을 줄인다.

BOX 3-2 가족치료의 주요개념

- **경계**boundaries
  명확한 경계는 가족구성원 간, 가족과 외부세계 간 구별을 유지하도록 함. 명확한 경계는 가족구성원 간 소통이 원활하면서도 각 개인의 의견과 프라이버시가 존중되는 경계
- **삼각화**triangulation
  2인 관계가 불안정하고 스트레스를 주는 경향이 있을 때 제 3자를 참여시켜 두 사람이 결탁하여 3자에게 맞서게 하는 방법으로 체계를 안정화시키는 경향
- **책임전가**scapegoating
  한 가족구성원이(보통 가장 약한) 다른 가족구성원의 고통에 책임이 있다는 전치의 한 형태. 목적은 고통스러운 사안과 비난하는 사람의 문제에 집중하지 않게 하는 것이다..
- **이중구속**double bind
  이중구속은 어떻게 해도 이길 수 없는 상황, "하면 나쁜 놈, 안 해도 나쁜 놈."
- **계층**hierarchy
  권력의 기능과 가족 내 구조. 부모와 자식 역할, 세대경계를 구분 짓는다.
- **분화**differentiation
  자신의 출신가족과 정서적 유대감을 유지하면서도 강한 정체성과 자아를 발달시키는 능력.
- **사회문화적 맥락**sociocultural context
  성, 인종, 민족, 종교, 경제적 계층, 성적 지향의 영향에 따라 가족을 보는 기본 틀.
- **다세대 문제**multigenerational issues
  세대에서 세대로 전해져 반복되고 지속되는 가족의 특정 정서적 상호작용패턴(예: 상당히 예측 가능한 패턴의 재연; 중독성 문제의 반복; 과다기능과 과소기능 같은 상호적 패턴의 반복).

- 가족 내 관계 갈등을 해결하거나 줄인다.
- 가족자원을 동원하고 가족의 문제해결적 적응행동을 장려한다.
- 가족 의사소통기술을 향상시킨다.
- 다른 가족구성원의 감정적 욕구에 대한 인식과 감수성을 높여주고, 가족구성원의 욕구충족을 돕는다.
- 주요 인생 스트레스 요인과 만성적인 신체적 혹은 정신질환을 포함하는 외상사건 등에 대처하는 가족의 능력을 강화시킨다.
- 가족체계의 사회체계로의 통합을 향상시킨다(예: 학교, 의료시설, 직장, 특히 대가족).

핵심요약

- 이론모델과 치료전략은 정신간호실무에 유용한 틀을 제공한다.
- 정신분석모델은 무의식적 동기와 이드, 자아 및 초자아 간 역동적 상호작용에 기초한다. 정신분석이론은 무의식의 이해에 중점을 둔다.
- 대인관계이론은 성격과 장애가 사회적 압력과 대인관계 경험에 의해 형성된다고 주장한다. 대인관계치료는 대인간 긍정적인 경험을 제공하고 복구하는데 집중한다.
- 행동모델은 행동은 학습된 것이기 때문에 적응행동에 대한 보상과 강화를 통해 개선해야 한다고 제안한다.
- 인본주의모델은 인간의 잠재력을 기초로 하며, 치료법은 잠재력을 극대화하는 것을 목표로 한다. Maslow는 욕구단계의 충족을 기초로 한 성격이론을 발달시켰다. Rogers의 인간중심치료는 자아실현의 경향성을 통해 성장과 회복을 도모한다.
- 인지모델은 장애, 특히 우울을 잘못된 사고의 결과라고 가정한다. 인지행동요법은 경험적으로 뒷받침되는 치료법으로써 왜곡된 사고를 인지하고, 더 정확하고 긍정적인 사고로 대체하는데 집중을 한다.
- 생물학적 모델은 현재 가장 우세한 모델이며, 성격문제와 정신장애를 다루는데 신체적 원인에 집중한다. 일차적 생물학적 치료법은 약물투여이다.
- 다양한 간호이론이 정신건강간호에 유용하다. Peplau는 정신간호제공에 중요한 대인관계이론을 개발하였다.
- 집단치료는 환자에게 다수의 사람으로부터 의미 있는 대인관계적 피드백을 제공한다.
- 집단은 예측 가능한 단계를 거쳐 변화하며, 치료요인으로부터 이득을 얻고 특정 역할을 채우는 구성원들에 의해 특징을 나타낸다.
- 가족치료는 여러 치료모델을 기초로 하여 가족구성원 내에 감정적 반응을 감소시키고 가족구성원의 개인분화를 격려하는 것을 목표로 한다.

참고문헌

1) Adapted from Maslow, A. H. [1972]. *The farther reaches of human nature*. New York: Viking.
2) Alligood, M.R. (2013). *Nursing theorists and their work* (8th ed.). Maryland Heights, Mo: Mosby/Elsevier.
3) American Psychiatric Nurses Association, International Society of Psychiatric-Mental Health Nurses, & American Nurses Association (2014). *Psychiatric-mental health nursing: scope and standards of practice* (3rd ed.). Silver Spring, Md: American Nurses Association.
4) Arnold, E., & Boggs, K.U. (2016). *Interpersonal relationships: professional communication skills for nurses* (7th ed.). St. Louis: Saunders.
5) Beck, A.T. (1963). Thinking and depression. *Archives of General Psychiatry, 9*, 324-333.
6) Benne, K. D., & Sheats, F. (1948). Functional roles of group members. *Journal of Social Issues, 4*(2), 41.
7) Benne, K.D., & Sheats, F. (1948). Functional roles of group members. *Journal of Social Issues, 4*(2), 41-49.
8) Burns, D. D. (1980). *Feeling good: the new mood therapy*. New York: William Morrow.
9) Caldwell, B.A., Sclafani, M., Swarbrick, M., et al. (2010). Psychiatric nursing practice and the recovery model of care. *Journal of Psychosocial Nursing, 48*(7), 42-48.
10) Freud, S. (1961). The ego and id. In J. Strachey (Ed.). *The standard edition of the complete psychological works of Sigmund Freudvol. 19*. (pp. 3-66). London: Hogarth Press. (Original work published 1923.
11) Jacobs, E.E., Masson, R.L., Harvill, R.L., et al. (2012). *Group counseling: strategies and skills* (7th ed.). Pacific Grove, Calif: Brooks/Cole.
12) Johnson, D.E. (1980). The behavioral system model for nursing. In J.P. Riehl, & C. Roy (Eds.), *Conceptual models for nursing practice* (2nd ed.). New York: Appleton-Century-Crofts.
13) Karlsson, H. (2011). How psychotherapy changes the brain.

Psychiatric Times, 28(8). Retrieved from www.nwmedicalhypnosis.com/documents/How%20Psychotherapy%20Changes%20the%20Brain.pdf.
14) King, I.M. (1981). *A theory for nursing: systems, concepts, process*. New York: Wiley.
15) Kohlberg, L., & Turiel, E. (1971). Moral development and moral education. In G. Lesser (Ed.), *Psychology and educational practice*. Scott, Foresman and Company.
16) Koltko-Rivera, M.E. (2006). Rediscovering the later version of Maslow's hierarchy of needs: self-transcendence and opportunities for theory, research, and unification. *Review of General Psychology by the American Psychological Association, 10*(4), 302-317.
17) Leininger, M. (1995). Culture care theory, research, and practice. *Nursing Science Quarterly, 9*(2), 71-78.
18) Maslow, A.H. (1970). *Motivation and personality* (2nd ed.). New York: Harper and Row.
19) McGuire, A.B., Kukla, M., Green, A., et al. (2014). Illness management and recovery: a review of the literature. *Psychiatric Services, 65*(2), 171-179.
20) Nichols, M.P. (2012). *Family therapy: concepts and methods* (10th ed.). Upper Saddle River, NJ: Prentice Hall.
21) Orem, D.E. (2001). *Nursing: concepts of practice* (6th ed.). St. Louis, Mo: Mosby.
22) Orlando, I.J. (1990). *The dynamic nurse-patient relationship: function, process, and principles* (Pub. No. 15-2341). New York: National League for Nursing.
23) Pavlov, I.P. (1927). *Conditioned reflexes*. London: Routledge and Kegan Paul.
24) Peplau, H.E. (1952). *Interpersonal relations in nursing: a conceptual frame of reference for psychodynamic nursing*. New York: Putnam.
25) Peplau, H.E. (1992). *Interpersonal relations in nursing*. New York: Putnam.
26) Piaget, J., & Inhelder, B. (1969). *The psychology of the child*. New York: Basic Books.
27) Rogers, C.R. (1986). Carl Rogers on the development of the person-centered approach. *Person-Centered Review, 1*(3), 257-259.
28) Sadock, B.J., Sadock, V.A., & Ruiz, P. (2015). *Synopsis of psychiatry* (11th ed.). Philadelphia: Walters Kluwer.
29) Skinner, B.F. (1938). *The behavior of organisms*. New York: Appleton-Century-Crofts.
30) Sullivan, H.S. (1953). *The interpersonal theory of psychiatry*. New York: Norton.
31) Tuckman, B. W., & Jensen, M. A. (1977). Stages of small-group development revisited. *Group & Organization Management, 2*, 419-427.
32) Tuckman, B.W. (1965). Developmental sequence in small groups. *Psychological Bulletin, 63*, 384-399.
33) Tuckman, B.W., & Jensen, M.A. (1977). Stages of small-group development revisited. *Group & Organization Management, 2*, 419-427.
34) Watson, J. (2007). *Watson Caring Science Institute*. Retrieved April 13, 2011, from www.watsoncaringscience.org/caring_science/index.html.
35) Watson, J.B. (1930). *Behaviorism* (rev. ed.). Chicago, Ill: University of Chicago Press.
36) Yalom, I. D. (1985). *The theory and practice of group psychotherapy*. New York: Basic Books.
37) Yalom, I.D. (1985). *The theory and practice of group psychotherapy*. New York: Basic Books.

CHAPTER 4

정신약물과 생물학적 이해

Biological Basis for Understanding Psychopharmacology

Dorothy A. Varchol

학습목표

1. 뇌의 구조를 이해한다.
2. 정신질환과 정신약물에 영향을 받는 뇌의 기능을 이해한다.
3. 뇌의 구조 및 기능 이상을 확인하기 위한 뇌영상기술의 유용성을 설명한다.
4. 신경전달물질과 시냅스 전달의 기본개념을 이해한다.
5. 항정신병약물의 영향을 받는 주요 신경전달물질을 이해한다.
6. QSEN 정신역동과 약물의 상호작용을 설명한다(안전).
7. 정신건강과 면역체계 및 신경계와의 관련성을 이해한다.
8. 유전자와 문화적 영향이 정신질환치료에 미치는 영향을 이해한다.

주요개념: 약리유전학[25]

약물학과 유전학이 합쳐진 새로운 분야의 학문을 약리유전학이라고 한다. 유전적 요인은 약물에 대한 반응을 결정하고, 약물 부작용에 영향을 미친다. 약물이 신체에 미치는 영향은 유전학적으로 단백질 구조의 패턴, 수용체의 민감성, 효소활성화와 약물대사로 결정된다. 이러한 차이는 개개인의 유전적 요인뿐 아니라 인종에 따라서 달라지기도 한다.

약리유전학이 개개인을 위한 안전한 약물 처방을 결정하고, 유전 요인에 따라 약리학적 치료법을 결정하게 되는 날이 올 것이다.

1. 서론

정신건강간호의 일차적인 목표는 정신장애의 신경생물학적 견해를 이해하고, 항정신병약물이 여러 증상을 완화하고 재발을 줄인다는 것을 인정하는 것이다. 뇌는 모두 비슷한 부위에서 비슷한 기전(신경세포 간의 반응)으로 기능한다. 그 때문에 정신장애는 흔히 뇌기능 변성과 연관되어 있으며, 이러한 정신장애를 치료하는 약물은 뇌의 다른 기능에도 영향을 미친다. 주요 뇌기능은 [BOX 4-1]을 참조한다.

2. 뇌구조와 기능

1) 대뇌

신경세포neurons의 기본적 구조는 유전적으로 형성되나 회백질은 일생 동안 축소되거나 두꺼워지며, 시냅스synapse 간의 연결도 줄어들거나 새로 생기기도 한다. 피질세포 감소는 조현병에 영향을 미치며, haloperidol과 전형 항정신병약물을 포함한 치료법과 관련되기도 한다. 반대로 신약으로 나온 몇몇 비전형 항정신병약물과 항우울제는 뇌용량과 시냅스 구조/신경 유연성을 증가시키는 것으로 알려져 있다.[23]

각 대뇌피질cerebral cortex 반구는 감각기관과 운동기관뿐만 아니라 복잡한 정신활동을 제어하는 4개의 엽으로 나

BOX 4-1 뇌기능

- 외부 세계에서 무슨 변화가 생기는지 주시한다.
- 체액구성요소를 점검한다.
- 골격근육수축을 통제한다.
- 장기를 통제한다.
- 기본 충동을 일으키거나 통제한다(기본 충동: 배고픔, 목마름, 성욕, 공격적인 자기방어).
- 의식적인 감각을 조정한다.
- 기억의 저장과 회상을 담당한다.
- 기분과 감정을 통제한다.
- 사고와 지적인 기능을 담당한다.
- 수면주기를 통제한다.
- 언어를 생성하고 해석한다.
- 시 · 청각 자료를 처리한다.

뉘어져 있다[그림 4-1]. 전전두엽피질prefrontal cortex, PFC은 복잡한 인지기능을 통합하고 계획을 세우고 목표를 이루는 일을 담당한다. 정신장애(조현병, 우울증, 중독 등)로 인해 전두엽의 신경망이 기능을 못하게 되면 실행기능, 집중력, 충동조절, 사교성, 욕구지연(성욕 등) 및 감정조절저하가 나타난다. 약물은 전두엽 신경망의 특정 미분자를 표적으로 작용하여 분산된 전두엽 활동이 정상 기능하도록 한다.

대뇌 깊숙한 곳에는 대뇌피질을 형성하는 회백질과 같은 작지만 완전한 회백질 지역이 개별적으로 형성되어 있으며, 각각 해마hippocampus, 편도체amygdala 및 기저핵basal ganglia이라고 한다. 해마는 전두엽과 상호작용하여 새 기억을 형성하는 역할이다. 편도체는 공포와 불안을 일으키는 역할이다. 해마, 편도체, 시상thalamus 및 시상하부hypothalamus는 "변연계limbic system 또는 감정적인 뇌"를 구성한다. 만성 스트레스는 해마와 전두엽 회백질을 축소시켜 우울증, 중독 및 스트레스에 취약성을 갖게 할 뿐 아니라 다른 장애의 간접적인 원인이 되기도 한다.[2)]

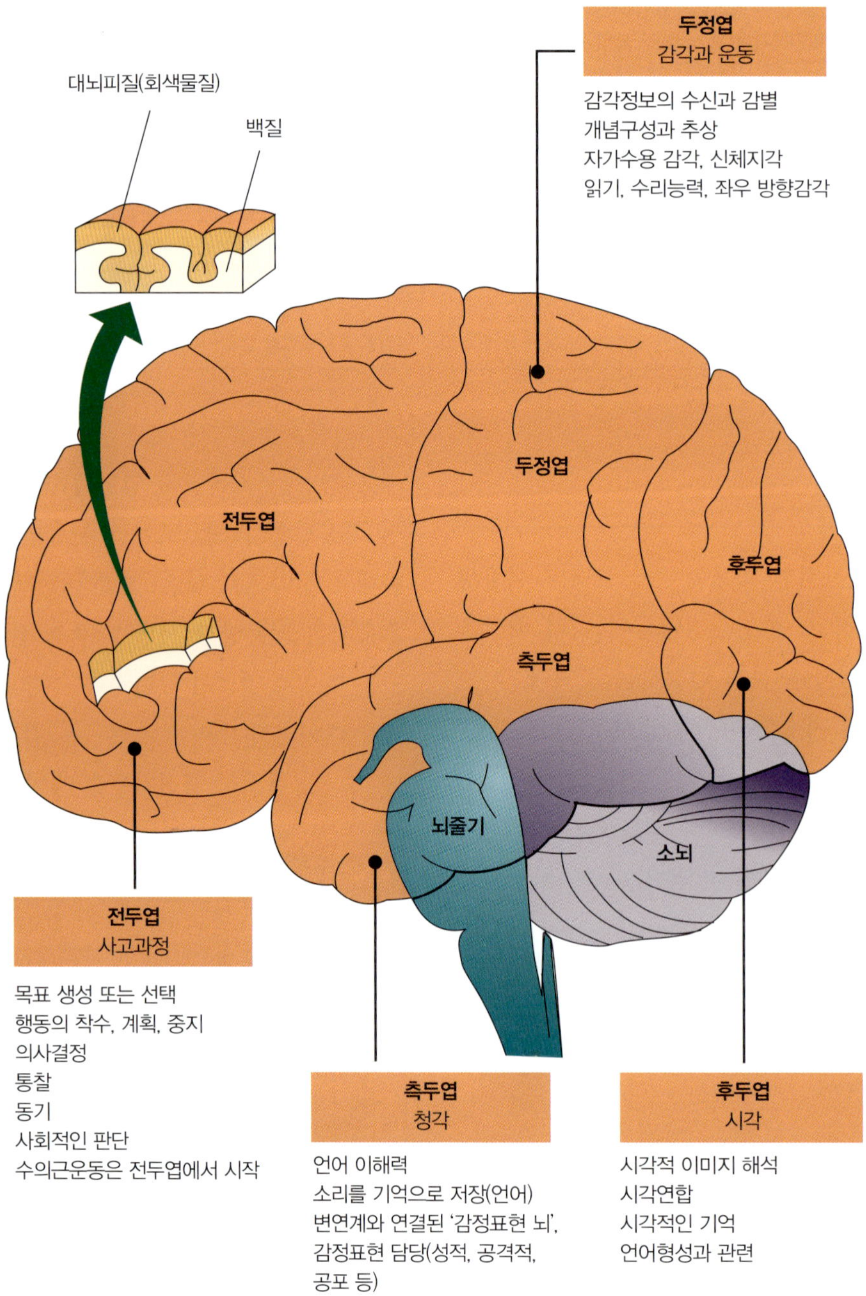

그림 4-1 대뇌의 구조와 기능. 전두엽, 두정엽, 측두엽 그리고 후두엽

특히 기준보다 작은 해마를 가지고 있는 주요우울장애 환자에게 전기경련요법을 실시하여 해마와 편도체의 구조적인 적응능력(가소성)을 이끌어낼 수 있다.[13] 외상 상황에서는 일반적으로 편도체의 과잉활동이 관찰되며, 조현병의 편집증 상황에서도 찾을 수 있다.[24]

전두엽피질, 기저핵 및 뇌간 상부를 연결하는 변연계는 양쪽으로 연결하여 사고와 감정을 전달한다. 기저핵은 추체외로의 운동신경을 통해 운동반응을 일으킨다. 즉, 신경전달물질인 도파민을 통해 근육긴장상태와 운동안정성을 적절하게 유지한다. 뇌 촬영을 통해 haloperidol이 선조체striatal 크기를 몇 시간 안에 축소시키는 모습이 촬영되었으며, 또한 뇌구조를 일시적으로 변형시켜 비정상적인 불수의운동(추체외로증상, EPS)을 발생시키는 것을 알게 되었다. 기저핵에서는 2가지 운동장애가 발생할 수 있다. (1) 초기치료에서 발생할 수 있는 심각한 추체외로증상extrapyramidal symptoms, EPS, (2) 후기에 발생하는 지연성 운동이상tardive dyskinesia, TD이다. 전형 항정신병약물과 risperidone과 같은 2세대 항정신병약물(SGAs)인 비전형 항정신병약물을 고용량으로 사용할 경우 추체외로증상이 나타난다.

기저핵이 호흡에 필수적인 횡격막과 언어능력에서 반드시 필요한 목, 혀 및 구강의 운동을 조절하는 역할을 맡은 점은 중요하다. 따라서 이러한 뇌기능에 영향을 주는 약물은 호흡작용의 활성과 비활성 및 언어능력 방식(예: 불분명한 발음)에도 영향을 끼친다.

2) 뇌간

기본적인 생명유지에 필요한 기능은 모두 중뇌, 뇌교 및 연수로 구성된 뇌간brainstem에서 이루어진다[그림 4-2]. 앞서 열거한 부위를 망상활성계reticular activating system,

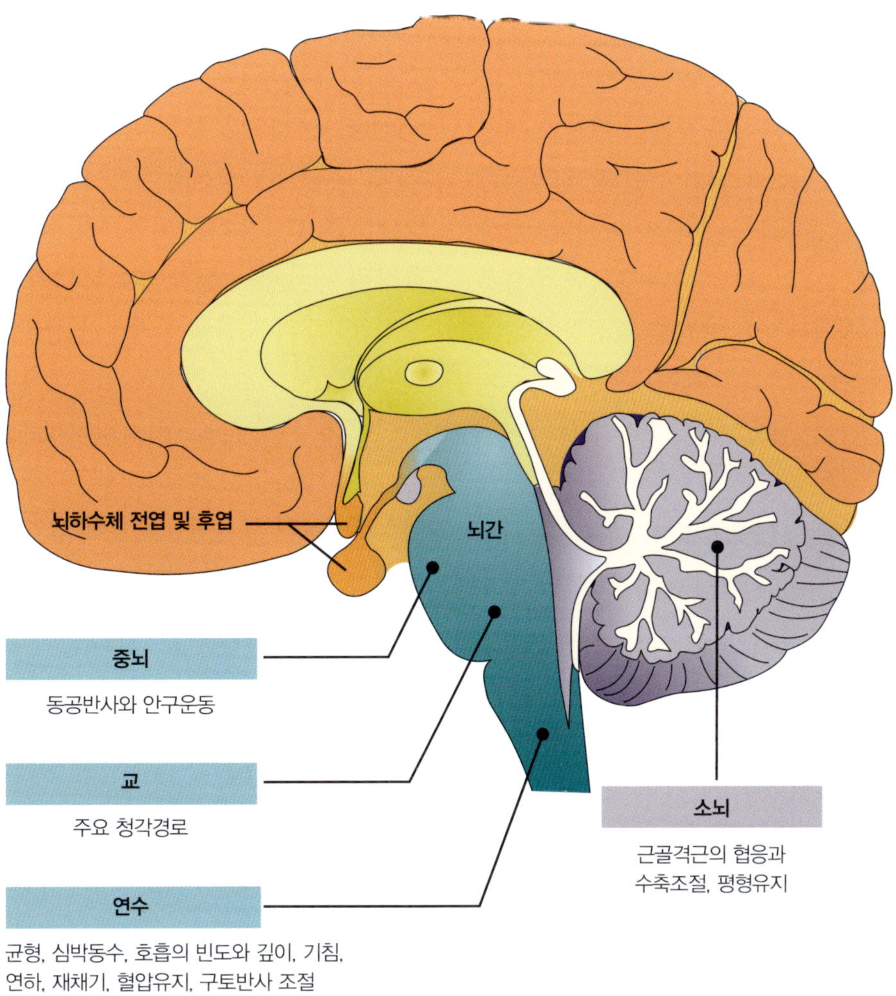

그림 4-2 뇌간과 소뇌의 기능

RAS라 하는데, 뇌간은 일정한 의식을 유지하고 수면주기와 각성주기를 조절한다. 그러나 정신질환치료를 위해 사용되는 약물은 수면과 각성 상태 조절을 방해할 수 있으므로 진정제는 자기 전 복용을 권하고, 운전 중에는 복용을 자제하도록 경고한다.

3) 소뇌

소뇌cerebellum는 운동능력 조절과 인식과정에 모두 관여한다. 소뇌-시상-피질 신경망에 변성이 일어날 경우 근육운동의 협조, 균형 잡기 및 걸음걸이 장애와 같은 증상이 뚜렷해진다[그림 4-2]. 또 조현병에서는 주의력결핍과 감정조절에 문제를 보인다.[22] 리튬은 양극성장애로 인해 소뇌가 비정상적으로 기능할 경우 처방되었으나, 항정신병약물과 함께 투여할 경우 소뇌손상을 일으킬 가능성이 있다.[12]

4) 시상

시상thalamus은 감각정보가 대뇌에 닿기 전 여과하는 역할을 한다. 조현병의 감각여과기능 문제는 시상과 전전두엽피질 사이의 연결이 변화와 관련이 있다. 심부뇌자극deep brain stimulation, DBS은 전기자극으로 피질-기저핵-시상 경로를 변화하게 한다. 이는 만성이거나 중증인 우울증과 강박장애, 신경성 식욕부진증 및 다른 정신장애의 치료법으로 연구되었다.[15]

5) 시상하부

시상하부hypothalamus는 체온, 혈압, 발한, 성욕, 배고픔, 갈증 및 수면/활동 주기 같은 일주기 리듬조절을 통해 항상성을 유지한다. 시상하부 신경호르몬은 뇌하수체 전엽에서 직접 분비되기 때문에 방출호르몬이라고도 한다.

부신피질자극호르몬corticotropin-releasing hormone, CRH은 스트레스에 반응하여 분비된다. 뇌하수체가 코티코트로핀corticotropin을 분비하도록 자극하면 부신피질은 코티솔cortisol을 분비한다. 우울증, 불안, 불면증, 물질사용장애 및 알츠하이머 치매는 이 체계가 파괴된 것으로, 이러한 장애는 CRH 길항제로 다시 제 기능을 되찾을 수 있다.[3]

시상하부-뇌하수체-갑상선 축은 모든 주요 기능을 통제하는 데 관여한다. 주요 호르몬과 카테콜아민(코티솔, 성호르몬, 인슐린)이 갑상선 상태에 의존하기 때문이다. 갑상선 호르몬은 우울증이나 빠른 주기 변화의 양극성장애 I형 치료에 사용되고, 리튬치료로 인해 갑상선기능저하를 보이는 환자에게 대체요법으로 쓰이기도 있다.[25]

시상하부의 신경호르몬인 도파민은 프로락틴 분비를 억제한다. 전형 항정신병약물에 의해 과량의 도파민이 차단되면 혈중 프로락틴 수치가 증가하여 고프로락틴혈증, 무월경, 유즙분비, 여성형 유방(유방조직 발달) 혹은 성기능장애가 나타난다. 이는 항정신병약물 중 전형약물과 비전형약물인 risperidone에서 가장 빈번하게 나타난다. 반면 대부분의 비전형약물은 프로락틴을 억제한다.

시상하부는 내분비기능 외에도 교감신경계와 부교감신경계로 구분되는 자율신경계에도 명령을 전달한다[그림 4-3]. 교감신경계는 암페타민과 cocaine 같은 교감신경 흥분작용의 약물뿐만 아니라 alcohol, benzodiazepine, opioids와 같은 진정제의 금단으로도 활성화된다.[25] 교감신경 흥분작용 약물은 주의력결핍 과다활동장애(ADHD) 치료를 위한 1차 약물로 사용된다. 적은 용량의 자극제는 도파민과 노르에피네프린과 같은 신경전달물질의 수준을 증가시켜 집중하고 생각하는 능력이 향상된다. 많은 용량은 인지장애와 보행운동을 활성화시킨다. Methylphenidate(Ritalin, Concerti)와 amphetamines(Adderall)은 경구가 아닌 다른 경로로 투여되거나 과잉투여하면 약물남용의 잠재성이 있다.[4] 교감신경흥분제의 일반적인 부작용은 식욕상실과 체중감소이므로 식사와 함께 약을 주고, 약을 먹지 않을 때는 높은 칼로리의 간식을 제공한다.

6) 뇌영상기술

뇌영상기술은 서로 연결된 뇌구조와 기능을 볼 수 있다. 일반적인 뇌영상기술은 뇌구조와 기능을 확인할 수 있다[표 4-1]. 이온화 방사선을 사용하는 양전자방출단층촬영술positron emission tomography, PET은 기능적인 뇌영상을 제공하고, 단일광자방출단층촬영술single photon emission comput-

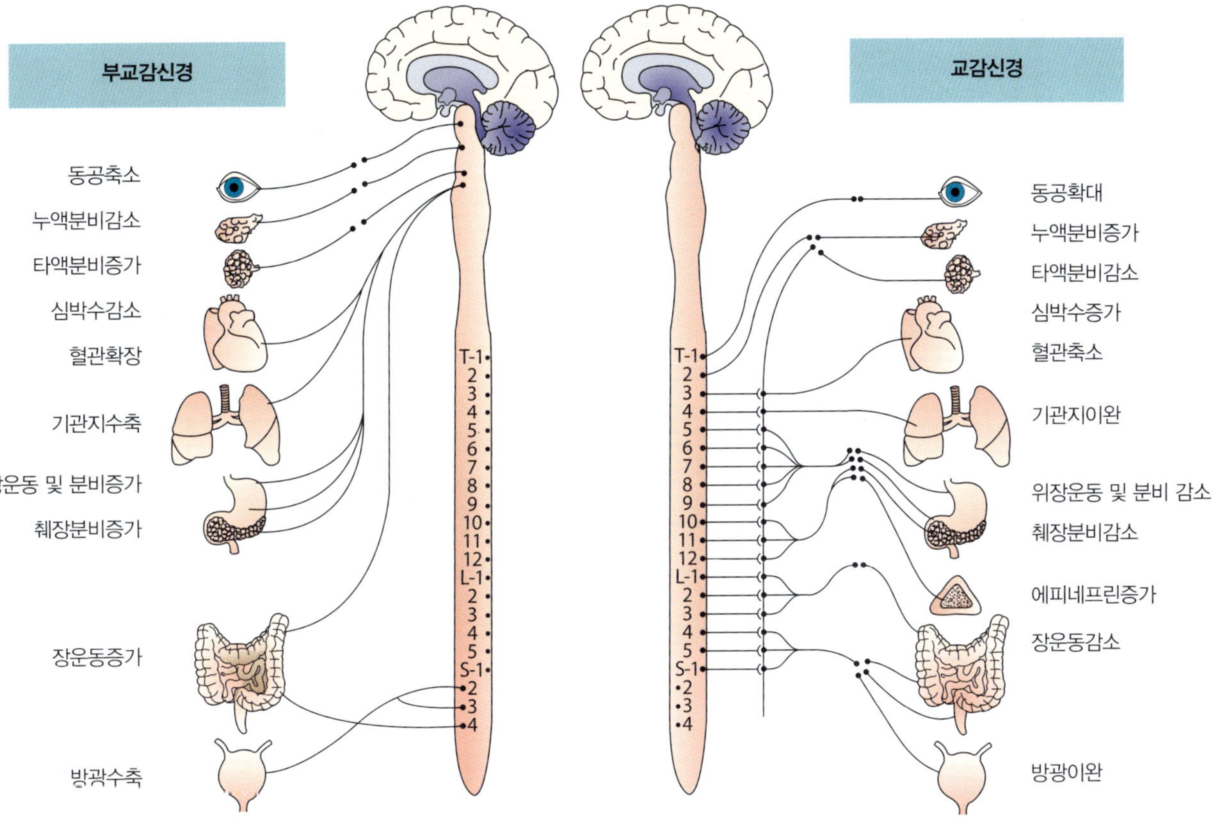

그림 4-3 교감신경과 부교감신경 기능. 자율신경계는 교감신경계와 부교감신경계로 구성된다. 교감신경계는 공포와 분노, 흔히 '투쟁-도피반응'으로 알려진 스트레스 상황에서 역할을 한다.

표 4-1 뇌영상기술

기술	설명	사용	임상 연구 사례
구조적 뇌영상기술			
전산화단층촬영	뇌를 찍은 X-ray의 연속적 이미지를 컴퓨터가 분석하여 얇은 단면으로 만들어 각각의 부분을 3D 같은 형상으로 재구성해서 보여 준다.	병변, 찰과상, 경색 부위, 동맥류를 확인할 수 있다.	**조현병** 회백질 감소, 뇌실 이상
자기공명영상	자기장과 전파를 사용해 이미지를 횡단면으로 구성한다.	정신장애환자의 신경장애를 배제하는 데 사용된다.	**조현병** CT와 동일하지만 더 높은 해상도
기능적 자기공명영상	자기장으로 뇌에서 발생한 혈액의 흐름을 본다. 방사성 동위원소에 노출되는 걸 피할 수 있다.	부종, 허혈, 감염, 종양, 외상을 감지할 수 있다. 기능적으로 활동하는 뇌영역으로의 혈류를 감지한다.	
기능적 뇌영상기술			
양전자방출단층촬영	방사성 물질이 뇌로 이동했을 때 스캔하면 밝은 반점으로 나타난다. 수집된 데이터는 컴퓨터로 전달되어 중추신경계의 활동을 이미지화하고 3D로 시각화한다.	산소이용, 포도당 대사, 혈액흐름, 신경전달물질 수용체 상호작용을 감지할 수 있다.	**조현병** 전두엽 대사활동 감소, 도파민시스템 조절장애, 항정신병약물로 도파민수용체 차단 **우울증** 항우울제로 세로토닌 운반체 수용체 차단 **알츠하이머 질환** 니코틴 수용체 하위 유형 감소
단일광자방출단층촬영	PET과 유사하지만 γ-방사선(광자)을 사용. 비용이 적게 드는 대신 해상도가 더 낮다.	PET과 유사하다.	PET 항목 참조

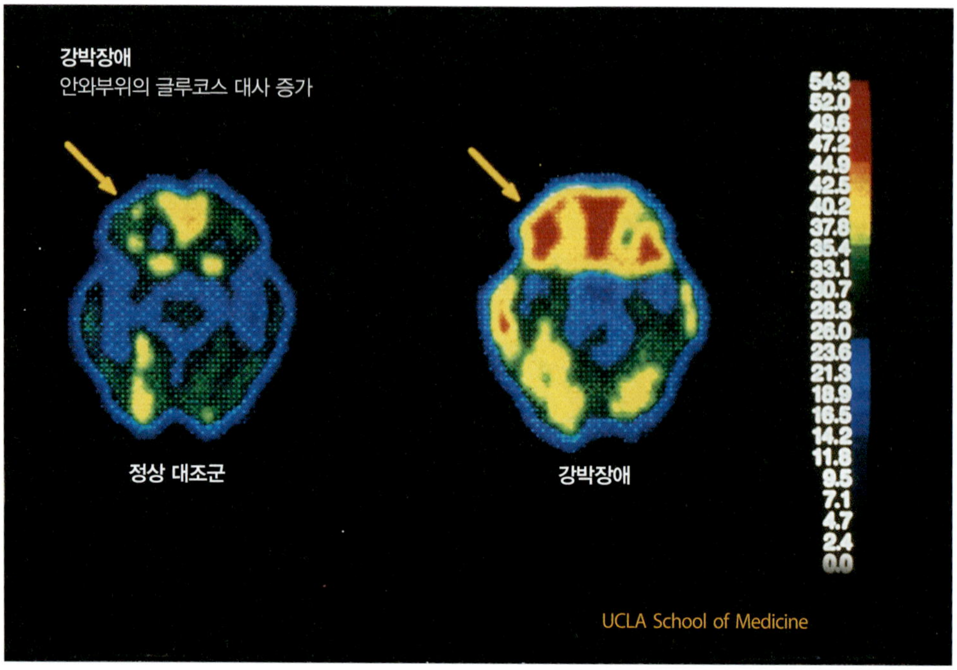

그림 4-4 양전자방출단층촬영검사. 정상 대조군과 비교했을 때 강박장애(OCD) 환자의 전두엽피질에서 특히 증가된 뇌 대사(밝은색)를 보인다. 이는 강박신경증에서 뇌기능의 변화를 암시한다(Lewis Baxter, MD, University of Alabama, courtesy National Institute of Mental Health.)

ed tomography, SPECT은 지각, 인지, 감정적 및 행동적 기능과 연관된 뇌영역을 구분하도록 도와준다. PET는 신경활동과 관련된 혈류의 양으로 대사 정도를 확인하는데, 우울이나 조현병에서는 감소되어 있고, 강박장애는 증가되어 있다[그림 4-4]. PET와 SPECT 검사를 통해 조현병은 도파민 체계가 조절이 안되고, 우울증에서는 모노아민이 감소된 것을 알 수 있다. 기능적 자기공명영상술 functional magnetic resonance imaging, fMRI은 각각 소통하는 두 영역이 얼마나 원할히 소통하는지를 측정한다. 조현병을 앓고 있는 환자의 fMRI는 선조기능 연결성이 개인마다 차이가 난다고 한다.

3. 뉴런과 신경전달물질

1) 신경세포

뇌는 1,000억 개의 신경세포neurons와 지지세포로 연결되어 있다. 신경세포 핵심은 스스로 전기적 자극의 신호를 전달한다. 하나의 세포에서 다른 세포로 전기자극이 전달되는 것이다[그림 4-5]. 신경세포 안에서 전기적 신호는 시냅스에서 신경전달물질이라고 하는 분자가 유리

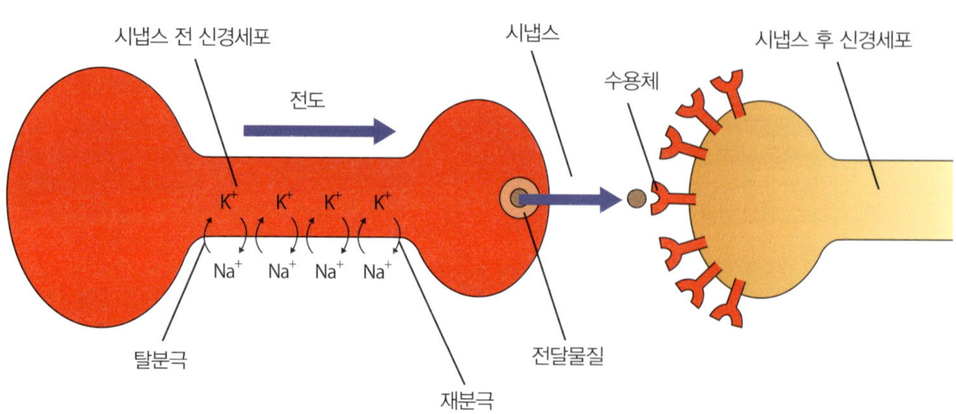

그림 4-5 뉴런의 활성화. 바깥쪽으로 움직이는 K^+ 이온에 따라 Na^+ 이온은 안쪽으로 움직이는 것이 신경세포의 전도이다. 전도자극이 신경세포 끝부분에 도착하면 신경전달물질이 유리된다. 이 전달물질은 시냅스를 가로질러 시냅스 후 세포의 수용체와 결합한다. 이 신경전달물질의 수용체와 결합되면 시냅스 후 세포가 자극 또는 억제된다.

되면서 화학적 신호로 전환된다.

2) 시냅스

전기자극이 뉴런 끝에 도달하면 신경전달물질은 시냅스 전 뉴런의 축삭 말단으로부터 방출되고, 시냅스synapse를 통해 시냅스 후 신경세포로 확산된다(synaptic transmission). 여기에서 세포 표면의 특화된 수용체receptor에 붙어 시냅스 후 신경세포를 억제하거나 자극한다. 세포에서 신경전달물질이 불충분하게 방출되거나 또는 수용체가 감소하면 자극전달은 감소된다[그림 4-6]. 조현병처럼 과도한 전달은 신경전달물질이 과도하게 방출되거나 또는 증가된 수용체 반응으로 인한 것일 수 있다[그림 4-7]. 수용체에 작용하여 시냅스 후 신경세포에 영향력을 행사한 신경전달물질은 수용체에서 분리되어 파괴된다. 아세틸콜린은 아세틸콜린에스테라아제에 의해 파괴되며, 모노아민형태의 신경전달물질의 파괴 효소는 모노아민 산화효소(MAO)이다. 방출된 신경전달물질은 시냅스 전 세포로 다시 돌아가기도 하는데, 이를 신경세포 재흡수reuptake라고 부른다. 재흡수된 전달물질은 재활용 혹은 세포 내 효소에 의해 파괴된다. 이러한 파괴의 2가지 기본 기전은 [BOX 4-2]를 참조한다.

3) 신경전달물질

신경전달물질neurotransmitters은 하나의 뉴런에서 다른 뉴런으로 자극을 전달할 때 그 사이에서 화학작용을 통한 전달자 역할을 한다. 뇌에서 가장 많이 쓰이는 신경전달물질은 모노아민(생체아민), 아미노산, 펩티드 및 콜린성 제제(예: 아세틸콜린)가 있다. 모노아민 신경전달물질(도파민, 노르에피네프린, 세로토닌)과 아세틸콜린은 다양한 신경정신장애에 관여한다.

억제성 감마-아미노뷰티르산γ-aminobutyric acid, GABA과 흥분성 글루타메이트 같은 아미노산 신경전달물질은 뇌 활동 균형을 조절한다. 시상하부 부신피질자극호르몬(CRH) 같은 펩티드 신경전달물질은 뇌기능을 조절한다. [표 4-2]는 중요한 신경전달물질, 이들과 결합하는 수용체의 유형 및 신경전달물질의 증감에 관련된 정신장애를 설명한다.

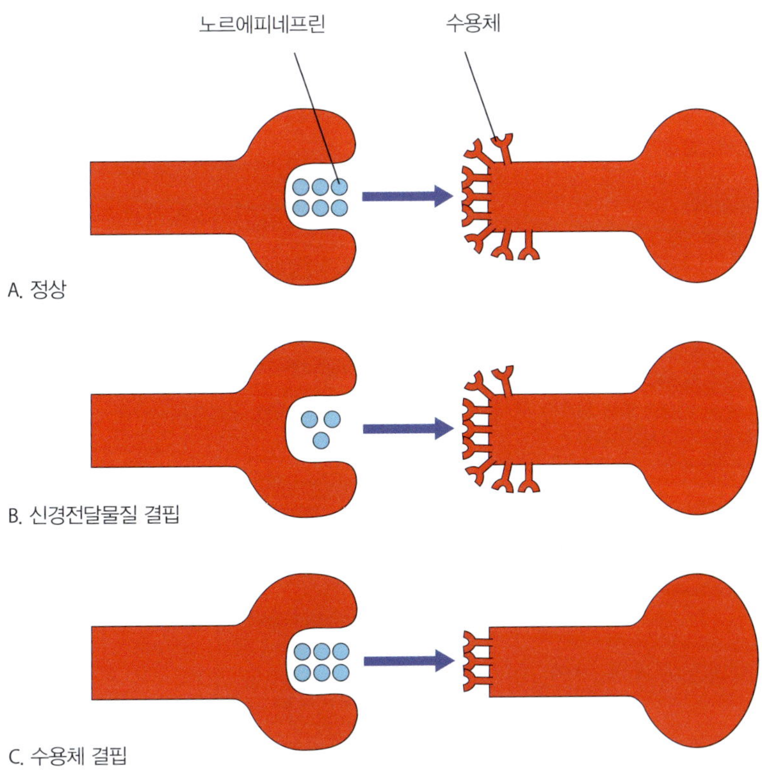

그림 4-6 A. 신경전달물질이 정상적으로 전달, B. 신경전달물질의 부족으로 신경전달물질 전송 결핍, C. 수용체의 감소로 신경전달물질 전송 결핍

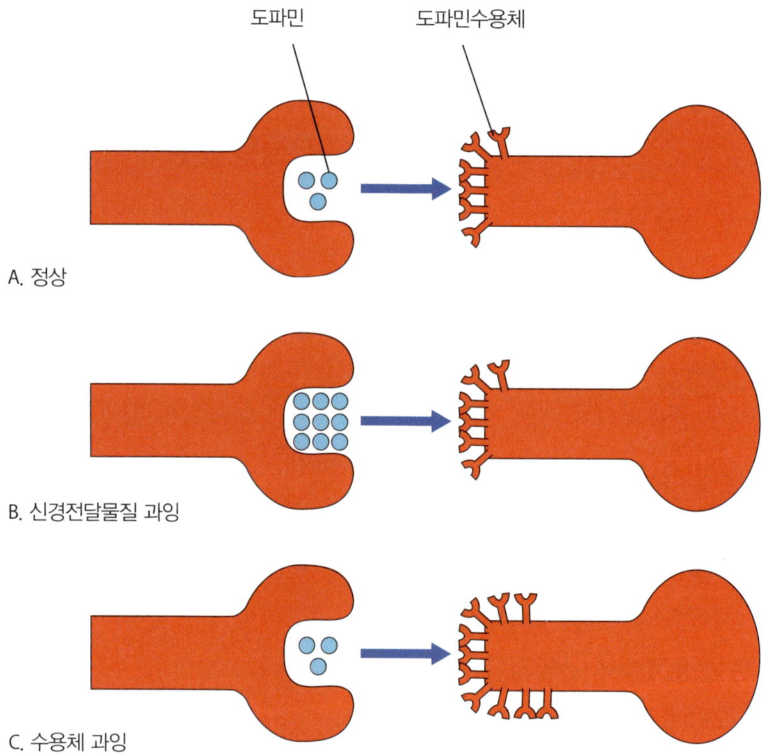

그림 4-7 과도한 신경전달물질의 전도 원인. A. 정상, B. 신경전달물질의 과잉으로 인한 과잉전도, C. 수용체의 과도한 반응으로 인한 과잉전도

BOX 4-2 신경전달물질의 파괴

항정신병약물이 신경세포 활동을 변화시키는 다양한 방법을 완전하게 설명하려면 신경전달물질이 수용체에 작용한 후 파괴되는 방식에 대한 이해가 필요하다. 신경전달물질은 시냅스 후 신경세포에 작용한 후 지속적인 영향을 미치는 것을 피하려고 바로 분리된다. 신경전달물질이 분리된 후에는 2가지 방법 중 하나에 의해 파괴된다.

첫 번째 방법은 시냅스 후 신경세포막에 있는 신경전달물질의 즉각적인 비활성화이다. 예를 들어, 신경전달물질 아세틸콜린에 대한 효소 아세틸콜린에스테라아제의 작용이다. 아세틸콜린에스테라아제는 시냅스 후 신경세포막에 존재하다가 시냅스 후 신경세포 니코틴 또는 무스카린 수용체에 접촉한 직후 아세틸콜린을 파괴한다.

두 번째 방법은 첫 번째보다 조금 더 복잡하다. 시냅스 후 세포의 수용체와 상호작용한 신경전달물질이 시냅스 전 세포로 돌아가는 것이 신경전달물질의 재흡수이다. 시냅스 전 세포에 들어간 신경전달물질은 세포 내 효소에 의해 재활용되거나 비활성화된다. 모노아민 신경전달물질인 노르에피네프린, 도파민 및 세로토닌은 모두 모노아민 산화효소에 의해 비활성화되거나 산화효소가 방출되기 전에 세포막에 저장되어 분해효소로부터 보호되기도 한다. 즉, 신경전달물질은 방출 또는 재흡수 후 효소에 의해서 파괴되거나 세포막에서 재활용되어 다시 사용된다.

4) 신경세포, 신경전달물질과 수용체의 상호작용

대부분의 신경자극약물은 시냅스에서 도파민, 아세틸콜린, 노르에피네프린, 세로토닌, 히스타민, 가바 혹은 글루타메이트의 농도변화도 효과를 보인다. 이러한 변화는 수용체 길항제(신경전달물질의 활동을 차단)나 자극제(신경전달물질 활동을 증진)의 활동에 의하고, 신경전달물질의 재흡수와 유리를 강화하거나 분해효소를 억제하는 방식으로 작용한다.

(1) 도파민

모노아민monoamine 형태의 도파민dopamine은 인지, 동기부여와 움직임을 조절하는 데 중요한 신경전달물질이다. 도파민은 뇌의 보상과 쾌락중추, 감정조절, 심장자극, 생명기관에 흐르는 혈류를 증가시킨다. 코카인과 같은 약은 도파민의 재흡수를 방해하는데, 신경전달물질이 오랜 시간 활성화되어 머물도록 작용한다. 조현병의 도파민 가설은 도파민 활성을 자극하는 약물(예: 암페타민)이 정신증상을 나타낸다는 소견으로부터 나왔으며, 따라서 도파민 수용체를 차단하는 약물(예: haloperidol)은 항정신병 작용을 한다.

(2) 아세틸콜린

아세틸콜린acetylcholine은 골격근 운동, 각성, 기억 및 수면/각성 주기에 관련된 역할을 한다. 알츠하이머 질환

표 4-2 신경전달물질과 수용체

전달물질	수용체	기능	임상적 근거
Monoamines			
Dopamine(DA)	D_1, D_2, D_3, D_4, D_5	섬세한 근육운동 감정과 사고의 통합 의사결정 (성, 갑상선, 부신)호르몬 분비를 위해 시상하부의 자극	**증가:** 조현병, 조증 **감소:** 파킨슨병, 우울
Norepinephrine(NE) Noradrenaline	α_1, α_2, β_1, β_2	감정 주의력과 각성 스트레스에 대해 "투쟁-도피"로 반응하는 자율신경계의 교감신경 자극	**증가:** 조증, 불안, 조현병 **감소:** 우울
Serotonin(5-HT)	5-HT, $5-HT_2$, $5-HT_3$, $5-HT_4$	감정 수면조절 배고픔 통증 지각 공격성과 성욕 호르몬 활동	**증가:** 불안 **감소:** 우울
Histamine	H_1, H_2	각성 염증반응 위분비물 자극	**감소:** 진정, 체중증가
Amino acids			
γ-Aminobutyric acid(GABA)	$GABA_1$, $GABA_2$	**억제성 신경전달물질:** 불안, 흥분, 공격성의 감소 통증지각에서의 역할 항경련제와 근육이완제물질 인지와 정신운동기능 손상	
Glutamate	NMDA, AMPA	**흥분성신경전달물질:** AMPA는 학습과 기억에 역할	**NMDA 증가:** neuron이 파괴되는 것을 지연 알츠하이머에서 신경퇴행 **NMDA 감소:** 정신증 **AMPA 증가:** 행동업무에 있어 인지형성 개선
Cholinergics			
Acetylcholine(ACh)	Nicotinic, Muscarinic M_1, M_2, M_3	학습, 기억에 관여 조증, 성적공격성과 같은 감정 조절 성적이고 공격적 행동에 영향 부교감신경계를 자극	**감소:** 알츠하이머 질환 헌팅톤 질환 파킨슨 질환 **증가:** 우울
Peptide			
Substance P	SP	SP길항제는 우울증환자에게 항우울제와 항불안제로 작용 기억력 촉진 및 강화 통증 수용체를 활성화시키는 민감성 강화	**감소:** 감정과 불안을 조절 통증을 관리하는 역할 **증가:** 헌팅톤무도병
Somatostatin(SRIF)	SRIF	인지적 질환과 연관하여 변화	
Neurotensin(NT)	NT	내인성의 항정신병약물과 같은 물질	조현병 환자의 뇌척수액 수준의 감소

AMPA, α-amino-3-hydroxy-5-methyl-isoxazolepropionoic acid; *NMDA*, *N*- methyl-D-aspartate; *SRIF*, somatotropin release-inhibiting factor.

은 아세틸콜린이 결핍되기 때문에 아세틸콜린을 분해하는 효소(acetylcholinesterase)를 억제하는 약물이 개발되었다. Donepezil(Aricept), galantamine(Razadyne), rivastigmine(Exelon)과 같은 아세틸콜린분해효소 억제제는 알츠하이머 치매의 인지기능감소를 지연시켜 준다.

아세틸콜린 수용체는 모든 아세틸콜린에 반응하지만, 다른 분자에도 반응하기도 한다. 니코틴성 아세틸콜린 수용체는 nicotine에 반응을 보인다. 조현병과 주의력 문제가 있는 사람들은 인지기능과 감각 결함을 정상화하려고 흡연을 하는 경향이 있다. 이런 경우 부작용 가능성이 높기 때문에 발암성, 심혈관계 및 중독성 영향을 주지 않으면서도 니코틴 수용체를 표적으로 하는 약물을 개발하려고 노력하고 있다.

(3) 노르에피네프린

노르에피네프린norepinephrine, NE은 노르아드레날린성 뉴런에서 방출된다. 낮은 노르에피네프린 수치는 저 각성(예를 들어, 진정작용)과 우울증을 유발한다. 반대로 높아지면 각성 과민상태를 일으킬 수 있다. 노르에피네프린은 일차적으로 α-수용체를 활성화시키는데, α_1 수용체와 α_2 수용체로 세분할 수 있다. 항고혈압제인 프라조신prazosin은 시냅스 후 신경세포의 α_1-수용체에 작용하여 노르에피네프린의 과도한 반응을 차단하여 혈압을 낮추며, 외상후 스트레스장애 시 나타나는 악몽은 노르에피네프린의 과활성화로 나타나므로 노르에피네프린을 차단하여 악몽치료약물로 사용한다.[17] 많은 1세대 항정신병약물은 노르에피네프린 길항제로 작용한다. 따라서 혈관확장 및 그에 따른 혈압강하 혹은 기립성 저혈압을 유발할 수 있으며, 정관 내 α_1-수용체 차단은 사정ejaculation 실패로 이어질 수 있다.

(4) 세로토닌

뇌와 척수에서 발견되는 세로토닌serotonin, 5-HT은 기분, 각성, 주의력, 행동과 체온을 조절하는 데 도움을 준다. 일부 항우울제는 다른 약물이나 보조제(예: 성요한 약초, dextromethorphan을 포함하고 있는 기침감기약)와 함께 사용될 때 세로토닌 생산이 증가되어 세로토닌증후군이 생길 수 있으며, 경한 경우(안절부절, 오한, 설사)에서부터 심한 경우(근육경직, 발열, 경련)까지 있다. 이러한 증후군은 세로토닌 생산을 차단하는 약과 근육이완제로 완화시킬 수 있다. 세로토닌의 이동을 조절하는 단백질인 세로토닌 전달자(SERT)를 조절하는 것이 항우울제의 주요역할이다. 세로토닌 재흡수를 저해하는 SERT 차단제는 혈소판 안에서 세로토닌이 농축되는 것을 감소시키고 약하지만 혈소판 응집을 저해하기도 한다. 그러므로 NSAIDs(비스테로이드성 항염제), 아스피린, 와파린이나 항혈소판 약물을 사용하는 환자에게 출혈의 위험에 대하여 설명해 주어야 한다.

(5) 히스타민

많은 항정신병약물은 다른 정신병약물과 마찬가지로 히스타민histamine의 H_1 수용체를 차단한다. 히스타민 수용체를 차단하는 약물의 부작용은 진정과 전반적인 체중증가이다. 진정작용은 심하게 흥분하는 환자에게는 도움이 될 수도 있다. 그러나 체중증가는 포도당과 지질 및 인슐린 저항에 장애를 유발할 수 있다.

(6) 감마 아미노뷰티르산

억제성 신경전달물질인 감마-아미노뷰티르산γ-aminobutyric acid, GABA은 신경세포흥분과 불안조절과 관련이 있다. 대부분의 항불안제는 수용체 반응을 증가시켜 GABA 효과를 증가시킨다. GABA 신경세포는 도파민 유리를 억제하기 때문에 도파민의 과다활동과 GABA 활동저하를 표적으로 작용하는 새로운 항정신병약물은 조현병 치료에 더 새롭고 좋은 선택임에 틀림없다.

(7) 글루타메이트

흥분성 신경전달물질인 글루타민glutamate은 N-methyl-D-aspartate(NMDA) 수용체를 활성화한다. 이 경로가 파괴되어 활동이 증가하거나 감소한 경우 신경정신증상이 나타난다. Glutamate가 증가되거나 수용체가 과도하게 민감한 경우 알츠하이머질환의 신경퇴행성 변화와 같은 세포의 죽음이 발생한다. 따라서 memantine과 같은 NMDA 수용체 길항제가 흥분성과 신경독성을 감소시킨다.

Glutamate는 NMDA 수용체 뿐 아니라 여러 개의 수용체에 작용한다. 그리고 glutamate와 GABA 사이의 균형뿐 아니라 수용체 사이의 균형을 유지하여 정신증상을 서서히 진행하게 한다.[14] 연구 중에 있는 ITI-007은 조현병 치료에 새로운 접근방식인 세로토닌-도파민-글루타민에 모두 작용하는 유일한 약물이다.[19] Glutamate가 NMDA 수용체와 α-amino-3-hydroxy-5-methyl-isoxazolepropionoic(AMPA) 수용체 사이의 상호작용을 촉진해 우울증상을 빠르게 반전시키는 Ketamine과 같은 약을 개발하기 위해 연구하고 있다.

4. 정신약물과 상호작용

아직까지 항정신병약물psychotropic drugs은 그 기전을 충분히 이해하지 못하고 사용되고 있으며, 약물상호작용으로 약물의 효과가 변하고 조정될 때 더 그렇게 된다. 약동학적 상호작용은 하나의 약물이 다른 약물의 흡수, 분포, 대사와 배설을 변경할 때 나타나 혈장농도에 영향을 준다. 약동학적 상호작용은 동일하거나 서로 연관이 있는 수용체에 작용할 때 일어나며, 자극이나 억제하는 효과로 나타난다.[5] 고용량 도파민 수용체 길항제와 리튬을 함께 투여하면 신경학적 부작용이나 추체외로증상이 증가하게 된다. 약물상호작용 관리는 동반질환을 앓거나 다중약물요법, 특히 노인에게 필요하며 매우 복잡하다.

1) 항우울제

항우울약물antidepressant drugs의 작용은 우울증의 몇 가지 가설을 제안한다.

1. 모노아민 가설은 3개의 모노아민(도파민, 노르에프네프린, 세로토닌)이 뇌의 여러 영역에서 부족하다는 가설이다. 그러나 우울증을 모노아민결핍으로 설명할 명백한 증거는 없다.
2. 모노아민 수용체 가설은 낮은 수준의 신경전달물질이 수용체 민감성을 증가시키는 원인이라고 본다. 따라서 항우울제를 복용한 후 몇 주가 지나야 좋아졌다고 느끼게 된다.
3. 최근 가설은 유전자를 조절하는 수용체 반응에 관한 분자이론으로 뇌신경자극요소brain-derived neurotrophic factor, BDNF 유전자가 우울증에서 억압되고 항우울제로 활성화된다는 가설이다.

(1) 모노아민산화효소 억제제

- 모노아민monoamine: 카테콜라민(노르에피네프린과 에피네프린, 도파민)과 인돌라민(세로토닌)
- 모노아민 산화효소monoamine oxidase, MAO: 모노아민을 분해하는 효소
- 모노아민 산화효소 억제제monoamine oxidase inhibitors, MAOIs: MAO의 작용을 억제하여 모노아민을 증가시키는 약물[그림 4-8]

MAOIs는 모노아민 분해효소를 차단하기 때문에 우울증의 세로토닌과 노르에피네프린의 수치 증가에 사용된다. 그러나 선택적 세로토닌 재흡수 억제제(SSRIs)와 세로토닌-노르에피네프린 재흡수 억제제(SNRIs)가 더 일반적인 항우울제로 사용된다. 왜냐하면 MAOIs는 다른 교감신경자극제(교감신경계를 자극하는 아민)와 결합하면 혈관수축작용이 나타난다. 가성에페드린이나 오래된 음식, 발효음식 및 음료에서 공통적으로 발견되는 아드

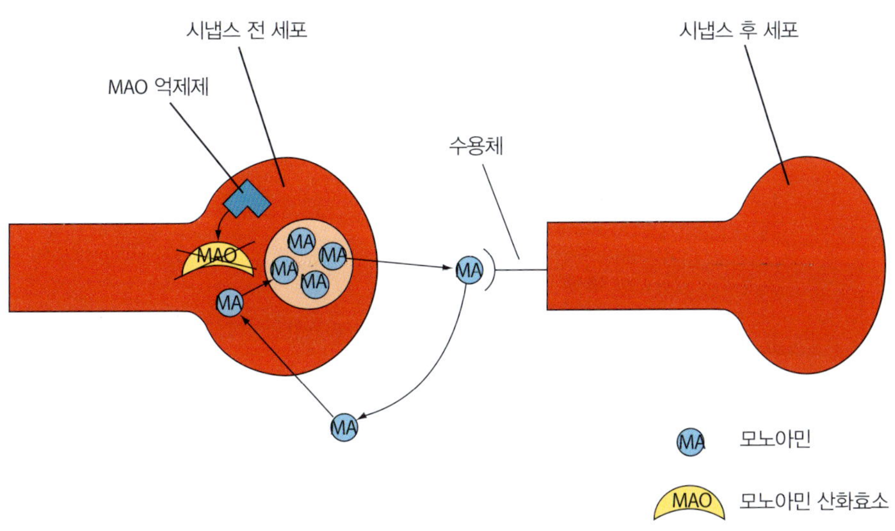

그림 4-8 모노아민 산화효소의 차단

레날린성 모노아민인 티라민을 취하면 혈관수축 효과가 나타나는데, 이 때가 고혈압 위기이다. 따라서 체내에서 MAO를 재합성하도록 MAOIs를 끊은 후 2주 동안은 티라민 함유 음식을 제한해야 한다.

(2) 삼환계 항우울제

삼환계 항우울제tricyclic antidepressants, TCAs는 환형 항우울제cyclic antidepressants, CAs라고 하는 것이 더 정확하다. 왜냐하면 여기에 속하는 약물은 4개의 환 구조물이다. Amitriptyline(Elavil)과 nortriptyline(Pamelor) 같은 TCAs는 노르에피네프린과 세로토닌(노르에피네프린보다는 낮은 정도)을 시냅스 전 세포로 이동시키는 단백질 수용체를 차단하는 것이 주작용이다[그림 4-9]. 이러한 차단은 노르에피네프린이 MAO와 접촉하는 것을 막는다. 이는 시냅스의 노르에피네프린 농도를 증가시킨다.

TCAs는 치료가 어려운 우울증과 심한 통증에서 효과적이라고 증명되고 있다. 그러나 여러 수용체에 작용하다보니 부작용이 많다. 예를 들어, TCAs가 아세틸콜린과 결합하는 무스카린 수용체를 차단할 경우 항콜린성 효과가 나타난다. TCAs가 H_1 수용체를 차단하면 진정과 체중증가의 원인이 되며, 아드레날인성 수용체와 강하게 결합하면 어지럼증과 저혈압의 원인이 된다. 그러므로 낙상의 위험이 높다. 또한 TCAs는 고도 지방분해로 빨리 흡수되므로 과용량으로 인한 사망을 반드시 고려해야 한다. 특히 환자가 약물배설이 느린 고령이라면 심장독성이 있거나 병원에 오기 전에 사망을 초래할 수 있다.

(3) 선택적 세로토닌 재흡수 억제제

선택적 세로토닌 재흡수 억제제selective serotonin reuptake inhibitors, SSRIs는 serotonin이 재흡수를 억제하여 시냅스에서 세로토닌이 오래도록 머물게 한다.

Fluoxetine(Prozac), sertraline(Zoloft), paroxetine(Paxil), citalopram(Celexa)와 escitalopram(Lexapro) 및 vilazodone은 선택적으로 세로토닌 재흡수를 억제하고, 부분적으로 세로토닌 수용체(5-HT_{1A})를 활성화시킨다.[31] 세로토닌 수용체의 활성화는 세로토닌 수준을 더 높게 하고 세로토닌 유리를 증가하도록 재흡수를 효과적으로 차단한다. [그림 4-10]은 SSRIs 작용기전에 대한 설명이다.

SSRIs는 다른 신경전달물질(예: acetylcholine, histamine, norepinephrine)의 수용체를 차단하지 않기 때문에 부작용이 적다. 그러나 세로토닌의 활동이 너무 많으면 불안, 불면증, 성기능장애와 위장장애의 원인이 된다. 세로토닌 독성은 다른 세로토닌성 약물(예: MAOIs, SSRIs, SNRIs, lithium, triptan, buspirone, tramadol, dextromethorphan 함유 기침감기약) 또는 도파민성 약물과 병용하면 생길 수 있다. 세로토닌성 항우울제는 CYP450 효소로 분해되는데, 어떤 약물은 CYP450 효소를 감소시켜 세로토닌 농도를 높일 수 있으므로 세로토닌 독성은 약동학적 상호작용으로 증가될 수 있다.

세로토닌성 항우울제를 갑자기 중지해도 부작용이 나타날 수 있다. 갑작스런 중지로 인한 부작용은 반감기가

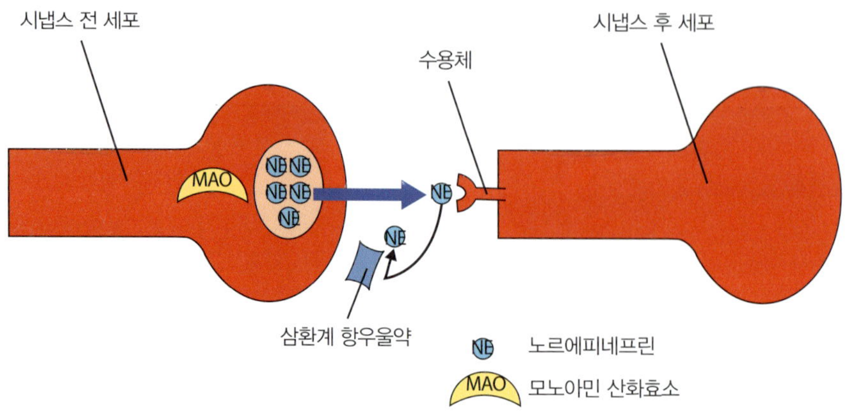

그림 4-9 노르에피네프린의 재흡수를 차단하는 삼환계 항우울제의 기전

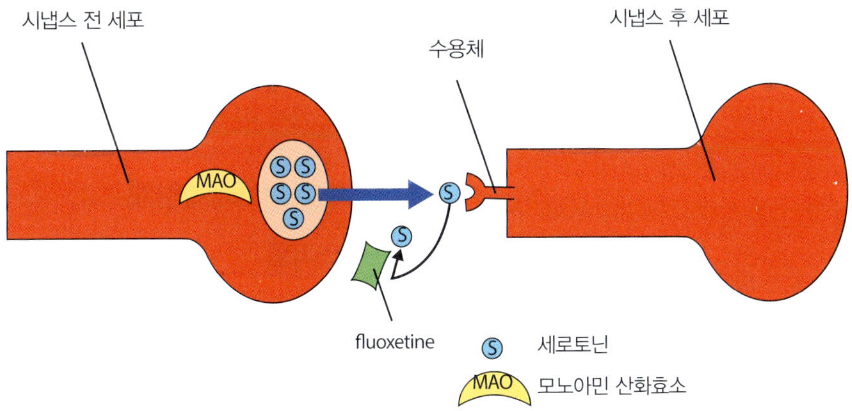

그림 4-10 선택적 세로토닌 재흡수 억제제의 작용기전

짧은 SSRIs나 SNRIs에서 주로 일어난다. 따라서 일반적으로 fluoxetine(Prozac)보다는 paroxetine(Paxil)이 부작용이 더 나타난다.

(4) 세로토닌-노르에피네프린 재흡수 억제제

세로토닌-노르에피네프린 재흡수 억제제serotonin-norepinephrine reuptake inhibitors, SNRIs는 serotonin과 norepinephrine의 재흡수를 차단한다. 그러나 venlafaxine(Effexor), duloxetine(Cymbalta), desvenlafaxine(Pristq) 같은 SNRIs 작용이 SSRIs보다 더 효과적인지는 논란의 여지가 있다. SNRIs은 불안과 신경성 통증 같은 상태를 치료하기 위해서 사용된다.

(5) 세로토닌-노르에피네프린 억제제

Mirtazapine(Remeron)은 대표적인 세로토닌-노르에피네프린 억제제serotonin-norepinephrine disinhibitors, SNDIs이다. 시냅스 전 α_2 노르아드레날린 수용체를 차단함으로써 노르에피네프린과 세로토닌의 전달을 증가시킨다. Mirtazapine은 SSRIs와 결합하여 항우울 반응을 증가시키거나 오심, 불안, 불면증과 같은 세로토닌성 부작용을 막아준다.

(6) 기타 항우울제

① 노르에피네프린-도파민 재흡수 억제제

다른 약물과 다르게 노르에피네프린-도파민 재흡수 억제제norepinephrine-dopamine reuptake inhibitors, NDRIs인 bupropion(Wellbutrin)은 세로토닌 시스템에 작용하지 않고 도파민-노르에피네프린의 재흡수를 억제한다. 그리고 아세틸콜린 니코틴 수용체를 억제하여 니코틴 중독을 감소시킨다. 그래서 bupropion계 Zyban은 금연 치료 시 처방된다.

② 세로토닌 길항제/재흡수 억제제

세로토닌 길항제/재흡수 억제제serotonin antagonist/reuptake inhibitors, SARIs인 trazodone(Desyrel)은 세로토닌 작용을 위해 많은 용량이 요구된다. Trazodone은 낮은 용량에서는 항우울 기능보다는 히스타민 수용체 길항제로 작용하여 수면효과가 나타난다.[28] Trazodone이 불면증에 유용하지만 α-아드레날린 차단은 지속발기증(지속적인 발기로 인한 통증)이 나타난다.

③ 선택적 노르에피네프린 재흡수 억제제

선택적 노르에피네프린 재흡수 억제제selective norepinephrine reuptake inhibitors, NRIs는 시냅스 전 세포로 노르에피네프린의 이동(NETs)을 차단, 즉 재흡수를 차단하는 약물이다. 미국에서 첫 번째로 소개된 선택적인 노르에피네프린 재흡수 억제제는 atomoxetine(Straaterra)이었다. 이 약물은 자극제가 듣지 않는 주의력결핍/과잉행동장애(ADHD)를 치료하기 위해 사용되었으며, 우울증에는 특별한 효과가 없다.

(7) 불안장애를 위한 항우울제

불안장애는 많은 증상과 신경전달물질을 공유하기 때문에 항우울제 치료에 효과가 있다. 일반적으로 SSRIs는 공황장애와 범불안장애, 강박장애, 외상후 스트레스장애 및 사회공포증에 사용된다. SNRIs인 venlafaxine(Effexor)과 duloxetine(Cymbalta)도 범불안장애 치료에 사용된다.

2) 항불안제

(1) 벤조디아제핀계

가장 일반적인 항불안제가 benzodiazepine이다. GABA의 특별한 수용체인 $GABA_A$와 결합하여 GABA의 활동을 더 증가시킨다. [그림 4-11]은 diazepam(Valium), clonazepam(Klonopin) alprazolam(Xanax)과 같은 benzodiazepine과 $GABA_A$ 수용체 결합을 보여 주고 있다.

Benzodiazepine이 GABA가 부족한 상황에서 신경세포를 억제하지 않는다는 사실은 그들의 잠재적 독성을 제한하는 것이다. 그러나 진정/수면 효과는 내성과 금단의 위험에 놓이게 만든다. Flurazepam(Dalmane)과 triazolam(Halcion) 같은 benzodiazepine은 수면제(수면유도) 작용이 있고, lorazepam(Ativan)과 alprazolam(Xanax)은 최면제(수면생산)보다는 불안을 감소시킨다.

GABA를 활성화시키는 benzodiazepine은 간질발작이나 알코올금단에서 신경세포의 흥분을 감소시킨다. Benzodiazepine을 단독으로 사용했을 때는 호흡억제, 혼수상태, 결과적으로 사망이 나타날 정도로 뇌를 억제하는 일은 드물다. 그러나 alcohol, 아편류나 삼환계 항우울약과 같은 중추신경억제제를 benzodiazepine과 함께 사용하면 호흡억제로 인해 생명에 위협이 된다.

뇌에서 전기적 활동을 억제하는 어떤 약물은 운동능력과 판단을 방해한다. 그러므로 환자가 반사와 주의력에 손상이 있다면 위험한 활동에 참여하는 것에 대해 반드시 주의를 주어야 한다. 운동실조는 소뇌에 GABA 수용체가 많아서 이차적으로 오는 약물 부작용이다.

(2) 비벤조디아제핀계

① 부스피론

Buspirone(BuSPar)은 benzodiazepine의 즉각적인 진정작용과 경미한 다행감 효과 없이 불안을 감소시킨다. 작용기전은 밝혀지지는 않았지만 세로토닌 $5-HT_{1A}$ 수용체에 친화력이 높아서 항우울 효과가 있다. 높은 용량의 buspirone은 alcohol과 함께 사용하는 것도 피해야 하지만 benzodiazepine이 가지고 있는 중독의 잠재력은 없다.

② 단기간 작용하는 진정-수면제

Zolpidem(Ambien), zaleplon(Sonata), eszopiclone(Lunesta)과 같은 비벤조디아제핀non-benzodiazepines 수면제는 $GABA_A$ 수용체에 선택적으로 작용한다. “Z-hypnotics”라고 불리는 이 약물은 benzodiazepine이 가지고 있는 항불안, 항경련 및 근육이완 효과 없이 진정효과를 나타낸다.

③ 멜라토닌 수용체 자극제

Ramellteon(Rozerem)은 내인성 멜라토닌과 같은 방법으로 작용하는 수면제이다. 수면조절로 추정되는 melatonin-1 수용체와 일주기 리듬조절로 추정되는 melatonin-2 수용체에 선택적으로 작용한다.

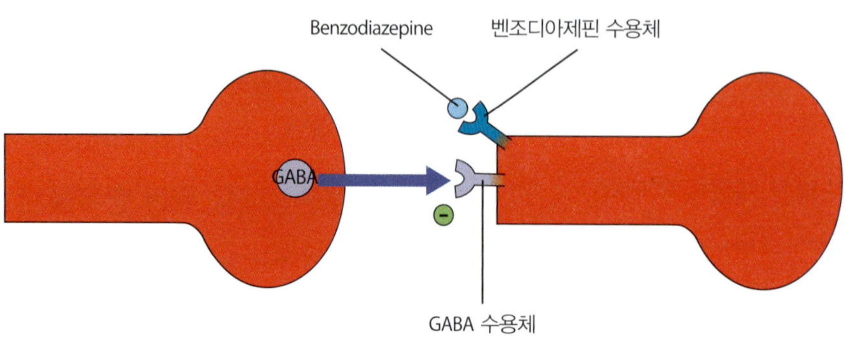

그림 4-11 Benzodiazepine의 작용. 이 그룹의 약물은 GABA 수용체에 인접한 수용체와 결합한다. 이 수용체에 약물이 결합하면 GABA 억제효과가 강화된다. GABA가 없는 경우에는 benzodiazepine의 억제 효과는 없다.

3) 기분안정제

(1) 리튬

lithium의 자세한 작용은 아직 정립이 되지 않고 있으나 세포신경전달에 있어 여러 단계에 영향을 미친다. 리튬은 전기적인 전도 효과로 치료지수therapeutic index(치사량과 유효량의 비율)가 낮다. 그러므로 신장기능에 의존하는 혈중 리튬수준을 모니터하는 것은 중요하다. 염분과 수분의 변화는 리튬 배설에 영향을 줄 수 있다. 염분이 빠져나가면 신장은 리튬을 보유하려고 하고 그러면 독성상태가 될 수 있다. 반대로 염분이 과도하게 많으면 리튬은 적어진다. 리튬을 장기간 사용하면 신장과 갑상선 질병이 증가할 위험이 있다.

(2) 항경련제

Divalproex sodium(Depakote)과 valproic acid(Depakene)로 이용 중인 valproate는 리튬에 반응이 없는 양극성장애 환자에게 도움이 된다. 이 약물은 GABA 대사에 관여하는 억제성효소로 작용하여 신경세포 흥분을 억제하게 된다. 블랙박스 경고문black BOX warnings에는 간성독성, 기형과 췌장염이 포함되어 있다.

Valproate는 다른 기분안정제인 lamotrigine(Lamital)의 혈액 농도를 증가시킨다. 양극성장애의 우울 에피소드에 효과적인 lamotrigine은 glutamate와 aspartate의 유리를 억제한다. Lamotrigine은 Stevens-Johnson 증후군(SJS)이라 불리는 중증의 알러지성 피부반응을 악화시킬 수 있다.

Carbamazepine(Tegretol)은 lithium보다 효과가 적고, Valproate보다 부작용이 더 많을 수 있다. 그러나 빠르게 순환하는 양극성장애에는 더 효과적이다. 이 약물은 신경세포의 sodium channels의 비활성화 상태를 안정시킴으로써 급성조증에서의 신경세포 흥분을 감소시킨다.[29] 심각한 혈액 이상증이 드물게 나타나므로 혈액 검사(CBC)를 주기적으로 해야 한다.

(3) 기타 약물

FDA승인이 없는 기분안정제로는 oxacarbamazepine(Trileptal), gabapentin(Neurontin)과 topiramate(Topamax)이다.

Benzodiazepine은 조증상태를 안정시키기 위해 사용되며, 때로는 항정신병약물과 항우울제가 기분안정제와 함께 사용된다.

4) 항정신병약물

(1) 1세대 항정신병약물/전형적 항정신병약물

1세대 항정신병약물은 의미 있는 신경학적인 효과가 있어 신경이완제neuroleptics로 불린 적이 있다. 이 약물은 도파민 수용체 자극제dopamine receptor agonists, DRAs로서 도파민 D_2 수용체와 연결되어 도파민 전달을 감소시킨다[그림 4-12]. D_2 수용체 차단제는 조현병의 양성증상을 감소시키는 치료적 효과가 있다. 그러나 이러한 약물은 근긴장증dystonia(근육강직), 정좌불능증akathisia(안절부절), 지연성 운동이상tardive dyskinesia, TD 및 약물로 인한 파킨슨질환parkinsonism 같은 추체외로 부작용이 있다. 벤즈트로핀benztropine(Cogentin) 같은 항콜린성 약물은 약물로 인한 파

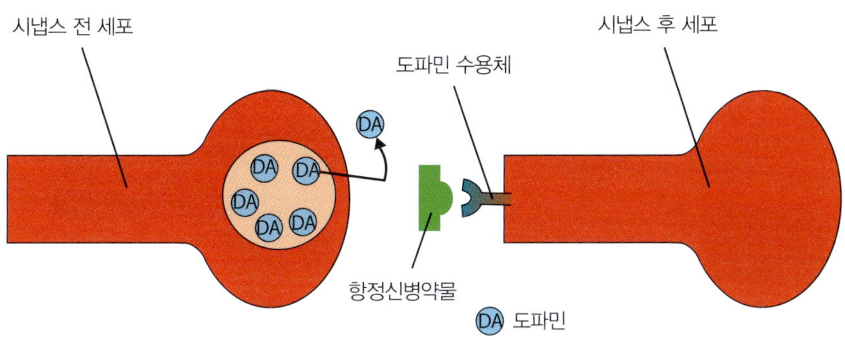

그림 4-12 도파민 수용체를 차단하는 항정신병약물의 작용기전

킨슨질환을 관리하는 데 사용되나 혼란confusion, 기억력 문제, 노인환자는 치매를 일으킬 수 있다.[10)]

D_2 수용체 차단제는 자동적 운동과 행동증상을 보이는 신경이완악성증후군neuroleptic malignant syndrome, NMS이라고 불리는 생명을 위협하는 합병증이 드물지만 나타날 수 있다. 항정신병약물로 인한 심한 근육의 강직, 혼란, 초조, 체온 · 맥박 · 혈압 상승과 같은 NMS 증상이 나타나면 즉시 약물사용을 중단해야 한다. D_2 수용체 차단제의 부작용은 항정신병약물이 다른 수용체를 차단하는 것이 원인이다[그림 4-13]. 예를 들어, 무스카린 콜린성 수용체의 차단은 흐린 시야, 입안건조, 변비와 소변정체를 야기한다. H_1 수용체의 길항작용은 진정과 체중증가의 원인이 된다. 노르에프네프린 α_1 수용체의 차단은 혈관확장과 혈압을 떨어드리거나 기립성 저혈압이 나타난다. α_1 수용체나 5-HT_2 수용체의 길항작용은 사정기능장애ejaculatory dysfunction가 나타난다.

1세대 항정신병약물은 D_2 수용체의 친화력에 따라 고역가와 저역가로 분류된다. 고역가 약물인 haloperidol(Haldol)과 fluphenazine(Prolixin)은 저역가인 chlorpromazine(Thorazine)보다 진정과 항콜린성 효과가 적게 나타나고 추체외로증상이 더 많이 나타난다. 고역가 신경이완제를 사용하는 환자가 특히 cocaine을 사용할 경우 급성 근긴장이상증acute dystonic reaction, ADR이 치료초기에 나타날 수 있다.

(2) 2세대 또는 비전형 항정신병약물

2세대 또는 비전형 항정신병약물은 세로토닌-도파민 길항제로 1세대 도파민 수용체 길항제(DRAs)보다 D_2 수용체 차단에 대한 세로토닌(5-HT_2) 비율이 높다. 비전형 항정신병약물은 다른 수용체와 결합하여 나타나는 추체외로증후군이 더 적게 나타나므로 자주 처방되는 편이다. 세로토닌과 관련된 뇌순환의 비정상적 기능이 양극성장애 및 우울증과 관련되어 있다고 믿는다. 그러므로 여러 가지 비전형 항정신병약물은 이러한 질병을 치료하도록 FDA에서 승인하고 있다. 비전형 항정신병약물은 5-HT_{2A} 수용체 길항제 이외에 유의한 항콜린 및 항히스타민 활성이 있다.

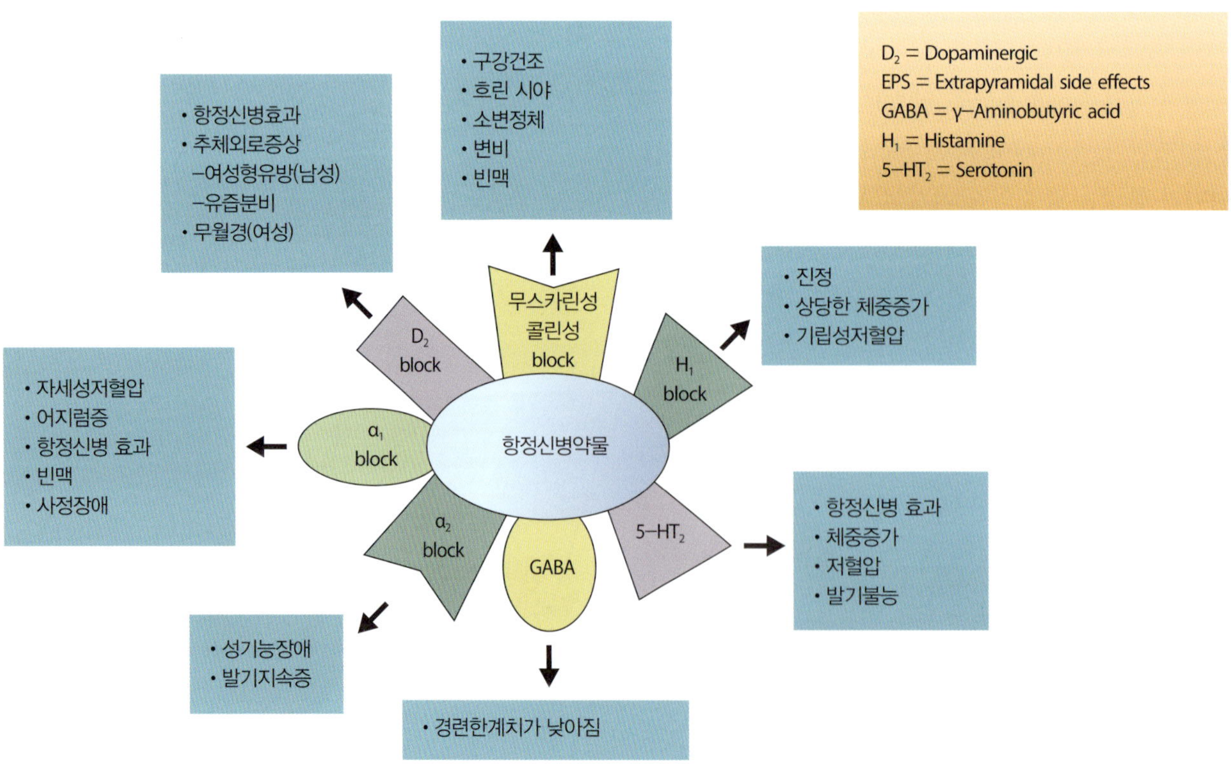

그림 4-13 항정신병약물의 수용체 차단으로 인한 유해 반응[30)]

① **Clozapine(Clozaril)**

Clozapine은 비전형약물로, D_2 수용체보다 5−HT_2 수용체 차단이 더 강하다. 여러 다양한 수용체와 결합하기 때문에 다른 항정신병약물에 반응이 미약한 환자에게 도움을 주고 있다. Clozapine은 골수기능을 억제하여 과립백혈구 감소를 유발하는 무과립구증을 유발하기 때문에 첫 번째로 선택되는 약은 아니다. Clozapine의 용량과 관련하여 경련의 부작용이 있을 수 있기 때문에 clozapine 농도가 증가되었을 때 SSRI 같은 약물 병용 투여에 주의해야 한다. 침을 흘리는drooling 부작용은 사회적 불편감이나 언어문제의 원인이 된다. 과다하게 침을 흘리게 되면 안구용 아트로핀 용액을 설하에 떨어뜨리는 것으로 완화시킬 수 있다. 구강에서 분해되는 clozapine 정제(FazaClo)와 경구용 clozapine(Versalcloz)은 연하곤란이 있는 사람에게 사용된다.

② **Olanzapine(Zyprexa)**

Clozapine에서 파생된 olanzapine은 체중증가 및 대사성 부작용이 있다. 2세대 항정신병약물(비전형 항정신병약물)을 사용하는 환자는 체중증가가 적은 risperidone(Risperdal)과 quetiapine(Seroquel), 체중에 중립적인 ziprasidone(Geodon)과 aripiprazole(Abilify)을 사용하더라도 대사성 기능을 점검해야 한다. 대사성 기능 점검은 체중, 체질량지수(BMI), 허리둘레와 공복 시 혈당 수치와 공복 시 지방 성분을 측정하는 것이다. Metformin은 비전형 항정신병약물을 사용하는 환자의 체중과 허리둘레를 감소시킨다. 대사성 부작용이 건강에 해롭기는 하지만, 기존 항정신병약물의 신경학적 부작용보다는 더 허용적인 편이다.

Olanzapine은 H_1 수용체의 길항작용으로 인한 진정작용이 있으므로 보통 취침시간에 투여한다. Olanzapine은 경구에서 분해되는 정제로 첫 번째로 이용하는 항정신병약물이다. Olanzapine pamoate(Zyprexa Relprevv)은 주사제인데, 사용 후 섬망/진정이 나타나므로 주의해야 한다. 이러한 경우에는 정신건강의료시설에서 적어도 3시간 연속적으로 관찰해야 한다.

③ **Risperidone(Risperdal)**

Risperidone은 D_2 수용체 차단 수준과 5−HT_2 수용체의 친화력을 높게 한다. 추체외로증상이 효과적인 용량보다 미미하게 높아도 나타날 수 있다. 그러므로 하루에 4−6mg보다 많이 사용한다면 운동의 어려움에 대해 주의 깊게 점검해야 한다. 왜냐하면 risperidone은 α_1과 5−HT_1 수용체를 차단하므로 노인에게 심각한 낙상을 유발하는 기립성 저혈압과 진정작용이 나타나기 때문이다. 체중증가와 성기능장애도 역시 약물순응에 영향을 줄 수 있는 부작용이다.

Risperidone(Risperdal Consta)은 장시간 작용하는 주사제로 사용하는 첫 번째 비전형 항정신병약물이다. 특히 이 주사제(LAI)는 폭력행동 때문에 격리해야 하는 조현병 환자에게 지속적인 약의 용량을 유지할 필요가 있을 때 사용한다.[20]

Paliperidone은 risperidone의 주요 활성 대사물질이다. Paliperidone은 조현병과 조현정동장애에 사용되며, 기분안정제나 항우울제를 조정하는 약물로 사용된다. Paliperidone은 risperidone과 달리 CYP2D6 경로에서 독립적으로 배설되고 신장을 통해 제거된다. 삼투성 유리 구강 시스템osmotic release oral system, OROS에 의해 24시간 유리되므로 오전에 투여하는 것을 권장하고 있다. Paliperidone palmitate(Invega Sustenna)는 주사제로 한 달에 한번 삼각근이나 둔부근육에 주사한다.

④ **Quetiapine(Seroquel)**

Quetiapine은 D_2 수용체와의 결합과 EPS의 위험이 적으며, 여러 수용체와 광범위하게 결합한다. H_1 수용체의 강력한 차단은 졸림의 원인이 되므로 즉각적으로 유리되도록 만든 약물은 이상적인 수면제로 사용할 수 있다. 오래도록 유리되도록 만들어진 quetiapine보다 진정작용이 약하고 조현병과 양극성장애에 더 효과적이다.[6] H_1과 세로토닌 수용체를 차단하는 것을 결합한 것은 중간 정도의 체중증가와 대사성 증상을 유발한다. 기립성 저혈압은 아드레날린성 α_1 수용체의 길항작용에 의해 나타난다.

⑤ Ziprasidone(Geodon)

Ziprasidone은 세로토닌 노르에피네프린 재흡수 억제제로 다양한 수용체와 결합한다. 주된 부작용은 어지럼증과 진정작용이다. Ziprasidone은 다른 비전형약물처럼 심전도의 QTc 간격을 지연시킨다. 만약 심장박동장애 환자라면 치명적일 수 있으므로 치료 전에 기본적인 심전도 검사를 권한다. 또 다른 부작용으로 호산구증과 전신증상의 약물반응으로 알려진 드물지만 심각한 피부반응이 있다. 음식은 약물흡수를 2배로 증가시킨다. 그러므로 ziprasidone은 언제나 음식과 같이 복용한다. Ziprasidone은 급성으로 초조한 환자에게 근육주사로 투약할 수 있으나 장기간 지속되는 작용이 없다는 사실에 유의할 필요가 있다.

⑥ Aripiprazole(Abilify)

Aripiprazole은 부분적인 D_2 효능작용을 통해 변연계 경로에서는 도파민의 신경전달을 낮추는 도파민-세로토닌 안정제로 조현병의 양성증상을 감소시키나, 기능이 저하된 중뇌피질경로에서는 도파민 활동을 증가시킨다.[11] 5-HT_2A 수용체의 부분적인 활성작용은 우울과 불안을 개선하는 효과가 있다. 치료에 저항을 보이는 우울증 노인환자에게 항우울제인 venlafaxine을 증가시키려고 aripiprazole을 사용할 때 높은 완화율을 보인다. 그러나 정좌불능증akathisia이 일반적인 부작용이다.

Aripiprazole은 근육주사를 위해 바이엘로 포장되어 사용이 편하고 조현병과 양극성장애 환자에게 나타나는 초조를 조절한다. Abilify Maintena는 경구용 aripiprazole로 조절이 잘되는 성인 조현병의 유지요법단계에서 기분을 안정시키기 위해 한 달에 한번 근육주사로 사용되는 약이다. 경구용액과 구강에서 용해되는 정제인 Abilify Discmelt도 이용이 가능하다.

⑦ Iloperidone(Fanapt)

Iloperidone은 다른 비전형 항정신병약물처럼 D_2와 5-HT_2A 수용체에 높은 친화력이 있을 뿐 아니라 D_3 수용체와 아드레날린성 수용체와도 높은 친화력을 보인다. 기립성 저혈압은 노르아드레날린성 A_1 길항작용과 연관된 문제지만 시간이 지나면서 감소되는 경향이 있다.

⑧ Lurasidone Hydrochloride(Latuda)

Lurasidone HCL는 세로토닌 수용체와 D_2 및 5-HT_2A 수용체에도 높은 친화력을 보인다. Lurasidone HCL은 5-HT_{1A}에는 활동성 작용과 α_1-노르아드레날린과 5-HT_{2A} 수용체에는 길항작용을 통해 양극성장애의 우울 에피소드에 효과를 발휘한다.[8] 또한 I형 양극성장애의 주요우울 에피소드가 있는 환자에게 단일치료 쓰이고, lithium이나 valproate의 부가적 치료로도 쓰인다.

Lurasidone은 음식(적어도 350칼로리)과 같이 복용하면 그 효과가 커진다. 그러나 자몽이나 자몽주스는 CYP3A4를 저해할 수도 있고, lurasidone의 혈중농도를 증가시키므로 피해야 한다.

⑨ Cariprazine(Vraylar)

Cariprazine은 D_2/D_3 수용체에 작용하는 부분적으로 강력한 활동성 약물이다. 주로 D_3 수용체에 작용하여 조현병의 음성증상을 잠재적으로 개선한다. 하루에 한번 복용하는 약으로 성인 조현병과 양극성장애에 승인된 약물이다. 이러한 그룹의 다른 약과 마찬가지로 치매와 관련된 정신병이 있는 노인에게 사망을 증가시킨다는 블랙 박스경고를 하고 있다.

(3) 정신신경면역학

정신신경면역학psychoneuroimmunology, PNI은 면역계와 신경계 관계와 행동과 건강 관계에 초점을 두고 연구하는 분야이다. 과학자들은 정신질환에서의 분자학적, 세포학적 및 신경학적 특징의 역할을 조사한다. 최근 연구에서는 조현병, 우울증, 자폐증과 같은 신경정신질환이 있는 환자의 뇌에서 소교세포활동을 제시하고 있다.[16] 양극성장애에서 뇌의 초기 면역세포인 소교세포와 염증촉진제인 cytokines의 활성은 염증과 중요하게 연결되어 있음을 제안하였다.[18] 양극성장애의 초기치료에 쓰이는 기분안정제는 염증성 반응을 완화시키는 것으로 나타났다.[32] 신경면역약물학은 신경면역과정을 조정하는 약물에 초점을 맞추고 있으며, 나노약물이 발달하기 위해서는 나노기술과 같은 진보된 기술이 개발되면서 이루어질 것이다.

5. 정신약물과 문화적 배경

횡문화적 정신약물학은 종족 집단 간에 존재하는 다양한 반응과 이러한 영향의 이유를 탐구한다. 문화적 다양성은 정신질환과 약물치료에 대한 문화적 신념뿐만 아니라 유전적 소인에도 영향을 받는다. 치료에 대한 환자의 인식, 약물의 부작용에 대한 혐오감, 대체요법이나 보완요법에 대한 선호도를 반드시 고려해야 한다.

유전자 조절의 역동적인 패턴은 외적 실마리(예: 정신에 작용하는 약물, 정신치료)와 내적 실마리(예: 신경전달물질)에 대한 반응이므로 유전자는 변화될 수 있다는 것을 고려해야 한다. 통합적인 치료방법의 효과를 점검하고, 치료에 대한 의사결정을 하도록 환자에게 힘을 주는 것은 정신간호의 핵심이다.

현재 항정신병약물의 목표는 "증상"이고, 항정신병약물이나 항우울약물 같이 적응증에 따라 광범위하게 분류되고 있다. 미래에 이러한 약물은 증상기반에서 약물학적 기반으로 재분류될 것이다.[34] 신경과학을 기반으로 한 새로운 약물은 근거기반실무를 반영할 것이고, 환자중심의 간호시대에 환자가 주어진 정보를 통해 의사결정을 하도록 할 것이다.

핵심요약

- 감각, 운동, 인지 측면의 모든 뇌활동은 자극전도, 신경전달물질의 유리와 수용체 반응을 포함하는 신경세포의 상호작용을 통해 이루어진다. 이러한 기초적인 과정의 변화는 정신질환과 신체 증상을 유발할 수 있다.
- 도파민 활동과잉은 조현병과 관련되어 있고, 노르에프네프린 또는 세로토닌의 결핍과 둘 모두의 결핍이 있으면 우울과 불안에 놓이게 된다. GABA의 불충분한 활동 역시 불안과 관련 있다.
- 정신장애 약물치료는 신경전달물질과 수용체 문제를 해결한다. 항정신병약물은 도파민 수준을 감소시키고, 항우울제는 신경세포 연접에서의 노르에프네프린과 세로토닌 또는 세로토닌 수준을 증가시키며, 항불안제는 GABA 효능을 증가시키거나 5-HT와 노르에프네프린 또는 노르에프네프린 수준을 증가시킨다.
- 약물의 즉각적인 표적작용은 신경세포활동 변화로 야기되기 때문에 다양한 화학작용을 보이는 약물은 같은 임상적 조건에서 치료받을 때 효과가 나타난다. 새로운 작용기전이 있는 신약은 조현병, 우울증 및 불안을 치료하는 데 사용될 것이다.
- 정신장애 치료약물은 여러 가지 원하지 않는 효과를 가지고 있다. 눈에 띄는 부작용에는 진정 또는 흥분, 운동장애, 무스카린 수용체 차단, α-아드레날린 길항작용, 성기능장애와 체중증가이다. 효과적이고 안전하게 잘 견딜 수 있는 새로운 약물을 개발하려면 지속적인 노력이 있어야 한다.

참고문헌

1) Alvidrez, A. (2014, January). Drugs in perspective: Takeda's and Lundbeck's Brintellix. *Modern Medicine Network*. Retrieved March 28, 2014, from http://formularyjournal.modernmedicine.com/formulary-journal/content/tags/depression/drugs-context-takedas-and-lundbeck-s-brintellix?page=full.
2) Ansell, E.B., Rando, K., Tuit, K., et al. (2012, July). Cumulative adversity and smaller gray matter volume in medial prefrontal, anterior cingulate, and insula regions. *Biological Psychiatry, 72*(1), 2012. Retrieved September 27, 2015, from www.biologicalpsychiatryjournal.com/article/S0006-3223%2811%2901193-0/abstract.
3) Beyer, C.E., & Stahl, S.M. (2010). *Next generation antidepressants: moving beyond monoamines to discover novel treatment strategies for mood disorders*. London: Cambridge University Press.
4) Brown, T.E. (2013). *A new understanding of ADHD in children and adults: executive function impairments*. New York: Routledge.
5) Demler, T.L. (2012). Psychiatric drug-drug interactions. *U.S. Pharmacist, 37*(11). Retrieved March 29, 2015, from www.medscape.com/viewarticle/775394_3.
6) El-Khalili, N. (2012). Update on extended release quetiapine fumarate in schizophrenia and bipolar disorders. *Neuropsychiatric Disease and Treatment, 8*, 523-536.
7) FDA News Release July 13, 2015: *FDA approves new drug to treat schizophrenia and as an add on to an antidepressant to treat major depressive disorder.* Retrieved September 24, 2015, from www.fda.gov/NewsEvents/Newsroom/PressAnnouncements/ucm454647.htm.
8) Fountoulakis, K.N., Gazouli, M., Kelsoe, J., et al. (2014, November). The pharmacodynamics properties of lurasidone and their role in its antidepressant efficacy in bipolar disorder. . Retrieved April 29, 2015, from www.ncbi.nlm.nih.gov/pubmed/25596883.
9) GeneSight AssureRx Health, Inc. (2015). Finding the right medications for your patients just got easier. . Retrieved March 28, 2015,

from http://genesight.com/clinicians/.

10) Gray, S.L., Anderson, M.L., Dublin, S., et al. (2015, March). Cumulative use of strong anticholinergics and incident dementia. *JAMA Internal Medicine.* Retrieved April 28, 2015, from www.ncbi.nlm.nih.gov/pubmed/25621434.
11) Guzman, F. (2015). Mechanism of action of aripiprazole. *Psychopharmacology Institute.* Retrieved April 21, 2015, from http://psychopharmacologyinstitute.com/antipsychotics/aripiprazole/mechanism-of-action-aripiprazole/.
12) Johnson, C.P., Follmer, R.L., Ogus, I., et al. (2015, February). Quantitative T1p mapping links the cerebellum and lithium use in bipolar disorder. *Molecular Psychiatry, 20,* 149.
13) Joshi, S.H., Espinoza, R.T., Pirnia, T., et al. (2016). Structural plasticity of the hippocampus and amygdala induced by electroconvulsive therapy in major depression. *Biological Psychiatry, 79*(4), 282-292.
14) Kantrowitz, J.T., & Javitt, D.C. (2011). Glutamate: new hope for schizophrenia treatment. *Current Psychiatry, 10*(4).
15) Karas, P.J., Mikell, C.B., Christian, E., et al. (2013, November). Deep brain stimulation: a mechanistic and clinical update. *Journal of Neurosurgery, 35*(5).
16) Kato, T.A., Hayakawa, K., Monji, A., et al. (2013). Missing and possible link between neuroendocrine factors, neuropsychiatric disorders, and microglia. Retrieved April 23, 2015, from *Frontiers in Integrated Neuroscience, 2013,* 7-53.
17) Koola, M.M., Vargese, S.P., & Fawcett, J.A. (2014, February). High-dose prazosin for the treatment of post-traumatic stress disorder. *Therapeutic Advances in Psychopharmacology, 4*(1), 43-47. Retrieved April 3, 2015, from www.ncbi.nlm.nih.gov/pmc/articles/PMC3896131/.
18) Maletic, V., & Raison, C. (2014). Integrated neurobiology of bipolar disorder. *Frontiers of Psychiatry, 5,* 98. Retrieved March 29, 2015, from www.ncbi.nlm.nih.gov/pmc/articles/PMC4142322/.
19) Melville, N.A. (2015). Novel drug promising for schizophrenia. *15th International Congress on Schizophrenia Research (ICOSR).* Retrieved April 28, 2015, from www.medscape.com/viewarticle/842591.
20) Nasrallah, H.A. (2011, February). Two vastly underutilized interventions can improve schizophrenia outcomes. *Current Psychiatry Online, 10*(2). Retrieved April 29, 2015, from www.currentpsychiatry.com/?id=22161&;tx_ttnews[tt_news]=175754&cHash=b85589700229b44f619e34d868f36517.
21) Neuralstem Pharmaceuticals for Major Depressive Disorder.. (2015). . Retrieved September 23, 2015, from www.neuralstem.com/pharmaceuticals-for-depression.
22) Parker, K.L., Narayan, N.S., & Andreasen, N.C. (2014, September). The therapeutic potential of the cerebellum in schizophrenia. *Frontiers in Systems Neuroscience, 8,* 163. Retrieved March 28, 2015, from www.ncbi.nlm.nih.gov/pmc/articles/PMC4163988/.
23) Paulzen, M., Veselinovic, T., & Grunder, G. (2014). Effects of psychotropic drugs on brain plasticity in humans. *Restorative Neurology and Neuroscience, 32*(1), 163-181.
24) Pinkham, A.E., Liu, P., Lu, H., et al. (2015, August). Amygdala hyperactivity at rest in paranoid individuals with schizophrenia. *American Journal of Psychiatry, 172*(8), 784-792.
25) Preston, J.D., O'Neal, J.H., & Talaga, M.C. (2013). *Handbook of clinical psychopharmacology for therapists* (7th ed.). Oakland, Calif: New Harbinger.RxList The Internet Drug Index. Retrieved March 28, 2015, from. www.rxlist.com/strattera-drug.htm.
26) Sadock, B.J., Sadock, V.A., & Ruiz, P. (2015). *Kaplan & Sadock's synopsis of psychiatry: behavioral sciences/clinical psychiatry* (11th ed.). Philadelphia: Wolters Kluwer.
27) Sarpal, D.K., Argyelan, M., Robinson, D.G., et al. (2016). Baseline striatal functional connectivity as a predictor of response to antipsychotic drug treatment. *American Journal of Psychiatry, 173*(1), 69-77.
28) Silver, H., Einoch, R., Youdim, M., et al. (2013). The role of GABA-A receptor in the synergism between SSRI and antipsychotic in schizophrenia; implications for antipsychotic modes of actions. *Current Medicinal Chemistry, 20*(3), 363-370. Retrieved April 4, 2015, from www.ncbi.nlm.nih.gov/pubmed/23157628.
29) Stahl, S.M. (2013). Mood disorders and antidepressants. In *Stahl's essential psychopharmacology.* New York: Cambridge University Press.
30) Stanford School of Medicine. (Psychiatric medications. . Retrieved April 8, 2015, from http://whatmeds.stanford.edu/medications/tegretol.html.
31) Viibryd Medication Guide. Retrieved March 28, 2015, from www.viibrydhcp.com/ssri-mechanism-of-action.aspx.
32) Watkins, C.C., Sawa, A., & Pomper, M.G. (2014). *Glia and immune cell signaling in bipolar disorder: insights from neuropharmacology and molecular imaging to clinical application.* Retrieved March 29, 2015, from www.nature.com/tp/journal/v4/n1/full/tp2013119a.html.
33) Williams, L.M., Korgaonkar, M.S., Song, Y.C., et al. (2015, September). Amygdala reactivity to emotional faces in the prediction of general and medication-specific responses to antidepressant treatment in the randomized iSPOT-D Trial. *Neuropsychopharmacology, 40*(10), 2398-2408.
34) Zohar, J., Nutt, D.J., Kupfer, D.J., et al. (2013). *A proposal for an updated nueropyshopharmacological nomenclature.* Retrieved April 2, 2015, from www.ecnp.eu/~/media/Files/ecnp/Projects%20and%20initiatives/Nomenclature/Review%20articleNEUPSY_10717v2%20pdf.

CHAPTER
5

간호과정: 간호의 질과 안전교육
Nursing Process and QSEN: The Foundation for Safe and Effective Care

Elizabeth M. Varcarolis

학습목표

1. QSEN 근거기반간호를 위한 기본 역량을 이해한다. 환자중심간호, 팀워크 및 협업, 근거기반실무, 질 향상, 안전, 정보과학
2. 정신간호사정을 위한 정신상태검사(MSE)에 대하여 이해한다.
3. 문화적 · 영적 · 정신사회적 요소를 사정한다.
4. 목표달성을 위한 간호계획의 원칙을 설명한다.
5. 간호실무표준에 따른 간호중재 및 간호평가를 적용한다.
6. 정신건강문제를 가진 대상자에게 간호과정을 적용한다.

1. 서론

간호과정은 개인, 가족, 지역사회 대상자를 위한 양질의 간호를 제공하는 6단계 문제해결 접근법이다. 정신간호실무는 이러한 이론적 기틀 위에 간호학적인 판단 및 행위를 기반으로 한다[그림 5-1]. 이론적 패러다임에는 발달이론, 정신역학이론, 시스템이론, 전인적 이론, 인지이론, 생물학적 이론 등이 있다. 중재는 간호계획 및 수행에서 근거기반연구를 적용할 때, 과학적인 이론에 의해 지지된다.

간호과정은 정신간호에서 제시되는 실무표준이다. 실무의 범위와 표준[1]은 다음의 기초를 제공한다. 간호사 자격의 준거, 간호실무의 법적 정의, 비판적 사고를 통한 간호과정의 6가지 실무표준 등.

간호의 질과 안전교육(QSEN)은 간호교육의 최신 표준이다. 1990년대 후반 의학 연구소 및 다른 기관들은 의료서비스 제공의 질과 안전성을 개선할 필요성을 인식하였다. 보고서에 따르면, 미국의 의료 시스템은 환자의 안전 및 근거기반 서비스 제공이 부족하고, 환자중심의 요구에 대한 존중 및 책임이 부족하다. 또한 대기시간을 줄이고, 환자의 지리적 위치나 사회 · 경제적 상태에 근거하지 않은 간호제공으로 인한 낭비를 줄일 필요가 있다.[6] 또한 간호학생들이 핵심역량을 갖춘 교육을 받을 수 있도록 협회가 기준을 개정할 필요가 있었다. "국가 주도적인 간호의 질과 안전교육"은 quality and safety education for nurses(QSEN)으로 알려져 있다. QSEN의 주요 목표는 의료환경에서 미래 간호사들이 자질, 간호 및 안전을 향상시키는 데 필요한 지식, 기술 및 태도(knowledge, skills, attitudes, KSAs)를 갖추도록 준비하는 것이다.[6] QSEN은 6개의 역량에 기초한다[BOX 5-1].

간호실무의 질과 안전 문제에 좀 더 초점을 맞추면서, 예비간호사들의 안전과 간호의 질에 대한 능력이 부족하다는 점을 발견하였다. 초점이 안전과 간호의 질로 바뀌면서, 새로운 교육 모델이 필요하였다. 이러한 새로운

BOX 5-1 간호의 질과 안전교육

1. **환자중심간호**: 통제의 근원으로 그리고 완전한 파트너로서 환자 또는 위임자를 인식한다. 환자의 선호도, 가치 및 요구를 기반으로 한 공감과 조정된 간호를 제공한다.
2. **질 향상**: 자료를 사용하여 간호과정의 목표를 모니터링하고, 건강관리 체계의 품질과 안전을 지속적으로 증진하기 위해 변경사항을 설계하고 테스트하는 개선 방법을 사용한다.
3. **안전**: 환자에게 미치는 피해의 위험을 최소화하고, 체계적인 효과성과 개별적인 수행을 통해 최적의 건강관리를 제공한다.
4. **정보학**: 정보와 기술을 사용하여 의사소통하고, 지식을 관리하고, 오류를 완화하고, 의사결정을 지지한다.
5. **팀워크 및 협업**: 간호 및 업무 팀 내에서 효과적으로 기능하며, 질적인 환자간호를 위해 열린 의사소통, 상호존중 및 공동 의사결정을 촉진한다.
6. **근거기반실무**: 최적의 건강관리를 위하여 임상전문지식과 환자/가족의 선호도 및 가치와 더불어 최신 근거를 제공한다.

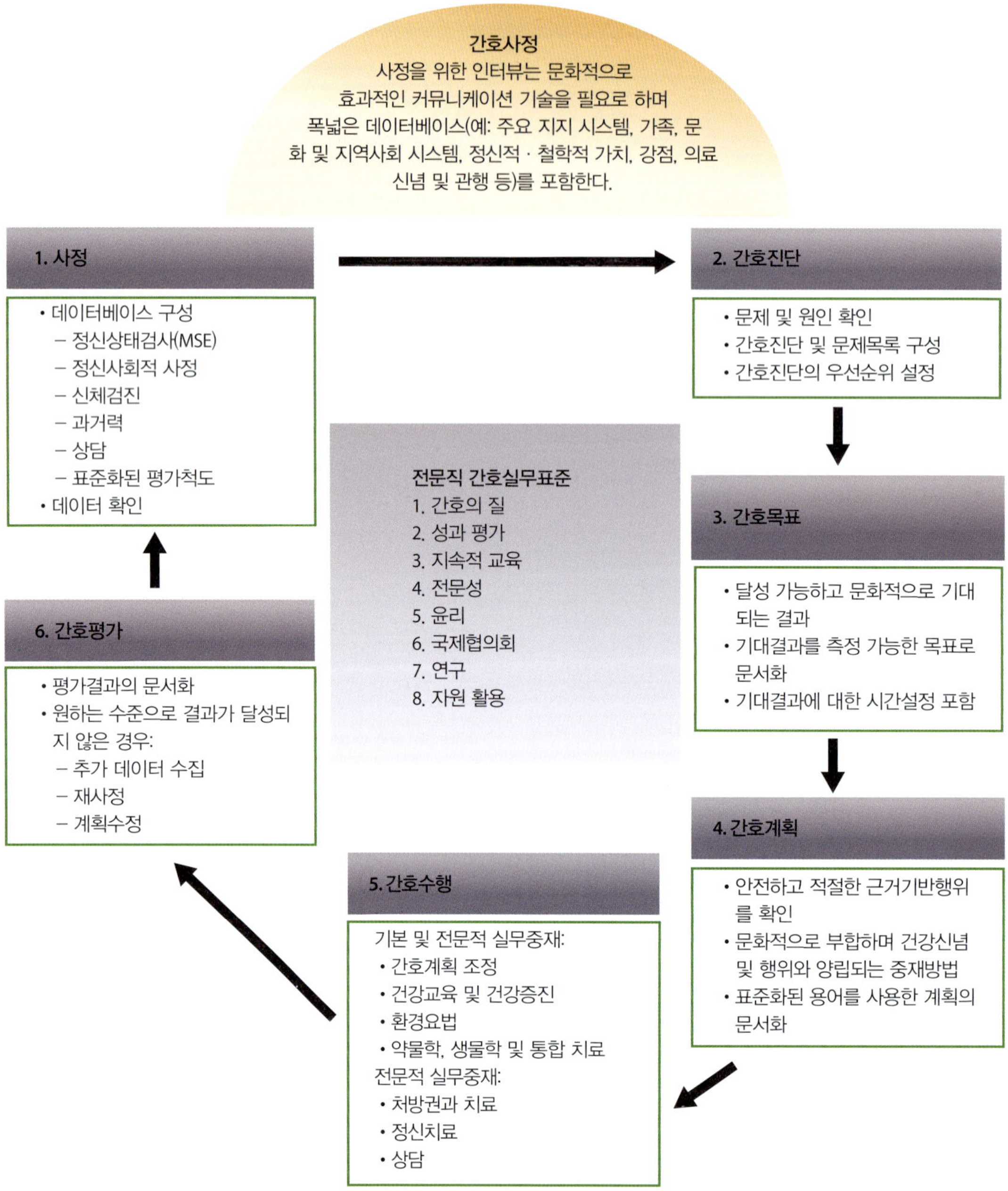

그림 5-1 정신건강간호과정

모델은 학생에게 시뮬레이션을 통해 안전한 환경과 현실에 기반한 상황에서 지식과 기술을 통합한 학습 경험을 제공한다. 시뮬레이션은 임상환경의 현실을 모방하는 활동으로, 역할연기 기법과 상호작용 비디오, 마네킹과 같은 장치의 사용을 통해 절차, 의사결정 및 비판적 사고를 시연하도록 설계된다.[9] 아바타, 연극, 역할연기 또는 장애가 있는 환자의 비디오와 오디오 같은 가상의 임상 환경에서 사용되는 장치는 환자에게 피해를 주지 않고 지식, 기술 및 태도를 구현할 수 있는 기회를 준다. 간호 교육자는 점점 더 교육과정과 교수법에 대한 QSEN의 6가지 역량(환자중심간호, 팀워크 및 협업, 질 향상, 근거중심실무, 안전, 정보과학)을 통합하고 있다. 이러한 간호 및 의료 교육에서의 임상 시뮬레이션 사용을 실무기반학습performance-based learning이라고 한다.

실무기반학습은 근본적으로 의료 및 간호 교육을 변화시키고 있는 추세이다. 수행기술은 교수와 학생들의 전통적인 역할의 변화를 요구하는 상호작용 전략을 통해 더 효과적으로 배울 수 있다. 점점 더 강의에 중점을 덜 두고 실제 술기 역량을 확보하기 위해 협업 및 시뮬레이션 실습전략에 학생들과 함께 참여하는 것이 늘어나고 있다.

정신건강간호실무표준

1. 표준 1: 간호사정

정신건강간호사는 대상자의 건강 및 상황에 따른 포괄적인 건강자료를 수집하고 통합한다.[1)]

대상자를 다양한 부분의 복합적인 조합으로 보는 관점은 간호사의 전인적인 간호접근법과 일치한다. 신체적 질환이 있는 대상자를 돌보는 간호사는 민족성, 성 지향 및 나이뿐 아니라 심리적, 사회적, 문화적, 환경적, 기능적 및 영적 문제에 대한 인식을 포함한 전인적 관점을 가지는 것이 이상적이다. 마찬가지로, 정신건강분야에서 일하는 간호사는 과거와 현재의 병력, 최근의 신체검진 및 환자가 겪고 있는 신체적 불편함을 평가하거나 관찰할 필요가 있으며, 신체적으로 불안정한 상태나 행동을 기록해야 한다.

간호사는 근거기반사정기술을 사용하여 종합적인 데이터를 수집한다. 사정은 간호사, 의사, 사회복지사, 영양사 및 다른 치료사를 포함한 다양한 전문가에 의해 수행된다. 모든 환자는 퇴원을 준비하는 간호계획에 대해 근거를 가진 치료를 시작하는 데 있어 간호사정이 이루어져야 한다.

간호사정 이후에는 환자의 상태가 변화하고 개선되기를 기대하면서 지속적이고 체계적인 자료수집을 한다. 환자가 자살시도를 하는 것에 대한 간호가 시작되면 중재의 초기 초점은 부상으로부터의 보호에 있다. 비상 상황에서 즉각적인 중재는 최소한의 자료를 기반으로 한다. 그러나 모든 상황에서 환자가 법적 동의를 제공해야 하며, 환자는 반드시 HIPAA(health insurance portability and accountability act) 지침의 사본을 받아야 한다. 기본적으로 HIPAA 개인정보보호규칙의 목적은 개인의 건강 정보가 적절하게 보호되도록 하는 동시에, 의료제공자가 고품질 의료를 제공하고 촉진하기 위해 개인의료정보를 획득하도록 하는 것이다(USDHHS, 2003).

관련 자료를 검색 가능한 형식으로 문서화한다. 간호면담에 필요한 시간은 평가 양식과 환자의 응답 패턴에 따라 달라진다. 비상 상황에서 즉각적인 중재는 필수적인 것이며 이는 최소한의 자료에 의해 이루어질 수도 있다.

가능한 환자, 가족, 기타 의료기관 기타 지원시스템을 전체 자료수집에 포함한다. 자료수집을 위한 간호사의 주요 출처는 환자이다. 그러나 평가 정보를 완전히 다른 출처에 의존하거나 보충할 필요가 있는 경우가 있을 수 있다. 이러한 2차적인 출처는 정신질환, 침묵, 안절부절, 긴장증을 겪고 있는 환자를 돌볼 때 매우 가치가 있을 수 있다. 보조적인 출처는 가족, 친구, 이웃, 경찰, 의료종사자 그리고 이전의 의료 기록 등이다.

1) 간호사정의 고려사항

(1) 연령

① 아동의 사정

우리 사회에서 10명 중 한 명의 아동이 정신질환을 겪고 있다고 추산된다.[2)] 아동과 효과적으로 면담하기 위해 면담자는 인지적, 사회적, 정서적 발달에 대한 기초적인 지식이 있어야 하며, 아동발달에 대한 경험이 있어야 한다.[16)] 또한 아동과의 면담에는 보호자의 역할이 중요하다.

아동을 사정할 때는 다양한 출처에서 자료를 수집하는 것이 중요하다. 비록 아동이 내적 감정과 정서를 설명하는 데 있어서 가장 좋은 출처이지만, 보호자가 아이의 행동에 대해 가장 잘 설명할 수 있다.

보호자들은 또한 아이들의 말과 대답을 해석하는 데 도움을 준다. 하지만, 특별히 학대가 의심되는 경우에, 아동이 정보를 공유하기를 꺼려한다면, 별도의 면담을 하는 것이 바람직하다.[2)]

아동을 평가할 때에는 발달수준을 고려해야 한다. 아동의 정신질환의 특징 중 하나는 바로 이전 수준의 발달로 돌아가는 경향이다. 유아가 엄지손가락을 빼는 것은 발달상으로 적절하지만, 아동에게는 드물다.

아동의 사정은 면담과 관찰을 병행한다. 놀이하는 아

이들을 관찰하는 것은 그들의 기능에 대한 중요한 단서를 제공한다. 나이에 맞는 스토리텔링, 인형놀이, 그림놀이 또는 게임을 하는 것은 어린이가 표현하는 데 어려움을 겪을 수 있는 중대한 문제와 고통스러운 문제를 판단할 때 평가 도구로 유용하다. 아동을 사정할 때는 반드시 아동의 발달 수준에 맞게 진행한다. 항상 익숙한 단어와 나이에 맞는 어휘를 사용해야 한다. 일반적으로 아동 · 청소년 정신의학 분야에서 특별한 훈련을 받은 임상가/간호사가 어린 아동을 사정한다.

② 청소년의 사정

모든 환자들은 비밀유지에 대해 걱정한다. 특히 청소년에게는 더 중요하다. 청소년은 간호사에게 하는 말이 무엇이든 부모님께 전달되는 것을 두려워할 수 있다. 면담의 최소한 일부는 보호자가 참석하지 않은 상태에서 진행해야 한다. 청소년들은 기록이 비공개적이고 치료팀이 어떻게 정보를 공유할 것인지에 대한 설명을 처음부터 들어야 한다. 물질남용이나 성적 학대와 같은 민감한 사안과 관련된 질문은 비밀이 유지되어야 한다.[2] 그러나 자살이나 살인의 위협, 불법 약물사용 또는 학대문제는 부모 또는 다른 전문가들과 공유해야 한다. 청소년을 평가할 때 위험요인을 식별하는 것도 주요 목표 중 하나이므로, HEADSSS 인터뷰라고 불리는 간단한 구조화된 인터뷰 기법을 사용하는 것이 도움이 된다[BOX 5-2].

③ 노인의 사정

노인사정 시 특별한 주의가 필요하다. 간호사는 환자의 모든 감각상태(시 · 청각 결손), 운동 상태(걷기 · 균형유지의 어려움) 또는 신체적 상태(심장문제)에 대해 사정하며, 정신적 · 정서적 사정동안 불안, 스트레스 혹은 신체적 불편감이 증가될 수도 있음을 고려해야 한다.

환자에 대한 사정을 시작할 때 환자가 가질 수 있는 신체적 결함을 확인하고 이를 수용하는 것이 현명하다. 예를 들어, 환자가 귀가 잘 들리지 않는 경우, 좀 더 천천히 분명하게 말하고, 환자의 개인적인 공간을 침범하지 않는 범위에서 가까이 앉도록 한다.

(2) 언어 장벽

정신건강간호사들이 건강과 질병에 영향을 미치는 복잡한 사회 · 문화적 요인들을 철저하게 이해하고 있다면 환자에게 더 많은 도움을 줄 수 있다. 간호사의 문화적 신념과 건강간호실무에 대한 인식은 비효율적인 간호 및 간호를 평가하는 능력을 방해할 수 있는 상투적인 측면을 최소화하는 데 도움을 줄 수 있다. 실제로, 문화적으로 다양한 배경을 지닌 환자는 간호사가 대상자의 가치와 사회적 환경을 간호계획에 포함시킬 때 더 좋은 결과가 나타날 것이다.[2),10)]

의료 전문가들은 환자의 병력과 의료 요구를 이해하기 위해 통역사가 필요하다. 전문적으로 훈련된 통역사는 환자의 문화, 사투리, 풍습, 영어와 환자의 고유언어 모두에 능숙해야 하며, 비밀을 유지하고 구체적인 지침을 따라야 한다.[2]

BOX 5-2 심리사회적 면담기술(HEADSSS)

- **H**ome environment(가정환경): 부모와 형제와의 관계
- **E**ducation and employment(교육수준과 직업): 학교성적
- **A**ctivities(활동): 운동, 방과 후 활동, 또래관계
- **D**rug, alcohol, or tobacco use(마약, 술, 담배 사용)
- **S**exuality(성정체성): 부모의 성생활, 안전한 성생활, 피임사용, 성 생활양식의 대안적 수행
- **S**uicide risk(자살위험), symptoms of depression(우울증상), other mental disorder(기타 정신질환)
- **S**avagery(폭력성): 가정환경이나 이웃 간의 폭력이나 학대

2) 정신간호사정의 목표

- 심리적 관계를 형성한다.
- 현재의 문제 혹은 주 호소에 대하여 이해한다.
- 기초 활력징후와 신체상태를 확인한다.
- 환자 및 타인의 안전에 대한 위험요소를 사정한다(자해/타해).
- 정신상태검사를 수행한다.
- 심리사회적 상태를 사정한다.
- 치료의 상호 목표를 설정한다.
- 환자의 즉각적인 상태와 요구에 대해 우선순위대로 간호계획을 세운다.
- 검색 가능한 형식으로 자료를 기록한다.

3) 자료수집

(1) 체계의 검토

정신-신체체계의 관계는 정신질환을 이해하고 치료하는 데 있어 중요하다. 정신질환치료를 위해 입원한 대부분의 환자는 일차진료제공자에 의해 철저한 신체검진을 받는다. 마찬가지로, 대부분의 간호사정에는 필수적인 통계의 기준치를 찾는 것, 신체체계에 대한 과거와 현재상태를 검토하는 것 그리고 알레르기 반응의 기록 등과 같은 신체적 구성요소를 포함한다.

특정한 신체적 조건을 가진 사람들은 우울증과 같은 정신질환에 더 걸리기 쉬울 수 있다. 일반적으로 다발성 경화증의 질병 과정이 실제로 우울증을 유발할 수 있다. 전형적으로 우울증과 관련된 다른 의학적 질병은 관상동맥질환, 당뇨, 뇌졸중이다. 실제로, 2011년의 한 연구는 우울증과 당뇨 둘 다 있는 여성이 우울증 또는 당뇨 한 가지만 있는 여성보다 사망률과 심혈관질환에 걸릴 위험이 훨씬 더 높다는 것을 보여 주었다.[3] 따라서 우울증이나 불안의 의학적 영향요인에 대해 평가될 필요가 있다.

정신질환과 비슷하게 보일 수 있는 많은 의학적 상태가 있다[BOX 5-3]. 마찬가지로, 우울증이 의학적으로 진단받은 이차적인 진단일 경우에는 미처 인식할 수 없어 치료를 받지 못할 수도 있다. 이와 반대로 정신질환은 복통, 두통, 무기력, 불면증, 극심한 피로감과 같은 신체적 증상을 야기할 수 있다. 따라서 의료체계에 제공되는 모든 환자는 정확한 진단과 적절한 치료를 보장받기 위해 의학적 및 심리학적 건강평가 모두를 받아야 한다.

(2) 임상검사 자료

갑상선기능저하증과 같은 질환은 우울증처럼 보일 수 있고, 갑상선기능항진증은 조울증의 조증단계로 보일 수 있다. 간단한 혈액검사는 갑상선장애와 기분장애를 구분할 수 있다. 비정상적인 간수치는 성급함, 우울증, 무기력을 나타낼 수 있고, 만성 신장질환이 있는 사람들은 혈중 요소질소와 전해질 농도가 비정상일 때 같은 증상으로 고생한다.

BOX 5-3 정신질환처럼 보이는 의학적 상태

우울증

신경학적 질환
- 뇌혈관질환(뇌졸중)
- 알츠하이머병
- 뇌종양
- 헌팅턴병
- 간질(발작장애)
- 다중경화증
- 파킨슨병
- 암

감염
- 단핵증
- 뇌염
- 간질환
- 3차 매독
- 인체면역결핍바이러스(HIV)감염

내분비장애
- 갑상선기능저하증 및 갑상선기능항진증
- 쿠싱증후군
- Addison병
- 부갑상선질환

위장장애
- 간경화
- 췌장염

심혈관질환
- 저산소증
- 울혈성 심부전

호흡장애
- 수면무호흡

영양장애
- 티아민결핍
- 단백질결핍증
- B_{12}결핍증
- B_6결핍
- 엽산결핍

콜라겐혈관질환
- 루푸스병
- 류마티스관절염

불안

신경학적 질환
- 알츠하이머병
- 뇌종양
- 중풍
- 헌팅턴병

감염
- 뇌염
- 수막염
- 신경 매독
- 패혈증

내분비장애
- 갑상선기능저하증 및 갑상선기능항진증
- 부갑상선기능저하
- 저혈당증
- 크롬친화세포종
- 유암종

대사장애
- 저칼슘혈증
- 저칼륨혈증
- 급성 간헐성 포르피린증
- 간부전

심혈관질환
- 협심증
- 울혈성 심부전
- 폐색전증

호흡장애
- 기흉
- 급성 천식
- 폐기종

약물효과
- 자극제
- 진정제(금단)
- 납중독, 수은중독

정신증

내과질환
- 측두엽간질
- 편두통
- 측두동맥염
- 후두개종양
- 기면증
- 뇌염
- 갑상선기능저하증
- Addison병
- HIV감염

약물효과
- 환각제(예: LSD)
- Phencyclidine
- 알코올금단현상
- 자극제
- Cocaine
- 부신피질호르몬

(3) 정신상태검사

정신건강사정의 기본은 정신상태검사mental status examination, MSE이다. MSE의 목적은 개인의 현재 인지과정을 평가하는 것이다. 심각한 장애가 있는 환자의 경우 정신건강의료 전문가가 매일 정신상태검사를 관리하는 것이 일반적이다. [BOX 5-4]는 정신상태검사의 요소이다.

일반적으로 MSE는 객관적 자료수집을 돕는다. 간호사는 환자의 신체적 행동, 비언어적 의사소통, 외모, 언어패턴, 기분과 정동, 사고 내용, 인지, 인지능력, 통찰력과 판단력을 관찰한다.

(4) 정신사회적 사정

정신사회적 사정은 간호계획을 세우기 위한 추가 정보를 제공한다.

- 주 호소(환자 자신의 언어로 표현되는)
- 폭력적, 자살적 또는 자기 반복적 행동 이력
- Alcohol 그리고/또는 약물남용
- 가족 정신의학적 이력
- 약물 및 보완적 치료를 포함한 개인 정신치료
- 스트레스 요인 및 대처 방법
- 일상생활활동의 질
- 개인적 배경
- 지지체계를 포함한 사회적 배경
- 치료를 위한 약점, 장점 및 목표
- 인종적, 민족적, 문화적 신념 및 관행
- 영적인 믿음이나 종교적인 관행

환자의 정신사회적 과거력은 대부분 사정의 주관적인 부분이다. 과거력의 초점은 환자의 현재 생활방식 그리고 전반적인 삶에 대한 인식과 기억이다(예: 가족, 친구, 교육, 직업 경험, 대처 방식, 정신적, 문화적 신념) [BOX 5-5].

(5) 영성/종교적 사정

영성과 종교적인 믿음은 종종 간과되는 치료의 요소지만, 수많은 연구에서 영적인 부분이 사람들이 병을 극복하고 수술에서 회복하는 데 도움을 준다고 소개한다. 영성과 종교적 믿음은 사람들이 삶의 의미와 목적을 이해하는 방법과 문제를 해결하기 위한 판단에 영향을 미칠 수 있는 잠재력을 가지고 있다.

영성과 종교는 서로 배타적인 것은 아니지만 다르다. 영성은 우리 삶에서 우리가 어떻게 의미, 희망, 목적 그

BOX 5-4 정신상태검사(MSE)

개인정보
- 연령
- 성별
- 결혼 상태
- 종교적 선호도
- 인종
- 민족 배경
- 직업
- 생활 준비

외모
- 청결 및 복장
- 위생
- 동공 확장 또는 수축
- 표정
- 키, 체중, 영양 상태
- 피어싱, 문신을 한 흔적, 흉터 등
- 외관과 나이의 차이

행동
- 과도하거나 몸의 움직임이 감소함
- 특이한 몸의 움직임(예: 환경 살피기, 이상하거나 반복적인 몸짓, 의식수준, 균형 및 걸음걸이)
- 비정상적인 움직임(예: 지연성 운동 장애, 떨림)
- 눈맞춤 수준(문화적 차이를 염두에 두고 유지)

말
- 속도: 느리고 빠르고 정상
- 크기: 크고 부드러우며 정상
- 장애(예: 발음 문제, 어눌함, 말 더듬기, 중얼거림)
- 혼란(예: 빠르고, 혼란하고, 혀가 짧은 말)

정동과 기분
- 정동: 평평함, 단조로움, 생기있음, 분노, 위축, 상황에 적합함
- 기분: 슬픔, 불안정, 다행감

사고
- 사고과정(예: 혼란, 지리멸렬, 사고의 비약, 신조어, 사고차단, 우회증)
- 사고 내용(예: 망상, 강박, 자살충동)

지각장애
- 환각(예: 청각, 시각)
- 착각

인지능력
- 지남력: 시간, 장소, 사람
- 의식수준(예: 명료, 혼동, 혼탁, 혼미, 무의식, 혼수)
- 기억: 예전 기억, 최근, 현재
- 지식수준
- 주의력: 7을 연속으로 빼기, 숫자 범위 테스트
- 추상성: 유의어, 속담을 포함한 테스트의 수행
- 병식
- 판단

BOX 5-5 정신사회사정

A. 이전의 입원 경험
B. 학력
C. 직업
  1. 직업이 있는가? 어디에서 일하는가? 얼마나 오래 일하는가?
  2. 특기
D. 사회적 패턴
  1. 가족에 대한 묘사
  2. 친구에 대한 묘사
  3. 환자는 누구와 함께 사는가?
  4. 위험이 닥칠 때 환자는 누구에게 가는가?
  5. 누가 환자의 가족에서 결정을 하는가?
  6. 일상적인 날에 대한 묘사
E. 성 패턴
  1. 성생활을 하고 있는가? 안전한 성생활을 하고 있는가? 피임을 사용하는가?
  2. 성별불쾌감
  3. 성장애
F. 흥미와 능력
  1. 환자는 여가 시간에 무엇을 하는가?
  2. 환자는 어떤 운동, 취미, 여가활동에 참여하는가?
  3. 환자가 어떤 특별한 활동이나 취미에 뛰어난가?
  4. 어떤 것이 환자에게 어떤 기쁨을 주는가?
G. 남용 및 오용
  1. 환자는 어떤 약물을 복용하는가? 빈도는? 용량은?
  2. 환자는 어떤 약초 혹은 처방전 없이 살 수 있는 약물을 복용하는가? 빈도는? 용량은?
  3. 환자는 어떤 항정신병약물을 복용하는가? 빈도는? 용량은?
  4. 환자는 하루에 술을 몇 잔을 마시는가? 일주일에 몇 번?
  5. 환자는 어떤 진정제를 복용하는가? 빈도는? 용량은?
  6. 환자가 약물의 사용을 문제로 인식하고 있는가?
H. 상황대처 능력
  1. 환자는 화가 나면 어떻게 하는가?
  2. 환자는 화가 날 때 누구에게 말을 할 수 있는가?
  3. 스트레스를 푸는 데 보통 무엇이 도움이 되는가?
  4. 환자는 이번에는 무엇을 시도했는가?
I. 영적 사정
  1. 환자는 영적인 또는 종교를 가지고 있는가?
  2. 환자에게 힘과 희망을 주는 것은 무엇인가?
  3. 환자가 정신적/종교적 활동에 참여하고 있는가?
  4. 종교적/정신적 관행이 환자의 삶에서 어떤 역할을 하는가?
  5. 환자의 영적/종교적 믿음이 스트레스를 받는 상황에서 도움이 되는가?
  6. 환자의 종교적, 정신적, 문화적 믿음 안에서 식이 요법이나 의학적인 중재에 제한이 있는가?
J. 문화 사정
  1. 환자는 통역이 필요한가?
  2. 환자가 아프게 되면 처음으로 그 병을 치료하기 위해 무엇을 하는가?
  3. 환자는 어떻게 이 병에 대처하고 있는가?
  4. 환자의 문화에서 이러한 상태(의학적 또는 정신적)를 어떻게 볼 수 있는가?
  5. 환자의 의료/치과 문제를 다루는 환자의 문화 내에서 특별한 건강관리 관행이 있는가?
  6. 환자의 문화에서 정신병에 대한 태도는 어떠한가?
  7. 환자가 자신을 돕는 문화적 믿음을 가지고 있는가?
  8. 환자의 식단은 특정 문화로 구성되어 있는가? 그렇다면, 어떤 음식이 환자의 식단에 포함되어서는 안 되는가?

리고 삶의 평화를 찾는지를 나타낸다. 영성은 보편적인 개인질문과 요구를 중심으로 한 내부적인 현상이다.

종교는 믿음, 숭배의 패턴 그리고 상징들을 포함하는 외부 체계이다. 종교적 소속은 개인의 영적인 믿음을 더 큰 조직이나 기관과 연결하기 위한 선택이며, 일반적으로 의식을 포함한다. 종교 단체에 의지하는 것은 힘든 시기에 도움을 줄 수 있다. 많은 사람들에게, 기도는 치유에 있어서 희망, 편안함 그리고 지지의 원천이다.

영적, 종교적 행위는 건강한 행동, 사회적 지지, 삶의 의미를 강화하는 것으로 설명되는데, 이는 정신적, 신체적 스트레스 감소와 관련된다[BOX 5-5].

O'Riordan(2010)[13]의 인용에 따르면, 일반적으로 전반적인 건강, 건강관리 활용 및 결과의 관점에서 볼 때, 영적 측면에서 신앙심 클 때 일반적으로 더 나은 건강결과와 관련이 있는 것으로 입증되었다.

(6) 문화와 사회 사정

다문화 대상자가 늘어남에 따라 간호사들은 독특한 문화적 건강관리신념, 가치 및 관행을 중심으로 간호평가, 간호진단 및 후속 간호를 계획할 필요성이 증가하고 있다. 모든 정신건강전문가, 특히 간호사는 건강과 질병에 영향을 미치는 사회문화적 요인들의 복잡성에 대한 이해를 높여야 한다. 개인적인 문화적 신념과 건강관리 관행에 대한 지식은 환자의 고정 관념과 낙인을 완화시킬 수 있다[BOX 5-5].

(7) 자기인식 사정

자기인식은 긍정적인 특성이며, 효과적인 면담을 최적으로 수행하기 위해 높은 수준의 심리적, 정서적, 사회문화적 자기인식을 필요로 한다.

우리 모두는 개인적인 편견과 "컨디션이 좋지 않은 날"(즉, 슬프거나 화가 난 날들)이 있고, 면담 결과에 대한 자신의 기대를 가지고 있다. 우리가 개인적 편견과 정서 상태를 의식적으로 인식하는 것은 우리 앞에 있는 대상자에 대한 이해에 영향을 미치고 왜곡할 수 있다고 인식하는 데 도움을 준다.[16]

개인의 사회문화적 믿음이 본질적으로 다른 배경의 사람과의 상호작용에 영향을 미칠 수 있다고 인식하는 것이 옳다. 또한 면담하기 전에 자신의 기분이 어떤지를 생각해야 한다. 1가지 방법은 노련하고 효과적인 정신과 간호사나 임상가의 임상적 감독을 받는 것이다. 또 다른 좋은 방법은 인터뷰를 하는 동안 녹화하는 것이다. 비록 이러한 과정이 고통스러울 수도 있지만, 자기를 인식하는 데 도움이 되고 환자에 대한 인식도 증가시킨다.

인터뷰 직후 환자가 말한 내용을 메모하는 것은 유용한 연습이 되는데, 이는 이러한 "말 그대로" 기록하는 것이 무엇을 놓쳤는지에 대한 전반적인 평가를 제공하기 때문이다. 이러한 평가 방법은 간호 교육에서 과거만큼 인기가 있지는 않지만 의사소통 능력을 향상시키는 데 있어 중요한 학습 경험의 기회를 제공한다.

4) 타당성 있는 사정

환자에 대한 보다 자세한 정보를 얻기 위해서는 외부 자료를 살펴보는 것이 도움이 된다. 응급실 기록은 개인이 보여 주는 행동과 문제를 이해하는 데 귀중한 자료가 될 수 있다. 적대 행위와 법적인 침해가 발생한 경우에는 경찰 보고서를 이용할 수 있을 것이다. 정보 양식을 사용하는 것은 이전에 입원했던 정보를 확인하고, 현재 정보를 확인하여, 데이터베이스에 새 정보를 추가하는 방법이다. 과거에 환자가 정신과에 입원했던 경우, 환자의 이전 기능과 행동 수준에 대한 정보를 통해 임상적으로 판단할 수 있는 기준을 마련할 수 있다. 기록을 살펴보려면 환자나 다른 적절한 보호자가 동의를 해야 한다.

5) 평가척도 사용하기

표준화된 평가척도는 정신적 평가 및 모니터링에 유용하다. 평가척도는 임상가에 의해 수행되지만, 대부분은 스스로 수행한다. [표 5-1]에 현재 사용되는 일반적인 척도 중 일부를 보여 준다.

이 평가도구는 정신질환평가에서 중요한 영역이다. 대부분의 대답은 주관적이므로 임상의는 치료계획을 세우고 환자에 대한 지식에 의존할 때 이 도구를 가이드로 사용한다.

QSEN 질과 안전: 간호사정

환자 평가 시 사용 가능한 고유한 일부 QSEN 역량은 다음과 같다.

- **환자중심간호**: 임상면담의 일부로 환자의 가치, 선호도 및 표현된 요구를 높인다.
- **정보과학**: 전자건강기록, 연구문헌을 탐색하고 환자와 의료제공자 모두에게 적합한 앱을 찾아준다.
- **팀워크 및 협업**: 통역사의 필요성을 확인하고, 환자 및 가족이 건강목표를 달성하도록 돕기 위해 다른 개인이나 집단의 참여를 인식한다.

2. 표준 2: 간호진단

정신건강간호사는 위험 수준을 포함한 간호와 간호에 초점을 맞춘 영역, 문제 및 진단을 결정하기 위해 사정자료를 분석한다.[1)]

표 5-1 표준화된 척도

적용	척도
우울	Beck의 우울증척도 노인우울척도(GDS) Hamilton의 우울증척도 Zung의 자가평가우울증척도 우울증 선별도구(PHQ-9)
불안	수정된 Spielberger State 불안척도 Hamilton 불안평가척도
물질남용장애	중독중증도지수(ASI) 회복태도 및 치료평가(RAATE) 간이 약물남용 선별검사(B-DAST)
강박충동행동	Yale-Brown 강박충동척도(Y-BOCS)
조증	조증점수척도
조현병	음성증상사정을 위한 척도(SANS) 간이심리점수척도(BPRS)
비정상적 움직임	비정상 불수의운동척도(AIMS) Simpson 신경점수척도
일반정신사정	간이정신병리평가척도(BPRS)
인지기능	간이정신상태검사(MMSE) 인지기능선별검사(CCSE) 알츠하이머점수척도(ADRS) 기억 및 행동문제 체크리스트 기능사정 선별도구(FAST) 전반적 악화척도(GDS)
가족사정	McMaster 가족사정도구
섭식장애	섭식장애지수(EDI) 신체태도검사 섭식장애를 위한 진단적 설문

1) 간호진단단계

간호진단은 환자의 반응, 요구, 실제 및 잠재적 정신질환, 정신건강문제, 위험 수준 및 잠재적인 공존 신체질환에 대한 임상적 판단이다. 실제 또는 잠재적 문제는 정신질환(자해, 절망감), 의학적 장애(비효율적인 호흡양상) 또는 기동성장애(손상된 신체의 움직임)와 관련될 수 있다. 간호진단은 "간호사에게 책임감을 가지고 목표를 달성하기 위한 간호중재를 선택하는 근거를 제공한다." 잘 선택된 그리고 잘 진술된 간호진단은 간호목표와 중재에 대한 선택의 기초가 된다.[12]

(1) 표준간호진단

표준간호진단에는 문제problem(미충족 요구), 원인etiology(가능한 원인) 및 행동특성defining characteristics(명시한 문제를 지지하는 징후와 증상signs and symptoms)의 3가지 구성요소가 있다.

문제: 문제 또는 미충족 요구는 현재 환자의 상태를 설명한다. 치료할 수 있는 간호사의 영역 내에 있는 문제를 간호진단이라고 한다(예: 자해)

원인: 원인은 간호진단명의 수립이나 유지와 관련이 있는 요소를 포함한다. 관련요인은 우리에게 효과적인 건강상의 변화를 위해 무엇을 해야 하는지를 알려 주고 간호중재를 통해 무엇을 목표로 삼아야 하는지 알려 준다(예: 신체상의 손상과 관련된 자해)

동일한 간호진단을 받은 사람의 간호계획을 확인하는 데 있어서의 차이는 환자 개개인의 고유한 "원인과 지지자료"와 관련이 있다는 점에 유의한다.

행동특성(징후와 증상): 징후와 증상은 환자의 객관적이고 측정 가능한 징후와 환자의 현재 상황을 반영하는 주관적인 증상으로 형성된 "행동특성"이다. 행동특성은 진단과 관련될 수 있으며, 다음과 같은 단어와 관련될 수 있다.

손상된 신체상과 관련된 자해 진단을 검증하는 행동특성은 다음을 포함할 수 있다.

- 부적절한 충동조절
- 자신에게 가한 자해
- 비효율적인 대처능력
- "나는 너무 못생겼어요. 자해를 할 때, 나에 대해 좀 더 좋게 느껴요."와 같은 말.

따라서 완성된 간호진단은 (1) **문제**, 중재가 필요한 분야 (2) **원인**, 문제를 악화시키는 원인이 되는 것 (3) **행동특성**, 진단(문제)의 타당성을 지지하는 객관적이고 주관적인 자료를 포함한다.

자해 + 손상된 신체상과 관련된 + 충동성, 자해행위 그리고 고통스러운 감정을 완화하기 위해 자해가 도움이 된다는 진술이 근거가 됨

(2) 위험진단

"위험" 진단은 환자의 안전을 보장하기 위해 잠재적으로 불필요하거나 위험한 미래의 사건을 예방하는 데 도움을 주기 위해 이루어진다. 예를 들어, 최근 고관절 치환술을 받은 노인환자의 경우 "낙상 위험성+수술 후 상태와 불안정한 걸음걸이(위험요인)와 관련된"의 간호진단이 필요할 수 있다. 자살충동을 느끼는 대상자에게는 우울증을 앓고 있고, 과거에 자살을 시도하고, 충동조절이 약하고, 죽고 싶다고 말한 사람에게 "자살위험"진단이 적합할 것이다.

NANDA-I에서는 "위험" 진단 시 개인을 잠재적 문제에 취약하게 하는 위험 진단+위험 요인(위험 관련 행동)을 진단에 포함해야 한다고 제안한다. 아직 문제가 발생하지 않았기 때문에, NANDA-I은 "관련된 원인"이 없을 수 있다고 제시한다. 따라서 위에서 언급한 자살위험 대상자에 대한 적절한 간호진단은 죽고 싶다고 말하며, 우울증이 진단되었으며, 이전에 자살을 시도했던 상태와 관련된 자살의 위험이 될 것이다.

(3) 건강증진진단

건강증진진단은 임상 관찰을 통해서 또는 환자(가족, 그룹 등)가 의사를 표시할 때 사용하며, 특정한 건강 행동을 강화하기 위한 의향과 희망을 나타낼 때 사용한다. 건강증진 진단은 항상 "향상을 위한 준비"의 형태로 제시되며 세부특징이 뒷받침된다. 건강증진 진단의 경우에는 "관련" 요인(건강증진 동기)을 이미 알고 있기 때문

에 이들 요인은 문제 진술에 명시되지 않는다. 예를 들면, 향상된 자아개념을 위한 준비+자아개념을 강화하고 한계와 강점을 수용하려는 의지로 입증된(행동특성) 것으로 볼 수 있다.

QSEN 질과 안전: 간호진단

- 환자중심간호: 환자의 요구, 선호도 및 그들의 문화적 매개변수 내의 가치를 포함하여 환자중심간호의 다면성에 대한 이해를 통합한다.

3. 표준 3: 간호목표

정신건강간호사는 기대되는 결과를 확인하고 대상자의 목표를 상황에 맞게 개별화하여 계획한다.[1)]

1) 목표결정

목표기준은 근거기반 간호중재를 통해 현실적으로 달성할 수 있는 환자건강의 최대수준을 반영하는 것이다. 간호진단이 간호문제를 식별하는 반면, 목표는 원하는 변화를 반영한다. 기대되는 결과는 관리의 지속성에 대한 방향을 제시하며, 문화적으로 적절하다. 목표는 측정 가능하게 제시되며, 근거기반중재를 통해 달성할 수 있고, 달성을 위한 예상시간을 포함한다. 따라서 목표기준은 환자중심적이고, 개별적이며, 달성 가능한 목표로 문서화되어 있다.[1)]

Moorhead 등(2013)은 간호결과분류nursing outcomes classification, NOC의 표준화된 간호목표목록을 작성하였다. NOC는 간호중재가 환자, 가족 및 지역사회의 건강에 영향을 미치는 총 490개의 표준화된 목표를 포함하고 있다. 각 목표에는 관련된 환자상태를 판단하는 데 사용되는 지표 그룹이 있다. [표 5-2]는 자살자기억제suicide self-restraint의 목표에 대하여 제안된 NOC 지표를 제공하며, 각 지표의 달성정도를 1점(전혀 달성되지 않음)~5점(지속적으로 유지됨)까지 Likert 척도로 보여 준다.

표 5-2 자살자기억제(NOC)[11)]

정의: 자살 제스처와 시도를 통해 알 수 있는 개인행동
결과의 등급:______________

자살자기억제	전혀 나타나지 않음	드물게 나타남	가끔 나타남	자주 나타남	지속적으로 나타남	
전체 비율	1	2	3	4	5	
지표						
기분 표현	1	2	3	4	5	NA
희망에 대한표현	1	2	3	4	5	NA
관계에서 지속적인 접촉	1	2	3	4	5	NA
필요할 때 도움을 얻음	1	2	3	4	5	NA
자살생각을 말로 표현함	1	2	3	4	5	NA
충동조절	1	2	3	4	5	NA
자살수단 수집을 자제함	1	2	3	4	5	NA
소유물 처분을 자제함	1	2	3	4	5	NA
심각한 가해를 자제함	1	2	3	4	5	NA
처방받지 않은 기분전환물질사용을 자제함	1	2	3	4	5	NA
자살계획이 있다면 공개함	1	2	3	4	5	NA
자살계약을 지킴*	1	2	3	4	5	NA
감독 없이 자기조절을 유지함	1	2	3	4	5	NA
자살시도를 자제함	1	2	3	4	5	NA
우울에 대한 치료를 받음	1	2	3	4	5	NA
물질남용에 대한 치료를 받음	1	2	3	4	5	NA
만성통증에 대한 적절한 통증조절을 보고함	1	2	3	4	5	NA
자살예방자원을 이용함	1	2	3	4	5	NA
사회지지그룹를 이용함.	1	2	3	4	5	NA
이용가능한 정신건강서비스를 이용함	1	2	3	4	5	NA
미래에 대한 계획을 함	1	2	3	4	5	NA

*일부 임상의는 자살억제의 효과에 의문을 제기하기도 한다.

그러나 NOC는 단기목표와 장기목표를 구분하지 않는다. 장 · 단기목표는 간호중재의 효과를 평가할 때 유용하다. 장 · 단기목표를 사용하는 것은 특히 교육 및 학습 목적에 도움이 된다. 또한 적절한 중재계획 시 간호사들이 원하는 성과를 달성하기 위한 점진적인 단계를 구축하는 데 있어서 지침을 제공한다. 한 환자에게 장기적인 목표가 될 수 있는 것은 다른 환자의 단기목표나 중기목표가 될 수 있다. 모든 결과는 수행표준에 의해 설정된 기준에 따라 긍정적인 용어로 작성된다. [표 5-3]은 우울증 및 자살시도와 관련한 자살위험이라는 간호진단을 받은 자살하려는 대상자에 대해 구체적인 목표기준이 어떻게 제시될 수 있는지를 보여 준다.

QSEN 질과 안전: 간호목표

환자중심간호
- 환자중심간호의 다양한 차원에 대하여 이해한다.
- 환자 또는 지정 대리인과 능동적 협력을 통해 건강, 안전 및 자기관리를 촉진한다.
- 환자/가족과 조화를 이루고 환자의 요구를 충족하는 목표를 현실적으로 계획한다.

4. 표준 4: 간호계획

정신건강간호사는 기대되는 결과를 달성하기 위해 대상자를 지지하기 위한 전략과 대안을 규정하는 계획을 개발한다.[1]

입원환자 및 지역사회 기반시설에서는 특정 진단을 받은 환자에 대해 표준화된 도구(예: 치료계획, 흐름도, 임상경로)를 사용할 수 있다. 표준 도구를 사용하면 근거기반사례와 새로 시도된 중재가 사용 가능해 질 때 포함시킬 수 있다. 이러한 도구가 효율적일 수 있지만 개인의 요구에 적절하게 초점을 맞추지 못할 수 있다. 특정 기관의 간호계획 절차가 무엇이든, 간호사는 간호계획을 수립할 때 다음과 같은 특정원칙을 고려한다.

표 5-3 자살 환자를 위한 장 · 단기목표의 예

장기목표	단기목표
1. 환자는 입원기간 동안 상해를 입지 않을 것이다.	a. 환자는 병동의 자살예방 프로토콜의 이유와 절차를 이해하였다고 말할 것이다. b. 환자는 입원기간 동안 감정에 압도되거나 자살 생각이 날 때 병원직원 혹은 가족이나 친구를 찾을 것이다.
2. 퇴원 시까지, 환자는 더 이상 죽고 싶지 않다고 말하고, 자살 생각이 들 때 연락할 수 있는 두 명 이상의 사람이 있다고 말할 것이다.	a. 환자는 병원에 입원하는 동안 상황에 대한 다른 문제해결을 위해 하루에 두 번, 15분 동안 간호사를 만날 것이다. b. 환자는 퇴원 후 자신의 지역사회에서 지지자원을 찾기 위해 사회복지사를 만날 것이다. c. 퇴원 시까지, 환자는 복용해야 하는 약, 시간, 용량, 부작용과 의문이나 걱정이 있을 때 어디로 연락해야 하는지 말할 것이다.

- 안전. 다른 환자, 직원 및 가족 그리고 환자에게도 안전해야 한다.
- 적절성. 다른 치료법들과 양립할 수 있어야 하며 환자의 개인적 목표, 정신적 · 문화적 가치, 제도적 규칙과도 부합되어야 한다.
- 환자에게 개별화된 계획(환자중심). (1) 환자의 연령, 신체적 강도, 조건 및 변화의 의지, (2) 환자의 선호도, 건강관리 기준, 대처방식, 발달단계 그리고 개인적인 회복 목표, (3) 유용한 지역사회자원과 기술을 반영
- 근거기반. 계획은 현재의 과학적 증거, 동향 및 연구를 통합해야 한다. 근거기반실무는 기본적으로 "개별 환자의 치료에 관한 의사결정을 내릴 때 현재의 최상의 근거를 양심적, 명시적 그리고 신중하게 사용하는 것"을 의미한다.[14] 간호사를 위한 근거기반실무(EBP)는 임상기술과 효과적인 환자중심치료를 제공하는 데 임상 관련 연구의 사용을 결합한 것이다. 따라서 환자 선호도 및 건강한 임상적 판단 및 기술과 결합된 최적의 이용 가능한 연구를 사용하면 환자중심적인 간호사-환자 협력을 최적화할 수 있다.[14]

간호중재분류nursing interventions classification, NIC[4]는 간호사가 간호를 계획하고 이를 수행하는 데 사용할 수 있는 554개의 중재를 표준화한 연구기반 표준화 목록이다. 모든 환경의 간호사는 NIC를 사용하여 양질의 환자간호를 지지하고 근거기반간호수행을 통합할 수 있다. 간호사는 환자, 가족 및 중요한 다른 사람들과 현실적이고 시기적절하게 협력한다. NIC는 표준화된 간호를 위한 유용한 지침이지만, 안전하고 적절한 중재가 많이 포함되어 있지 않을 수 있고, 개인의 특수한 요구를 충족하기 위한 개별화 중재 또한 계획의 일부이어야 한다.

NIC 또는 다른 자료에서 간호중재를 선택할 때, 간호사는 간호진단에 적합한 것뿐 아니라 정의된 자료와 일치하는 것을 선택한다. 간호결과분류(NOC)는 비슷하거나 동일할 수 있지만, 중재는 행동특성에 의해 완전히 달라질 수 있다. 예를 들어, 자살위험(위험요인/위험행동)의 간호진단은 최근 두 번의 자살시도와 "나는 죽고 싶다"라는 반복적인 진술에 의해 내릴 수 있다는 점이다.

간호중재분류[4]의 적절한 간호계획은 다음을 포함할 수 있다.

- 자살행위의 심각한 위험이 있는 환자는 입원을 고려한다.
- 환자/가족/타인에게 자살예방조치 및 안전문제를 설명한다.
- 심각한 자살위험이 있는 대상자에 대한 자살예방조치를 시작한다.
- 새로 입원한 환자와 개인 소지품을 탐색하여 입원절차 동안 흉기 또는 잠재적인 흉기가 있는지 확인한다(필요한 경우).
- 자해를 막는 구속 장치가 부족한 경우에는 필요에 따라 보호중재(예: 영역제한 격리, 신체 억제대)를 사용한다.
- 적절한 관찰을 위해 입원환자를 간호사실 근처에 위치한 방에 배치한다.

QSEN 질과 안전: 간호계획

- 환자중심간호: 환자가 자신의 필요와 목표를 충족하도록 돕기 위해 치료과정에서의 능동적 참여를 존중한다.
- 근거기반실무: 환자의 가치, 임상적 전문지식 근거에 기반한 개별화된 간호계획
- 정보과학: 환자진료를 전자건강기록에 문서화하고 계획한다.

5. 표준 5: 간호수행

정신건강간호사는 계획된 간호를 수행한다.[1]

정신과 신입 간호사와 실무자들은 경험이 많은 의료전문가들의 지도와 지지를 받아 많은 활동에 참여하게 될 것이다.

정신건강간호사의 기본적인 수준은 간호사–환자 협력과 간호중재 기술의 사용을 통해 달성된다. 간호사는 가능한 언제든지 근거기반 간호중재를 통해 지역사회자원을 활용하고 동료와 협력하여 계획을 수행한다. 중재 수행 시 주의를 요하는 것은 연령에 적절하고, 문화적·인종적으로 민감해야 한다는 것이다.

1) 기본 및 상급 실무수준

(1) 기본수준: 정신간호사

정신간호사psychiatric mental health registered nurses, PMH-RNs는 학사학위를 취득한 간호사로, 기본수준의 간호중재를 수행한다.

① 표준 5A: 간호조정

정신간호사는 포괄적인 건강서비스를 조정한다.[1]

삶의 질, 독립성 및 최적의 회복을 극대화하는 계획을 조정하고 구현한다. 가족 및 다른 의료종사자들과 소통하며, 전문가팀에 의해 개인을 보살피는 것을 돕는다.

② 표준 5B: 건강교육과 건강증진

정신간호사는 건강증진과 안전한 환경을 조성하기 위한 전략을 세운다.[1]

정신간호사는 환자의 특별한 요구(나이, 문화, 학습능력, 준비성)에 적응하는 다양한 건강교육 방법과 현재의 지식과 근거기반 정신교육 전략을 통합한 회복목표를 사용한다.

건강교육은 대상자의 건강교육 요구를 파악하는 것을 포함하며, 치료기술, 자가간호 활동, 스트레스 관리, 문제해결기술, 재발방지, 갈등관리 및 대인관계 대처에 관한 정보를 제공한다. 건강증진의 가장 중요한 부분 중 하나는 예방 및 정신건강 회복관리 서비스 자원을 지역사회에서 확인하는 것이다.

③ 표준 5E: 약물학적, 생물학적 및 통합적 치료

정신간호사는 약물학적, 생물학적 및 통합적 치료지식과 소비자의 건강을 회복하고 추가적인 장애를 예방하기 위한 임상기술을 통합한다.[1]

간호사는 현재의 연구결과, 의도된 조치, 치료용량, 부작용 및 투여되는 의약품의 안전한 혈액수치에 대해

잘 알고 있으며 부작용이 있는지 환자를 모니터한다. 간호사는 약물작용, 부작용, 식사제한, 약물 상호작용에 대한 교육을 환자와 가족에게 제공하며 질문을 받는다. 정신 생물학적 중재에 대한 환자의 반응에 대한 간호사의 평가는 정신건강팀의 다른 구성원에게 전달된다.

④ 표준 5F: 환경요법

정신간호사는 의료 소비자, 가족 및 기타 의료 전문가와 안전하고 치료적이며 회복 지향적인 협업을 제공하고 구축하며 유지한다.[1]

환경치료milieu therapy는 환자의 권리와 책임을 지향하는 방향을 포함한다. 또한 문화적으로 우수한 방식으로 환자에게 구조적 필요성, 안전한 환경유지 · 관리 및 장치에 설정된 제한사항에 대해 알리는 활동도 포함하고 있다. 간호사는 환자의 신체적 · 정신적 건강 요구를 충족시키는 활동(개인과 집단 모두)을 선택한다. 환자는 항상 가장 제한되지 않은 환경에 있어야 한다.

⑤ 표준 5G: 치료적 관계와 상담

정신간호사는 의료 소비자들이 개인의 회복과정을 증진시키고 이전의 기능들을 회복하고 정신건강을 돌보고 정신질환과 기능부전을 방지하는 것을 돕기 위해 치료적 관계를 수립하고 상담중재를 사용한다.[1]

(2) 상급수준: 정신전문간호사

정신전문간호사psychiatric mental health advance practice registered nurses, PMH-APRNs는 석사학위 이상을 취득한 전문간호사로 상급수준의 실무를 수행한다.

① 처방권과 치료

정신전문간호사는 미국의 주 및 연방법과 규정에 따라 처방권, 절차, 의뢰, 처치, 치료 등을 사용할 수 있다.[1]

② 정신치료

PMH-APRN은 근거기반의 정신치료적 기틀과 간호사-대상자 치료적 관계를 이용하여 개인, 커플, 그룹 및 가족의 정신치료를 수행한다.[1]

> **QSEN 질과 안전: 간호수행**
>
> **환자중심간호**
> - 환자중심간호를 제공하고 인간경험의 다양성에 대한 존중과 민감도를 제공한다.
> - 치료적 관계의 한계를 인식한다.
> - 환자간호와 관련하여 합의를 도출하거나 갈등해결에 참여한다.
>
> **안전**
> - 간호계획에 기초한 중재가 체계 효과성과 개별성과 둘 다를 통해 환자와 제공자에게 피해 위험을 최소화하는가?
>
> **팀워크와 협업**
> - 상황에 따라 필요할 경우 도움을 요청한다.
> - 환자가 양질의 간호를 받을 수 있도록 환자를 돕는 역할을 하는 타인의 기여를 통합한다.

③ 상담

PMH-APRN은 확정된 계획에 영향을 주고, 대상자에게 제공되는 서비스 증진을 위한 다른 의료인의 역량을 증진시키는 것 그리고 효과적인 변화를 위해 상담을 제공한다.[1]

6. 표준 6: 간호평가

정신건강간호사는 기대되는 결과를 달성하기 위해 개선점을 제시한다.[1]

안타깝게도 환자의 목표에 대한 평가는 간호과정에서 가장 중요시 되지 않고 있는 부분이다. 간호에 대한 개인의 반응은 체계적이고 지속적이며 비판적이어야 한다. 평가를 명확하게 하기 위해 지지되는 자료가 포함된다. 자료의 지속적인 사정은 간호진단의 개정, 좀 더 현실적인 결과로의 변경 또는 결과가 충족되지 않을 때 좀 더 적절한 중재를 확인 가능하게 한다.

> **QSEN 질과 안전: 간호평가**
>
> **질 향상**
> - 간호환경에서 제공되는 간호 대상자의 결과에 대한 정보를 찾는다.
> - 환자의 목표(장 · 단기목표)를 평가하고 모니터링하며, 환자간호의 질과 안전을 개선하고 향상시키기 위한 변화를 수행한다.

7. 간호기록

기록은 간호과정의 7단계로 간주할 수 있다. 환자기록은 법적 문서이며 법원에서 사용할 수 있다는 점에 유의해야 한다. 모든 의료종사자의 기록은 명시된 목표의 평가 외에도 환자상태의 변화, 치료 동의서(약물 및 치료의 경우), 약물에 대한 반응, 증상의 기록, 환자의 건강상태와 환자의 진행에 대한 기록이며, 정신건강팀 전체의 책임이다.

QSEN 질과 안전: 간호기록

- 간호정보학: 환자의 진행상황에 대한 정보를 다른 팀원들에게 전달하고 환자의 간호를 조정하기 위해 의사소통기술을 사용한다.

1) "불이행"의 기록

환자가 약물과 치료계획을 따르지 않을 때 '**불이행** noncompliance'으로 분류되는 경우가 많다. 불이행이라는 용어는 환자가 의료제공자의 지시를 순종적이고 충실하게 따르는 범위를 지칭한다. "그 환자는 규정을 준수하지 않는다"는 말은 그 사람이 "나쁘다" 혹은 "게으르다"라고 해석되어 환자가 비난이나 비판을 받는다. Crane(2012)[5]은 간호사나 의사가 환자의 고집이나 나쁜 기분으로 불이행하는 것을 비난하지 말 것을 경고한다. 이것은 환자와 간호사 모두를 좌절시키고 화나게 할 수 있다. "불이행"이라는 용어는 예외 없이 판단적이다. 훨씬 더 유용한 용어는 "비순응nonadhere"이다. 이제는 환자의 삶에서 약물치료를 할 수 없는 일이 무엇인지 찾아보라고 한다. Crane은 또한 적절한 간호법에 따라, "불이행"이라고 기록하는 것은 의사, 간호사, 관리자 또는 병원에게 나쁜 결과를 주며, 이로 인해 질병이나 부상이 더 발생하게 되었다고 강조한다. 규정을 위반한 것으로 판명될 경우, 의료보험 또는 의료보험 보상이 무효가 될 수 있으며, 이는 의료기관의 재정적 손실과 명예훼손으로 이어질 수 있다.[15]

게다가 "환자가 따르지 않았다"고 기록한다고 해서 간호사, 의사, 의료종사자들이 의료 사고소송에 휘말리는 것을 막을 수는 없다. Crane은 의사나 간호사의 "치료의 이론적 근거", 환자가 원하는 것에 대한 명확한 설명, 환자가 실제로 치료에 동의하는지 여부를 문서화할 것을 권고한다. 의료사고 판정과 관련된 가장 큰 문제는 환자에게 지시가 있었는지 또는 인쇄된 정보지가 있었는지 여부와 지시를 이해하지 못했거나 치료가 얼마나 중요한지를 깨닫지 못한 것일 수 있다.

2) 기록체계

팀 구성원과 서비스 조정 간의 의사소통이 계획수립 시 주요 목표이지만, 모든 환경에서 의료인은 전문표준, 법적 문제, 보험회사의 상환요건 및 규제기관의 인증도 고려해야 한다.

또한 정보는 간호의 질 모니터링, 활용관리, 동료평가 및 연구를 위해 검색할 수 있는 형식으로 제공되어야 한다. 간호과정을 지침으로 사용하는 문서는 의료환경에서 흔히 사용되는 다양한 형식으로 반영된다[표 5-4]. 전산화된 임상기록이 오늘날의 의료환경에서 선호된다. 간호사는 이러한 기술을 사용할 수 있도록 교육받아야 하며 의료환경은 간호사가 용어, 요구사정과 관련된 진행기록, 간호중재 및 간호진단을 사용하도록 추가 훈련을 제공하기 위해 준비되어야 한다. 의료시설에서 사용하는 모든 문서형식은 집중적이며, 정리되어 있고, 적절

표 5-4 서술적 기록과 문제중심기록

서술적 기록	문제중심기록
특징 환자 상태에 대한 묘사로, 근무시간동안 시간에 따라 순서대로 기록한다. Flow sheet에서 사정결과를 확인하는 데 이용될 수 있다. 서술적 기록은 assessment flow sheet에서 예외가 되는 중요한 증상, 행동, 사건을 알아내는 데 사용한다.	1960년대 의사들이 기록의 비효율성을 줄이기 위해 개발하였다. 문제사항을 해결하는 것을 목적으로 한다. 원래는 SOAP이었지만, IE가 나중에 덧붙여졌다. 문제를 정의하고, 처리하고, 결과를 도출하는 것에 집중되어 있다. S: 주관적 자료(환자 진술) O: 객관적 자료(간호사 관찰) A: 사정(간호사가 S와 O를 해석하고 문제를 묘사하거나 진단을 내림) P: 계획(중재를 제시함) I: 중재(문제에 대한 간호사의 대응) E: 평가(환자 결과)

표 5-4 서술적 기록과 문제중심기록 (계속)

서술적 기록	문제중심기록
예시	
날짜/시간/내용 환자는 아침에 안절부절하며 복도를 돌아다녔다. 눈을 깜빡이고 중얼거리며 혼잣말을 하고, 자주 옆쪽을 돌아보았다. 목소리가 들린다고 말했다. 다른 환자를 언어로 위협했다. 2mg의 haloperidol(Haldol) prn을 투약하였고, 조용한 곳에서 20분 동안 직원과 함께 앉아 있었다. 환자는 다시 커뮤니티 룸으로 돌아와 앉아서 텔레비전을 보는 것이 가능해졌다.	날짜/시간/내용 S: "나는 너무 멍청해. 저리가, 저리가." "악마가 나한테 욕하는 게 들려요." O: 환자가 복도를 돌아다니며 혼자서 중얼거리며 옆쪽을 돌아보았다. 다른 환자가 옆쪽으로 다가올 때 위협하는 말로 소리쳤다. 벽과 천장을 주의 깊게 보았다. A: 환자는 환청과 안절부절한 모습이 증가되고 있었다. P: 환자에게 2mg의 haloperidol prn을 투약하였고, 자극이 적은 구역으로 안내하였다. I: 환자는 haloperidol 2mg prn을 복용하였고, 조용한 방에서 20분 동안 앉아 있었다. E: 환자는 안정되었고, 커뮤니티룸으로 돌아와, 앉아서 텔레비전을 시청하였다.
장점	
일반적인 표현을 사용한다(서술적 글쓰기). 사건이나 행동을 설명할 수 있다. Flow sheet 결과를 설명할 수 있다. 여러 다른 분야에서 사용하기 쉽다.	일관성 있고 정리된 자료를 제공한다. 간호의 질 보증과 관리가 쉬우며, 자료의 검색을 용이하게 한다. 간호과정의 모든 요소를 포함한다. 불필요한 자료를 최소화한다. 여러 다른 분야에서 사용하기 쉽다.
단점	
구조가 없다. 모든 다른 기관에서 다른 기록의 결과를 가진다. 간호의 질 보장과 관리를 위한 자료의 검색이 어렵다. 간호과정에서 필요한 요소들이 생략되기 쉽다 불필요하고 주관적인 정보가 포함될 수 있다.	자료를 구조화하는 데 시간과 노력이 필요하다. 문제의 기입에 한계가 있다. 진행에 생략된 자료가 있을 수 있다. 시간 순서대로 되어 있지 않다. 부정적인 의미를 내포한다.

*현재는 대부분의 기록이 전산화되어 있고, 각 의료기관은 환자의 기록을 업데이트하기 위한 개별 시스템이 존재한다.

BOX 5-6 간호기록 시 고려사항

해야 할 것

- 적시에 필요한 모든 정보를 사실에 입각하여 기록한다.
- 기관의 간호기록 정책을 숙지하고 기록이 표준을 준수하도록 한다. 정책은 일반적으로 기록하는 방법, 빈도 및 관련 평가, 중재 및 결과를 명시한다. 기관의 정책과 절차가 기록을 장려하거나 허용하지 않을 경우, 관리부서의 주의를 환기시킬 필요가 있다.
- 읽기 쉽게 잉크로 기록한다.
- 사실을 완전하고 기술적으로 정확하게 묘사한다.
- 보고, 듣고, 느끼고 냄새 맡은 것을 묘사한다.
- 기록할 수 있는 관찰 사항: 정신사회적 관찰, 의학적 진단과 관련된 신체적 증상 및 간호진단과 관련된 행동
- 이전 문서에서 문제를 발견한 경우 제공되는 차트 후속 관리: 예를 들어 환자가 넘어져 다리를 다친 경우에는 상처를 어떻게 간호하였는지 기록한다.
- 일상적이지 않은 사건과 사고를 둘러싼 사실을 완벽하게 묘사한다.
- 모든 간호중재, 치료 및 결과(교육의 노력 및 환자반응 포함), 안전 및 환자보호 중재를 기록한다.
- 환자가 표현한 주관적인 감정을 기록한다.
- 의사에게 보고할 경우, 의사에게 보고한 이유, 의사소통한 정보, 정확한 시간, 의사의 지침 또는 지시, 추후 활동을 보고할 때마다 기록한다.
- 의사의 방문 및 치료 기록
- 퇴원약물 및 제공된 사용지침, 수행된 모든 퇴원교육의 기록, 해당과정에 참여한 가족구성원에 대해 기록한다.

하지 말아야 할 것

- 사실에 의해 뒷받침되지 않는 의견은 기록하지 않는다.
- 특정한 환자의 이름을 부르며 비방하고 그에 대해 폄하적인 기록을 하여 명예를 훼손하지 않도록 한다(예: 좋아하지 않는 환자를 불필요하게 관심을 요하는 환자라고 기록함).
- 사건이 발생하기 전에 미리 차트를 작성하지 않는다.
- 일반화, 가정 또는 칭찬 문구(예: "좋은 생각을 가진 환자")를 기록하지 않는다.
- 기록을 삭제, 변경 또는 파기하지 않는다. 오류가 발생하면 오류문장 위에 한 줄을 그은 뒤, "실수로 인한 입력" 또는 "오류"라고 쓰고, 다시 기록한다. 기관의 지침을 따르도록 한다.
- 연대순으로 메모할 공백을 두지 않는다. 만일 반드시 순서를 바꾸어 기록해야 한다면, "늦은 기입" 기록을 한다. 그리고 그 사건이 발생한 날짜와 시간을 확인한다.
- 사고발생 보고서가 제출된 경우, 보고된 기록에만 집중하지 않는다. 이 양식은 일반적으로 병원과 병원의 변호사 사이의 특권적 의사소통이다. 이를 간호기록에서 설명하면 의사소통의 특권적 성격을 파괴할 수 있다. 발생한 사고는 환자의 기록에 의해야 한다.

한 것이어야 하며 특정 법률 및 기타 일반적으로 인정되는 원칙을 따라야 한다[BOX 5-6].

핵심요약

- 간호과정은 환자의 안전과 양질의 간호를 보장하도록 도와주는 문제해결 접근법이다.
- 근거기반간호의 역량: 환자중심간호, 팀워크 및 협업, 근거기반실무, 질 향상, 안전, 정보과학
- 사정의 주 대상은 환자이고 다음은 가족, 이웃, 친구, 경찰 그리고 의료팀의 기타 구성원을 포함한다.
- 사정 면담은 객관적 자료(정신적 또는 정서적 상태)와 주관적 자료(심리사회적 평가)의 수집을 포함한다. 본문에 문화적, 정신적, 종교적 지위를 평가하기 위한 여러 가지 도구를 제시하였다.
- 진단검사, 기록 및 시스템 검토를 통해 종합적인 평가를 완료할 수 있다.
- 환자중심 간호계획의 중요한 부분은 정신적 · 종교적인 믿음이 어떻게 대상자의 삶의 일부를 차지하고 있으며 어떻게 스트레스를 다루고 있는지를 이해하는 것이다.
- 간호제공자는 대상자의 문화적 배경과 사회적 애착에 대한 인식을 가져야 하며 이러한 문제들이 대상자의 문화에서 치유되는 경험에 어떻게 영향을 미치는가를 알아야 한다.
- 사정도구와 표준화된 사정척도를 사용하여 환자의 진행상황을 평가하고 감시할 수 있다. 의료팀의 다른 구성원과 이러한 정보를 공유하고 진행상황에 대한 추가적인 평가에 중점을 두어야 한다.
- 자기사정은 사정과정의 중요한 부분이다. 초보 면담자가 소중한 피드백, 지지, 감독을 받을 수 있는 여러 가지 방법이 있다.
- 간호진단의 결정은 간호실무를 정의하고, 직원 간의 의사소통을 개선하며, 간호에 대한 책임을 지원한다.
- 간호진단은 충족되지 않은 요구 또는 문제, 실재적 · 잠재적 원인 및 행동특성으로 구성된다.
- 기대결과는 다양하고, 측정가능하며, 환자의 실제 상태를 반영하는 측면에서 진술된다. NOC는 490개의 표준화된 기대결과를 제공한다. 계획은 원하는 목표를 결정하는 과정이 포함된다.
- 행동목표는 결과를 지지한다. 단기 · 장기 목표는 측정가능하며, 바람직한 환자 행동을 나타내고, 수행시간을 포함하며, 짧고 구체적이어야 한다.
- 진술된 목표를 성취하기 위한 계획적인 간호활동(NIC 또는 기타 출처)은 다음과 같은 특정 원칙의 사용을 포함한다. 계획은 (1)안전해야 하며, (2)가능하면 근거에 기초하고, (3) 현실적이고, (4)다른 치료와 병행 할 수 있어야 한다.
- 정신간호의 실무는 기본 수준: 즉 간호조정, 건강교육과 건강증진, 환경치료 그리고 약물학적, 생물학적, 통합적 치료를 포함한다.
- 상급실무중재는 석사과정 이상의 교육을 받은 간호사가 수행한다. 정신전문 간호사로 인증 받은 간호사는 추가적으로 정신치료를 수행하고, 약물을 처방하고, 상담을 수행할 수 있다.
- 간호평가는 목표기준이 어느 정도 성취되고 있는지를 판단하는 지속적인 과정이다. 간호계획은 평가에 기초하여 수정될 수 있다.
- 목표기준의 평가를 통한 환자진행의 기록은 중요하다. 환자의 기록은 법적 문서이며 환자의 상태, 약물, 치료, 테스트, 반응 및 부작용을 정확히 반영해야 한다.
- 의학적 치료에 대한 환자의 불이행/비준수를 단순히 기록하는 것만으로는, 환자에게 추가적인 피해가 발생할 경우 더 이상 간호사, 의사, 기타 보건 전문가, 기관을 법적소송으로부터 보호할 수 없다. 대상자가 지침을 이해하고, 의료 자문의 배경이 되는 이유를 이해하며, 이행 문제에 대한 후속조치를 돕기 위해 수행한 작업에 대한 세심한 기록이 포함되어야 한다.

참고문헌

1) American Nurses Association (ANA), American Psychiatric Nurses Association, & International Society of Psychiatric-Mental Health Nurses.. (2014). *Psychiatric-mental health nursing: scope and standards of practice.* Washington, DC: Nursebooks.org. © 2014 By American Nurses Association, American Psychiatric Nurses Association and International Society of Psychiatric-Mental Health Nurses. Reprinted with permission by ANA. All rights reserved.

2) Arnold, E.C., & Boggs, K.U. (2016). *Interpersonal relationships:*

professional communication skills for nurses (6th ed.). St. Louis: Saunders.
3) Brauser, D. (2011). *Deadly combination of depression and diabetes doubles mortality risk.* Retrieved from www.Medscape.org/viewarticle/735714?SRE=cmemp.
4) Bulechek, G.M., Butcher, H.K., Dochterman, J.M., & Wagner, C.M. (2013). *Nursing interventions classification (NIC)* (6th ed.). St. Louis: Elsevier.
5) Crane, M. (2012). *Documenting noncompliance won't protect you anymore.* Retrieved February 18, 2013, from www.Medscape.com/viewarticle/773918.
6) Cronenwett, L., Sherwood, G., Bronsteiner, J., Disch, J., Johnson, J., Mitchell, P., Sullivan, D., & Water, J. (2007). Quality and safety education for nurses. *Nursing Outlook, 55*(3), 122-131.
7) Hayrinen, K. (2010). Evaluation of electronic nursing documentation-nursing process model and standardized terminologies as key to visible and transparent nursing. *International Journal of Medical Informatics, 79*(8), 554-564.
8) Institute of Medicine (IOM). (2001). Crossing the quality chasm: A new healthcare system for the 21st century. . Retrieved December 30, 2015, from http://www.nap.edu/books/0309072808/html/.
9) Jeffries, P. (2005). A framework for designing, implementing, and evaluate simulations used as teaching strategies in nursing. *Nursing Education Perspectives,* 96-103.
10) Knoerl, A.M., Esper, K., Hasenau, S., et al. (2011). Cultural sensitivity in patient health education. *Nursing clinics of America, 46*(3), 335-340.
11) Moorhead, S., Johnson, M., Maas, M.L., & Swanson, E. (2013). *Nursing outcomes classification (NOC)* (5th ed.). St. Louis: Elsevier.
12) North American Nursing Diagnosis Association International (NANDA-I). (2015-2017). Nursing diagnoses-definitions and classification 2015-2017. *Copyright, 2014,* 1994-2012 by NANDA International, Philadelphia. Used by arrangement with Blackwell Publishing Limited, a company of John Wiley and Sons, Inc.
13) O'Riordan, M. (2000). *Religion, spirituality not associated with better cardiovascular health.* Retrieved March 16, 2012, from http://www.theheart.org/article/104-5327.do.
14) Sackett, D.L., Straus, S., Richardson, W., et al. (2000). *Evidence-based medicine: how to practice and teach EBM.* London: Churchill Livingstone.
15) Scudder, L. (2013). *Nurses and noncompliance: a primer.* Retrieved March 18, 2013, from www.medscape.com/viewarticle/779149_print.
16) Sommers-Flanagan, J., & Sommers-Flanagan, R. (2012-2013). *Clinical interviewing* (5th ed.). Hoboken, NJ: John Wiley & Sons.

CHAPTER 6

의사소통기술
Communication Skills

Elizabeth M. Varcarolis

학습목표

1. 언어적 • 비언어적 의사소통의 차이점을 이해한다.
2. 치료적 의사소통의 촉진요인과 방해요인을 설명한다.
3. 치료적 의사소통을 향상시키기 위한 기술을 설명한다.
4. 비치료적인 의사소통기술에 대해 설명한다.
5. 의사소통에서의 문화적 차이를 설명한다.
6. 웹 기반정보기술의 장점에 대해 설명한다.

1.서론

대인관계는 인간의 기본욕구로, 의사소통술의 향상은 삶을 의미있게 한다. 사람은 만족스러운 인간관계형성을 위해 타인의 이해를 바란다. 이는 효과적인 의사소통술을 통해 이루어진다. 한편 대인관계에서 스트레스나 부정적인 감정이 나타날 때는 효과적인 의사소통술이 더 불안정해지며, 오해가 일어날 가능성이 커진다. 의사소통능력은 인간됨의 필수적인 요소이다. 우리의 모든 행동, 말 및 표현은 타인에게 어떤 의미를 전달한다. 예를 들어, 침묵은 수용, 분노, 배려 등의 의미를 전달할 수 있다. 사회적 관계가 치료적 관계와 다르듯이 치료적 의사소통therapeutic communication 또한 전문적이고 목표지향적이어서 과학적 기반의 의사소통으로써 기본적인 의사소통과는 다르다.

의사소통을 평가한 다수의 간호학 문헌에 대한 연구에 따르면, 효과적인 의사소통의 결과는 "회복률 상승, 안전과 보호받는다는 느낌 증가, 환자 만족도 증가와 더 나은 치료순응도"라고 제시하고 있다. 반대로, 예방가능한 의료사고로 매년 44만 명이 사망하는데, 이는 미국에서 세 번째로 큰 사망원인이며, 이는 80%가 잘못된 의사소통과 관련이 있다고 평가받는다.[17]

2. 의사소통

대상자-중심의 치료적 관계/파트너십을 형성하는 능력은 효과적인 간호의 기본이자 핵심이며, 치료적 의사소통술은 치료적 관계형성이 중요하다. 예를 들어, 수술 후 환자의 통증 정도를 사정하고, 자녀의 진단에 두려움을 표현하는 부모의 말을 경청하고, 중환자실에 있는 인공기도삽관 대상자를 이해하는 것은 양질의 간호를 제공하기 위한 필수적인 기술이다.

이상적인 치료적 의사소통은 간호학 교육과정의 전공기초에서 배우고 연습하는 전문적 기술이어야 한다. 정신간호학의 의사소통술은 매우 중요하다. 왜냐하면, 정신질환은 신체적 증상(예: 피로감, 식욕상실, 불면증)뿐 아니라 타인과 관계를 맺는 능력에 영향을 미치는 정서적 증상(예: 슬픔, 분노, 절망감, 다행감, 지각의 왜곡과 같은)의 원인이 되기 때문이다.

정신간호학 실습을 하는 학생은 대개 의사소통의 중요성을 깨닫고 '치료적 의사소통' 능력을 개발하게 된다. 사정과 치료적 의사소통을 사용하는 것에는 본질적인 차이가 있다. 사정은 간호사의 요구를 충족시키려고 만들어진 정보수집 접근법인 반면, 치료적 의사소통은 환자의 요구를 충족시킨다.

실습을 통해 의사소통기술의 고유한 방식과 리듬을 발전시킬 수 있으며, 이러한 기술은 나중에 타인과 의사소통하는 방식의 일부분이 된다.

초보 정신전문간호사는 치료적 의사소통술 적용에서 실언을 할까 봐 걱정한다. 우리는 모두 실언을 경험하며 목표달성에 유용하고 효과적으로 대상자에게 도움을 주는 법을 배워나간다. 실수를 극복하고, 실수를 이용하여 배워나가고 성장하는 것은 도전이다.[21)]

실언이 환자에게 치명적일까? 의도가 정직하고 환자를 존중하는 접근법을 사용했다면, 또 환자를 걱정하는 마음이 있었다면 그렇지 않을 것이다. 의사소통의 90% 이상은 비언어적인 방식으로 이루어지며, 대상자는 그 의도에 집중한다. 더 효과적인 돕는 자helper가 되어 대상자를 돕는 특별한 기술과 방법이 연구에서 확인되었다. 그러나 기술과 방법을 아는 것만으로는 충분하지 않다.

간호직에서나 삶의 다른 영역에서 효과적인 의사소통을 하는 사람이 되려면 기술 사용을 아는 것만으로는 충분하지 않다. 대상자를 향한 진정한 존중과 열정적 · 공감적 경청능력이야말로 치료의 근본이다.

1) 의사소통 과정

다음은 전통적인 의사소통 모형으로 현재까지 유용하게 사용되는 표준 의사소통 모형이다.[4)]

- 인간은 타인과 의사소통하려는 요구가 있다(자극stimulus). 예를 들어, 의사소통의 자극은 정보, 편안함 또는 충고가 요구이다.
- 메시지를 보내는 사람(송신자sender)이 대인 접촉을 시작한다.
- 메시지message는 타인에게 보내거나 표현하는 정보이다. 가장 명료한 메시지는 수신자receiver에게 익숙한 방법으로 조직되고 표현된 것이다.
- 이러한 메시지는 다양한 매체media, 즉 청각, 시각, 촉각, 후각 혹은 이러한 것의 조합을 통해 보내진다.
- 수신자는 메시지를 해석하고, 준비된 피드백으로 송신자에게 반응한다. 피드백 내용은 수신자의 메시지를 정확하게 해석했는지를 나타낸다. 송신자 메시지의 정확성 검토는 매우 중요하다. 보내진 메시지의 정확성은 송신자에게 간단한 질문으로 얻을 수 있다. 예를 들어, "당신이 이야기한 것의 의미가 무엇인가요?" 또는 "당신이 복학을 이야기할 때 그 주제를 피하려는 것을 알아차렸습니다. 복학에 대해 갈등이 있습니까?"

[그림 6-1]은 이러한 간단한 의사소통모형과 의사소통에 영향을 미치는 다양한 요소를 보여 준다.

간호사-대상자 파트너십에서의 효과적인 의사소통은 대상자가 전달하려고 노력하는 것이 무엇인지(메시지의 목적) 이해하고, 대상자가 무엇을 의사소통 하려고 하는지, 대상자가 의도적, 비의도적으로 전달하려는 의미가 무엇인지를 간호사가 이해하는 데 달려 있다.[2)] 의사소통은 복잡하며, 보내는 메시지와 받은 메시지 양쪽 모두를 왜곡할 수 있는 다양한 개인적 · 환경적인 요소를 포함한다.

2) 의사소통 영향요인

(1) 개인적 요인

정확한 메시지의 전달이나 이해를 방해하는 개인적 요인으로는 감정적 요인(예: 기분, 스트레스에 대한 반응, 개인의 편견, 대인관계에서 생기는 오해), 사회적 요인(예: 이전 경험, 문화 차이, 언어의 차이, 라이프스타일의 차이)과 인지적 요인(예: 문제해결능력, 지식수준, 언어사용)이다.

(2) 환경적 요인

효과적인 의사소통에 영향을 미칠 수 있는 환경적인 요인은 물리적 요인(예: 소음, 프라이버시 결핍, 불편한 숙박시설)과 사회적 요인(예: 사회적, 정치적, 역사적 또는 경제적 요인; 타인의 존재 및 기대)이 포함된다.

(3) 대인관계적 요인

대인관계적 요인은 참여자가 평등과 불평등에 따른다. 두 참여자가 친구나 동료와 같이 평등할 때, 대인관계는 **대칭적**symmetrical이라고 한다. 그러나 환자와 간호사, 선생님 및 학생처럼 지위가 다른 관계라면 지위가 평등하지 않다. 이를 **상호보완적**complementary 대인관계라

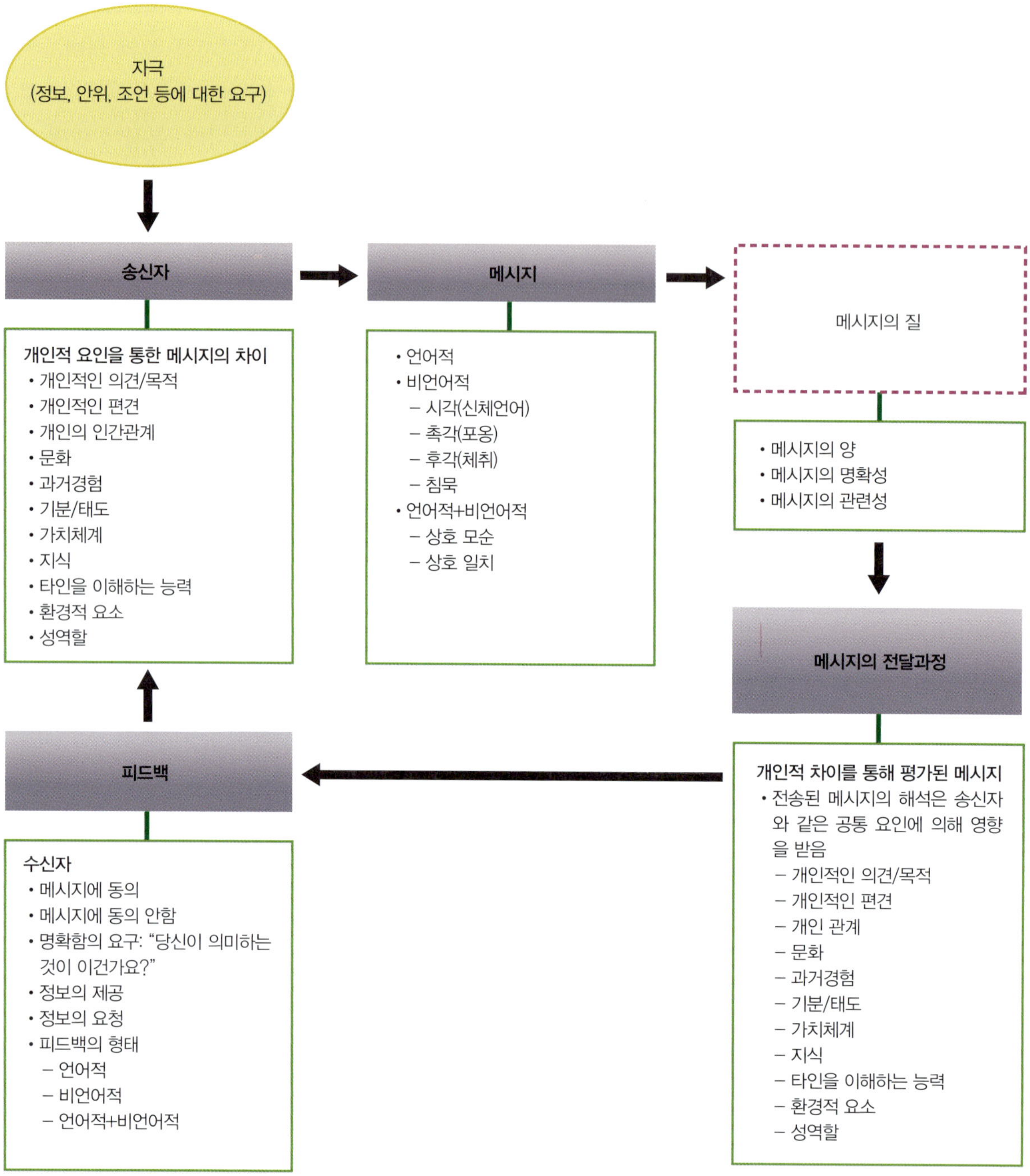

그림 6-1 의사소통의 과정[8)]

고 한다.

상호보완적 대인관계는 참여자들의 지위가 다를 때 존재한다. 예를 들어, 모든 문화에서 사회적 지위, 나이 혹은 발달적 차이, 성별의 차이와 교육적 차이는 의사소통 과정에 영향을 미칠 수 있다.

3) 언어적 의사소통

언어적 의사소통verbal communication은 개인이 말하는 모든 단어로 구성된다. 우리는 상징물의 사회에서 살고 있고, 최고의 사회적 상징물은 언어이다. 언어는 대인관계의 연결 수단이고, 교육의 가장 기본적인 도구이며, 욕구이자 예술이며, 사생활 중 가장 개인적인 요소이다.

우리는 말을 할 때,

- 신념과 가치를 소통한다.
- 인지한 지각과 의미를 소통한다.
- 흥미와 이해 혹은 모욕이나 판단을 전달한다.
- 메시지를 명료하게 전달한다. 또는 갈등적이거나 암시적인 메시지를 전달한다.
- 명료하고 정직한 감정 혹은 위장되고 왜곡된 감정을 전달한다.

문화는 어디에나 스며들어 있고, 언어는 흔히 문화에 영향을 받는다. 어떤 단어의 의미가 무엇인지 명확하게 하는 것은 매우 중요하다. 같은 문화적 배경에 속한 간호사와 환자조차도 주어진 단어에 대한 정신적인 이미지가 정확히 일치하지 않을 수 있다. 실제로 같은 것을 말한다고 생각하더라도 환자와 간호사는 서로 다른 두 가지를 말할 수도 있다. 단어는 정신적인 이미지 및 감정을 위한 상징이다.

4) 비언어적 의사소통

비언어적 의사소통의 예로는 개인의 목소리의 어조, 고저와 말하는 속도가 있다. 그러나 문화가 개인의 어조와 고저에 영향을 준다는 사실도 인지해야 한다. 예를 들어, 화를 표현하는 목소리의 어조와 고저는 문화와 가족에 따라 다양하다.[2] **비언어적 의사소통**nonverbal communication(신호 **cues**라고도 말한다)의 다른 흔한 예는 신체적 외모, 표정, 몸의 자세, 눈맞춤(예: 눈에 표현된 감정), 손의 움직임, 한숨, 꼼지락거림과 하품 등이다. [표 6-1]에 비언어적 의사소통의 주요 요소가 설명되어 있다. 비언어적 행동은 개인의 문화, 사회적 계급, 성별, 나이, 성 지향성과 영적 규범에 따라 관찰되고 해석되어야 한다.

5) 언어적 · 비언어적 의사소통의 상호작용

많은 사람들은 의사소통을 주로 언어적인 면에서 생각한다. 하지만 의사소통은 보내진 메시지의 5~10%가 언어적이고, 65~95%가 비언어적이라고 추정된다. 그러므로, 비언어적 행동과 신호는 의사소통에 큰 영향을 끼친다. 효과적으로 의사소통하는 사람은 언어적 의사소통과 마찬가지로 비언어적 신호에도 주의를 기울인다.

의사소통은 근본적으로 다르면서도 상호의존적인 상징물을 수반한다. 첫째, 우리의 대중적인 자기public self를 상징하는 구어이다. 언어적 주장은 직선적인 논평이나 기술적으로 진실한 감정을 왜곡하고, 숨기고, 부정하고, 위장하는 데 사용될 수 있다. 두 번째는 비언어적 행동이다. 이는 신체의 움직임부터 타인의 메시지에 대한 반응처럼 넓은 범위의 인간의 행동까지 담당한다. 사람들이 어떻게 경청하고 침묵과 신체적인 접촉을 사용하는지에서 대화에 나타나지 않는 사적인 자기private self에 대한 중요한 정보를 전달할 수 있다. 특히 문화적인 관점에서 보았을 때 자세히 관찰할 수 있다.

표정처럼 비언어적 의사소통 요소의 일부는 선천적이고, 문화 간에 공통점이 있다. 하지만, 문화집단에 따라

표 6-1 비언어적 행동

행동	비언어적 신호	예
신체 행동	자세, 움직임, 제스처, 보행	환자가 의자에 털썩 앉아서 손에 얼굴을 손에 묻고, 오른쪽 발로 바닥을 두드리고 있다.
표정	하품, 미소, 찡그림, 눈썹이 올라감, 오무린 입술, 입술을 핥음, 혀의 움직임	환자는 간호사와 이야기할 때 얼굴을 찡그린다. 혼자 있을 때 웃고 낄낄거린다.
눈맞춤	화, 의심, 비난이 가득 찬 눈빛	환자의 눈에 의심이 가득 찬다.
목소리	어조, 고저, 소리의 크기, 강렬함, 억양, 말더듬기, 멈춤, 침묵, 유창성	환자가 크게 노래하듯 가락을 넣어 말한다.
생리적 반응	호흡증가, 발한, 동공확대, 얼굴이 붉어짐, 창백해짐	환자가 퇴원에 대해 말할 때 창백해지고 호흡이 증가되고 얼굴에 땀이 나기 시작한다.
외모	외모 가꾸기, 옷 입기, 위생관리	셔츠가 구겨져 있고 바지는 얼룩이 묻어 있다. 양말은 지저분하고 면도를 하지 않았다.
신체적 특성	키, 몸무게, 체격, 얼굴색	체중이 많이 나가고 근육이 힘이 없어 보인다.

서는 대중 앞에서 표정을 조절하거나(예: 일본인), 말할 때 서로 간의 거리가 다르다. 또한 어떤 비언어적 의사소통은 형식이 갖추어져 있고 특별한 의미를 갖는다(예: 군사적 경례, 허리굽혀 인사하기).

메시지는 언제든 간단하지 않으며, 실제와 다르게 나타날 수 있다. 사람은 대개 언어적 메시지에 신경을 더 쏟고 비언어적 행동에 신경쓰지 않는 경우가 많다. 언어적 메시지는 메시지의 **내용**content이라고 하며, 비언어적 행동은 메시지의 **과정**process이라 불린다.

내용과 과정이 일치하면 의사소통은 더 명확하게 이해되며 긍정적이라고 여겨진다. 예를 들어, 내용은 학생이 "나는 이 수업에서 좋은 점수를 받는 것이 중요하다"라고 말하는 것이다. 과정은 학생이 수업을 위해 책을 사고, 필기를 잘 하고, 공부를 같이 할 친구가 있는 것이다. 이 경우 내용과 과정이 동일하고 솔직하며, "긍정적인" 메시지가 된다. 그러나 만약에 언어적 메시지가 충분하지 못하거나 비언어적 행동이 일치하지 않는다면 그 메시지는 혼란스러워진다. 과정에서 학생이 책이 없고, 결석을 하고, 공부를 하지 않는다면 그 학생은 두 개의 다른 메시지를 전하는 것이다.

갈등적인 메시지는 **이중 메시지**double message나 **혼합된 메시지**mixed messages라고 불린다. 간호사가 언어적 · 비언어적 메시지의 부조화에 반응하는 방법 중 하나는 환자의 감정을 반영하고 확인하는 것이다. "대상자께서는 이번 학기를 통과하지 못해서 화가 났다고 말씀하셨지만, 다른 학기 어느 때보다 더 편안하고 갈등이 없어 보입니다. 이번 학기를 통과하지 못한 일에 대한 장단점을 몇 가지 말씀해 주시겠어요?"

가족심리치료 분야의 선구자인 Bateson 등(1956)은 **이중구속 메시지**double-bind message라는 용어를 만들었다.[3] 메시지는 뜻을 전하려고 보내지만, 동시에 어떤 일을 숨기고 혼란을 초래하고 관계성을 공격하기 위해 사용될 수 있다. 이중구속 메시지는 내용(무엇을 말하는지)과 과정(비언어적으로 무엇을 전달하는지)의 조합이다. 예를 들어 보자.

> **사례**
> 어머니와 함께 사는 17세의 소녀가 친구들과 놀려고 저녁시간에 외출을 원한다. 그녀의 어머니는 만성적인 질병을 앓지만 무력하지만은 않다. 어머니는 "나는 괜찮아. 어서 나가서 재미있게 놀아. 나는 혼자 여기 앉아 있을게. 안 좋은 일이 생기면 언제든 119를 부를 수 있어. 그러니 나가서 재미있는 시간을 보내." 이 말을 하는 동안 어머니는 슬픈 표정으로 고개를 숙인 채 의자에 풀썩 앉아서 지팡이를 일부러 바닥에 떨어뜨렸다.

이러한 이중구속 메시지를 받으면 모순되는 진술 때문에 올바르게 행동할 수 없는 상황에 처하게 된다. 만약 그 소녀가 저녁에 외출한다고 하면 아픈 어머니를 혼자 두고 나가는 이기적인 사람이 되고, 외출하지 않으면, 어머니는 "그냥 나가서 재미있게 놀라고 했잖아"라고 말할 것이다. 만약 외출한다 하더라도 재미있는 시간을 보내지 못할 가능성이 높다. 딸은 무엇을 하더라도 마음이 편할 수 없다.

관찰 경험을 통해서 간호사는 대상자의 언어적 · 비언어적 의사소통을 점점 더 의식한다. 간호사는 환자의 대화와 비언어적 의사소통을 비교해서 진짜 메시지에 대한 중요한 실마리를 얻을 수 있다. 대상자의 행동은 말하려는 것을 표현하고 강화하거나 아니면 모순이 된다. "말보다 행동이 더 중요하다"라는 말처럼 보통 행동(무의식적이든 의식적이든)이 사람의 진실된 의도를 드러나게 한다.

3. 치료적 의사소통기술

Peplau(1952)는 의사소통술이 질적인 환자간호 성취 및 삶의 질을 촉진시키는 중요한 간호중재라고 강조하였다.[19] 정신건강기관에서 근무하는 간호사의 목표는 환자가 편안하고 이해받는다고 느끼도록 안전하고 희망적인 환경을 제공하는 것이다. 환자를 위한 장기목표는 다음과 같다.

- 다른 사람과의 관계에서 문제를 탐색하고 규명하는 것
- 감정적인 요구를 충족시키는 적합한 방법을 찾는 것
- 만족스러운 대인관계를 경험하는 것

특별한 요구와 문제를 확인한 후, 간호사는 환자가 비판적 사고와 새로운 대처방법을 배우고, 더 적절하고 만

족스러운 대인관계 경험을 하도록 함께 협력할 수 있다. 이렇게 하기 위해서 간호사는 의사소통에 대한 올바른 지식이 있어야 한다. 그러므로 간호사는 자기자신의 대인관계 방법을 더 잘 알아야 하고, 비치료적 의사소통기술을 배제하고 간호사-환자 관계를 최대화하는 치료적 기술을 증진시키는 방법을 개발해야 한다.

간호사가 환자와 의사소통할 때 유용하게 쓰이는 도구는 (1) 침묵silence, (2) 적극적 경청active listening, (3) 명료화 기술clarifying techniques 등이다.

1) 침묵

적절한 침묵은 개인이 마음의 문을 여는 데 도움이 되는 효과적인 도구가 된다. 침묵은 인터뷰하는 사람과 대상자를 겁먹게 한다.[21] 우리 사회와 간호에서는 행동이 강조된다. 의사소통에서 언어적 활동을 많이 하도록 기대하는 경향이 있다. 많은 학생과 간호사는 말의 흐름이 멈추게 되면 불편해진다는 여긴다. 그러나 침묵은 의사소통이 없는 것이 아니라 메시지를 전달하고 받는 특별한 경로이다. 전문간호사는 침묵이 타인과 영향을 주고받는 중요한 수단이고, 침묵을 사려 깊게 사용할 경우 아주 효과적인 경청법이 된다고 이해해야 한다.

초기 면담에서 환자는 말하기를 꺼릴 수 있다. 왜냐하면 새로운 상황에 압도될 수 있고, 간호사가 낯설어서 불안할 수 있고 혹은 자의식을 느끼거나, 어색함과 부끄러움을 느끼기도 한다. 대화는 매우 개인적인 것으로, 어떤 사람은 전화를 골칫거리라고 생각하지만, 다른 사람은 거의 지속적으로 전화나 문자를 한다(예: 운전할 때, 쇼핑할 때, 친구들과 식당에 있을 때, 수업이나 회의에 앉아 있을 때 등). 간호사는 환자의 반응 형태와 속도의 개인적인 차이를 인식하고 존중해야 한다. 조용한 사람, 언어장벽 또는 언어장애가 있는 사람, 노인 및 자신을 표현하는 능력에 자신감이 부족한 사람은 침묵을 통해 지지와 격려의 필요성을 알릴 수도 있다.

침묵이 어디서부터 과도해지는지에 대해 정해진 바는 없지만, 사람을 긴장하게 하지 않는 한 가치가 있다. 면담 동안 언제 말해야 하는지를 아는 것은 침묵을 통해 전달되는 메시지를 간호사가 어떻게 인식하느냐에 달려 있다. 싸늘한 침묵은 분노나 적대감을 표현한다. 예를 들어, 아프리카계 미국인 환자 중 침묵은 분노, 모욕감, 신뢰부족 또는 간호사가 문화적으로 민감하지 않다는 인식과 관련이 있다.[20]

침묵이 보다 적절하게 사용되면 참여자 양쪽에게 의미 있는 분석의 시간을 제공해 준다. 침묵은 개인이 무엇을 말하고 느꼈는지 자세히 생각하고, 대안을 평가하고, 새로운 아이디어를 만들어 보고, 토의를 통해 주어진 상황에 관한 새로운 관점을 얻는 기회를 준다. 만약에 환자가 말할 때까지 간호사가 기다리고 환자가 침묵을 깨는 것을 허용하면 환자는 그전에 밝히려고 하지 않았던 생각과 감정을 나눌 수 있다.

간호사는 자신의 불안, 자의식과 부끄러움 때문에 모든 소통의 공간을 말로 채워야 한다고 느낀다. 이런 일이 생길 때 간호사가 편안함을 요구하는 것이 환자의 요구를 앞서는 경향이 있다. 반대로 간호사의 지속적이거나 빈번한 침묵은 대화를 필요로 하는 면담을 방해할 수 있다. 말이 적은 간호사는 침묵이 편하겠지만, 이런 형태의 의사소통은 환자가 불편해 하고 정보를 보류하도록 만들 수 있다. 그러므로 간호사는 환자와 수시로 상의해야 한다. 피드백 없이는 환자에게 자신의 말이 이해되었는지 알 길이 없기 때문이다.

2) 적극적 경청

사람은 의사소통에서 물리적인 존재 이상을 원한다. 대부분의 사람은 타인이 심리적, 사회적 그리고 정서적으로 그들과 함께하기를 원한다.

적극적 경청은 다음을 포함한다.

- 환자의 비언어적 행동 관찰
- 환자의 언어적 메시지를 듣고 이해
- 대상자의 삶을 사회적 환경의 맥락에서 경청하고 이해
- "가짜 신호"(예: 해명이 필요한 환자의 일관성 없는 발언)를 주의해서 경청
- 환자가 자신에 대해 깨닫지 못하는 것들에 대해 피드백 제공

숙련된 임상가뿐만 아니라 학생들은 도움을 주고 싶은 자연스러운 욕구, 개인적인 요구를 충족시키고 싶은 마음과 불안을 억제할 필요가 있다.[21] 이완술은 환자와 면담하기 전에 도움이 될 수 있다(예: 몇 분 동안 눈을 감고 호흡을 천천히 하거나 마음챙김 훈련/명상하기). 이는 환자에게 더 집중하게 하고, 개인적인 걱정이나 다음에 무슨 질문을 해야 할지에서 오는 혼란을 덜어 준다.

효율적인 면담자는 침묵에 익숙해져야 한다. 환자가 말할 때 뿐 아니라 침묵할 때도 적극적 경청을 하도록 배우는 것이 중요하다. 적극적으로 경청하는 동안 간호사는 환자가 언어적 · 비언어적으로 전달하는 것이 무엇인지 주의 깊게 주목하는 동시에 자신의 비언어적인 반응도 감시한다. 효과적인 침묵과 환자와 자신의 생각 및 반응을 더 깊고 중요한 수준에서 경청하는 법을 배우는 것은 효과적인 의사소통의 핵심요소이다. 이 2가지 기술은 개발에 시간이 걸리지만 충분히 학습될 수 있으며, 지도와 실습을 통해 더 능숙해진다.

적극적 경청의 중요한 원칙은 다음과 같다.

- 자신이 듣는 모든 것은 환자의 필터로 수정된다.
- 자신이 듣는 모든 것은 자신의 필터로 수정된다.
- 그러므로 모든 의사소통은 이 두 필터를 통해 분석되어야 한다
- 혼란스럽고 불확실한 느낌이 들 수도 있다.
- 자신을 향해서도 경청한다.

적극적 경청은 문제를 해결하기 위해 비판적 사고를 사용하는 환자의 능력을 강화하는 데 도움이 된다. 환자에게 모든 주의를 기울임으로써 간호사는 환자에게 혼자가 아니라는 것을 전달한다. 이러한 간호중재는 자아존중감을 강화시키고 환자가 문제를 해결하는 방법을 찾는 데 힘을 기울일 수 있도록 격려한다. 환자가 생각을 소리내어 말함으로써 그 생각을 검토하는 것에 대해 경청한다. 이러한 대인관계 상호작용의 형태는 환자의 생각을 명확하게 하고, 아이디어를 연결하고, 수행해야 할 일과 최선의 방법을 결정할 수 있게 해 준다. 적극적 경청은 실습을 통해 발전하는 기술이다.

3) 명료화 기술

이해는 명확한 의사소통에 달려 있다. 이 의사소통은 환자의 메시지에 대한 간호사의 이해를 환자와 확인함으로부터 촉진된다. 간호사는 언어적뿐 아니라 비언어적 신호로부터 받는 메시지의 정확성에 대해 피드백을 반드시 요구해야 한다. 예를 들어, "환자분이 하시는 말씀을 잘 모르겠습니다. 오늘밤 모임에 가지 않겠다고 말씀하셨습니까?"라고 질문할 수 있다. 명료화 기술을 쓰면 두 참여자 기준의 틀에 큰 차이점을 설명하고, 심각한 오해가 발생하기 전에 잘못된 인지를 바로잡는 기회를 제공한다. 애매한 메시지를 설명하거나 명확하게 해달라고 부탁 받는 환자는 그 목적이 상호적인 이해증진에 있다는 것을 알아야 한다.

(1) 재구성(내용반영)

명확함을 위해 간호사는 환자 메시지의 기본 내용을 다른(보통 더 짧은) 말로 바꾸는 **재구성**paraphrasing이라는 기술을 사용할 수 있다. 단순하고 정확하며 문화적으로 적합한 용어를 사용하여 간호사는 면담을 진행하기 전에 환자의 이전 메시지에 대한 해석을 쉽게 확인할 수 있다. 간호사는 "저는 이해가 잘 안됩니다" 또는 "다른 말로 하면... 이런 말 같습니다"와 같은 문구를 앞에 붙이면 간호사는 환자가 말한 세세한 내용 중 혼란스러울 수 있는 부분에 대한 좀 더 명확한 인지를 구성할 수 있게 돕는다. 재구성 후 간호사는 대화에서 재진술restatement로 정확하게 하며, 도움이 되는지 검증해야 한다. 환자는 비언어적인 신호 또는 "제가 한 말이 맞습니까…?"와 같은 질문에 대한 직접적인 반응을 통해서 확인하거나 부인할 수 있다. 결론적으로 환자는 면담자가 이해를 하기 위해 적극적이라는 것을 알게 된다.

(2) 재진술

재진술restating은, 간호사는 환자의 공개적 · 비공개적인 메시지를 반영한다. 이 기술은 내용뿐 아니라 감정을 반영하는 데 사용될 수 있다. 재진술은 재구성과는 다르게 환자의 키워드를 반복한다. 환자가 "내 인생은 공허해요.… 아무 의미가 없습니다."라고 말하면 "당신의 인생

은 아무런 의미가 없습니까?"라고 재진술하면서 더 자세한 정보를 얻을 수 있다. 이 기법의 목적은 중요한 주제를 더 자세히 탐구하는 것이다. 그러나 재진술을 빈번하고 무분별하게 사용한다면 환자는 소홀함, 무관심과 같은 부정적인 해석을 할 수 있다.

이 기법은 너무 과도하게 사용할 경우 기계적이 되기 쉽다. 타인의 말을 되풀이하거나 흉내 내는 것은 그 사람을 놀리는 것처럼 받아들여질 수 있어서 이런 방향성 없는 접근법은 의사소통의 장벽이 될 수 있다. 재진술의 남용을 피하려면 간호사는 재진술과 함께 설명을 요구하는 직접적인 질문을 사용해야 한다. 예를 들면, "당신 삶에서 부족한 것이 무엇인가요?", "어떤 의미가 없습니까?" 또는 "삶이 공허하다고 생각한 하루를 묘사해 보세요."라고 할 수 있다.

(3) 감정반영

반영reflecting은 사람으로 하여금 자신의 생각과 감정을 더 잘 이해하도록 도와주는 수단이다. 반영은 민감한 주제를 토론하는 환자를 향한 간호사의 관찰을 전달하는 질문이나 단순한 진술의 형태를 취할 수 있다. 그 다음 간호사는 환자의 언어적 · 비언어적 행동의 감정적인 어조의 명확한 의미를 환자에게 간단하게 설명할 수 있다. 예를 들어, 삶에 대한 환자의 감정을 반영하는 좋은 시작은 "환자분 말씀을 들어 보면 실망감을 많이 느끼셨던 것 같네요"라고 할 수 있다.

환자와 함께하는 관찰 공유는 수용을 표현한다. 간호사는 환자 자신의 내면의 감정을 인식하도록 돕고 이를 받아들일 수 있도록 격려한다. 예를 들어, 간호사는 환자에게 "슬퍼 보이네요."라고 말할 수 있다. 간호사의 관심을 인지한 환자는 자발적으로 감정을 공유할 수 있다. 환자의 질문을 또 다른 질문으로 답하는 것은 반영 기술 중의 하나이다.[2] 예를 들면, 다음과 같다.

환자: "간호사님, 제가 꼭 입원해야 한다고 생각하세요?"
간호사: "J씨는 어떻게 생각하세요?"
환자: "잘 모르겠어요. 그래서 묻는 거예요"
간호사: "저는 제 의견을 이 첫 세션 끝에 공유하고 싶습니다. 입원을 고민해 보셨고 몇 가지의 느낀 점이 있으신 것 같은데, 그것이 무엇인지 궁금합니다."

(4) 탐색

간호사가 중요한 아이디어, 경험 또는 관계를 더 자세히 조사하게 해 주는 기법이 **탐색**exploring이다. 예를 들어, 환자가 간호사에게 아내와 사이가 좋지 않다고 한다면 간호사는 이 주제를 더 자세히 탐색할 필요성을 느끼게 된다. 사용 가능한 말은 다음과 같다.

- "부인과의 관계를 좀 더 자세히 말해 주세요."
- "부인과의 관계를 묘사해 주세요."
- "부인과 사이가 어떻게 안 좋은지 예를 들어 보세요."

예시를 요청하면 환자의 모호하거나 너무 일반적인 진술을 명확하게 할 수 있다.

환자: "아무도 나를 좋아하지 않아요."
간호사: "환자분을 싫어하는 한 사람을 예로 들어 보세요"

또는

환자: "내가 하는 모든 행동은 틀려먹었어요."
간호사; "환자분의 행동 중 잘못되었다고 생각하시는 예를 하나 들어 보세요."

[표 6-2]에는 의사소통을 향상시키는 다른 기술들이 기록되어 있다.

(5) 투사적 질문: "만약에" 질문

투사적 질문은 생각과 감정을 표현하고 규명하는 데 도움을 주기 위해 주로 "만약에"로 시작한다.

투사적 질문은 사람들이 어떤 상황에서 느낄 수 있는 생각, 감정 및 행동을 상상하도록 돕는다.[21]

- 환자분께 3가지 소원이 주어진다면 무엇을 빌겠습니까?
- 만약 과거로 돌아가서 [어느 상황/삶의 중요한 사건] 그때 했던 행동을 바꿀 수 있다면 어떻게 바꾸겠습니까?

표 6-2 치료적 의사소통 증진 기술

기법	설명	예
침묵	대상자로 하여금 자신의 느낌, 생각, 결정 등을 심사숙고할 시간을 주어서 충분히 고려하여 이야기하도록 격려하는 기술	1. 반응을 기다림으로써 대화 참여를 격려함 2. 반응할 시간을 준다. "제가 여기에 잠깐 있겠습니다."
적극적 경청	대화에서 가장 기본이 됨 타인의 말을 주의 깊게 적극적으로 귀담아 듣는 태도	온화한 시선, 긍정적 자세, 따뜻한 표정 및 음성, 즉각적인 반응
말문 열기	개방적 질문(open ended question)을 통해 대상자의 이야기를 격려	"지금 어떠세요?" "어제 무슨 일이 있었나요?"
일반적이고 광범위한 주제로 시작	대상자가 자신이 이야기하고 싶은 주제를 선택하도록 격려하며, 지금 여기 있음을 확인하도록 함	"요즈음 주로 어떤 생각을 많이 하시나요?" "오늘은 무엇을 이야기하고 싶으신가요?"
수용	대상자의 표현을 비평하지 않고 현 상황 그대로를 대상자 입장에서 받아들임	"네! 그렇게 생각하시는 군요." "퇴원을 앞두고 걱정이 많으시군요."
인지확인 관찰하기	대상자의 행동을 통해 알게 된 사실을 간호사가 말로 확인함으로써 대상자의 현재 느낌, 생각, 행동을 인식함을 알림	"걱정이 있는 표정입니다" "우왕좌왕하는 것을 보니 불안해 보입니다."
자신을 제공하기	치료자 자신에 대한 정보를 제공하여 대상자가 치료자를 이용할 수 있도록 함	"나는 당신과 함께 프로그램에 참여할 것입니다."
탐색하기	어떤 생각, 경험 또는 관계를 더 자세히 알아보는 것으로 사건과 행동의 인과관계를 파악할 수 있도록 도와줌	"그것에 대해 좀 더 구체적으로 말해 주세요."
초점 맞추기	대상자가 여러 가지 복합적인 이야기를 하여 주제가 모호해질 때 대화의 초점이 한 가지에 집중되도록 하는 기술	"○○○님은 동생과의 갈등을 얘기하다가 다른 말을 하고 있습니다. 동생과의 문제를 좀 더 말해 주시겠습니까?"
재진술	대상자가 표현한 주된 생각을 치료자가 반복하여 말함으로써 확인함	"대상자: 잠을 잘 수가 없어요. 밤새 깨어 있어요." "간호사: 잠을 자는 것이 어렵군요."
바꿔 말하기 암시된 것을 말로 표현하기	대상자가 말한 것과 같은 뜻을 다르게 표현함으로써 간단히 그의 말을 확인함	"대상자: 잠을 잘 수가 없어요. 밤새 깨어 있어요." "간호사: 잠을 방해하는 문제가 있군요."
반영	대상자의 입장에서 대상자가 느끼고 생각하고 경험한 것을 치료자가 그대로 나타내 보이는 기술 내용(경험)반영, 감정의 반영이 있음	"사람들이 당신을 모함하고 있다는 생각 때문에 불안하시군요.": 생각과 느낌의 반영
정보제공	대상자에게 필요한 여러 가지 정보를 주거나 교육하는 모든 기술	"지금 당신의 어려움은 질병의 증상 때문인 것 같습니다. 증상이 조절되면 지금의 어려움도 없어집니다."
명료화하기 감정을 해석하려고 시도하기	대상자가 말한 모호한 내용을 명백히 말할 것을 요구함	"제가 확실히 이해를 못했는데, 다시 한번 말씀해 보시겠어요?"
직면 의심 표현하기	대상자가 갖고 있는 문제를 스스로 맞닥뜨리게 하거나 회피하고 있는 감정이나 행동을 정면으로 바라보게 함. 말과 행동 사이에 불일치나 모순되는 점이 있을 때 지적해 줌	"당신은 남편이 있다고 말씀하셨는데, 결혼한 적이 없다는 말씀은 이해하기가 어렵군요."
현실감 제공하기	논쟁하거나 설득하려고 하지 않고 현재 상황에 대한 인식이나 사실을 묘사함	"지금 저는 아무 소리도 들리지 않습니다." "당신의 아내는 지금 여기 안 계십니다. 저는 간호사입니다."
협력을 제안하기	환자와 함께 문제를 해결해 나아가도록 강조하고 협력하여 문제를 해결할 것을 격려함	"저와 함께 당신의 문제를 해결하기 위해 노력하시겠습니까?"
요약하기	대상자가 지금까지 이야기한 것을 체계적으로 압축하여 정리함으로써 대화한 내용을 명확히 하는 기술	"지금까지 이야기한 것은~~~에 대한 것이었습니다."
미래 계획을 격려하기	대상자가 같은 문제를 다시 직면할 경우 어떻게 할 것인지 등 스스로 계획해 보도록 격려하는 기술	"다음에 같은 문제가 생긴다면 어떻게 할 것인지 같이 생각해 봅시다."

- 환자분께 아무런 조건 없이 1억 원이 주어진다면 무엇을 하시겠습니까?

(6) 가정적 질문: "기적 질문"

- 어느 날 당신이 일어났는데 기적이 일어나서 당신의 문제가 모두 해결되었다고 가정해 봅시다. 뭐가 달라질까요? 당신의 인생은 어떻게 바뀔까요?

이 2가지 질문은 대상자가 추구하고자 하는 목표를 규명하는 데 사용될 수 있으며, 그 사람의 사고나 생활에서 가장 중요한 문제의 핵심에 도달하게 할 수 있다.

4. 비치료적 의사소통기술

비치료적 의사소통술nontherapeutic techniques이 일상생활에 사용될 수 있지만 환자에게 적용되면 문제가 생길 수 있다. [표 6-3]은 비치료적 의사소통의 예와 도움이 되는 반응을 나타낸 것이다.

1) 과도한 질문

과도한 질문excessive question 또는 동시에 많은 질문(특히 폐쇄형 질문)을 하면 간호사는 심문자 역할을 맡고 환자의 의지 또는 반응할 준비에 대한 존중 없이 정보를 요구한다. 이 접근법은 환자의 요구에 대한 존중과 세심함

표 6-3 비치료적 의사소통

기법	설명	예	더 도움이 되는 반응
미숙한 충고하기	대상자에게 지시 의존적으로 만듦	"약을 드세요. 그러면 됩니다."	정확한 정보제공하기 예) 정신질환의 생물학적 원인 설명
상투적인 반응	뜻 없이 흔히 하는 말을 하는 것 치료자가 감정이입을 못하고 형식적이라는 느낌을 줌	환자: "저는 할 수 있는 게 없어요." 간호사: "용기를 잃지 마세요."	구체적으로 묻기 "잘 하고 싶은 것이 무엇인가요?"
문자적인 반응	대상자가 한말 그대로 받아들여 대답 말의 숨겨진 의미를 파악하지 못하여 의사소통의 실패를 가져옴	대상자: "경찰들이 휴대폰 통화를 다 듣고 있어요." 간호사: "그러면 휴대폰을 바꾸세요."	명료화하기 :반영 "휴대폰으로 감시당하는 것 같아 불안하신가 봅니다."
감정을 최소화하기	대상자의 생각과 느낌을 과소평가하는 것 이해받지 못하는 느낌을 받음	환자: "저는 쓸모없는 사람입니다." 간호사: "사람은 누구나 그런 생각을 할 때가 있습니다."	대상자 입장에서 공감하기 예) 자신이 쓸모없다고 생각하게 된 사건에 대해 이야기 해봅시다.
안심시키기	문제의 원인이나 결과가 확실한데도 잘될 것이라는 말로 안심시키는 것 신뢰감 결여와 자신을 노출하지 않을 가능성 초래	"걱정할 필요가 없습니다." "다 괜찮아질 거예요." "잘 해내실 수 있을 겁니다."	환자의 걱정을 구체적으로 이야기 하기 "환자가 실제로 걱정하는 것이 무엇입니까?"
평가적인 판단하기	대상자의 생각이나 느낌, 행동에 대해 평가하는 것 비난받는 느낌과 자기방어를 하게 만듦	"지금 술 때문에 10번 이상 입원을 했는데 또 술을 마실 생각입니까?"	대상자의 행동에 책임감을 갖게 하기 "술이 당신에게 주는 긍정적 부정적 영향이 무엇일까요?"
"왜"라는 질문하기	대상자의 행동이 잘못되었음을 암시함 방어적인 태도를 취하게 함	"왜 지시대로 따르지 않나요?"	질문의 방법을 바꾸기 "치료지시가 불편한 이유를 말씀해 주시겠어요?"
과도한 질문하기	호기심이나 혹은 알고 싶은 의욕에서 이것저것 질문해서 조사받는 느낌을 가질 수 있음 환자는 다음 만남에서 아무 이야기도 안할 가능성이 있음	"병원에 어떻게 오셨나요?" "누구랑 함께 왔어요?" "병실은 맘에 드세요?" "식사는 어떠세요?" "잠은 잘 주무시나요?"	한 가지 주제로 대화하기 "오늘은 병원에 오시기 전에 무슨 일이 있었는지 이야기하기로 해요."
찬성/동의하기	대상자의 사소한 생각과 행동에 대해 필요이상으로 찬성하는 것 대상자의 느낌과 행동을 치료자의 마음에 들게 조장하게 되므로 대상자의 자유로운 표현이 억제됨. 대상자의 행동과 생각에 대한 스스로의 판단기회가 박탈됨	"제가 생각한 대로 하고 계십니다. 잘 하셨어요." "당신의 지금 생각과 느낌이 우리가 처음부터 바라던 것입니다. 훌륭합니다."	재진술하기 "당신은 그렇게 결정하셨군요." "당신의 생각은 그것이군요." "당신의 느낌은 그렇다는 말씀이군요."
반대/비동의하기	대상자의 생각 혹은 행동을 고려하지 않고 거절하는 태도 무시당하는 느낌, 자존감에 손상	"퇴원하고 싶으면 약을 버리지 말았어야죠."	탐색하기 "약을 먹지 않기로 결정하셨을 때 어떤 생각이었나요?"
주제 바꾸기	대화의 주제가 치료자에게 불편감을 줄 때 화제를 다른데로 돌리는 것 의사소통이 피상적인 수준에 머물거나 소외감과 절망감을 느낌	환자: "가족이 면회를 안 오는 걸 보니 저를 버렸나 봐요." 간호사: "2시에 있는 프로그램에 참여합시다."	반영하기 환자: "가족이 면회를 안 오는 걸 보니 저를 버렸나 봐요." 간호사: "가족이 환자에게 관심이 없는 것 같아 속상한가 봅니다."

이 부족하다는 것을 전달한다. 과도한 질문이나 동시에 많은 질문을 하면 반응의 범위와 본질을 제어하고 치료를 지연시키거나 면담을 쉽게 종결시킬 수 있다.

환자가 주도하도록 개방적인 질문을 하는 쪽이 바람직하다.

> 과도한 질문: "왜 아내를 떠나셨습니까? 아내에게 화가 났나요? 그 분이 당신에게 무엇을 했나요? 다시 재결합하시고 싶은 것인가요?"
> 치료적 접근: "환자 분과 아내 분 사이에 일어났던 일을 말씀해 주세요."

환자에 대한 많은 사실을 알 수 있지만 그렇다고 환자와 환자의 걱정을 이해할 수 있는 것은 아니다.

2) 동의 또는 비동의

"그 옷 참 잘 어울리세요", "점심 때 화를 잘 참으셔서 자랑스럽습니다", "아주 좋은 덮개를 만드셨네요". 가끔 상대를 칭찬한다고 나쁠 것이 뭐가 있겠는가? 간호사의 판단(긍정 또는 부정적인) 없이 하면 괜찮다. 우리는 흔히 친구나 가족이 좋은 일을 하면 칭찬을 한다. 그러나 간호사와 환자의 관계에서는 **동의**approve하는 일은 더 복잡하다. 압박감을 느끼고 자존감이 낮거나 삶에서 방황하고 있는 환자는 결과적으로 인정, 승인과 주목에 대한 과도한 필요성을 느낄 수 있다. 그러나 정서적으로 취약한 사람은 가치 있는 코멘트를 잘못 해석할 수 있다.

> 동의: "그룹 세션 아주 잘하셨어요. J씨가 환자분께 얼마나 무례하게 대했는지에 대해 잘 말씀해 주셨어요."

이 메시지는 간호사는 환자가 J씨에게 말한 방식에 만족했다고 암시한다. 환자는 그러한 반응을 보고 옳은 일을 하면 간호사를 기쁘게 한다고 인식할 수 있다. 그는 간호사를 기쁘게 하고 동의를 얻기 위해 계속 똑같은 행동을 반복할 수 있다. 이 행동은 환자에게 유용할 수 있지만, 환자가 다른 사람을 만족시키려고 행동한다면 이는 개인의 의지 또는 신념으로부터 이루어지는 것이 아니다.

또한, 환자가 만족시키고 싶은 사람이 없다면 새로운 행동에 대한 동기도 없어질 수 있다. 그러므로 이 상황에서 새로운 반응은 행동 변화가 아니라 타인의 승인과 인정을 받기 위한 계략이다. 또한 동의는 추가적인 의사소통을 중단하게 한다. 동의는 타인(환자)의 행동에 대한 관찰자(간호사)의 판단에 관한 진술이기 때문이다. 좀 더 유용한 코멘트는 다음과 같다.

> 치료적 접근: "어제 그룹모임에서 J씨의 무례한 행동에 관해 이야기 하셨지요? 좀 더 적극적으로 행동하시니 기분이 어떠셨나요?"

이러한 질문은 만약 환자가 두려웠거나 편안했는지, 자기주장을 더 연습하고 싶은지, 아니면 상담하고 싶은 다른 주제가 있는지를 알아낼 방법을 열어준다. 이는 또한 환자가 스스로 선택한 결정임을 암시한다. 환자는 행동 변화를 인정받게 되며, 그 주제로 추가적인 논의가 가능해진다.

비동의disapprove는 훈계적이고, 간호사가 환자의 생각과 감정을 판단할 권리가 있음을 암시하는데, 대신에 관찰이 이루어져야 한다.

> 비동의: "아무리 다른 사람이 다 한다고 해도 커닝을 하시면 안되지요."
> 치료적 접근: "커닝이 졸업하는 목표에 끼치는 부정적인 영향의 두 가지의 예를 들어 보세요."

3) 충고

우리는 일상생활에서 항상 충고를 하고 받지만 환자에게 **충고**advise가 도움이 되는 경우는 드물다. 조언을 구할 때, 진정한 동기는 우리가 다른 사람과 같은 생각을 하고 있는지 혹은 다른 사람이 우리와 동의할 지를 알아보는 것이다. 자신의 삶의 갈등 영역에 있어 해결책을 평가하고 찾는 데 어려움을 겪고 있는 환자에게 충고를 한다면 간호사는 환자의 개인적인 판단 능력을 방해하게 된다. 환자에게 해결책을 제공하면 환자의 자기책임을 빼앗게 된다. 간호사가 환자에게 해결책을 제공하면 환자는 결국 자기에게 효과적인 결정을 내리는 능력이 없다고 판단했다고 생각하게 된다.

사람은 자신의 삶에서 선택권이 없을 때 무능하다고 느낀다. 환자에게 조언하는 일은 의존성을 키울 수 있으며("간호사에게 …에 대해 무엇을 해야 하는지 물어 봐야지"), 자신의 유능함과 적절성의 감각을 저해할 수 있다. 그렇지만 사람은 적합한 판단을 내리려면 정보가 필요하다. 간호사는 환자가 문제를 정의하고 합당한 결정을 내리는 데 필요한 정보를 확인하도록 도움을 줄 수 있다. 더 도움이 되는 접근 방법은 "환자분께서 행하실 수 있는 행동은 무엇이라고 생각하세요?"와 같은 말이다. 환자의 비판적인 사고를 격려하는 것이 훨씬 더 적극적이다. 때로 간호사는 환자가 고려할 수 있는 대체방안을 몇 가지 제공할 수 있다(예: "친구에게 그 사건에 대해 말해 줄 생각을 한 적이 있으세요?"). 그러면 환자는 이런 제안을 수락하거나 거절할 수 있고, 그 제안 중에서 결정을 내릴 선택권이 있다.

4) "왜"라고 질문하기

"왜 늦으셨어요?", "장례식에는 왜 가지 않으셨어요?", "왜 시험공부 하지 않았어요?" "**왜**why"라는 질문은 비판을 암시한다. 친구나 가족에게는 같은 질문을 할 수 있다. 관계의 깊은 맥락에서는 "왜"라고 물으면 "무슨 일이야?"라고 이해할 수 있다. 하지만 잘 모르는 사람, 특히 압박감을 느낄 수 있는 불안한 사람일 경우, 권위가 있는 사람(간호사, 의사, 선생님)이 하는 "왜"라는 질문은 강요적이고 비판적이어서 듣는 사람을 방어적으로 행동하게 할 뿐이다.

그래서 "**왜**why" 일이 일어나고 있는가 하는 질문보다 "**무슨**what" 일이 일어나고 있는가 하는 질문이 훨씬 효과적이다. 누가, 무엇을, 어디서, 언제에 집중하는 질문은 문제해결과 의사소통 과정을 촉진시키는 중요한 정보를 유도할 수 있다.

5. 문화 차이에 따른 의사소통

문화 차이에 따른 의사소통은 건강관리자에게 시련을 줄 수 있다. 다른 사람이 세상을 보는 관점을 인정하고 타인의 삶의 방식을 이해하려는 노력은 경청 과정에서 발생할 수 있는 개인적인 왜곡을 최소화하는 데 도움이 된다.

다른 문화의 사람과의 첫 대면에서 언어적·비언어적 의사소통의 문화적 의미에 대한 인식은 긍정적인 치료적 동맹(또는 불만과 오해)의 형성으로 이어진다.

환자와 간호사의 문화적 정체성 요소의 차이점을 인식하지 못한다면 효과 없는 평가와 중재법을 초래할 뿐 아니라 무례하고 편견적으로 보일 수 있다. 같은 이유로 간호사나 간호제공자는 자신의 문화적 정체성과 편견에 관한 확실한 이해와 의식이 있어야 한다. 특히 인종적으로 다양한 인구와 하위문화(예: 다른 생활양식, 다양한 사회·경제적 그룹, 장애가 있는 사람, 다양한 민족 배경, 생활양식의 차이, 노인)을 보는 간호사 자신의 문화적 배경에 기반한 태도와 신념이 중요하다. 개인적인 편견을 인식하지 못하면 의사소통과 인간관계에 반드시 영향을 미친다. 환자의 특정 언어적·비언어적 메시지를 해석하는 간호사에게 어려움을 줄 수 있는 4가지 영역은 다음과 같다.

- 의사소통 스타일
- 눈맞춤
- 접촉
- 문화적 필터

주의사항: 문화그룹 간에서와 문화그룹 내에서 다양성의 변화 정도를 인식하는 일이 중요하다.

1) 의사소통 스타일

일부 민족 배경의 사람은 강렬하고 아주 감정적인 방식으로 의사소통을 한다. 예를 들면, 히스패닉계가 아닌 사람의 관점에서는 히스패닉계 미국인이 정서적인 문제를 표현할 때 극적인 신체언어를 사용하는 것처럼 보인다. 이러한 행동은 통제 불능으로 인식되고 실제와는 달리 결과적으로 병적으로 간주될 수 있다. 하지만 히스패닉 문화에서 감정적으로 격렬하게 의사소통하는 방식은 그 문화에서 적절하며, 예상가능한 범주에 속한다.[13] 프랑스계와 이탈리아계 사람도 의사소통할 때 다른 사람에게 잘못 받아들여질 수 있는 활기찬 표정과 손동작을 사용한다.

반대로, 다른 문화권에서는 겉으로 차분한 외관으로 심한 고통을 가리기도 한다. 예를 들어, 아시아 문화권에서 긍정적이거나 부정적 감정의 표현은 사적인 일이며, 공개적인 감정표현은 나쁜 버릇으로 간주되고 약점으로 보일 수 있다. 아시아계 미국인의 희미한 미소는 기쁨, 사과, 어려움에 직면할 때의 극기, 심지어는 분노를 표현하기도 한다.[22] 일반적으로, 아시아계 사람은 의사소통에 있어 정서적인 제한을 행사하고 대인관계적 갈등은 직접적으로 다루어지지 않거나 심지어 허용되지도 않는다.[2] 독일계와 영국계 미국인도 자제력을 중요하게 여기고 심한 스트레스나 정서적인 혼란에도 얼굴에 감정을 거의 드러내지 않는다.

이로부터 발전한 역사적인 맥락의 관점에서 소수민족의 이해와 지배적인 문화와의 관계를 이해하는 것 역시 중요하다. 예를 들어, 미국의 노예제도와 박해의 역사적인 배경을 가지고 있는 아프리카계 미국인은 생존의 기본 필요성을 의식할 가능성이 높다. 이러한 경험의 결과, 많은 아프리카계 미국인은 자신의 문화 그룹 외부의 사람과 소통에서 매우 선택적이고 방어적이며, 다수의 아프리카계 미국인이 미국보건제도를 불신하는 원인을 여기서 찾을 수 있다.[7] 그러므로 아프리카계 미국인 환자의 방어적이고 선택적인 의사소통의 경향은 건강한 문화적 적응을 대표할 수 있다.[20),22]

2) 눈맞춤

환자의 눈맞춤eye contact은 주의력을 평가하고, 신뢰성을 판단하거나 환자와의 관계를 가정하는 데 사용되어서는 안 된다. 문화는 직접적인 눈맞춤에 대한 편안함과 불쾌감에 영향을 준다. 어떤 문화권에서는 직접적인 눈맞춤이 무례하고 부적절하다고 여겨진다. 예를 들어, 히스패닉계 사람은 전통적으로 간호사, 의사 및 다른 건강관리전문가와 같은 권위자와의 눈맞춤을 피하도록 교육을 받는다. 눈맞춤을 피하는 것은 권위자를 향한 존경으로 간주된다. 간호사나 다른 보건전문가에게는 눈을 마주치지 않는 것이 면담자가 면담에 무관심하거나 심지어 존경이 부족한 것으로 보일 수도 있다.

이와 비슷하게, 아시아 문화권에서는 눈을 피하는 것이 존중을 나타낸다. 예를 들어, 일본의 경우 직접적인 눈맞춤은 상대에 대한 무례나 모욕으로 받아들여지는 경향이 있다. 대신 선호하는 방법은 눈의 초점을 바꾸는 것, 시선을 내리는 것 그리고 상대방의 목에 눈의 초점을 두는 것이다. 중국에서는 상대가 말하는 동안 시선을 다른 곳에 두고 옆을 향하는 것이 공손하다고 여겨진다. 그러나 나이가 더 많은 성인과 대화하는 경우 직접적으로 눈을 맞춘다.[13] 필리핀계 사람은 시선을 마주치는 일을 피하지만 한번 시선을 마주치고 난 뒤에는 계속 눈맞춤을 유지하는 것을 중요하게 여긴다.

많은 북미 원주민도 직접적인 눈맞춤이 무례하고 심지어 공격적이라고 생각한다. 특히 말하는 사람이 어린 경우 더더욱 그렇다. 지배적인 문화에 속한 사람의 직접적인 눈맞춤은 어떤 환자에게 불쾌감을 야기하고 무례하다는 생각이 들게끔 한다. 반면 경청은 존중으로 받아들여지고 타인에 대해 더 잘 알게 되는 데 필수적이다.[12),13]

다른 한편, 독일계 미국인 사이에서는 직접적이고 지속적인 눈맞춤은 타인을 경청하거나 신뢰하고, 다소 적극적인 사람이며, 어떤 상황에서는 성적인 관심을 나타낸다. 러시아계 사람도 직접적이고 지속적인 눈맞춤을 사회 상호작용에 있어서 평범하다고 여긴다.[9] 아이티에서는 가난한 사람을 제외한 모든 사람과 눈을 마주치는 것이 관습이다.[13),22] 프랑스, 영국 그리고 아프리카계 미국인은 대화를 나눌 때 시선을 유지한다. 타인이 시선을 피하면 대화에 관심이 없거나, 거짓을 말하거나, 중요한 정보를 숨긴다고 여겨진다. 몇몇 아랍계 문화권에서는 여성이 남성에게 직접적으로 눈맞춤을 하면 성적인 관심과 심지어 문란함을 암시한다. 그리스에서는 공공장소에서 사람을 계속 쳐다보는 것이 허용된다.[13]

3) 접촉

신체접촉touch의 치료적인 사용은 간호사와 환자 사이의 기본적인 요소이고 신체접촉은 보통 우정과 따뜻함의 몸짓으로 인식된다. 그러나 일부 문화권에서는 신체접촉은 사생활 침해나 성적인 관심으로 받아들여지기도 한다. 신체접촉에 대한 반응은 문화에 따라 다르다. 예를 들어, 많은 히스패닉계 미국인은 잦은 신체접촉에 익숙하다. 혼란한 상황에서 보인 반응으로 환자의 손을 잡아주거나 환자가 안심할 수 있도록 어깨를 두드려주는 행동은 환자에게 있어 지지적인 경험으로 받아들여지고, 이를 통해 치료적 관계의 초기에 마음을 여는 것을 용이하게 할 수 있다.[13]

예를 들어, 간호사가 멕시코계 마국인을 대할 때 간호사의 신체접촉은 멕시코계의 관점에서 병을 예방하고 치료할 수 있는 행동으로 받아들여지기 때문에 이러한 신체접촉을 환영한다.[9] 이탈리아계이나 프랑스계 문화권 사람은 대화 도중 빈번한 접촉에 익숙하다.[22] 러시아에서는 많은 경우에 신체접촉은 친한 친구 사이에 사용되는 비언어적 의사소통의 중요한 일부이다.[9] 때문에 간호사와 환자 사이에서 신체접촉으로 전달되는 편안함의 정도는 출신 국가에 따라 다르다.

면담의 맥락에서, 신체접촉은 생색내고, 침입적이고, 적대적이고 심지어 성적인 의도로 받아들여질 수 있다. 예를 들어, 독일, 스페인, 영국계 미국인에게 신체접촉은 드문 일이지만 상호작용의 시작과 끝에 악수가 흔하다. 인도에서는 남성끼리는 악수를 하지만 여성과는 하지 않는다. 아시아-인도계에서는 고개를 숙이고 양손을 모음으로써 여성을 반기지만 신체적 접촉은 하지 않는다. 일본의 경우 악수는 괜찮지만 등을 토닥이는 일은 허용되지 않는다. 중국계 미국인은 낯선 사람과의 신체접촉을 불쾌하게 여길 수 있다. 일부 북미 원주민은 악수 대신 손을 뻗어 인사하는 사람의 손과 살짝 접촉하기만 한다.[13]

같은 문화권에 속한 사람 사이에서도 성별이나 사회적 계급이 다른 사람과의 신체접촉은 해석과 규칙이 다르다. 학생은 자신이 속한 기관의 정책을 잘 살필 필요가 있다. 시설에 따라 어느 곳은 '신체접촉금지' 정책을 세운 곳도 있기 때문이다. 특히 부적절한 접촉을 경험했을 수도 있어서 보건전문가의 신체접촉을 어떻게 받아들여야 할지 모르는 청소년과 어린아이의 경우에 이러한 정책을 세운 곳이 있다.

4) 문화적 필터

다른 사람의 이야기를 편견 없이 듣기란 불가능하다고 인지하는 일은 아주 중요하다. 사회화 과정에서 우리는 우리자신, 타인 및 우리 주변의 세계를 경청하는 데 쓰이는 **"문화적 필터**cultural filters"를 개발한다. 문화적 필터는 우리가 알아차리는 것과 무시하는 것을 결정하는 문화적 편향과 문화적 편견의 형태이다.

우리는 세계를 인식하고 세상과 상호작용하는 데 도움을 받기 위해 이런 문화적 필터를 사용한다. 그러나 문화적 필터는 불가피하게 개인과 가족, 전문적, 사회적 가치관과 인식에 영향을 끼치기 때문에 경청에 여러 가지 편견을 가져온다. 편견은 인종, 성적 취향, 국적, 사회적 지위, 종교와 생활습관과 같은 요소에 따른 왜곡된 분류와 이해를 초래한다. 문화적 필터가 강하면 편견 또한 강해진다.[6]

6. 의사소통 정보기술

정보학 및 정보기술은 의학, 행동치료와 정신건강관리에 점점 더 많이 사용된다. **정보통신기술**information communication technologies, ICT은 실황 상호작용 메커니즘live interactive mechanism과 임상 진행을 기록하는 방식으로 사용되고 또 정신사회적 도움을 받지 못하는 사람들(예: 농촌 지역에 살거나, 만성 질환이 있거나, 집에서 움직이지 못하거나, 서비스를 충분히 받지 못하는 사람)에게 서비스를 제공하기 위해 사용된다.

현재 성인 4명 중에 1명은 정신건강문제를 가지고 있을 수 있다고 추정된다. 정신건강문제는 불안, 스트레스, 결혼생활 문제 그리고 우울증에서 약물남용에 이르기까지 범위가 다양하다. 이러한 정신건강문제의 대부분은 낙인에 대한 두려움, 외진 지역의 부족한 의료서비스 제공자의 수 또는 이동의 문제(예: 불안장애, 신체적 한계, 부족한 교통수단) 때문에 다루어지지 않는다. 도움을 요청하지 않는 경우 아주 심각한 대가를 치를 수 있다. 예를 들어, 직장에서의 문제부터 가정폭력, 우울증의 악화 그리고 자살까지 범위가 다양하며, 이러한 대가는 다른 문제의 원인이 될 수 있다.

정보통신기술은 외상후 스트레스장애에서 우울증까지 다양한 범위의 정신건강문제의 원격심리치료에 사용될 수 있다. 특히 농촌 지역 같은 외진 곳까지 건강관리와 회복력 중재를 제공하는 데 사용될 수 있다.[23]

정보통신기술의 발전에 따라 미래에는 집전화, 인터넷 지원 그룹 및 가상 건강검진이 일반화될 수 있고, 이로 인해 사무실 방문이 완전히 없어질 수 있다.[2] 그것은 환자와 실무자에게 현재의 정신의학적 및 의학적 발전, 진단과 치료옵션에 접근하게 할 수 있는 소중한 도구이다.[2]

농촌 지역에 거주하거나 이동 할 수 없는 사람을 위해 더 나은 의료서비스를 제공하는 것 외에도 원격의료는 간호인력부족을 완화하는 데 도움이 될 수 있다. 원격의료/원격 홈 케어의 사용은 간호사가 폐음을 포함한 환자의 활력징후를 검사하고 환자의 생리적인 상태의 변화를 식별하게 할 수 있다. 임상가는 학교, 감옥, 보건소 또는 외진 곳에 있어 간호자원이 부족한 시설에서 특히 유용한 원격신체검진과 상담을 할 수 있다.[5] 소셜 네트워킹 도구는 개인이 정보를 얻고 의료서비스를 관리 하는데 점점 더 중요한 방법이 되고 있다. 보건의료종사자는 환자와 연락을 유지하려고 다양한 기술을 사용한다(예: 화상회의, 이메일, 스카이프 등).

1) 모바일 앱

Peek(2015)에 따르면

- 휴대폰은 인류 역사상 가장 빠르게 채택된 소비자 기술이다.
- 정신과 환자는 스마트폰을 높은 비율로 소유하고 있으며, 설문조사에 따르면 이들은 정신건강을 검사하기 위해 스마트폰을 사용하는 데 관심이 많다는 결과가 나왔다.
- 정신질환에 관련된 수많은 앱이 출시되었지만, 이런 앱에 대한 의학적 연구는 적다. 또한 앱 사용에 있어 의도하지 않은 부작용이 걱정된다.
- "수동적 데이터" 정보에 대한 관심이 커지고 있다.

약물남용과 정신건강서비스관리국substance abuse & mental health services administration, SAMHSA은 자살방지와 집단괴롭힘 방지, 자연재해로 인한 행동장애, 미성년자 음주 예방과 같은 가장 다루기 어려운 정신건강과 약물남용문제를 해결하는 데 도움이 되는 자원을 보유하고 있다.

- **자살안전**: 의료서비스 제공자가 자살 예방 전략을 치료에 통합하고 환자 사이에서 자살위험을 해결할 수 있도록 돕는다.
- **집단괴롭힘 알기**: 집단괴롭힘을 방지하고 아이의 회복력을 키울 수 있는 방법에 대한 정보와 지침을 제공한다. 이는 부모와 교사를 위한 유용한 도구이며, 3세에서 18세 사이의 아이가 대상이다.
- **SAMHSA 재난 앱**: 재난 생존자에게 치료를 제공하는 구조자에게 필수적인 자원(정신적인 응급처치와 구조자의 자기관리 등)과 SAMHSA의 행동건강치료 서비스 위치 탐지기에 접근할 수 있게 해 준다.
- **말해. 들어 줄게**: 부모나 돌보미가 아이와 같이 탐색해야 할 가장 중요한 주제 중 하나인 미성년자 음주에 대한 대화를 준비하는 데 도움이 되는 대화식 게임이다.

SAMHSA.gov에서 SAMHSA의 모바일 앱을 찾아볼 수 있다. 검증된 10개의 정신건강 앱은 www.psychiatryadvisor.com/top-10-mental-health-apps/slideshow/2608/에서 찾을 수 있다.

앞서 언급했듯이 중요한 사안은 해결되지 않은 상태로 남아 있다(예: 발생 가능한 개인정보와 비밀보장 문제, 효능에 대한 현재 임상 데이터 부족, 특정 모바일 앱의 안전성 그리고 법적책임 문제). 미래의 질적인 임상실험과 여전히 남아 있는 위험성/이익에 대한 평가는 아직 진행되지 않았다. 다른 사안들은 개인정보와 안전성 보장, 법적 정책 검토 그리고 전문적이고 윤리적인 지침의 확립 등이 있다.[18]

7. 의사소통기술평가

면담기술의 발달 정도 평가에 의사소통증진기술 체크

의사소통증진기술 체크리스트

안내: 임상과정 중 주기적으로 이 체크리스트를 사용하여 개선점을 찾도록 한다.
환자와의 경험을 떠올리도록 한다.
다음 문항을 보고 스스로 결과를 매기도록 한다.
SA: 매우 동의함, A: 동의함, NS: 잘 모름, S: 동의하지 않음, SD: 매우 동의하지 않음

	SA	A	NS	S	SD
1. 나는 눈맞춤을 잘 한다					
2. 나의 언어적인 말을 다른 사람들이 잘 이해한다					
3. 나는 다른 사람의 감정을 표현하도록 격려한다					
4. 나는 개방적인 질문을 할 수 있다.					
5. 나는 다른 사람의 생각을 재진술하고 명료화할 수 있다.					
6. 나는 타인의 긴 진술에서 핵심을 몇 단어로 요약할 수 있다.					
7. 나는 타인의 감정을 헤아려 반영할 수 있다.					
8. 나는 토의에서 나의 감정을 나눠야 한다면 그렇게 할 수 있다.					
9. 나는 피드백을 줄 수 있다.					
10. 나의 반응은 적어도 75%가 의사소통을 강화하고 촉진시키고 있다.					
11. 나는 환자에게 대안을 세우도록 돕는다					
12. 나는 환자가 구체적이고 실현 가능한 목표를 세우도록 돕는다					
13. 나는 대상자가 세운 목표를 이루려는 단계를 밟아가는 것을 돕는다.					

그림 6-2 의사소통증진기술 체크리스트[16)]

리스트가 유용할 것이다[그림 6-2]. 그러나 일부 항목은 어떤 환자들과는 관련이 없을 수 있다(예: 11-13 문항은 환자의 정신병 증상이 매우 심할 때는 불가능할 수 있다). 임상 기술에 대한 자기 평가는 치료적인 개선에 초점을 맞추는 방법 중 하나이다. 역할극은 임상경험을 위한 준비와 효과적이고 전문적인 의사소통기술 습득에 유용한 도구이다.

핵심요약

- 의사소통과 면담기술의 지식은 환자가 중심이 되는 협력관계를 구축하는데 기본적인 요소이다. 목표지향적인 전문적 의사소통은 치료적 의사소통이라고 한다.
- Berlo의 의사소통모형은 5가지 구성요소가 있다. 자극, 송신자, 메시지, 매체 및 수신자이다. 피드백은 송신자가 보낸 메시지의 정확성을 확인하는 의사소통 과정의 핵심 구성요소이다.
- 간호에서 치료적인 의사소통은 "회복률 증가, 안전과 보호 보장, 환자 만족도 상승 그리고 치료 순응도 증가"를 발전시킨다.
- 의사소통 과정을 최소화하거나 촉진시키는 여러 가지 요소가 있다. 예를 들어, 문화, 언어, 지식의 차이; 소음; 프라이버시의 부족; 타인의 존재; 및 기대는 의사소통에 영향을 끼친다.
- 의사소통은 두 가지로 나누어진다. 하나는 내용(언어)이고 다른 하나는 과정(비언어적 행동)이다. 내용과 과정이 일치한 경우 올바른 의사소통이 되었다고 할 수 있으며, 보통 비언어적 요소는 환자의 메시지를 전달하는데 더 큰 역할을 한다. 언어가 비언어적 행동으로 보완되지 않을 경우 전달하고자 하는 뜻이 모호해진다. 이를 이중구속(또는 혼합) 메시지라고 한다.
- (개인적인 차이점은 물론) 문화적 배경은 타인의 비언어적 행동 수용에 영향을 준다. 눈맞춤 정도와 신체접촉 사용은 다른 문화권에 속한 사람에게 오해를 초래할 수 있는 비언어적 요소이다.
- 간호사가 자신의 간호기술을 발전시킬 수 있는 의사소통기술은 여러 가지가 있으며 위협적이지 않고 개방적인 의사소통 방식을 사용할 때 가장 효율적이며, 치료적 관계의 성립과 유지에 필수적이다.

- 간호사의 인간관계의 효율성 증진을 방해하는 비치료적인 기술에는 여러 가지 있다.
- 심리 · 사회 · 과학 분야에 정보통신기술을 적용하는 것은 정신건강, 행동건강과 약물사용 문제에서 사람들을 돕는 데 중요한 도구로 여겨진다. 불안장애, 우울증과 다른 정신건강문제(외상후 스트레스장애, 양극성장애 등)를 가진 사람을 위한 앱 기반정보는 정신과 치료에 대한 접근을 더 용이하게 할 수 있다.

참고문헌

1) American Nurses Association (ANA), American Psychiatric Nurses Association, & International Society of Psychiatric-Mental Health Nurses.. (2014). *Psychiatric-mental health nursing: scope and standards of practice.* Washington, DC: Nursebooks.org.

2) Arnold, E.C., & Boggs, K.U. (2016). *Interpersonal relationships: professional communication skills for nurses* (7th ed.). St. Louis: Elsevier Saunders.

3) Bateson, G., Jackson, D., & Haley, J. (1956). Toward a theory of schizophrenia. *Behavioral Sciences, 1*(4), 251-264.

4) Berlo, D.K. (1960). *The process of communication.* San Francisco: Reinhart Press.

5) Castelli, D. (2010). *Telehealth technologies addressing the global impending nursing shortage.* Retrieved August 31, 2011, from www.nursingcenter.com/CareerCenter/static.asp?pageid=800469.

6) Egan, G. (2013). *The skilled helper: a problem-management approach and opportunity-development approach to helping* (10th ed.). Belmont, Calif: Brooks/Cole, Cengage Learning.

7) Eiser, A., & Ellis, G. (2007). Cultural competence and the African-American experience with healthcare: the case for specific content and cross-cultural education. *Academic Medicine, 82,* 176-183.

8) Ellis, R. B., Gates, B., & Kenworthy, N. [2003]. *Interpersonal communication in nursing: theory and practice*. London: Churchill Livingstone Elsevier.

9) Giger, J.N., & Davidhizar, R.E. (2007). *Transcultural nursing: assessment and intervention* (5th ed.). St. Louis: Mosby Elsevier.

10) Hays, J. S., & Larson, K. (1963). *Interacting with patients*. New York: Macmillan. Copyright ©1963 Macmillan Publishing.

11) Hays, P.A. (2008). *Addressing cultural complexities in practice.* Washington, DC: American Psychological Association.

12) Kalbfleisch, P. (2009). Effective health communication in native populations in North America. *Journal of Language and Social Psychology, 28*(2), 158-173.

13) Kavanaugh, K.H. (2008). Transcultural perspectives in mental health nursing. In M. Andrews, & J. Boyle (Eds.), *Transcultural concepts in nursing care* (5th ed.). Philadelphia: Lippincott Williams & Wilkins.

14) Matsumoto, D. (1992). American-Japanese cultural differences in name recognition of universal facial expressions. *Journal of Cross Cultural Psychology, 23*(1), 72-84.

15) Matsumoto, D., & Sung Hwang, H. (2011). *Reading facial expressions of emotion.* Retrieved January 2, 2012, from www.apa.org/science/about/psa/2011/05/facial-expressions.aspx.

16) Myrick, D., & Erney, T. [2000]. *Caring and sharing* [2nd ed., p. 168]. Copyright ©2000 by Educational Media Corp., Minneapolis, Minn.

17) Neese, B. (2015). *Effective communication in nursing: theory and best practices.* Retrieved January 2, 2016 from http://online.seu.edu/effective-communication-in-nursing/#sthash.hNHpFiV3.dpuf.

18) Peek, H. (2015). *Evolving potential of mobile psychiatry: current barriers and future solutions.* Retrieved December 30, 2015, from http://www.psychiatrictimes.com/telepsychiatry/technology-psychiatry-year-review?GUID=67CBCF91-8666-442D-9DDD-0FED4DF8E580&rememberme=1&ts=26122015#sthash.0Yr4YTpt.dpuf.

19) Peplau, H.E. (1952). *Interpersonal relations in nursing: a conceptual frame of reference for psychodynamic nursing.* New York: Putnam.

20) Smedley, B., Stith, A., & Nelson, A. (2002). *Unequal treatment: confronting racial and ethnic disparities in healthcare* (Institute of Medicine Report). Washington, DC: National Academies Press.

21) Sommers-Flanagan, J., & Sommers-Flanagan, R. (2012-2013). *Clinical interviewing* (5th ed.). Hoboken, NJ: Wiley.

22) U.S. Department of Health and Human Services. (2001). *Mental health: culture, race, and ethnicity: supplement to mental health: a report of the Surgeon General.* Rockville, Md: USDHHS, Substance Abuse and Mental Health Services Administration, Center for Mental Health Services.

23) Weckerlein, J. (2011). *Technology to aid DoD mental health services.* Retrieved August 28, 2011, from http://science.dodlive.mil/2011/08/05/8089/.

CHAPTER 7

치료적 관계와 임상면담
Therapeutic Relationships and the Clinical Interview

Elizabeth M. Varcarolis

학습목표

1. 간호사-환자 관계의 단계를 설명한다.
2. 사회적 관계와 치료적 관계의 차이를 이해한다.
3. 치료적 간호사-환자 관계의 촉진요인과 비치료적 상호작용 과정에 대해 설명한다.
4. 간호사-환자 관계에서 긍정적인 간호사의 역할과 태도를 설명한다.
5. 치료적 관계를 위한 임상면담전략을 이해한다.
6. 치료적 관계에서 서로 다른 가치와 문화적 신념의 영향에 대하여 이해한다.

주요개념: 문화적 자기인식[19)]

"두 사람이 서로를 이해하는지 여부는 인종적 또는 문화적 배경에 크게 좌우되지 않으며, 각자 자신의 정확성 또는 개인적으로 친숙한 것의 우월성을 얼마나 강하게 믿는가에 달려 있다." "개인은 자신의 문화에 대해 인지하고 있는 범위에서 인종-윤리-문화적 차원의 타고난 우월성 또는 진실성을 믿는 경향이 있다." "다른 문화권의 누군가를 진정으로 이해하는 것은 차이를 정상적이고, 흥미롭고, 바람직한 측면으로 받아들이는 것부터 시작한다."

1. 서론

정신건강간호는 과학적 원칙에 기초한다. 해부학, 생리학, 화학적 배경은 생물학적 치료의 안전하고 효과적인 준비를 위한 기초이다. 예를 들어, 간호사는 근거기반 연구 및 실험에 기초한 약물의 효과, 적응, 부작용에 대해 지식을 가지고 있을 것으로 여긴다. 하지만 정신간호에서 중요한 인간관계적 측면을 강화하고 유지하기 위해서는 돌봄 관계와 기술의 발전이 요구된다. Quinlin(1996)은 "인간관계의 발전은 보살핌과 치유를 가능하게 하고, 인간으로서 간호사의 근본적인 인간성을 이용하는 것은 간호사가 환자와 동료 모두에게 자신을 이용할 수 있도록 하는 가장 중요한 부분이다."라며, 이것이 어떻게 달성되는지는 간호사의 개인적인 역량에 달려 있다고 말한다.[16)]

2. 간호사-환자 관계

의사-환자 관계/환자-중심 돌봄이라는 용어와 개념은 최근에 의학분야에서 소개되었으며, 주로 "의사-환자" 파트너십의 관점으로 보아 왔다. Peplau가 간호에 이 개념을 소개한 이래로 간호사-환자 관계nurse-patient relationship 및 환자-중심 돌봄patient-centered care의 개념을 사용해왔다. 회복모델에 비추어보면, 의료인과 환자관계를 보는 새로운 방법은 환자-중심 파트너십patient-centered partnership일 것이다.

환자 및 가족중심 돌봄 핵심개념은 (1) 존엄성 및 존중, (2) 정보공유, (3) 환자와 가족참여, (4) 환자의 이야기를 듣고 이해하는 느낌으로 구성된다. 이것은 오랫동안 간호사-환자 관계라고 알려져 있으며, 최근에는 "간호사-환자 파트너십"으로 언급되는 간호전문성에 포함된다. 환자-중심 파트너십은 건강관리 결정에 대한 환자 자신의 통제 승인을 의미하며, "협력적인 환자-중심 치료계획"이라는 용어를 의미한다. 또한 환자/가족의 문화, 윤리 및 안위수준에서 건강관리 목표, 목표달성을 위한 계획 그리고 적절한 중재에 대해 환자 및 가족과 협업하는 것을 의미한다.

치료적인 간호사-환자 관계/파트너십은 특정 목적에 관계없이 모든 정신건강치료접근에 있어서 기본이다. 간호사와 환자 사이의 첫 연결점은 간호사가 안전하고 신뢰할 수 있고 한결같으며, 개인적인 정보를 보호해 준다는 것을 환자가 이해하도록 만드는 것이다.

조현병과 주요우울장애와 같은 질환이 강력한 생화학적, 유전적 요인을 가지고 있다는 것은 사실이다. 하지만 동반되는 부정적인 자아상, 낮은 자존감, 치료방법에 대한 집중의 어려움과 같은 많은 정서적인 문제는 치료적인 환자-중심 관계를 통해 대부분 개선될 수 있다.

간호사-환자 관계는 창조적인 과정이며, 간호사 개개인의 고유성을 가진다. 각각의 간호사는 타인과 긍정적인 유대를 창의적으로 형성하기 위해 사용할 수 있는 독특한 역량을 가지고 있다. 이것을 "치료적 자기이용"이라고 부른다. 치료적 자기이용은 "**독창적 간호**art of nursing"의 실천 사례이며, 치료적 자기이용의 효과는 과학적으로 근거기반중재로써 입증되고 있다. 치료적 관계는 치료에 대한 긍정적인 결과의 가장 좋은 예측인자 중 하나이다.[5] 반면, 환자의 치료불이행과 부정적인 결과는 아무도 경청해 주지 않고 존중받지 못하며, 의사/건강관리제공자와 연결되어 있지 않다고 느끼는 것과 관련이 있다.[5] 연구에 따르면, 치료의 성공은 적용된 특별한 과정의 결과만은 아니며, 의료진과 환자의 개별적인 특성의 결과도 포함된다. 게다가 정신치료(대화요법), 치료적 관계가 실제로 약물과 같은 방식으로 뇌화학작용을 변화시킨다는 증거가 있으며, 대부분의 정신질환 문제에 있어서 가장 좋은 치료방법은 약물과 정신요법을 병용했을 때이다. 특히 인지행동요법은 우울, 공포, 강박신경장애, 외상후 스트레스장애, 기타 질환의 치료에 있어서 큰 성과를 이루었다.

개인과 치료적 협력 또는 파트너십을 형성하는 데에는 시간이 필요하다. 이러한 분야에서의 기술은 더 많은 기술과 경험을 가진 사람들의 주도에 따라 발전한다. 환자가 치료적 관계에 참여하지 않는다면, 치료계획이나 중재와 관계없이 어떠한 중요한 변화도 발생하지 않을 것이며, 상호 좌절감과 포기를 낳게 될 것이다.

1) 치료적 관계와 기타 관계

간호사-환자 관계는 종종 불명확하게 정의되지만, 정신건강간호의 원칙에 부합하는 치료적 관계는 보다 명확하게 정의되며, 다른 관계와는 다르다. 치료적 간호사-환자 관계는 특별한 목표와 기능을 가지고 있다. 치료적 관계의 목표는 다음과 같다.

- 고통스러운 생각과 감정에 대한 의사소통 촉진하기(facilitating)
- 일상생활활동을 촉진하는 데 도움이 되도록 환자가 가진 문제의 해결을 돕기(assisting)
- 환자가 자기방어 행동을 탐색하고 대안을 시도하도록 돕기(helping)
- 자기돌봄과 독립성 증진하기(promoting)

인간관계는 두 명 또는 그 이상의 사람들 간의 상호작용 과정이다. 삶을 통해 우리는 다양한 환경에서 사람들을 만나고 다양한 경험을 공유한다. 몇몇의 개인은 장기적인 관계로 발전하지만, 몇몇은 단지 짧은 기간만 관계를 맺는다. 우리가 만나는 관계의 종류는 사람과 환경에 따라 다르다. 일반적으로 관계는 (1)사회적 관계 또는 (2)치료적 관계로 정의된다.

(1) 사회적 관계

사회적 관계는 우정, 사회화, 즐거움, 업무달성 등을 목적으로 시작되는 관계로 정의될 수 있다. 사회적 상호작용 동안 상호 요구가 충족된다(예: 대상자는 생각, 감정, 경험을 공유한다). 사회적 관계에서 의사소통기술은 때때로 돈을 빌려주거나 직업적인 도움을 주는 등의 기본적인 요구 충족과 업무적인 도움을 위해 사용된다. 종종 의사소통의 내용은 표면적이다. 사회적 상호작용 동안 역할은 바뀔 수 있다. 사회적 관계 내에서는 상호작용의 평가에 거의 중점을 두지 않는다.

환자: "아, 혼자 있는 거 싫어요. 그건 날 우울하게 만들고, 때로는 너무 괴로워요."

간호사: "나는 당신이 어떻게 느끼는지 알아요. 나도 그건 싫어요. 나는 친구를 만나고 영화를 보러 가요. 같이 어울릴 사람 있나요?(이 반응에서 간

호사는 환자의 감정은 최소화하고 조언을 미리 한다.)”

환자: “아니요. 하지만 나가고 싶지도 않아요. 난 공포와 외로움을 느끼며 집에 있어요.”

간호사: “대부분의 사람들이 한번쯤은 그렇게 생각하죠. 만약 당신이 수업을 받거나 그룹에 참가하면 많은 사람들을 만날 수 있을 거예요. 항상 자신을 가두는 것은 좋지 않아요.”(그렇게 함으로써 간호사는 환자의 고민을 ‘듣는 것’이 아니라 자신의 고통과 고립을 최소화하는 것이다. 간호사는 환자에게 평범한 충고를 하여, 환자의 감정과 경험을 차단한다.)

(2) 치료적 관계

간호사와 환자의 치료적 관계(환자-중심 파트너십)는 간호사가 환자의 성장을 촉진시키기 위해 의사소통 능력, 인간행동에 대한 이해, 개인의 강섬을 극대화한나는 점에서 사회적 관계 및 친밀한 관계와 다르다. 환자는 간호사와의 상호작용을 통해 자신의 걱정을 다루게 된다. 결정과정에서 파트너로 존중받으며 진솔할 때 더 쉽게 관계를 맺을 수 있다.[5] 이 때 관계의 초점은 환자의 생각, 경험, 감정에 있어야 한다. 치료적 관계에서 핵심적인 것은 면담동안 환자에 의해 언급된 중요한 개인적인 문제에 대한 간호사의 관심이다. 간호사와 환자는 탐색이 필요한 부분에 대해 확인하고, 주기적으로 환자의 변화정도를 평가한다.

간호사는 나양한 역할(예: 교사, 상담가, 시회복지사, 연락담당자)을 담당하지만, 관계는 지속적으로 환자의 문제와 요구에 초점이 맞춰진다. 간호사는 치료적 관계 외에도 환자의 요구를 충족시켜줘야 한다. 간호사가 환자에게 “그들을 좋아해라”, “그들이 제안한대로 해라”, “그들에게 잘해줘라” 또는 “그들을 인정해라”를 원하기 시작하면, 환자의 요구는 적절하게 충족되지 못하며, 관계는 환자에게 해롭게 될 수 있다(비치료적).

감독하에 일을 하는 것은 핵심과 경계를 명확하게 유지하는 좋은 방법이다. 치료적 관계에서 발생하는 단계와 현상에 대한 의사소통기술과 지식은 치료적 관계의 형성과 유지에 있어서 결정적인 도구이다. 돕는 관계에서는 다음과 같은 것이 이루어져야 한다.

- 환자의 요구가 확인되고 탐색된다.
- 대안적인 문제해결 접근이 이용된다.
- 새로운 대처기술이 개발된다.
- 행동변화가 격려된다.

학생뿐 아니라 간호사도 사회적 및 치료적 관계의 경계에서는 어려움을 겪는다. 여기에는 분명한 차이가 있다. 특히 자신과 비슷한 나이일 경우 더 친숙하기 때문에 학생들은 종종 “친구가 되는 것”이 더 편하다고 느낀다. 그러나 이러한 경우, 간호사와 학생은 이 관계가(자신과 환자에게 있어서) 치료적 관계라는 것을 명확히 할 필요가 있다. 이것은 간호사가 환자에게 친절하지 않다는 것을 의미하는 것은 아니며, 무해한 주제(예: TV, 날씨, 아이들 사진)에 대해 대화하는 것이 금지된다는 것을 의미하는 것도 아니다. 즉, 간호사가 치료적 관계에 대해 이전에 언급된 지침을 따른다는 것을 의미한다. 관계는 간호사의 요구를 충족시키도록 설계되는 것이 아니라 환자가 초점이 된다. 환자의 문제와 걱정이 탐색되고, 환자와 간호사에 의해 잠재적인 해결책이 논의되며, 해결방법은 환자에 의해 수행된다.

환자: “아, 나는 혼자 있는 거 싫어요. 그건 날 더 우울하게 만들고, 때로는 아프게 해요.”

간호사: “외로움은 고통스러울 수 있어요. 지금 당신을 그렇게 외롭게 만드는 것은 무엇인가요?”

환자: “음, 우리 엄마는 2년 전에 돌아가셨고, 지난 달 나의... 나는 너무 무서워요.”(환자는 심호흡을 하고, 아래를 내려다보고 우는 것처럼 보였다.)

간호사: (환자가 편안해질 때까지 침묵을 유지하며 앉아 있다.) “계속 해 보세요...”

환자: “내 남자친구는 날 두고 해외로 출장을 갔어요. 그의 소식을 못 들었고, 그의 상사에게서도 아무런 대답을 받지 못했어요. 그는 나의 최고의 친구였죠, 우리는 결혼할 예정이었는데, 만약 그에게 무슨 일이 생긴다면 나는 살고 싶지 않아요.”

간호사: "자살생각을 해 본 적 있나요?"
환자: "글쎄요, 만약 그가 죽는다면 그럴 거예요. 나는 그 없이는 살 수 없어요."
간호사: "전에도 이런 느낌이 들었던 적이 있나요?"
환자: "네, 우리 엄마가 돌아가셨을 때요. 남자친구를 만날 때까지 1년 정도 우울했어요."
간호사: "당신이 아프고, 고통스러운 시간을 보내고 있는 것처럼 들리네요. 당신은 나와 대화를 할 수 있으며, 덜 불안하고 덜 공포스럽고, 덜 중압감을 느끼도록 몇 가지 방법을 찾을 수 있습니다. 함께 이 작업을 진행하시겠습니까?"

정서적 건강과 신체적 건강요구를 가진 젊은 여성을 돕기 위해 목표지향적인 방법으로 상호작용에 참여하는 간호사의 능력은 환자중심 돌봄의 기초이다. 간호사-환자 관계는 전문적인 돕는 관계와 같은 의미이다. 간호사를 포함하여 의료진에게 요구되는 행동은 다음과 같다.

- 책임감: 간호사는 자신의 행동과 그 행동의 결과에 대해 책임을 진다.
- 환자 요구에 초점맞추기: 간호사, 다른 의료진 또는 기관보다 환자의 흥미/관심이 첫 번째 고려사항이다. 간호사의 역할은 환자 옹호자이다.
- 임상역량: 대상자의 행동에 대한 간호사의 기준은 지식과 특정 상황에 적합한 원칙이다. 이것은 연구를 통해 획득한 최신지식에 대한 인식과 통합을 의미한다(근거기반 활동).
- 판단보류: 간호사는 환자를 판단하는 것을 삼가고, 타인에게 자신의 가치관과 신념을 전달하는 것을 자제한다.
- 경험이 많은 의료인 또는 팀에 의한 감독은 이 분야의 역량을 발달시키기 위해 필수적이다.

간호사는 응급실, 외과병동, 산부인과 병동, 클리닉, 지역사회환경, 학교, 환자의 집과 같은 다양한 환경에서 환자와 상호작용한다. 환자의 요구에 민감하고 효과적인 사정과 의사소통 능력을 가진 간호사는 환자가 현재 문제에 직면하고 미래를 선택하는 것을 도울 수 있다.

간호사와 환자가 단지 몇 번만 만나는 경우, 관계의 유형은 비공식적이고 좁은 범위일 수 있다. 하지만 간단하더라도 관계는 환자에게 충실하고, 유용하며, 중요하다. 종종 이런 제한적인 관계는 치료적 만남으로 언급된다. 간호사가 타인의 상황(긍정적인 관심, 공감)에 대해 진심으로 걱정하는 모습을 보이는 경우, 짧은 만남이더라도 개인의 삶에 강한 영향을 미칠 수 있다.

한편, 개인 공간뿐 아니라 입원환경, 정신과 병동, 위기센터, 정신과 외래와 같은 장소에서의 만남은 길고 더 공식적일 수 있다. 이러한 오랜 시간의 만남은 효과적인 치료적 간호사-환자 관계의 발전을 이끈다.

2) 관계의 경계설정

잘 정의된 치료적 관계는 환자가 감정과 치료주제를 탐색할 수 있는 안전한 공간을 제공하는 명확한 경계의 수립을 허용한다. 치료적 관계에서 간호사의 역할은 이론적으로 잘 정의되어 있다. 환자의 요구는 간호사의 요구와 분리되며, 환자의 역할은 간호사의 역할과 다르다. 그러므로 관계의 경계는 잘 나타난 것처럼 보인다. 실제로 경계가 불명확해질 위험이 있으며, 이러한 간호사-환자 파트너십의 변화는 비치료적 관계로 이어질 수 있다. 불명확한 경계를 만들 수 있는 상황은 다음과 같다.

- 관계가 사회적 맥락으로 내려올 때
- 간호사의 요구가 환자의 요구를 희생시키면서 충족될 때

다음은 간호사가 경계를 불명확하게 할 수 있다는 것을 나타내는 경고신호이다.

- 과잉 도움: 환자가 스스로 할 수 있는 것 또는 환자의 바람이나 요구를 넘는 행동을 하는 것
- 통제: 권리주장 및 "자신의 이익을 위해" 환자를 통제하는 것
- 나르시시즘: 환자의 건강하고 좋은 강점을 인식하도록 지원하고 있다는 것을 통해 환자가 도움을 받고 있다고 느끼도록 약점, 무력감, 질병을 찾는 것.

이러한 상황이 발생하는 경우, 관계는 도움이 되지 않고 통제현상이 문제가 된다. 역할이 흐릿해지는 것은 종종 인식되지 않은 전이 또는 역전이의 결과이다.

(1) 전이

전이transference는 Freud가 환자를 치료하기 위해 정신분석을 사용할 때 처음 확인한 현상이다. 전이는 어린 시절의 중요한 사람과의 관계에서 유래된 행동적 감정적 반응패턴을 현재의 삶에서 개인에게 무의식적이고 부적절하게 이동하는 과정이다. 환자는 심지어 "당신은 나에게 ○○○(예: 엄마, 자매, 아빠, 형제)을 떠올리게 한다."라고 말할 것이다. 다음의 예시를 참고한다.

환자: "당신은 매우 대단하고 강하군요. 누군가 당신에게 내가 아는 다른 사람들처럼 차갑고 감정이 없는 기계라고 말한 적이 있나요?"

간호사: "당신에게 있어서 차갑고 감정이 없는 사람에 대해 말해 주세요."(이번 예시에서 환자는 간호사를 그녀의 성격 형성기 동안 중요한 타인에게 그랬던 것과 같은 방법으로 경험한다. 환자의 엄마는 매우 냉담히여, 그너가 고독, 무가치함, 분노의 감정을 느끼도록 만들었다.)

전이현상이 모든 관계에서 발생함에도 불구하고, 전이는 권위적인 관계에서 강화되는 것처럼 보인다. 전이과정은 권위자를 향하여 가속화되기 때문에, 의사, 간호사, 사회복지사는 모든 잠재적인 전이 대상자이다. 환자가 건강관리제공자에 대한 현실적이고 적절한 생각, 감정, 반응을 경험하는 것을 깨닫는 것은 중요하다. 이것은 전이현상이 아니다.

일반적으로 전이는 애정이나 존중, 의존적 욕구의 충족에 대한 갈망의 형태로 나타난다. 환자가 경험하는 전이적 감정은 적대감, 질투, 경쟁심, 사랑이다. 특별한 호의(예: 담배, 물, 휴식시간)에 대한 요구는 전이 현상의 구체적인 예다.

(2) 역전이

역전이countertransference는 간호사가 환자의 감정을 과거에 관련되었던 사람으로 대체하는 경향을 나타낸다. 흔히 간호사에 대한 환자의 전이는 간호사에게 역전이 감정을 갖게 한다. 예를 들어, 지속적으로 공격적일 때 화가 나고, 이유 없이 불만스러워할 때 짜증이 나고, 너무 이상적일 때 부담스럽게 느끼는 것은 정상이다. 한 환자가 독점적으로 의존하는 간호사는 자신이 매우 중요하다고 느낄 수도 있다. 만약 간호사가 이러한 상황을 역전이로 인지하지 않는다면, 환자의 독립적인 성장을 격려하는 일은 최소화될 것이다. 그러나 역전이 반응을 인지한다면 환자에게 힘을 키우는 능력은 극대화될 것이다. 우리가 환자에 대한 역전이를 인지하지 못할 때 치료적 관계는 멈추며, 우리는 환자를 개인보다는 내적 투사대상으로 경험하는 것이므로 환자에게서 영향력을 잃게 된다. 다음의 예시를 살펴보자:

환자: "나는 그런 바보같은 그룹에 가지 않기로 결정했습니다. '안녕, 나는 아무개이며 알코올중독자입니다.' 누가 치료해 줄 건가요?"(환자는 껌을 씹으며 의자에 기대어 앉아 있으며, 주위를 무관심하게 둘러보고 있다.)

간호사: (매우 간절한 어조로) "당신은 항상 자신의 기회를 방해합니다. 당신의 삶을 통제하기 위해서 AA가 필요합니다. 지난 주에 그룹에 참여할 예정이었는데 당신은 모두를 실망시켰어요."(여기서 간호사는 알코올중독자였던 자신의 엄마를 떠올린다. 간호사는 어머니의 치료를 위해 모든 것을 시도해 보았으며, 어머니가 회복되지 못한 것을 개인적인 실패와 깊은 실망으로 생각하였다. 간호사는 자신의 생각과 감정을 정리한 후, 좌절감, 실망감 및 실패감이 환자가 아닌 자신의 어머니로부터 온다는 것을 알게 되었다. 간호사는 다음의 접근방법으로 다음 대화를 시작한다.)

간호사: "나는 지난주의 일에 대해 생각하였으며, AA를 가거나 다른 도움을 받는 것이 전적으로 당신에게 달린 결정이라는 것을 알게 되었습니다. 나는 당신이 더 완전하고 만족스러운 삶을 살기를 원하지만 이건 당신의 결정입니다. 하지만 나는 무엇이 당신을 AA에 가지 않도록 변하게 한 것인지 궁금합니다."

만약 간호사가 환자에게 강력하게 긍정적이거나 부정적인 반응을 느낀다면, 종종 이런 감정은 간호사의 역전이를 암시한다. 간호사에게서 일어나는 역전이의 흔한 징후는 환자와의 과잉동일시이다. 이러한 상황에서 간호사는 자신과 유사한 문제를 가지고 있는 환자의 문제를 인지하거나 이해하는 것에 있어서 어려움을 가질 것이다. 예를 들어, 알코올중독 가족구성원 때문에 고생하는 간호사는 알코올중독환자에 대해 담담하거나, 냉담하거나, 혐오감을 느낄 것이다. 역전이가 일어나는 다른 경우은 간호사가 권력문제, 경쟁 또는 환자와의 논쟁에 관여하게 될 때 발생한다.

만약 간호사가 전문적이고 임상적인 성장을 성취하고 환자의 긍정적인 변화를 허용한다면, 다양한 전이 및 역전이 문제를 확인하고 일하는 것은 중요하다. 이러한 이슈는 동료그룹 또는 치료팀에 의한 감독을 통해 잘 다루어진다. 규칙적으로 계획된 관리는 간호사에게 환자의 지속적인 성장을 허락할 뿐 아니라 자기인식과 실무능력을 증진시키고 성장할 기회를 제공한다.

(3) 경계 문제에 대한 자기점검

동료, 친구, 가족뿐 아니라 환자가 가진 생각과 행동을 인식하기 위해 노력하고 시간을 내어 생각하는 것은 모두에게 도움이 된다. [그림 7-1]은 당신이 선택한 간호분야에 상관없이 일하는 내내 이용할 수 있는 유용한 자가 테스트이다.

3) 가치, 신념, 자기인식

관계는 복잡하다. 우리는 관계에 대해(몇몇은 합리적이며 몇몇은 비합리적인) 많은 생각, 감정, 신념, 태도(문화적 필터)를 갖는다. 우리는 관계를 가족 또는 문화, 영적 신념과 경험, 우리의 "영웅"으로부터 형성하며, 이러한 관계로부터 가치관을 형성한다. 가치values는 추상적인 기준이며, 긍정적이거나 부정적인 이상을 나타낸다. 가치는 보통 문화적인 경향을 보이며, 부모, 교사, 종교기관, 직장, 동료, 정치지도자뿐 아니라 영화와 언론을 통해 다양한 방법으로 영향을 받는다. 이러한 영향은 가치관을 심어주고, 자신의 가치관을 형성하고 영향을 주고자 시도한다.

모델링modeling은 가치에 대한 생생한 사례를 제시하기 때문에 아마도 가치교육의 가장 강력한 수단 중 하나일 것이다. 우리 모두는 삶에서 많은 선택을 놓고 협상을 하는데, 이 때 우리를 안내해 줄 역할모델이 필요하다. 특히 젊은 사람은 역할모델을 어른뿐 아니라 동료 사이에서도 발견할 수 있다. 간호사, 환자, 상사, 동료,

간호경계 자가설문	
환자를 간호하면서 지난 2년 이내에 귀하의 행동, 생각 또는 감정을 다음 문항에 반영하는 빈도에 따라 자신을 평가하십시오. *	
1. 당신의 행동이 환자와 그 가족에게 과도하게 관여하고 있다는 피드백을 받은 적이 있나요?	전혀 없다 ____ 드물게 ____ 때때로 ____ 자주 ____
2. 환자에게 한계를 두는 데 어려움을 겪어 본 적이 있습니까?	전혀 없다 ____ 드물게 ____ 때때로 ____ 자주 ____
3. 환자와 더 오랜 시간 동안 함께하기 위해 일찍 도착하거나 늦게까지 있어 본 적이 있나요?	전혀 없다 ____ 드물게 ____ 때때로 ____ 자주 ____
4. 가족이나 친구와 마찬가지로 환자나 동료와도 관련되어 있다고 생각하십니까?	전혀 없다 ____ 드물게 ____ 때때로 ____ 자주 ____
5. 당신은 환자에 대해 가지고 있는 성적인 감정에 따라 행동한 적이 있습니까?	전혀 없다 ____ 드물게 ____ 때때로 ____ 자주 ____
6. 당신은 환자를 이해하는 유일한 사람이라고 생각합니까?	전혀 없다 ____ 드물게 ____ 때때로 ____ 자주 ____
7. 환자나 가족과 "지나치게 관여되어 있다"는 피드백을 받아 본 적이 있습니까?	전혀 없다 ____ 드물게 ____ 때때로 ____ 자주 ____
8. 환자의 칭찬, 감사 또는 애정에 대해 의식적으로 만족감을 얻습니까?	전혀 없다 ____ 드물게 ____ 때때로 ____ 자주 ____
9. 다른 직원들이 "당신의" 환자에 대해 너무 비판적이라고 느낀 적이 있나요?	전혀 없다 ____ 드물게 ____ 때때로 ____ 자주 ____
10. 다른 직원들이 당신과 환자와의 관계를 질투하고 있다고 느낀 적이 있나요?	전혀 없다 ____ 드물게 ____ 때때로 ____ 자주 ____
11. 당신의 친구 중 한 명과 환자를 "소개" 하려고 해 본 적이 있나요?	전혀 없다 ____ 드물게 ____ 때때로 ____ 자주 ____
12. 환자의 부당한 지지요구, 언어폭력, 성적인 언어 표현을를 다루는 것이 어렵다고 생각하나요?	전혀 없다 ____ 드물게 ____ 때때로 ____ 자주 ____

* "때때로" 또는 "자주"로 응답하는 모든 항목은 가능한 간호사에게 취약한 부분으로 경고해야 한다. 만약 그 항목이 "드물게"로 응답되면 간호사는 고립된 사건인지 아니면 행동의 패턴일 가능성이 있는지를 결정해야 한다.

그림 7-1 간호경계 자가설문[15)]

친구, 애인, 교사, 배우자, 싱글로서 우리는 계속(긍정적 또는 부정적인 방법으로) 다른 사람의 역할모델이 된다.

문화(더 정확히 하위문화)는 우리 삶에 구조를 제공하는 가이드라인을 정한다. 이를 통해 신념, 생각, 행동, 감정이 해석된다.[19] 문화적 가치와 신념은 운영체계 또는 해석체계 형태로 삶과 환경에 의미를 제공한다. 우리가 세계를 어떻게 보고 행동하고 생각하고 믿으며 살아야 하는지는 이러한 해석체계에 의해 영향을 받는다.

대부분의 문제는 의료진의 해석체계와 개인적 체계가 확연하게 다를 때 발생한다. 간호사가 문화적으로 다른 환경에 있는 개인과 함께 일하는 경우, 둘 사이의 해석체계는 매우 달라서 환자와 의료진이 임상적으로 의미있는 방법으로 연결되기는 쉽지 않다.[7] "문화적 자기인식이 발달하는 것은 정상적이며, 흥미롭고, 인류에게 있어서 바람직한 측면으로 차이를 받아들이는 것에서 시작한다."고 하였다.[19]

더욱 중요한 것은, 업무관계의 수립을 방해하는 개인적 신념 또는 태도를 아는 데 있어서 자신의 가치관과 태도를 이해하는 것이 도움이 될 수 있다는 것이다.

환자와 함께 일할 때, 간호사가 자신의 가치와 신념이 꼭 맞는 것이 아니라는 사실(분명하게 모두에게 옳은 것은 아니다)을 이해하는 것은 중요하다. 자신의 가치와 신념에 대해 아는 것은 도움이 된다. (1) 우리 자신의 문화/하위문화를 반영한다, (2) 다양한 선택에서 파생된다, (3) 다양한 영향과 역할모델에서 우리 스스로 선택한 것이다. 이러한 선택된 가치관(종교적, 문화적, 사회적)은 우리가 삶을 의미 있고, 가치있고, 만족스럽게 만들 수 있는 의사결정을 하고 행동하도록 안내한다.

우리와 가치, 신념, 문화 또는 생활방식으로 타인과 함께 면담하고 일하는 것은 모험이 될 수 있다. 일반적으로 사회에서 논란을 야기하는 몇몇의 주제(종교, 성역할, 낙태, 전쟁, 정책, 돈, 약물, alcohol, 성/성적 취향, 체벌을 포함)들은 의료진/간호사와 환자 사이에 갈등을 야기할 수 있다.[2] 비록 환자와 간호사는 결과를 함께 확인해야 한다고 강조하지만, 간호사의 가치관, 신념, 해석체계가 환자와 매우 다른 경우 어떤 일이 발생하는가? 다음의 가능한 갈등을 생각해 보자:

- 환자는 간호사의 가치관과 반대되는 낙태를 원한다.
- 간호사는 강간당한 환자가 임신을 하는 경우 낙태를 해야 한다고 믿지만, 환자는 거부한다.
- 환자는 안전 및 가치에 대한 간호사의 걱정에 반하여 안전하지 않은 여러 파트너와 성행위를 한다.
- 간호사는 종교적인 이유로 투약을 거절하는 환자를 이해할 수 없다.
- 간호사의 가치관과 대조적으로 환자는 친구와 가족에 대한 애정보다 물질적인 이득과 욕망을 우선한다.
- 환자는 신앙심이 깊은 반면, 간호사는 종교적 숭배 경험과 관련된 조직적인 종교에 대해 어려움을 가진다.
- 환자의 생활방식은 간호사의 가치관에 위배되는 불법 약물사용을 포함한다.

환자의 가치관, 목표, 해석체계가 자신과 매우 다른 경우, 간호사는 어떻게 환자와의 관계를 발전시키고 환자가 문제를 해결하도록 돕는가? 자기인식은 행동을 이끄는 자신의 가치관과 신념이 무엇인지 이해하기를 요구한다. 간호사로서 자신의 가치관과 신념만 이해하고 수용하는 것이 아닌 타인의 독특하고 다른 가치관과 신념에 민감하고 수용하는 것이 중요하다. 이것은 경험이 많은 동료에 의한 감독이 매우 유용하다는 것을 증명하는 또 다른 분야/사례이다.

개인적인 가치관은 시간이 지남에 따라 변할 것이다. 실제로 일생동안 여러 번 변할 것이다. 당신이 어릴 때 가졌던 가치관은 청소년기에 가졌던 가치관과 다를 수 있다.

4) 치료적 관계의 단계

Peplau는 1952년에 그녀의 혁신적인 책 '간호에서의 대인관계'에 간호사-환자와의 인간관계 개념을 소개하였다.[13] 간호사-환자와의 인간관계 개념(환자중심 관계) 모델은 미국과 캐나다에서 널리 사용되었으며, 모든 간호수행에 있어서 중요한 도구가 되었다. Peplau(1952)는 간호사-환자 관계는 간호사와 환자 모두에게 "성장을 촉진한다."라고 제안하였다.[13] Peplau의 상호적인 간호사-환자 관계의 단계는 환자와의 경계 관리, 독립적

인 문제해결, 자율성을 증진하는 의사결정을 촉진하도록 설계되었다.[6)]

정신간호 교대를 하는 짧은 시간 동안에는 간호사-환자 관계의 단계가 발전할 시간이 없을 것이다. 하지만 만약 특정 환자/개인과 장시간을 보낸다면, 이러한 단계들을 인식하고 유용할 수 있어야만 하기 때문에 이러한 단계에 대해 생각하는 것은 중요하다. 또한 타인의 상황에 대해 배려하고 존중하며, 걱정을 나타내는 어떠한 접촉도 긍정적인 영향을 줄 수 있다는 것을 기억하는 것은 중요하다.

(1) 상호작용 전단계

건강관리전문가는 임상에서의 첫날에 많은 걱정과 중등도 불안을 경험한다는 것에 주목해야 한다. 일반적으로 간호교육자는 임상실습 첫날 오리엔테이션에서 정신질환자를 간호하는 것에 대한 학생들의 걱정을 확인하도록 격려할 것이다. 이러한 걱정은 정신적 문제를 가진 사람에 대한 두려움이고, "잘못된 것"을 말하는 것이며, 특정 환자행동에 대해 적절한 반응을 깨닫지 못하는 것, 등이다. 실제로 마법의 단어는 없다. 교육자와의 대화와 동료그룹과의 토론이 자신감, 피드백, 제안을 하게 해줄 것이다.

정신건강 환경이 처음인 학생은 어떻게 처리해야 하는지 모르는 상황에 처하는 것에 대해 걱정한다. 이러한 걱정은 보편적이며 임상환경에서 종종 발생한다. [표 7-1]은 일반적인 환자행동(예: 울음, 간호사에게 비밀

표 7-1 일반적인 환자의 행동과 간호사의 반응

간호사의 가능한 반응	간호사의 유용한 대답
대상자가 자해하고 싶다고 말하는 경우	
간호사는 "환자와 말하기 그 자체"에 책임감을 느끼거나 압도당할 수 있다. 간호사는 환자에게서 절망감을 알아낼 수 있다.	간호사는 환자가 계획을 가지고 있는지, 그 계획의 치명도를 파악한다. 간호사는 환자에게 이것이 심각하다는 것과 환자가 다치는 걸 원하지 않는다고 말하고 다른 스태프와 이러한 정보를 공유할 필요가 있다. "000님, 이것은 매우 심각합니다. 나는 당신이 다치는 걸 원하지 않습니다. 나는 다른 스태프와 이 상황을 공유해야 합니다." 간호사는 환자와 함께 이런 결정을 하게 된 감정과 상황에 대해 논의할 수 있다.
환자가 간호사에게 비밀유지를 요청하는 경우	
간호사는 환자와 중요한 정보를 공유하기를 원하기 때문에 갈등을 느끼겠지만, 그러한 약속을 해도 되는지 확신하지 못한다.	간호사는 그러한 약속을 할 수 없다. 그러한 정보는 해당 환자 및 타인의 건강과 안전에 중요할 수 있다. "그런 약속은 못 해요. 다른 스태프와 이런 정보를 공유하는 것은 중요합니다." 그 다음 환자는 그 정보를 공유할지 결정한다.
환자가 간호사에게 사적인 질문을 하는 경우	
환자의 질문에 대답하지 않는 게 무례하다고 생각할지 모른다. 신규간호사는 면담 시작을 늦추는 것에 안도감을 느낄 것이다. 간호사는 이러한 상황을 불편하게 느끼고, 상황을 벗어나기를 원할 것이다. 신규간호사는 역할을 바꾸도록 환자에게 조종된다. 이것은 환자의 관심을 돌리고 관계를 형성하는 걸 막아준다.	간호사는 환자의 질문에 대답을 할 수도 안할 수도 있다. 만약 간호사가 질문에 대답하기로 결정했다면, 한 두 마디로 대답하고 다시 환자에게 초점을 맞춘다. 환자: 결혼했습니까?? 간호사: 네. 당신은 배우자가 있습니까? 환자: 아이는 있습니까? 간호사: 이번은 당신 차례입니다.–자신에 대해 말해 주세요. 환자: 당신에게 아이가 있다면 그냥 말해 주세요. 간호사: 지금은 당신의 걱정에 집중하기 위한 시간입니다. 당신의 가족에 관해 말해 주세요.
환자가 성희롱을 하는 경우	
간호사는 불편함을 느끼지만, 환자를 "거절하는 것" 또는 환자를 "불쾌하게" 하거나 "부족하다"고 느끼게 하는 것에 대해 갈등을 느낄 수 있다.	간호사는 예상되는 행동에 대한 명확한 한계를 설정해야 한다. "나는 당신이 날 만지는(키스하는)게 편하지 않습니다. 지금은 당신의 문제와 걱정에 집중하는 시간입니다." 흔히 관계 전반에서의 간호사의 역할을 재설정하는 것은 경계를 유지하는 데 도움될 수 있다. 만약 환자가 부적절한 행동을 멈추지 않는다면, 간호사는 "당신이 이런 행동을 멈추지 않는다면, 나는 이 자리를 나가야겠군요. 그럼 잠시 후에 당신과 시간을 보내기 위해 다시 오겠습니다." 자리를 뜨는 것은 환자에게 통제력을 획득하는 시간을 준다. 간호사는 정해진 시간에 돌아온다.

표 7-1 일반적인 환자의 행동과 간호사의 반응 (계속)

간호사의 가능한 반응	간호사의 유용한 대답
환자가 우는 경우	
간호사는 불편함을 느낄 것이며, 불안감이 증가하거나 사람을 울렸다는 것에 책임감을 느낀다.	간호사는 환자와 함께 있어야 하고 울어도 괜찮다고 지지해야 한다. 감정이 겉으로 가장 잘 드러나고 식별될 수 있는 시간이다. "울 것 같군요." "당신의 남자형제의 죽음에 대해 아직 혼란스럽군요." "지금 어떤 생각이 드세요?" 간호사는 적절한 시점에 티슈를 제공한다.
환자가 면담 종료 전 이동하려고 하는 경우	
간호사는 환자에 의해 거절당한 것처럼 느낄 것이다. 간호사는 불안이 증가하거나 환자에 의해 버려졌다는 기분을 느낄 수 있다.	어떤 환자들은 불안이 증가되는 경험 없이 장시간 이야기할 수 없다. 또는 환자는 간호사를 테스트할 지도 모른다. "난 우리 약속시간이 끝날 때까지 여기서 15분간 당신을 기다릴 겁니다." 이 시간동안, 간호사는 다른 환자 또는 심지어 스태프와도 대화하지 않는다. 시간이 종료되면, 간호사는 환자에게 시간이 다 되었고, 간호사가 환자를 다시 보러 올 날짜와 시간을 제시한다.
환자가 대화를 거절하는 경우	
신규 간호사는 이 상황에 대해 거절당했다는 기분과 쓸모없다는 기분을 느낄 수 있다.	우선 간호사는 다음과 같이 말한다. "괜찮아요. 나는 당신과 시간을 보내려고 왔어요. 꼭 말하지 않아도 돼요." 간호사는 하루 종일 그 환자와 짧고 잦은 주기(예: 5분)로 시간을 보낸다. "우리 5분이 끝났네요. 오전 10시에 다시 와서 당신과 5분 더 있을게요." 이것은 간호사가 지속적으로 정시에 와서 말하고자 한다는 의미라는 것을 이해할 기회를 준다. 또한 간호사가 방문했을 때와 간호사에 대한 환자의 생각을 정리할 시간을 제공하는 것이며, 아마도 덜 위협적이라고 느낄 수도 있다.
환자가 간호사에게 선물을 주는 경우	
간호사는 선물을 받았을 때 불편함을 느낄 수 있다. 그 의미를 조사할 필요가 있다. (1) 잘 봐달라는 뜻이거나, (2) 자존감을 유지하는 방법이거나, (3) 간호사가 죄책감을 느끼도록 하는 것, (4) 고마움에 대한 진지한 표현 또는 (5) 문화적 기대	가이드라인: 만약 선물이 과하다면, 유일한 방법은 상냥하게 거절하는 것이다. 선물이 과하지 않으면, (1) 관계가 발전되고 퇴원할 때 주면 기쁘게 받는다. (2) 관계의 시작에서 선물을 받는다면, 상냥하게 거절하고 선물에 숨겨진 의미를 찾는다. "고마워요, 하지만 환자를 돌보는 것이 우리 일이에요. 당신의 성의가 전달되지 않을까봐 걱정하는 거예요?" 선물이 돈이라면, 그것은 항상 상냥하게 거절한다.
담당환자와의 시간을 다른 환자가 방해하는 경우	
간호사는 갈등을 느낄 수 있다. 간호사는 무례하도록 보이고 싶지는 않다. 때때로 간호사는 두 환자 모두 대화에 참여하도록 시도할 수 있다.	간호사가 담당환자와 약속한 시간은 그 환자의 시간이다. 계약한 부분을 지킴으로써 간호사가 그 세션을 중요하게 생각한다는 것을 보여 준다. "나는 000님과 지금부터 20분 동안 있을 겁니다. 오전10시에 우리 시간이 끝나면 xxx님과 5분 정도 대화할 수 있어요."

을 지켜달라는 요청, 자살하겠다는 위협, 선물을 주는 것)과 그에 대한 적절한 반응, 대답에 대한 이론적 설명, 가능한 구두진술의 예시이다. 정확한 단어는 상황에 따라 다르겠지만, 이론적 근거를 이해하는 것은 향후 상호작용에 대한 정보를 적용하는 데 도움이 될 것이다.

대부분의 경험이 있는 정신과 간호사와 직원은 병동분위기를 모니터하며, 긴장감이 증가하는 행동을 직감적으로 알아차린다. 그들은 위기중재에 대해 훈련받았으며, 직원들을 보호하기 위해 정식 안전요원을 요청할 수 있다. 교육자는 임상 첫날동안 안전에 대한 현장규칙을 안내할 것이다. 예를 들어, '환자 방에 혼자 들어가지 마세요, 혹시 프로그램에 참여하지 않는 환자가 있는지 알아보세요, 다른 건강관리자가 있는 개방적인 공간에 머무르세요, 불안을 증가시키는 징후와 증상을 인지하세요.'와 같은 것이다. 만약 환자의 분노가 악화되기 시작하면 간호사가 할 수 있는 특정한 지침이 있다. 당신은 자신의 본능을 믿어야 한다. 만약 어떠한 이유로든 불편하다고 느낀다면 잠시 자신을 쉬게 하고 자신의 감정에 대해 교육자 또는 스태프 멤버와 의논해야 한다. 안심과 지지를 얻는 것 외에도 이러한 인식을 공유함으로써 환자상태에 대한 가치있는 정보를 제공받을 수 있다.

(2) 오리엔테이션 단계

오리엔테이션 단계는 잠깐의 미팅 동안 이루어지거나 장기간 지속될 수도 있다. 이것은 간호사와 환자가 만나는 첫 시간으로 서로 낯설 수 있다. 낯선 사람들끼리 만날 때, 그들은 자신의 배경지식, 기준/규범, 가치관, 경험에 따라 상호작용을 한다. 각각 자신의 고유한 기준틀을 가지고 있기 때문에 간호사는 자기인식이 필요하다. 첫 면담에는 다음과 같은 것들이 이루어진다.

- 관계가 형성될 수 있는 분위기가 조성된다.
- 간호사의 역할이 명확해지며, 환자와 간호사의 책임이 정의된다.
- 미팅 시간, 장소, 날짜, 기간을 포함한 계약을 상의한다.
- 비밀보장이 논의되고 가정된다.
- 종결 개념이 소개된다(또한 이것은 오리엔테이션 단계와 이후의 과정에서도 논의된다.)
- 간호사는 전이와 역전이 문제를 인지하게 된다.
- 환자 문제가 표현되며, 상호합의된 목표가 수립된다.

① 라포 형성

환자와의 처음 몇 번의 만남동안 가장 중요한 것은 신뢰와 이해가 증진되고 관계형성을 촉진할 수 있는 분위기를 제공하는 것이다. 어떠한 관계에서나 마찬가지로, 관계는 진정성과 공감을 보여 주고, 긍정적인 관심을 가지고 일관성을 보이며, 문제해결과 지지제공에 있어서 도움을 제공함으로써 진전될 수 있다. 간호사에게 우선 환자가 어떻게 불리기를 원하는지 확인하는 것은 중요하다. 어떤 사람에게는 자신의 이름으로 부르는 것, 예를 들어 나이 든 사람이 젊은 사람을 부르는 것처럼 "John" 또는 "Julia"로 부르는 것은 모욕적이며, 관계형성 과정을 중단할 것이다. 건강관리제공자는 단순히 "사람들이 당신을 뭐라고 부르나요?" 또는 "내가 당신을 어떻게 부를까요?"라고 질문할 필요가 있다.

② 관계의 매개변수

환자는 간호사(간호사가 누구인지, 간호사의 배경)와 미팅의 목적에 대해 알아야 한다. 예를 들어, 학생은 다음과 같은 정보를 제공할 것이다.

> 학생: "안녕하세요? 저는 ○○대학에서 온 ○○○입니다. 저는 정신과병동 실습 중이고 2주 동안 여기 올 겁니다. 만약 ○○○님이 여기에 그 기간 동안 계신다면 함께 시간을 보내고 싶습니다. 저는 ○○○님이 치료목표를 달성하도록 돕기 위해 여기에 왔습니다."

③ 공식적 또는 비공식적 계약

계약은 간호사가 환자를 일방적으로 위한다기 보단 환자와 함께한다는 것을 보여 주기 때문에 환자의 참여와 책임을 강조한다. 구두 및 서면계약은 미팅 장소, 시간, 날짜, 기간을 포함한다. 오리엔테이션 단계 동안 환자는 생각과 감정을 표현하고, 문제를 확인하고, 현실적인 목표를 논의하기 시작할 것이다. 그러므로 목표에 대한 상호합의 역시 계약의 일부분이다.

> 학생: "○○○님, 우리는 9월 15일부터 9월 26일까지 매일 오전 10시에 상담실에서 만날 겁니다. ○○○님의 외로움과 분노감정에 대해 좀 더 이야기하고, 상황을 더 좋게 만들기 위해 스스로 할 수 있는 일이 무엇인지 탐구하는 시간을 가질 것입니다."

④ 비밀보장

환자는 간호사와 공유된 정보가 임상 감독관, 의사, 직원 또는 회의에 참석한 다른 학생과 공유되는 지 알 권리가 있다. 또한 환자는 극단적인 상황을 제외하고는 친척, 친구 또는 다른 치료팀과 정보가 공유되지 않는다는 것을 알 필요가 있다. 개인의 사생활을 보호하고 비밀을 보장하는 것은 단지 간호사의 윤리적 의무뿐 아니라 법적 책임이기도 하다.

극단적인 상황에는 (1) 아동 또는 노인학대, (2) 자해 또는 타인에 대한 위협, (3) 치료계획을 따르지 않는 것을 포함한다. 타인에게 정보가 반드시 전달되어야 한다면, 법적 지침에 따라 주로 의료진에 의해 수행된다. 간호사는 환자의 비밀보장 권리에 대해 알고 있어야 하며, 권리를 침해해서는 안 된다.

> 학생: "○○○님, 저는 우리가 논의한 것을 담당 교

수님과 공유해야 하고, 때로는 집담회에서 동료나 스태프와 논의할 것입니다. 하지만, 저는 당신의 동의없이는 이러한 정보를 ○○○님의 남편이나 다른 가족, 병원 외부인과 공유하지는 않을 것입니다."

⑤ 종결

종결은 오리엔테이션 단계에서 시작한다. 또한 관계의 특성이 시간 제한적일 경우는(예: 여섯 번 또는 아홉 번의 세션) 활동단계 동안 적절하게 언급될 것이다. 종결단계의 날짜는 처음부터 명확해야 한다. 종결날짜에 도달된 경우, 어떤 상황에서는 간호사-환자 계약이 재협상될 수 있다. 치료적인 간호사-환자 관계가 개방적인 경우에는 종결 날짜를 알 수 없을 수도 있다.

학생: "○○○님! 제가 말했던 것처럼, 우리의 마지막 미팅은 9월 26일입니다. 오늘 이후로 우리는 세 번 더 미팅을 할 것입니다."

(3) 활동단계

활동단계의 증진은 일정 기간에 걸쳐 발달하며, 적응할 수 있는 대처행동을 새롭게 경험하는 동안 환자는 증가된 불안을 경험하며, 안전한 상황임에도 기능장애를 보일 수 있다. 다음은 간호사-환자 관계의 활동단계에서의 특정 업무이다.[11)]

- 관계유지
- 추가 자료수집
- 환자의 문제해결 능력, 자존감, 언어사용 촉진
- 행동적 변화를 용이하게 함
- 저항성 행동 극복
- 문제와 목표를 평가하고 필요에 따라 재정의함
- 새로운 적응행동의 실행과 표현 촉진

활동단계에서 간호사와 환자는 문제를 야기하는 환자의 삶을 확인하고 탐구한다. 현재 환자의 대처방식은 혼란스럽고 역기능적인 가족환경에서 생존하기 위해 마련된 초기대응 방법에서 생겨난다. 비록 초기의 특정 대처방법이 환자의 대인관계를 방해하며, 현재목표를 달성하는 것을 방해한다하더라도 환자는 마음대로 기능장애 행동을 변화시킬 수 없다. 환자의 인식을 초월한 무의식적인 동기와 요구 때문에 대부분의 문제행동과 생각은 지속된다.

환자가 만족감을 느끼지 못하고 잠재력을 발휘하지 못하게 하는 무의식적인 동기와 가정을 확인하기 위해 간호사는 환자와 협력할 수 있다. 일반적으로 오래된 갈등은 재경험 되기 때문에 환자에게 높은 불안을 일으킨다. 환자는 불안에 대하여 다양한 방어를 사용하며, 자신의 감정을 간호사에게 전달한다. 그러므로 활동단계 동안 불안, 분노, 자기혐오, 절망, 무력감과 같은 강렬한 감정이 표면화될 것이다. 부적절하게 분노를 표출하고 취소하고, 주지화하고, 조작하고, 부정하는 것과 같은 방어기제가 예상된다.

활동단계 동안 환자는 무의식적으로 과거에 중요한 타인에게 느꼈던 강한 감정을 간호사에게 전이할 것이다. 환자의 정서반응과 행동은 간호사에게 강한 역전이를 불러일으킬 수도 있다. 환자에 대한 개인적인 감정과 반응에 대한 간호사의 인식은 효과적인 환자와의 상호작용을 위해 필수적이다.

(4) 종결단계

종결단계는 간호사-환자 관계의 최종적이며 필수적인 단계이다. 종결은 첫 면담 때 논의되며, 적절한 시간에 활동단계에서 재논의 된다. 환자가 퇴원하거나 학생의 임상실습이 끝날 때 종결이 발생한다. 기본적으로 종결과제는 다음과 같다.

- 관계에서 달성한 목표와 목적 요약하기
- 환자가 간호사와 보낸 시간동안 학습한 새로운 대처전략을 일상생활에서 적용하는 방법 논의하기
- 함께 보낸 시간동안 발생한 상황들 재검토하기
- 간호사와 환자의 경험을 모두 확인하고 관계종결을 용이하게 하는 기억을 교환하기

종결은 간호사와 환자 모두에게 강한 감정을 일깨운다. 관계 종결의 의도와 의미는 서로 다를 수 있지만 양쪽 모두에게 손실을 의미한다. 만약 환자가 버림받은 느낌, 외로움, 거절 받은 느낌을 해결하지 못한다면, 이러한 감정은 종결 과정동안 되살아날 것이다. 이 과정은

환자가 처음으로 이런 감정을 표현할 수 있는 기회가 될 수 있다.

학생 또는 간호사가 종결단계를 다루어야 하는 중요한 이유는 다음과 같다.

- 그들이 공유한 경험에 대해서 환자와 간호사 모두 감정이 유발된다. 이러한 감정이 인식되고 공유될 때, 환자는 자신이 아끼는 누군가를 잃었을 때 슬픔과 상실감을 느끼는 걸 받아들일 수 있다는 것을 배운다.
- 종결은 학습경험이 될 수 있다. 환자는 적어도 한 사람에게는 자신이 중요하다는 것을 배울 수 있다.
- 환자와의 종결경험을 공유함으로써 간호사는 환자를 돌보는 방법을 시연한다.
- 이것은 환자에게 있어서 성공적인 첫 번째 종결경험이 될 수 있다.

간호사/전문간호사가 환자와 함께 활동하였을 때, 간호사는 환자 자신이 분리와 관련해서 경험하는 감정과 반응을 인지하도록 도와주는 것이 중요하다. 만약 환자가 종결이 효과(간호사–환자 파트너십이 강하다는 가정하에)가 있다는 것을 부인한다면, 간호사는 "이별은 사람들에게 어렵지요. 이것은 다른 이별을 생각나게 합니다. 과거의 다른 이별에 대해 말해 보세요."와 같이 말할 것이다. 만약 환자가 퇴원하거나 간호사에게 명백히 화를 냄으로써 분노를 표현하는 것처럼 보인다면, 간호사는 다음과 같은 일반적인 진술문을 사용할 것이다. "사람들은 이별을 말할 때 분노를 경험합니다. 때때로 자기를 떠나는 사람에게 화를 냅니다. 떠나는 것에 대해 어떻게 느끼는지 나에게 알려주세요." 정신과 상황에서 학생뿐 아니라 초보 의료진도 자신의 환자와의 마지막 단계에 대한 임상적 경험을 고려하고, 이 시간동안 의사소통을 원활하게 하기 위해 감독자나 교육자와 함께 일할 필요가 있다.

초보자 특히 학생의 일반적인 반응은 관계 종결에 대해 죄책감을 느끼는 것이다. 이런 감정은 환자에게 연락처를 주고, 환자가 퇴원한 후 함께 커피 마실 계획을 하고, 환자를 계속 만나거나 편지를 교환하는 것으로 나타나게 된다. 퇴원 후 연락을 유지하는 것은 적절하지 않으며, 치료적 관계의 목표에 위배된다. 이것은 (1) "배움 요구에 환자를 이용하는 것"에 죄책감 감소, (2) 환자에게 자신이 "중요하다"는 느낌 유지, (3) 학생–중심적인 근거 중에서 학생이 환자를 "이해하는" 유일한 사람이라는 착각에서 오는 반응이다.

종결과정의 일부는 환자의 사례관리자와 함께 환자의 미래계획(환자가 도움을 요청할 수 있는 곳, 연락할 기관, 환자가 적절하고 유용한 자원을 찾는 데 도움이 되는 사람)에 대해 탐구는 것이다.

5) 촉진요인과 방해요인

간호사–환자 관계에 대한 질적연구를 수행하여 치료적 및 비치료적 관계의 단계를 조사하였다.[3] 이 연구에서 간호사–환자 관계의 방해요인뿐 아니라 촉진하는 특정 행동을 확인하였다. 치료적 동맹의 발전에 필수적인 것으로 환자와의 지속적이고, 주기적이며, 사적인 상호작용의 중요성을 강조하였다. 간호사는 경청, 속도조정 및 일관성의 중요성을 강조하였다.

이 연구에 의해 오늘날과 매우 관련 있는 중요한 근거기반 데이터가 발견되었다. 다음의 요인이 간호사–환자 관계를 향상시킨다는 근거이며, 상호 만족스러운 방식으로 진행되도록 하였다.

- **일관성**consistency은 간호사가 항상 동일한 환자에게 배정되며, 환자가 활동에 있어서 규칙적인 활동을 하도록 보장하는 것이다. 상호작용은 기간, 형식, 장소가 규칙적이고 자주 있을 때 촉진된다. 또한 일관성은 간호사가 환자에게 말하는 것에 대해 정직하고 일관성이 있는 것을 의미한다.
- **속도조절**pacing은 환자에게 속도를 설정하도록 하고, 환자의 기분에 맞게 속도가 조정되도록 하는 것이다. 느린 접근은 압박감을 감소시키는 데 도움이 되며, 필요한 경우에는 연기할 수도 있다. 강한 관계로 발전시키기 위해서는 오랜 시간이 필요하다.
- **경청**listening은 필요할 때 환자가 말할 수 있도록 하는 것을 포함한다. 간호사는 환자의 염려와 문제를 표현하는 대상이 된다. 경청은 간호사에게 숙련해야 하는

가장 중요한 기술이다. 타인에게 진심으로 경청하는 것, 즉 단어 뒤에 숨은 의미를 파악하는 것은 학습이 필요한 기술이다.

- **첫인상**first impression, 특히 긍정적인 초기태도와 선입견은 관계가 어떻게 진행될 것인지에 대한 중요한 고려사항이다. 환자에 대한 부정적인 선입견과 감정은 관계의 긍정적인 성장을 방해하는 나쁜 징후이다. 이와는 대조적으로 환자에 대해 "흥미롭다" 또는 "도전이다"라는 간호사의 감정과 관계에 대한 긍정적인 태도는 치료적 동맹이 발전하는 데 있어서 주된 호의적인 신호이다.
- **안위 및 통제**comfort & control, 간호/치료행동에 따라 환자의 안위와 균형 조절이 촉진된다. 통제는 관계에 있어서 너무 엄격하지도 너무 관대하지도 않게 균형을 유지하는 것을 의미한다.
- 관계를 촉진시키는 **환자요인**patient factors으로는 환자의 신뢰와 적극적인 참여이다.

모든 간호사-환자 관계가 Peplau가 설명한 고전적인 단계를 따르는 것은 아니다. 일부 간호사-환자 관계는 오리엔테이션 단계로 시작하지만, 상호좌절단계로 이동하고 결국 양쪽 모두 위축된다. 치료적 수준이 진전되지 않는 관계에는 2가지 주요요인이 긍정적인 관계를 저해한다는 증거가 있다. 간호사와 환자 모두 **불일치/모순**inconsistency와 **불가용성**unavailability(예: 접촉 부족, 간헐적인 미팅, 복도 미팅). 간호사와 환자가 함께 시간 보내는 것을 꺼리고, 미팅시간이 산발적이며 피상적일 때, 이는 상호 회피로 명백히 손실이 많은 상황이다. 또한 **간호사의 감정과 자아인식의 부족**, 환자에 대한 **부정적인 선입견과 감정**(예: 불편함, 반감, 공포, 회피)등은 좌절감과 상호 철회를 가져와 관계가 종결될 수 있다. 이러한 감정은 드러나기도 하며, 때로는 간호사만이 모호하게 인지하기도 한다.

6) 치료적 관계의 성장요인

치료적 동맹 또는 관계 형성을 위한 필수적 구성요소인 환자의 변화와 성장을 도와주는 3가지 개인적인 특성은 다음과 같다. (1) 진실성, (2) 공감, (3) 긍정적 존중. 이것은 독창적 간호의 중심에 있는 눈에 보이지 않는 어떤 것이다.[18]

(1) 진실성

진실성genuineness 또는 관계 내에서 자신의 감정을 스스로 인지하고, 적절할 때 그것에 대해 의사소통할 수 있는 능력은 신뢰를 형성하는 데 있어서 핵심 구성요소이다. 어떤 사람이 진심인 경우, 그 사람의 외부로 나타나는 것이 내부의 프로세스와 동일하다는 느낌을 갖는다. 이것은 타인과의 의사소통에서 자신의 메시지를 왜곡하지 않고 경청하게 하고 환자와의 의사소통에서도 명확하고 구체적으로 전달된다. 치료적 관계에서 진실해진다는 것은 융통성이 없거나 앵무새같은 방식보다는 적절하게 자발적인 방식으로 치료적 의사소통 도구를 사용하는 능력을 의미한다.

(2) 공감

공감empathy은 도덕적, 인지적, 감정적, 행동적 요소를 가진 복잡한 다차원적인 개념이다. Rogers(1980)는 공감에 대해 가장 명확하게 설명하였다.

> 타인의 사적인 지각세계에 들어가고 완전히 함께 있는 것을 의미한다. 공감은 시시각각 타인이 느끼는 감정의 변화와 공포, 격렬함, 유연함, 혼란, 무엇을 경험하고 있는지에 민감해지는 것을 포함한다. 공감은 일시적으로 타인의 삶을 살며, 그 안에서 정교하게 움직이는 것을 의미한다.

그러므로 공감은 환자 세계에서의 감정이 핵심적인 초점이다. 공감은 다음과 같은 내용을 포함한다.[10]

- 환자의 상황, 관점, 감정을 정확하게 인지하는 것
- 이해한 것을 환자에게 알려주고, 정확한지 환자와 함께 확인하는 것
- 이런 이해를 환자에게 도움이 되는 방법(치료적인 방법)으로 수행하는 것

공감empathy과 **동정**sympathy 공감과 동정에 관한 많은 혼동이 있다. 구별하는 간단한 방법은 공감은 우리가 타인

의 감정을 이해하는 것이다. 동정은 우리가 타인의 감정을 느끼는(feel) 것이다. 도움을 주는 사람이 타인에게 동정을 느낄 때 객관성을 잃어버리고, 환자가 개인적인 문제를 해결하도록 도와주는 능력은 사라진다. 또한 동정은 연민과 위로의 감정과 연관되어 있으나, 치료적 관계에서 특별하게 유용하지 않을 수도 있다.

다음 예시는 공감과 동정 사이의 차이점을 명확하게 제시한다. 한 친구는 당신에게 자신의 엄마가 수술이 불가능한 암을 진단받았다고 말한다. 친구는 울기 시작하고 주먹으로 탁자를 쳤다.

> 동정 측면의 대답: "나는 네가 어떻게 느끼는지 정확하게 알아. 우리 엄마도 지난해 입원했었는데, 그건 매우 끔찍했어. 나는 너무 우울했지. 여전히 그걸 생각만 해도 화가 나."(당신은 계속해서 그 사건에 대해 친구에게 말한다.)

때때로 간호사가 동정심을 느끼려고 할 때, 자신의 감정을 환자에게 투사하는 경향이 있으며, 환자의 대답 범위를 제한한다. 더 유용한 반응은 다음과 같다.

> 공감 측면의 대답: "얼마나 당황스럽니? 지난 해 우리 엄마에게도 비슷한 일이 생겨서 나도 매우 복잡한 감정을 가졌었어. 너는 어떤 생각과 감정을 가지고 있니?"(당신은 친구와 계속해서 함께 있으며, 생각과 감정을 경청한다.)

정신/심리치료 또는 상담 활동에서 공감은 더 잘 기능하는 환자뿐 아니라 보다 미숙한 수준에서 기능하는 환자와의 치료적 관계에 있어서 필수적인 요소이다.

(3) 긍정적 존중

긍정적 존중positive regard은 존경을 포함한다. 타인의 돌봄을 받을 가치있는 사람이며 강점과 성취가능성이 있는 사람으로 보는 능력이다. 긍정적 존중은 주로 직접적으로 말로 전달되기보다는 다음의 행동을 통해 간접적으로 전달된다.

① 태도

존경을 전달할 수 있는 1가지 태도는 기꺼이 환자와 함께 일하고자 하는 것이다. 즉, 간호사는 환자와의 관계를 진지하게 받아들이는 것이다. "직업", "과정의 일부" 또는 "대화하는 시간"으로써 보이는 것이 아니라, 환자가 자원을 개발하고 삶에서 자신의 잠재력을 잘 실현할 수 있도록 돕기 위해 환자와 함께 일하는 기회로써 보이는 것이다.

② 행동

존경의 태도를 나타내는 몇몇 행동은 집중하고 가치판단을 중단하고, 환자가 자신의 자원을 개발하도록 돕는 것이다.

③ 관심

관심행동은 성공적인 면담에 있어서 결정적인 요소이다. 성공적인 면담을 위해 간호사는 문화적 · 개인적으로 적절한 방법으로 환자에게 집중해야 한다.[19] 관심은 존재감 또는 환자와의 관계를 나타내는 경청의 특별한 종류이다. 때때로 힘든 시기동안 환자와 함께 있는 것만으로도 변화를 만들 수 있다. 자세, 눈맞춤, 신체언어는 집중을 나타내며, 문화적으로 영향 받는 비언어적 행동이다.

④ 가치판단중지

비록 우리가 항상 개인적인 의견을 가지고 있더라도 간호사는 환자의 생각, 감정 또는 행동을 자신의 가치기준으로 판단하지 않는 것이다. 예를 들어, 만약 환자가 약물을 복용하거나 성적으로 위험한 행동을 한다면 그러한 행동이 안전한 삶을 살지 못하게 방해하고, 잠재적인 건강위협에 노출시키며, 만족스러운 관계의 발전을 저해한다는 것을 인지할 것이다. 하지만 이러한 행동을 나쁜 것 또는 좋은 것으로 분류하는 것은 옳지 않다. 오히려 환자의 행동을 탐구하고 이런 행동에 영향을 주는 생각과 감정을 확인하는데 집중해야 한다. 간호사의 가치판단은 더 깊은 탐구를 방해하고 의사소통을 방해할 것이다.

판단적 사고와 행동을 제거하기 위한 첫 번째 단계는 (1) 환자 존재를 인정하는 것, (2) 환자의 행동에 대한 반응을 어떻게 또는 어디서 배웠는지 확인하는 것, (3) 환자의 생각과 행동을 관찰할 수 있는 대안방법을 만드는 것이다. 다음의 예시를 참고한다.[19] 판단적 사고를 부인하는 것은 문제만 악화시킬 것이다.

환자: "나는 성적으로 문란하고, 돈을 가지고 있으면 도박하는 것을 좋아합니다. 나는 파트너만 찾는다면 언제든지 성행위를 하고, 카지노에서 대부분의 돈을 사용합니다. 이런 생활은 적어도 3년 이상 지속되었습니다."

판단적 대답: "당신의 문란한 성행위와 강박적인 도박행위는 당신에게 실제로 행복을 가져다주지 않았죠? 당신은 문제에서 도망가고 있으며, 결국 AIDS에 걸릴 수 있으며, 파산하거나 심지어 죽을 수도 있습니다."

도움이 되는 대답: "당신의 성행위와 도박행위도 당신모습의 일부입니다. 이러한 활동들이 당신을 행복하지 않게 만드는 것처럼 들리는군요."

예시의 도움이 되는 대답에서는 환자의 행동과 환자가 가질 수 있는 가능한 의미에 초점을 둔다. 판단적 대답에서처럼 문란한 행동에 관한 개인적인 가치관 또는 편견에 대해 알려주지는 않는다. 공감과 긍정적 존중은 성공적인 간호사–환자 관계에 있어서 필수적인 요소이다.

⑤ 환자의 자원개발 돕기

간호사는 환자의 강점을 인지하고, 환자가 최적의 기능 수준을 발휘하도록 격려한다. 간호사는 전적으로 도움이 필요한 것이 아니라면 환자를 위해 행동하지 않으며, 환자 스스로 행동하도록 돕는다. 문제해결을 위해 새로운 자원을 개발하고 환자가 독립적이 되는 것은 중요하다.

환자: "이 약은 입을 마르게 해요. 마실 것 좀 주시겠어요?"

간호사: "냉장고에 주스 있습니다. 당신이 올 때까지 기다리겠습니다." 또는 "당신이 냉장고에서 주스를 가지고 오는 동안 함께하겠습니다."

환자: "의사에게 주말에 내가 외출을 하도록 허락해 달라고 말해 줄 수 있나요?"

간호사: "의사는 오후에 병동에 옵니다. 의사에게 당신이 만나고 싶어한다고 전달하겠습니다."

지속적으로 환자가 자신의 자원을 이용하도록 격려하는 것은 무력감과 의존성을 최소화하도록 도와주며, 변화를 위한 잠재력을 확인하게 한다.

3. 임상면담

임상면담의 내용과 방향은 환자에 의해 결정된다. 간호사는 환자의 상황을 이해하기 위해 커뮤니케이션 기술과 적극적인 경청을 이용한다. 면담 동안 간호사는 환자에게 다음을 포함하는 특정목표에 도달할 기회를 제공한다.

- 안전하다고 느끼는 것
- 이해하고 편안하다고 느끼는 것
- 타인과 관련된 문제를 확인하고 탐구하는 것
- 정서적 요구충족을 위해 건강한 방법을 논의하는 것
- 만족스러운 대인관계를 경험하는 것

1) 면담 준비

정서적 또는 의학적 문제를 가진 사람을 돕는 것은 간단한 일이 아니다. 환자가 심리적 또는 생리적 안정을 회복하도록 돕는 것의 목표는 성취하기 어려울 수 있다. 어떤 종류의 상담이라도 매우 중요한 것은 아무리 느리더라도 환자가 면담 속도를 조절하도록 허락하는 것이다.[2)]

(1) 장소

효과적인 의사소통은 어디에서든지 이루어질 수 있다. 그러나 상호작용의 질–클리닉, 사무실, 환자의 집 어디에서든지 –은 간호사와 환자가 안전하다고 느끼는 정도에 달려 있기 때문에, 안전감을 향상시키는 상황은 관계를 돕는 데 중요할 수 있다. 상대적으로 프라이버시를 지켜 주지만 타인의 시야 안에 있는 건강관리 상황, 컨퍼런스 룸 또는 병동의 조용한 장소가 이상적이다. 면담이 집에서 이루어질 때 간호사에게 일상생활의 맥락에서 대상자를 사정할 수 있는 소중한 기회를 얻게 된다.

(2) 좌석배치

모든 상황에서 의자는 일상적인 목소리 톤으로 대화하기 위해 준비될 필요가 있으며, 눈맞춤은 편안하게 유지되거나 피할 수 있어야 한다. 예를 들어, 간호사와 환자에게 비위협적인 물리적 환경은 다음을 포함할 것이다.

- 앉아있거나 서 있거나 같은 높이로 조정한다.
- 가능한 마주보는 자세를 피한다. 90~120도 또는 나란히 있는 자세는 긴장감을 줄이며, 환자와 간호사는 불편감 없이 서로에게서 눈을 돌릴 수 있다.
- 방을 나가는 것에 대해 안전감과 심리적 편안함이 있어야 한다. 간호사와 문 사이에 환자가 위치해서는 안되며, 간호사의 위치는 환자가 방에 갇힌다는 느낌을 받는 곳이어도 안 된다.
- 간호사와 환자 사이 책상과 같은 벽을 피한다.

2) 소개

오리엔테이션 단계에서 학생은 환자에게 그들이 누구인지, 미팅의 목적은 무엇인지, 언제 얼마나 미팅을 할 것인지 알려준다. 모든 건강관리전문가는 이전에 서술한 특정상황(예: 자해 또는 타해, 아동학대, 노인학대)을 제외하고는 환자와 의사소통한 사적, 개인적, 비밀적 특성을 존중해야 한다.

간호사는 환자에게 어떻게 불리기를 원하는지 물어볼 수 있다. 이는 대상자를 존중하고 있음을 전달할 수 있다.

3) 초기 면담

일단 소개가 완료되면, 간호사는 다음과 같은 개방형 질문 중 하나를 이용하여 면담을 시작할 수 있다.

- "어디서 시작할까요?"
- "당신에게 무슨 일이 일어나고 있는지 말해 주세요."
- "최근에 이겨내고 있는 스트레스는 무엇인가요?"
- "지난 몇 주 동안 발생한 일에 대해 말해 주세요."
- "최근 당신이 가지고 있는 걱정이 무엇인지 내게 알려 주는 것으로 시작할 수 있습니다."
- "당신의 어려움에 대해 말해 주세요."

의사소통은 적절하게 리드(예,"계속 하세요")하고, 동의하는 표현(예:"음, 네에")을 하거나 그렇지 않으면 흥미를 표현함으로써 촉진될 수 있다.

4) 피해야 할 전략

간호사는 Moscato(1988)에 의해 정의된 특정 행동을 피해야 한다. 이는 중요한 지침으로, 예를 들면 다음과 같다.

하지 말아야 하는 것	시도해야 하는 것
• 환자와 논쟁하고, 최소화하고 또는 도전한다. • 거짓 확신을 준다. • 환자를 해석하거나 역학적으로 추측한다. • 그들이 논의하고 싶지 않은 민감한 분야에 대해 환자에게 질문하거나 캐묻는다. • 환자가 치료를 수용하도록 납득시키려고 한다. • 환자가 동료, 부모, 친구, 측근들을 공격하는 것에 참여한다. • 다른 간호사 또는 다른 직원의 비판에 참여한다.	• 사실과 환자의 인식에 초점을 맞춘다. • 환자의 행동을 관찰한다. "변화는 항상 가능하다." • 주의 깊게 듣고, 침묵을 사용하고, 환자의 문제를 명확하게 하기 위해 노력한다. • 비언어적 의사소통에 주목한다. 환자의 불안 감소를 위해 노력한다. • 환자가 장단점을 보도록 격려한다. • 사실과 환자의 인식에 초점을 맞춘다. 비언어적 의사소통에 주목한다. • 사실과 환자의 인식에 초점을 맞춘다. • 다른 간호사나 직원에 대한 심각한 비난을 확인한다. • 환자가 해당 간호사나 직원을 만나도록 하고 상급자나 임상의를 통해 인식을 명확하게 한다.

5) 유용한 지침

다음은 초기 면담을 수행하는데 유효한 지침이다.[9)]

- 간략하게 말한다.
- 뭐라고 말해야 하는지 모를 때에는 아무 말도 하지 않는다.
- 확신이 서지 않으면 감정에 집중한다.
- 충고를 피한다.
- 질문에 의존하지 않는다.
- 비언어적인 단서에 집중한다.
- 환자에게 초점을 맞춘다.

6) 면담의 기초: 관심

관심을 기울이고 경청하는 것은 모든 사람들이 동의하는 상담의 2가지 핵심 원칙이다.[19)] 관심기울이기 행동을 "문화적, 개별적으로 적절한... 눈맞춤, 신체언어, 음성특성, 구두(언어) 추적"으로 정의한다.[8)] 긍정적인 관심기울이기 행동이 의사소통을 개방하고, 자유로운 표현을 격려한다.[19)] 그러나 부정적인 관심기울이기는 표현을 더 억제할 수 있다. 이러한 행동은 면담대상자와 면담하는 사람 양쪽의 문화적 패턴과 과거경험 측면에서 평가되어야 한다.

(1) 눈맞춤

유사한 문화적 배경의 사람사이에서도 눈맞춤이 개인적으로 편안함을 준다는 것에는 차이가 있다. 지속적인 눈맞춤이 정상적이고 편한 환자와 치료자가 있는 반면, 짧게 눈맞춤을 하고 다른 곳을 보는 것이 더 편한 환자와 치료자가 있을 수도 있다. 환자가 말할 때 눈맞춤을 유지하고, 간호사가 말할 때는 눈맞춤을 덜 하는 것이 적절하다는 경우도 있다.[19)] 일반적으로 백인 환자는 오랜 시간 눈맞춤을 유지하는 것에 편안함을 느끼며, 미국원주민, 아프리카계 미국인, 아시아인은 종종 눈맞춤을 덜 하는 것을 선호한다.

(2) 신체언어

신체언어는 동작학과 공간학의 두 가지가 있다. 동작학은 신체 움직임과 자세 같은 신체적 특징으로, 머리, 다리, 어깨를 잡는 방법; 표정; 눈맞춤 또는 눈맞춤 부족; 많은 메시지를 전달하는 방법 등이다.

긍정적인 신체언어는 말하는 사람 쪽으로 자세를 약간 기울이고, 편안하고 집중하는 태도를 유지하며, 직접적인 눈맞춤을 하고, 다른 움직임을 최소화하는 동안 비폐쇄적이고 부드러운 손동작을 하며, 표정을 자신의 감정이나 환자의 감정과 일치시키는 것을 포함한다. 그러나 의자에 기대어 앉아서 눈을 굴리며(뭔가 마음에 안 든다는 행동) 팔짱끼고 있는 사람은 타인과 의사소통하는 것에 저항하며, 받아들이지 않는 것처럼 인식된다.

공간학은 개인과 타인 사이에서 편안함을 느끼는 거리를 의미한다. 이런 거리는 다른 문화적 집단마다 다를 수 있다. 미국에서 친밀한 거리는 0~45cm이며, 이 거리는 우리가 가장 신뢰하고 안전하다고 느끼는 사람과의 거리이다. 개인적 거리는 45~100cm이며, 친구나 동료와의 의사소통처럼 개인적 의사소통을 위한 거리이다. 사회적 거리는 1.5~3.6m이며, 공공장소나 공식적인 사회적 모임에서 낯선 사람이나 지인에게 적용한다. 공적거리는 3.6m 이상이며, 공공장소(예: 대중연설)와 관련이 있다. 공공장소에서 다른 사람을 부를 수 있고, 서로 의사소통하면서 돌아다닐 수 있다.

(3) 음성

음성 특성 또는 준언어학은 목소리 크기, 높이, 속도, 유창성을 말한다. 효과적인 면담 진행자들은 라포를 형성하고 관심에 대해 의사소통하고, 공감하고, 특별한 문제 또는 갈등을 강조하기 위해 음성 특성을 사용한다.[19)] 빠르고 고음으로 말하는 것은 불안을 전달하고 환자를 불안하게 만드는 반면, 부드럽고 온화한 톤으로 말하는 것은 생각과 감정을 공유하는 것을 격려한다. 예를 들어, "오늘밤 당신을 만나겠습니다."라는 간단한 문장에서 음성 특성이 의사소통에 어떻게 영향을 미치는지 고려한다.

1. "나는 오늘밤 당신을 만나겠습니다."(당신을 오늘밤에 만나는 유일한 사람이다).
2. "오늘밤 당신을 만나겠습니다."(무슨 일이 있어도 또는 당신이 좋아하던 아니던 나는 오늘밤 당신을 만날

것이다).

3. "오늘밤 당신을 만나겠습니다."(다른 사람이 있더라도, 나는 당신을 만나고 싶다).
4. "오늘밤 당신을 만나겠습니다."(오늘밤 우리가 만나는 것은 분명하다).

(4) 언어추적

언어추적은 단지 환자가 말하는 것을 추적하는 것이다. 당신이 단서를 제공하지 않는다면 환자가 말하는 것을 듣거나 이해하는지 알 수 없다. 언어적 추적은 환자가 이미 말한 것을 수정하거나 요약하는 형태로 중립적인 피드백을 제공하는 것이다. 이것은 환자가 말한 것에 대한 개인적 또는 전문적인 의견을 포함하지 않는다.[19)]

환자: "왜 그렇게 야단들인지 모르겠어요. 나는 긴장을 풀기 위해 마리화나를 피웠을 뿐인데, 모두가 야단법석을 떨어요."
간호사: "그게 당신에게 문제가 된다고 생각하나요?"
환자: "아니요, 전 상관없어요. 내 일에 영향을 주지 않아요… 음… 어쨌든, 물론 만약 내가 무엇인가를 생각하고 중요한 결정을 하는 경우에는 명백하게 방해가 되겠죠. 하지만 대부분의 시간에 나는 괜찮아요."
간호사: "중요한 결정을 내려야 할 땐 방해가 될 수 있으나 그렇지 않으면 당신의 기능에 영향을 미치지 않는 것처럼 보여요."
환자: "예, 글쎄, 대부분 시간동안 나는 괜찮아요."

언어추적은 환자의 면담내용(이전에 논의된 음량, 음색뿐 아니라)과 긴밀히 밀착하여 환자와 면담을 진행하는 것이다. 환자가 많은 주제를 한 번에 소개한다면, 어떤 단서를 따라야 하는지 파악하기 어려울 수 있다.

7) 슈퍼비전과 과정기록

의사소통과 면담기법은 획득된 기술이다. 간호사는 의사소통 및 면담기술을 사용하기 위해 실습과 감독을 통해 자신의 능력을 향상시키는 법을 배운다. 슈퍼비전의 초점은 간호사-환자 관계에서 간호사의 행동이다. 간호사와 감독관은 환자에 대한 간호사의 감정과 반응 및 그것들이 관계에 영향을 미치는 방식을 실험하고 분석한다.

"나는 우리가 얼마나 좋은 자신의 내부 감독관이 되는가에 상관없이, 경험이 많은(외부) 감독관에 의해 전문적 도움과 지지를 받는 것이 좋은 행위라고 강조한다.".[4)]

임상적 슈퍼비전은 간호사를 위한 치료적 과정일 수 있다. 간호사들은 간호사-환자 관계의 발전과 관련되어 있기 때문에 이 과정을 통해서 감정과 걱정은 표출된다. 상호작용을 검토하고, 통찰력을 얻고, 다양한 임상문제를 다루기 위한 대안 전략을 창안할 기회는 임상적 성장을 촉진하고, 좌절과 소진을 최소화한다. 임상적 슈퍼비전은 전문적 성장을 조성하고, 비치료적인 간호사-환자 관계를 최소화하는 필수적인 전문적 활동이다.

의사소통과 면담기술을 증가시키는 최고의 방법은 임상적 상호작용이 일어나는 대로 정확히 관찰하는 것이다. 이러한 과정은 환자뿐 아니라 본인에게 의사소통의 주제와 패턴을 확인할 기회를 제공한다. 또한 학생은 임상 면담에서 발생하는 다양한 상황을 다루는 방법을 배운다.

몇몇 클리닉, 기관, 다른 학습장소에서는 학습을 목적으로 상호작용을 녹음 또는 녹화하거나 역할극의 사용이 증가하였다. 하지만 만약 상호작용을 녹음 또는 녹화하는 것이 불가능하다면, 과정기록의 사용은 학생과 환자의 의사소통에서 패턴을 확인하기 위해 좋은 방법이다. 과정기록은 환자와 간호사 모두의 언어적 비언어적 행동을 가능한 자세히 반영하는 서면으로 된 기록이다.

핵심요약

- 간호사-환자 관계/파트너십은 잘 정의되어 있으며, 간호사와 환자의 역할은 명확해야 한다.
- 간호사가 치료적 관계와 사회적 또는 친밀한 관계 사이의 차이점을 아는 것은 중요하다. 치료적 간호사-환자 관계에서 초점은 환자의 욕구, 생각, 감정, 목표이다. 간호사는 다른 전문적, 사회적, 사적 영역 이외의 관계에서도 개인적 욕구를 충족시켜 줄 것으로 기

대된다.

- 진실성, 긍정적 존중, 공감은 성장과 변화를 도모하는 타인을 도와주는 개인적인 강점이다.
- 일반적으로 간호사–환자 관계의 경계가 명확하게 정의되어 있지만 그것은 흐려질 수 있다. 이러한 불분명함은 서서히 퍼질 수 있으며, 무의식수준에서 발생할 것이다. 주로 전이와 역전이 현상은 경계가 흐려질 때 작동한다.
- 일반적인 역전이적인 감정과 행동 및 이러한 현상에 대응하기 위한 간호 행동을 완전히 파악하고 있는 것이 중요하다.
- 감독은 간호사–환자 관계뿐 아니라 간호사의 전문적인 성장을 증진하는 것을 도와주며, 환자의 목표가 처리되고 충족되도록 돕는다.
- 간호사–환자 관계 단계는 오리엔테이션 단계, 활동단계, 종결단계를 포함하며, 실제로는 매우 유동적이다.
- 임상면담은 정신건강간호의 핵심요소이다. 제시된 것은 안전한 상황설정, 적절한 좌석배치를 위한 계획, 소개, 면담 시작을 위해 필요한 고려사항이다.
- 관심기울이기 행동(예: 눈맞춤, 신체언어, 음성특성, 언어적 추적)은 효과적인 의사소통에 있어서 핵심요소이다.
- 문화적 배경(개인적 가치관과 신념뿐 아니라)은 비언어적 행동이 타인에게 주는 의미와 많은 관련이 있다. 눈맞춤 정도와 접촉사용은 다른 문화의 사람에게 오해를 불러일으킬 수 있는 2가지 비언어적인 측면이다.
- 의미 있는 치료적 관계는 가치관과 문화적 영향력이 고려될 때 촉진된다. 환자의 인식을 이해하기 위해 노력하는 것은 간호사의 책임이다.

참고문헌

1) Arnold, E.C., & Boggs, K.U. (2016). *Interpersonal relationships: professional communication skills for nurses* (6th ed.). St. Louis: Saunders.
2) Fontes, L.A. (2008). *Interviewing clients across cultures: a practitioner's guide*. New York: Guilford Press.
3) Forchuk, C., Westwell, J., Martin, M., et al. (2000). The developing nurse-client relationship: nurse's perspectives. *Journal of the American Psychiatric Nurses Association, 6*(1), 3-10.
4) Fox, S. (2008). *Relating to clients: the therapeutic relationship for complementary therapists*. London and Philadelphia: Jessica Kingsley Publishers.
5) Gordon, C., & Beresin, E.V. (2016). The doctor-patient relationship. In T. Stern, M. Fava, T. Wilens, et al. (Eds.), *Massachusetts General Hospital: comprehensive clinical psychiatry* (2nd ed.). Philadelphia: Saunders/Elsevier.
6) Haber, J. (2000). Hildegard E. Peplau: the psychiatric nursing legacy of a legend. *Journal of the American Psychiatric Nurses Association, 6*(2), 56-62.
7) Hays, P. (2008). *Addressing cultural complexities in practice* (2nd ed.). Washington, DC: American Psychological Association.
8) Ivey, A.E., & Ivey, M. (1999). *Intentional interviewing and counseling* (4th ed.). Pacific Grove, Calif: Brooks/Cole.
9) Meier, S.T., & Davis, S.R. (2001). *The elements of counseling* (4th ed.). Pacific Grove, Calif: Brooks/Cole.
10) Mercer, S.W., & Reynolds, W. (2002). Empathy and quality of care. *British Journal of General Practice,* 52(Suppl), S9-S12.
11) Moore, J.C., & Hartman, C.R. (1988). Developing a therapeutic relationship. In C.K. Beck, R.P. Rawlins, & S.R. Williams (Eds.), *Mental health-psychiatric nursing*. St. Louis: Mosby.
12) Moscato, B. (1988). The one-to-one relationship. In H.S. Wilson, & C.S. Kneisel (Eds.), *Psychiatric nursing* (3rd ed.). Menlo Park, Calif: Addison-Wesley.
13) Peplau, H.E. (1952). *Interpersonal relations in nursing: a conceptual frame of reference for psychodynamic nursing*. New York: Putnam.
14) Peplau, H.E. (1999). *Interpersonal relations in nursing: a conceptual frame of reference for psychodynamic nursing*. New York: Springer.
15) Pilette, P.C., Berck, C.B., & Achber, L.C. (1995). Therapeutic management of helping boundaries. *Journal of Psychosocial Nursing and Mental Health Services, 33*(1), 40-47.
16) Quinlan, J.C.F. (1996). *Co-creating personal and professional knowledge through peer support and peer approval in nursing*. Submitted for degree of PhD of the University of Bath. 1996. Retrieved July 17, 2006, from www.bath.ac.uk/carpp/jquinlan/titlepage.htm.
17) Rogers, C.R. (1980). *A way of being*. Boston: Houghton Mifflin.
18) Rogers, C.R., & Truax, C.B. (1967). The therapeutic conditions antecedent to change: a theoretical view. In C.R. Rogers (Ed.), *The therapeutic relationship and its impact*. Madison: University of Wisconsin Press.
19) Sommers-Flanagan, J., & Sommers-Flanagan, R. (2012-2013). *Clinical interviewing* (4th ed.). Hoboken, NJ: Wiley.

CHAPTER 8

정신간호환경

Settings for Psychiatric Care

Margaret Jordan Halter

학습목표

1. 정신간호를 위한 치료환경의 발전을 이해한다.
2. 입원환자와 외래환자의 정신간호 치료환경의 차이를 이해한다.
3. 정신질환 증상 또는 정신질환자를 돕기 위한 정신건강전문가의 역할에 대해 설명한다.

1. 서론

전통적인 건강관리를 받는 것은 상당히 간단하다. 예를 들어, 만일 당신이 인후염을 앓고 있는 상태로 잠에서 깨었을 때, 당신이 무엇을 해야 하는지와 어떤 일이 발생할지 알고 있다. 만일 상태가 좋지 않다고 느낀다면, 병원에 가서, 검사를 받고, 문제를 진단하기 위해 인후 배양검사를 할 것이다. 만약 원인이 박테리아라면 항생제를 처방받을 것이다. 일정시간이 지나도 개선되지 않는다면, 담당의사는 더 많은 검사를 처방하거나, 이비인후과 전문의를 만나 보다 전문적인 치료를 받도록 추천할 것이다.

신체장애를 치료하는 것과 비교하여, 정신문제의 치료를 위해 정신과를 방문한다는 것은 곤혹스럽게 느낄 수 있다. 여기에는 몇 가지 이유가 있다. 우선, 우리는 정신질환에 대한 준거 틀을 가지고 있지 않다는 것이다. 정신질환을 앓는 것은 종종 당혹감, 낙인에 대한 걱정, 책임감, 수치심, 장애와 관련된 결함발생 때문에 이러한 장애를 숨기게 되고 결국 타인으로부터 도움을 받지 못한다. 아마도 당신은 당신의 할머니가 심장질환을 앓을 때 심장 전문의를 만나고 관상동맥 우회술을 받았다는 것은 알지만, 정신과 의사에게 우울증 치료를 받았다는 것은 알지 못할 수도 있다.

정신건강문제에 대한 치료법을 찾는 것은 바로 그 정신질환의 본질 때문에 복잡하다. 가장 극단적인 것은 정신장애의 증상 자체가 생각을 혼란스럽게 하고, 치료의 필요성을 인지하는 능력을 방해한다. 이를 '병식결여'라고 한다. 흔한 정신장애 중의 하나인 주요우울증의 경우, 무관심, 절망, 무력감(에너지 결핍)이 있기 때문에 치료에 대한 동기부여를 방해할 수도 있다. 또한 정신건강관련 증상은 다른 의학적인 문제들과 혼동된다. 예를 들어, 불안장애는 종종 심장질환의 증상일 수 있는 심박동 증가, 손바닥 발한, 현기증과 같은 신체적 증상을 보인다. 특히 정신질환을 진단하는 것은 심전도와 혈액 검사와 같은 객관적인 검사에 기초하지 않고 주로 증상에 기초하기 때문에 신체질병에서 보이는 증상임을 배제하기 위해서는 신중해야 한다. 다른 질병을 배제하는 이러한 필수 과정은 치료를 지연시키기도 한다.

한편, 1950년대 최초의 항정신병약물인 chlorpromazine(Thorazine)의 치료적 도입은 탈원화에 크게 기여하였고, 이후 약물학의 발전은 정신치료환경이 병원에서 지역사회로 이동되는 극적인 변화를 이끌어냈다. 정신병, 우울, 불안, 기타 정신장애 치료를 위해 많은 정신약물이 추가되었으며, 치료는 정신과 전문의뿐만 아니라 일반 전문의에 의해서도 제공되었다.

정신질환에 대한 복합적이고 심도 있는 치료를 위해서는 개인적인 영역뿐만 아니라 공적인 영역을 포함한 유일하고 개별적인 치료시스템을 갖추어야 한다. 치료수준에 대한 결정은 치료조건과 문제의 심각성에 따라 달라질 수 있다. 하지만, 이러한 것들이 유일한 기준은 아니다. 치료수준은 동반되는 정신질환 또는 물질남용문제, 의학적 문제, 치료 승인, 사회적 지지, 만성질환 또는 잠재적인 재발과 같은 요인에 의해 영향을 받을 수 있다.

우리나라의 정신보건시설 현황은 [BOX 8-1]을 참조한다.

2. 지역사회 간호환경

정신건강문제가 의심될 때 사람들은 무엇을 하는가? 당신이 우울함을 느끼고, 너무 우울해서 비참하고 일상적인 활동을 수행하지 못한다고 상상해 보자. 우울증으로 정신과 의사(또는 심리상담사)를 만난 친구를 떠올리겠지만 당신은 스스로의 상태가 그렇게 나쁘다고 느끼지 않게 된다. 결국 당신은 지쳐가고 잘 먹지도 못하게 되어 일반 의사, 숙련된 간호사 또는 1차 의료제공자(보건간호사)에게 방문하기로 결심하게 될 것이다.

이것은 특별한 선택이 아니다. 정신건강전문가 대신 1차 의료제공자로부터 정신건강문제에 대한 도움을 구하는 것은 일반적이며, 다른 의학적 장애에 대한 도움을 구하는 것과 비슷하다. 대부분의 정신장애가 신체적인 증상을 동반하기 때문에 더욱 그렇다. 정신장애에 대한 치료를 받는 대부분의 사람들은 이러한 신체적 치료수준을 넘지 못할 것이며, 일차의료 시스템과 같은 익숙한 환경에서 치료를 받는 것이 더 편할 수 있다. 게다가 정신건강의료 시스템보다는 일차의료 시스템에서 치료를 받는 것이 스스로 또는 사회적으로 낙인찍히는 것을 줄일 것이다.

짧은 시간 동안 정신적, 신체적 사정을 하기는 어렵기 때문에, 일차의료제공자에게 치료를 받는 것의 단점은 시간적 제약이 있다는 것이다. 일반적으로 일차의료제공자는 정신의학에 대한 훈련이 제한적이기 때문에, 그들은 정신질환에 대한 진단과 치료에 있어서 전문성이 부족할 수 있다. 많은 사람들이 정신건강서비스를 받기 위해 일차의료제공자를 찾겠지만, 결국 전문적인 정신건강치료 시스템에 의뢰된다.

미국의 경우 **환자중심 의료센터**patient-centered medical homes, PCMHs 또는 **일차의료센터**가 Barack Obama 대통령 임기 기간(2010년)에 재정된 건강보험개혁법(일명, 오바마케어)으로부터 강력한 지지를 받게 되었다. 일차의료센터(또는 환자중심의료센터)에서 제공되는 일부 서비스는 중복되지만 몇몇 서비스는 신체적 건강, 행동적 건강, 지지적인 지역사회와 사회 서비스에 대한 접근을 제공하는 측면에서 환자중심적으로 발달하게 되었다. 서비스의 범위는 예방적 관리, 급성 의료문제부터 만성적인 상태까지 그리고 생의 마지막 단계에서의 주요 쟁점까지를 포함한다. Agency for healthcare research and quality(2015)[3]에 따르면, 이러한 센터들은 5가지 핵심적인 특징을 가진다.

- **환자중심**: 치료는 환자(가족)를 기본으로 하는 관계이며, 모든 사람들의 독특한 요구를 고려한다. 환자는 치료팀의 핵심 멤버이다.
- **포괄적인 치료**: 정신치료와 신체적인 치료의 모든 수준(예방적, 급성, 만성)이 다루어진다. 의사 또는 훈련된 간호사는 간호사, 진료보조인력, 약사, 영양사, 사회사업가, 교육자, 치료 코디네이터를 포함하는 팀을 관리한다.
- **치료 조정**: 치료는 병원, 전문 치료, 가정간호와 같은 광범위한 보건 시스템과 통합하여 이루어진다.
- **향상된 접근**: 환자들은 그들이 필요한 치료를 받기 위해 서비스 시간 외에도 전자우편과 전화 지원을 통해 서비스를 제공받을 수 있다.
- **시스템 접근**: 근거기반치료는 지속적인 피드백을 통해 평가받고 향상된 서비스를 제공한다.

BOX 8-1 우리나라 정신보건시설 현황(2017)[2]

총계	광역정신건강 증진센터	서울시자살 예방센터	지역정신 건강증진센터	정신요양원	중독관리 통합지원센터	사회복귀시설	단기보호시설	아이존
143	1	1	25	3	4	95	4	10

정신장애의 치료는 포괄적인 접근방식으로 다루어야 하기 때문에 전자통신(예: 추후관찰 이메일 또는 문자)과 기록관리는 이러한 과정에서 필수적이다.

1963년 John F. Kennedy가 지역사회정신건강센터법을 제정하면서 **지역사회정신건강센터**community mental health centers, CMHCs가 발전하게 되었으며, 지역사회 치료에 대한 새로운 정책에 관심을 갖게 만들었다. 지역사회정신건강센터 2,800개 중 단지 약 700개만 자금을 지원받았음에도 불구하고 지역사회정신건강센터가 나아갈 방향의 변화를 보여 주었다. 지역사회정신건강센터는 각 주에서 자금을 지원받으므로 각 주의 정신건강 부서에 의해 규제되었다.

지역사회정신건강센터는 치료에 대한 종합적인 서비스를 제공한다. 이러한 서비스는 사정, 진단, 개별 및 집단 상담, 사례관리, 약물관리, 교육, 재활, 직업 또는 고용 서비스를 포함한다. 몇몇 센터들이 성인, 노인 또는 아동과 같은 특정 인구집단을 대상으로 운영하는 반면, 다른 센터는 인생 전반에 걸쳐 다양한 서비스를 제공하고 있다.

심각한 정신질환을 가진 사람들은 종종 고립되고, 가난해지며, 퇴행된다. 그들은 지역사회 정신건강 시스템 또는 정신재활서비스를 받을 수 있다. 정신재활은 정신질환을 기능장애로 보는 의학적 모델보다는 사회적 회복과 통합을 강조하고 지지하는 사회적 모델을 적용한다. 사회기술의 발달, 자원 접근 능력 그리고 최적의 사회, 직업, 생활, 학습을 위한 환경 조성은 사회적 모델의 핵심이다.

정신질환자 가정간호psychiatric home care는 정신건강전문가에 의해 제공될 수 있는데, 일반적으로 생물학적 치료와 정신요법을 제공할 수 있고, 입원환자 간호경험이 있는 간호사가 투입된다. 이러한 치료는 지역사회 정신건강 시스템이나 방문간호 서비스 등 다른 기관을 통해 이루어질 수 있다. 가정간호는 고비용의 과도한 입원의 필요성을 감소시키며, 임상환경보다 더 편안하고 안전한 대안을 제공한다.

가정간호의 대상이 되기 위해서 환자는 반드시 정신질환 진단을 받아야 하고, 1차 의료제공자의 치료 하에 있어야 하며, 퇴원하여 재택상태로 있어야 한다. 일반적으로 환자가 집을 떠나는 것이 안전하지 않거나, 과도한 스트레스를 야기하거나, 집을 떠나는 것을 거부하거나, 도움이 없이는 집을 떠나지 못할 때 가정간호 서비스를 결정한다.

외래환자 집중 프로그램intensive outpatient programs, IOPs과 **부분입원 프로그램**partial hospitalization programs, PHPs은 입원환자와 외래환자 사이의 중간단계에 적용한다. 두 그룹의 주된 차이점은 환자가 그곳에서 보내는 시간의 양이다. 두 그룹은 월요일부터 금요일까지 운영하지만, IOPs는 주로 반나절인 반면, PHPs는 더 오래 운영한다("부분입원"이므로 대략 6시간). 그들은 간호, 의학적 감독, 중재, 치료에 대한 구조화된 활동을 제공한다. 이러한 프로그램은 종합병원 내 정신과에서 지역사회 정신건강서비스의 일부로 포함되는 경향이 있다. 다학제 치료팀은 집단치료, 개인치료, 기타치료(예: 예술 및 작업), 약물관리를 촉진한다. 프로그램에 참여하는 동안 학습된 대처전략은 외부에서 적용되고 실행될 수 있으며, 추후 탐구되고 논의될 수 있다. IOPs와 PHPs에 입원한 환자들은 입원환경으로의 재입원에 대해 자세하게 모니터링된다.

1) 간호사의 역할

정신전문간호사psychiatric mental health advanced practice registered nurses, PMH-APRNs는 석사 또는 박사 학위를 취득한 임상간호전문가 또는 임상간호사로써 사정, 진단, 치료를 제공한다.[4] 외래간호환경에서 일하는 정신전문간호사는 정신질환, 물질사용장애, 지적장애를 가진 개인, 가족 또는 간병인을 위한 간호를 제공한다.

지역사회 정신건강간호사는 다학제 치료팀과 함께 간호계획을 수립하고 시행하는 일을 한다. 지역사회 정신건강간호사는 학대 받는 여성을 위한 쉼터, 심각한 재정적 한계를 가진 사람들을 위한 푸드 뱅크, 정신질환자를 위한 고용을 돕는 기관 등의 지역사회자원에 대해 잘 알고 있어야 한다. 또한 환자의 주거형태 평가, 건강교육 제공, 지역사회의 지지의뢰, 면허가 없는 치료 스태프의 감독 등의 업무를 수행한다. 지역사회 정신건강의 주요 개념은 지역사회 전체를 대상자로 바라보는 것이다. 이러한 관점은 스트레스 감소 클래스를 운영하고, 슬픔 지지 그룹을 촉진하는 등과 같은 지역사회 중재를 증진한다. 또한 그들은 지역사회 대상자들에게 예방적인 치료를 제공한다. 치료의 핵심은 환자들이 증상에 집중하고, 필요한 경우 도움을 요청하며, 총체적인 건강을 염두에 두도록 교육하는 것이다.

3. 입원간호환경

입원간호는 급성환자를 위한 가장 집중적인 간호[4]로, 안전하고 구조화된 환경에서 24시간 간호관리를 제공한다. 이러한 환경은 자살생각, 공격적 충동, 약물조절 및 모니터링, 위기안정화, 물질남용 해독, 행동수정 등으로부터 보호가 필요한 사람들을 돌보는 데 있어서 필수적이다. 입원환자치료 의뢰서는 1차 의료제공자 또는 정신건강제공자, 기관, 다른 병원부서, 응급시설 또는 요양원에서 받을 수 있다. 병원입원은 일반적으로 정신과 의사의 승인하에 이루어지는데, 미국의 경우, 1차 의료제공자(PCP) 또한 입원 허가 권한을 가질 수 있다.

입원은 자발적 또는 비자발적 입원이 있으며, 병동은 개방병동 또는 폐쇄병동이다. 폐쇄병동은 프라이버시를 제공하며, 퇴원 전에 무단이탈하는 것을 예방한다. 또한 자해 또는 타해 위험을 가지고 있는 대상자를 집중관찰하기 위해 정신병동 내부에 정신과 집중치료실psychiatric intensive care units, PICUs이 있다.

치료적 환경therapeutic milieu은 입원환자의 성공적인 치료에 필수적이다. Milieu는 입원한 사람들 사이의 상호작용과 회복을 촉진하는 활동을 포함하여 전인적 치료가 이루어지는 환경을 말하며, 건장한 신체조건을 가진 치료팀의 멤버들을 포함한다.

전문가 팀원들 간의 **팀워크와 협업**은 입원환자의 급성치료환경에서 필수적인 요소이다. 팀워크는 각각의 팀 멤버가 전문적인 기능을 하며, 환자건강을 향상시키기 위해 함께 일하는 과정이다[BOX 8-2]. 팀에는 리더가 있는데, 주로 간호사가 그 역할을 한다. 협력은 팀 멤버(환자 포함)들이 의사결정을 하고 최적의 치료와 성공적인 결과를 성취하기 위한 전략을 개발하기 위해 직접적으로 함께 일하는 팀워크의 한 유형이다. 의사소통은 이 과정의 핵심이다. 환자의 치료를 계획하고 논의하는 다학제적 팀 미팅을 통해 공식적인 협력이 이루어진다. 당신은 학생으로서 팀 미팅에 참석하는 기회를 가질 수 있으며, 정신질환치료환경에서 이상적으로 행해지는 전문가 간 협력수준을 관찰할 수 있다.

입원환자치료는 환자가 식사를 하고, 약을 받고(필요하다면), 활동에 참여하고, 개별 및 집단 치료에 일정대로 참석하는 구조 안에서 제공된다. 18세 미만의 청소년인 경우에는 학교 출석이 요구된다. 환자들은 그들의 치료계획에 있어서 적극적인 참여자이며, 자신이 무능하다고 선언되지 않는 한 치료를 거부할 권리를 가진다. 대부분의 시설들은 입원 시 환자 권리장전을 배부하거

BOX 8-2 치료팀 멤버[1),4)]

- **정신간호사**registered nurses, RN: 정신과 병동에서 근무하는 면허 간호사
- **정신건강간호사**psychiatric mental health registered nurse, PMH-RNs: 간호사 면허를 취득한 후 수련기관에서 1년간 수련을 통해 정신건강문제, 정신장애, 물질사용장애환자 간호에 대한 교육과 경험을 통해 전문적인 기술을 습득한 간호사로 보건복지부 장관이 부여한 정신건강간호사 자격증을 소지한 간호사이다.
- **정신전문간호사**psychiatric mental health advanced practice registered nurses, PMH-APRNs: 간호사 면허를 소지하고 정신과 분야에서 3년 이상의 간호실무 경력자로서 전문간호사과정(석사)을 이수한 후 보건복지부 장관으로부터 전문간호사 자격증을 부여받은 간호사이다.
- **정신과 의사**: 정신장애를 진단하고 치료한다. 약물처방 및 모니터링은 정신과 의사의 주된 치료방법이다.
- **임상심리사**: 정신질환자에 대한 평가, 심리검사, 심리치료, 상담 등을 수행한다.
- **사회복지사**: 상담과 지역사회 복귀 후의 주거, 건강관리, 치료와 같은 지지 서비스에 대한 계획 제공, 정신질환자에 대한 사정과 치료(주로 심리치료)를 제공한다.
- **작업치료사**: 개인이 독립적인 생활능력, 일상생활 및 정신장애에 의해 영향을 받은 역할수행 등을 발달시키고 회복하는 것을 돕는다.
- **물리치료사**: 정신장애와 신체장애를 함께 가지고 있는 개인을 재활시킨다.
- **미술치료사**: 자신의 문제를 이해하고, 건강한 발달을 향상시키고, 질환으로 인한 영향을 감소하는 것을 도와주는데 미술을 이용한다.
- **레크리에이션치료사**: 레크리에이션 활동을 통해 감정적, 신체적, 인지적, 사회적 웰빙을 개선한다.
- **약사**: 약학을 전공하고 약사 면허를 소지하고 있으며, 정신질환자를 위한 약물 조제 및 모니터링을 한다.
- **의사**: 동반되는 상태에 대한 비정신과적 치료제공에 초점을 둔다.
- **정신건강의학과 직원 또는 치료보조자**: 위생, 식사, 병동 활동 참여를 도와주면서 환자와 광범위한 접촉을 한다. 정신건강관련 직원들은 환자의 상태에 대한 중요한 정보를 전문 스태프들에게 전달한다.
- **목회상담가**: 임상적 목회 교육을 받은 성직자들이며, 그들은 개별상담 및 그룹 상담을 제공한다.

BOX 8-3 환자의 권리

- 존엄하게 대우받을 권리
- 치료계획과 결정에 참여할 권리
- 약물치료를 포함하여 치료를 거부할 권리
- 의학적 조언에 반하여 퇴원을 요구할 권리
- 정신장애로 발생할 수 있는 자신이나 타인을 해할 수 있는 충동으로부터 보호받을 권리
- 의학적 조언에 대응하여 퇴원을 요구할 경우, 제한된 기간(대부분 72시간) 내에 법적으로 규정된 평가과정의 혜택을 받을 권리
- 법적 조언을 받을 권리
- 투표할 권리
- 전화로 사적으로 의사소통하거나 개인적으로 의사소통할 권리
- 사전 동의에 대한 권리
- 개인의 장애와 치료에 대해 비밀이 유지될 권리
- 방문객을 선택하거나 거절할 권리
- 연구에 대한 정보를 제공받고 참여를 거부할 권리
- 최소의 제한적인 치료에 대한 권리
- 메일을 보내거나 받으며, 받은 우편물의 검사 동안 참여할 권리
- 위험하지 않다면 소지품을 가지고 있을 권리
- 명백하게 공개된 절차를 통해 불만사항을 제기할 권리
- 종교활동에 참여할 권리

나 명확하게 게시한다. 환자의 권리에 대한 예시목록은 [BOX 8-3]을 참조한다.

일반적으로 입원실은 다른 병원 입원실보다 보호시설처럼 보이는 경향이 적으며, 남성전용, 여성전용 또는 공동으로 이루어질 수 있다. 병실은 안전을 염두에 두고 설계된다. 목매는 것은 입원환자 자살의 가장 흔한 방법이며, 이것을 예방하기 위해 엄격한 조치가 이루어진다. 옷장 막대와 후크, 수건걸이, 샤워막대는 최소한의 무게를 초과하면 무너지도록 시공된다. 스프링쿨러와 샤워기헤드는 매립하여 설치된다. 다른 안전조치로는 창문 잠그기, 장시간의 압박을 예방하기 위해 기계적인 병원 침대보다는 플랫폼 침대를 이용하는 것, 고의적인 상해를 줄이기 위해 가구 모서리를 둥글게 하는 것 등이 포함된다. 입원실 가구는 무겁고 내구성이 강해서 던지거나 분해할 수 없으며, 무기로도 사용할 수 없다.

입원환자치료는 **공존/동반질환**co-occurring/comorbid condition을 배제하거나 고려하기 위하여 의학적 사정으로 시작한다. 포괄적인 사정은 다학제적 팀에 의해 이루어지며, 치료계획이 수립되고 모니터링, 평가, 개선된다[BOX 8-2]. 위기중재, 안정 및 안전은 입원환자치료의 목표이다. 일반적으로 정신치료를 위한 약물평가, 처방, 관리는 치료계획의 일부분이며, 개별적인 치료에도 적용된다. 전기경련요법(ECT)은 특정 상태, 특히 항우울제에 반응이 없는 우울을 가진 환자에게 처방된다.

집단치료는 입원환자치료의 중요한 부분이다. 대처기술은 증상관리에 초점을 둔 인지행동치료그룹을 통해 교육되고 향상된다. 작업치료는 지연되거나 방해되거나 파괴된 일상생활기술을 연습할 기회를 제공한다. 정신건강교육은 특정 정신장애, 약물, 인생계획 및 목표설정, 회복에 초점을 맞춘다.

입원기간은 질병과 증상의 중증도에 따라 다양하다. 우리나라의 경우, 입원 종류에 따라 법적 입원 기간은 다양하다. 치료기간은 환자들이 제한된 기간 내 가정으로 복귀하는 것에 도움이 될 수 있다. 몇몇의 경우에서, 특히 어린이와 심한 정신질환자인 경우 여가활동을 즐기는 외출, 병원 운동장 걷기, 병동 "매점"에서 물건을 구입하기 위한 토큰제공과 같은 권한과 보상이 이루어지는데, 이는 적응행동을 강화시키기 위한 것이다.

퇴원계획은 환자의 개별적인 요구에 기초하여 입원 첫날에 시작한다. 환자의 외래임상의, 1차 건강관리자, 가족, 방문간호기관과 같은 지역사회기관과의 사례관리 및 협업은 통합적인 접근을 용이하게 하고, 입원환경에서 지역사회환경으로의 포괄적인 전환계획을 수립하게 돕는다. 이는 환자를 지역사회에서 효과적이고 안전하게 살도록 지지한다. 또한 효과적인 사례관리와 협업은 재발을 감소시킨다.

퇴원 시 환자는 안정적이어야 한다. 퇴원지침에는 추후 방문날짜, 약물복용법, 교육, 처방, 필요한 경우에는 주거지, 피난처, 사회복귀훈련소, 그룹 홈을 포함하는 주거형태에 대한 지원을 포함한다.

위기중재crisis intervention는 종합병원의 응급실 또는 지역사회기반 위기중재센터에서 제공된다.[4] 위기관리는 개인, 친구, 가족, 보건의료제공자 또는 법 집행위원에 의해 시작할 수 있다. 몇몇 환자들은 비자발적으로 참여하게 되기도 한다. 정신과적 응급상황은 자살(또는 타살) 생각, 급성 정신병 또는 약물사용과 관련된 행동반응을 포함한다. 응급 입원기간은 우리나라의 경우 3일(공휴일은 제외)이내이다. 이후 환자는 집으로 퇴원하거나 입원치료를 받거나 보호소와 같은 다른 지역사회시설로 옮

겨진다.

주거 치료프로그램residential treatment program은 개인이 다양한 수준의 감독과 지지를 받는 단기 또는 장기 24시간 생활환경으로 구성된다.[4] 심리교육은 증상관리와 약물치료를 위해 제공된다. 직업훈련과 일상생활을 위한 훈련 역시 프로그램의 일부이다. 주거시설은 입원치료에 대한 대안으로 지역사회 지지자원에 접근하는 방법을 배우며, 최대한 독립성을 성취하도록 격려받는다.

1) 간호사의 역할

전문적인 치료제공은 매일 24시간 내내 운영되므로 간호사들은 급성 치료를 위한 입원시설의 중심에 있다. 이런 병동의 관리는 정신건강간호에 대한 배경지식을 가지고 있으며, 가급적이면 전문적인 실무능력을 가진 간호사에 의해 이루어지는 것이 이상적이다. 일반 **정신간호사**는 정신과 병동에서 근무하는 면허를 가진 간호사로 기본교육을 받은 사람이다. **정신건강간호사**는 보건복지부의 위탁을 받은 기관에서 1년간 수련을 받은 간호사이며, **정신전문간호사**는 정신과 분야에서 3년 이상의 간호실무 경력자로서 전문간호사과정(석사)을 이수한 간호사이다. 일반적으로 정신건강간호사는 다음의 간호임무를 수행한다.

- 환자, 가족 및 기타 의료종사자를 포함하는 포괄적인 자료수집
- 치료계획의 개발, 중재, 평가
- 정신건강관리종사자(예: 정신질환자와 일하기 위해 추가적인 훈련을 받았거나 받지 않은 간호조무사)를 돕거나 지지
- 안전한 치료환경 유지
- 건강증진을 위한 교육
- 행동, 감정, 정서 모니터링
- 억제와 격리에 대한 관리 감독
- 치료팀의 치료조정

약물관리는 정신과 간호사에게 있어서 중요한 실무이다. 예상되는 약물의 상호작용 및 부작용에 대한 지속적인 관찰은 약물 조정에 필요한 데이터를 제공하기 때문에 간호사는 종종 투약 결정에 있어서 강한 영향력을 행사한다. 예를 들어, 환자의 과도한 진정 또는 증가된 흥분에 대한 피드백은 항정신병약물의 감량 또는 증량을 결정하도록 할 것이다.

급성 치료환경에서 정신과 간호사에 대한 일반적인 오해는 정맥주사(IV)를 시작하고 유지하고 드레싱을 교환하는 것과 같은 신체적인 업무를 포함한 기술을 잃어버린다고 그들이 "단지 말하기" 때문이다. 하지만 그렇지 않은 이유는 첫째, 치료적 의사소통 자체는 선천적으로 가지고 있는 것이 아니고 반드시 배워야 하는 기술이다. 둘째, 정신과 환자들은 DSM-5 진단에 국한되지 않고 종종 복잡한 건강관리의 요구가 있다. 예를 들어, 불안정 당뇨와 함께 최근에 발 절단을 한 남성 노인은 적극적으로 자살을 시도할 가능성이 있다. 이러한 경우 그는 정신병동으로 전과되어 그의 당 수치는 모니터링되고 상처치료가 이루어질 것이다.

4. 특수간호환경

특정집단의 대상자를 위해 전문적인 치료를 제공하는 특수간호환경에는 입원환자, 외래환자, 주거치료가 포함된다.

1) 아동정신간호

정신질환을 가진 아동은 어른과 동일한 범위의 치료 선택권을 가지지만 소아과 환경에서 성인과 다른 치료를 받는다. 만약 아동의 증상이 심해진다면 입원치료가 필요할 것이다. 치료계획에 대한 부모 또는 보호자(아동 및 가족 부서 포함)의 참여는 그들이 자녀를 지지하는 데 있어서 질병, 치료, 가족의 역할을 이해하기 위해 필수적이다. 입원한 아동은 가능하다면 하루 몇 시간이라도 학교에 출석한다.

2) 노인정신간호

노인환자는 정신질환 증상에 있어서 고령이라는 점을 고려하는 전문적인 환경에서 치료받을 수 있다. 신체질병과 독립성 손상은 우울과 불안발달의 강력한 촉진요

인이 될 수 있다. 특히 치매는 노인 정신질환에서 흔한 문제이다. 정신과 신체의 상호작용을 세심하게 평가하고, 강점을 최적화하고, 독립성을 증진하며, 안전에 중점을 두는 치료를 제공하는 것을 목표로 한다.

3) 법의학정신간호

성인과 청소년 모두에서 기관에 수용된 사람들은 정신장애 또는 물질남용의 발병률이 평균보다 높다. 연구자들은 병원보다 교도소에서 정신질환에 걸린 사람들이 더 많다고 추정한다.[6] 대부분 일반 재소자들로부터 격리된 교도기관에서 치료가 제공된다. 대부분의 시설은 정신치료, 집단상담, 약물관리, 지역사회로의 전환에 대한 지원을 제공한다.

4) 알코올 및 약물남용치료

이전에 설명한 모든 정신건강 환경은 정신건강치료 시스템과 별도로 전문치료센터가 존재함에도 불구하고 알코올 및 물질남용에 대한 치료를 제공할 것이다. 2013년 12세 이상 사람들 중 2,270만 명이 불법 약물 또는 알코올사용 문제로 치료가 필요했지만, 단지 250만 명만 전문 시설에서 치료를 받았다.[5] 일반적으로 외래치료였으며 상담, 교육, 약물관리, 12단계 프로그램을 포함한다. 알코올중독치료는 생명을 위협할 수 있기 때문에, 의학적 관리를 위해 입원치료가 요구된다. 약물 재활 시설은 아편제제와 화학물질을 포함하는 약물해독을 위한 입원치료를 제공하며 모든 수준의 외래치료를 제공한다.

5) 자조그룹

충분한 수면, 명상, 바르게 먹기, 운동, 금연, 절주는 당뇨 및 고혈압과 같은 다양한 질환관리를 위한 건강한 행동반응이다. 다른 의학적 조건과 마찬가지로, 생활방식 선택과 자조반응은 삶의 질과 정신장애의 과정, 진행, 결과에 큰 영향을 미칠 수 있다. 만약 정신질환이 주로 생화학적 상호작용, 유전, 환경의 조합이라는 개념에 수긍한다면, 건강한 생활을 함으로써 우리가 더 좋은 치료를 받을 수 있다는 것은 분명한 사실이다. 예를 들어, 한 사람이 불안에 대한 가족력을 가지고 있으며 불안증상을 호소한다면, 첫 번째 단계(또는 정신질환 보조치료)는 요가를 배우는 것이고, 삶의 의무와 휴식 사이의 균형을 유지하는 것이다.

자조그룹의 자발적인 네트워크는 공식적인 정신건강관리시스템 외부에서 교육, 연락, 지원을 제공한다. 20세기 초반 알코올중독자들의 자조모임alcoholics anonymous, AA이 소개된 이래로, 자조그룹은 증가하였으며, 정신질환 문제의 치료와 지원에 있어서 효과적이라는 사실이 증명되었다. 불안, 우울, 상실감, 돌봄제공자의 문제, 양극성장애, 외상후 스트레스장애 및 대부분의 기타 정신질환에 특정한 그룹이 지역사회에서 널리 이용되고 있다.

정신건강서비스를 이용하는 고객과 그들의 가족구성원들은 정신건강치료전달 형태를 갖추기 위해 성공적으로 단결하였다. 미국 정신과 협회(NAMI)와 같은 비영리기관은 자조, 회복의 개념 또는 정신질환자의 자기관리를 격려하며, 사회적 낙인이나 정책에 직면하고, 정신질환자의 권리를 지지한다.

5. 정신건강간호의 미래

정신전문간호사는 생물학, 심리학, 사회과학을 포함하여 통합된 교육적 배경지식을 가지고 있기 때문에 위에서 언급한 각각의 목표를 수행하기 위한 특수한 자격을 가지고 있다. 이런 분야에 전문적인 간호사들은 수요에 따라 증가할 것이다. 고령화 시대에 복잡한 건강문제를 가지고 있는 노인 정신질환자를 위해 더 많은 노인 정신질환 간호사가 요구될 것이다. 전문실무 정신간호사는 지역사회 서비스 간 존재하는 차이를 줄이기 위해 일차 건강관리제공자와 더 많이 협업하거나 독립적으로 일할 것이다.

이것은 이전에 존재하는 정신질환자(특히 아이들)와 청년들과 같은 정신질환자들을 위한 의료적 관리에 대한 접근법을 크게 변화시킬 수 있다.

모든 정신질환자가 질병의 완화, 예방, 치료, 조기발견 및 효과적인 치료지지(주거, 직업, 배움, 지역사회의 완전한 참여가 필수)를 받을 수 있는 미래를 상상한다.

핵심요약

- 신체장애를 치료하는 것과 비교할 때, 정신장애를 위한 치료방법을 찾는 것은 민간과 공적분야에서 제공되는 치료방법의 2단계로 된 체계에 의해 복잡할 수 있다.
- 비전문적 1차 치료제공자들이 정신장애의 중요한 부분을 다룰 수도 있다.
- 정신치료제공자들은 약을 처방하고, 치료를 수행하는 자격을 가진 전문가이다. 그들은 정신과 의사, 정신전문간호사, 의료보조인, 일부 주에서는 심리학자를 포함한다.
- 지역사회정신건강센터는 다양한 정신건강관리전문가들이 근무하고 있는 주에서 관리하고 주의 재정적 지원을 받는 시설이다.
- 외래간호 환경에는 가정정신간호, 외래환자 집중프로그램, 부분입원 프로그램을 포함한다.
- 입원환자치료는 외래치료가 증상을 다루는데 불충분할 때 이용된다. 이것은 종합병원 센터, 민간 정신병원, 위기관리 부서, 주립 병원에서 제공될 수 있다.
- 간호사들은 입원환자치료를 위한 기초를 제공하며, 전체적인 병동의 치료적 환경은 지지 및 치료를 제공하는 역할을 강조한다.
- 아동, 노인, 범죄자와 같은 특정 인구집단은 그들의 독특한 요구에 맞춘 치료를 받을 수 있다.
- 정신질환치료를 위한 재정적 측면은 신체질환자와 정신질환자를 비교하였을 때 평등함과 동일 비용지불의 부족으로 인해 복잡해진다. 정신건강 평등을 향상하기 위한 법이 제안되고 통과되었다.

참고문헌

1) 대한간호협회 정신간호사회(2018). http://www.kpmhna.or.kr/sub2/2_1.php
2) 법제처(2018). 정신건강증진 및 정신질환자 복지서비스 지원에 관한 법률(약칭: 정신건강복지법). http://law.go.kr/lsSc.do?menuId=0&subMenu=4&tabNo=7#undefined
3) Agency for Healthcare Research and Quality. (2015). *Defining the PCMH. Retrieved December 29*, 2011 from www.pcmh.ahrq.gov/page/defining-pcmh.
4) American Psychiatric Nurses Association, International Society of Psychiatric-Mental Health Nurses, & American Nurses Association.. (2014). *Psychiatric-mental health nursing: scope and standards of practice* (3rd ed.). Silver Spring, Md: American Nurses Association.
5) Substance Abuse and Mental Health Services Administration. (2014). *Substance use and mental health estimates from the 2013 national survey on drug use and health.* Retrieved from www.samhsa.gov/data/sites/default/files/NSDUH-SR200-Recovery-Month-2014/NSDUH-SR200-RecoveryMonth-2014.htm.
6) Torrey, E.F., Kennard, A.D., Eslinger, D., et al. (2010). *More mentally ill persons are in jails and prisons than hospitals: a survey of the states.* Retrieved from http://74.125.155.132/scholar?q=-cache:_ulTyMxYGAsJ:scholar.google.com/+percent+of+prison+population+with+a+mental+disorder&hl=en&as_sdt=0,36&as_ylo=2009.

CHAPTER 9

간호실무에서의 법과 윤리

Legal and Ethical Basis for Practice

Penny Simpson Brooke

학습목표

1. 간호실무에서의 법과 윤리에 대한 기본개념을 이해한다.
2. 입원의 종류와 기준을 설명한다.
3. 환자의 치료와 관련된 권리를 설명한다.
4. QSEN 비윤리적 · 불법적 관행에 대한 간호사의 행동지침을 이해한다(안전).
5. QSEN 치료와 관련된 환자의 권리에 관한 법적 고려 사항을 이해한다(환자중심치료).
6. 환자의 불필요한 강박 및 격리 제한에 대해 설명한다.
7. 정신간호와 관련된 환자의 권리와 사회적 권리와의 균형을 논의한다.
   (a) 개입의무, (b) 기록, (c) 비밀 보장

1. 서론

본 장에서는 정신과 간호 현장에서 발생할 수 있는 현행 법 및 윤리적 문제에 대해 소개한다. 본 장은 정신의학적 환경에서 환자간호제공에 대한 윤리적 또는 법적 문제의 이해를 돕기 위해 작성되었다. 윤리적 딜레마는 두 개 이상의 행동과정 간에 충돌이 있을 때 발생하며, 각각의 행동과정은 호의적이거나 비호의적인 결과를 초래한다. 이러한 윤리적 딜레마에 대처하는 방법은 부분적으로 우리 자신의 도덕(옳고 그름의 신념)과 가치를 점검하는 것이다. 조현병을 앓고 있고 아이를 출산하고자 하는 임산부를 돌보고 있다고 가정 해 보자. 그녀의 가족은 그녀의 낙태를 주장한다. 태아의 안전을 확보하기 위해서는 그녀의 항정신병 약을 줄여야 하며 이는 병을 악화시킬 위험에 노출 된다. 또한 그녀가 아이를 안전하게 돌볼 수 있을지에 대한 의문이 생긴다. 당신이 자율권의 윤리적 원칙을 주장한다면, 그녀는 스스로 결정할 수 있는 권리가 있다고 결론지을 수 있다. 이러한 상황에서 다른 윤리적 원칙들이 자율성과 충돌 할 수 있을까?

때로는 당신의 가치가 기관의 가치체계와 상충 될 수 있다. 이러한 상황은 환자의 욕구에 대해 신중하게 고려할 것을 요구하지만, 의사결정과정을 더욱 복잡하게 만든다. 당신은 일상적 환경에서 노령의 환자와 가치차이로 갈등을 경험할 수 있다. 이러한 가치체계의 갈등은 스트레스를 증가시키게 된다.

2. 법적·윤리적 개념

윤리ethic란 사회에서 옳고 그른 것으로 간주되는 것에 대한 철학적 신념이다. 생명윤리bioethics는 건강관리에서 발생하는 윤리적 문제를 언급하는 보다 구체적인 용어이다. 생명 윤리의 5 가지 기본 원칙은 다음과 같다.

1. **선행**beneficence: 타인의 이익을 위해 또는 타인의 이익을 촉진하기 위해 행동해야 하는 의무. 매우 불안정한 환자를 진정시키기 위해 추가 시간을 할애하는 것은 선한 행동이다.
2. **자율성**autonomy: 다른 사람들이 자신의 결정을 내릴 권리를 존중한다. 환자의 약물투약권리를 인정하는 것은 자율성을 증진시키는 하나의 사례이다.
3. **정의**justice: 개인적 특성에 관계없이 자원 또는 간호를 균등하게 분배해야 하는 의무. 정의의 예는 ICU 간호사가 자살을 시도한 환자와 뇌 동맥류를 앓고 있는 환자 모두에게 동등한 관심을 기울이는 경우에 해당된다.
4. **충실성(무해성의 원칙)**fidelity: 환자에 대한 충성도와 헌신을 유지하고 환자에게 잘못된 행동을 하지 않는다.

간호교육을 통한 간호기술의 전문성 유지는 환자간호에 대한 충실성의 표시이다.

5. **진실성**veracity: 정직하게 의사소통하는 것은 중요하다. 정신병약물의 목적과 부작용을 진실하고 논쟁의 여지가 없는 방식으로 설명하는 것이 진실의 한 예이다.

법low은 사회의 윤리적 가치를 반영하는 경향이 있으므로 법과 윤리는 밀접한 관련이 있다. 윤리적 가이드라인을 준수 할 의무가 있다고 느낄지라도 이러한 가이드라인은 법을 위반해서는 안 된다. 예를 들어, 특정 행동을 금지하는 간호협회가 만든 법령 또는 특정 규칙이나 규정에 따라 환자를 보호 할 윤리적 의무가 있다(예: 격리 등의 방법으로)하더라도 법을 준수하는 것이 현명한 선택일 것이다.

3. 정신건강과 법

1) 미국의 정신건강과 법

미국의 정신건강 관련법은 John F. Kennedy 행정부하에서 1963년 **지역사회정신건강센터법**community mental health center care act의 제정으로 시작되었다. 정신질환치료에 치료약물의 사용이 강조되면서 그들의 권리를 존중하는 인도적인 치료방법을 제공해야 할 필요성에 대한 인식이 높아졌다. 정신건강치료를 위한 건강보험혜택은 2010년 두 개의 별도 법으로 해결되었다. 2010년 건강보험프로그램은 각 주정부가 다른 의료서비스와 동등한 정신건강 및 약물사용 서비스를 제공하도록 요구하였다.[2] 정신건강 보장과 약물남용 보장은 건강보험개혁법(일명, 오바마케어)의 건강혜택 필수조항에 포함되어 있다. 정신건강 보장은 반드시 의학적, 수술적 혜택과 동등해야 하며, 이는 보장이 일반 의료혜택의 보장보다 더욱 제한적일 수 없음을 의미한다. 대부분의 건강보험은 현재 예방적 정신건강서비스를 무상으로 제공하여야 한다. 우울증과 다른 성인 정신건강상태에 대한 검사와 아동의 행동평가는 건강보험개혁법에 의해 보장된다. 2014년부터 의료보험은 기존의 정신건강상태에 대한 추가 보험료를 부과하거나 보장을 거부할 수 없게 되었다.[3]

2) 우리나라의 정신건강과 법[1]

우리나라의 정신건강 관련 **정신보건법**은 1995년 제정되었다. 이후 **정신건강증진법**으로 법명이 개정되었으며, 2015년 **정신건강증진 및 정신질환자 복지서비스 지원에 관한 법률(일명, 정신건강복지법)**로 재개정되었다. 이 법은 정신질환의 예방 · 치료, 정신질환자의 재활 · 복지 · 권리보장과 정신건강 친화적인 환경 조성에 필요한 사항을 규정함으로써 국민의 정신건강증진 및 정신질환자의 인간다운 삶을 영위하는 데 이바지함을 목적으로 한다. 또한 이 법에서 사용하는 용어의 뜻은 다음과 같다.

1. **"정신질환자"**란 망상, 환각, 사고(思考)나 기분의 장애 등으로 인하여 독립적으로 일상생활을 영위하는 데 중대한 제약이 있는 사람을 말한다.
2. **"정신건강증진사업"**이란 정신건강 관련 교육 · 상담, 정신질환의 예방 · 치료, 정신질환자의 재활, 정신건강에 영향을 미치는 사회복지 · 교육 · 주거 · 근로 환경의 개선 등을 통하여 국민의 정신건강을 증진시키는 사업을 말한다.
3. **"정신건강복지센터"**란 정신건강증진시설, 「사회복지사업법」에 따른 사회복지시설(이하 "사회복지시설"이라 한다), 학교 및 사업장과 연계체계를 구축하여 지역사회에서의 정신건강증진사업 및 정신질환자 복지서비스 지원사업(이하 "정신건강증진사업 등"이라 한다)을 하는 다음 각 목의 기관 또는 단체를 말한다.
4. **"정신건강증진시설"**이란 정신의료기관, 정신요양시설 및 정신재활시설을 말한다.
5. **"정신의료기관"**이란 주로 정신질환자를 치료할 목적으로 설치된 다음 각 목의 어느 하나에 해당하는 기관을 말한다.
   가. 병원(이하 "정신병원"이라 한다) 또는 의원
   나. 병원급 의료기관에 설치된 정신건강의학과
6. **"정신요양시설"**이란 정신질환자를 입소시켜 요양 서비스를 제공하는 시설을 말한다.
7. **"정신재활시설"**이란 정신질환자 또는 정신건강상 문

제가 있는 사람(이하 "정신질환자등")의 사회적응을 위한 각종 훈련과 생활지도를 하는 시설을 말한다.

4. 입원의 종류

1) 자의입원(정신건강복지법 제41조)

정신질환자나 그 밖에 정신건강상 문제가 있는 사람은 보건복지부령으로 정하는 입원 등 신청서를 정신의료기관의 장에게 제출함으로써 **자의입원** 등을 할 수 있다. 정신의료기관의 장은 자의입원을 한 사람이 퇴원을 신청한 경우에는 지체 없이 퇴원을 시켜야 한다. 정신의료기관의 장은 자의입원을 한 사람에 대하여 입원을 한 날부터 **2개월**마다 퇴원을 할 의사가 있는지를 확인하여야 한다.

2) 동의입원(정신건강복지법 제42조)

정신질환자는 **보호의무자의 동의**를 받아 보건복지부령으로 정하는 입원 등 신청서를 정신의료기관의 장에게 제출함으로써 입원을 할 수 있다. 정신의료기관의 장은 입원을 한 정신질환자가 퇴원을 신청한 경우에는 지체 없이 퇴원을 시켜야 한다. 다만, 정신질환자가 보호의무자의 동의를 받지 아니하고 퇴원을 신청한 경우에는 정신건강의학과전문의 진단 결과 환자의 치료와 보호 필요성이 있다고 인정되는 경우에 한정하여 퇴원의 신청을 받은 때부터 72시간까지 퇴원을 거부할 수 있고, 퇴원을 거부하는 기간 동안 제43조 또는 제44조에 따른 입원 등으로 전환할 수 있다. 정신의료기관의 장은 입원을 한 정신질환자에 대하여 입원을 한 날부터 **2개월**마다 퇴원을 할 의사가 있는지를 확인하여야 한다.

3) 보호의무자에 의한 입원(정신건강복지법 제43조)

정신의료기관의 장은 정신질환자의 **보호의무자 2명 이상**(보호의무자가 1명만 있는 경우에는 1명으로 한다)이 신청한 경우로서 정신건강의학과전문의가 입원이 필요하다고 진단한 경우에만 해당 정신질환자를 입원시킬 수 있다. 정신의료기관의 장은 정신질환자가 입원이 필요하다고 진단한 경우, 그 증상의 정확한 진단을 위하여 2주의 범위에서 기간을 정하여 입원하게 할 수 있다. 계속 입원이 필요하다는 **서로 다른 정신의료기관등에 소속된 2명 이상**의 정신건강의학과전문의(국립·공립의 정신의료기관등 또는 보건복지부장관이 지정하는 정신의료기관에 소속된 정신건강의학과전문의가 1명 이상 포함)의 일치된 소견이 있는 경우에만 해당 정신질환자에 대하여 치료를 위한 입원을 하게 할 수 있다. 입원의 기간은 최초로 입원을 한 날부터 **3개월** 이내로 한다. 정신의료기관의 장은 입원을 한 사람 또는 보호의무자가 퇴원을 신청한 경우에는 지체 없이 그 사람을 퇴원시켜야 한다.

4) 특별자치시장·특별자치도지사·시장·군수·구청장에 의한 입원(정신건강복지법 제44조)

정신건강의학과전문의 또는 정신건강전문요원은 정신질환으로 자신의 건강 또는 안전이나 다른 사람에게 해를 끼칠 위험이 있다고 의심되는 사람을 발견하였을 때에는 특별자치시장·특별자치도지사·시장·군수·구청장에게 대통령령으로 정하는 바에 따라 그 사람에 대한 진단과 보호를 신청할 수 있다. 경찰관은 정신질환으로 자신의 건강 또는 안전이나 다른 사람에게 해를 끼칠 위험이 있다고 의심되는 사람을 발견한 경우 정신건강의학과전문의 또는 정신건강전문요원에게 그 사람에 대한 진단과 보호의 신청을 요청할 수 있다. 정신건강의학과전문의가 그 증상의 정확한 진단이 필요하다고 인정한 경우에 특별자치시장·특별자치도지사·시장·군수·구청장은 그 사람을 보건복지부장관이나 지방자치단체의 장이 지정한 정신의료기관에 2주의 범위에서 기간을 정하여 입원하게 할 수 있다.

5) 응급입원(정신건강복지법 제50조)

정신질환자로 추정되는 사람으로서 자신의 건강 또는 안전이나 다른 사람에게 해를 끼칠 위험이 큰 사람을 발견한 사람은 그 상황이 매우 급박하여 제41조 부터 제44

조까지의 규정에 따른 입원 등을 시킬 시간적 여유가 없을 때에는 의사와 경찰관의 동의를 받아 정신의료기관에 그 사람에 대한 응급입원을 의뢰할 수 있다. 정신의료기관의 장은 응급입원이 의뢰된 사람을 3일(공휴일은 제외) 이내의 기간 동안 응급입원을 시킬 수 있다.

5. 환자의 법적 권리

1) 정신건강복지법의 기본이념

정신과 치료시설은 일반적으로 환자에게 기본권리목록을 서면으로 제공한다. 우리나라 정신건강복지법의 기본이념에는 정신질환자의 기본적인 권리에 대해 명시하고 있다[BOX 9-1].

2) 권익보호 및 지원에 대한 권리

(1) 환자의 비밀 누설 금지(제71조)

치료와 간호의 비밀 정보는 모든 환자, 특히 정신병 환자에게 있어 중요한 권리이다. 환자와 관련된 모든 논의 또는 협의는 신중하게 그리고 이러한 정보가 필요하고 알 권리가 있는 개별 인원들과 진행 되어야 한다. 정신질환자 또는 정신건강증진시설과 관련된 직무를 수행하고 있거나 수행하였던 사람은 그 직무수행과 관련하여 알게 된 다른 사람의 비밀을 누설하거나 공표하여서는 아니 된다. 일반적으로 비밀 유지의 법적 의무는 환자의 사생활 보호 권리를 보호하는 것이다. 엘리베이터와 카페테리아 같은 공공장소에서의 환자에 관한 논의는 환자의 실명이 거론되지 않는 경우에도 비밀 정보의 노출로 이어질 수 있으며 해당 인원과 병원의 책임으로 귀결될 수 있다. 또한 이러한 보호 장치의 실패는 환자의 건강(웰빙)뿐만 아니라 간호사-환자의 관계를 손상시킬 수 있다.

BOX 9-1 정신건강복지법의 기본이념[1]

1. 모든 국민은 정신질환으로부터 보호받을 권리를 가진다.
2. 모든 정신질환자는 인간으로서의 존엄과 가치를 보장받고, 최적의 치료를 받을 권리를 가진다.
3. 모든 정신질환자는 정신질환이 있다는 이유로 부당한 차별대우를 받지 아니한다.
4. 미성년자인 정신질환자는 특별히 치료, 보호 및 교육을 받을 권리를 가진다.
5. 정신질환자에 대해서는 입원 또는 입소(이하 "입원등"이라 한다)가 최소화되도록 지역사회 중심의 치료가 우선적으로 고려되어야 하며, 정신건강증진시설에 자신의 의지에 따른 입원 또는 입소(이하 "자의입원등"이라 한다)가 권장되어야 한다.
6. 정신건강증진시설에 입원 등을 하고 있는 모든 사람은 가능한 한 자유로운 환경을 누릴 권리와 다른 사람들과 자유로이 의견교환을 할 수 있는 권리를 가진다.
7. 정신질환자는 원칙적으로 자신의 신체와 재산에 관한 사항에 대하여 스스로 판단하고 결정할 권리를 가진다. 특히 주거지, 의료행위에 대한 동의나 거부, 타인과의 교류, 복지서비스의 이용 여부와 복지서비스 종류의 선택 등을 스스로 결정할 수 있도록 자기결정권을 존중받는다.
8. 정신질환자는 자신에게 법률적 · 사실적 영향을 미치는 사안에 대하여 스스로 이해하여 자신의 자유로운 의사를 표현할 수 있도록 필요한 도움을 받을 권리를 가진다.
9. 정신질환자는 자신과 관련된 정책의 결정과정에 참여할 권리를 가진다.

(2) 수용 및 가혹행위의 금지(제72조)

누구든지 정신건강복지법 또는 다른 법령에 따라 정신질환자를 보호할 수 있는 시설 외의 장소에 정신질환자를 수용하여서는 아니 된다. 또한 정신건강증진시설의 장이나 그 종사자는 정신건강증진시설에 입원을 하거나 시설을 이용하는 사람에게 폭행을 하거나 가혹행위를 하여서는 아니 된다.

(3) 사전 동의의 권리(제73조)

자기자신에게 일어나는 일에 대한 진정한 동의는 선택에 대한 사전 동의이어야 하며, 각자에게 수반되는 위험과 선택 가능한 옵션을 지적으로 평가할 수 있는 기회를 수반하는 것이다. 특정 요법 및 치료법에 대한 지시는 반드시 환자의 차트에 문서화되어야 한다. 수술, 전기경련요법 또는 실험 약물이나 절차에 대한 동의는 반드시 얻어야 한다.

일반적으로 환자의 사전 동의는 반드시 치료나 절차를 수행할 정신과 의사 또는 의료종사자에 의해 확보되어야 한다. 환자는 치료의 본질과 목적, 잠재 위험과 이익, 대안적 치료방법 및 치료법의 성공확률에 대해 통보받아야 한다. 또한 치료에 동의하지 않을 경우의 잠재적 위험에 대해 통보받아야 한다. 본인 또는 보호의무자에게 특수치료(전기경련요법 · 인슐린혼수요법 · 마취하최면요법 · 정신외과요법, 그 밖에 대통령령으로 정하는 치료)에 관하여 필요한 정보를 제공하고, 본인의 동의를

BOX 9-2 정신건강복지법의 보호의무자의 의무[1)]

1. 보호의무자는 보호하고 있는 정신질환자가 적절한 치료 및 요양과 사회적응 훈련을 받을 수 있도록 노력하여야 한다.
2. 보호의무자는 보호하고 있는 정신질환자가 정신의료기관 또는 정신요양시설(이하 "정신의료기관등"이라 한다)에 입원등을 할 필요가 있는 경우에는 정신질환자 본인의 의사를 최대한 존중하여야 하며, 정신건강의학과전문의가 정신의료기관등에서 정신질환자의 퇴원등이 가능하다고 진단할 경우에는 퇴원등에 적극 협조하여야 한다.
3. 보호의무자는 보호하고 있는 정신질환자가 자신이나 다른 사람을 해치지 아니하도록 유의하여야 하며, 정신질환자의 재산상의 이익 등 권리보호를 위하여 노력하여야 한다.
4. 보호의무자는 보호하고 있는 정신질환자를 유기하여서는 아니 된다.

받아야 한다. 다만, 본인의 의사능력이 미흡한 경우에는 보호의무자의 동의를 받아야 한다. 보호 의무자는 그들의 피보호자의 최대 이익을 위해 행동해야 할 의무가 있다. [BOX 9-2]는 정신건강복지법의 보호의무자의 의무이다.

(4) 통신과 면회의 자유 제한의 금지(제74조)

1. 정신의료기관의 장은 입원을 한 사람에 대하여 치료 목적으로 정신건강의학과전문의의 지시에 따라 하는 경우가 아니면 통신과 면회의 자유를 제한할 수 없다.
2. 정신의료기관의 장은 치료목적으로 정신건강의학과 전문의의 지시에 따라 통신과 면회의 자유를 제한하는 경우에도 최소한의 범위에서 하여야 한다.

(5) 격리 등 제한의 금지(제75조)

모든 환자는 신체적 또는 정신적 학대 및 징벌로부터 자유로울 권리가 있다. 모든 환자는 강제, 통제, 편의 또는 보복의 수단으로써 직원에 의해 부여되는 모든 형태의 구속 또는 격리로부터 자유로울 권리가 있다. 구속 또는 격리는 환자, 직원 또는 다른 사람들의 즉각적인 신체적 안전을 보장하기 위해서만 부여될 수 있으며 가능한 한 조기에 중단되어야 한다. 우리나라의 정신건강복지법의 '격리 등 제한의 금지'에 대한 조항에는 다음과 같은 내용이 명시되어 있다.

1. 치료 또는 보호의 목적으로 정신건강의학과전문의의 지시에 따라 하는 경우가 아니면 격리시키거나 묶는 등의 신체적 제한을 할 수 없다.
2. 입원 등을 한 사람을 격리시키거나 묶는 등의 신체적 제한을 하는 경우에도 자신이나 다른 사람을 위험에 이르게 할 가능성이 뚜렷하게 높고 신체적 제한 외의 방법으로 그 위험을 회피하는 것이 뚜렷하게 곤란하다고 판단되는 경우에만 신체적 제한을 할 수 있다. 이 경우 격리는 해당 시설 안에서 하여야 한다.

6. 보고와 기록의 의무

정신건강간호사는 환자 또는 다른 사람의 안전이나 건강이 명백히 위험한 상황일 때 개입해야 할 의무가 있다. 부정확한 것으로 확인된 지시 또는 환자에게 상해를 입힐 수 있다고 생각되는 지시를 수행하는 간호사는 환자에게 이어질 상해에 대한 책임이 있다. 만약 의사의 지시가 명확하지 않거나 수정되어야 할 필요가 있다는 판단에 이르는 정보가 있다면, 해당 상황에 개입하고 환자를 보호하는 것이 의무이다. 우려되는 사항의 설명을 위해 해당 치료를 지시한 의사와 대화하는 것이 중요하다. 치료를 지시한 의사가 당신의 우려를 고려할 의사가 없는 경우, 다른 적절한 체계를 통해 개입해야 한다는 의무를 수행해야 한다. 관리 감독자가 적절한 의료종사자와 함께 의사의 치료계획에 대한 개입을 논의하도록 관리 감독자에게 해당 우려를 설명하는 것이 중요하다. 만약 개입에 실패하고 환자가 상해를 입은 경우, 안전한 간호실무와 선의의 전문적 판단에 대한 실패로 기인한 상해에 대해 일부 책임이 있을 수 있다.

간호사가 환자 간호라는 업무를 부여 받으면, 간호사는 반드시 간호를 제공하거나 환자가 다른 간호사에게 안전하게 인계되도록 해야 한다. 예를 들어, 자살 가능 환자가 치료를 위해 병원에 방문하는 것을 거절하는 경우, 환자를 포기 할 수 없으며 반드시 환자의 안전을 확보하기 위해 필요한 조치를 취해야 한다.

1) 비윤리적 또는 불법적 관행

태만 또는 과실은 정당한 보호 의무를 위반하는 행위이며 이는 대상자의 상해를 초래하거나 그에 대한 책임이 따른다. 과실(태만)을 입증하는 5가지 요소는 (1)의무, (2) 의무 위반, (3) 실제적 원인, (4) 근본적 원인, (5)

손해이다. 예측 가능성 또는 상해의 가능성도 평가 대상이다.

의무는 간호표준이 기준이 된다. 치료환경에서 간호사가 정신질환자를 돌보는 경우, 간호의무가 부여된다. 전문 치료에 사용되는 이론과 의약품을 대상자에게 이해시킬 의무가 있다. 정신과 간호사는 환자를 위한 합리적이고 안전한 의무를 부담하기에 충분한 지식을 보유해야 한다.

의무 위반은 간호사가 위임하거나 누락한 행위를 통해 환자를 상해 위험에 노출시키는 행위이다. 특정한 개입 제공을 위해 요구되는 교육과 경험이 없다면, 필요한 간호제공을 위한 교육과 경험을 무시하거나 누락함으로써 의무를 위반하는 것이다. 또한 환자가 상해를 입는 행동을 할 수 있으며, 결국 이러한 행동은 위임 행위를 통해 과실(태만)에 대한 유죄가 될 수 있다.

실제적 원인은 "실제로 간호사가 수행한 일을 제외 했을 때에도 이러한 상해가 발생했을 것인가"라는 질문으로 평가될 수 있다.

근본적 원인 또는 **법적 원인**은 실제로 환자에게 상해를 입힌 원인이 되는 모든 개입 행위 또는 적절한 간호 인력이 제공되었는지의 여부를 판단하여 평가할 수 있다.

손해는 실제 손해(예: 재정적 손해)와 육체적, 정신적 고통을 포함한다.

(1) 과실(태만)을 의심하는 간호사를 위한 지침

간호사가 동료의 과실을 의심하는 것은 비정상적인 일이 아니다. 간호사로서 환자에게 미칠 상해의 위험을 보고해야 할 법적 의무가 있다. 또한 동료에 대해 문제를 제기하기 전에 명확한 증거를 문서화하는 것이 중요하다. 의사의 지사나 조치 또는 동료 간호사에 대해 의문을 제기하기 전에 관련자에게 직접적으로 우려 사항에 대해 알리는 것이 현명한 일이다. 만약 위험한 행동이 지속되는 경우, 관리 감독자에게 전달할 의무가 있으며 관리 감독자는 환자의 권리와 건강의 보호를 보장하기 위해 반드시 개입해야 한다.

2) 간호의 문서화(기록)

의무기록의 목적은 환자의 간호와 치료에 대한 정확하고 완전한 정보를 제공하고 치료팀에게 의사소통 수단을 제공하는 것이다. 의무기록은 간호의 연속성을 확보한다. 기록은 작성되는 시점에서 해당 기록이 얼마나 정확하고 완전하게 환자의 행동상태를 묘사했는지 평가함으로써 유용성이 결정된다. 예를 들어, 정신질환자의 자·타해 위험성을 간호사가 확인하고 보호할 필요를 문서화하지 못하면, 간호사의 부재 시 환자의 계획이 실행될 수 있다. 따라서 의무기록의 중요성은 강조되어야 한다. 정확하고, 서술적이며 간결한 간호기록은 환자, 간호사 및 기관을 위해 필요하다.

현재는 전산화된 차트가 더욱 폭넓게 사용되며, 정신건강간호사가 기록의 비밀 정보를 어떻게 보호해야 할지 이해하는 것 역시 중요하다. 또한 기관은 반드시 환자의 기록 시스템 상의 개인 사생활에 대한 침해로부터 보호해야 한다. 이를 위해서는 전산화 차트를 사용하기 위한 가이드라인을 제공해야 한다. 이러한 가이드라인에는 환자의 비밀 정보에 접근한 직원을 확인할 수 있는 내용이 포함되어야 한다. 환자에 대해 알아야 할 합법적 필요가 있는 직원만이 환자의 전산 차트에 접근할 수 있도록 패스워드를 비공개로 관리하고 개인의 패스워드를 통해 타인이 기록에 접근하는 상황을 허용하지 않는 것이 중요하다. 개인의 패스워드를 사용하여 기록에 접근하는 모든 접근은 패스워드 소유자의 책임이다.

간호제공자 간의 의사소통을 향상 시킬 수 있는 모든 차트 작성 방법이 권장된다. 문서화되지 않은 간호는 발생하지 않았다는 것을 뜻한다. 간호가 제공되어 종료된 지 수년이 지난 후에 환자가 소송을 제기하는 경우, 차트는 기억을 회복시키는 중요한 자료로도 활용된다. 환자의 간호와 치료에 대한 완전하고 적절한 정보를 의무기록을 통해 제공하는 것은 의료종사자간의 의사소통을 향상시킨다. 의무기록에 대한 감독과 평가는 간호의 품질을 향상시킬 수 있다.

핵심요약

- 정신질환자의 개인적 권리와 국가가 법으로 규정한 사회적 권리는 서로 상충할 수 있다.
- 정신과 간호사는 간호행위에서 윤리적 문제에 직면할 수 있다.
- 간호사는 법적 범위 내에서 안전하고 적절한 방식으로 간호수행해야 할 책임을 동반한다.
- 간호사는 환자에게 발생될 상해에 대한 책임이 있다. 따라서 비윤리적 · 불법적 관행에 대한 명확한 평가, 문제제기 및 기록의 의무가 있다.

참고문헌

1) 법제처 (2018). 정신건강증진 및 정신질환자 복지서비스 지원에 관한 법률(약칭: 정신건강복지법). http://law.go.kr/lsSc.do?menuId=0&subMenu=4&tabNo=7#undefined
2) Bazelon, D.L. (2010). Mental health parity. Washington, DC: Bazelon Center for Mental Health Law. Retrieved March 4, 2011, from http://www.bazelon.org/Where-We-Stand/Access-to-Services/Mental-Health-Parity.aspx.
3) Beronio, K., Po, R., Skopec, L., & Glied, S. (2013, February 20). Office of The Assistant Secretary for Planning and Evaluation. affordable care act expands mental health and substance use disorder benefits and federal parity protections for 62 million Americans. Retrieved from https://aspe.hhs.gov/report/affordable-care-act-expands-mental-health-and-substance-use-disorder-benefits-and-federal-parity-protections-62-million-americans.

UNIT 2

정신질환간호

Caring for Patients with Psychobiological Disorders

CHAPTER 10

불안, 불안장애와 강박 관련 장애

Anxiety, Anxiety Disorders, and Obsessive-Compulsive and Related Disorders

Elizabeth M. Varcarolis

학습목표

1. 불안의 개념과 수준을 이해한다.
2. 불안의 수준에 따른 간호중재를 설명한다.
3. 불안에 대응하는 방어기전에 대하여 이해한다.
4. 불안장애의 종류 및 임상적 특징을 설명한다.
5. QSEN 근거기반간호에 입각한 불안장애의 치료약물을 설명한다(근거기반간호).
6. 강박장애의 임상적 특징을 설명한다.
7. QSEN 강박장애 환자의 경험과 요구를 반영하여 간호계획을 수립한다(환자중심간호).

1. 서론

불안 및 방어기전 이해는 정신간호의 기본이다. Peplau(1909~1999)가 간호학에 기여한 가장 큰 하나는 불안에 관한 4가지 수준을 정의하고 각 수준별 불안 감소를 위한 중재를 설명한 것이다. 불안은 누구나 경험해 본 인간의 감정이다. 기능장애 행동들은 불안에 대한 방어로 나타난다. 간호사는 행동이 기능장애로 인식될 때 불안을 감소시키기 위한 중재를 시작할 수 있다. 불안이 감소됨에 따라 기능장애 행동도 대부분 감소하게 된다.

2. 불안

불안과 공포는 그 원인을 알기 전에는 구별할 수 없다. 불안은 실질적인 근원을 알 수 없는 실제 또는 인지되는 위협에서 비롯되는 염려, 걱정, 불확실함의 감정으로 정의될 수 있다. DSM-5에 따르면 불안이라는 심리적인 반응은 흔히 "미래의 위협에 대비하는 신중하거나 회피성 행동을 수반하는 근육긴장, 경계 상태와 연관된다."[2] 반면에 공포는 구체적 위험에 대한 반응이며, 대부분의 경우 신체가 "투쟁-도피에 필요한 자율신경계의 각성, 임박한 위험에 대한 생각, 도피행동"으로 반응한다.[2]

불안과 공포 사이의 또 하나의 중요한 차이점은 불안이 공포보다 더 깊은 수준으로 우리에게 영향을 미친다는 점이다. 불안은 인간 존재의 의미에 영향을 미치는 자존감과 가치를 손상시킨다.

정상적 불안은 생존을 위해 필요한 건강한 생명력이다. 정상적인 불안은 삶과 목표에 도달하는 과정에서 필요한 에너지를 제공한다. 불안은 변화를 일구어내고 그것을 견뎌 내도록 사람들에게 동기를 부여한다. 불안은 시험에 대비해 공부하는 것, 취업 면접 시간에 맞추어 가는 것, 발표 준비를 하는 것, 승진을 위해 일하는 것과 같은 건설적인 행동을 하게 한다.

급성 불안은 개인의 경계심을 위협하는 급박한 손실이나 변화에 의해 촉발된다. 예를 들면, 라이브 연주회나 공연 전 연예인, 시험 전 간호학생, 수술을 앞둔 환자들도 급성 불안을 경험할 수 있다. 또한 사랑하는 사람의 죽음이 남겨진 사람들의 삶을 붕괴시키는 경우에 급성 불안을 야기할 수 있다. 일반적으로 위기상황에서 급성 불안을 경험한다.

병적 불안은 지속기간, 강도, 개인의 기능적 능력 장애(예를 들면, 기능장애 행동이나 극심한 위축)라는 면에서 볼 때 정상적 불안과 다르다. 병적 불안은 위협 정도의 범위를 훨씬 벗어나는 강도로 발생하거나, 위협이 해소된 후에도 지속되거나, 우호적인 상황에서도 일반

화되거나, 스트레스 요인이 전혀 없는 상황에서 발생한다.[22)]

이상은 불안장애에서 볼 수 있는 반응의 종류들이다. 불안 반응에 사용되는 유형, 수준, 방어 패턴에 대한 이해가 정신간호에서 중요하다. 이러한 이해는 간호사가 환자의 불안수준을 낮추는 데 도움이 되는 중재를 효과적으로 평가하고 계획하기 위해 필요하다.

1) 불안의 수준

불안의 수준은 경증, 중등도, 중증, 공황으로 나눈다. Peplau(1968)의 불안의 4가지 수준은 Sullivan(1953)의 이론에 기초한 것이다.[23)] 환자의 불안수준에 대한 판단은 어떤 환경(정신과 병원, 일반병원, 종합병원, 지역사회)에서든 기본적인 것이다. 불안의 구체적인 수준 확인은 중재 시 지침으로 사용될 수 있다. 경증에서 공황까지의 4가지 불안수준이 규정되어 있기는 하지만 이 수준들 사이의 경계가 명확하지는 않고, 불안을 겪고 있는 개인들이 보이는 행동과 특징이 각각의 범주에 겹칠 수 있다. 불안수준의 특성은 [표 10−1]을 참조한다.

(1) 경증 불안

경증 불안mild anxiety은 일상생활의 정상적인 경험에서 발생한다. 현실을 인식하는 개인의 능력이 예민한 집중 상태로 변한다. 더 많은 정보를 보고 듣고 파악하며, 문제해결을 더욱 효과적으로 수행한다. 가벼운 불편감, 불안전, 민감성 또는 긴장완화 행동(예를 들면, 손톱 물어뜯기, 발이나 손가락 까딱거리기, 애태우기)등이 있다.

(2) 중등도 불안

불안이 증가함에 따라 환자의 지각 범위가 좁아지고,

표 10−1 불안수준과 특성

경증	중등도	중증	공황
지각 범위			
• 지각 범위의 증가 • 각성해서 주변에서 일어나는 일을 보고 듣고 파악 • 불안을 일으키는 문제의 식별이 가능	• 좁은 지각 범위: 발생하는 일의 일부만 파악 • 선택적 부주의	• 지각 범위의 현저한 감소 • 세부사항들 또는 1가지 세부사항에 집중 • 주의 산만 • 자신에게 완전히 몰두 • 타인의 지적에도 불구하고 일에 대한 집중이 불가능 • 중증~공황수준 불안의 경우 주변 상황 차단	• 주위 환경에 대한 집중 불가능 • 극단적인 공포 상태와 감정마비; 자신의 존재를 느끼지 못함 • 공황 상태에서는 환각과 망상의 발생 가능
학습능력			
• 목표를 향하여 효과적으로 일할 수 있으며 대안을 검토	• 문제를 해결할 수 있지만 최선의 능력은 아님 • 타인의 도움을 받을 수 있음	• 상황이나 세부상황들 사이의 연관을 보지 못함 • 왜곡된 지각	• 함구상태가 되거나 소진에 이르는 극심한 정신운동초조를 보임
경증 수준과 중등도수준의 불안은 사람을 각성하게 할 수 있으며, 적절한 행위를 자극할 수 있음		중증과 공황수준의 불안은 문제해결과 효과적인 해결책 발견이 힘듦	
신체적 및 기타 특성			
• 약간의 불편함 • 대처를 추구하는 행동 • 침착하지 못함 • 성미 급함 또는 참을성 없음 • 가벼운 긴장완화 행동: 발이나 손가락 까딱거림, 입술 깨물기, 애태우기	• 목소리 떨림 • 음 높이의 변화 • 집중하기 어려움 • 불안정 • 반복적인 질문 • 신체적 부조화(예: 잦은 소변과 뇨의, 두통, 요통, 불면) • 호흡증가 • 맥박 증가 • 근육 긴장 증가 • 심한 긴장완화 • 행동증가: 서성거리기, 탁자 손으로 치기	• 공포심 • 비효과적인 대응 • 혼란 • 목적 없는 활동 • 심한 신체적 부조화(예: 어지러움, 메스꺼움, 두통, 불면)	• 공포의 경험 • 부동 상태 또는 심각한 과잉행동이나 도주 • 동공 팽창 • 의사소통 이해불가 또는 대화 불가 • 심각한 불안정 • 불면 • 심각한 도피 • 환각이나 망상

중등도 불안moderate anxiety을 겪고 있는 사람은 그런 상태가 아닌 사람들보다 더 적은 정보를 보고 듣고 파악한다. 이들은 선택적 부주의selective inattention를 보일 수 있는데, 주변의 특정 사항만 보고 듣게 된다. 명확하게 생각할 수 없고, 학습과 문제해결이 최선의 수준이 아니다. 중등도 수준의 불안에서 다른 사람의 지원이 있는 경우 문제해결능력은 크게 향상된다. 신체적인 증상은 긴장, 심장 두근거림, 맥박과 호흡의 증가, 발한, 가벼운 신체적 증상(예를 들면, 위장 불편, 두통, 소변 마려움) 등이다. 목소리가 떨리고 동요된다. 경증 또는 중등도수준의 불안은 생활에서 주의를 요하는 신호로 간주될 수 있다.

(3) 중증 불안

심한 불안severe anxiety을 겪고 있는 사람의 지각 범위는 현저하게 줄어든다. 특정 세부사항이나 산발적인 여러 사항에 집중하게 된다. 이 수준에서는 학습과 문제해결이 불가능하고, 멍한 상태가 되고 혼란스러워진다. 무의식적 행동을 하거나 불안을 감소시키고 완화시키는데 집중한다. 흔히 신체적 증상(예를 들면, 두통, 메스꺼움, 현기증, 불면증), 떨림, 심장의 두근거림이 심하게 증가하는 것을 호소한다. 가장 전형적인 경험은 과호흡 증후군과 임박한 파멸 또는 두려움이다.

(4) 공황수준 불안

공황수준panic level은 불안의 가장 심한 상태이며, 현저하게 동요된 행동을 초래한다. 환자는 주어진 일들을 처리할 능력이 없으며, 현실감을 잃을 수도 있다. 주된 행동은 당황, 소리 지르기, 비명 또는 집에만 머물기 등이다. 공황수준의 불안을 겪고 있는 사람들은 존재하지 않는 사람이나 사물을 보는 것과 같은 환각이나 허위 감각 지각을 경험할 수 있다. 신체적 행동은 예측하기 어렵고 균형을 잡지 못한다. 불안을 감소시키고 완화시키기 위해 무의식적인 행동을 하지만, 효과적이지 않다. 급성 공황은 소진으로 이어질 수 있다. [표 10-1]은 단계별 불안의 수준을 나타내고 있다. 불안이 수준에 따라 지각 범위, 학습능력, 신체적 표현과 기타 특성에 어떤 영향을 미치는지 알아보고 간호중재를 적용해야 한다.

2) 간호중재

(1) 경증, 중등도 불안

경증에서 중등도수준의 불안을 겪고 있는 환자는 아직은 문제를 해결할 수 있다. 그러나 불안이 증가함에 따라 집중력이 감소한다. 간호사는 개방형 질문을 사용하며, 많은 기회를 제공하고, 명료화를 추구하는 등 효과적인 의사소통 기법의 사용으로 대상자가 집중하고 문제를 해결하는 데 도움을 줄 수 있다. 의사소통의 주제를 한정하거나 상관없는 주제를 꺼내는 것은 간호사는 편안할 수 있지만 대상자는 불안이 증가될 수 있다.

불안환자의 걱정이 인식 되었을 때 침착하게 적극적으로 경청함으로써 환자의 불안수준 감소와 불안 증가를 방지할 수 있다. 과거 대상자의 효과적인 대응 과정을 평가해 보는 것이 좋다. 간호사는 환자가 문제 상황에 대한 대안을 생각하게 하고, 내적인 긴장감을 일시적으로 완화시킬 수 있는 활동을 제안할 수도 있다. [표 10-2]는 경증에서 중등도수준의 불안을 겪고 있는 사람들의 간호중재이다.

(2) 중증, 공황수준 불안

중증에서 공황수준의 불안 대상자는 문제를 해결할 수 없으며, 주변에서 일어나고 있는 상황을 파악하지 못할 수 있다. 비생산적인 완화 행동에 사로잡혀 있을 수 있으며, 자신의 행위를 통제하지 못할 수 있다. 극심한 퇴행과 목표 없는 행동이 있을 수 있다. 간호사는 대상자의 안전에 유의해야 하며, 때로는 다른 사람의 안전도 유의해야 한다. 탈진을 막기 위한 신체적 요구(예: 수분, 휴식)도 간호해야 한다.

불안 감소 방안은 최소한의 자극이 있는 조용한 환경으로 바꾸고, 긴장을 줄여 주는 활발한 운동활동을 제공하는 형태를 취할 수 있다. 약물의 사용도 고려되어야 하지만, 약물과 강박restraints은 불안을 더 안전한 수준으로 감소시키지 못하는 경우에만 사용되어야 한다. 의사소통이 잘 안되더라도, 간호사가 다루어야 할 주제를 종종 들을 수 있다. 이해를 받는다는 느낌은 고립감을 줄여 주고, 불안을 감소시킬 수 있다.

표 10-2 경증과 중등도 불안을 위한 간호중재

간호진단: 활력징후 증가, 가벼운 불편, 지각 범위의 축소, 선택적 부주의로 확인되는 상황사건이나 심리적 스트레스와 관련된 불안(중등도)

간호중재	이론적 근거
1. 환자가 불안을 확인하도록 돕는다. "지금 편안하세요?"	1. 환자와 함께 불안을 확인 후 표현하고 불안을 낮추는 일을 시작하는 것이 중요하다.
2. 불안을 유발하는 상황을 예상한다.	2. 더 혼란한 수준으로의 불안 상승이 예방된다.
3. 관심을 보여 주기 위해 비언어적 표현을 사용한다.(예: 얼굴을 내밀고, 눈을 마주치고, 고개를 끄덕인다)	3. 언어적, 비언어적 메시지가 유지되어야 한다. 관심을 가져주면 안정을 되찾는다.
4. 환자가 감정과 염려에 관해 이야기 하도록 격려시킨다.	4. 염려하는 일을 소리내어 말할 때 문제가 논의될 수 있고, 고립감이 감소한다.
5. 환자에 초점을 두고 이야기 하도록 하고 중요하게 생각하여 말하는 것을 막지 않도록 한다.	5. 간호사가 불안이 증가할 때 화제를 바꾸거나 충고를 제시하는 것이 일반적이기는 하지만 대상자를 고립 상태에 두게 된다.
6. 무슨 말을 하고 있는지 명확히 하기 위해 질문을 한다. "무슨 뜻인지 잘 모르겠습니다. 예를 들어, 주십시오."	6. 불안이 증가하면 생각이 산만해 진다. 명확히 함으로써 환자가 생각과 감정을 확인하도록 도와준다.
7. 불안이 발생하기 전의 생각과 감정을 환자가 확인하도록 돕는다. "불안한 느낌이 들기 전에 무엇을 생각하고 있었나요?"	7. 질문은 생각과 감정을 확인하도록 지원하고, 문제해결을 촉진한다.
8. 환자가 문제를 해결하도록 격려한다.*	8. 대안을 탐구하도록 환자를 격려하면 불안이 감소되면서 통제력과 자존감이 증가한다.
9. 역할극이나 모델링 행동을 통해 문제에 대한 대안적 해결책을 찾도록 지원한다.	9. 환자는 대안적 행동과 해결책을 추구하고, 불안을 다루는 일에 자신감을 얻고 대안적 기술을 개발하도록 권장된다.
10. 과거에 불안을 완화시키는 데 도움이 되었던 행동을 알아본다.	10. 환자가 성공적인 대처기전과 힘을 발휘하도록 한다.
11. 과도한 에너지 분산을 위한 행동을 제시한다.(예: 걷기, 탁구치기, 춤추기, 체조하기)	11. 신체적 활동은 내재된 긴장의 완화를 제공하고, 근육의 활동 상태를 증가시키고, 엔돌핀 수준을 증가시킬 수 있다.

* 경증에서 중등도수준의 불안을 겪고 있는 환자는 아직은 문제를 해결할 수 있다.

중증에서 공황수준의 불안을 겪고 있는 사람들은 스스로 문제를 해결할 수 없기 때문에 의사소통을 위해 제시되는 기법들이 항상 효과적이지는 않다. 또한 환자들은 통제를 할 수 없기 때문에 자신의 충동으로부터 안전해야 한다는 사실을 알 필요가 있다. 따라서 단호하고 짧고 단순한 대화가 좋다.

왜곡이 있을 때 현실을 인식하는 것이 중증 불안 환자를 위한 중재이다. [표 10-3]은 중증 및 공황수준의 환자들을 위한 기본적인 간호중재이다.

3) 방어기전

스트레스와 불안에 대한 반응은 연령, 성별, 문화, 생활경험, 생활양식과 같은 요인에 따라 다르게 나타난다. Vaillant와 Vaillant(2004)는 인간의 심리적 방어기전defense mechanisms, 즉 사람들이 겪는 고통이 얼마나 많고 적은가 보다는 그 고통에 어떻게 대처하는가에 주목하였다.[25] 또한 방어기전과 자아의 성숙도 간의 관계에 집중하여 어떤 방어기전을 사용하느냐에 따라 자아의 성숙도를 알 수 있다고 주장하였고, 이를 바탕으로 방어기전을 유형화하였다.

모든 방어기전은 '억제suppression'를 제외하고 무의식 차원에서 사용된다. 방어기전은 감당할 수 없는 고통스러운 감정 인식과 기억으로부터 사람들을 보호한다. 인간은 일상적으로 방어기전을 사용하고 있으며, 방어기전의 적절한 사용은 일상에 적응하고 우울과 불안수준을 낮추는 데 도움을 준다. 대인관계에서도 현실 왜곡과 분열의 정도에 따라 방어기전의 사용이 높은 적응수준에서 방어적 와해 수준까지 다양하게 나타난다.

Freud와 그의 딸 Anna는 고통스럽거나 참기 힘든 생각, 감정 등에 대항하는 자아의 투쟁을 '방어defense'라고 하였고, 오늘날 우리가 알고 있는 방어기전의 대부분을 설명하였다. 방어기전의 중요 속성 중 다섯 가지는 아래와 같다.

- 방어기전은 갈등과 정서를 관리하는 중요한 수단이다.
- 방어기전은 대부분 무의식적이다.
- 방어기전은 다른 방어기전과 서로 분리되어 있다.
- 방어기전은 중요한 정신적 증후군의 특징이기는 하지만 회복 가능하다.
- 방어기전은 병적이기도 하지만 적응적이기도 하다.

승화sublimation와 이타성altruism을 제외한 모든 방어기전

표 10-3 중증 및 공황수준 불안을 위한 간호중재*

간호진단: 말 또는 심리적 행동화, 극심한 칩거, 임박한 종말의식, 현실구별능력 없음(환각이나 망상), 문제해결능력 없음으로 확인되는 심각한 위협(생화학적, 환경적, 심리적)과 관련된 불안(중증, 공황)

간호중재	이론적 근거
1. 간호사 자신의 평정심 유지	1. 불안은 서로에게 전달된다. 간호사의 조용한 평정심이 환자를 편안하게 할 수 있다. 불안 요소가 존재하면 불안을 증가시킬 수 있다.
2. 중증에서 공황수준의 불안을 겪고 있는 사람과 함께하기	2. 불안이 큰 상태에서 혼자 있게 되면 버려진 느낌을 갖게 된다. 혼란에 압도당하게 되면 간호사와의 대면이 환자가 현실과 마주치는 유일한 접촉일 수 있다.
3. 환경적 자극을 최소화한다. 좀 더 편안한 환경으로 이동하여 환자와 함께 있는다.	3. 개인의 불안을 증가시킬 수 있는 산만함, 자극을 최소화하도록 돕는다.
4. 분명하고 단순하게 말하고 반복을 사용한다.	4. 중증에서 공황수준의 불안을 겪고 있는 사람은 집중해서 정보를 처리하는 데 어려움을 겪는다.
5. 낮은 톤의 목소리를 사용하고 천천히 말한다.	5. 높은 톤의 목소리는 불안을 전달할 수 있다. 낮은 목소리는 불안을 감소시킬 수 있다.
6. 환각이 있으면(존재하지 않는 사물을 보거나 소리를 듣는 것) 현실감을 증가시킨다.	6. 주변에서 발생하는 상황에 집중하고 확인함으로써 불안을 감소시킬 수 있다.
7. 대화의 주제를 경청한다.	7. 중증이나 공황수준의 불안에서는 의사소통의 주제가 환자의 생각이나 감정을 나타내주는 유일한 수단일 수 있다.
8. 신체적 안전 욕구에 유의한다(예: 따뜻함, 유동식, 제거, 통증 완화, 가족 연락에 대한 욕구).	8. 높은 수준의 불안은 신체적 욕구에 대한 환자의 인식을 혼란하게 할 수 있다.
9. 안전이 전체적인 목표이기 때문에 신체적 제한을 설정할 필요가 있다. 단호하고 권위적인 목소리로 말한다. "여기서 어떤 사람도 때려서는 안 됩니다. 스스로 제어할 수 없다면 우리가 나서겠습니다."	9. 스스로 제어가 되지 않는 사람은 위험할 수 있다. 직원들은 환자와 다른 사람들을 자기파괴적 충동으로부터 보호해야 한다.
10. 운동할 기회를 준다(간호사와 함께 걷기, 샌드백 사용하기, 탁구치기).	10. 신체적 활동은 긴장감을 해소시키는 데 도움이 되고, 일시적으로 불안을 낮출 수 있다.
11. 계속 움직이거나 걸을 때 고칼로리 유동식을 제공한다.	11. 탈수와 탈진을 막는다.
12. 약물 처치 필요성을 평가한다.	12. 탈진과 자 · 타해를 예방한다.

* 중증에서 공황수준의 불안을 겪고 있는 환자는 스스로 문제를 해결할 수 없다.

은 건강한 방식과 건강하지 못한 방식으로 사용될 수 있다. 특히, 억압의 방어기전은 무의식적 수준에서 사용되는 모든 방어기전의 기본이다. 대부분의 사람들은 다양한 방어기전을 사용하기는 하지만, 항상 동일한 수준은 아니다. 방어기전의 사용이 적응적인지 부적응적인지의 여부는 사용의 빈도, 강도, 지속기간에 의해 결정된다.

가장 성숙하고 건강한 방어기전부터 시작하여, 덜 건강한 방어기전, 관계와 개인적 기능에서 더 큰 정도의 현실 왜곡과 분열을 초래하는 방어기전 수준으로 논의된다. [표 10-4]는 흔한 방어기전의 적응적 사용과 부적응적 사용의 사례를 보여 준다.

(1) 건강한 방어기전

① 이타성

이타성altruism은 감정적 갈등과 스트레스 요인을 다른 사람의 욕구를 충족시킴으로써 해결된다. 이타성에서는 자기희생적인 행동과는 달리 대리로 또는 타인의 반응을 통해서 만족감을 얻는다.

사례

교통사고로 남편을 잃은 지 6개월 후 ㅇㅇ 씨는 일주일에 한 번 사랑하는 이를 잃은 가족들과 함께 슬픔에 대한 상담을 받기 시작했다. 그녀는 슬픔에 빠진 사람들을 돕는 데 자신이 도움이 된다는 사실을 알게 되었고, 다른 사람들이 고통을 이겨내는 데 도움을 줌으로써 큰 만족과 기쁨을 얻었다.

② 승화

승화sublimation는 원래의 형태로는 용납될 수 없는 강한 충동을 건설적이고 사회적으로 용납될 수 있는 활동으로 대체하는 무의식적인 과정이다. 흔히 이런 충동들은 성적이거나 공격적이다. 강한 적대감을 가진 남성이 학살자가 될 수도 있지만 이런 에너지를 스포츠 활동에 돌리거나, 사회적으로 용납될 수 없는 성적에너지 발산을 그림이나 정원 가꾸기와 같은 창조적인 일로 변환시키는 것도 승화의 한 예이다.

표 10-4 방어기전

방어기전	적응적/정상 범위 이내	부적응적
억압	부부싸움 후 남자가 아내의 생일을 잊는다.	어린 시절 성적 트라우마를 받은 사람이 성인이 되어 성생활을 즐길 수 없다.
승화	상사에게 화난 여성이 영웅적인 여성에 관한 단편소설을 썼다.	없음
퇴행	4살 어린이가 동생을 보자 손가락을 빨기 시작하고 젖병을 원한다.	승진이 안 된 남성이 타인을 비난하고, 업무를 대충하고, 약속 시간을 어기고, 회의에 지각한다.
전치	병원에 가족이 방문하지 않자 간호사에게 화를 낸다.	아버지의 두려움을 이해하지 못한 어린이가 동물을 무서워한다.
투사	다른 여자와 바람을 피우는 남자가 아내의 바람기를 의심한다.	다른 여자에게 매력을 느낀 여성이 사교 모임에 나가지 않았다. 다른 여성이 그녀에게 동성애 구애를 할까 두려워하는 마음 때문이었다.
보상행동	키 작은 남자가 단호한 어투를 사용하며 업무에서 뛰어나게 일을 해낸다.	자존감이 손상 받았을 때 일시적으로 불편함을 해소하기 위해 술을 마신다.
반동형성	알코올중독의 회복단계에 있는 사람이 술의 해로움을 이야기한다.	딸에 대해 무의식적인 적대감을 가진 엄마가 딸을 과잉보호하면서 딸의 정상적인 성장과 발전을 방해한다.
부정	남성이 사랑하는 사람의 사망 소식에 반응한다. "아니요, 믿을 수 없어요. 의사가 그녀는 괜찮다고 했어요."	3년 전에 남편이 죽은 여성이 옷장에 남편의 옷을 보관하고, 현재시제로 남편에 대해 이야기한다.
전환	간호학생이 심각한 질병 때문에 기말시험을 칠 수 없다고 말한다.	아내가 다른 남자와 바람피우는 것을 본 후 남편의 다리가 마비상태가 되었다.
취소	남자와 몰래 바람을 피운 후 여자가 남편과 볼 영화표를 산다.	엄격한 도덕적 신념과 억압된 성적 관심을 가진 남성이 주위에 매력적인 여성이 있을 때 냉정을 회복하기 위해 손을 씻고자 하는 충동을 느낀다.
합리화	직원이 말하기를 "사장이 나를 좋아하지 않으니까 월급을 올려 주지 않는 거야."	다른 남자에 의해 부성을 느끼는 아들의 아빠가 "그 아이는 게으르고 반항적"이라고 말하면서(실제로는 그렇지 않은데) 부적절하게 변명한다.
동일시	5살 난 딸이 엄마의 신발과 옷을 입고 문에서 아빠를 맞이한다.	어린 아들이 돈과 마약을 지닌 이웃의 매춘업자를 롤 모델로 삼겠다고 말한다.
함입	아내의 사망 후 일시적인 가슴통증과 호흡곤란(아내가 사망하기 전에 가졌던 증상)을 호소한다.	부모가 너무 엄격하고 얕잡아 보는 아이는 자신이 열등하다고 생각하면서 자란다. 자신에 대한 부모의 부정적 평가를 자신의 이미지의 일부로 받아들인다.
억제	그날 늦게 중요한 연설을 하기 위해 준비 중인 사업가는 그 날 아침 아내로부터 이혼을 원한다는 말을 들었다. 당황했지만 자신의 문제에 집중하고자 연설을 끝마칠 때까지 아내의 문제는 접어두었다.	3주간 휴가를 떠나기 전 가슴에 응어리를 느끼는 여자가 의식적으로 여행에서 돌아온 후까지 그러한 사실을 잊고자 한다.

③ 유머

유머humor는 삶을 더 편안하게 만든다. 유머를 통해 갈등이나 스트레스 요인의 유쾌한 측면이나 역설적인 측면을 강조함으로써 감정적인 갈등이나 스트레스를 완화시킨다.

사례

회사의 최고 경영진들이 면접하는 자리에 한 남자가 면접을 받게 되었다. 그는 최근 발가락 수술을 받았고, 면접실에 들어가면서 비틀거리며 균형을 잃었다. 면접실 안의 면접관들이 놀라서 일시적 정적이 흘렀는데, 그때 그는 차분하게 "저는 최고의 인상을 주고 싶었습니다."라고 해서 모두가 웃었고 면접은 편안한 분위기에서 진행되었다.

④ 억제

억제suppression는 힘든 상황이나 감정의 의식적인 부정이다. 예를 들면, 국가면허시험을 위해 공부하고 있는 간호학생이 "내일 시험을 마칠 때까지는 월세 지불을 걱정하지 말아야지."라고 말하는 것이다.

(2) 중간수준 방어기전

① 억압

억압repression은 의식적인 인식으로부터 불편하거나 원치 않는 경험, 감정, 생각을 무의식적으로 배제하는 것이다. 그러한 예로는 이전 남자친구나 여자 친구의 이름 잊어버림, 좋지 않은 성적 잊어버리기 등이다. 억압은 방어기전의 기본이며 불안에 대한 가장 1차적인 방어기전이다.

② 전치

특정한 사람, 사물 또는 상황이 위협적이지 않은 다

른 사람, 사물 또는 상황에 연관되어 있는 감정의 이동을 전치displacement라고 부른다. 가장 흔히 인용되는 예로 사장이 남자에게 소리를 지르고, 남자는 자기 아내에게 소리를 지르고, 아내는 아이에게 소리를 지르고, 아이는 고양이를 차는 행위는 전위된 적대감의 연속적인 사용을 보여 준다. 배우자 학대, 자녀나 노인학대가 흔한 전치된 적대감의 사례들이다.

③ 반동형성

반동형성reaction formation(과잉보상이라고도 함)은 수용될 수 없는 감정이나 행동을 반대되는 행동이나 감정으로 개발함으로써 인식에서 배제시키는 것이다. 예를 들면, 아이들에 대한 적대감을 숨기는 사람이 보이스카우트 지도자가 되는 것이다.

④ 신체화

신체화somatization는 불안이 무의식적인 수준으로 억압될 때 발생한다. 신체기관에는 문제가 없는데 신체에 증상이 나타난다. 흔히 증상은 관심을 끄는 장치 또는 구실이 될 수도 있다.

> **사례**
> 1. A 교수가 동료들 앞에서 연구 제안서를 발표하는 날 후두염이 생겼다.
> 2. 직장 상사의 동생과 데이트를 원하지 않는 한 여자가 상관에게 전화를 걸어서 "허리가 아파서" 데이트를 할 수 없다고 말한다. 그리고 실제로 그녀는 허리가 아프다고 느꼈다.

⑤ 취소

취소undoing는 행위나 의사소통을 보상한다(예를 들면, 논쟁을 없던 것으로 하기 위해 선물 주기). 취소의 흔한 행동적인 사례는 강박적인 손 씻기이다. 이렇게 하면 용납되지 않는 생각으로부터 자신을 깨끗하게 하는 것으로 간주하는 심리이다.

⑥ 합리화

합리화rationalization는 용납할 수 있는 적당한 이유를 들어 비논리적이거나 비합리적인 생각, 행동 또는 감정을 정당화하는 것이다. 흔한 예로는 "내가 만일 아인슈타인의 두뇌를 가지고 있다면 좋은 성적을 받을 수 있을 텐데" 또는 "모두들 부정행위를 하는데 나라고 못할까?" 합리화는 일종의 자기기만이다.

(3) 미성숙한 방어기전

① 수동공격

수동-공격적인passive aggression 사람은 타인에 대한 공격을 간접적이면서도 비주장적으로 표현함으로써 감정적인 갈등이나 스트레스 요인을 다룬다. 겉으로 보면 은밀한 저항, 분노, 적대감을 형성하는 순종이다. 수동공격에서 타인에 대한 공격은 자신보다 타인에게 더 영향을 미치는 지연, 실패, 부족, 수동성, 불쾌를 통하여 나타난다. 그러한 수동-공격적인 행동은 특히 독립적인 행위, 책임, 의무에 대해 할당된 업무나 요구에 대응하여 발생한다.

> **사례**
> 1. 직장인 A씨는 상사에게 프레젠테이션을 해야 하는데, 준비는 하지 않으면서 발표하겠다고, 진행 중이라고 말하고는 막상 발표 날 전화로 독감이 걸려서 못하겠다고 말한다.
> 2. 룸메이트를 무의식적으로 질투하는 한 젊은 여성이 추석날 함께 방을 쓰는 친구 어머니 집에 특별한 샐러드를 가져가겠다고 해놓고 막상 추석날 저녁식사에 참석해서는 가져 오겠다던 음식을 깜박하고 못 가져왔다고 말한다. 그녀가 음식을 가지러 가기에는 그녀 집이 너무도 먼 곳에 있었다.

② 행동화

행동화acting-out는 반사작용이나 감정이 아니라 행동에 의해 감정적인 갈등이나 스트레스 요인을 발산한다. 예를 들면, 위협적인 생각이나 감정으로부터 자신을 비켜가게 하기 위하여 언어적으로 또는 신체적으로 분노를 표출하는 것이다. 언어적 또는 신체적 분노 표현은 자신이 일시적으로 덜 무기력하거나 취약하다고 느끼게 할 수 있다. 개인적인 회의와 불안의 초점을 다른 사람이나 사물에게 전가할 수 있다. 행동화는 파괴적인 대응형태이다.

> **사례**
> H가 승진에서 세 번째로 떨어지게 됐을 때, 그는 사무실로 돌아가 캐비닛에 보관되어 있던 모든 환자의 기록을 찢어버렸다. 이런 상황과 연관된 그의 초기 감정인 무가치감과 낮아진 자존감은 '나는 잘하는 게 없어'라고 자신을 이해하는 것을 의미한다. 이러한 생각으로 인하여 고통스러운 감정을 분노와 파괴적인 행동으로 급격하게 바뀌도록 한다. 일시적으로 H는 스스로 덜 연약하면서 강해졌다고 느끼게 된다.

③ 해리

해리dissociation는 의식, 기억, 정체성 또는 환경 인식의 일반적인 통합기능의 와해이다.

> **사례**
> 아들이 차에 치이는 걸 본 젊은 엄마는 경찰이 사고를 다루는 동안 이웃의 집에 있었다. 이후 그녀는 경찰에게 '전 정말 무슨 일이 일어났는지 모르겠어요. 제가 기억하는 건 아들을 확인하기 위해 문 밖으로 나가던 거예요.'라고 말했다. 그 당시, 그녀는 자신을 감당할 수 없는 상황으로부터 보호하기 위해 의식으로부터 그 끔찍한 상황을 분리시켰다.

④ 평가절하

평가절하devaluation는 부정적인 자질을 자신이나 다른 사람에게 돌림으로써 감정적인 갈등이나 스트레스 요인을 처리하는 기제이다.

> **사례**
> 친구를 매우 질투하는 여자가 "네~ 그래요. 친구가 상을 받기는 했는데, 그거 별거 아니에요. 어떻게 상을 받게 되었는지 참 의문이에요." 이런 식으로 그녀는 친구의 업적을 최소화하고 자신의 자존감을 지키려 한다.

⑤ 이상화

이상화idealization는 과장된 긍정적 자질을 다른 사람에게 귀속시킴으로써 정서적 갈등이나 스트레스 요인을 다루는 것이다. 이는 자기발전의 중요한 측면이다. 존경하고 이상화할 수 있는 부모와 함께 자라나는 아이들은 행동과 도덕의 건강한 기준을 발전시킨다.

새로운 관계에서 어떤 사람을 이상화하고 과대평가하는 경우 사람들은 이상화의 대상이 인간적이라는 사실이 밝혀질 때 실망하게 된다. 이런 경우 큰 실망으로 이어지고 고통스러운 자존감 하락을 수반한다. 자신의 자존감을 보호해 주는 애정의 대상을 평가절하하고 거부한다. 이런 패턴이 직장에서, 친구사이, 친밀한 관계에서, 결혼생활에서 계속해서 반복될 수 있다.

> **사례**
> M은 세상에서 가장 '멋지고 완벽한' 남자를 만났다. 아무도 M에게 J가 좋은 사람이긴 하지만 흠이 있다는 것을 말할 수 없었다. M은 들으려고 하지 않았다. J가 그녀에게 지속적인 관심과 애정 그리고 선물을 줄 것이라는 기대에 부응하지 못하자 M은 참담한 감정에 빠졌다. 그녀는 J가 볼품없는 남자들과 마찬가지 사람이라며 그런 무신경한 사람에게 더 원하는 것이 없다고 말하며 다녔다.

⑥ 분리

분리splitting는 자신이나 타인의 긍정적인 면과 부정적인 면을 통합된 이미지로 보지 못하고 극단으로 나누어 생각하는 경향이 있다. 예를 들면, 지나치게 선하다고 하거나 사랑스럽고 가치있고 양육적이게 본다든지, 매우 나쁘고 싫어하고 파괴적이고 거부적이고 가치 없다고 한다든지 하는 흑백 논리적인 사고방식이다. 분리방어기전의 사용은 성격장애에게 많이 볼 수 있다.

> **사례**
> A씨는 자신의 주치의가 자기가 본 중에서 가장 아름답고, 사랑스럽고, 의식 있는 사람이라고 말했다. 그러던 중 그녀의 주치의가 A씨가 요구하는 안정제 처방을 거절했을 때 주치의에게 소리를 지르며 "당신은 멍청하고, 무관심하고, 실력 없는 의사야!"라고 말하며 주치의를 바꾸어 달라고 하였다.

⑦ 투사

감정적으로 수용할 수 없는 개인적 특성을 거부하고 그러한 특성을 다른 사람, 대상, 상황으로 돌리는 것이 투사projection이다. 투사는 비난, 희생양, 편견적 사고, 낙인을 특징으로 한다. 다른 사람이 자신을 속인다고 생각하는 사람은 혐오스럽고 의식적으로 용납할 수 없는 자신 속의 특성들을 다른 사람 탓으로 돌릴 수 있다.

투사는 흔히 집단(가족, 병원, 학교, 회사, 정치집단) 속에서 나타날 수 있다. 문제가 있는 부적응적 가족에서 어린이가 흔히 희생양이 되고, 가족 내의 고통과 불안이 아이에게 투사 될 수 있다. "문제는 막내야." 불안과 갈등이 존재하는 보다 큰 체계에서는 가장 약한 구성원이 희생양이 된다. "문제는 간호조무사야 … 간호학생들 … 신입 영업사원 …" 고통과 불안이 어떤 체계 내에 존재할 때, 투사는 자동적인 위안 행동이다. 불안의 원인이 일단 확인되면 위안 행동의 변화가 일어나고, 체계는 기능적이고 생산적으로 변할 수 있다.

⑧ 부정

부정denial은 불편한 진실의 존재를 무시함으로써 현실을 회피하는 것이다. 예를 들면, 한 남자가 신체적인 한계가 남성답지 못하다고 생각하여 심근경색의 가족력이 있는데도 불구하고 남성으로서의 자기 이미지에 해가 된다는 이유로 가슴통증을 이야기하지 않는 것이다. 알코올중독자인 여성이 마음만 먹으면 언제든지 술을 끊을 수 있다고 말함으로써 자신이 술 먹는 것이 문제가 있다는 사실을 거부한다.

3. 불안장애

불안은 위협적인 상황에 대한 정상적인 반응이다. 불안은 그것이 적응적인 행동을 방해하거나, 신체적인 증상을 유발하거나, 견딜 수 있는 수준을 넘어설 때 문제가 된다. 불안장애가 있는 사람에게는 그러한 경험이 자주 심한 기능적 장애와 걱정거리 중의 하나가 된다.

불안은 고통스럽다. 불안을 극복하고 고통스러운 감정을 막아내기 위해 사용되는 방어들이 흔히 유연하지 못하고, 반복적이고, 비효과적이다. 불안장애의 공통적인 요소는 사람들이 경험하는 불안의 수준이 아주 불편할 정도로 높고 지속적이기 때문에 일과 사회적 상황에서 역기능을 유발하고 가족의 기능을 방해한다.

불안은 의학적 장애의 초기증상들 중의 하나가 될 수 있으며, 그에 관해서는 이 장의 후반부에 논의 된다. 역으로 불안장애가 이학적 질병을 모방하기도 한다. 환자들은 실제로 자신의 고충의 근원이 불안장애일 때 증상들에 대한 설명을 듣기 위해 여러 의사를 찾을 수 있다.

1) 유병률과 동반질환

불안장애는 스트레스와 질환을 유발하는 가장 널리 알려진 정신장애이다.[4] 미국에서는 약 4명 중 1명(25%)이 일생 중 한 번의 불안장애를 겪는다.[18] 여성들은 일생동안 약 30%의 이환율을 보이는 반면, 남성들은 일생 동안 약 19%의 이환율을 보인다.[20]

불안장애자들은 신체 증상의 완화를 위해 병 · 의원을 찾는다. 예를 들면, 공황장애 환자의 70%가 진단이나 적절한 치료 없이 적어도 10명의 의사를 찾았으며,[14] 어떤 이들은 신체적 증상이 나타나기 전에 범불안장애로 진행되기도 한다. 대부분의 불안장애자들이 치료를 받지 않고 지낸다.

불안장애는 주요우울장애, 알코올/약물남용과 높은 수준으로 동반이환 된다. 주요우울장애는 불안장애 환자의 1/2에서 발생하고, 장애에 비해 치료는 덜 받는다. 약물남용도 자주 발견되며 치료에도 부정적인 영향을 미친다. 불안장애는 흔히 많은 다른 정신적 장애(예를 들면, 섭식장애, 양극성장애, 기분부전장애)와 동반 발생한다. 연구에 의하면 불안장애를 가진 사람들의 90%가 일생동안에 다른 정신적 장애를 수반한다.

불안관련 동반질환 발생은 암, 심장병, 고혈압, 과민성대장증후군, 신장 및 간 부전, 면역결핍 등이 있다. 만성적 불안은 심혈관질환과 사망위험이 증가된다. 대개 불안장애는 아동기, 청소년기, 성인기에 시작된다.

2) 이론

불안장애는 주로 생물학적, 심리적, 환경적 요인의 복합적인 상호작용에 의해 발생된다. 유전적 취약성과 같은 생물학적 요인이 병리적 불안상태를 촉발하는 스트레스나 트라우마와 상호작용할 수 있다(공포, 공황발작). 또한 트라우마 사건(배우자 학대, 아동학대, 강도, 성폭행 목격), 심리적 요인, 사회문화적 요인도 주요 원인이다.

(1) 신경생물학

불안과 불안장애의 신경생물학은 굉장히 복잡하기는 하지만, 아래의 사항은 근거기반 간호와 직접 연관되는 불안의 주요 요인들 중 일부를 나타내고 있다.

변연계는 불안 관련 반응을 받거나 보내는 전기적 자극에 의해 신호를 보내는 구조이다. "감성의 뇌"라고 부르는 변연계는 편도체, 해마, 시상, 시상하부, 기저핵, 대상회로 구성되어 있다.[5] 변연계의 모든 구성요소는 뇌의 가장 중요한 처리과정 중 일부를 조절하기 위해 함께 작용한다. 변연계의 3가지 기능은 다음과 같다.

- 위협 관련 단서를 찾기 위해 환경을 살피고, 위협의 정도를 평가한다.
- 투쟁-도피반응을 유도함으로써 반응에 대한 신체 준비를 시작한다.
- 외부 스트레스 요인이 사라지고 신경계가 항상성의 상태를 복원한 후 반응을 종료한다.

강박장애뿐 아니라 불안장애와도 연관되는 변연계의 일부는 대상회이다. 대상회에서 신경계 경로는 감정 조절을 유발하는 변연계와 전전두엽에 연결된다. 변연계는 기억저장 및 감정발생과 관련되고, 불안 관련 정보를 처리하는 주요한 영역이다. 불안과 불안 관련 장애에 관련되는 뇌의 다른 부분 중 일부는 다음과 같다.

- 전두엽: 인지 해석(예: 잠재적 위협)
- 시상하부: 스트레스 반응의 활성화(투쟁-도피반응)
- 해마: 공포 반응에 관련된 기억
- 편도체: 공포장애 및 공황장애와 관련

불안과 뇌의 특정 영역 사이에는 연관이 있다. 불안이 발생할 때 그 영역은 불안을 조절하는 신경전달물질의 불균형을 유발한다. 현재, 동물 연구와 약물 처리 반응을 근거로 불안반응을 조절하는 중추신경계의 3가지 주요 신경전달물질은 세로토닌(5-HT), 노르에피네프린(NE), 감마 아미노뷰티르산(GABA)으로 알려졌다.[20]

- 세로토닌(5-HT): 불안장애에서는 세로토닌 수준이 감소되는 것으로 생각된다. 그러므로 세로토닌 기능장애가 불안장애의 원인이 된다는 가정이 성립한다. 선택적인 세로토닌 재흡수 억제제(SSRIs)가 뇌 속의 세로토닌 수준을 증가시켜서 많은 불안장애의 치료를 위한 주요 약물 작용을 하고 있다.
- 노르에피네프린(NE): 노르에피네프린은 각성을 조정하는 것으로 알려져 있다. 사람이 위협을 느낄 때(현실적 또는 인지적) 노르에피네프린(아드레날린) 수준이 증가하고 과각성을 유발하여 불안 증가를 초래할 수 있다. 불안장애를 가진 일부 사람들의 경우 노르아드레날린성 시스템이 조절되지 않아 돌발 행동을 유발할 수 있다. Propranolol(교감신경수용체 활동을 차단)과 clonidine(알파-아드레날린수용체를 자극)과 같은 노르아드레날린성 약물이 불안을 낮추기 위해 사용된다.
- 감마-아미노뷰티르산(GABA): GABA는 뇌 속의 억제성 신경전달물질이다. GABA의 분비는 신경전달을 늦추고 진정효과를 가진다. 불안장애(예를 들면, 공황장애)를 가진 사람들은 벤조디아제핀 수용체 감수성이 감소된다. Benzodiazepine이 투약되면 벤조디아제핀 수용체가 GABA의 활동을 더욱 촉진시킨다. 항불안제, 수면진정제, 전신마취제, 항경련제를 포함하는 많은 약품이 신경전달을 늦추고 불안을 낮추는 GABA 수용체의 표적이다. 이러한 벤조디아제핀 수용체 이상이 조절되지 않으면 높은 불안수준으로 가게 된다.

① 유전

불안장애의 가족력이 있다는 연구가 유전적 특질을 설명하고 있다.[20] 쌍생아 연구는 공황장애에 대한 유전적 요소가 있다는 사실을 설명해 주고 있다. 예를 들면, 일란성 쌍생아가 이란성 쌍생아에 비해 일치율이 더 높다. 그러나 유전적 영향이 공황장애의 원인인지 범불안장애의 원인인지는 여전히 불확실하다.

강박장애를 가진 사람들은 유전적 특질의 구성요소가 있으며, 쌍생아와 가족에 관한 연구에 따르면 공황장애는 약 40%의 유전성을 가지고 있다.

(2) 인지행동이론

① 행동이론

학습이론에서 행동심리학자들은 불안을 학습된 반응이라고 본다. 어떤 사람들은 부모나 동료들로부터 보고 배워서 불안을 알게 된다. 예를 들면, 천둥과 번개를 두려워하고 폭풍우가 칠 때 장롱에 숨는 엄마의 불안을 자녀가 배우고, 자녀는 성인이 되어서도 엄마의 행동을 답습하게 된다. 그런 사람들은 폭풍에 정상적으로 반응하는 다른 사람들을 관찰함으로써 이런 행동을 없앨 수 있다. 예를 들면, 높은 불안을 가진 사람을 공포스러운 대상이나 상황에(광장공포증과 같은) 시간을 두고 지지하면서 점진적으로 노출시키는 방식의 행동치료는 대상이나 상황의 공포를 극복하도록 도울 수 있다.

② 인지이론

인지이론가들은 불안장애가 개인의 사고와 인지 왜곡의 결과라고 본다. 왜곡을 하는 이들은 자기의 잘못이 파국적인 결과를 초래할 것이라고 생각하기 때문에 격심한 불안을 겪는다. 인지치료 전과 후에 찍은 뇌 스캔은 사람의 생각을 재구성하는 학습이 뇌의 화학적 성질과 기능을 실제로 변화시킬 수 있다는 가설을 지지해 주고 있다. 인지행동 요법은 불안장애의 심리치료 요법에 대해서 뿐만 아니라 다른 장애와 문제적 상황에서도 효과가 있다고 본다.

3) 문화적 배경

여러 문화들 사이의 불안장애 발생률에 관한 신뢰할 만한 자료는 적지만 불안장애 증상에서 사회문화적 변이가 주목을 받고 있다. 어떤 문화에서는 신체적인 증상을 통해 불안을 나타내지만, 다른 문화에서는 인지적 증상으로 표현되기도 한다. 라틴아메리카인과 북유럽인의 공황발작은 죽음의 공포뿐 아니라 숨 막힘, 질식, 마비, 안절부절 못하는 증상들을 포함한다. 다른 문화 집단에서는 공황발작이 마법이나 주술의 공포를 포함하기도 한다. 일본과 한국 문화에서의 사회불안장애는 사람의 얼굴 붉힘, 눈 마주침 또는 체취가 다른 사람에게 공격적이라는 믿음을 갖기도 한다.

불안장애에 대한 치료를 추구하는 문화집단들의 장애요인 중 하나는 다양한 문화가 정신적인 장애와 연관된다는 낙인이다. 예를 들면, 아프리카계 미국인들은 다른 문화적인 배경을 가진 사람들보다 정신보건 서비스를 훨씬 덜 시도하고, 아시아계 미국인들은 도움 찾기를 훨씬 더 억제한다고 생각하는 것이다.[21]

흥미롭게도 불안장애의 발생률이 문화와 나라에 따라 다르다. 불안장애는 세대에 따른 이민자들 사이에서도 차이가 난다. 성급한 진단을 내리기 전에 문화적 규범을 알아야 한다(예: 의식상의 행위를 강박장애로 낙인찍기)

4) 임상적 특징

(1) 공황장애

공황장애panic disorder, PD는 특정한 상황, 대상 및 활동에서의 공황발작과 예상치 못한 난데없는 공황발작으로 나누어진다. 공황장애의 주요 특징이 발작인데, 공황발작은 대개 임박한 파멸과 연관되는 극단적인 불안이나 공포의 갑작스러운 발병이다. 예로 "나 곧 죽을 것 같아"라고 표현한다. 전형적으로 공황발작은 갑자기 발생하고(반드시 스트레스에 반응하는 것이 아니다), 매우 심하며, 발작이 잦아들기까지 1~30분까지 지속될 수 있다. 공황발작은 낮 시간 중 어느 때든 발생할 수 있고, 밤에 잠자는 동안에도 발생할 수 있으며 겁에 질려 잠에서 깨게 된다. 공황발작 동안 발생하는 공포의 감정은 너무 심해서 정상적인 기능이 중지되고 인식 범위가 매우 제한되며 비현실적이다. 심각한 인격 와해가 나타나기도 한다.

공황발작을 겪는 사람들은 자신들이 정신을 잃거나 심근경색을 일으키고 있다고 생각할 수 있다. 발작은 흔히 아주 불안한 신체적 증상 이후에 발생한다. 경험할 수 있는 증상으로는 심계항진, 가슴통증, 발한, 근육의 긴장, 빈뇨, 과호흡증후군, 호흡장애, 오심, 숨막힘, 냉기, 안면홍조, 위장관 증후군이 있다. 공황발작 사이의 휴지기 동안 낮은 수준의 지속적 불안감과 예기 불안을 겪을 수 있다. 심근경색(가슴통증, 호흡곤란, 현기증, 극도의 피로감)의 징후와 유사하여 응급실로 실려 가는 사람이 심장문제에 이상이 있는지 정밀검사를 받는 사람들도 많다. 그런 경우 불안장애의 잠재적 진단과 치료를 위해 상담을 의뢰할 필요가 있다.

공황발작을 겪는 사람은 공포스럽고 고통스럽다. 공황발작이 있는 사람들은 높은 자살률뿐 아니라 18%의 자살시도율을 가진 것으로 보고되었다.[18),20)]

공황발작의 발생은 시간이 지남에 따라 지속적 불안, 공포, 회피, 우울증, 알코올중독, 기타 약물남용과 같은 복합증상으로 이행된다. 때로 공황장애를 가지고 있는 사람들은 광장공포증도 함께 가지고 있을 수 있다.

Preston과 Johnson(2015)은 공황장애 치료에 아래의 약물치료가 효과적인 것으로 제시하였다.[16)]

- 대개 단기적으로 사용되는 alprazolam, clonazepam, lorazepam과 같은 고효과 benzodiazepine
- 삼환계와 SSRIs와 같은 항우울제
- 모노아민산화효소 억제제(MAOIs)

약물치료와 함께 인지행동 요법이 일부 공황발작 환자들의 치료에 효과적이다.

(2) 공포증

공포증phobia은 어떤 대상, 활동 혹은 상황을 회피하고 싶거나 실제로 회피하게 되는 특정 대상, 활동 또는 상황에 대한 지속적이고 강한 비이성적인 공포이다.

특정 공포증은 개, 거미, 높은 장소, 폭풍우, 물, 피, 닫힌 공간, 터널, 다리와 같은 특정 대상이나 상황에 반응하는 높은 수준의 불안이나 공포의 경험으로 특징지어진다. 특정공포증은 흔히 발생하지만 사람들이 개나 거미, 비행이나 높은 곳과 같은 공포의 대상을 피하는 방법을 쓰기 때문에 큰 사건으로 이어지지는 않는다. 그러나 어떤 경우의 공포, 불안, 회피는 공포의 대상이나 상황과 맞닥뜨릴 때 사회적, 직업적, 기타 기능 영역에서 장애를 야기할 수도 있다. 공포증에 대한 임상적 명칭은 [표 10-5]에 제시하였다.

이러한 장애가 생물학적 장애와 약물치료와의 관련성이 입증되지는 않았다. 사실상, 행동치료가 특정 공포증에 효과적인 유일한 치료법으로 보인다. DSM-5에 의하면 특정공포증의 유병률은 지난 12개월 동안 약7~9%이다.[2]

사회적 불안장애social anxiety disorders 또는 **사회적 공포**social phobia는 사회적 상황이나 공연 상황에의 노출에 의해 야기되는 심각한 불안이나 공포로 특징되는데, 창피나 당황으로 이어진다(예를 들면, 여러 사람 앞에서 말하는 것이 창피하거나 바보스럽다는 공포, 교실에서 질문에 답을 못하는 공포, 다른 사람의 앞에서 음식을 먹는 것에 대한 공포, 무대에서 공연하는 것에 대한 공포). 이런 상황에서 심한 두려움은 다른 사람에게 평가받거나 거절당하는 공포이다. 대중 앞에서 말하기 공포는 가장 흔한 사회적 공포이다. 많은 유명한 연주자들도 청중 앞에 나설 때 힘겨움을 호소한다.

표 10-5 공포증

고독공포증 Monophobia	발언공포증 Glossphobia	타인공포증 Xenophobia
고소공포증 Acrophobia	번개공포증 Astraphobia	폐쇄공포증 Claustraphobia
광장공포증 Agoraphobia	불결공포증 Misophobia	피공포증 Hematophobia
동물공포증 Zoophobia	불공포증 Pyrophobia	
물공포증 Hydrophobia	어둠공포증 Nyctophobia	

사회적 불안장애는 유아기 애착관계의 질, 적절한 사회기술의 개발, 불충분한 타인과의 상호작용 경험, 기타 부정적인 환경적 영향과 같은 심리적 요인의 영향을 받는 것으로 생각된다.[20]

하지만, 사회적 불안장애를 가진 사람의 가족은 일반 사람들보다 3배 더 많이 사회적 불안장애가 발생할 수 있다.[20] 쌍생아 연구는 이러한 장애의 복잡한 유전적 전이를 보여 준다. 불안과 공포에 연관되는 구체적인 신경생물학적 요인을 확인하는 생물학적 연구가 진행 중이다.

베타차단제propranolol는 인지적 증상(걱정)은 아니더라도, 불안의 생리적증상은 감소시킨다. Propranolol은 많은 연주자들이나 강연자들이 청중 앞에 연기, 지휘, 연설, 기타 발표하기 위해 무대에 나서기 전에 효과적으로 이용한다. 사회적 불안에는 모노아민산화효소 억제제(MAO Is)와 세로토닌 재흡수 억제제(SSRIs)가 효과적이다. 사회기술훈련과 함께 인지적 치료중재가 도움이 된다.

광장공포증agoraphobia은 도움을 받을 수 없고 탈출이 어렵거나 당황스러운 장소나 상황에 처해 있을 때 생기는 심하고 과도한 불안이나 공포이다. 공포스러운 장소나 상황은 불안을 피하려고 회피하게 된다. 광장공포증을 가진 환자가 흔히 회피하는 상황은 집 밖에서 혼자 있는 것, 대중교통을 이용하는 것(자동차, 버스, 비행기 여행), 열린 공간에 있는 것(다리, 시장, 주차장), 둘러싸인 공간(엘리베이터, 교회, 극장)에 있는 것, 대중 앞에 있는 것이다. 이 중 적어도 2가지 이상에서 불안이나 공포를 경험할 때 DMS-5에서 광장공포증으로 진단된다.[2]

광장공포증은 아마도 모든 공포증 가운데 가장 사람을 제한하고 무력하게 만든다. 가장 극단적인 경우, 환자들은 집 나서기를 거부하고, 가족과 친구들에게 큰 부담을 안기고, 결혼 생활에 문제를 야기한다. 특히, 광장공포증을 가진 사람들은 짜증스러운 대상이나 상황에 직면할 때 압도적이고 무능하게 만드는 불안을 경험한다. 대상이나 상황에 대해 생각하거나 상상하기만 해도 심각한 불안을 초래할 수 있다.

집 나서기를 회피하는 아버지가 일도 못하고 운동회와 같은 아이들의 학교 행사에 참석하지 못하는 경우를 생각해 보라. 또는 비행기 타기를 회피하는 사업가가 업무회의나 판촉행사에 참석하지 못하는 경우를 생각해 보라.

광장공포증을 가진 사람의 생활은 증상이 더욱 심해지고 활동이 단절될 때 훨씬 더 제한적이 된다. 공포와 불안이 너무 심해지면 사람이 집을 떠날 수 없게 되고, 기본적인 욕구를 해결하지 못하고 쇼핑하기, 개 산책시키기 등과 같은 일상적인 활동을 위해 다른 사람의 도움을 받아야 한다. 술이나 마약 등을 통해 불안이나 우울증을 감소시키려 할 때 또 다른 문제가 발생한다.

이러한 장애는 공포와 불안의 조건부 반응으로 이어지는 심인성 원인에 주로 기인하는 것으로 생각된다. 우울증을 치료할 뿐 아니라 불안을 감소시키는 데 도움이 되도록 인지행동요법(CBT)과 SSRI처방에 잘 반응하기는 하지만 만성적이다. 광장공포증의 30~50%는 공황발작으로 이어진다.[2]

(3) 범불안장애

범불안장애generalized anxiety disorder는 광범위한 인지기능장애, 손상된 기능, 열악한 건강 관련 결과들이 있다는 점에서 다른 불안장애와는 다른 심각한 스트레스와 연관되는 만성적인 정신장애이다. 범불안장애는 특별한 사회적 공포증, 특정공포증, 공황장애, 우울증 등과 같은 다른 정신장애와 고도로 동반이환 된다. 자가투약은 알코올 장애나 물질사용장애로 이어질 수 있다.

범불안장애는 환자들이 특정한 외부 대상이나 상황을 두려워하지 않고 뚜렷한 증상적 반응 패턴이 없다는 점에서 다른 불안장애와 다르다. 기본적으로 과도하고 지속적이며 통제할 수 없는 불안과 걱정이 특징이다. 따라서 "걱정 질병"이라고도 불린다(늦으면 어쩌지? … 실패하면 어쩌지? … 해고되면 어쩌지?). 안절부절, 피로, 집중력 부족, 과민, 근육의 긴장, 수면장애 중 적어도 3가지가 해당되면 범불안장애로 진단된다.[2]

DSM-5 진단 포함 기준은 집중하는 사건이나 상황에 관하여 6개월 동안 거의 대부분의 날에 걱정하는 것이다. 범불안장애의 전형적인 예로는 대인관계, 업무적 책임, 재정, 가족구성원의 건강, 업무기능 손상, 집안 일, 약속시간에 늦기 등에서 부적절한 걱정을 하는 경우이다. 사실, 이러한 지나친 걱정들은 대인관계와 가족생활 장애, 업무상 기능 손상, 사회적 역할 장애로 이어진다. 환자가 잠을 자야 할 시간 동안 그날의 여러 가지 일들과 현실이든 상상이든 그날의 실수에 대해 걱정하고, 지난 문제들을 되돌아보고, 다가올 어려움들을 예상하기 때문에 수면장애가 흔히 발생한다. 이러한 계속되는 걱정들로 인해 변연계가 지속적인 경계 상태에 있게 된다. 집중력 부족과 실수에 대한 두려움 때문에 의사결정이 어려워진다. 신체적 증상은 특이하지 않으며, 발한, 메스꺼움, 설사 등이 있다.

범불안장애는 많은 사람들이 심인성장애라고 생각하지만 생물학적인 문제라고 생각하는 사람도 있다. 예를 들면, 부스피론과 5-HT 세로토닌 길항제(SSRIs)가 이들 환자의 "어쩌지?" 증상과 걱정을 감소시키는 데 효과적이다.[16]

범불안장애의 진단기준(DSM-5) [2]

A. 많은 행사나 활동(일, 공부)에 관하여 6개월 이상 발생하는 과도한 불안과 걱정(우려되는 예상)
B. 걱정 안하기가 어렵다.
C. 불안과 걱정이 아래의 6가지 증상 중 3가지 이상이다(일부 증상은 지난 6개월 이상 지속되었다).
주: 아동의 경우 1가지 이상 해당.
1. 안절부절 못함. 긴장되거나 낭떠러지 끝에 서 있다는 느낌
2. 쉽게 피로해짐
3. 집중하기 어렵거나 멍해짐
4. 과민성
5. 근육의 긴장
6. 수면장애(잠들기나 잠을 유지하기가 어려움, 편치 않음, 불만족스러운 수면상태)

D. 불안, 걱정 또는 신체적 증상이 사회적, 직업적, 기타 중요한 기능 영역에서 임상적으로 유의미한 걱정이나 장애를 일으킨다.
E. 장애가 물질(예를 들면, 약물남용, 투약)이나 신체적 질병(예를 들면, 갑상선기능항진)에 의한 것이 아니다.
F. 장애가 다른 정신적 장애로 잘 설명되지 않는다(예를 들면, 공황장애에서 공황발작에 대한 불안과 걱정, 사회적 불안장애(사회적 공포증)에서 부정적 평가, 강박장애에서 오염이나 기타 망상, 분리불안장애에서 집착대상으로부터의 분리, 외상후 스트레스장애에서 외상 사건 암시, 신경성 식욕부진증에서 체중증가, 신체적 증상장애에서 신체적 불편감, 신체이형장애에서 지각된 외모결함, 질병불안장애에서 심각한 질병 발견, 조현병 또는 망상장애에서 망상적 믿음의 내용에 대해 불안해하거나 걱정하는 것)

(4) 의학적 상태에 의한 불안

질병에 기인하는 불안에서 공황발작과 불안의 개인적 증상들은 질병의 생리적 결과이다.

- 호흡기계: 천식, 저산소증, 폐부종, 만성폐쇄성폐질환(COPD), 폐색전증
- 심장혈관계: 심실빈맥, 협심증, 울혈심부전증, 승모판막탈출증, 고혈압과 같은 심장 율동부전
- 내분비계: 갑상선기능항진증, 정좌불능, 저혈당증, 고콜티솔증, 갈색세포증,
- 신경계: 파킨슨씨병, 정좌불능, 뇌진탕 후 증후군, 복합부분발작
- 대사: 고칼슘혈증, 고칼륨혈증, 고나트륨혈증, 포르피린증

불안 증상이 질병으로 인한 것인지 확인하려면 여러 가지 요인에 대한 세심하고 종합적인 평가가 필요하다. 질병을 진단하는 병력, 신체검진, 검사결과 상 증거가 있어야 한다. 불안은 약물치료나 물질에 의해서도 발생할 수 있으며, 그러한 불안이 발생했을 때 DM-5진단을 통하여 물질/약물-유발 불안장애 진단이 내려진다.

4. 강박 관련 장애

강박장애obsessive-compulsive disorder, OCD는 대개 10대 후반에서 20대 초반에 시작되며, 경증에서 중증의 분포를 보인다. 강박장애가 생물학적 원인을 가지고 있으며 신경학적 근거가 있는 장애라고 생각하는 많은 증거가 있다. 강박장애는 헌팅턴무도병, 뇌전증, 시드남무도병, 뇌외상과 같은 다른 신경학적 장애를 가진 환자에게 흔히 발생한다.[4] 또한 뚜렛증후군과 관련이 있다(다른 질병과 동반 발생하는 장애의 빈도가 높다). 강박증이 신경학적 장애임을 지지하는 요인은 다음과 같다.[4),20)]

1. 뇌영상연구는 강박장애환자에게서 대사활성의 증가를 보여 준다(특히, 전전두피질의 과다활동과 기저핵과 대상다발의 기능장애). 일부 연구자들은 걱정하고 지나치게 준비하는 경향은 전전두피질 과다활동의 결과임에 비해, 기저핵 기능장애가 강박장애에 포함된 복합적 신경 프로그램의 원인이 된다고 생각한다.
2. 강박장애는 가족력과 쌍생아 연구에 기초한 중요한 유전적 요인을 가지고 있다.
3. 가설에 의하면 강박장애의 원인은 세로토닌 레벨의 조절 이상이다. 임상적 연구를 통해 다른 항우울제(강박장애 환자들에게 특별히 효과가 있다고 입증된 삼환계 항우울제인 클로미프라민을 제외하고)는 효력이 없는 데 반해, 강박장애 환자들이 SSRIs에 반응한다는 사실을 보여 주었다. 강박적인 증상은 흔히 있는 증상이지만, 강박장애는 극도로 무력화시키며 고통스럽다.

강박사고obsession는 마음속에서 떨쳐버릴 수 없도록 지속적이고 반복적인 생각, 충동, 심상으로 정의된다. 강박사고는 환자가 심각한 불안을 겪도록 하지만 흔히 환자는 무감각한 것처럼 보인다. 흔한 강박사고는 사랑하는 사람에게 상처를 주지 않을까 하는 두려움이나 오염에 대한 두려움이다.

강박충동compulsion은 환자가 불안을 감소시키기 위한 시도로 수행해야 한다고 느끼는 의례적 행동이다. 흔히 있는 강박충동은 반복적인 손 씻기와 문이 잠겼는지 확인하기 위해 여러 번 문을 체크하는 것이다. 강박충동은 높은 수준의 불안을 일시적으로 감소시키는 숫자 세기, 기도하기, 강박충동적인 행동 수행하기와 같은 정신적 행위도 포함할 수 있다. 강박충동적인 의례적인 행위로 일차이득은 얻을 수 있지만 위안이 일시적이기 때문에 강박충동적인 행위는 수없이 반복된다.

강박사고와 강박충동은 서로 독립적으로 존재할 수 있기는 하지만, 두 가지는 거의 항상 함께 발생한다. 강박행동은 연속체로 존재한다. "정상적인" 사람들은 강박행동을 가볍게 여길 수 있다. 거의 모든 사람이 마음속에서 지워버리려는 시도에도 불구하고 계속해서 자기도 모르는 사이에 흥얼거리며 노래를 부른 경험을 했을 것이다. 많은 사람들이 문이 잠겼는지, 가스레인지가 꺼졌는지 미심쩍어 하면서 걱정한 경험이 있을 것이다. 이러한 걱정은 사람들이 문이나 가스레인지를 확인하기 위해 다시 가 보게 한다. 행운의 마스코트를 만지고, 나무

를 두드리고(나쁜 일이 일어나지 않도록), 성가신 뉴스를 들을 때 X 표를 그리는 것과 같은 사소한 강박충동은 사람들에게 일반적이다. 소수의 경우 안전 문제에 집중하고, 반복적인 의례 행동을 한다. 가장 심각한 수준에는 지속적인 성행위 생각, 폭력, 질병, 죽음 등이 있다. 이러한 강박사고나 강박충동은 환자에게 현저한 고통을 유발시킨다. 사람들은 이러한 행동에 대해 굴욕과 수치를 느낀다. 의례적 행동은 시간을 소비하게 되고, 정상적인 일상생활, 사회적 활동, 대인관계를 방해한다. 심각한 강박장애는 환자의 정신적인 작용을 너무 소모시켜서, 인지적 과업 수행이 손상된다. 이러한 환자들에게 자살의 위험이 있을 수 있다(특히, 동반 발생하는 우울증이 있는 경우).

1) 신체이형장애

신체이형장애body dysmorphic disorder, BDD는 괴로운 정도에서 망상에 이르는 정도까지 심하게 이어지는 아주 괴롭고도 파괴적인 장애이다. 환자는 대개 정상적인 외모를 가지고 있지만 작은 결함이 있다고 믿는다. 평균적인 발병 시기는 20세 미만이다. DSM-5 진단은 상상의 "신체적 결함 부분"을 가지고 있다는 선입견을 포함한다[강박적인 생각(예를 들면, 자신이 흉측하고 기형이라는 생각)과 강박충동적인 행동(예를 들면, 거울 들여다보기, 피부 긁기, 과도한 몸치장), 학문적 · 직업적 기능과 관련된 정상적인 사회 활동의 장애]. 신체이형장애를 가진 사람들은 자주 얼굴, 피부, 성기, 넓적다리, 엉덩이, 머리카락에 대해 걱정한다. 불행하게도 미용성형이 그러한 증상을 감소시키지 못한다.

연구자들은 성형수술(예를 들면, 코 성형수술이나 유방 확대)을 받는 신체이형장애환자들은 결과에 좀처럼 만족하지 않는다는 사실을 발견하였다. 가장 흔한 동반이환장애는 주요우울장애, 물질남용장애, 사회적 공포증이다.

신체이형장애자들은 일반인에 비해 더 높은 자살생각, 자살시도, 자살치사율을 보인다. 이 장애는 오랫동안 비밀이 유지되고 재확신에 반응하지 않는다. 치료는 SSRIs, 항우울제, 클로미프라민(삼환계항우울제), 인지행동요법을 선택할 수 있다. SSRIs에 2세대 항정신약물을 추가하면 심한 망상이 있는 신체이형장애에 도움이 될 수 있다.

2) 수집광

강박적인 수집광hoarding은 실제로는 쓸모없는 물건의 과도한 수집이다. (부자들은 전 세계에서 모은 그림, 상(像), 기타 값진 물건들을 쌓아 두는 것으로 알려져 있기는 하지만) 때로 이들은 과도한 양의 물건들을 버리지 못하는 것에 수치심을 갖기도 한다. 강박적인 쌓아두기 증상이 있는 사람들은 일상생활에서 극심한 분열과 심각한 고통을 겪으며, 사회적 고립을 초래한다. 흔히 이런 사람들은 안전하지 못한 상황에서 살고 있다. 그들의 집은 방에서 방으로 이동하는 것이 거의 불가능할 정도로 쌓여 있다. 쌓여 있는 물건들은 쓰레기와 잡동사니, 깨진 물건, 오래된 신문, 책, 옷 등이다. 부엌을 사용하지 못할 수도 있으며, 침대에서 잘 수도 없고, 탁자도 쌓여 있는 물건 더미에 묻혀있다. 수집광 환자들의 과도한 쌓아두기는 다음과 연관된다.

- 동반 발생하는 우울이나 불안장애의 증가
- 일상생활활동수행장애
- 주의산만
- 통찰력 부족과 우유부단
- 표준 정신과적 · 약물학적 치료에 대한 반응 부족
- 명백한 유전적 · 신경생물학적 특성

간호과정

1. 간호사정

1) 불안의 증상

불안환자는 본인이 자살충동에 사로잡히거나 자해 등의 부상을 유발하는 강박충동을 보이지 않는 한 입원 필요를 거의 느끼지 못한다. 그러므로 많은 불안장애자들이 다양한 지역사회 환경 내에서 지내게 된다. 오진의 예로는 심근경색이 예상되는 사람을 응급실에 데리고 갔는데 환자가 공황발작으로 밝혀지는 경우이다. 그러므로 불안장애가 질병이나 물질에 의한 이차적인 원인에 의한 것인지, 일차적인 원인에 의한 것인지를 판단하는 것이 중요하다.

2) 불안장애에서 사용되는 방어기전

사람들은 불편한 수준의 불안을 감소시키기 위하여 다양한 자기방어와 행동을 한다. 불안장애를 겪는 사람들은 특정한 방어기전을 사용한다. 종합적이고 정교한 평가도구 중 하나가 해밀턴 평가척도이다. 해밀턴척도는 불안 평가의 중요한 영역을 강조한다. 그러나 많은 설문지의 답들이 주관적이기 때문에 노련한 임상의들은 간호평가 시 이 도구를 가이드용으로만 사용한다.

3) 사정지침

(1) 불안장애

- 불안이 일차적인지, 다른 정신장애, 질병 또는 물질사용에 의한 이차적인지 판단하는 데 도움이 되도록 정확한 신체적, 신경학적 검사를 면밀히 해야 한다.
- 자해나 자살 가능성을 평가하라. 높은 수준의 제어할 수 없는 불안을 겪는 사람들은 자살을 생각하고, 시도하고, 자살한다고 알려져 있다.
- 심리사회적 평가를 수행하라. 항상 환자에게 질문하라. "최근 불안을 증가시킬 수 있는 어떤 일이 일어났나요?" 환자는 상담이나 치료하는 동안 떠오르는 문제를 확인할 수 있다. 예를 들면, 결혼 스트레스, 최근의 상실, 직장이나 학교의 스트레스 상황 등. 어떤 경우에는 확인할 수 있는 최근의 사건이 없을 수도 있다.
- 종교적 신념과 배경을 평가하라. 문화적인 차이로 불안이 나타날 수도 있다.

2. 간호진단

NANDA에서는 중증 불안장애의 간호진단을 제시하고 있다. 불안장애의 간호진단 및 증상과 징후는 [표 10-6]을 참조한다.

표 10-6 불안장애의 간호진단[6)]

증상과 징후	간호진단
• 공황발작에 대한 예기불안 • 공황발작에 대한 공포 • 일할 능력을 방해하고, 관계를 붕괴시키고, 타인과의 상호작용하는 능력을 변화시키는 높은 수준의 불안 • 집중하기 힘듦 • 공포대상에 노출로 인한 혼란 • 식욕과 먹을 필요를 못 느끼게 하는 불안 감정과 과도한 걱정	불안(중등도, 중증, 공황)
• 회피행동(공포증, 광장공포증) • 강박 때문에 걸리는 과도한 시간 • 강박적인 생각 또는 강박사고에 몰두 • 과잉조심과 실수에 대한 두려움과 연관되는 이성과 논리의 과도한 사용 • 심한 걱정이나 높은 수준의 불안을 달래기 위한 과식	비효율적인 개인대처
• 침습적 사고, 걱정, 트라우마 사건의 재연, 공포로 인한 과잉각성	수면양상의 장애
• 생활통제불능	무력감 자존감 저하
• 스스로 돌보기 수행 불가 • 계속적인 강박행동으로 먹지 못함 • 과도한 세척이나 과도한 피부 긁기	자기돌봄결핍 손상된 피부통합성
• 트라우마 사건에 대한 반복사고 • 트라우마 사건에 대한 왜곡된 기억	외상 후 증후군

3. 간호목표

간호성과분류체계(NOC)는 불안과 불안 관련 장애를 가진 환자들을 위한 바람직한 성과를 제시한다. "정신건강간호: 실무 영역과 표준" 에서는 아래의 결과를 강조한다.

- 환자의 가치와 윤리적, 환경적 상황을 반영하여야 한다.
- 문화적으로 적절하여야 한다.
- 측정 가능한 목표로 문서화되어야 한다.
- 기대되는 성과에 기간을 포함해야 한다.

"정신건강간호: 실무 영역과 표준"을 사용한 장·단기 간호목표는 [표 10-7]을 참조한다.

4. 간호계획

불안장애는 우리주변에서 많이 보게 된다. 간호사들은 병원, 지역사회, 주간프로그램센터 등에서 불안장애를 간호한다. 대개 불안장애자들은 입원을 하지 않는다. 그

표 10-7 불안장애의 장 · 단기 간호목표

불안장애	장 · 단기 간호목표
Phobia	환자는 • 불안유발 상황을 재구성하는 기술을 개발한다(특정 날짜까지). • 공포의 대상이나 상황에 대해 둔감해지기 위해 간호사/임상의사와 함께 노력한다(특정 날짜까지). • 자신에게 잘 맞는 새로운 이완 기술을 제시한다(특정 날짜까지).
Generalized anxiety disorder	환자는 • 의사결정과 문제해결 능력이 향상되었다고 말한다. • 약간 불안하지만 통상적인 업무수행능력을 보인다(특정 날짜까지) • 불안한 감정을 줄이는 데 도움이 되는 인지적 또는 행동적 대처 기술을 말한다(특정 날짜까지).
Obsessive–compulsive disorder	환자는 • 불안을 일으키는 생각으로부터 자신을 벗어나게 하고 분리되는 기법을 보인다(특정 날짜까지). • 의례적인 행동을 하는 데 쓰이는 시간을 줄인다. • 가족이나 친구와 함께 보내는 시간과 즐거운 활동 시간이 증가된다. • 침습적인 생각과 의례적인 행동에 대해 많은 통제를 할 수 있다고 말한다(특정 날짜까지).

러므로 간호계획은 대개 지역사회 환경에서 실행될 수 있는 중재를 포함한다.

불안장애 계획 시 가능한 한 대상자가 적극 참여하도록 권장해야 한다. 간호사는 대상자와 의사결정을 공유함으로써 긍정적인 성과의 가능성을 증가시킨다. 계획 공유는 경증 또는 중등도 불안 환자에게 적합하다. 중증 불안장애는 계획하기에 참여하기 어려우므로 간호사의 주도적인 역할이 요구된다.

1) 간호사의 자기관리

불안은 사람에서 사람으로 감정적으로 전달될 수 있다. 그러므로 불안장애 환자 주위에 있는 것이 간호사로 하여금 강렬하고 불편한 감정을 경험하게 할 수 있다. 간호학생이나 인턴이 매우 불안한 환자를 대할 때는 숙련된 의료전문가의 지도하에 일하게 된다. 환자들이 부정적이고 문제를 보일 때, 간호사/건강간호전문가들이 환자의 감정을 확인하고 개입하는 데 도움을 줄 수 있다. 어떤 상황에서 간호사가 환자에 대해 분노, 좌절, 기타 부정적인 감정을 느낄 때 간호사와 환자는 상호 회피의 상황을 경험할 가능성이 높아진다.

불안장애 환자와 함께 할 때 흔한 반응은 증가된 불안, 좌절, 분노, 기타 부정적인 감정이다. 예를 들면, 강박장애를 가진 환자와의 의사소통에서, 환자는 어떤 주제에 대해 집중하지 못하고 반복해서 교정과 명료화를 요구하기 때문에 간호사는 아주 분명하고 구조화된 의사소통을 제공해야 한다. 이런 과정에서 간호사/임상의에게 분노와 좌절을 표현할 수 있다. 공포, 광장공포를 가진 사람들과 함께 일할 때 빠른 진전을 보이지 않는 경우 분노 감정이 생길 수 있다. 좌절, 분노, 불안 감정, 부정적인 감정은 정신적 긴장으로 인한 긴장과 피로를 초래할 수 있다. 이러한 좌절감과 정신적 긴장(특히 장기간의 경우)은 소진으로 이어질 수 있다. 소진은 장기간의 감정적으로 힘든 상황에 따른 신체적, 감정적, 정신적인 극도의 피로라고 정의된다. 슈퍼비전, 스트레스 관리 과정, 마음 챙김, 요가, 운동, 창의적 활동, 유머가 스트레스 감소기법의 예이다.

5. 간호수행

간호사가 환자를 중재할 때 "정신건강간호의 실무영역과 표준"을 따른다. 기본적인 간호중재를 위한 전반적인 지침은 아래와 같다.

- 불안장애를 위해 효과적인 것으로 입증된 지역사회자원을 확인한다.
- 불안장애와 가족들을 위한 지역사회 지지그룹을 확인한다.
- 치료적 의사소통, 환경요법, 자기돌봄 활동의 장려, 건강교육, 건강증진을 사용한다.

1) 의사소통 지침

정신건강간호사는 불안을 감소시키고, 대처 및 의사소통기술을 향상시키며, 위기에 개입하기 위하여 불안장애 환자를 지원하는 치료적 의사소통기술을 적용한다. 환자가 통합 치료를 요구하거나 선호할 때, 간호사는 적절한 평가와 교육을 수행한다.

2) 건강교육과 건강증진

건강교육은 불안장애 환자들에게 중요한 간호이다. 환자들은 동반질환 상태를 검사하는 동안 흔히 밝혀지는 문제로 인해 치료를 요구하기 전에 수년 동안 증상을 숨겨왔을 수도 있다. 공황발작을 겪는 사람들의 50% 이상이 한두 번쯤 의학적 치료를 받는다. 특정 장애와 이용 가능한 효과적인 치료에 관한 교육은 환자들의 삶의 질을 개선하는 데 중요하다. 예를 들면, 환자들에게 그룹/전화 지원에 관한 문서 자료, 인터넷 사이트, 가까운 진료소, 의학적 정보를 알려주는 것이 건강교육과 건강증진이다.

지역사회나 병원에서 간호사는 환자들에게 장애의 증상 및 징후, 원인이나 위험요인에 관한 이론, 다른 장애와 동반 발생할 위험, 특히 물질남용장애, 우울증 등에 관하여 교육한다. 개인의 특정 장애를 목표로 한 약물치료, 완화 운동의 사용, 인지적 행동 요법과 같은 특수한 치료의 이용 가능성도 건강교육과 건강증진에서 다루게 된다.

불안장애 환자들은 그들의 기본적인 신체적 욕구가 해결되길 원한다. 수면은 현실적이고도 심각한 문제가 될 수 있다. 불안장애 환자들은 흔히 수면장애와 악몽을 경험한다. 수면 개선 방법을 교육하고(예를 들면, 온수 목욕, 따뜻한 우유, 편안한 음악), 일지를 통하여 수면을 모니터링 하는 것이 좋다.

3) 환경요법

불안장애 환자들의 외래치료는 대부분 성공적이다. 개인의 건강을 해치거나 중증 불안 증상이 있을 때나 자살충동이 있을 경우에는 입원이 필요하다. 입원이 필요한 경우 아래와 같은 치료적 환경이 좋다.

- 신체적 안전과 예측 가능성을 제공하는 하루 일과 스케줄을 잡는 것, 그로 인해 예측할 수 없는 불안을 줄이는 것
- 협력을 증진시키는 일상적인 활동을 제공하는 것
- 일대일 간호와 약속 행동을 포함하는 치료적 상호작용을 제공하는 것
- 환자 자기 돌보기 결정에 환자를 참여시키기

4) 정신치료

가장 유용한 치료법은 인지행동 요법이다. 증상을 감소시키고 타인과 환경과의 연계 증진을 위해 교육을 제공하고, 인지적 왜곡을 이해하게 하고, 행동적 접근을 제시한다. 인지행동치료의 인지적 요소는 사고를 재구성하고, 자신들의 가정, 문제, 걱정, 공포를 검토하도록 해서 문제나 걱정들이 수정 가능하게 하고, 부정적인 감정적 영향을 덜 받게 한다. 근본적으로 대상자 자신의 잘못된 개념을 수정하도록 도우며, "자기 신호"나 "자기 대화"를 변화시키도록 돕는다. 자신들의 공포를 성공적으로 재개념화하고, 스스로를 긍정적인 방식으로 보도록 교육하는 것은 약물치료와 유사한 효과가 있다.

인지행동치료는 걱정을 유발하는 핵심적인 신념의 변화를 유도하는 것이다. 아래는 그러한 신념의 예들이다.

- 공황발작: 신체적, 정신적 교란에 대한 심각한 오해
- 공포증: 회피할 수 있는 특정 상황에서의 위험
- 강박장애: 위협을 막는 안전하고 반복적인 행동에 관한 반복된 경고나 의심
- 불안장애: 신체적, 심리적 위협에 대한 공포

마음챙김 명상은 인지행동 실천의 주요 도구로 흔히 사용된다. 마음챙김 실천은 새로운 것이 아니고, 종교적으로 수세기 동안 주장해 왔고, 불교와 다른 명상적 전통에서 중요시 되어 왔다. 지난 30년 동안 주로 의료서비스 쪽에서 시행되었는데, 그 이유는 마음챙김이 우울증 증상을 완화할 뿐만 아니라 불안, 두통, 고혈압, 고지혈증, 식이장애, 물질남용, 만성통증을 완화시켜 왔기 때문이다. 원격 화상진료의 진보와 더불어 과학자들은 이러한 효과의 근저에 있는 뇌 메커니즘을 탐구하기 시작하였다. 마음챙김은 신경전달물질(특히, 기분에 영향을 미치고, 세포의 건강에 중요한 효소인 텔로메라제 활동을 증가시키고, 공포, 불안, 스트레스에 연관되는 뇌의 영역인 편도체 회백질의 농도에 영향을 미치는 세로토닌과 노르에피네프린)의 합성에 영향을 미친다.

5) 행동수정치료

불안이나 회피적 행동을 감소시키기 위해 교육과 활동

불안장애의 신경생물학과 항불안제의 효과

특정 신경전달물질의 불균형은 다양한 불안장애에 기여하는 특정 뇌 구역을 교란시키는 것으로 생각된다.

전두엽: 인지적 해석(예를 들면, 잠재적인 위협)

시상하부: 스트레스 반응의 활성화(투쟁-도피반응)

해마: 공포 반응에 관한 기억

편도체: 공포, 특히 공포증과 공황장애

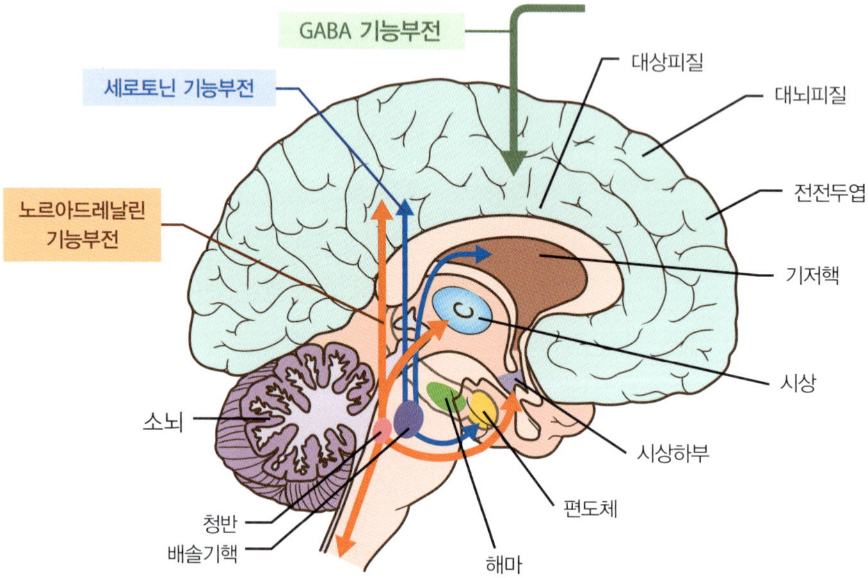

세로토닌: 중간뇌, VTA, 대뇌피질, 시상하부. 기분, 수면, 성욕, 식욕을 조절하는 것을 돕고, 통증을 억제한다. 불안장애에서 세로토닌 전달 수준 감소와 낮은 세로토닌 수준은 우울증뿐 아니라 불안장애에도 역할을 하는 것으로 알려져 있다.

감마-아미노뷰티르산(GABA): 신경전달물질들은 뇌에 광범위하게 분포되어 있다. GABA는 불안을 낮추고 기억에도 영향을 미치는 신경 활동을 늦춘다. 뇌 속의 GABA 신경전달물질 시스템의 문제가 불안장애에 관계된다는 강한 지지가 있는 것으로 보인다.

노르에피네프린 중간뇌, VTA, 대뇌피질, 시상하부: 민감성, 공포, 조건부여, 스트레스 반응(혈압과 심박수 증가)에 역할을 한다. 과도하거나 규제되지 않는 노르에피네프린은 불안장애와 관계되는 것으로 생각된다.

항불안제	작용	사용의 예
SSRIs 일차치료	뇌 속의 세로토닌 재흡수 차단	Paroxetine(Paxil): 범불안장애
SNRIs 일차치료	뇌 속의 세로토닌과 노르에피네프린 차단	Venrafaxine(Effxor): 혼합형 불안/우울증, 불안, 신경통
노르아드레날린성 약물	Propranolol: 아드레날린수용체 활동 차단 Clonidine: 아드레날린 수용체 자극	Propranolol: 사회적 불안과 수행불안의 단기 완화 Clonidine: 불안장애, 공황발작
Benzodiazepine	벤조디아제핀 수용체에 결합하여 GABA의 활동을 촉진한다. 신경전달을 늦추고 불안을 낮춘다.	Alprazolam: 공황장애와 광장공포증의 단기치료에 사용될 수 있다.
부스피론BuSpar	Buspirone은 세로토닌 5-HT_{1A} 수용체 부분 효능제로 기능하여 항불안 및 항우울 효과를 낸다.	근육긴장보다는 범불안장애와 관련되는 걱정을 치료할 수 있다.

의 신체적 실천을 포함하는 여러 가지 형태의 행동이론이 있다. 앞서 언급한 바와 같이 행동이론의 1가지 형태는 이완 훈련이다. 그 예들은 다음과 같다.

- **모델링**modeling: 상황에 적절한 행동 따라 하기
- **체계적 둔감법**systematic desensitization: 불안으로부터 벗어날 때까지 점진적으로 공포 대상이나 상황에 노출하기
- **반응제어**response prevention: 치료자와 함께 충동행동(예: 손 씻기)을 제어하기; 충동이 감소될 때까지 의례적 행동들 사이의 기간을 환자가 통제하도록 점진적으로 돕기

• **사고중지법**thought stopping: 예를 들어, 강박증이나 부정적인 사고를 멈추기 위해 손목에 고무밴드 채우기

6) 약물학적 치료

불안장애는 만성적이고 치료가 힘들지만 대부분의 경우 치료가 가능하고 유용한 치료법이 많다. 여러 종류의 약물치료가 불안장애의 치료에 효과적인 것으로 알려져 있다. 정신약물학은 다른 요법(특히 CBT)에서 사용하는 중요한 보조적 치료이다. 최근연구의 의하면, 세로토닌계 또는 노르아드레날린계로 치료할 때 전통적인 항우울제(삼환계) 하나만 사용하는 경우보다 불안 증상에 훨씬 더 효과가 있다고 보고하였다. 아래의 약물치료가 유용한 것으로 나타났다.

• **Benzodiazepine**: 단기 치료를 위해서만 처방된다. 물질사용 문제가 있는 환자를 위해서는 권장되지 않는다[Benzodiazepine은 중독성이 강할 수 있고, 단기간(특히, 불안/우울증을 위해 자기 투약하는 경우) 처방된다].
• **부스피론**: 불안장애의 관리이 약물은 비중독성이어서 불안 증상(예를 들면, 범불안장애)의 장기적인 완화를 위한 처방이다].
• **SSRIs**: 모든 불안장애, 강박장애, 신체이형장애를 위한 1차 약물
• **SNRIs**: 예를 들면, venlafaxine, 밀나시프란, 듀록세틴. 현재 venlafaxine만이 공황장애, 범불안장애, 사회불안장애를 위해서 승인되었다.
• **삼환계 항우울제**: 공황장애, 범불안장애, 사회불안장애를 가진 사람들에게 2차 또는 3차 사용. 강박장애에는 클로미프라민이 효과적이다.
• **MAOIs**: 현재 사회불안장애와 민감성이 있는 사람들에게 사용되고 있다.

불안장애의 약물치료는 [표 10-8], 선택적 불안장애의 약물 및 심리치료는 [표 10-9]를 참조한다.

(1) 항우울제

앞서 언급한 바와 같이 SSRIs는 불안장애, 강박장애, 신체이형장애를 위한 1차 약물이다. 이 약은 효과가 빠르기 때문에 삼환계 항우울제(TCAs)보다 선호되고, 부작용이 적고, 효과가 더 좋다. 모노아민산화효소 억제제(MAOIs)는 환자가 음식조절을 따르지 않는 경우 생명을 위협하는 고혈압 위험 때문에 치료저항성 상황에서는 유보된다(티라민이 함유된 음식을 금하며, 구체적인 식이 지시사항을 줌). Venlafaxine(Effexor)과 Duloxetine(Cymbalta)는 불안장애를 치료하는 데 사용되는 SNRIs이다.

항우울제는 동반 발생하는 우울장애를 치료하는 2차적 이익도 있다. 불안과 우울은 흔히 함께 발생하기 때문에 이러한 약제는 긍정적인 효과를 초래할 수 있다. 그러나 유의할 점이 3가지 있다. 첫째, 치료를 시작할 때 일시적으로 불안 증상을 증가시키는 활성화 영향 때문에 소량의 SSRIs를 사용하여야 한다. 둘째, 동반 발생하는 양극성장애가 있는 환자는 항우울제의 사용이 기분안정제나 심지어는 항정신병제의 첨가를 요하는 조증증상발현을 유발할 수도 있다. 셋째, 동반 발생하는 물질사용장애를 가진 환자에게는 MOIAs의 사용이 금지된다. 자극제의 사용으로 인한 고혈압위기 위험 때문이다.

(2) 항불안제

항불안제는 불안장애의 신체적, 심리적 증상을 치료하기 위해 흔히 사용된다. 중등도 또는 중증 불안이 감소할 때, 환자는 기저 문제를 해결하는 치료에 더 잘 참여하게 된다. Benzodiazepines은 빠른 효과 때문에 가장 흔하게 처방된다. 그러나 의존 가능성 때문에 다른 약물이나 치료가 증상을 감소시킬 때까지만 사용되어야 한다. 간호사는 benzodiazepines의 부작용인 진정작용, 운동실조, 인지기능저하를 모니터링 하여야 한다. 앞서 언급한 바와 같이 benzodiazepines은 물질사용 문제를 가진 환자에게는 권장되지 않으며, 임신 중이거나 모유 수유 중인 여성에게 투약해서도 안 된다. [BOX 10-1]에 대상자와 가족치료지도에 관한 중요한 정보를 제시하였다.

BuSpar은 의존성을 유발하지 않는 대안적인 불안완화제이다. 그러나 충분한 효과가 발생하기까지는 2~4주가 요구된다. 불안장애에 관한 이 약물의 유용성은 범불안장애의 치료에 국한되는 것 같다.

표 10-8 불안장애의 약물치료[8),27)]

일반명	상품명	비고
벤조다이제핀		
Alprazolam*	Xanax Xanax XR	불안완화제는 변연계와 대뇌피질 부위의 신경전달을 억제한다. 불안의 단기 치료에 유용하다. 의존성과 내성이 있다. 이 약품은 강박장애 또는 PTSD를 위한 1차 치료약물로 사용되지 않는다.
Diazepam	Valium	
Lorazepam*	Ativan	
Oxazepam	Serax	
Chlordiazepoxide	Librium	
Clorazepate	Tranxene	
부스피론		
Buspirone hydrochloride †	BuSpar	불안을 완화시키지만 benzodiazepines이 시도된 후에 가장 잘 작용한다. Benzodiazepines보다는 진정효과가 덜하다. 신체적, 심리적 의존을 유발하지 않는다. 효과가 나타나는 데 3주 이상이 필요하다.
선택적 세로토닌 재흡수 억제제(SSRIs) **1차 약물**		
Citalopram	Celexa	Escitalopram은 계절적 정서장애나 공황장애에는 효과가 없음
Escitalopram	Lexapro	
Fluoxetine	Prozac	
Fluvoxamine	Luvox	
Paroxetine	Paxil	
Sertraline	Zoloft	
세로토닌-노르에피네프린 재흡수 억제제(SNRIs) **1차 약물**		
Duloxetine	Cymbalta	1~2주 이내에 작용
Venlafaxine	Effexor	
삼환계 항우울제(TCAs) **2차 또는 3차 약물**		
Amitriptyline	Elavil	Clomipramine은 강박장애, 공황장애, 범불안장애, 계절적정서장애에 효과; Surmontil에도 반응
Clomipramine	Anafranil	
Desipramine	Norpramin	
Doxepin	Sinequan	
Imipramine	Tofranil	
Maprotiline	Ludiomil	
Nortriptyline	Pamelor	
Trimipramine	Surmontil	
Amoxapine	Asendin	
베타차단제		
Propranolol	Inderal	수행불안(무대공포증)에서처럼 불안의 신체적 증상을 완화시키기 위해 사용된다.
Atenolol	Tenormin	

GAD(Generalized anxiety disorder); OCD(obsessive-compulsive disorder); PD(panic disorder); PTSD(posttraumatic stress disorder)
* 만성적 또는 예측불가불안증후군을 치료하는 데 가장 흔히 사용되는 benzodiazepines
† 범불안장애 1차 치료에 유용함

(3) 기타약물치료

불안장애를 치료하는 데 사용되는 다른 종류의 약물치료는 베타차단제, 항히스타민제, 항경련제 등이 있다. 1차 약물치료가 비효과적인 경우 이러한 약물들이 추가된다. 베타차단제는 공황장애와 사회불안장애를 치료하기 위해 사용된다. 항경련제는 범불안장애, 사회불안장애, 사회불안장애가 동반된 우울증의 관리에 효과적이다[BOX 10-1].

6. 간호평가

일반적으로, 불안장애가 있는 대상자에 대한 평가의 결과는 아래와 같은 질문으로 할 수 있다.

- 대상자의 불안수준이 감소되었는가? 환자의 현재 증상으로 불안의 수준을 기술하라.
- 대상자는 불안증상을 스스로 인식하는가? 불안이 증가할 때 대상자는 어떤 증상을 경험하는가? 환자는

표 10-9 불안장애의 치료* 15),17),26)

장애	약물요법	심리치료	비고
Panic disorder	SSRIs; SSRIs에 반응을 보이지 않으면 benzodiazepines과 함께 단기로 사용하거나 venlafaxine이나 삼환계 항우울제의 다른 종류로 전환할 수 있다.	인지-행동치료 • 이완법 • 심호흡 • 인지적 재구성 • 체계적 둔감법 • 노출법	– 치료 초기단계에 공황발작을 감소시키거나 제거하기 위해 benzodiazepines(단기)을 사용한다. – 항우울제가 공황 증상발현을 감소시키고 기저에 있는 우울증을 치료할 수 있다. – 인지행동치료는 새로운 대처기술과 사고를 재구성하는 방법을 가르친다.
Generalized anxiety disorder	약이 필요한 경우: • BuSpar은 반추와 걱정을 줄이지만 중독성은 없다. • SSRI와 TCA항우울제는 만성적 불안에 효과적이다. • 연구용 신약으로는 pregabalin과 기타 항경련제가 있다.	인지적 행동요법 또는 불안관리요법 불안관리요법: 교육, 이완운동, 불안유발 자극에의 노출	많은 환자들이 심리적 치료 도움으로 약을 필요로 하지 않을 수 있다
Social phobia/social anxiety disorder	SSRIs 또는 venlafaxine이 1차 약물이다. SSRIs는 민감성을 늦추는 데 도움이 될 수 있다. 베타차단제는 불안의 신체적 증상에 효과적이다(예를 들면, propranol) Gabapentin(Neurontin)과 pregabalin과 같은 항경련 제가 시험 중이다.	인지적 행동요법이 6~12주 후 증상을 개선하는 데 도움이 될 수 있다	Benzodiazepines은 장기간 복용 시 중독될 수 있으며 사회 불안장애에 선택되는 약물이 아니다
Obsessive-compulsive disorder	SSRIs는 강박장애 증상을 직접 감소시키고(예: fluvoxamine[Luvox]과 fluoxetine[Prozac]) TCAs(예: clomipramine[Anafranil])	노출 및 반응제어[ERP]는 정서적으로 치료하기 까다로운 환자들에게 75~80% 성공적이다. SSRIs는 강박장애 증상을 감소시킨다	– 세로토닌계 치료와 더불어 효과적이고 필요함 – 실제노출법과 반응제어가 결정적이고 필수적이다 – 완벽한 완화는 흔하지 않다

MAOI(Monoamine oxidase inhibitor); SSRI(selective serotonin reuptake inhibitor); TCA(tricyclic antidepressant)
* 치료를 일찍 시작하면 할수록 성공적 회복 가능성이 커진다.

BOX 10-1 환자 및 가족 교육: 항불안제

1. 대상자와 가족의 유의사항
   - 의사의 허락 없이 용량이나 빈도를 증가하지 말 것
   - 투약 후 기계장비 다루는 능력이 감소됨에 유의할 것(예: 자동차, 톱, 기타 기계)
   - 술을 마시거나 다른 항불안제와 함께 먹지 말 것(상승작용)
   - Caffeine이 든 음료를 피할 것(약의 효과 감소).
2. Benzodiazepines 복용자에게 임신을 피하도록 권고(태아기형 위험 증가)
3. 환자에게 모유 수유를 하지 않도록 충고(약이 모유로 분비되어 아기에게 해로운 영향)
4. 모노아민 산화효소 억제제를 복용하는 환자에게 티라민 함유 식품 제한을 교육하기
5. 환자에게 다음 사항 교육하기
   - 매일 복용으로 3~4개월이 지난 후 benzodiazepines 복용을 갑자기 중단하면 불면증, 과민성, 신경질, 구강 건조, 진전, 경련, 심지어는 정신 이상과 같은 금단증상을 초래할 수 있다.
   - 약품은 위장 불편을 감소시키기 위해 식사나 간식과 함께(또는 직후에) 복용하여야 한다.
   - 약물상호작용이 발생할 수 있다. 제산제가 흡수를 지연시킬 수 있다. Cimetidine이 benzodiazepines의 물질대사를 방해하여, 진정작용을 증가시킨다. Alcohol 및 barbiturates(진정수면제)와 같은 중추신경계 억제제가 진정작용을 증가시킨다. 물질대사의 감소로 혈청 페니토인 농도가 너무 높아질 수 있다.

강박증, 강박충동, 공포증, 걱정 또는 다른 불안공포 증상을 계속해서 보이는가? 만약 그렇다면, 하루 중 지속되는 불안 정도를 수량화하도록 해 보라. 환자는 긴장 수준의 변화를 어떻게 설명하는가?

- 대상자가 불안을 다루기 위해 배운 것 중에 어떤 방법을 사용하는가?
- 대상자는 자기 돌보기를 적절하게 수행할 수 있는가? 건강관리 요구를 관리하는 능력의 변화를 설명하라.
- 대상자가 만족스러운 대인관계를 유지할 수 있는가? 대상자는 전에 비해 현재의 친밀관계를 어떻게 설명하는가?
- 대상자가 일상적인 역할을 할 수 있는가? 특정 역할수행이 개선된 것과 여전히 해야 할 역할수행을 확인하라.
- 투약에 대해 대상자가 불만이 있는가?

시뮬레이션: 강박장애

시나리오

8살 T는 학교 보건실에 방문하였다. 보건교사와 함께 실습 중이던 나는 T가 기침이 심하고 고열이 있어 급히 그의 어머니에게 전화를 했다. 기다리는 동안 T는 걱정스러워 하였다. "세균이 사람들을 병들게 만들어요."라고 말했다. 나는 고개를 끄덕였다. "(그의 붉고 건조한 손을 잡으면서)하지만, 엄마가 하는 것처럼 손을 여러 번 씻었는데 어떻게 병에 걸리겠니?" T는 기침 때문에 티슈를 뽑았다. "엄마처럼 문손잡이를 잡을 때 티슈를 사용하지 않아서 저는 아마 병에 걸릴 거예요." J(T의 어머니)가 도착했을 때 나는 자기소개를 하고, T가 필요한 자료작성을 하는 동안 우리는 대화를 나누었다.

치료목표

T는 자신의 불안과 강박적인 손 씻기를 관리하기 위해 도움이 필요하다는 사실을 인정할 것이다.

학생간호사-환자 상호작용	학생간호사의 느낌	정신건강간호개념
J: "오후에 T를 소아과에 데려 갈 거예요. 아침에 뾰루퉁하게 행동하기는 했지만 열은 없었어요."	가여운 꼬마라고 느끼며, .	T는 엄마를 보자 안심하는 것 같았다. 학대나 방치의 징후는 관찰하지 못했다.
학생: "아이에 대해 걱정이군요." 그녀는 고개를 끄덕였다. "T는 엄마처럼 손을 자주 씻는다고 말했지만, 세균에 감염될까봐 걱정했어요."	나는 이 사람을 방금 만났는데도 남의 이야기에 끼어들고 있어. 즉, 내가 실수하는 것이 아닐까 하는 생각이다. 아무 말도 안 하기보다는 도우려고 노력하고 있으므로 실수를 하는 것이 더 낫다고 생각한다. 내가 걱정한다고 생각한다.	T는 8살인데 걱정이 너무 많다. 병에 걸리는 것이 자기 잘못인 것을 두려워하는 것처럼 보였다.
J: 충격을 받은 것처럼, "불쌍한 아기! 나의 문제가 내 아이에게 영향을 미치기를 원하지 않았는데..."		T에 관한 정보를 제공한다. T의 손을 보고, 그가 하는 말을 들은 결과, 이것은 문제가 될 수 있다. 그의 엄마가 강박적인 성향을 가지고 있지 않을까 걱정이다.
학생: "당신의 문제라고요?"		나는 재진술을 사용한다. J씨는 문제를 확인할 수 있기 때문에 통찰력을 가질 수도 있다.
J: "지금까지 나는 그저 집이 깨끗해지기를 원한다고 스스로를 안심시켜왔어요"	본인의 행동이 지나치게 집을 깨끗하게 유지하는 것인데 어떻게 모를 수가 있을까?	그녀는 부정과 합리화 기전을 사용한다.
학생: "손 씻기와 문손잡이에 닿지 않기 위해 티슈를 사용하는 이 모든 것들을 어떻게 설명하시겠습니까?"	내가 그녀를 비난하려던 것은 아니었다. 이것은 논리적인 결정에 관한 것이 아니다. 장애에 관한 것이다.	나는 개방질문을 했지만, 그녀를 비판하는 것처럼 말했고, 도전적이거나 심지어는 꾸짖는 느낌이었다.
J: 침울해 보인다. 말이 없다.		
학생: "죄송합니다. 설명을 하려고 했는데, 윽박질렀나 봅니다."		온정적으로 말하면서 회복하려 노력한다. 미안하다고 말함으로써 일이 제대로 되기를 희망한다.
J: 고개를 끄덕이고는 눈맞춤을 한다. "T의 아빠가 특수부대로 아프가니스탄으로 돌아간 이후 저는 항상 걱정이에요. 제가 정신이 나간 사람 같다는 것을 저도 알아요. 하지만 집 청소, 손 씻기, 문손잡이 닦기를 그만두려 할 때, 저는 T아빠가 자살폭탄테러범에 의해 폭발을 당하는 장면을 봅니다."	전쟁터에 나가 있는 사랑하는 사람에 대해 매우 걱정한다. "미칠 것 같이" 걱정한다. 정신질환의 낙인이 편안한 마음으로 치료 받는 것을 방해한다. 그녀가 걱정이다.	"항상" 걱정한다는 말은 범불안장애처럼 들린다. 의례적인 손 씨기에 의해 완화되는 강박적 걱정은 강박장애인 것 같다. 특히 육아 역할에서 그녀의 자존감은 낮은 것 같다.
학생: "어머님은 너무 자주 두렵고 너무 외롭군요."	나는 항상 무조건적 수용을 보이기를 원한다. 감정을 반영할 때 나는 공감을 보인다. 그녀가 해야 할 모든 일에 대해 슬픈 감정을 느낀다. 그녀는 분명히 아들을 걱정한다.	감정으로 해석하려고 시도한다.
J: 눈에 눈물이 고인다. "씻는 동안에 제 마음은 잠시 편안합니다. 그러다 피 묻은 나의 맨손을 보게 됩니다. 그제야 T를 걱정합니다. 불쌍한 아이가 나보다 더 소중한데."		
학생: "J씨, 스스로에 대해 실망한 것 같군요." J: "때로는 공황 상태를 느낍니다. 포기하는 것처럼."		그녀의 자존감을 평가한다. 낮은 자존감, 우울한 기분, 자살충동이 뒤섞인다. 그녀가 하는 말의 의미를 이해했는지 알기 위해 확인한다.
학생: "포기하는 것처럼...자살과 같은...?"	자살에 대해 묻는 것이 섣부르다고 느꼈다. 그러나 자살이라는 단서를 간과 하는 것보다 물어보는 것이 더 낫다.	자살에 대해 묻는 것이 자살의 생각을 심어 주지는 않는다.
J: "아니오, 절대로요. T에게 그런 짓은 안돼요. 잠시라도 씻기를 참을 수 있는 유일한 시간은 집에서 T가 내 도움을 필요로 할 때와 축구 하는 것을 볼 때입니다."	그녀는 이유가 자신이 아니라 아들이라고는 했지만 즉시 "아니오"라고 대답한 데 대해 아주 안심이 된다.	그녀는 많은 대답에서 아들에 관해 집중하였다. J는 충동행동을 억제하는 것이 건강한 행동이라고 인식한다. 나는 그 의미를 명료화한다.

시뮬레이션: 강박장애 (계속)

학생간호사-환자 상호작용	학생간호사의 느낌	정신건강간호개념
학생: "그래서 때로는 충동적인 씻기 행동을 지연시킬 수 있군요. 그때 기분이 어때요?"	나는 그 행동을 "충동적"이라고 불렀다. 그 행동을 "충동적"이라는 말로 이름 짓는 것이 그녀를 위협하지 않기를 바란다.	나는 "… 할 수 있군요"라고 말함으로써 지지를 보낸다. 그리고 개방형 질문을 한다.
J: "내 자신이 자랑스러워요. 하지만 남편이 걱정도 돼요. '충동적'이라고 하셨죠. 그 말은 의사에게서 들었어요."		J는 TV에서 강박장애에 대해서 들은 사실을 확인했다. 그것이 그녀의 의례적인 행동에 대해 말하는 데 도움이 되었을 것이다.
학생: 고개를 끄덕인다. "강박장애는 약물과 치료요법에 효과가 있습니다. 당신 혼자서 이 모든 일을 해결해서는 안 됩니다."	J가 정말로 치료를 받을 것이라는 희망을 느꼈다.	나는 그 의미를 확인(명료화)하고 그녀의 감정을 평가한다. 나는 강박장애가 치료에 반응한다는 정보를 주면서 가르치는 느낌이다.
J: 그녀는 붉고 건조한 손을 내려다보면서 "T를 위해 저는 준비가 되었어요." 나는 지켜보면서 기다린다. "그리고 저 자신을 위해서" T가 합류한다. J는 보건교사에게 지역사회 정신건강복지센터 전화번호를 요구한다.		

근거기반실무 Evidence-Based Practice 3),28)

문제 불안 병력이 있는 37세 남성이 과다호흡과 가슴통증으로 응급진료를 받으러 왔다. 증상은 월요일부터 예기치 않은 업무량 증가로 시작되었다. 환자는 아내가 없으며, 업무를 수행할 수 없을 까 두려워하며, 직장을 잃어서 자녀를 부양하지 못하게 될까 걱정한다. 검사와 ECG가 수행된 후 증상은 공황발작으로 진단되었다. 간호사는 공감하면서 경청하고, 환자와 호흡 기법을 수행한다. 넷을 셀 동안 천천히 호흡을 들이킨 후, 넷을 셀 동안 호흡을 멈추고, 여덟을 셀 동안 호흡을 내 뱉는다. 간호사는 여러 차례 환자와 함께 시행한다. 대상자는 심호흡법이 그를 안정시키고 공황발작을 멈추게 하는 데 얼마나 효과가 있는지 놀라움을 표시한다.

근거기반실무사정

A. **당신은 이번 경험을 통해 무엇을 알게 되었는가?**
불안은 생활의 모든 영역을 방해할 수 있다. 공황발작은 호흡장애나 심지어는 심근경색처럼 느끼게 하여 환자에게 공포를 유발할 수 있다. 증상을 빨리 해결하기 위하여 대상자들은 흔히 benzodiazepine을 원한다. 대상자가 시도에 동의한다면 이완운동과 호흡 운동이 아주 효과적일 수 있다.

B. **문헌에서는 무엇이라고 하는가?**
불안을 감소시키기 위한 이완요법과 유도된 이미지, 마음챙김, 호흡운동, 요가, 마사지, 운동, 반려동물요법, 기타 대안적인 요법들을 지지하는 광범위한 연구가 있다. Benzodiazepine은 아주 효과적일 수 있지만 중독 가능성, 반동불안, 마취제와 같은 다른 약물치료와의 결합 위험, benzodiazepine 장기 복용과 치매 사이의 관련, 우울증 유발, 급성기의 단기간 사용 권장과 관련하여 신중한 사용이 필요하다.

C. **환자가 원하는 것은 무엇인가?**
대상자는 처음에는 benzodiazepine을 요청하면서 그것이 자신에게 효과가 있는 유일한 방법이라고 말했다. 그런데 상담이 끝나갈 때쯤, 간호사의 권고 사항을 따를 뿐 아니라 간호사와 실천했던 호흡운동을 시행했다.

계획 간호사는 근처의 지역사회 정신건강 복지센터에 있는 이완운동 클래스에 환자를 의뢰하였다. 환자와 이완운동과 관련된 이미지를 의논하고, 집에서 사용하도록 정보가 담긴 CD를 제공하고, 상담동안 연습했던 호흡운동을 계속할 것을 권유하였다. 그 밖에 환자의 새로운 업무의 첫 주간을 잘 지낼 수 있도록 돕기 위하여 약물처방을 받도록 권하였다.

QSEN 사전지식, 기술 및 태도(KSAs)

안전: 심장문제가 없다는 것을 확인 후, 조심스럽고 적합한 방식으로 벤조디아제핀 사용
환자중심간호: 사용가능한 자원 제공, 주의 깊은 경청, 개별화된 간호계획 개발

핵심요약

- 불안과 공포의 차이는 대상의 유무이다. 불안은 알지 못하거나 인식하지 못하며 대상이 명확하지 않은 반면, 공포는 특정 위협에 대한 반응으로 대상이 있다.
- 불안은 적응적 또는 부적응적/정상, 급성, 만성불안으로 구별된다.
- Peplau는 불안의 4가지 수준(대상자의 인지적 분야, 학습능력, 신체적 또는 기타 특징)으로 정의하였다.
- 효과적인 심리적 중재는 경증에서 중등도수준의 불안중재와 중증에서 공황수준의 불안중재로 나눌 수 있다.
- 불안에 대응하는 방어는 적응적 또는 부적응적일 수 있다. 방어기전은 건강한 방어기전, 중간 방어기전, 미성숙한 방어기전으로 나타낸다.
- 불안장애는 미국에서 가장 흔한 정신적 장애로 주요우울장애/물질사용장애와 자주 동반이환된다. 강박장애와 신체이형장애도 높은 비율로 주요우울증을 동반한다.

- 불안장애와 강박장애의 유전적 요인과 생물학적 요인이 확인되었다.
- 심리적 이론, 문화적 영향, 사회 · 경제적 상태는 불안장애를 이해하는 데 도움이 된다.
- 불안장애환자는 공황장애, 비합리적인 공포, 과도한 걱정, 통제할 수 없는 강박적 행동 또는 스트레스에 대한 심한 반응을 나타낸다.
- 불안장애와 수집광은 정신과적 도움을 받는 일을 당황스러워하거나 부끄러워한다. 많은 불안장애를 가진 사람들이 여러 신체적 불편사항을 정신전문가가 아닌 1차의료제공자에게 의뢰하기도 한다.
- 강박장애와 비교적 경미한 형태의 신체이형장애를 치료하는 데 효과적인 심리치료의 한 형태는 약물치료와 병행하는 인지행동치료이다.
- 중재로는 상담, 환경요법, 자기 돌보기, 정신생물학적 치료, 건강교육 등이 있다.

참고문헌

1) American Nurses Association, American Psychiatric Nurses Association, & International Society of Psychiatric-Mental Health Nurses. (2014). *Psychiatric-mental health nursing: scope and standards of practice.* Silver Springs, Md Nursesbooks.org.
2) American Psychiatric Association. (2013). *Diagnostic and statistical manual of mental disorders (DSM-5)* (5th ed.). Washington, DC: APA.
3) Billioti de Gage, S., Moride, Y., Ducruet, T., et al. (2014). Benzodiazepine use and risk of Alzheimer's disease: case-control study. *British Medical Journal, 349*(g5205).
4) Black, D.W., & Andreasen, N.A. (2014). *Introductory textbook of psychology* (6th ed.). Washington, DC: American Psychiatric Publishing.
5) Boundless. (2015). Retrieved April 5, 2016 from https://www.boundless.com/psychology/textbooks/boundless-psychology-textbook/biological-foundations-of-psychology-3/structure-and-function-of-the-brain-35/the-limbic-system-154-12689/
6) Herdman, T.H. (Ed.) *Nursing Diagnoses-Definitions and Classification 2015-2017.*
7) Holzel, B., & Carmody, J. (2011). Mindfulness practice leads to increases in regional brain gray matter density. *Psychiatry Research: Neuroimaging, 191,* 36-43.
8) Lehne, R. A. (2011). *Pharmacology for nursing care* (7th ed.). St Louis: Saunders.
9) MEDLINEplus, U.S. National Library of Medicine, & NIH. (2010). *Valerian.* Retrieved February 11, 2011, from www.nlm.nih.gov/MEDLINEplus/druginfo/natural/870.html.
10) Moorhead, S., Johnson, M., Maas, M.L., et al. (2012). *Nursing outcomes classification (NOC)* (5th ed.). St Louis: Mosby.
11) North American Nursing Diagnosis Association International (NANDA-I). (2015). *NANDA nursing diagnoses: definitions and classification 2015-2016.* Philadelphia: NANDA-I.
12) Peplau, H.E. (1968). A working definition of anxiety. In S.F. Burd, & M.A. Marshall (Eds.), *Some clinical approaches to psychiatric nursing.* New York: Macmillan.
13) Pines, A., & Aronson, E. (2008). *Career burnout: causes and cures.* New York: Free Press.
14) Pollock, M.H., Otto, M.W., Whittmann, et al. (2010). Anxious patients. In T.A. Stern, G.L. Fricchione, N.H. Cassem, et al. (Eds.), *Massachusetts General Hospital: handbook of general hospital psychiatry* (6th ed.). Philadelphia: Saunders.
15) Preston, J., & Johnson, J. (2015). *Clinical psychopharmacology made ridiculously simple* (6th ed.). Miami, Fla: MedMaster.
16) Preston, J., & Johnson, J. (2015). *Clinical psychopharmacology: made ridiculously simple* (8th ed.). Miami, Fla: MedMaster, Inc.
17) Preston, J.D., O'Neal, J.H., & Talaga, M. C. (2013). *Handbook of clinical psychopharmacology for therapists* (6th ed.). Oakland, Calif: New Harbinger Publications.
18) Preston, J.D., O'Neal, J.H., & Talaga, M.C. (2013). *Handbook of clinical psychopharmacology for therapists* (7th ed.). Oakland, Calif: New Habinger Publications.
19) Reese, S.M. (2011). *Burned out? How doctors recover their spark.* Retrieved July 28, 2011, from www.medscape.com/viewarticle/746117?src=nl_topic.
20) Sadock, B.J., Sadock, V.A., & Ruiz (2015). *Kaplan and Sadock's synopsis of psychiatry* (11th ed.). Philadelphia: Wolters/Lippincott Williams & Wilkins.
21) Satcher, D., Delgado, P.L., & Masand, P.S. (2005). A surgeon general's perspective on the unmet needs of patients with anxiety disorders. *Medscape Psychiatry & Mental Health, 10*(2).
22) Schneir, F.A., Vidar, H.B., Vogel, L.R., et al. (2014). Anxiety, obsessive-compulsive, and stress disorders. In L. Janis Cutler (Ed.), *Psychiatry* (3rd ed.). New York: Oxford University Press.
23) Sullivan, H.S. (1953). *The interpersonal theory of psychiatry.* New York: Norton.
24) University of Maryland Medical Center (UMM). (2009). *Kava kava.* Retrieved February 11, 2011, from www.umm.edu/almed/articles/kava-kava-000259.htm.
25) Vaillant, G.E., & Vaillant, C.O. (2004). Normality and mental health. In B.J. Sadock, & V.A. Sadock (Eds.) *Kaplan and Sadock's comprehensive textbook of psychiatry* (8th ed.) *vol. 1.* (pp. 583-597). Philadelphia: Lippincott Williams & Wilkins.
26) Varcarolis, E. (2012). *Essentials of psychiatric mental health nursing.* Philadelphia: WB Saunders.
27) Varcarolis, E. M. (2014). *Manual of psychiatric mental health nursing care plans* (5th ed., p. 151). St Louis: Saunders.
28) WebMD. (2015). *Mindfulness-based stress reduction-topic overview.* Retrieved from www.webmd.com/balance/tc/mindfulness-based-stress-reduction-topic-overview.

CHAPTER 11

신체증상 및 관련 장애와 해리장애

Somatic Symptom and Related Disorders and Dissociative Disorders

Susan L. Frost, Chyllia D. Fosbre, Elizabeth M. Varcarolis

학습목표

1. 신체증상장애의 특징을 이해한다.
2. 신체증상장애와 허위성장애의 차이를 이해한다.
3. 신체증상장애와 해리장애의 원인 및 기본증상을 설명한다.
4. 신체증상장애와 해리장애의 간호중재에 대해 설명한다.

주요개념: 신체화[1)]

신체화는 신체적 증상을 통해 심리적 고통을 경험하고 전달하는 과정이다. 증상은 확인 가능한 의학적 근거가 있거나 또는 없을 수도 있다. 주요 특징은 신체적 증상에 대해 환자가 가지는 과도한 괴로운 반응이며, 이는 삶의 장애를 가져올 수 있다. 이것은 허위성장애를 제외하고는 대부분 무의식적인 과정이며, 이 장에서 보다 심도 있게 논의될 것이다.

주요개념: 해리

누구나 해리를 어느 정도 사용한다. 몽상, 상상, 멍때림은 건강한 해리의 예이며, 이는 문제를 해결하거나 긴장을 푸는데 창조적인 방법으로 사용될 수 있다. 하지만, 심각한 해리는 정상적인 몽상과는 다르며 심리적으로 통합할 수 없는 주요 외상에 의해 발생된다. 사건의 심각성과 충격에 따라 사람은 단기 또는 장기간 특정한 사건을 기억하지 못하며 비현실적이고 무심해진다. 가장 심각한 경우에는 극심한 외상이나 남용을 견디기 위해 1가지 이상의 인격을 만들어낸다.

신체증상 및 관련 장애

1. 서론

신체증상장애somatic symptom disorder와 관련 장애(DSM-IV에서는 신체화장애)는 비정상적인 사고, 감정, 행동반응을 수반하는 하나 이상의 신체적 증상이 존재하는 장애 그룹이며, 종종 신체적 소견이나 의학적 질병이 없이 나타나곤 한다. 이러한 증상은 극도의 스트레스 및/또는 역기능으로 초래된 삶의 고통과 관련된다.[14)] DSM-5에서는 신체적 증상의 존재뿐 아니라 지속적이고 과도한 방식으로 증상을 표현하고 해석하는 개인의 방식을 강조한다. 흔히, 신체증상장애 대상자는 의료서비스이용의 증가, 기능손상, 의료제공자에 대한 불만족, 동반 정신질환 그리고 표준치료에 대한 실패와 관련이 있는 경우가 많다. 이들은 신체적 증상이 있기 때문에 1차적으로 정신건강의학과가 아닌 내과에서 흔히 볼 수 있다. 실제 진단된 의학적 문제와 신체증상장애가 동시에 존재할 수 있으며, 그것이 진단을 어렵게 만든다.

신체증상장애 대상자는 지각된 건강문제에 극도로 그리고 지속적으로 괴로움에 사로잡힌다. 불필요한 검사를 요구할 수 있으며 의료제공자의 권장사항을 준수하지 않을 수도 있다. 이들은 자신의 증상, 선입관 및 높은 불안으로 심각한 삶의 장애를 경험한다. 일반적으로 많은 의료비용을 부담하는 경향이 있으며, 표준치료에 실패하는 사람들이다.

환자는 신체적 고통에 관해 의사로부터 답변을 얻지 못할 경우, 좌절감을 느끼고 안심을 얻기 위해 여러 의료기관을 방문할 수 있다(일명, 의사쇼핑). 불행히도 이들은 종종 불필요한 수술, 침습적 진단검사, 약물치료를 받을 수 있으며, 이는 생명을 위협할 수 있다.[7] 또한 원인탐색의 불가능과 환자의 고조된 감정 때문에 의료전문가에게도 좌절감을 줄 수 있다.

허위장애를 제외한 대부분의 신체증상장애의 증상은 의도적인 것이 아니며, 환자의 의식적인 통제 하에 있지 않다는 것을 기억하는 것이 중요하다. 철저한 검진을 받은 후, 환자의 징후와 증상에 대해 신체적인 원인이 발견되지 않는다면, 신체증상장애가 원인인지 또는 기여인자인지 판단하기 위해 정신건강 평가를 수행해야 한다. Yates(2014)는 불안이나 기분장애가 신체적 통증이나 증상을 악화시킬 수 있기 때문에 불안이나 기분장애가 신체증상장애로 이어지기 전에 고려해야 한다고 조언한다. 일부 문화권에서는 신체적 징후 및 증상이 심리적 스트레스를 표현하는 주된 수단으로 나타나기 때문에 문화적 요인을 평가할 필요가 있다.[14] 예를 들어, 아프리카 및 라틴 문화권에서 불안은 초기에 위장계통 또는 다른 신체적 통증으로 표현되지만 서양문화에서는 불안의 초기에 정신적 스트레스로 나타나고 연장된 경우 신체적 불편감으로 이어질 수 있다.[14]

2. 유병률과 동반질환

일반 인구의 신체증상장애 유병률은 약 4% 정도이다.[10] 그러나 일차 의료제공자가 보는 환자의 30%는 설명할 수 없는 증상을 나타내며, 이중의 30%는 증상에 심각한 의학적 근거가 없다고 진단된다.[4] 문화에 따라 장애의 독특한 발현은 다를 수 있지만 신체증상장애의 비율에는 차이가 없다.[34] 국내의 경우, 신체질환으로부터 신체증상장애를 구분하고 공존/동반질환의 의학적 또는 정신적 상태를 확인하는 것은 1차 의료제공자에게 중요한 문제이다. 연구에 따르면, 빈번하게 의학적 치료를 받는 사람들 중 절반이 심리적인 문제가 있음을 보여준다. 정신질환은 약 50%의 환자에서 우울 및 불안장애를 비롯하여 설명되지 않는 의학적 불만족이있는 사람들에게 흔히 나타난다.[8] 신체증상장애와 자살의 연관성에 대한 특별한 증거는 없지만 우울증과의 동반이환 때문에 이러한 경향에 유의해야 한다. 실제 진단된 의학적 장애와 신체증상장애가 동시에 존재할 수 있기 때문에 포괄적인 신체 및 정신사회적 검사가 필수적이다.

3. 이론

1) 유전적 요인

신체증상장애의 발현에 기여하는 유전적 요인에는 통증에 대한 낮은 내성, 초기 외상, 학습장애(질병을 앓는 동안의 관심 또는 심리적 대처방법을 배우는 데 실패), 심리적 고통에 대한 평가절하 그리고 신체문제에 대한 사회적 인식 등이 있다.[1] 학교 스트레스는 이러한 증상의 발달과 지속에 있어서 공통적인 환경 요인이다.[15] 특정 신체증상장애에 대한 유전적 원인의 직접적인 증거는 없다. 그러나 신체증상장애가 가족에서 발생하는 경향이 있고, 신체화장애가 있는 1차 친척의 10~20% 정도 나타나므로 유전적 경향성을 뒷받침한다.[29] 비율은 일란성 쌍생아[3]와 여성[20]에서 더 높을 수도 있다. "건강불안"의 구조에 대한 쌍생아 연구는 신체적인 증상이 어느 정도 유전된다는 것을 지지한다.[3]

2) 환경적 요인

신체화의 선행요인에는 가족의 질병, 질병에 대한 과도한 집착, 부모의 과잉보호, 어린 시절의 완벽에 대한 집착 또는 이혼, 학대, 외상 등을 포함할 수 있다.[20] 이는 주위환경이나 자신의 질병증상에 대해 과도하게 집중하도록 학습될 수 있다.[18] 또한, 아동기는 신체화 행동의 발원이 될 수 있는 고통을 말로 표현하는 능력이나 훈련이 없을 수 있다. 이러한 패턴은 성인기로 넘어갈 수 있고 시간이 지남에 따라 강화될 수 있다. 사춘기 이전에 신체화의 비율은 남녀 동일하고, 이후에는 여성의 비율이 더 높다.[29]

3) 정신심리적 이론

신체화 행동은 부적응적이고 불안한 애착형태에 의해 나타나는 것으로 이해될 수 있다. 이 행동은 중요한 타인의 실제 또는 인지된 거부에 의해 촉진되며, 보살핌이나 양육을 받기 위한 시도에 맞춰져 있다. 고통을 언어로 표현하는 데 어려움을 겪는 것이 신체적인 증상을 통해 표현되는 것으로 여겨진다.[29] 부모나 역할모델로부터 받는 긍정 또는 부정적인 반응은 신체적 질병행동에 영향을 준다.[29] 즉, 긍정적 또는 부정적 보상이 신체화 행동이나 환자역할에 영향을 주는 것이다. 긍정적인 강화는 직장 또는 가정에서의 기대치 감소, 직장 또는 학교에서의 휴가, 장애 급여 및 삶의 갈등을 당연시하는 것이 포함된다. 동시에 경력, 지위 및 독립성이 상실된다.[23]

4) 대인관계 모델

어린 시절의 역경이 성인의 신체증상과 연관되어 있다는 증거가 늘어나고 있다. 많은 환자들이 대조군과 비교하여 가족 내 외상적 사건과 약물남용을 보고하고 있다. Yates(2010)는 아동의 신체화에 기여할 것으로 생각되는 영향력을 파악하였다.

- 부모의 신체화 정도가 높은 가정에서 자란 아동은 신체화를 모델링할 수 있다.
- 초기의 신체적 또는 성적 학대는 다른 정신질환뿐 아니라, 나중에 인생에서 신체화 또는 기능성 신경학적 장애(전환장애)의 위험 증가와 관련될 수 있다.[19]
- 성장발달 과정에서 부모나 다른 가족구성원의 질병에 대한 노출은 학습된 행동을 야기할 수 있다.[29]

4. 문화적 배경

문화적 요인은 무의식적으로 발현되는 증상뿐 아니라 신체적 증상을 발달시키는 개인의 성향에 영향을 미칠 수 있다. 모든 문화는 정신적 고통에 대한 다양한 표현을 허용하며, 도움을 줄 목적으로 행하는 독특한 관습을 가지고 있다.[22] 일부 문화에서는 신체적인 증상이 근본적인 불안이나 우울증의 첫 번째 증상일 수도 있다.

흥미롭게도 질병의 표현은 다양하고 독특하지만, 문화 전반에 걸쳐 신체증상장애의 비율에는 차이가 없다.[34]

5. 임상적 특징

의학적 장애, 약물사용 또는 다른 정신질환으로는 설명할 수 없는 심한 집착과 정신적 고통을 동반한 신체적 증상이 있는 환자가 있을 경우, 신체증상장애가 진단될 수 있다. 또한 허위성장애나 꾀병증상도 고려해야 한다. 불안장애와 정서장애는 종종 육체적인 증상으로 나타나기 때문에 이러한 질환은 배제되어야 한다.[33] 따라서 의학적 치료와 정신적 치료는 이러한 장애를 진단하는 데 사용된다.

1) 신체증상장애

DSM-5[1]에 따르면, **신체증상장애**somatic symptom disorder(DSM-IV의 **신체화장애**somatization disorder)가 있는 개인은 여러 가지 신체적/의학적 증상, 상당한 고통 및 일상생활에서의 기능장애가 있다. 증상 외에도, 환자는 건강에 대한 걱정에 과도한 시간, 반추, 초점을 맞춘다. 신체증상장애는 통증을 수반하여 나타날 수 있으며, 6개월 이상 지속되고, 경미하거나 중간 또는 심한 정도로 구분된다.

이 장애가 있는 개인은 전형적으로 많은 증상호소와 수많은 의료기관을 방문한 오랜 경력을 가지고 있다. 가장 흔한 증상은 통증, 위장장애, 심계항진, 현기증, 호흡곤란, 성기능장애, 신경증상 및 피로이다. 환자는 자신의 증상을 과장되거나 극적인 방식으로 묘사하거나 질병에 대한 비전형적인 증상을 가지고 있을 수 있다. 치료결과는 증상호소의 강도에 비해 예상한 것보다 다소 낮거나 부족하다. 그들의 과거력에는 여러 가지 치료 및 수술, 약물남용, 결혼장애, 자살시도, 만성통증, 장애를 포함한 업무 및 생활기능장애, 높은 의료 비용이 포함된다.

우울과 불안을 인식하고 치료하는 것은 중요하다. 항우울제는 통증증상을 완화시키는 데 도움이 될 수 있다.[33] 그러나 이러한 문제를 가진 대상자들은 검사결과에 이상이 없더라도 증상에 대해 의학적 문제가 있다고 믿으므로 정신과적 도움을 거부한다. 그들은 근본적인 정신문제를 인식하지 못하고 반복되고 불필요한 절차를

신체증상장애의 진단기준(DSM-5)[1)]

A. 하나 이상의 신체증상으로 인해 고통스럽거나 일상생활에 심각한 지장이 있다.
B. 신체증상 또는 건강염려와 관련된 과도한 사고, 감정 또는 행동이 다음 중 하나 이상의 증상으로 나타난다.
  1. 증상의 심각성에 대해 편중되고 집요한 생각
  2. 건강이나 증상에 대해 지속적으로 높은 수준의 불안
  3. 이러한 증상이나 건강염려에 쏟는 과도한 시간과 에너지
C. 어떤 하나의 신체증상이 지속적으로 나타나지는 않더라도, 이러한 증상이 전형적으로 6개월 이상 지속된다.

다음의 경우 명시할 것:
통증이 우세한 경우(이전의 통증장애): 이 명시자는 신체증상이 통증으로 우세하게 나타난다.

다음의 경우 명시할 것:
지속성: 지속적인 경과가 심각한 증상, 현저한 손상 그리고 장기간(6개월 이상)으로 특징지어진다.

현재의 심각도를 지정할 것:
경도: 기준 B에 명시된 증상들 중 1가지 만 충족된다.
중등도: 기준 B에 명시된 증상 중 2가지 이상이 충족된다.
중증: 기준 B에 명시된 증상 중 2가지 이상이 충족되고, 여러 신체적 증상(또는 하나의 매우 심각한 신체증상)이 있다.

의료제공자에게 강요할 수 있다.[12)] 책임감이나 스트레스가 많은 상황으로부터의 자유와 같은 2차적 이득은 장애를 강화할 수 있다. 통증반응은 개별적이며 객관적으로 측정하기 어렵기 때문에 장애를 식별하고 치료하기가 더욱 어렵다. 신체증상장애가 있는 환자는 고통의 경감을 위해 과도한 진정제 사용의 위험이 있다.[33)]

2) 질병불안장애

DSM-5[1)]에 따르면, **질병불안장애**illness anxiety disorder(DSM-IV의 **건강염려증**hypochondriasis) 환자들은 자신이 심각한 질병을 앓거나 질병에 걸릴 것이라는 생각에 몰두한다. 이들에게는 신체증상이 나타나거나 나타나지 않을 수도 있으며, 나타나더라도 증상이 대개 경미할 수 있다. 적어도 6개월 동안 지속되는 높은 수준의 불안과 건강에 대한 경각심을 나타내며, 과도하게 문제를 확인하거나 치료를 피할 수 있다. 불안장애와 같은 다른 가능한 진단을 고려하는 것이 중요하다.

건강에 대한 몰두는 기능을 심각하게 손상시키는 포괄적인 불안으로 이어진다. 그들은 장애 자체보다는 모든 장애의 잠재적 결과를 더 많이 두려워하며 어떠한 새로운 신체적 감각에도 놀란다. 환자는 발한, 복부경련 또는 심장박동의 인지와 같은 정상적인 신체적 감각을 질병의 지표로 잘못 해석할 수 있다.[12)]

3) 전환장애

DSM-5[1)]에 따르면, **전환장애**conversion disorder(또는 기능성 신경생물학적 증상장애functional neurobiological symptom disorder)는 손상된 운동 또는 감각기능의 증상이 하나 또는 그 이상 나타난다. 임상적 소견이 인지된 신경학적 상태와 맞지 않고, 다른 정신질환 또는 의학적 질환에 의해 더 잘 설명되지 않는다. 환자에게 심각한 고통을 초래하고 사회적 또는 직업적 기능을 손상시킨다. 허약 또는 마비, 비정상 운동, 연하곤란 또는 언어장애, 발작, 폭행, 감각상실 또는 감각마비, 감각과 관련된 증상(실명 또는 후각상실)을 동반한다.

증상은 수의적으로 통제되거나 생성되지 않는다. 환자는 매우 고통받거나 **'만족스러운 무관심**la belle indifférence**'**[7)]으로 알려진 정서적 관심부족을 보일 수 있다. 삽화는 일반적으로 짧지만 만성화될 수 있다. 진전과 같은 일부 증상은 환자의 주의가 산만해지면 사라질 수 있다.[12)]

전환장애에 관한 오랜 견해는 정신분석이론에 기초를 두고 있다. 하지만 최근에는 전적으로 심리적 원인으로만 보는 것에 반대하는 견해가 제시되기도 한다. 기능적 뇌영상연구는 질병의 정신-신체적 관점을 포괄할 뿐만 아니라 뇌와 관련된 질병의 증상으로서 전환장애의 이해를 주장하고 있다. 스트레스 관련 질환을 앓고 있는 사람들을 대상으로 한 많은 연구에서 뇌의 해마 용적이 더 적은 것으로 밝혀졌으며, 전환장애는 순전히 심리적인 것이 아니라는 과학적 지지를 제공한다.[31)]

전환장애는 신체증상장애 중 가장 흔한 질환이다. 여성, 노인, 교육 수준이 낮고 농촌 인구에서 더 많이 분포한다. 동반질환에는 아동학대, 우울, 불안 및 성격장애[4)]가 포함된다. 신경계병동에 입원한 환자의 1/4이 전환증상을 갖는 것으로 추산된다. 이 장애의 증상은 그것의 민감도와 관련이 있다. 만약 증상이 6개월 이상 지속된다면, 관해율은 약 50%이다.

사례

18세 여성이 발작형 삽화 중에 응급실로 이송되었다. 그녀는 근육경련으로 바닥에 떨어지는 사고를 겪었고, 근육경련과 불안은 덜 심각한 기간이었다. 삽화는 약혼자가 관계를 끊고 다른 사람과 데이트를 시작한 후에 시작되었다. 환자의 뇌파는 완전히 정상이었고, 항정신병약물인 Keppra의 사용으로는 삽화가 감소하지 않았다. 비록 여전히 환자는 신경과 전문의의 진료를 받고 있었지만, 정신과적 평가와 치료를 받기도 했다. 초기 평가 동안에 환자가 3학년이었을 때 부모님이 이혼한 후에도 비슷한 삽화를 가지고 있었다는 것이 밝혀졌지만, 그 이후로 해결되었다. 환자는 이혼에 대해 부모님에게 자신의 감정에 대해 토론할 수 없었지만, 아플 때마다 집에서 머물 수 있도록 허락해 주었고 그녀와 함께 많은 시간을 보냈다.

4) 허위성장애

DSM-5[1]에 따르면 **허위성장애**factitious disorder(DSM-IV의 뮌하우젠증후군Munchausen syndrome)는 명백한 외부 보상이나 이득 없이 고의적인 증상이나 자해를 만들어낸다. 환자는 아프거나 손상되는 기만적인 방식으로 타인에게 자신의 정체성을 나타낸다. 이 질환은 단일 삽화 또는 재발로 구별된다.

허위성장애는 인위적이거나 과장된 증상을 통해 보상이나 이득을 얻으려는 의도로 꾀병을 부리는 행동과는 차별화된다. **꾀병**malingering을 부리는 사람들은 명백한 이득을 얻으려고 시도하는데, 예를 들면, 보험청구를 부풀리기 위해 목 염좌가 해결되어도 척추지압사에게 계속 방문하는 경우이다. 꾀병은 DMS-5 진단이 아니지만 하나의 행동으로 간주된다.[29]

무의식적인 동기는 명확하지는 않지만 환자역할을 하고, 보살핌, 안락함, 관심을 받는 것이 목적인 것으로 여겨진다. 종종 스트레스와 경계성 성격장애가 연관되어 있음에도 불구하고 그 원인은 밝혀지지 않았다. 환자는 대개 지능적이고, 수완이 좋으며, 의료행위와 관련하여 궤변을 늘어놓기도 한다.[12] 환자는 증상을 과장, 조작, 자극 또는 유발할 수 있다. 예를 들어, 어떤 사람은 농양을 형성하기 위해 물질을 피부에 주입하거나, 상처를 입히거나, 부적절한 약물을 사용하거나, 임상결과를 조작하거나, 존재하지 않는 배우자의 사망으로 자살생각을 묘사하기도 한다. 비록 고유의 기만 때문에 과소보고 되고 있지만, 입원 환자의 약 1%가 허위성장애의 기준을 충족한다.

사례

52세의 한 남성이 복부통증과 직장출혈로 1차 의료제공자에게 치료받고 있었다. 정밀검사의 일환으로 환자는 외과의사에게 보내 추가적인 상담 및 진단을 받도록 했다. 환자는 암이 여러가지 가능성 중 하나라고 들었지만, 그럴 가능성은 거의 없었다. 환자는 대장내시경 검사나 다른 검사를 거부했다. 그는 그를 담당한 정신과 의사와 PCP에게 돌아왔다. 환자는 자신의 건강관리제공자와 자녀에게 대장암을 앓고 죽어가고 있다고 말했다. 모든 예약은 자신의 허약함, 근육손실, 배변 시 출혈 그리고 변기의 혈변 사진들을 보여 주며 자신의 의학적 호소를 하는 데 쓰였다. 환자는 감정을 잘 표현하지 못하는 매우 화가 난 사람이었다. 어렸을 적에 아버지에게 성폭행당한 경험이 있으며, 결코 그 일을 겪어본 적이 없기 때문에 세상을 향해 비난을 쏟아냈다. 그는 호스피스 상황에 들어가 집에서 도움을 받았다. 이 기간 동안에 그의 PCP는 진료 협업을 위한 기록을 확보하였고, 암이 결코 진단된 적이 없다는 것을 발견했다. 이 경우에는 신체증상장애와 허위성장애가 모두 고려되었다. 환자는 호스피스 상태, 마약성 진통제 그리고 의료제공자들과 자녀의 관심을 받고 있다는 점에서 혜택을 받고 있었다. PCP와 정신과 의사의 협진를 통해, 이것은 이득을 위해 만들어진 의심되는 증상이 없으므로 신체증상장애라고 결론지었다. 이러한 경우에는 항상 명확한 것은 아니지만, 감정적 고통(강간)과 증상(직장출혈)간의 상관관계는 명확하게 만들어질 수 있다.

기타 허위성장애(이전의 '대리인에 의한 뮌하우젠 증후군')는 종종 어린이나 의존적인 희생자 등 타인에게 고의적인 증상이나 부상을 입히는 것을 제외하면 허위성장애와 같은 범주를 가진다. 가해자는 종종 부모나 양육자이며, 동기는 관심과 양육을 받는 것이다. 진단은 희생자가 아니라 가해자에게 주어진다. 희생자는 학대 진단을 받을 수 있다. 다른 사람이 피해를 입고 있기 때문에 이 질환에는 범죄적인 관점이 있다.

달리 명시된 신체증상 및 관련질환의 진단은 주요 신체증상 및 관련질환에 대한 전체 DSM-5기준을 충족하지 않는다. 그것은 단기 신체증상장애(6개월 미만), 단기 불안장애(6개월 미만), 과도한 건강관련 행동이 없는 질병불안장애(질병불안장애에 대한 모든 기준을 충족시키지 못함) 및 상상임신(객관적인 징후로 임신한 것에 대한 그릇된 믿음)을 포함한다.

명시되지 않은 신체증상 및 관련질환 진단은 명시적 질환에 대한 전체 기준을 충족하지 않을 경우 사용된다.

5) 기타 의학적 상태에 영향을 주는 심리적 요인

DSM-5[1]에 따르면, 기타 의학적 상태에 영향을 주는 심리적 요인은 심리적인 갈등으로 인한 문제가 신체적 질환에 부정적인 영향을 미치는 것을 말한다(DSM-IV

의 정신생리장애). 이러한 요인은 건강상태를 악화시키거나 회복을 지연시키고 환자의 건강 위험을 높일 수 있다. 심각도는 경도, 중등도, 중증 또는 극심한(생명을 위협하는) 상태로 구분된다.

질환에 영향을 미칠 수 있는 조건은 내분비, 위장, 심장 및 피부 질환을 포함한다.[13] 역기능적인 대인관계 패턴, 통증, 증상의 부정, 의학적 치료를 거부하는 것과 같은 심리적 또는 행동적 요인은 고통, 장애 및 사망의 위험을 증가시킨다. 흔한 예로는 불안감에 의해 악화되는 천식, 건선, 편두통 혹은 과민성 대장증상이 있다. 이러한 진단을 내리기 위해서는 의학과 심리학적 요인 사이의 연관성이 명확해야 한다.

간호과정

신체증상장애가 있는 환자의 평가는 세심하고 완전한 검진을 요하는 복잡한 과정이다. 신체증상장애로 진단된 사람들의 13~30%는 결국 원래 증상과 관련된 기질성 질환이 나타났다.[7] 신체증상과 실제적인 의학적 상태는 어느 시점에서 동일한 환자에서 발생할 수 있다. 신체증상장애의 진단으로 인해 전체 평가가 무시되어서는 안 된다. 다음 섹션은 간호사정에 포함되는 일반적이지 않은 몇 가지 영역을 대략적으로 설명하지만, 신체증상장애가 의심되는 환자를 평가하는 것은 중요하다.

1. 간호사정

1) 증상과 욕구

간호사정은 증상의 본질, 위치, 발병, 특성 및 지속 시간에 대한 자료수집부터 시작해야 한다. 전환장애 환자는 신체부위의 기능상실을 겪고 있는 경우가 많다. "오늘 아침에 일어나서 팔을 움직일 수가 없었어요". 신체증상장애 환자는 자신의 증상을 극적으로 표현할 수 있다. 또한 "내 이마에 뜨거운 검이 그려진 것처럼 고통스럽다". 또는 "내 증상이 너무 희귀하여 의사 중 누구도 알아내지 못한다"와 같이 표현할 수도 있다.

환자가 자신의 기본적인 욕구를 충족시킬 수 있는지에 대한 정보가 필요하다. 불안은 빈호흡과 빈맥을 유발하거나 악화시킬 수 있다. 종종 신체증상장애 환자는 위장장애, 설사, 변비 및 거식증을 호소하기 때문에 영양, 수분 균형 및 배변의 필요성을 평가해야 한다. 성적 욕망 또는 수행능력은 성교통이나 신체의 다른 부위의 통증에 의해 변화될 수 있다.

피로, 쇠약, 불면증, 근육긴장 및 통증과 같은 문제로 인하여 휴식, 안위, 취미활동 및 위생요구 사항이 변화될 수 있다. 또한 실명, 청각장애, 균형감퇴 및 낙상, 신체 여러 부위의 감각마비 등의 환자 경험에 의해 안전 및 안위 요구가 위협받을 수 있다.

(1) 증상의 자발적 조절

평가 중 증상이 환자의 자발적 통제 하에 있는지를 결정하는 것이 중요하다. 신체증상장애 및 관련 장애 대상자는 허위성장애를 제외하고는 자신의 증상을 자발적으로 통제하지 못한다. 환자는 타인에게 명백하게 보일 수 있는 증상과 대인갈등 간의 관계를 이해하지 못하고, 종종 극심한 신체적 불편감과 정신적 고통을 겪는다.

(2) 이차적 이득

간호사는 환자가 증상으로부터 얻을 수 있는 이득을 고려해야 한다. 이차적 이득은 증상을 통해서만 얻는 이득이다. 예를 들어, 아픈 역할을 통해 환자는 정상적인 가족, 직장 및 사회적 기능을 수행할 수 없으며, 사랑하는 사람들로부터 특별한 관심을 받는다. 환자가 증상으로부터 개인적인 이득을 얻는다면, 증상을 포기하는 것이 더 어려워진다. 간호사는 환자와 협력하여 자기주장 훈련과 같은 건강한 방법을 통해 동일한 혜택을 얻도록 한다. 이것이 환자의 주된 정체성이었기 때문에 환자역할을 포기하는 것이 어려울 수 있음을 인식해야 한다. 이차적 이득의 존재를 확인하는 접근법으로는 환자에게 다음과 같은 질문을 하는 것이다.

- 증상 발병 후 어떤 능력을 잃었습니까?
- 이 문제가 당신의 삶에 어떤 영향을 미쳤습니까? 더 이상 할 수 없는 일이 있습니까?

(3) 인지 유형

일반적으로 신체증상장애 환자는 신체적 자극을 잘못 해석하고 증상에 대해 현실을 왜곡한다. 예를 들어, 정상적으로 느낄 수 있는 두통에 대해 불안장애 환자는 뇌종양일지도 모른다는 해석을 할 수 있다. 환자의 사고과정을 탐색하는 것은 이러한 왜곡을 식별하는 데 도움이 된다. 신체증상장애 환자는 증상이나 건강관련 주제에 대해 세밀하고 강박적인 관심과 심각한 질병결과에 대한 선입견을 나타낼 수 있다. 환자는 세부사항에 대해 막연하고 앞뒤가 맞지 않는 증상을 보이며, 서로 다른 건강제공자와의 오랜 진료 이력을 가지고 있다. 일부 환자는 과다한 편지, 문서 및 검사 결과가 포함된 대형 폴더 또는 노트북을 보유하고 있다.

(4) 감정과 정서적 욕구를 전달할 수 있는 능력

신체증상장애 환자는 감정적 욕구를 전달하는 데 어려움이 있다. 가족 내 커뮤니케이션 스타일은 자녀의 분노, 우울, 공포 및 기타 감정에 대한 적절한 표현을 무시하거나 자신의 감정을 인식하지 못하고, 소통하는 방법을 이해하지 못한다. 예를 들어, 불안감은 위장 팽만감, 메스꺼움, 빠른 심박동, 호흡곤란, 현기증, 발한 및 손이나 턱과 같은 근육의 긴장을 유발할 수 있다. 신체적 증상과 정서적 관계에 대한 고려를 배운 사람은 자신이 불안하다는 것을 알게 될 것이다. 그러나 이러한 감정적인 코칭을 받지 못한 경우에는 이 단계에서 의학적 문제만이 원인일 수 있다고 믿게 될 것이다. 신체화는 가정에서 감정을 표현하는 주된 방법이었거나 또는 발달단계에서 정상적인 증상에 대해 관심을 받음으로써 신체화가 강화되었을 수 있다. 때로는 누군가가 상황을 직면할 수 없을 때 시각장애가 나타나는 것처럼, 증상과 스트레스 요인 사이에는 명백한 연관성이 있다. 하지만 환자나 의료제공자에게 그러한 연결이 명확하지 않은 경우도 있다.

(5) 약물의존도

많은 신체적 증상을 겪는 사람은 통증, 불안 또는 우울을 완화시키거나 수면을 유도하기 위해 약물에 의존하게 된다. Benzodiazepine과 같은 항불안제를 복용하는 것은 높은 불안과 증상에 대한 염려 때문에 이 집단에서 흔한 일이다. 이러한 약물은 중독성이 있어 복용량이 줄어들 때 "반동 불안"을 유발하여, 시간이 지남에 따라 불안문제를 악화시킨다. 간호사는 사용하는 약의 종류와 양을 평가하고 수많은 처방전을 받은 사람들의 이력에 대해 주의를 기울이는 것이 중요하다.

2) 사정지침

자가면역질환, 심장질환 및 내분비불균형을 비롯한 모든 의학적 상태가 감별진단에서 제외되었는지 항상 확인하는 것이 중요하다. 그러나 진짜 의학적 상태와 신체증상장애가 동시에 발생할 수 있다.

- 적절한 의학적 검사를 통해 철저한 신체검사가 완료되었는지 확인한다.
- 증상의 특성, 위치, 시작, 특징 및 지속 시간을 평가한다.
- 기본 요구 사항을 충족하기 위한 환자의 능력을 평가한다(독립의 수준).
- 증상의 결과로서 환자의 안전 및 안위 요구 사항에 대한 위험을 평가한다.
- 증상이 환자의 수의적인 통제 하에 있는지 여부를 결정한다.
- 환자의 증상으로부터 파생된 이차적 이득을 고려한다.
- 환자의 사고과정과 감정과 요구를 전달할 수 있는 능력을 탐색한다.
- 환자가 사용하는 의약품의 종류와 양을 결정한다.

2. 간호진단

신체증상 및 관련 장애는 다양한 간호진단이 존재하는데, 특히 비효율적인 대처가 종종 진단될 수 있다. 인과관계 진술문에는 다음이 포함될 수 있다.

- 신체기능 및 증상에 대한 왜곡된 인식
- 심리적 원인에서 오는 만성적인 통증
- 진통제 또는 항불안제에 대한 의존

신체증상장애 환자의 잠재적 간호진단은 [표 11-1]을 참조한다.

표 11-1 신체증상장애의 간호진단[16)]

증상 및 징후	간호진단
증상으로 인해 직업, 가족 또는 사회적 책임을 이행할 수 없음 심리적 증상으로 인해 일반적인 지역사회 활동이나 친구관계에 참여할 수 없음	비효과적인 대처 비효율적인 역할수행 사회적 상호작용장애
통증 완화제에 의존함, 신체기능 및 증상의 왜곡, 아픈 역할의 선택에 의한 보조 이익의 존재	무력감 신체상 손상
가족역할기능을 수행할 수 없고 가족이 신체증상 환자의 역할기능을 맡을 필요성	가족과정손상
신체증상장애를 가진 부모의 역할을 아이들이 대신할 가능성	부모역할장애
증상을 조절할 수 없거나 도움 받지 못하는 이유를 이해하지 못하는 기분	영적 고뇌
신체기능상실, 쓸모없는 느낌 또는 중요한 타인에 의해 존중 받지 못한다는 느낌과 관련된 부정적 자가 평가 형성	만성적 자존감 저하
전환 증상(마비, 발작, 통증, 피로)과 관련된 기본적인 자가관리를 수행하기 어려움	자기돌봄 결핍(위생, 옷입기, 수유, 배변)
심리적 고통과 관련된 수면장애	수면양상장애

3. 간호목표

신체증상장애의 장기목표는 궁극적으로 대상자가 가능한 평범한 삶을 누릴 수 있다는 것이다. 여기에는 증상 또는 통증감소, 개선된 독립수준, 전반적인 삶의 질 향상이 포함된다.

다음은 잠재적인 장기목표 기준의 예이다.

- 환자는 분노, 수치, 죄책감, 후회 등의 감정을 확인하고 명확하게 표현한다.
- 환자는 직업역할 행동의 수행을 재개한다.
- 환자는 비효과적인 대처방식을 확인한다.
- 환자는 강점과 약점에 대한 현실적인 평가를 한다.

4. 간호계획

신체증상장애로 정신과병동에 입원하는 경우는 드물기 때문에 외래에서 장기간의 중재가 이루어진다. 정신과 의사 진료의뢰와 같은 단기계획은 종종 내외과의 짧은 입원기간 동안 시작될 수 있다.

초기 간호중재는 환자와의 신뢰관계 형성에 초점을 맞추어야 한다. 치료적 관계는 치료의 성공을 위해 필수적인데, 환자의 방어기전에 대한 경향을 고려하는 것은 매우 중요하다. 환자의 증상에 대해 비치료적이거나 정신과적 병인론을 꺼내는 것은 위협적이다. 치료적 개입은 환자가 신체화에 의지하지 않고 필요한 요구를 충족시키는 것을 배우도록 돕는 것을 다루어야 한다. 환자의 기본적인 욕구가 직접적으로 충족될 수 있을 때 질병행동으로부터 파생된 이차적 이득은 덜 중요하게 될 것이다. 최적의 목표는 삶의 질과 독립성을 향상시키는 것이다. 가족 또는 중요한 다른 사람과의 협력은 목표 성공에 도움이 될 수 있다. 그러나 각 상황은 개별적으로 평가되어야 한다. 가족도 스트레스나 기능장애의 원인이 될 수 있다.

5. 간호수행

1) 의사소통 지침

일반적으로 신체증상장애 환자는 외래에서 간호중재가 이루어진다. 간호사는 효과적인 대처 및 의사소통 전략개발을 통해 환자가 전반적인 기능을 개선하도록 돕는다. 환자가 신체적인 증상을 호소할 때, 증상을 심각하게 받아들여야 하는 것을 기억해야 한다. 비록 의학적인 설명으로는 이해할 수 없더라도, 증상은 환자에게 실제로 고통스러운 것이다. 신체증상장애 환자에 대한 간호중재는 [표 11-2]를 참조한다.

신체증상장애 환자를 돌보는 것은 좌절감을 줄 수 있으며, 의료진은 그들과 상호작용하는 것을 피할지도 모른다. 하지만, 환자가 보살핌과 관심을 받는다고 느낄 때, 증상의 강도는 줄어드는 경향이 있다. 증상이 완화되고 공감대가 형성됨에 따라 정서적 문제를 해결하기가 더 쉬워진다.

2) 건강교육과 건강증진

신체화가 있을 때, 환자의 자가관리활동수행능력이 약화될 수 있다. 일반적으로 간호중재는 가장 높은 수준의 기능을 지원하는 직접적인 접근방식을 사용한다. 예를 들어, 팔 마비를 보이는 환자는 다른 팔을 사용하여

표 11-2 신체증상장애를 위한 간호중재

간호중재	이론적 근거
1. 진단 검사를 하는 동안 설명 및 지지 제공	1. 기질적 질환을 배제하면서 불안을 감소시킨다.
2. 신체적 주 호소를 조사한 후, 신체적 증상이 더욱 강화되는 것을 피할 것	2. 신체적 증상 호소를 줄이는 것에 집중한다.
3. 신체적 증상을 호소하지 않을 때 환자와 시간 보내기(예: 반려 동물 또는 TV 프로그램에 대해 이야기하고 그 시간 동안 특별한 관심을 주는 '보상')	3. 질병에 관련되지 않은 행동에 대해 보상하고 바람직한 행동을 반복하도록 권장한다.
4. 신체 증상의 빈도와 강도를 관찰하고 기록할 것	4. 기준을 수립하고 추후 중재의 효과성을 평가할 수 있도록 한다.
5. 증상이 실제가 아니라는 것을 은연중에 나타내지 말 것	5. 심인성 증상이 환자에게는 현실임을 인정한다.
6. 신체적 호소보다는 감정이나 감정을 조절하는 주제로 초점을 전환할 것	6. 증상보다는 한 인간으로서 관심을 기울인다. 증상을 통해 관심을 받으려는 요구가 줄어든다.
7. 관심, 업무책임감 감소, 배우자가 죄책감을 가지고 환자 곁에 오래 머무르게 되는 것 등과 같이 신체적 질병이 환자에게 2차적 이득을 주는지 평가할 것.	7. 건강한 방법으로 이러한 요구를 충족시켜 2차적 이득을 최소화한다.
8. 저항이나 은밀한 분노를 나타내는 환자에게 직접적인 접근을 사용할 것.	8. 힘겨루기를 피하고, 분노수용을 보여 주며, 화난 감정에 대한 논의를 허용한다.
9. 환자가 담당 간호사나 임상 의사에게 모든 요청을 직접 전달하도록 할 것.	9. 조작을 줄인다.
10. 환자에 대한 관심을 보여 주되, 의존적 욕구를 조장하지 말 것	10. 질병으로부터의 2차적 이득을 최소화하면서 환자의 감정에 대한 존중을 보여 주고 독립적이 되도록 격려한다
11. 환자의 강점과 문제해결능력을 강화할 것.	11. 긍정적인 자아존중감에 기여하는 것. 환자들이 신체적 증상에 의존하지 않고도 요구충족이 될 수 있다는 것을 깨닫도록 돕는다.
12. 자기주장훈련과 기법을 교육할 것.	12. 환자에게 감정을 알아차리고 감정적인 요구를 충족시키는 긍정적인 방법을 제공한다. 무력감과 조작의 요구를 줄인다.
13. 명상, 이완 및 가벼운 신체 운동과 같은 스트레스 감소기법을 교육할 것.	13. 다른 대처전략을 제공한다. 약물의 필요성을 줄인다.

먹도록 권장할 수 있다. 실명을 경험하고 있는 환자는 접시를 시계에 대비시켜 음식이 어디에 있는지 알 수 있게 한다. 이러한 전략은 이차적 이득을 줄이는 데 효과적이다.

자기주장훈련은 요구를 충족시키는 직접적인 수단을 가르치는 데 적절하므로 신체증상의 표현이 줄어든다. 매일 15~20분씩 관절가동범위 운동과 같은 운동요법을 가르치는 것은 환자가 통제할 수 있고, 엔도르핀 수준을 높이며 불안을 감소시키는 데 도움이 될 수 있다.

3) 자기주장훈련

"**자기주장훈련**은 자신의 역량을 강화하도록 고안된 행동요법의 일종이다. 자기주장은 소극성과 공격성 사이의 적절한 균형을 유지하기 위한 대응이다. 적극적인 반응은 자신과 타인에 대한 긍정적인 존중감에 바탕을 둔 상호작용의 공정성과 평등을 촉진한다."[17)]

자기주장훈련은 "나" 진술을 사용하여 전투적/공격적 대응을 완화하도록 돕는다. "너는 항상 공부하겠다고 말하고 공부하지 않는다면, 넌 아무 것도 할 수 없다."라고 말하는 대신에 "나"라는 문구를 사용하는 접근법은 공격적인 어조를 줄일 수 있고 대상자가 덜 방어적일 수 있노록 도와준다(당신이… …할 때, 나는,… …느낀다). 예를 들어, "네가 공부하지 않으면 나는 속이 상하고 좌절감을 느낀다. 왜냐하면 네가 인생에서 성공할 수 있는 능력을 얻길 바라기 때문이다."

4) 사례관리

"Doctor shopping"은 이러한 장애가 있는 환자에게 일반적이다. 환자는 스트레스에 대한 신체적 근거를 마련하기 위해 의료제공자를 끊임없이 변경한다. 반복되는 진단검사는 의료기록에 진술된다. 사례관리는 환자에게 정기적인 간격으로 안전을 제공하고 빈번한 요구를 피하도록 의료인에게 권고함으로써 의료비용을 제한하는 데 도움이 될 수 있다. 사례관리자와 관계를 맺고 있는 환자는 옹호자가 있어서 누군가가 자신의 보살핌을 관리하고 인식하고 있다고 느끼기 때문에 불안을 덜 느끼는 경우가 많다.

(1) 정신요법

인지행동요법은 효과적일 수 있으며 신체증상장애 환자를 위한 선택요법이 될 수 있다.[7),28)] 행동수정은 환자가 자신의 증상을 조절하는 데 도움이 되는 인센티브,

동기부여, 보상을 제공할 수 있다. 가족 및 집단요법은 의사소통 방식에 대한 인식을 높이고 사회기술을 향상시키는 전략을 얻을 수 있도록 도와준다.[19] 간호사는 이완과 호흡기법 또는 불안을 조절하고 잘못된 생각을 조절하는 데 도움을 주는 인지구조조정과 같은 환자대체요법을 가르치는 데 참여할 수 있다.

(2) 약물치료

현재 항우울제, 특히 선택적 세로토닌 재흡수 억제제(SSRIs)는 신체증상장애 환자를 돕는 가장 큰 가능성을 보여 준다.[4] Benzodiazepine을 포함하는 항불안제의 단기사용이 유익할 수 있는데, 의존 위험 때문에 조심스럽게 모니터되어야 한다. 간호책임에는 이러한 약물투여와 환자교육을 제공하는 것이 포함된다.

6. 간호평가

치료목표에 대한 과정의 평가는 간단한 절차인데, 측정가능한 행동결과가 치료계획에 분명하고 현실적으로 쓰여졌을 때이다. 비록 부분적으로 도달한 목표조차도 대상자의 변화에 대한 상당한 저항 때문에 성공으로 간주되기도 한다. 증상의 완화는 시간에 따라 진행되고 있으며, 증상에 보다 작은 강도와 초점을 맞추고 있음에도 불구하고, 환자는 계속해서 신체증상의 존재를 보고할 것이다.

해리장애

1. 서론

해리장애는 의식적 자각으로부터 다양하게 정신을 분리하는 것을 특징으로 하는 장애를 포괄한다. 해리장애는 학대에 대한 반응으로 유도되고, 어떤 면에서는 기능장애를 유발한다는 사실에서 공상(백일몽)의 정상적인 과정과는 강도가 다르다. 해리장애는 심각한 학대기억과 반응의 심리적 영향을 분산시키기 위한 대처기전으로, 실제로 한 명 이상의 성격을 만들어 냄으로써 비현실감을 느끼는 등 다양하게 나타난다. 해리정체성장애(DSM-IV의 다중인격장애) 대상자는 종종 소리가 들리거나 자신의 마음 속에 있는 사람이 보이는 경향으로 인해 조현병이나 정신병으로 오인되기도 한다.

해리장애의 특징은 일반적으로 의식, 기억, 정체성 및 지각의 통합된 연속체에 장애가 생긴 것이다. 해리는 과거의 외상과 관련된 압도적인 두려움으로부터 개인을 보호하기 위한 무의식적인 방어기제이며, 경미에서 심각한 증상까지 다양하다. 해리장애 환자는 현실검증력이 정확하며, 이것은 망상이나 환각이 아니라는 것을 의미한다.

우리 모두는 환상, 공상, 몰입, 꿈 등으로 해리한다. 이것은 정상적인 해리로 간주된다. 예를 들어, 우리는 회사에서 집으로 운전할 때 자동조정장치를 사용 중이지만 집에 도착하기 전 마지막 15분 동안을 기억할 수 없다고 말한다. 그러나 이러한 일반적인 경험은 해리가 완전히 지배하는 병리적 분열의 과정과 그 사람의 기능을 방해하는 해리와는 확연히 다르다.[4] 이러한 장애를 겪는 사람은 일상적으로 심각한 정서적 고통을 경험하고 전반적인 기능과 안전에 어려움을 겪는다.

2. 유병률과 동반질환

해리장애의 유병률은 5~29%로 나타났지만,[27] 실제 유병률은 정확히 확인하기는 어렵다. 일반인의 약 20~40%가 일시적인 이인증 기간을 갖고 있다. 해리장애 환자는 종종 자해행동, 자살생각, 중독, 기분변화, 외상, 플래시백, 악몽, 직장과 인간관계의 불안정 또는 곤란 등의 증상으로 응급실 또는 외래를 찾는다. 훈련을 받지 않은 정신건강 의사는 종종 해리과정에 대한 식별을 간과한다. 해리장애는 외상후 스트레스장애, 신체이형장애, 경계성 성격장애, 아동 성학대 및 주의력결핍장애를 비롯한 광범위한 정신병 장애와 함께 발생할 수 있다. 해리장애는 환청 또는 불안정한 증상에 의해 정신병으로 잘못 진단될 수 있으나, 이러한 질환의 원인과 치료법은 매우 다르다.

3. 이론

해리장애의 원인은 과거의 외상에 대한 보호반응으로 생각된다. 가장 심한 증상인 해리성 정체성장애의 외상은 어린 나이에 시작되었고 심각하고 반복적이었다. 신체적, 성적, 정서적 학대 혹은 다른 외상적인 삶의 경험과 관련되어 있다.

1) 생물학적 요인

최근의 연구는 변연계가 해리장애의 발병과 관련되어 있음을 시사한다. 외상성 기억은 변연계에서 처리되고, 해마에 저장한다. 동물연구에서 초기에 어미로부터의 장기적인 분리가 변연계의 발달에 부정적인 영향을 미치는 것으로 나타났다. 상당한 조기외상과 애착결핍이 신경전달물질, 특히 세로토닌에 영향을 미치는 것으로 밝혀졌다.

뇌스캔검사 상에서 극심한 스트레스는 비정상적 뇌의 변화를 일으킬 수 있는 것으로 나타났다. 한 연구는 기억과 학습에 필수적인 해마와 감정을 조절하는 편도가 대조군과 비교하여 해리성 정체성장애가 있는 환자에서 유의하게 더 작다는 것을 발견하였다.[32] 하지만 해리장애 환자의 뇌구조에서 별다른 차이를 발견하지 못한 연구결과들도 있다.[30]

자아에 대한 변화된 지각 및 둔주상태는 뇌종양, 간질과 같은 신경계질환과 함께 동반될 수 있으며, 특히 복합부분발작장애는 해리장애를 일으키는 신경학적 요소가 될 수 있다. 또한 이인증은 술, 바르비투르레이트barbiturate, 환각제hallucinogens와 같은 특정약물을 사용 중인 대상자에게서 경험될 수 있다.

2) 유전적 요인

여러 연구에 의하면 해리성 정체성장애는 가족 내 발병이 있을 경우 일반인구에 비해 유병률이 높은 것으로 알려졌다. 또한 해리증상과 장애의 병력이 여러 세대를 걸쳐 발생하거나 형제 또는 자매 간에 발생된다는 사실을 암시하는 결과들도 있다.[4]

3) 정신사회적 요인

학습이론은 해리장애가 스트레스와 불안을 피하기 위해 학습된 방법이라고 제시한다. 회피의 패턴은 개인이 불쾌한 사건을 다루는 데 있어 그것에 대해 의식적으로 생각하지 않기로 할 때 발생한다. 사건을 더욱 불안하게 만들수록 정서적으로 도망갈 필요가 커진다. 이러한 방법을 사용하면 할수록, 스트레스에 반응하는 대처기전으로 자동적으로 활용될 가능성이 커진다. 가혹하게 학대 받는 아동처럼 스트레스를 견딜 수 없는 경우, 개인은 상황의 압도적인 고통과 무력감으로부터 방어하기 위해 해리를 발전시킬 수 있다. 이인성/비현실감장애의 절반 정도의 사례에서, 최근의 외상성 선행요인은 확인되지 않았다.[2] 이것은 학습되거나 생물학적인 원인론으로 볼 수도 있지만, 또한 환자가 학대에 대해 인식하지 못할 수도 있음을 지적한다. 예를 들어, 강간이라는 명백한 사건보다는, 그 외상은 부모갈등의 일상적인 패턴이었을 것이다. 이러한 대처기전은 유아기에 처음 발달하는 반면에, 성인이 되어 어려움을 겪게 된다.

4. 문화적 배경

특정 문화적 배경 장애는 높은 수준의 활동, 최면 상태, 달리거나 도주 중에 존재하며, 그 후에 피로, 수면, 사건에 대한 기억상실증으로 이어진다. 이러한 증후군에는 북극의 원주민인 피블로토piblokto, 나바호 요란navajo frenzy witchcraft, 서태평양 원주민들 사이의 아목amok이 포함된다. 이러한 증후군은 해리장애와 구별되어야 한다.

5. 임상적 특징

1) 이인성장애/비현실감장애

DSM-5[1]에 따르면, 이인성장애depersonalization/비현실감장애derealization disorder는 비현실적이거나, 분리된, 신체 외부 감각, 무감각, 몽환적인 느낌 또는 시간이나 시각적 인식의 왜곡이 반복되는 것이 특징이다. 삽화 동안 현실 지각능력은 여전히 그대로 남아 있다. 이러한 증상은 심각한 고통과 삶의 지장을 초래하며, 의학적 상태나 약물 사용과는 관련이 없다. 배제해야 할 다른 질환으로는 조현병과 외상후 스트레스장애가 있다.

> **사례**
> 48세 여성 A씨는 신체에서 감각이 상실되었다는 호소로 내외과병동에 입원했다. 철저한 평가를 하는 동안, 그녀는 거울을 볼 때 자신처럼 보이지 않거나 느껴지지 않는다며 이상한 지각을 호소한다. "어떻게 설명해야 할지 모르겠어요. 그냥 저처럼 보이지 않아요." 그녀는 또한 완전히 깨어 있지 않은 것 같고, 멍한 느낌과 분리된 느낌이라고 말한다. 이 증상들은 그녀의 아들이 동성애자와 HIV양성이라는 사실을 털어놓은 후에 시작되었다. 신경학적 원인을 고려하는 것 외에도 정서적 외상에 의한 이인성장애가 가능하다.

2) 해리성 기억상실/해리성 둔주

DSM-5[1)]에서는 이 장애를 주로 정신적 충격에 의해서 자신에 관한 특정 정보를 기억하지 못하는 것으로 묘사한다. 기억상실은 충격적인 사건이나 특정기간 동안으로 선택적일 수도 있고, 일평생 동안의 전체기간일 수도 있다. 이 증상은 약물이나 의학적 질환의 결과가 아니다. 두부외상, 외상후 스트레스장애 또는 신경장애도 고려해야 한다. 해리성 기억상실dissociative amnesia은 외상성 사건과 관련이 있으며, 환자가 정상적인 삶에서 다른 곳으로 도망치고 새로운 삶을 시작하는 둔주fugue를 동반할 수 있다. 시간이 지남에 따라 원래의 삶에 대한 기억이 촉발될 수 있다. 기억상실이 가라앉고 기억이 돌아오면 환자는 혼란스럽고 당혹스러울 수 있다. 참전 병사의 5~20%가 전투경험의 일부에 대해 기억상실이 있다는 보고가 있다.[4)]

> **사례**
> 해리성 둔주의 실제사례로, 어느 날 사라진 뉴욕의 변호사인 R씨의 이야기이다. 그의 사진이 TV 쇼 "America's Most Wanted"에 방영된 후 시카고의 한 노숙자 쉼터에서 6개월 동안 살았던 거주자에 의해 알려졌다. R씨는 전화로 아내와 이야기한 후에도 자녀들이나 자신의 삶을 기억할 수 없었다. R씨는 베트남 전쟁 중에 정신적 외상을 받았고, 2001년 9월 11일 세계무역센터에서 테러 공격을 당한 후 외상이 표면화되었다. R씨는 그날 일찍 퇴근했거나 비극의 희생자였을 것이다. 외상의 기억은 해리성 둔주로 이어졌다고 믿어진다.

3) 해리성 정체성장애

해리성 정체성장애dissociative identity disorder, DID(다중인격장애)는 해리장애 중에서 가장 심각한 것이다. DSM-5기준은 2가지 이상의 뚜렷한 성격상태에 의한 정체성의 붕괴를 포함한다. 정체성의 혼란은 정서, 행동, 기억 및 기능의 변화가 수반되는 자아감각의 단절을 포함한다. 환자들의 "시간을 잃는다"는 몇 분에서 몇 주까지의 시간 간격을 기억하지 못한다는 의미이다. 잃어버린 시간 동안, 다른 인격이 주인을 통제하게 된다. 환자는 심리치료를 받기 전에 다른 인격을 알지 못한다. DID의 원인은 심각하고 반복적인 아동학대 또는 외상을 포함하며, 6살이 되기 전에 시작된다.[5),25)] DID가 있는 600명 이상의 환자에서, 성적 학대는 83%, 신체적 학대는 81% 그리고 기타 복합적인 외상은 94%로 보고되었다.[25)] DID는 인구의 1%에 해당하며 조현병과 같은 비율로 존재한다.[27)] 이들 환자의 90%는 여성으로, 이는 여성에게서 더 높은 비율 또는 심한 학대를 보이는 것과 일치한다.[4)] 각각의 **대체성격**alternate personality은 자신의 고유한 성격, 지각 및 기억의 패턴을 가지고 있다. 한 명의 아동에게 압도적이거나 견딜 수 없는 외상은 호스트 개인을 보호하기 위해 다른 성격들 사이에서 공유된다.[1)] 성인에서 이 장애의 증상으로는 의류 또는 기타 익숙하지 않은 물건이 발견되거나, 낯선 사람에 의해 아는 사람으로 인식되고, 자신의 문서에서 다른 필체가 발견되며, 시간을 잃어버릴 수도 있다. 성격 간의 변경 또는 전환은 관찰자가 감지하기 힘들거나 뚜렷할 수도 있다. 자해를 포함하는 경계성 성격장애 특성은 DID와 함께 흔히 어린 시절의 외상으로 인해 발생한다. 본래 성격의 지속적인 붕괴는 사회적·직업적 또는 다른 중요한 분야에서 중대한 고통이나 장애를 야기한다.

> **사례**
> 28세의 여성 B씨는 정신과적 초기평가에서 환자는 보수적이고 잘 차려입었으며 논리정연했다. 세 번째 약속에서, 환자는 스웨터와 청바지를 입고 있었고, 의료진에게 거만한 태도를 보였다. 몇 번의 약속 후에, 환자는 거의 어린애 같았고, 조랑말 꼬리가 달린 옷을 입었고, 더 높은 목소리로 말하고 있었다. 간호사는 해리성 정체성장애를 의심하기 시작했고, 이 질환에 대해 더 구체적으로 평가하기 시작했다. 질문을 받았을 때, 환자는 시간이 지남에 따라 옷장에서 평소의 스타일이 아닌 옷을 입었고, 그녀의 작업 문서는 필체가 달랐다. 몇 달 동안의 치료를 통해 환자는 3가지 인격체 또는 "대체자": 주 인격체인 전기기술자, 보호자인 30대 남성 그리고 학대의 기억을 가지고 있는 어린 소녀를 가지고 있었음이 밝혀졌다. B씨는 2살부터 시작하여 고등학교를 졸업하고 독립할 때까지 극심한 성적 학대의 과거력이 있었다. 그녀는 학대에 대한 치료를 받은 적이 없었고, 일생 동안 매우 우울하고, 혼란스럽고, 자살을 시도하는 시기를 겪었다. 그녀는 우울기에 처음 치료를 받으러 왔다.

간호과정

1. 간호사정

1) 임상검사

해리장애 중 하나가 진단되기 위해서는 의학 및 신경질환, 약물사용 및 기타 공존하는 정신질환을 고려해야 한다. 의사 및 심리학자는 신체검진, 뇌파검사, 영상검사, Rorschach inkblot test와 같은 투사검사, 구조화된 성격검사 및 해리 증상을 확인하기 위해 고안된 특정 설문지로부터 객관적인 자료를 수집할 수 있다.

2) 정체성과 기억력

환자의 신원확인능력을 평가하는 것은 환자에게 자신의 이름을 명시하는 것 이상을 요구한다. 행동, 목소리, 옷 그리고 태도의 변화는 다른 성격의 존재를 암시할 수 있다. 종종 임상의는 어린이나 화가 난 성격을 먼저 알아챌 것이다. 다른 이름 또는 제3자로 자신을 언급하고 '나' 대신에 '우리' 라는 단어를 사용하면 환자가 DID를 가질 수 있다는 징후가 된다. 간호사는 기억력과 해리를 평가할 때 다음 사항을 고려해야 한다.

- 환자는 꿈처럼 비현실적이라고 느끼는가 또는 자신처럼 느껴지지 않는다고 하는가?
- 환자는 아동학대 또는 외상의 병력이 있는가?
- 환자가 특정사건이나 특정기간 동안의 기억에 결손이 있는가?
- 환자가 익숙하지 않은 옷이나 다른 물건을 발견했거나 친숙하지 않은 사람들에 의해 인지되는가?
- 친구나 가족구성원이 환자가 다른 사람처럼 행동한다고 말한 적이 있는가?
- 환자가 어디에 있었는지, 어떻게 그 곳에 도착했는지 알지 못하는가?
- 환자가 팔이나 다리에 상처를 내는 등 자해하고, 사건을 기억하지 못하는가?

3) 과거력

간호사는 환자의 삶의 사건에 대한 정보를 수집해야 한다. 환자가 최근 뇌진탕과 같은 부상을 입었는가? 환자는 간질, 특히 측두엽간질의 병력이 있는가? 환자는 신체적, 정신적 또는 성적 학대와 같은 초기 외상의 병력이 있는가?

4) 기분

개인적으로 우울하고 불안하며 무관심한가? DID를 가진 많은 환자들은 주된 성격이 우울해지면 도움을 구한다. 자살생각, 자해행동 또는 자살시도가 있었는가? 또한 기분변화를 관찰한다. DID의 또 다른 인격이 통제를 맡으면 환자의 주된 기분은 주요 인격의 기분과 다를 수 있다. 변화가 빈번하게 나타나면, 기분변화와 이상행동이 나타날 수 있다.

5) 알코올과 다른 약물사용

약물이나 알코올사용을 식별하기 위해 구체적인 질문을 해야 한다. 해리성 삽화는 아동학대와 관련된 것보다 alcohol이나 다른 물질(cocaine, opium, 진정제 또는 각성제)의 최근 복용과 관련이 있을 수 있다. 또한 해리장애 환자는 약물남용 진단을 받을 수도 있다.

6) 환자와 가족에게 미치는 영향

개인 및 가족 생활에 영향을 미치는 해리 또는 다른 인격을 평가해야 한다. 환자는 종종 직업상실, 관계긴장, 심각한 우울 및 자살의 치료를 위해 내원한다. 둔주 상태에서는 개인은 단순한 이력, 힘들지 않는 직업, 상대적으로 고독한 생활방식을 선택함으로써 새로운 정체성에서 적절하게 기능할 수 있다. 둔주 상태의 환자 가족은 환자의 실종에 대해 몹시 괴로워하는 것으로 보고되고 있다. 기억상실 환자는 기능이상이 있을 수 있다. 종종 가족의 당혹감은 일할 수 없게 만들고, 기억상실로 인해 정상적인 가족관계를 손상시킨다.

7) 자살위험

환자의 삶이 크게 혼란에 빠질 때마다 자살에 대한 생각을 가질 수 있다. DSM-5에 따르면, 해리성 정체성장애 환자의 70%이상이 자살을 시도했고 자해행동은 흔한 일이다.[1] 자료를 수집하는 간호사는 절망적인 표현, 자기 파괴적인 행동과 관련된 의도를 나타내는 언어적 표현 또는 자해로 나타날 수 있는 흉터, 타박상 또는 기타 신체적 손상의 시각적 관찰에 주의를 기울어야 한다. 자살생각이나 자해행위에 대해 묻는 것은 필수적인 평가의 한 부분이 되어야 한다.

8) 사정지침

- 과거에 비슷한 삽화가 있었는지 사정한다.
- 아동기에 학대, 외상 혹은 상실을 겪었는지 여부를 사정한다.
- 기본적인 심리적 사정을 함으로써 관련된 심리사회적 문제를 식별한다.

2. 간호진단

해리장애 환자에 대한 간호진단은 [표 11-3]에 제시되어 있다.

표 11-3 해리장애의 간호진단[16]

증상 및 징후	간호진단
증상으로 인해 직업, 가족 또는 사회적 책임을 이행할 수 없음	비효과적인 대처
심리적 증상으로 인해 일반적인 지역사회 활동이나 친구관계에 참여할 수 없음	사회적 상호작용장애
외상사건과 관련된 기억상실이나 둔주; 기억과 정체성의 손상; 의식, 기억 또는 정체성의 변화	자아정체성손상
이인증; 비현실감 또는 신체상 왜곡	신체상 손상
해리와 관련된 물질남용	비효과적 대처
일상적인 행동양식에서의 혼란 또는 기능장애(직장 결근, 관계 철회, 역할기능 변화)	비효과적 역할수행
기억상실 또는 불규칙하고 변화하는 행동에 의한 가족과정의 중단	가족과정손상
기억, 행동 및 인식을 통제할 수 없다는 느낌	불안
다른 성격상태에 있을 때의 동작이나 행동을 설명할 수 없음.	영적 고뇌
위축되거나 심각한 질환을 앓거나 말기 질환에 대한 강박적인 두려움	죽음 불안

3. 간호목표

각각의 간호진단에 대한 목표를 수립한다. 일반적인 목표는 신뢰를 쌓고, 잘못된 인식을 교정하고, 학대로 인한 감정적인 상처를 치유하고, 환자가 해리되는 대신 현재에 살도록 격려하는 것이다.[24] DID로부터의 회복은 학대에 대처하고, 서로 다른 성격들 간의 기억상실 장벽을 해소하여 통합하고, 보다 건강한 대처기술을 개발하기 위해 장기간의 치료를 요할 수 있다.

목표 달성 지표의 구체적인 예는 다음과 같다.

- 환자는 자신의 정체성을 명확하게 구두로 말한다.
- 환자는 스트레스의 감소를 보고한다(1~10 척도 사용).
- 환자는 역할 기대감을 편안하게 보고한다.
- 환자는 스트레스 상황에서 대처전략을 계획할 것이다.
- 환자는 자해를 자제할 것이다.

4. 간호계획

해리장애 환자를 위한 계획은 문제의 설정 및 표현에 의해 영향을 받는다. 간호사는 자살 또는 살인 행위로 응급실이나 병원에 입원했을 때와 같은 위기상황에서 환자를 만날 수 있다. 간호계획은 안전과 위기중재에 중점을 둘 것이다. 또한 환자는 지역사회 환경에서 동반이 환된 우울 및 불안장애의 치료를 모색할 수도 있다. 계획은 해리장애의 치료를 위한 적절한 의뢰를 통해 주된 호소를 해결할 것이다.

5. 간호수행

해리성 정체성장애 또는 다른 해리성 질환을 앓고 있는 환자는 대부분 지역사회에서 치료되지만, 자살 또는 위기안정화가 필요할 때는 정신과에서 치료받을 수 있다. 완전한 과거력이 수집되고 간호계획이 수립되면 간호사는 중재과정을 따르고 평가한다.

1) 의사소통지침

간호사는 고통스러운 경험을 회상하는 동안 안전감 제공 및 최적의 기능 수준을 격려할 수 있다. 학대라는 원인으로 인해 신뢰는 해리성 정체성장애의 핵심 쟁점이다. 부드럽고 지지적인 접근방식은 치료적 교감을 형성하는 데 도움이 될 것이다. [표 11-4]는 해리장애 환자를 위한 중재의 예를 제시한다.

2) 건강교육과 건강증진

해리장애 환자는 질병, 대처기술과 스트레스 관리 교육이 필요하다. 또한 해리성 삽화를 중단시키기 위한 기술을 개발할 필요가 있다. 직원은 협력과 지원을 촉진하기 위한 계획을 알고 있다. 환자는 감정에 대한 인식을 높이고 해리를 유발하는 요인을 식별하기 위해 일기를 쓸 필요가 있다. 만약 환자가 치료도구로 일기를 써 본 적이 없을 경우 간호사는 짧은 글쓰기 연습을 제안할 수 있다.

표 11-4 해리장애를 위한 간호중재

간호중재	이론적 근거
1. 안전하고 보호된 환경과 빈번한 관찰을 통해 환자의 안전을 보장한다.	1. 당황스러움은 안전에 대한 부주의를 야기할 수 있다. 몇몇의 다른 성격들은 분노하거나 자살할 수 있다.
2. 많은 요구를 하지 않고, 단순한 절차를 제공한다.	2. 불안감을 줄인다.
3. 환자의 정체성과 시간, 장소에 대한 지남력을 확인한다.	3. 현실감을 지지하고 자아정체성을 발달시킨다.
4. 환자가 자신을 위해 일하고 일상적인 일을 결정하도록 격려한다.	4. 무력감 및 의존성과 관련된 2차적 이득을 줄임으로써 자존감을 향상시킴. 독립성을 증진한다.
5. 기억이 향상될 때까지 의사결정을 돕는다.	5. 스트레스를 줄이고, 환자가 현명한 의사결정을 하도록 격려한다.
6. 스트레스가 많은 사건을 둘러싼 감정 탐색과정에서 환자를 지지한다.	6. 대처기전으로 해리를 사용하지 않도록 환자를 돕는다.
7. 과거 사건에 관한 자료로 환자를 압박하지 않는다.	7. 기억상실은 개인의 압도적인 불안해소를 목적으로 한다.
8. 기억이 회복되면서 환자가 자신의 속도대로 진행하도록 한다.	8. 과도한 불안과 저항을 예방하고, 환자가 감정적인 고통을 벗어나기 위해 행동하는 것을 안전하게 지킨다.
9. 고통스러운 경험을 공개하는 동안 지지를 제공한다.	9. 고립감을 최소화하면서 치유될 수 있다.
10. 환자의 부정적 감정표현을 수용한다.	10. 부정적이거나 용납할 수 없는 감정을 표현하도록 허용한다.
11. 스트레스 해소방법을 가르친다.	11. 불안완화를 위한 대안을 제공한다.

3) 환경요법

환자가 입원을 필요로 하는 위기에 처했을 때 안전한 환경을 제공하는 것이 중요하다. 바람직한 환경의 특성으로는 조용하고, 구조화되고, 지지되는 것을 포함한다. 혼란과 소음은 이인증, 불안, 부정적인 기억이 야기될 수 있는 다른 인격체로의 변화 그리고 기타 폭력행동을 일으킬 가능성을 증가시킨다. 과제-지향적인 치료법이나 작업 및 예술요법은 환자가 마음을 진정시키고 표현하는 데 유용할 수 있다.

4) 정신치료

정신치료는 해리성 정체성장애 환자의 1차적이고 가장 효과적인 치료형태로 판명되었다.[6] 치료사는 해리와 정신적 외상에 대한 특별한 훈련이 필요하다. 치료는 유연해야 하며, 효과적인 정신역동적인 틀 안에서 특정한 기술을 적용한다. 이러한 기술에는 말하기, 외상재연, 안전계획, 일지, 이완기술, 최면 및 미술작업을 통한 심리교육, 기억 및 외상치료가 포함된다.[6]

5) 약물학적 치료

해리장애에 대한 특별한 약물은 없지만 합병증 증상에는 적절한 항우울제 또는 불안완화약물이 처방된다. 일반적으로 약물이 처방되는 경우, 약물사용장애와 자살위험은 신중하게 평가해야 한다. 이 방법이 일반적이지는 않지만, 급성 입원환경에서 간호사는 벤조디아제핀 정맥투여 후 해리성 기억상실이나 둔주 환자가 극적으로 기억력을 회복하는 것을 관찰할 수 있다.

6. 간호평가

성공적인 치료에 대한 평가기준은 다음과 같다.

- 환자안전이 유지되었다.
- 불안이 줄어들고 환자가 기능적 상태로 돌아왔다.
- 갈등이 분석되었다.
- 새로운 대처전략으로 환자가 더 나은 수준에서 기능할 수 있다.

• 스트레스는 해리를 사용하지 않고 적응적으로 처리된다.
• 치료동맹이 조성되었다.

시뮬레이션: 해리장애

시나리오

학생간호사는 지역의 정신과 입원시설에서 대처기술훈련 프로그램에 참여하였고 한 환자가 창 밖을 응시하며 집중하지 않는 것을 알았다.

치료목표

환자는 프로그램에서 배운 하나의 개념 또는 대처기술을 설명할 것이다.

학생간호사-환자 상호작용	학생간호사의 느낌	정신건강간호개념
학생: "안녕하세요. 저는 간호학과 학생입니다. 앉아서 잠시 얘기 좀 할까요?"		정보제공, 일반적인 리드, 자기제공
환자: "물론이죠, 괜찮아요."	환자가 기꺼이 말하고자 하는 안도감	
학생: "프로그램 참여 도중, 당신이 공허한 느낌으로 창문을 응시하고 있는 것을 보았어요. 이번 세션에서 무엇을 얻을 수 있었나요?"		관찰, 정보검색
환자: "나는 프로그램이 시작된 후 주의를 기울이지 않았어요. 나는 그녀가 말했던 것을 듣고 싶었어요. 이 그룹의 리더를 좋아하지만, 이후에 내가 그것에서 벗어나 있다는 것을 알았어요. 나는 그녀가 무엇을 가르치고 있었는지 기억이 나지 않아요."	내가 예상했던 것이 아니었다. 난 그저 그녀가 그 그룹을 무시하고 있다고 생각했다.	
학생: "그걸 느끼기 전, 마지막으로 기억나는 것은 무엇입니까?" **환자:** "나는 그녀의 의상, 분홍색 꽃무늬 셔츠와 회색 스커트를 보고 있었어요... 그것은 엄마가 입고 있는 옷처럼 보였어요."	나는 지금 무엇을 말해야 할지 확신이 서지 않는다.	정보를 수집하고, 이벤트를 시간순으로 배치하는 것. 학생은 가능한 해리성 사건을 알아채고, 환자가 자신의 어머니와 연결되는 것을 발견하고 있다.
학생: "그게 당신의 엄마 옷과 관련된 좋은 기억인가요, 아니면 나쁜 기억인가요?"	나는 그녀와 함께 이 길을 갈 수 있는 능력이 있는지 모르겠지만, 무슨 일이 일어날지 잘 모르겠다. 슬픈 추억에 대한 질문을 함으로써 그녀를 다치게 할 수 있을까?	집중, 탐구: 학생은 환자의 어머니와 관련된 어떤 외상이나 학대가 있을 수 있다고 인지함
환자: "엄마랑 좋은 추억이 별로 없었어요."		
학생: "제가 이 정보를 당신의 치료사에게 전달해도 괜찮을까요? 당신은 어머니에 대한 약간의 감정을 처리할 수 있어요. 심리치료사는 당신이 감정을 자극하고 정신적으로 멍하게 할 때 사용할 수 있는 몇가지 기술을 도와줄 수 있을 것입니다."		행동계획을 정형화하고 협업을 제안하고, 지원을 제공하며, 훈련된 전문가의 도움이 아동문제를 탐구하기 위해 필요하다고 인지함
환자: "좋아요. 내가 거기 있지 않았다는 걸 알아차리고, 저와 앉아서 대화할 시간을 내어 줘서 고마워요."	나는 기분이 좋다. 그녀는 나의 지원을 고맙게 여겼고, 더 많은 정보를 가지고 치료팀을 도울 수 있다.	목표는 달성되지 못했다. 환자가 새로운 기술을 습득하기 위해 그룹활동에서 실제로 주의를 기울이지 않았다. 그러나 상호작용은 여전히 치료적이고 성공적이었다.

근거기반실무 Evidence-Based Practice 11)

문제 30세 여성 C씨는 PCP에 의해 정신적 평가를 의뢰 받았다. 그녀는 관절의 지지를 위해 베개를 가져오고, 약속 중에 조명을 낮춰 달라고 요구한다. 처음 두 세션은 그녀의 수많은 건강상태에 관해 이야기를 나누었고, 정신간호사와 의료기록을 공유했다. 호소에는 편두통뿐만 아니라 등, 목, 무릎 통증이 포함된다. 또한 골관절염이 기록되었는데, 통증의 수준이 그녀가 말하는 일을 할 수 없는 정도와는 일치하지 않는다. 그녀는 2~3가지 비슷한 증상을 가지고 있다. 그녀가 뇌종양이 의심되는 두통이 아닌지 염려하기 때문에 신경과전문의와 약속을 잡았다. 남편과 친구들은 모든 시간을 그녀의 의학문제에 관한 이야기를 들어주는 데 지쳐서 그녀를 피하고 있는 상태이다.

근거기반실무사정

A. 당신은 이번 경험을 통해 무엇을 알게 되었는가?

이 환자는 평균적인 사람과 비교할 때 자신의 상태에 대해 훨씬 더 염려한다. 가벼운 골관절염은 심각한 통증을 동반하거나 일하지 못할 정도의 증상을 보이지 않는다. 이러한 환자들은 자신의 문제에 대한 정신의학적 측면이 부각될 때 방어적인 경향이 있다.

B. 문헌에서는 무엇이라고 하는가?

신체증상장애 환자는 종종 여러 가지 과장된 의학적 문제의 증상을 호소한다. 환자는 높은 불안감을 유발하고 삶의 기능을 방해하는 정도로 의학적인 문제에 초점을 맞춘다. 여러 의료전문가에게 상담을 받았을 수 있으며 환자는 자신의 상태에 대한 심리적 측면을 알지 못한다. 항우울제, 항불안제, 인지행동요법 및 최면요법이 도움이 되는 것으로 밝혀졌다.

근거기반실무 Evidence-Based Practice 11) (계속)

C. **환자가 원하는 것은 무엇인가?**
대상자는 거부당한 장애등급청구에 대한 도움을 구하고 있다. 그녀는 거부된 주장과 관련된 불안에 대한 도움을 요청한다. 그녀는 자신의 진료기록과 치료의 질에 대해 관심을 갖고 있다.

계획 이 환자는 심리적 스트레스 요인과 의학적 문제 사이의 연관성을 알지 못하지만, 불안을 치료하는 것이 좋은 출발점이다. 그녀는 이에 대한 도움을 요청했으므로 협조적이어야 하고, 불안치료는 신체증상을 호전시킬 것이다. 치료적 관계가 형성됨에 따라 심리적 원인과 신체적 증상의 연관성을 부드럽게 논의할 수 있다. Sertraline과 같은 SSRI 항우울제가 처방될 것이고, 불안과 대인관계를 돕기 위해 상담이 제공될 것이다.

QSEN 사전지식, 기술 및 태도(KSAs)

팀워크 및 협업: 환자의 치료를 의뢰하고 진료기록을 검토하고 다른 의료서비스와의 연계

근거기반간호: 간호를 계획할 때 최상의 실무, 과거경험 및 환자의 요구에 대한 문헌 활용

핵심요약

- 신체증상장애는 의학적 질병의 증거가 없는 다수의 실재적 신체증상으로 특징된다.
- 해리장애는 기억력, 정체성 또는 자기인식에 있어 심각한 장애를 일으키는 의식의 붕괴를 수반한다.
- 신체증상장애와 해리증상은 극단적인 심리적 스트레스에 대한 반응으로 간주되며, 이는 잘못된 대처방식을 야기할 수 있다.
- 신체증상장애 및 해리장애 환자는 주로 우울, 불안, 약물남용 그리고 경계성 성격장애와 같은 다수의 정신질환과 공동이환된다.
- 정신과 환자에 대한 자살평가를 수행해야 한다. 신체증상장애 및 관련 장애와 해리장애 환자는 특히 자해행동에 취약할 수 있다.
- 이 환자들은 정신과 치료를 찾지 않을 수도 있기 때문에 간호사는 일반 의료환경에서 이들 환자를 먼저 볼 수 있다.
- 간호사정은 특히 과거증상의 이력과 과정을 명확하게 규명하고 현재의 신체적, 정신적 상태를 완벽하게 파악하는 것이 중요하다.
- 이러한 환자들은 위기에 대처하기 위해 반응하지만, 대개 장기적인 정신과 치료를 받아야 한다.

참고문헌

1) American Psychiatric Association. (2013). *Diagnostic and statistical manual of mental disorders (DSM-5)* (5th ed.). Washington, DC: APA.
2) Armour, C., Contractor, A.A., Palmieri, P.A., et al. (2014). Assessing latent level associations between PTSD and dissociative factors: is depersonalization and derealization related to PTSD factors more so than alternative dissociative factors? *Psychological Injury and Law, 7*(2), 131-142.
3) Ask, H., Waaktaar, T., Seglem, K.B., & Torgersen, S. (2016). Common etiological sources of anxiety, depression, and somatic complaints in adolescents: a multiple rater twin study. *Journal of Abnormal Childhood Psychology, 2016*(44), 101-114.
4) Black, D.W., & Andreasen, N.C. (2014). *Introductory textbook of psychiatry* (6th ed.). Washington, DC: American Psychiatric Publishing.
5) Boysen, G.A., & Van Bergen, A. (2013). A review of published research on adult dissociative identity disorder: 2000-2012. *Journal of Nervous & Mental Disease, 201*(1), 5-11.
6) Brand, B.L., Myrick, A.C., Lowenstein, R.J., et al. (2012). A survey of practices and recommended treatment interventions among expert therapists treating patients with dissociative identity disorder and dissociative disorder not otherwise specified. *Psychological trauma: theory. Research, Practice, and Policy, 4*(5), 490-500.
7) Braun, I.M., Greenberg, D.B., Smith, F.A., et al. (2010). Functional somatic symptoms, deception syndromes, and somatic symptom disorders. In T.A. Stern, G.L. Friccione, N.H. Cassem, et al. (Eds.), *Massachusetts General Hospital handbook of general hospital psychiatry* (6th ed.). Philadelphia: Saunders/Elsevier.
8) Burton, C., McGorm, K., Weller, D., & Sharpe, M. (2011). Depression and anxiety in patients repeated referred to secondary care with medically unexplained symptoms: a case-control study. *Psychological Medicine, 2011*(41), 555-563.
9) Carteret, M. (2011). *Folk illnesses and remedies in Latino communities. Dimensions of culture*. Retrieved from http://www.dimensionsofculture.com/2010/10/folk-illnesses-and-remedies-in-latino-communities/.
10) Creed, F.H., Davies, I., Jackson, J., et al. (2012). The epidemiology of multiple somatic symptoms. *Journal of Psychosomatic Research, 72*(4), 311-317.
11) Dimsdale, J. E. (2015). *Somatic symptom disorder. Merck Manual Professional Version*. Retrieved from www.merckmanuals.com/professional/psychiatric-disorders/somatic-symptom-and-related-disorders/somatic-symptom-disorder.
12) Dimsdale, J.E. (2015). *Somatic symptom disorder. Merck manual professional version*. Retrieved from www.merckmanuals.com/professional/psychiatric-disorders/somatic-symptom-and-related-disorders/somatic-symptom-disorder.

13) Falvo, D.R. (2014). *Medical and psychosocial aspects of chronic illness and disability* (5th ed.). Burlington, Mass: Jones & Bartlett Learning.
14) Frances, A. (2013). DSM-5 somatic symptom disorder. *Journal of Nervous and Mental Disease, 201*(6), 530-531.
15) Hart, S.L., Hodgkison, S.C., Belcher, H.M.E., Hyman, C., & Cooley-Strickland, M. (2011). Somatic symptoms, peer and school stress, and family and community violence exposure among urban elementary school children. *Journal of Behavioral Medicine, 2013*(36), 454-465.
16) Herdman, T.H. (Ed.) *Nursing Diagnoses-Definitions and Classification 2015-2017*.
17) http://www.minddisorders.com/A-Br/Assertiveness-training.html#ixzz3yHMZ9Tle
18) Ibeziako, P., & Bujoreanu, S. (2011). Approach to psychosomatic illness in adolescents. *Current Opinion, 23*(4), 483-489.
19) Koelen, J.A., Houtveen, J.H., Abbass, A., et al. (2014). Effectiveness of psychotherapy for severe somatoform disorder: meta-analysis. *British Journal of Psychiatry, 204*(1), 12-19.
20) Kurlansik, S.L., & Maffei, M.S. (2016). Somatic symptom disorder. *American Family Physician, 93*(1). 49-54a http://www.aafp.org/.
21) Lee, S., Park, S., & Park, S. (2011). Use of lorazepam in drug-assisted interviews: two cases of dissociative amnesia. *Psychiatry Investigation, 8*(4), 377-380.
22) Lind, A.B., Delmar, C., & Nielsen, K. (2014). Struggling in an emotional avoidance culture: a qualitative study of stress as a predisposing factor for somatoform disorders. *Journal of Psychosomatic Research, 76*(2), 94-98.
23) Lubkin, I.M., & Larson, P. (2013). *Chronic illness: impact and intervention* (8th ed.). Burlington, Mass: Jones & Bartlett Learning.
24) Moorhead, S., Johnson, M., Maas, M.L., et al. (2013). *Nursing outcomes classification (NOC)* (4th ed.). St Louis: Mosby.
25) Paris, J. (2012). The rise and fall of dissociative identity disorder. *Journal of Nervous & Mental Disease, 200*(12), 1076-1079.
26) Sar, V., Akyuz, G., & Dogan, O. (2007). Prevalence of dissociative disorders among women and the general population. *Psychiatry Research, 149*(1-3), 169.
27) Sar, V., et al. (2011). *Epidemiology of dissociative disorders: an overview. Epidemiology Research International*.
28) Sharma, M.P., & Manjula, M. (2012). Behavioral and psychological management of somatic symptom disorder: an overview. *International Review of Psychiatry, 25*(1), 116-124.
29) Spratt, E.G. (2014). *Somatoform disorder. Medscape*. Retrieved from http://emedicine.medscape.com/article/918628-overview.
30) Staniloiu, A., Vitcu, I., & Markowitsch, H.J. (2012). Neuroimaging and dissociative disorders: advances in brain imaging. In V. Chaudhary (Ed.), *InTech* Retrieved from www.intechopen.com/books/advances-in-brain-imaging/neuroimaging-and-dissociative-disorders.
31) Stone, J., LaFrance, C., Levenson, J.L., et al. (2010). Issues for DSM-5: conversion disorder. *American Journal of Psychiatry, 167*, 626-627. Retrieved from http://ajp.psychiatryonline.org/cgi/content/full/167/6/626.
32) Vermetten, E., Schmahl, C., Lindner, S., et al. (2006). Hippocampal and amygdalar volumes in dissociative identity disorder. *American Journal of Psychiatry, 163*, 630-636.
33) Yates, W.R. (2014). *Somatic symptom disorders: treatment and medication*. Updated 2010. Retrieved from http://emedicine.Medscape.com/article/294908-treatment.
34) Zaroff, C.M., Davis, J.M., Chio, P.H., et al. (2012). Somatic presentations of distress in China. *Australia New Zealand Journal of Psychiatry, 46*(11), 1053-1057.

CHAPTER 12

외상 및 스트레스 관련 장애

Trauma and Stress-Related Disorders

Elizabeth M. Varcarolis

학습목표

1. 유스트레스와 디스트레스의 차이를 이해한다.
2. 스트레스에 대한 인간의 반응을 이해한다.
3. 스트레스원에 의한 자율신경계의 투쟁-도피반응과 생리적 증상을 설명한다.
4. 외상후 스트레스장애의 취약 대상군과 증상에 대해 설명한다.
5. 외상후 스트레스장애와 급성 스트레스장애의 차이를 이해한다.
6. 보건의료종사자들의 공감스트레스에 대한 개념을 이해하고, 예방 및 완화에 대해 설명한다.

주요개념: 공감피로/이차적 스트레스 외상[1),7)]

이차적 스트레스 외상과 공감피로는 동의어이다. 공감피로/이차적 스트레스 외상은 마음이 찢어지듯 아픈/정신적 외상사건으로부터 고통받는 사람들과 가까이에서 일하며 누적된 신체적, 정서적, 심리적인 영향이다. "공감스트레스"가 관리되지 않을 때 공감피로를 가져올 수 있다. 공감스트레스를 경험하는 간호사와 모든 보건의료종사자(예: 고립, 우울, 자가투약과 외상성 스트레스장애와 관련된 증상들의 긴 목록은 공감피로에서 흔한 것이다) 공감피로, 외상후 스트레스장애(PTSD) 및 잠재적인 파괴적 행동들을 예방하기 위해 자가간호를 수행할 필요가 있다.

1. 서론

우리는 모두 스트레스를 경험한다. 실제로 어떤 스트레스는 "좋은" 스트레스 혹은 유스트레스eustress이며, 사람들이 문제를 해결하고 개인적인 목표를 성취할 때 필요로 하는 기술들을 발전시키도록 동기를 부여한다. 반면에 정서적, 신체적으로 문제를 일으키는 디스트레스distress와 불안은 우울을 유발하고 혼란을 발생시키며 무력감과 절망감을 불어 넣고 피로를 유발하게 한다. 스트레스는 종종 수면과 식사에 문제를 일으키고 두통이나 허리통증을 경험하게 하며, 좋아하는 활동들에 흥미를 잃고 긴장하고 짜증스러워 하며, 종종 무력감을 느끼게 한다. 만성 스트레스는 신체건강을 해치고 정서적 불안을 유발할 수 있다.

스트레스원은 실제적이거나 지각된 것이다. 스트레스는 정신적(예: 불안, 죄책감 혹은 기쁨), 신체적(예: 커다란 소음, 극심한 더위나 추위 혹은 신체건강을 저해하는) 또는 심리사회적(예: 자존감 손상의 위험, 존중 받지 못하거나 낙인찍히는 느낌)인 것일 수 있다. 또한 스트레스는 영적인 고통이나 실존적 위기에 의해서도 촉발될 수 있다. 예를 들면, '나의 삶에서 무엇을 하여야 하는가?', '나는 어디로 가고 있는가?', '진정한 나는 누구인가?', '신은 존재하는가?', '신이 나에게 요구하는 것은 무엇인가?'와 같은 것들이다. 또한 사회·경제적 상태도 스트레스 유발요인이 될 수 있다. Wahowiac(2015)는 사춘기가 스트레스와 정신건강에 중요한 위험 요인중의 하나라고 주장하였다.[21)]

우리는 모두 스트레스에 대한 개별적인 차이가 있고, 모든 사람들은 스트레스를 다르게 표현한다(예: 두통, 소화불량, 불안장애). 어떤 사람들은 스트레스에 대해 다른 사람들보다 탄력적이기도 하지만 스트레스는 모든 사람에게 일상생활의 일부분이다. 스트레스에 대한 반응은 조작적으로 정의될 수 있다[그림 12-1].

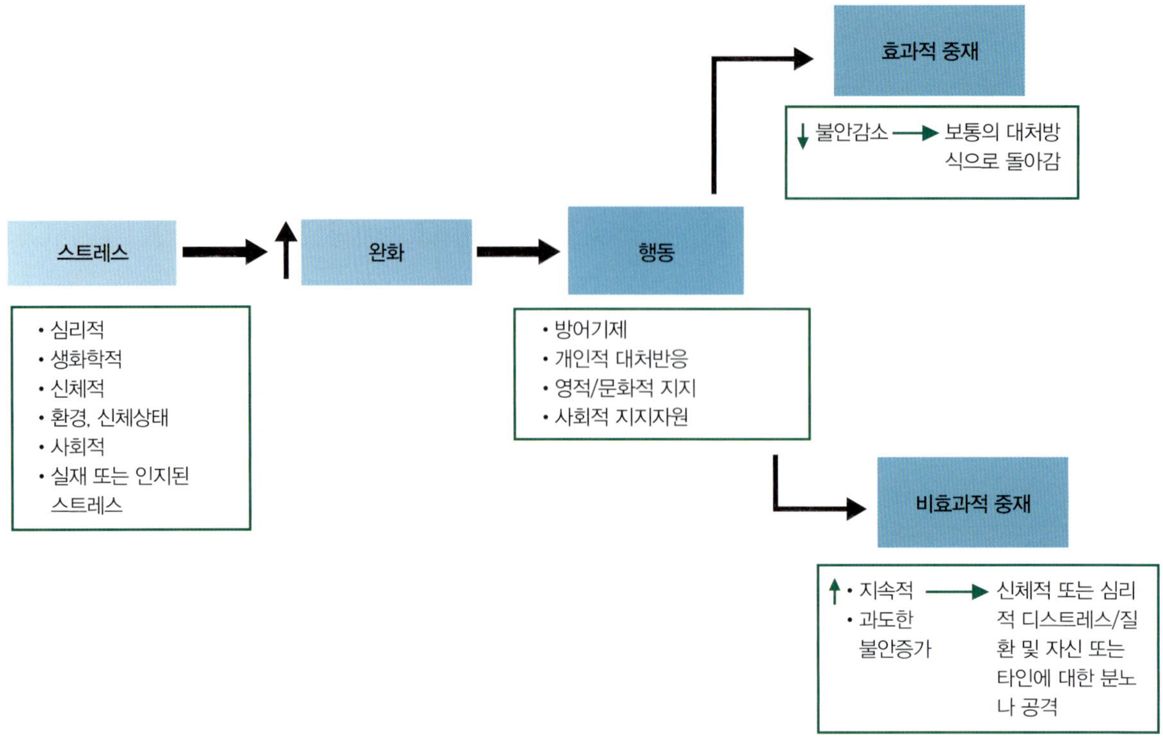

그림 12-1 스트레스와 불안의 관계[20)]

2. 스트레스에 대한 생리적·심리적 반응

1) 자율신경계–투쟁–도피반응

스트레스 반응은 "투쟁–도피반응fight-or-flight response"으로도 불린다. 투쟁–도피반응은 위협이나 스트레스에 맞닥뜨리면 즉각적으로 우리의 몸과 마음을 준비하게 하는 생존 매커니즘이다.

위협이 나타나면 곧 시상하부는 변연계(정서적 뇌로 여겨지는), 특히 편도(정서적 과정에 관여하는 변연계의 일부분)를 포함한 뇌의 거의 모든 부분에서 정보를 받는다. 시상하부는 스트레스 신호를 받을 때 명령과 통제 중추로 기능하며, 자율신경계를 활성화시키는 것으로 반응한다. 자율신경계는 교감신경(투쟁–도피반응)과 부교감신경계(이완반응)로 구성되어 있다.

스트레스 상황에서 교감신경계는 투쟁–도피반응을 통제하고 에피네프린epinephrine(아드레날린adrenaline)을 방출하도록 부신으로 신호를 보낸다. 아드레날린은 심박수를 증가시키고 혈압을 올리며 골격근의 혈류량을 증가시키고 근육의 긴장을 증가시킨다. 호흡 역시 증가되며 각성을 증가시키기 위해 뇌로 보내질 더 많은 산소를 폐에 공급한다.

에피네프린의 초기 방출이 진정되면, 시상하부는 HPA(시상하부, 뇌하수체, 부신) 축을 자극한다. 만약 스트레스가 지속되면 시상하부는 코르티코트로핀–분비호르몬(CRH)을 분비하는데, 이것은 뇌하수체에 작용하여 부신피질자극호르몬(ACTH)을 분비하도록 한다.[10)] ACTH는 부신으로 이동하여 코르티졸의 분비를 자극한다. 코르티졸은 스트레스 호르몬이다. 코르티졸은 각성을 유지하기 위해 뇌에 사용되는 포도당을 근육에서 가져올 뿐만 아니라 에너지를 공급하기 위해 아미노산과 지방산을 세포에 공급하는 것을 돕는다.

위협이 지나가면 항상성과 이완을 유지하는 데 도움을 주는 자율신경계의 부교감 신경이 가동된다. 위협이전에 기능했던 것처럼, 기능이 더 정상적이고 건강한 상태의 몸으로 돌아감으로써 코르티졸 수치는 떨어진다.

반면에, 스트레스가 길어지거나 이완할 수 없으면, 만성적인 낮은 스트레스 상태에 놓이고 몸은 오랜 기간 동안 각성 상태를 유지하게 된다. 스트레스 반응에 의해 생산된 화학물질(코르티졸, 아드레날린, 기타 카테콜라민)의 지속적인 증가는 신체에 해로운 효과를 주어 면역체계에 중대한 위협을 야기하며, 자가면역질환에 취약해진다. 질병의 90% 정도가 스트레스와 관련된다고 하며, 스트레스만으로 질병을 유발하지는 않지만 질병발생에 기여하는 것은 분명하다. 스트레스 반응은 [그림 12-2]를 참조한다.

3. 스트레스감소 기술

사람들이 스트레스에 대처하기 위해 사용하는 가장 일반적인 기법들은 다음과 같다.

- 이완반응을 위한 부교감 신경계 자극하기(예: 명상,

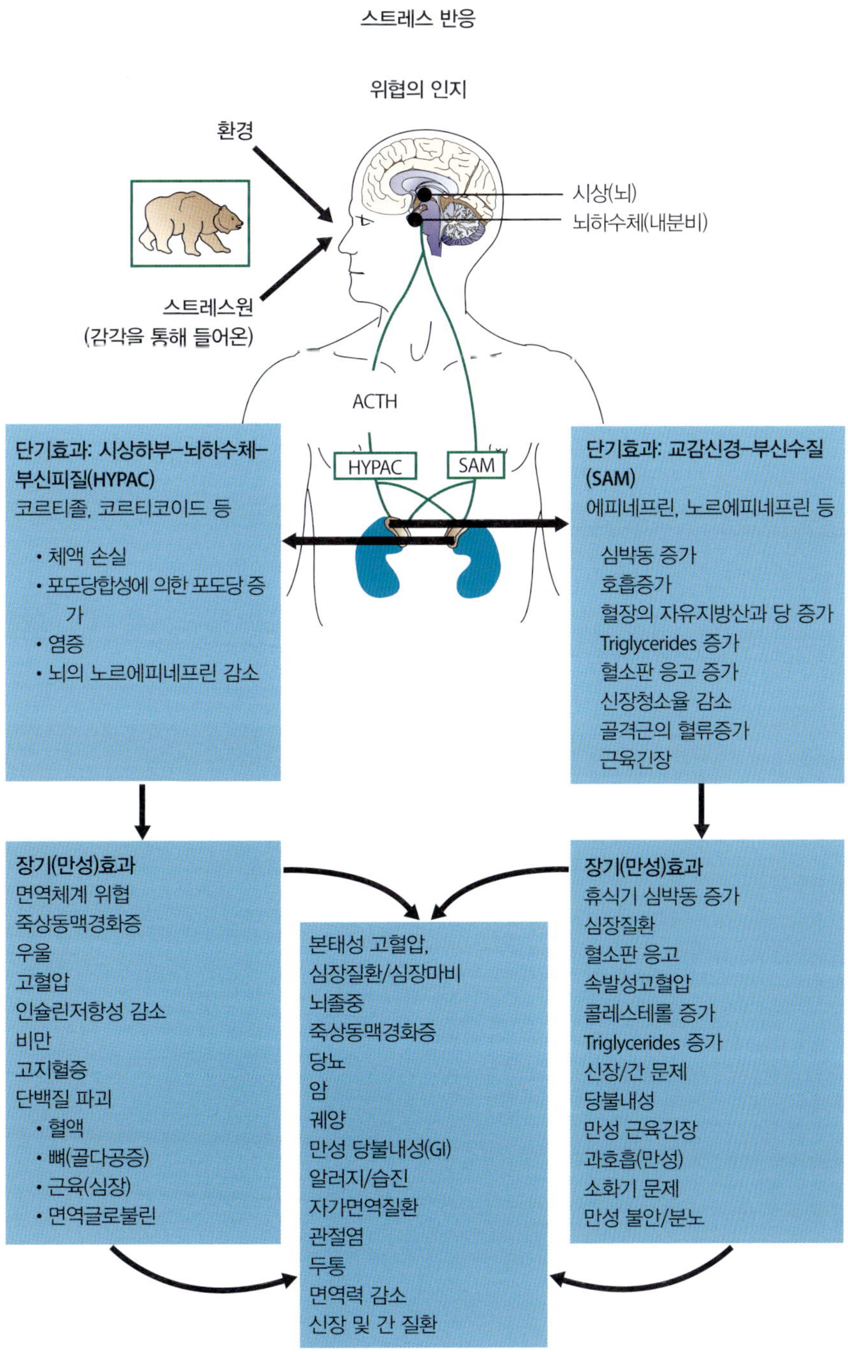

그림 12-2 스트레스 반응[5]

기도, 마음챙김)

- 근육의 긴장을 완화시키는 심호흡과 안녕감을 유발하는 엔도르핀의 수치를 증가시키는 신체활동하기(예: 요가, 태극권, 달리기, 활기차게 걷기)
- 사회적 지지 찾기(예: 가까운 가족관계, 지인, 배우자, 친구)

사회적 상호작용이 스트레스에 대해 큰 완충효과를 제공하며 사람들이 스트레스에 더 잘 적응하도록 돕는다.

스트레스를 감소하는 기법은 [BOX 12-1]을 참조한다.

4. 외상 및 스트레스 관련 장애

DSM-5[2]는 외상 및 스트레스 관련 장애에 새로운 진단범주를 추가하였다. 이 범주에는 반응성 애착장애와 탈억제성 사회관여장애가 포함되었다.

1) 외상후 스트레스장애

외상후 스트레스장애posttraumatic stress disorder, PTSD는 지난 10년 동안 전쟁으로 파괴된 이라크와 아프가니스탄에서 돌아온 군인들에 의해 관심이 증가되었다. 그러나 외상후 스트레스장애가 군인에게만 한정되는 것은 아니며, 일반적인 경험의 범위를 벗어난 심한 외상성 사건에 노출된 모든 사람에게서 발생할 수 있다. 아동기의 신체적 학대, 고문/납치, 전투, 성폭행, 자연재해(예: 홍수, 태풍, 지진, 해일) 및 인재(비행기와 자동차 사고, 범죄관련 사건들, 테러 공격, 폭행, 강도) 그리고 중증질환에 걸리는 것 등이 그 예이다. 외상후 스트레스장애는 단지 외상성 사건을 경험한 사람뿐만 아니라 참기 어려운 사건(예: 친구가 잔인하게 죽는 것을 보는 것, 생생하게 심각한 사건을 다루어야 하는 응급구조사 또는 응급실 요원과 호스피스 간호사)을 목격한 사람에게도 발생할 수 있다. 외상성 사건에 대한 이야기에 반복적으로 노출된 사람들도 외상을 받을 수 있다. 이들 모든 경험의 공통점은 압도적인 상황에 직면할 때의 무력감이다.

> 우리는 외상상황에 직접적으로 노출되지 않았지만 그 이야기를 매우 강렬하게 들었거나 혹은 비슷한 이야기를 여러 번 반복해서 듣거나, 지나친 공감으로 인해 고통을 받는다. 우리는 대상자의 감정을 느끼고 공포를 경험함으로써 지친다.

외상후 스트레스장애의 4가지 기본적인 증상은 다음과 같다.[2),4),15),17)]

- 초기 외상의 침습적인 재경험(플래시백, 악몽, 사건에 대한 원하지 않는 나쁜 기억, 비현실감)

BOX 12-1 스트레스감소 기술

이완기법
1. 수면상태보다 신체적으로 더 기운을 북돋우는 이완상태를 유도할 수 있다.
2. 스트레스를 상쇄하고 진정효과를 만들어 낸다.

재구성
1. 사물을 바라보고 느끼는 방식을 바꾸기
2. 같은 현실을 해석하는 여러 가지 방식이 있다(예: 반이 없어진 잔보다 반이 채워진 잔으로 바라보는 것)
3. 상황을 재평가하기. 우리는 아래의 질문들을 함으로써 대부분의 상황을 알 수 있다.
   - "그 상황/경험에서 나오는 긍정적인 점은 무엇인가?"
   - "이 상황에서 무엇을 배웠나?"
   - "다음에는 무엇을 다르게 할 것인가?"
4. 다른 사람의 관점에서 삶을 고려하면 긴장을 해소하고 좀 더 공감할 수 있다. 우리는 그 사람에게 연민을 느낄 수도 있다.
   - "당신의 (배우자, 상사, 선생님, 친구)에게 무슨 일이 일어나서 그들이 그렇게 말/행동하게 되는 걸까?"
   - "그들에게 문제가 있는가? 불안감? 압박감?"

수면
1. 만성적인 스트레스는 사람들을 피로하게 한다.
2. 몇 주 동안 매일 30~60분 더 일찍 잠자리에 든다.
3. 만약 계속 피곤하다면, 30분 더 일찍 잠을 자려고 노력한다.
4. 아침 늦게까지 자는 것은 도움이 되지 않고 신체리듬을 방해할 수 있다.

운동(에어로빅)
1. 운동은 만성과 급성 스트레스를 없앨 수 있다.
2. 적어도 30분 동안, 한 주에 세 번 권장된다

카페인 섭취의 감소/ 제한
1. 이런 간단한 조치로 에너지증가, 근육통 감소와 이완의 효과를 낸다.
   - 커피, 차, 콜라와 초콜릿 음료를 끊는다.

생활에서의 스트레스 감소 팁
1. 의미 있고 만족스러운 작업에 참석하기
2. 당신이 선택한 누군가와 함께 살기 혹은 사랑하기
3. 당신의 개성을 인정해 주는 친절한 사람들과 어울리기
4. 자신의 자유를 보호하라. 특히 다음에 대한 자유:
   - 친구를 선택하는 것
   - 자신이 선택한 사람과 같이 살기 혹은 사랑하기
   - 자신이 선택한 대로 생각하고 믿기
   - 자신이 원하는 대로 자신의 시간을 구성하기
   - 자신의 인생목표를 설정하기

- 회피(사건에 대해 회상을 하게 되는 장소나 사람은 물론 모든 기억과 감정의 회피)
- 지속적인 인지와 기분의 부정적 변화(자신과 타인에 대한 왜곡된 인식(공포, 죄책감)과 분리의 느낌)
- 각성과 활동의 변화(과민성, 분노 폭발, 자기파괴적 행동, 과장된 놀람 반응, 과각성, 수면장애)

외상후 스트레스장애의 증상은 대상자의 일상활동수행능력을 위협하며, 이 증상이 적어도 1개월 이상 있어야 진단이 내려진다.[2)]

PTSD의 유병률은 일반인구의 3~7%지만,[4)] 아프가니스탄과 이라크 참전군인의 PTSD 발생률은 20% 이상으로 추정된다. PTSD 참전군인은 PTSD가 아닌 참전군인에 비해 자살생각이 4배 이상 높다. 또한 PTSD 환자는 골관절염, 당뇨, 심장병, 비만과 지질 수준의 상승[22)] 및 우울 등의 동반질환과 만성통증으로 인한 고통을 술이나 비처방 약물로 자가치료를 하는 경향이 있다.[11)] PTSD와 주요우울장애가 적절히 치료되지 않으면, 결혼생활 문제, 실업, 심각한 물질사용, 자살시도 및 자살 같은 많은 고통스러운 영향을 준다.

연구를 통해 PTSD 환자의 시상하부–뇌하수체–부신의 스트레스 반응이 비정상임이 나타났다. 반복된 외상 혹은 스트레스는 신경전달물질의 분비에 변화를 줄 뿐 아니라 뇌의 해부학적 구조를 변화시킨다- 또한 해마의 용적이 감소되고 변연계의 대사활동이 증가되어 있다는 사실이 뇌신경영상을 통해 확인되었다.

PTSD 이외에도 전쟁에 참전한 군인 20%는 외상성 뇌손상traumatic brain injury, TBI으로 고통 받는 것으로 추산된다. 치료하지 않으면 TBI는 영구적인 장애와 뇌손상을 초래할 수 있다. 외상성 뇌손상은 일반시민들에게도 큰 관심사이다. 예를 들어, 과격한 스포츠 선수, 아동뿐만 아니라 사고, 낙상 혹은 흔들린 아기증후군shaken baby syndrome에 관련된 개인에서도 진단될 수 있다. 따라서 전쟁에서 돌아온 군인들은 PTSD뿐만 아니라 TBI의 증상과 신호도 면밀하게 사정하여야 한다.

PTSD 증상은 외상 후 몇 개월 안에 시작되며, 몇 달 혹은 몇 년 지연되는 것은 드문 일이다. 생존자는 사건 후 수 개월 안에 PTSD 치료를 받는 것이 도움이 된다. 만약 일년이나 그 이상 방치하고 심한 증상을 치료하지 않으면 만성화될 것이고 자연회복 될 가능성이 없다. 중요한 점은 외상성 사건을 겪고 증상이 시작되더라도 대부분의 사람은 PTSD로 진전되지 않는다.

대인관계, 사회적 혹은 직업적 관계의 어려움은 PTSD에 수반되며, 신뢰는 공통된 관심사이다. 아동과 배우자 학대는 과각성 및 과민성과 관련될 수 있다. 물질남용(alcohol 혹은 정신을 변화시키는 물질)은 불안이나 우울을 감소시키려는 의도로 시작될 수 있다.

의료종사자들이 외상관련 회상이 외상을 악화시킨다는 것을 아는 것은 중요하다.

(1) 치료목표

외상후 스트레스장애 환자에게 긍정적인 결과를 예측할 수 있는 요인은 견고한 사회적 지지체계, 병전의 좋은 정신적 · 신체적 건강상태, 증상의 빠른 시작이다.[17)]

다음은 외상후 스트레스장애 환자의 최상의 결과이다.

- 환자와 주변인(예: 가족, 친구)은 안전할 것이다.
- 환자는 적극적인 치료참여자로, 공존질환에 대한 치료를 받을 것이다(예: alcohol/약물 의존, 우울, 불안장애, 특히 공황발작)
- 환자는 지지그룹미팅에 참석할 것이다.
- 환자는 사회적 지지체계를 넓혀갈 것이다.
- 환자는 편안한 수면시간의 증가를 보일 것이다.
- 환자는 악몽과 플래시백이 줄어들 것이다.
- 환자는 과민성이 감소할 것이다.

환자는 효과적인 불안감소기법(인지적 혹은 행동적)을 보여 줄 것이다.

(2) 치료전략

치료의 첫 번째 단계는 안전감을 확립하는 것이다. 외상후 스트레스장애 환자를 위한 의학적 치료는 항우울제, 특히 선택적 세로토닌 재흡수 억제제(SSRIs, sertraline, paroxetine이 승인됨)가 포함된다. 비전형 항정신병약물은 선택적 세로토닌 재흡수 억제제에만 반응하지 않는 환자를 위한 항우울제에 추가될 수 있다.

외상후 스트레스장애의 진단기준(DSM-5) 2)

주: 이 기준은 성인, 청소년, 6세 이상의 아동에게 적용한다. 6세 또는 더 어린 아동을 위해서는 아래 해당기준을 참고한다.

A. 실제적이거나 위협적인 죽음, 심각한 상해 또는 성폭력에 대한 노출이 다음 중의 한 가지이상에 해당된다.
   1. 외상성 사건을 직접 경험함.
   2. 사건이 다른 사람에게 일어나는 것을 목격함.
   3. 외상성 사건이 가까운 가족 혹은 친구에게 일어난 것을 알게 됨. 가족구성원 또는 친구의 실제 혹은 위협적인 죽음의 경우, 그 사건이 폭력적이고 우발적인 것이어야 한다.
   4. 외상성 사건의 혐오스러운 세부사항에 대한 반복적이고 극단적인 노출(예: 변사체 처리의 최초 대처자, 아동학대의 세부사항에 반복적으로 노출된 경찰관)

주: 진단기준 A4는 노출이 업무와 관련된 것이 아닌, 전자미디어, 텔레비전, 영화 혹은 사진을 통해 노출된 경우는 적용되지 않는다.

B. 외상성 사건에 대한 재경험이 다음 중 한 가지이상의 방식으로 나타난다.
   1. 외상성 사건에 대한 반복적, 불수의적, 침습적인 괴로운 회상

주: 6세 이상의 아동에서는, 외상성 사건의 주제와 관련된 반복적인 놀이로 나타날 수 있다.

   2. 외상성 사건과 관련된 내용과 감정이 반복적으로 나타나는 악몽

주: 아동에서 내용을 알 수 없는 무서운 꿈으로 나타나기도 한다.

   3. 외상성 사건이 마치 재생되는 것처럼 느껴지고 행동하게 되는 해리성 반응(예: 플래시백).

주: 아동에서는 놀이를 통해 외상특유의 재현이 일어날 수 있다.

   4. 외상성 사건과 유사하거나 상징적인 내적 또는 외적 단서에 노출되었을 때 나타나는 심각한 심리적 고통
   5. 외상성 사건과 유사하거나 상징적인 내적 또는 외적 단서에 노출되었을 때 나타나는 뚜렷한 생리적 반응

C. 외상성 사건과 연관되는 자극에 대한 지속적인 회피가 다음 중 1가지 또는 2가지 모두에서 명백하다.
   1. 외상성 사건에 대한 또는 밀접한 관련이 있는 고통스러운 기억, 생각 또는 감정을 회피 또는 회피하려는 노력
   2. 외상성 사건에 대한 또는 밀접한 관련이 있는 고통스러운 기억, 생각 또는 감정을 불러일으키는 외부적 요소(사람, 장소, 대화, 행동, 사물, 상황)를 회피 또는 회피하려는 노력

D. 외상성 사건과 연관되는 인지와 감정의 부정적 변화가 다음 중 2가지이상에서 나타난다.
   1. 외상성 사건의 중요한 부분을 기억할 수 없음(두부외상, alcohol 또는 약물 등에 의한 것이 아니며 전형적으로 해리성 기억상실에 기인)
   2. 자신, 다른 사람 또는 세계에 대해 지속적이고 과장된 부정적인 믿음 또는 기대(예: "나는 나쁘다", "누구도 믿을 수 없다", "이 세계는 전적으로 위험하다.", "나의 모든 신경계는 영구적으로 파괴되었다.")
   3. 외상성 사건의 원인 또는 결과에 대하여 지속적으로 왜곡된 인지를 하여 자신 또는 다른 사람을 비난함
   4. 지속적으로 부정적인 감정상태(예: 공포, 경악, 화, 죄책감 또는 수치심)
   5. 주요 활동에 대해 현저하게 저하된 흥미 또는 참여
   6. 다른 사람과의 사이가 멀어지거나 소원해지는 느낌
   7. 긍정적 감정을 경험하지 못하게 됨(예: 행복, 만족 또는 사랑의 느낌을 경험할 수 없음)

E. 각성과 반응성의 뚜렷한 변화가 다음 중 2가지이상에서 현저하다.
   1. (자극이 거의 없거나 아예 없는데도 불구하고)사람 또는 사물에 대한 언어적 또는 신체적 공격성으로 표현되는 과민한 행동과 분노폭발.
   2. 난폭하거나 자기파괴적 행동.
   3. 지나친 경계
   4. 과장된 놀라는 반응
   5. 집중장애
   6. 수면장애(예: 수면을 취하거나 유지하는 데 어려움 또는 불안정한 수면)

F. 장애의 지속기간(기준 B, C, D 및 E)은 1 개월이상이다.

G. 장애가 사회적, 직업적 또는 기타 중요한 기능 영역에서 임상적으로 현저한 고통이나 손상을 초래한다.

H. 장애가 물질(예: 약물, alcohol)의 생리적 효과나 다른 의학적 상태로 인한 것이 아니다.

다음 중 하나를 명시할 것:

해리증상 동반여부: 증상이 외상후 스트레스장애의 기준에 해당되고, 스트레스에 대한 반응으로 다음에 해당하는 증상을 지속적이거나 반복적으로 경험한다.
   1. 이인증: 자신의 정신 혹은 신체로부터 떨어져서 마치 외부 관찰자가 된 것 같은 지속적 또는 반복적 경험(예: 꿈속에 있는 느낌, 비현실감 또는 시간이 느리게 가는 느낌)
   2. 비현실감: 주위 환경에 대한 비현실감을 지속적 또는 반복적으로 경험(예: 자신을 둘러싼 세계를 비현실적, 꿈속에 있는 듯한, 멀리 떨어져 있는 또는 왜곡된 것처럼 경험)

주: 해리증상은 물질의 생리적 효과(예: 알코올중독상태에서의 일시적 기억상실이나 행동)나 다른 의학적 상태(예: 복합부분 발작)로 인한 것이 아니어야 한다.

다음의 경우 명시할 것

지연되어 표현되는 경우: (일부 증상의 시작과 표현은 사건 직후 나타날 수도 있지만) 사건 이후 최소 6개월 지난 후에 모든 기준을 만족할 때

6세이하 아동의 외상후 스트레스장애

A. 6세이하 아동에게, 실제적이거나 위협적인 죽음, 심각한 상해 또는 성폭력에의 노출이 다음 중의 한가지이상에 해당된다.
   1. 외상성 사건을 직접 경험함
   2. 그 사건이 다른 사람, 특히 주 보호자에게 일어난 것을 생생하게 목격함.

주: 목격이 전자미디어, 텔레비전, 영화 또는 사진을 통한 경우는 포함되지 않는다.

   3. 외상성 사건이 가족, 가까운 친척 또는 친구에게 일어난 것을 알게 됨

B. 외상성 사건이 일어난 후에 시작된 재경험이 다음 중 한 가지이상으로 나타난다.
   1. 외상성 사건의 반복적, 불수의적, 침습적인 괴로운 회상

주: 자연발생적이고 침습적인 회상이 나타나야만 하는 것은 아니며 놀이를 통한 재현으로 나타날 수도 있다.

   2. 외상성 사건과 관련된 내용과 감정이 반복적으로 나타나는 악몽

주: 악몽이 외상성 사건과 연관이 있는지 확신하는 것이 불가능할 수 있다.

   3. 외상성 사건이 재생되는 것처럼 느끼고 행동하게 되는 해리성 반응(예: 플래시백). 놀이를 통해 외상의 특정상황이 재현될 수 있다.
   4. 외상성 사건과 유사하거나 상징적인 내적 또는 외적 단서에 노출되었을 때 나타나는 심각한 심리적 고통
   5. 외상성 사건의 회상에 대한 현저한 생리적 반응

C. 외상성 사건과 연관되는 자극에 대한 지속적인 회피 또는 인지와 감정의 부정적 변화를 나타내는 증상이 다음 중 한 가지이상에 해당된다.

자극의 지속적 회피
   1. 외상성 사건을 상기시키는 활동 또는 물리적 암시 등을 회피 또는 회피하려는 노력
   2. 외상성 사건을 상기시키는 사람, 대화 또는 대인관계 상황 등을 회피 또는 회피하려는 노력

인지의 부정적 변화
   3. 부정적 감정 상태의 뚜렷한 빈도증가(예: 공포, 죄책감, 슬픔, 수치심, 혼란)
   4. 놀이의 감소를 포함하여 주요활동에 대해 현저하게 저하된 흥미 또는 참여
   5. 사회적으로 위축된 행동
   6. 긍정적인 감정표현의 지속적인 감소

D. 외상성 사건과 연관되는 각성과 반응성의 변화가 다음 중 2가지이상에서 명백하다.
   1. (자극이 거의 없거나 아예 없는데도 불구하고)사람 또는 사물에 대한 언어적 또는 신체적 공격성으로 표현되는 과민한 행동과 분노폭발(극도의 분노발작을 포함)
   2. 지나친 경계
   3. 과장된 놀라는 반응
   4. 집중장애

외상후 스트레스장애의 진단기준(DSM-5) 2) (계속)

5. 수면장애(예: 수면을 취하거나 유지하는 데 어려움 또는 불안정한 수면)

E. 장애의 기간이 1개월 이상이어야 한다.

F. 장애가 부모, 형제, 또래 또는 다른 보호자와의 관계 또는 학교생활에서 임상적으로 현저한 고통이나 손상을 초래한다.

G. 장애가 물질(예: 약물이나 alcohol)의 생리적 효과나 다른 의학적 상태로 인한 것이 아니다.

다음 중 하나를 명시할 것:

해리증상 동반여부: 개인의 증상이 외상후 스트레스장애의 기준에 해당되고 그 개인이 다음에 해당하는 증상을 지속적이거나 반복적으로 경험한다.

1. 이인증: 자신의 정신 혹은 신체로부터 떨어져서 마치 외부 관찰자가 된 것 같은 지속적 또는 반복적 경험(예: 꿈속에 있는 느낌, 비현실감 또는 시간이 느리게 가는 느낌)
2. 비현실감: 주위 환경에 대한 비현실감을 지속적 또는 반복적으로 경험(예: 자신을 둘러싼 세계를 비현실적, 꿈속에 있는 듯한 멀리 떨어져 있는 또는 왜곡된 것처럼 경험)

주: 해리 증상은 물질의 생리적 효과(예: 일시적 기억상실)나 다른 의학적 상태(예: 복합부분 발작)로 인한 것이 아니어야 한다.

다음의 경우 명시할 것

지연되어 표현되는 경우: (일부 증상의 시작과 표현은 사건 직후 나타날 수도 있지만) 사건 이후 최소 6개월 지난 후에 모든 기준을 만족할 때

(3) 정신치료

인지행동치료는 대상자에게 불안을 조절하고 역기능적 사고에 대처하기 위한 기술을 가르친다. 현재의 사고/느낌에 의식을 집중시키고, 이전의 회피상황에 대한 고통을 감소시키기 위해 실생활에서의 적용기술을 배우도록 안내한다[표 12-1].

앞에서 언급한 대로, 항우울제인 세로토닌 재흡수 억제제는 PTSD 환자를 치료하는 데 필수적이다. 그러나 약물은 표적증상이 발생하고 심각해질 때(예: 악몽) 사용할 수 있고, 환자가 감정적 통제를 할 수 있도록 제공된다.[4]

외상후 스트레스장애의 표적증상에 사용하는 약물은 [표 12-2]를 참조한다. 다른 성공적인 전략으로는 안구운동요법(EMDR)이 있는데, 특정한 안구운동과 창조적인 내레이션을 하는 동안, 정신적 이미지와 근육긴장에 집중하고 긍정적인 사고/이미지를 얻는다. 이를 통해 실제 외상성 사건이 발생할 수 있는 현실에 대한 다양한 시나리오를 상상하도록 한다.[14]

최근 연구에서 주의력결핍과다행동장애(ADHD) 치료 약물인 methylphenidate가 PTSD에 도움이 될 수 있으며, 초기 연구에서 methylphenidate의 투여가 PTSD 환자의 증상뿐만 아니라 PTSD, TBI 또는 둘 다를 가진 환자의 우울과 후유증을 개선하였음을 보고하였다.[8]

외상후 스트레스장애처럼 경증의 뇌손상 환자에게서 인지장애(집중력, 주의력과 기억의 장애)가 보고되었고, 이들 연구를 통해 methylphenidate가 인지장애의 개선에 도움이 되었다는 것을 보여 준다.[6),8]

표 12-1 치료적 접근

질환	치료방법	유의사항
외상후 스트레스 장애	정신치료 (예: 노출기반 인지행동치료) 가족치료 직업재활 집단 치료 (예: 군인, 배우자학대, 성폭행) 이완기법 정신건강교육 (사고와 감정의 통제 방법)	한 가지 이상의 치료방법 사용 a. 지지체계 확립 b. 생존죄책감, 수치심, 분노, 무력감 등을 제거하도록 집중

표 12-2 PTSD의 치료약물[16)]

표적증상	가능한 치료법
침습적 재경험; "플래시백" 회피, 무감각	SSRI, buspirone, 2세대 항정신병 약물
과각성	항우울제, benzodiazepine, α2-아드레날린성 촉진제, 항경련제
일시적인 정신증, 현저한 현실감 상실	낮은 용량의 항정신병약물
악몽	Prazosin(Minipress)
치료저항성 외상후 스트레스장애	2세대 항정신병약물, 항경련제
우울	항우울제
공황발작	항우울제, MAO 억제제, 고역가의 benzodiazepine

2) 급성 스트레스장애

급성 스트레스장애acute stress disorder는 폭력적 사건을 직접 경험하거나 반복적으로 폭력적 혹은 외상성 사건을 목격한 이후 발생될 수 있다(예: 대량 사상자가 발생한 사고 장면에서의 최초 대처자, 아동학대의 세부사항에 반복적으로 노출된 경찰관). 가능한 외상성 사건의 발생은 외상후 스트레스장애에 열거된 것과 동일하다. 급성 스트레스장애는 증상이 1개월 안에 해결된다.

(1) 임상사건에 대한 자기보고

심각한 사고 스트레스에 대해 자기보고를 하는 것은 급성 스트레스 증상을 개선하기 위해 중요하다. Benzodiazepine은 낮 동안의 불안을 치료하기 위해 사용되며, 진정수면제는 수면을 위해 사용된다. 그러나 이런 약물은 남용할 수 있기 때문에 짧은 기간 동안 처방되며, 다른 정신치료 및 위기중재와 함께 사용되어야 한다.

5. 간호사의 자기관리

소진은 정서적 소진 및 증가된 업무량과 조직 스트레스로 인한 위축과 관련된다는 점에서 공감피로와 다르다.

간호사는 공감피로/이차적 외상성 스트레스에 민감하여야 한다. 간호사나 다른 의료종사자들이 초기 외상성 스트레스를 경험한 개인을 도울 때, 공감을 통한 간접경험으로 정서적 영향을 받은 것이다. 다음은 이차적 외상성 스트레스/공감피로의 증상이다.[1)]

- 압도된 느낌, 신체적 · 정신적 피로감
- 기능하는 능력의 저해
- 다른 사람의 비판적 경험에 대한 침습적 사고
- 개인생활에서 일을 분리하기 어려움
- 비관적, 비판적, 과민, 분노
- 특정 개인과 일하는 것을 두려워함
- 우울
- 비효율적인 혹은 파괴적인 자기위로 행동
- 사회적 철회, 다른 사람과의 정서적 단절
- 의기소침하고 자신의 전문적인 능력과 효과성에 의문을 나타냄
- 쉽게 좌절함
- 불면증
- 낮은 자존감
- 희망의 상실

외상후 스트레스장애 환자를 간호하고 환자의 이야기를 들으며 외상성 사건에 끊임없이 노출되는 간호사는 공감피로 혹은 이차적 외상성 스트레스에 노출되게 되고 그들 자신이 외상후 스트레스장애 환자가 될 수도 있다.

근거기반실무 Evidence-Based Practice 18)

문제 29세 여성인 A간호사는 최근 잦은 병가와 환자에게 무례하게 대한 것에 관해 면담하기 위해 간호관리자에게 호출되었다. A간호사는 즉시 울기 시작하였고 "저는 뭐가 잘못되었는지 모르겠어요. 최근 기분이 좋지 않았어요. 절실하게 간호사가 되기를 원했지만, 지금은 일하는 것이 두려워요"라고 말했다. 간호관리자는 최근 공감피로compassion fatigue에 대한 세미나에 참석하였고 이것이 약 1년 전에 학교를 졸업한 신규간호사 A에게 일어나는 것으로 판단하였다. 추후 면담과정에서 A간호사가 최근에 돌본 환자에게 암울한 결과가 나왔고, 동료들로부터 지지받지 못했으며, 그녀의 멘토는 소진을 느껴 최근에 직장을 그만두었다는 것이 밝혀졌다.

근거기반실무사정

A. **당신은 이번 경험을 통해 무엇을 알게 되었는가?**
일반내과병동의 업무량은 많다. 신규간호사는 지지와 지속적인 멘토링으로 더 잘할 수 있다. 간호사 수요는 지금보다 더 높아질 것이며 적은 비용으로 많은 일을 할 것이다.

B. **문헌에서는 무엇이라고 하는가?**
직업만족도가 감소하거나 디스트레스가 긍정적인 면보다 우세한 것을 공감피로라고 한다. 공감피로의 증상은 저하된 업무수행능력, 무단결근, 높은 이직률과 신체적·정신적 소진을 포함한다. 소진은 동료나 상사의 무례한 혹은 불공정한 대우에 의해서도 발생할 수 있다.
간호경력 첫 1–3년 사이에서 평균보다 높은 이직율이 나타났다.

C. **환자가 원하는 것은 무엇인가?**
간호사는 자신의 일에 대하여 변화를 시도하고 있으며 다시 좋은 기분을 느끼고 직장에서 지지 받기를 원한다. 자신의 능력에 확신을 갖기를 원하며 업무에 압도되지 않기를 바란다.

계획 간호관리자는 A간호사가 고용되었을 당시 병동 내 근무자 부족과 높은 중증환자 때문에 아직 완전한 오리엔테이션을 받지 못했고 멘토도 지정되지 않았다는 사실을 알게 되었다. 그녀는 직원이 일을 잘하고 싶어하고 자신의 경력에 맞는 적절한 기술을 갖추었다는 것을 인정한다. 그들은 함께 새로운 멘토를 지정하고 오리엔테이션 프로그램을 완수할 것이며, 직원이 지지 받는 것과 자신감을 가질 수 있도록 주기적으로 만날 것이다. 덧붙여, 관리자는 근무자 전원의 자가간호와 공감피로를 인식하는 훈련을 계획하였다.

QSEN 사전지식, 기술 및 태도(KSAs)

근거기반실무: 간호사와 팀 전체를 돕기 위해 공감피로의 개념을 인식하고 문헌자료를 활용

팀워크 및 협업: 간호사의 걱정과 염려를 경청하고, 갈등을 해결하며, 전문적 상호작용을 격려

Robert Wood Johnson 재단(2014)의 연구에 따르면 신규간호사 5명 중 1명이 1년 안에 첫 직장을 떠난다.[23)]

이차적 외상 스트레스에 대한 위험이 높은 간호사의 대표적인 예는 호스피스간호, 아동병원, 응급실, 종양, 법의간호사와 외상을 받은 환자들 가까이에서 일하는 정신전문간호사와 사회복지사 들이다. 또한 간호사의 정서적 특징이 공감피로를 증가시킬 수 있다. 예를 들어, 간호사가 비현실적인 자기기대를 가졌다면 환자에게 과도하게 개입하고 미숙하며 개인적인 위기에 빠질 수 있다.

간호사는 어떤 종류의 업무를 하더라도 자가간호를 수행할 필요가 있다. 다음은 당신의 삶에서 균형을 찾기 위한 가이드라인이다.

- 당신의 일정에 기쁨, 즐거움 그리고 기분전환의 경험을 더하는 활동들을 넣도록 노력하라.
- 업무의 강도를 줄여 주는 작은 탈출구를 허용하라.
- 일상기능을 방해하는 증상에 대해 의학적 치료를 받으라.
- Alcohol이나 자가처방 약물의 사용을 삼가라.
- 당신의 삶에서 감사함과 의미를 찾음으로써 일의 부정적 측면을 재구성하라.

핵심요약

- 어떤 스트레스는 우리 인생에 유용하다. 유스트레스는 목표에 도달하고, 중요한 관계를 회복하고, 업무를 개선하도록 하며 창의적인 문제해결과정을 자극하고 비판적 사고를 향상시키도록 노력하는 스트레스이다.
- 인생에서 스트레스는 흔한 것이지만 스트레스가 장기화되고 증가되면, 그것은 부정적인 경험인 디스트레스가 될 것이다. 만성적인 스트레스는 신체건강의 손상과 정서장애를 일으킬 수 있다.
- 심각한 스트레스원과 마주치면 자율신경계는 투쟁-도피반응을 일으킨다. 이런 반응은 우리의 몸과 마음이 스트레스를 다루도록 돕는 신경경로, 뇌구조 및 내분비선의 복잡한 네트워크와 관련된다.
- 투쟁-도피반응의 두 번째 영역은 시상하부-뇌하수체-부신피질(HPA)에 의해 활성화된다.
- 스트레스 반응이 지속되고 만성적으로 될 때, 면역체계의 저항력이 낮아져 신체에 중대한 해로운 영향과 신체질환 및 정신적 외상(예: 우울, 절망, 무력, 지속적인 불안증가)을 초래할 수 있다.
- 스트레스를 감소시키기 위한 몇 가지 제안이 [BOX 12-1]에 제시되었다.
- 외상후 스트레스장애는 보통 심한 외상성 사건(예: 어린 시절의 학대, 고문/납치, 군대전투, 성폭행, 근친상간, 자연재해 및 생명을 위협하는 질병) 후에 발생한다. 전쟁에서 돌아온 퇴역군인의 20% 이상이 PTSD로 추정된다.
- 만약 외상후 스트레스장애가 치료되지 않으면 심한 우울, alcohol/약물남용, 자살, 의심과 사회적 직업적 장애, 많은 정신적으로 손상된 증상과 장애와 같은 심각한 결과를 가져온다.
- 외상후 스트레스장애와 급성 스트레스장애의 주요증상이 다루어졌다.
- 외상후 스트레스장애에 성공적이라고 입증된 약물학적 · 치료적 중재를 설명하였다.
- 간호사 · 의사와 응급처치 요원들은 이차적인 외상성 스트레스에 주의해야 할 것이며 만약 적절하게 관리하지 않으면 그들 역시 공감피로/외상후 스트레스장애의 위험이 있으므로 자가간호를 시행한다.
- 건강간호제공자들이 경험하는 공감스트레스/공감피로/외상후 스트레스장애에 대해 설명하였다.

참고문헌

1) American Bar Organization. (2014). *Compassion fatigue: what is compassion fatigue?*. Retrieved May 6, 2014, from www.americanbar.org/groups/lawyers-assistance/resources/compassion-fatigue.HTML.
2) American Psychiatric Association. (2013). *Diagnostic and statistical manual of mental disorders (DSM-5)* (5th ed.). Washington, DC: APA.
3) American Psychological Association. (2015). *Stress in America™; paying with our health.* Washington, DC: APA.
4) Black, D.W., & Andreasen, N.A. (2014). *Introductory textbook of psychology* (6th ed.). Washington, DC: American Psychiatric Publishing.
5) Brigham, D. D. [1994]. *Imagery for getting well: clinical applications of behavioral medicine*. New York: WW Norton.
6) Brown University Psychopharmacology Update. (2016). *Methylphenidate effective on range of symptoms in PTSD, brain injury, 27*(2), 1-7.
7) Compassion Fatigue Awareness Project. (2015). *Did you know?*. Retrieved March 4, 2015, from www.compassionfatigue.org.
8) Davenport, L. (2015). *ADHD drug may improve PTSD, TBI symptoms.* Retrieved January 15, 2016, from http://www.medscape.com/viewarticle/854472#vp_2.
9) Figley, C.R. (Ed.). (1995). *Compassion fatigue: coping with secondary trauma stress disorder in those who treat the traumatized* (p. 7). London, UK: Brunner-Routledge.
10) Harvard Health Publications. (2011). *Understanding the stress response.* Retrieved July 27, 2011, from www.health.harvard.edu/newsletters/Harvard_Mental_Health.
11) Hoge, C. (2011). Interventions for war-related PTSD: meeting veterans where they are. *Journal of the American Medical Association, 306*(5), 549-551.
12) Institute of Medicine (IOM). (2011). Assessment of ongoing ef-

forts in treatment of PTSD. *IOM do you abuse on Newsletter* July 11, 2011.

13) Journal of American Medical Association. (2014). Psychiatry. *JAMA Psychiatry, 71*(2), 149-157.

14) Lahad, M., et al. (2010). Preliminary study of a new integrative approach in treating PTSD. *Arts in Psychotherapy, 37,* 391-399.

15) Lowry, F. (2015). *Emergency staff not immune to traumatic stress.* Retrieved June 6, 2015, from www.Medscape.com/viewarticle/840980.

16) Preston, J.D., O'Neal, J.H., & Talaga, M.C. (2013). *Handbook of clinical psychopharmacology for therapists* (7th ed.). Oakland, Calif: New Harbinger Publications.

17) Scheier, F.R., Vidair, H.B., Vogel, L.R., et al. (2014). Anxiety, obsessive-compulsive, and stress disorders. In Janice L. Cutler (Ed.), *Psychiatry* (3rd ed.). New York: Oxford University Press.

18) Sheppard, K. (2015). Compassion fatigue among registered nurses: connecting theory and research. *Applied Nursing Research, 28*(1), 57–59.

19) U.S. Department of Veterans Affairs. (2015). *Suicide risk and risk of death among recent veterans.* Retrieved January 5, 2016, from http://www.publichealth.va.gov/epidemiology/studies/suicide-risk-death-risk-recent-veterans.asp#sthash.5b2WGSA5.dpuf.

20) Varcarolis, E. M., & Halter, M. J. *Foundations of psychiatric mental health nursing*. [6th ed.]. St Louis: Elsevier.

21) Wahowiac, L. (2015). *Addressing stigma, disparities in minority mental health: Access to care among barriers.* Retrieved December 15, 2015, from http://thenationshealth.aphapublications.org/content/45/1/1.3.full.

22) Weiss, T., & Skelton, K. (2011). PTSD is a risk factor for metabolic syndrome in an impoverished urban population. *General Hospital Psychiatry, 33,* 135-142.

23) www.rwjf.org/en/library/articles-and-news/2014/09/nearly-one-in-five-new-nurses-leave-first-job-within-a-year--acc.html

CHAPTER 13

조현병 스펙트럼장애 및 기타 정신병적 장애

Schizophrenia Spectrum Disorders and Other Psychotic Disorders

Elizabeth M. Varcarolis

학습목표

1. 조현병의 전조증상에 대해 설명한다.
2. QSEN 조현병이 신경생물학적 질병이라는 전제를 뒷받침하는 근거기반자료를 확인한다(근거기반실무).
3. 조현병의 양성 및 음성증상을 (a) 삶의 질에 미치는 영향, (b) 질병의 예후에 대한 중요성, (c) 부작용과 관련하여 비교하고 대조한다.
4. 신경인지장애가 조현병 환자에게 영향을 미치는 방식을 예후와 삶의 질을 포함하여 설명한다.
5. QSEN 보건의료종사자는 조현병 치료의 여러 단계에서 안전의 중요성을 이해한다(안전).
6. QSEN 현재 가지고 있는 최선의 근거기반실무에 입각하여 (a) 환각, (b) 편집증, (c) 망상을 경험한 사람과 의사소통하는 방법을 확인한다(근거기반실무).
7. 1세대(전형)와 2세대(비전형) 항정신병약물의 특성 간 차이점에 대해 교육한다. (a) 표적증상, (b) 적응증 (c) 부작용 및 독성, (d) 환자 및 가족 교육 및 후속조치 필요성, (e) 의료 순응 가능성.
8. QSEN 조현병 환자와 그 가족을 위한 근거기반 정신사회치료에 대해 논의한다(근거기반실무).
9. 조현병의 3단계에 따른 증상, 간호의 초점 및 중재 필요성을 구분한다.
10. QSEN 조현병 환자의 안전하고 효과적인 간호수행을 위해 보건의료전문가와의 팀워크와 협업의 중요성을 확인한다(팀워크 및 협업).

주요개념: 정신교육[41)]

조현병 환자 및 가족을 위한 근거기반적 접근법은 정신교육적 접근이다. 정신교육에서는 가족치료의 교육적 및 행동적 접근을 제공하는데, 정신교육적 접근법은 가족이 질병의 2차 희생자라는 사실을 깨닫게 한다. 가족치료에서 두려움, 잘못된 의사소통양상 및 왜곡을 확인할 수 있다. 개선된 문제해결기술을 배울 수 있으며, 갈등 상황에 대한 건강한 대안을 확인할 수 있다. 치료과정에서 환자의 질병 및 치료의 특성을 교육하면 약물복용의 이행을 높일 뿐만 아니라 입원 및 재발을 줄일 수 있다. 질병, 약물치료의 필요성, 재발의 전조증상 및 의사소통기술에 대해 환자 및 가족에게 교육함으로써 정신건강서비스에 대한 만족도가 증가하고 삶의 질이 향상되었다.

1. 서론

조현병 스펙트럼장애는 10대 또는 20대 초반의 젊은이들이 생산적인 삶을 시작하는 단계에서 일어나는 파괴적인 뇌질환이다. 어린 시절에서의 단서는 거의 없다. 조현병은 현실을 정확하게 인식하고, 명확하게 생각하고, 적절하게 언어를 사용하고, 정상적인 감정을 경험하고, 정상적인 사회/직업 경험을 하도록 하는 개인의 능력을 크게 방해한다. 조현병 환자의 유전자에 대한 최근의 연구에서 조현병을 나타내는 8가지 다른 유전자 분석이 확인되었다.[25)]

정신증은 진단이 아니라 증상이다. 정신증은 현실을 인식할 수 없는 무능함을 의미한다. 예를 들어, 망상("나는 세상을 구할 힘이 있다"와 같은, 사실 무근한 생각을 깊이 믿음) 및 환각(기차 앞으로 뛰어 내리라거나 그들은 나쁜 사람이라는 소리를 듣는 것과 같은, 현실에 근거하지 않은 감각 지각)을 경험하는 것이다.

조현병 스펙트럼장애는 장애, 증상 및 삶의 질 측면에서 다양한 방식으로 사람들에게 영향을 준다. 조현병 스펙트럼장애를 가진 개인은 다양한 정도의 신경인지장애를 가지고 있으며, 이는 혼란스러운 생각과 말에 의해 입증된다. 신경인지적 측면은 조현병의 가장 파괴적인 특징이다. 이러한 장애를 앓고 있는 사람들은 보통 사회적으로 고립되거나 소외되고 자신이 매우 부적절하다는 느낌을 갖고 있으며, 이러한 장애가 삶의 질을 낮춘다는 것은 말할 것도 없다. 기타 정신병적 장애는 [BOX 13-1]을 참조한다.

BOX 13–1 기타 정신병적 장애

장애와 발생률	과정	설명
Schizophreniform disorder 0.2%	증상은 1~6개월 동안 지속될 수 있으며, 사회적 또는 직업상의 기능장애는 보통 분명하지 않다.	기본적인 특징은 조현병(예: 환각, 망상, 혼란된 말투, 심하게 혼란된 행동 또는 긴장성 행동, 부정적 증상)과 동일하다.
Breif psychotic disorder 흔하지 않음	삽화는 일반적으로 단기간(1일~1개월 미만)이며, 이후 예전 수준의 기능을 회복한다. 보통 극단적인 스트레스에 의해 촉진됨.	정신병 증상(망상, 환각, 혼란스런 말투)의 갑작스런 발병 또는 심하게 혼란스러운 또는 긴장증적 행동을 특징으로 한다.
Schizoaffective disorder 0.3%	조현병보다 예후는 좋지만, 기분장애보다는 나쁘다.	주요우울증, 조울증 또는 혼합 삽화가 있고, 조현병 기준을 충족하는 증상이 병행되어 나타나는 질병.
Schizotypal personality disorder 0.2%	조현병으로 진행되는 소수의 환자가 있으며 비교적 안정된 장애.	일반 유전학 및 신경정신병학적 특성을 공유하기 때문에 DSM–5가 조현병 스펙트럼장애의 일부로 간주하는 성격장애.
Delusional disorder 0.2%	재발없이 완화되는 것에서부터 만성 납굴증 및 쇠약해지는 것에 이르기까지 다양	적어도 1달 동안 기괴하지 않은 망상(예: 따라 다니거나, 감염되었거나, 사랑받았거나, 배우자가 속이거나; 다소 심각하거나 인식할 수 없는 통찰력을 가짐; 또는 질병을 앓고 있음)을 포함함. 환자의 기능이 현저하게 손상되지 않았거나 환자의 행동이 분명히 이상하거나 기괴하지도 않다. 피해망상이 가장 일반적이다.
Substance/medication–induced psychotic disorder	불행한 일상적 사건이며, 보통 치명적	물질섭취나 물질금단 중에 발생함

조현병을 가진 대상자의 기능은 약물과 사회적 지지의 도움으로 잘 이루어질 수 있다. 어떤 대상자는 장애가 심해서, 주택, 건강관리, 금전적인 보조 등, 보다 높은 수준의 지지가 필요하다. 조현병의 치료는 가능하지만 치유가 가능하지 않은 만성적이며 심각한 정신질환이다. 조현병으로 진단받은 많은 대상자는 공식 또는 비공식적인 지지가 있더라도, 증상의 악화 또는 완화된 상태로 살고 있으며, 어떤 대상자들은 만성적인 진행성 악화 과정을 겪고 있다.[3] 조현병 및 기타 정신장애의 회복운동을 통한 지원으로 사람의 기능적 능력과 삶의 질이 크게 향상될 수 있다. 불행히도, 조현병을 가진 대상자는 흔히 자신이 아프다고 믿지 않아, 치료 중 합병증을 갖게 된다. 이 상태를 **질병인식불능증**anosognosia(자신이 질병에 걸렸다는 것을 인식하지 못하는 경우)이라고 한다.

2. 유병률과 동반질환

조현병의 평생 유병률은 인종, 사회적 지위, 문화, 성별 또는 환경에 따라 차이가 없으며 전 세계적으로 1% 정도이다.[32] 세계정신질환동맹(2013)에 따르면, 미국 성인의 약 1.1%(약 260만 명)가 조현병으로 살고 있으며, 국내의 경우에는 조현병의 평생 유병률이 0.2%로 보고되고 있다.[1] 조현병으로 진단된 대상자의 병전 상태는 잠재적 복잡성 및 최종 결과에 영향을 미친다. 예를 들어, 발병연령이 낮은(18~25세) 대상자는 남성에게 더 흔하고 병전 상태가 더 나쁘며, 뇌구조적 이상 및 음성 증상이 더 많다. 그러나 발병연령이 높은 대상자(25~35세)는 여성이 더 많고 뇌구조적 이상의 근거가 적으며 치료결과도 더 좋다. 따라서 조현병이 시작되는 시점이 어린 대상자일수록 예후가 더 나쁘다. 특히, 어린 시절에 위축되고, 은밀하고, 기이하고, 긴장된 행동의 병력을 가진 대상자는 부정적인 진단적 징후를 보인다.

병전 기능이 좋으면서 증상이 갑작스럽게 나타나면 보통 예후가 좋으며, 2~3년 이상 느리게 발병하는 경우의 예후는 더 나쁘다. 병전 성격이 사회적, 성적 및 직업적으로 좋은 기능을 발휘한 대상자는 완화 또는 완전히 회복될 가능성이 더 크다.

물질 관련 사용장애는 조현병 환자의 50% 이상에서 발생한다.[32] 물질사용은 감금, 노숙자, 폭력, 자살, 인간면역결핍바이러스(HIV) 감염과 같은 다양한 부정적인 결과와 관련이 있으며, 예후가 좋지 않다. 특히, 니코틴사용장애는 조현병 환자에게 매우 흔하며, 50% 이상이 **니코틴사용장애**를 가지고 있다.[3] 흡연은 심각한 이환율과 사망률을 초래하며 폐기종, 기타 폐 및 심장문제의 빈도를 높인다. 조현병이 있는 사람들은 평균 흡연자보다 2~3배 더 많이 피우는 경향이 있기 때문에 훨씬 더 위험하다.

우울증상 또한 조현병에서 흔히 나타난다. **자살**은 조기사망의 주요 원인으로, 조현병 환자의 약 20%가 평생 동안 자살을 시도하며, 약 6~10%가 자살로 사망한다. 동시에 발생하는 **불안장애, 강박장애** 및 **공황발작**의 비율도 일반 인구보다 유의하게 높다. **조현형** 또는 **편집성 성격장애**로 진단받은 대상자는 나중에 조현병으로 진행될 수 있다.[3]

비만은 조현병에서 유의하게 높으며, 많은 부분에서 항정신병약물, 특히 2세대 항정신병약물secondary generation agents, SGA/비전형약물atypical agents로 인해 나타날 수 있다. 체중증가는 **당뇨병**과 **심혈관질환**의 위험을 발생시킨다.[32] 조현병에 있어 **HIV 감염**은 고위험 요인으로, 일반 인구의 2배이다.

3. 이론

조현병의 원인은 아주 복잡하다. 조현병이 있는 사람과 조현병이 없는 사람의 뇌화학 및 뇌활동은 다르다. 조현병은 유전적 요인과 비유전적 요인(예: 바이러스 감염, 출생 상해, 영양 요인, 어린 시절의 머리 외상)의 결합에 의해 발생할 가능성이 높다. 이 2가지 요소 모두 결국 뇌의 구조를 변화시키고 뇌의 신경전달물질 시스템에 영향을 미치며 신경회로를 파괴하여 인지기능 손상을 가져올 수 있다.

1) 신경화학적 요인

조현병의 생화학적 병태생리에 가장 널리 받아 들여지는 **도파민 가설**은 뇌의 변연계 영역에서 신경전달물질 도파민의 과다가 원인이라고 결론을 내렸다. 이 이론은 도파민(D_2)의 활동을 차단하는 1세대 항정신병약물(전형약물)의 작용을 연구한 결과 조현병 증상의 일부를 감소시켰다. 이 이론은 amphetamine, cocaine, methylphenidate(Ritalin) 및 levodopa가 뇌에서 도파민의 활성을 증가시키는 약물이라는 사실에 의해 더 확실하게 입증된다. 이러한 약물은 조현병의 증상을 악화시킬 수 있고 조현병이 없는 사람에게서 편집증 양상을 가진 조현병의 증상을 나타낼 수 있다.

세로토닌(5-HT_2)을 차단하는 비전형약물(SGAs)의 개발에 따라 세로토닌 또한 조현병의 일부 증상을 유발할 수 있는 것으로 여겨지게 되었다.

2) 유전적 요인

조현병이 있는 대부분의 환자들은 조현병의 가족력이 없지만 조현병 환자의 형제 자매 중 약 10%에서 조현병 및 조현병 유사증상이 나타났다. 한 부모가 조현병인 아동은 발병할 확률이 5~6%인 반면, 양부모가 조현병인 경우 발병할 확률은 46%이다.[6] 쌍생아(일란성 및 이란성)에 대한 수많은 연구에서 유전적 관련 확률이 유의하게 높았으며, 일란성 쌍생아는 46% 가까이 조현병에 걸릴 위험이 있는 반면, 이란성 쌍생아는 14% 정도이다.[6] 일란성 쌍생아를 다른 곳에서 키울 경우에도 조현병의 일치율은 비슷하다.

양극성 스펙트럼장애와 마찬가지로, 조현병은 "하나의 유전자, 하나의 질환"의 장애가 아니라 오히려 여러 유전자와 다른 요인들에 의해 발생된다. 최근의 연구에서 연구자들은 특정 증상들(예: 양성증상, 인지증상, 혼란)과 관련된 42개의 유전자 네트워크를 발견했으며, 이러한 증상에 따라 조현병을 8가지 유형으로 분류하였다.[25]

3) 신경해부학적 요인

조현병은 보통 질병의 시작 이후부터 회색질과 백질 조직의 용량이 줄어든다는 것이 일반적으로 받아들여지고 있으며, 뇌의 구조적 이상이 전체 뇌신경회로에 장애를 일으킨다고 본다. 조현병을 가진 대상자들은 수많은 뇌영상기술 중 MRI와 CT스캔 상, 뇌의 부피가 작고, 외측 및 제3뇌실이 더 커져 있으며, 전두엽이 위축되고, 뇌척수액이 더 많은 것으로 나타났다. PET스캔은 대뇌 전두엽의 피질에서 낮은 혈류속도와 포도당 대사율을 보인다. 또한 인지장애를 일으키는 것으로 생각되는 전

전두엽피질과 시상 사이의 뇌회로에 장애가 있는 것으로 보인다.[10),16)]

4) 비유전적 위험요인

주산기 합병증의 병력이 있는 영아(예: 출생 합병증/상해)는 성인이 되었을 때 조현병이 발병할 위험이 증가한다. 산전 위험요소에는 바이러스 감염(인플루엔자, 톡소플라스마증 및 성기/생식기 감염), 영양부족, 기아, 독소노출 등이 포함된다. 출생 시 산소결핍 또한 조현병의 발병 위험요소로 간주된다. 본질적으로, 발달 중인 태아 또는 아동의 뇌에 영향을 미치는 요인(예: 바이러스 감염, 환경독소, 특정 유전자의 존재)을 무시하는 것은 뇌의 이상을 초래할 수 있다. 이러한 뇌의 이상은 생화학적, 구조적 또는 기능적일 수 있으며 생물학적 취약성을 갖게 한다.

스트레스(사회적, 심리적, 신체적)는 조현병의 원인은 아니지만 취약한 사람들의 질병을 촉진시키고 질병의 심각성 및 진행과정에 영향을 줄 수 있다. 뇌가 아직 발달 중인 21세 미만의 어린 사람들(취약계층)이 marijuana(cannabis), methamphetamine, lysergic acid diethylamide(LSD)와 같은 중독성 약물을 사용하면 조현병이 발생할 위험이 높아질 수 있다.

4. 문화적 배경

조현병의 양상은 문화 전반에 걸쳐 상당히 일정하지만, 서로 다른 문화는 조현병이 나타나는 증상을 완전히 다른 방식으로 보고 해석할 수 있다. 즉, 하나의 문화에서 정상 또는 수용가능한 것으로 간주되는 것은 다른 문화에서 병적인 것으로 간주될 수 있다. Luhrmann 등(2014)의 연구에 따르면, 문화가 다른 5개 그룹(San Mateo, California, Accra, Ghana, Chennai, India)에서 환각의 내용에 흥미로운 차이점이 있다는 것을 발견하였다.[20)] 아프리카와 인도 사람들은 그들에게 들리는 음성을 주로 긍정적인 경험이라고 했으나 미국인은 폭력적이고 증오심을 나타내는 음성을 경험하였다. Luhrmann 등(2014)은 "개인에게 들리는 음성에 이름을 붙이고 그 음성과 관계를 형성하도록 가르침으로써 개인들의 관계를 개선하는 것이 가능하다"고 주장한다.[20)]

아일랜드에서는 종교적으로 경건한 것이 매우 가치있는 것이기 때문에 성도 및 종교 내용이 포함된 망상이 있다. 선진국(예: 미국)에서는 기술의 감시 및 악용에 관심이 집중되어 있기 때문에 망상이 보다 더 편집증적인 성향(예: 텔레비전으로 감시되거나 정부에 의해 감시됨)을 보일 수 있다. 일본에서는 사람의 명예와 사회적 적합성이 소중하므로 중상모략이나 공개적으로 모욕당하는 것을 두려워하는 망상이 훨씬 더 일반적이다. 따라서 이러한 현상은 조상의 유령이나 악령을 믿는 문화에서는 놀랄만한 것이 아니다.[27)]

그러므로 서로 다른 하위 문화의 가족그룹이 이러한 증상을 어떻게 보는지 그리고 그들의 문화권내에서 그러한 현상을 어떻게 대우하는지 아는 것은 매우 중요하다. 이것은 정신건강전문가가 환자와 가족이 좀 더 받아들일 수 있도록 접근할 수 있는 방법과 치료에 관한 중요한 정보를 제공할 수 있다.

5. 임상적 특징

조현병의 징후 및 증상은 여기에 제시된 것보다 훨씬 많으며 모든 증상이 모든 조현병 환자에게 해당되는 것은 아니다. 조현병 환자는 다른 사람과 공통된 증상을 가지지만 개별적인 개인이다. 조현병의 주요증상은 [BOX 13-2]를 참조한다.

간호과정

1. 간호사정

1) 질병과정

조현병의 질병과정은 일반적으로 정신증의 재발성 급성 악화를 포함하는 과정이다. 조현병이 점진적으로 악화되어 비가역적으로 변하는 질병이라는 믿음은 이제 정확하지 않을 수 있다. 10년간의 종단연구에서 항정신

BOX 13-2 조현병의 주요증상

1. **양성증상:** 정신증 증상이 가장 명백하다(예: 망상, 환각 및 현실을 기반으로 하지 않는 인식).*
2. **음성증상:** 생각의 빈곤, 동기부여 상실, 즐거움이나 기쁨을 경험하지 못함, 공허감, 둔마된 정동을 포함한다.
3. **인지증상:** 정보를 이해하고 처리할 능력이 없으며, 주의집중 문제와 기억력 문제 있음. 인지장애는 또한 적절하게 언어를 사용할 수 없게 된다(이는 연상이완으로 나타남). 이것은 정상적인 사회/직업 경험을 할 수 있는 개인의 능력에 가장 큰 영향을 주는 증상이다.
4. **기분증상:** 우울, 불안, 불쾌감, 자살, 사기저하.
5. **심하게 혼란스럽거나 긴장된 행동**
6. **특징적인 증상:** 조현병 환자는 대부분 다른 사람들로부터 격리되거나 소외된다. 환자는 부적절하고 사회기술이 발달하지 못했다는 심각한 느낌을 가지고 있다.

*1, 2, 3, 4는 조현병의 주요증상이다.

병약물로 초기에 집중적으로 치료하면 조현병의 경과가 바뀔 수 있다는 사실이 입증되었다. 대부분의 부작용은 되돌릴 수 있기 때문에 재발예방은 약물치료로 인한 부작용의 위험보다 더 중요할 수 있다. 정신증이 재발할 때마다 남아 있는 기능의 장애와 악화가 증가하기 때문에 재발은 돌이킬 수 없는 결과를 가져온다.[32]

다음은 질병 진행 단계이다.

- **전구기:** 질병의 급성징후 및 증상보다 앞선 징후와 증상. 전구증상은 조현병 환자의 80~90%에서 경험한다. 초기 전구증상에는 사회적 단절과 기능저하 및 우울기분, 지각장애, 마술적 사고, 독특한 행동 등이 포함된다. 전구증상은 첫 정신증이 발병하기 1개월~1년 전에 나타날 수 있으며, 이전 기능의 악화, 지각의 어려움, 증가된 스트레스, 우울증, 불안 및 수면장애, 등이 포함된다. 언어는 애매한 상징적 표현으로 나타날 수 있으며, 이 단계의 마지막에는 단어와 문구를 해독할 수 없을 수도 있다. 조현병 환자의 과거력은 사춘기 시절에 흔히 다른 사람들로부터 단절되었거나, 외롭고 우울한 그리고 미래에 대해 막연하거나 비현실적인 계획을 표현했던 것으로 보인다. 보건의료종사자가 조현병의 전구증상을 인지하면 조기치료를 통해 정신증을 예방하고 만성증상을 감소시키는 데 도움이 될 수 있다.
- **급성기:** 음성증상(예: 무관심, 철회, 동기부여 부족) 및 인지증상 뿐 아니라 좀 더 진전되고 심각한 다양한 양성증상(예: 환각, 망상)의 시기.
- **안정기:** 양성증상인 급성증상의 심각성이 감소되는 시기
- **유지기:** 지속되는 증상(잔여증상)이 약간 있을 수 있지만 증상이 완화되는 시기

DSM-5는 조현병 진단을 받은 개인의 20%가 좋은 결과를 보이고 있으며, 드물지만 일부 대상자는 완전히 회복된 것으로 보고하였다.[3] 그러나 조현병으로 진단받은 사람들의 약 2/3는 소외감, 무분별하고 빈번한 입원 그리고 사람들로부터 벗어나 가난한 삶을 살고 있다.[32]

2) 조현병의 치료영역

조현병의 주요증상은 양성증상, 음성증상, 인지증상, 기분증상으로 분류할 수 있다[BOX 13-3]. [그림

BOX 13-3 조현병의 양성증상 및 음성증상

양성증상

환각
- 환청
- 환촉
- 환후
- 환시
- 환미

망상
- 피해망상
- 질투망상
- 과대망상
- 종교망상
- 관계망상
- 통제망상
- 독심망상
- 사고중계
- 사고주입
- 사고철회

기이한 행동
- 옷입기, 외모
- 사회적 및 성적 행동
- 공격적이고 초조한 행동
- 반복적이고 상동적 행동

사고과정장애 및 말의 패턴
- 탈선
- 사고이탈
- 비논리성
- 우회증
- 언어압박
- 와해된 말투
- 음향연상

음성증상

단조로운 정동
- 변함없는 표정
- 자발적인 움직임 감소
- 표현하는 제스처의 부족
- 눈맞춤의 부족
- 부적절한 정서
- 말의 억양 결여

무언어증
- 언어의 빈곤
- 언어내용의 빈곤
- 사고차단

무욕증, 무감동
- 손상된 몸치장 및 위생
- 직장이나 학교에서 인내부족
- 신체적 무력증

무쾌감증, 사회성부족
- 여가 또는 활동이 거의 없음
- 성적 관심이나 활동이 없음
- 친밀감 및 접근성 손상
- 대인관계 거의 없음

주의력결핍
- 사회적 무관심

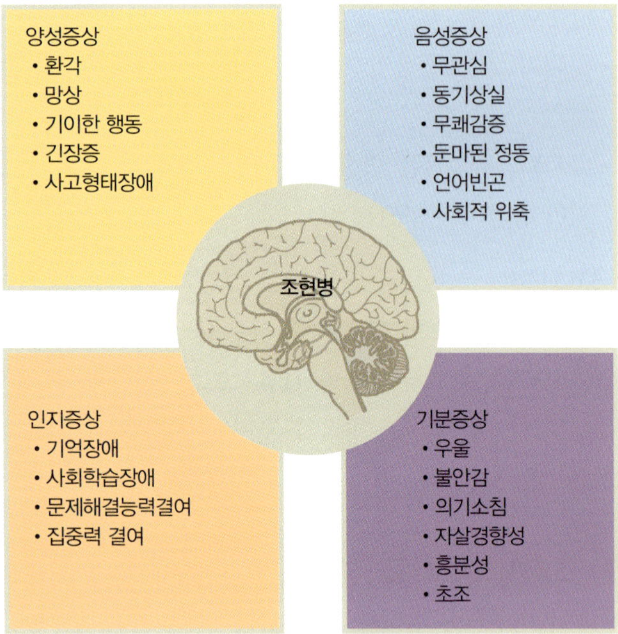

그림 13-1 조현병의 주요 증상

13-1]은 개인의 삶에 영향을 미칠 수 있는 조현병의 주요증상이다.

(1) 양성증상

양성증상은 사고, 언어, 지각 및 행동 측면에서 변화가 나타난다. 환각, 망상, 기괴한 행동 및 편집증과 같은 **양성증상**positive symptoms은 질병의 급성기 초기에 나타나며 응급입원이 필요하다. 그러나 증상들은 예후와는 관련성이 적으며, 항정신병약물치료에 일반적으로 반응한다.

① 사고의 변화

사고의 변화는 다양한 형태를 취할 수 있다. **망상**delusions은 추론에 의해 수정될 수 없는 잘못된 고정신념이다. 조현병의 망상은 단순한 신념 또는 복잡한 망상체계의 일부분일 수 있으며, 보통 체계적이지 않고 기괴할 수 있다. 가장 일반적인 망상적 사고는 관계, 피해, 과대, 신체감각, 질투 및 통제와 관련되어 있다[표 13-1]. 조현병 환자의 약 75%가 망상을 경험하는데, 가장 흔한 망상은 피해망상과 과대망상이며, 종교적 또는 건강염려적 생각도 포함된다. 망상을 경험한 대상자는 자신이 믿는 것이 사실이라고 확신하며 큰 두려움과 고립감을

표 13-1 망상의 종류

망상의 종류	정의	예
관계망상 Ideas of Reference	사소한 사건과 발언을 오해하고 그들에게 개인적인 의미를 부여하는 것.	M씨가 간호사가 의사와 이야기하는 것을 보았을 때, 그들이 자신에 대해 음모를 꾸미고 있다고 생각했다.
피해 Persecution	타인에 의해 자신이 피해를 받고 있다는 그릇된 신념	S씨는 비밀기관에서 자신을 죽이려고 음식에 독을 넣었다고 믿었다. 따라서 자신이 안전하다고 확신하는 음식만 먹는다.
과대 Grandeur	대상자가 매우 중요한 사람이고, 특별한 재능이 있으며, 많은 재산이나 아름다움을 소유하고 있다는 그릇된 믿음	S씨는 자신이 막달라 마리아라고 믿었으며 예수님은 자신의 생각을 통제하고 세상을 구하는 방법을 자신에게 말했다고 생각한다.
신체 Somatic	신체가 비정상적인 방식으로 변화하고 있다는 그릇된 믿음(예: 내부가 썩음, 심장박동이 안느껴짐)	D씨는 자신의 두뇌가 썩어 가고 있다고 의사에게 말했다.
질투 Jealousy	자기 배우자가 성실하지 않다는 잘못된 믿음; 소위 증거라고 말하는 것이 있을 수 있다.	H씨는 여자 친구가 다른 남자와 데이트를 했다고 비난했다. 그가 말하는 "증거"는 일주일에 두 번 직장에서 늦게 퇴근했다는 것이다.
색정 Erotomania	다른 사람, 일반적으로 낯선 사람, 높은 지위 또는 유명한 사람이 대상자와 사랑에 빠진다는 잘못된 믿음	S씨는 유명한 영화배우인 죠니 뎁이 미친듯이 자신을 사랑한다고 확신한다. 잘못된 번호를 가지고 실제로 조니의 것이며 전화를 걸었다고 상상한다. 연애편지와 꽃을 그의 매니저를 통해 보내거나 집주소를 얻기 위해 반복적으로 노력한다.
허무 Nihilistic	모든 것의 허무함에 대한 과장된 믿음; 자신의 존재를 부인하고 대상자가 문자적으로 죽었다고 믿음	J씨는 세상이 곧 끝날 것이라는 믿음에 점점 더 몰두하고 있다. 자신의 존재에 의문을 제기하고 때로는 이미 죽었는지 궁금해 한다.
기이한 Bizarre	평범한 경험이 아닌 완벽하게 이해할 수 없는 그릇된 믿음	P씨는 외계인이 마음을 사로 잡으며 자신의 뇌의 일부를 외계인 두뇌의 일부로 교체한다는 생각에 사로 잡혀 있다.

나타낸다. 즉, "나는 의사가 FBI에게 걸리지 않고 나를 제거하는 방법에 대해 말한다는 것을 알고 있다. 그들은 모두 나를 죽이고 싶어한다."

조현병에서 관찰되는 다른 일반적인 망상은 다음과 같다.

- **사고전파**thought broadcasting: 다른 사람들이 자신의 생각을 알 수 있다고 생각하는 것(예: "나의 두뇌는 어떤 세계와 연결되어 있다. 나는 내 생각을 통해 모든 국가의 수뇌부를 통제할 수 있다.")
- **사고주입**thought insertion: 다른 사람의 생각이 대상자에게 주입되고 있다는 믿음(예: "그들은 나에게 나쁜 생각을 하게 만든다.")
- **사고철회**thought withdrawal: 외부 요인에 의해 자신의 생각이 제거되었다는 믿음(예: "악마는 내 생각을 없애 버리고 텅 비게 만든다.")
- **통제망상**delusion of being controlled: 자신의 신체나 정신이 외부 요인에 의해 통제된다는 믿음(예: "어두운 곳에서 온 사람이 전파로 내 생각을 통제하고 있다.")

구체적 사고concrete thinking: 특별한 세부사항을 지나치게 강조하는 것이며, 추상적인 사고를 할 능력이 손상된 것을 의미한다. 예를 들어, 간호사가 환자에게 병원에 어떻게 왔는지 질문했을 때, 환자는 의학적 또는 정신적 도움을 구하는 이유를 설명하기보다는 "택시"라고 대답할 수도 있다. "소 잃고 외양간 고친다."라는 속담의 의미를 물었을 때, 조현병 환자는 "소를 잃어버리고 외양간을 고친다."라고 대답할 수 있다. 대상자의 대답은 문자 그대로이며, 추상적 추론을 할 수 있는 능력이 없는 것이다.

② 언어의 변화

- **연상이완**looseness of association, LOA: 연상은 하나의 생각을 다른 것으로, 하나의 개념을 다른 것으로 연결하는 실과 같다. 조현병에서는 이러한 실이 없어지고 연결이 끊어진다. 연상의 이완이 있으면 사고는 우스꽝스럽고, 비논리적이며, 혼란스럽다.
- **신어조작증**neologisms: 어떤 사람에게 특별한 의미가 있는 단어들을 창작하는 것으로 조현병 환자의 신어조작증은 사고과정의 파괴를 의미한다.
- **반향언어**echolalia: 다른 사람의 말을 모방하여 병적으로 반복하는 것으로 긴장증이 있는 사람들에게서 볼 수 있다. 반향언어는 다른 사람의 움직임을 모방하는 **반향행동**echopraxia과 유사한데, 이 또한 긴장증에서 볼 수 있다.
- **음연상**clang association: 단어의 의미 없는 운율이며, 운율은 말의 맥락보다 더 중요하다. 이러한 형태의 언어패턴은 조현병 환자에게서 볼 수 있다. 또한 양극성장애의 조증단계, 알츠하이머병이나 HIV 관련 치매와 같은 인지장애가 있는 사람들에게서도 나타날 수 있다.
- **말비빔**word salad: 듣는 사람이나 말하는 사람에게 의미 없는 단어가 뒤죽박죽되는 것으로 나타날 때 사용하는 용어이다.

③ 지각의 변화

환각hallucinations, 특히 환청은 조현병 환자에게 지각의 변화를 나타내는 예이다. 환각은 외적인 자극이 없는 것에 대한 감각지각으로 정상적인 지각에 영향을 줄 정도로 아주 생생하고 명료해서 자발적으로 통제되지 않는다.[3]

[표 13-2]에 환각의 일반적인 유형을 제시하고 환각과 **착각**illusions의 차이점을 설명하였다. 조현병 환자의 90%가 자신의 질병 중에 한동안 환각을 경험하는 것으로 추정된다. 환각증상의 방식은 다양할 수 있지만 환청은 조현병에서 가장 흔하다. 목소리가 머리의 바깥쪽이나 안쪽에서 들려오는 것처럼 여겨진다. 목소리는 익숙하거나 이상할 수 있으며, 하나 또는 다수일 수 있다. 대상자에게 직접 말하거나 행동에 대해 언급하는 목소리가 가장 일반적이다. 대상자는 목소리가 하느님, 악마, 고인, 친척 또는 낯선 사람으로부터 들린다고 믿을 수 있다. 환청은 때로 윙윙거리거나, 쾅하는 소리와 같은 형태로 나타날 수 있다. 환청행동에서 있을 수 있는 증거는 머리를 돌리거나 기울이는 것이다. 마치 환자가 누군가의 말을 듣는 것처럼 또는 잦은 눈 깜박임과 찡그림이다. 때로, 환자는 "보이지 않는 사람들"에게 언어적으로 반응한다.

표 13-2 환각의 종류

환각의 종류	정의	예
환청 Auditory	환경에 존재하지 않지만 내적 생각이나 감정의 투사인 목소리나 소리 듣기. 조현병에서 흔함	A씨는 그녀가 얼마나 쓸모없는지에 대한 수많은 목소리를 "듣는다".
환시 Visual	환경에 존재하지 않는 사람, 물건 또는 동물을 보는 것. 섬망이나 치매에서 가능성이 높음	알코올 진전섬망을 경험하고 있는 C씨는 배고픈 쥐가 그를 둘러싸고 있는 것을 "본다".
환후 Olfactory	환경에 존재하지 않는 냄새를 맡는 것. 측두엽간질인 경우 가장 흔함	T씨는 자신의 내부가 썩고있는 냄새를 "맡는다."
환미 Gustatory	현실에서 자극이 없는 감각을 맛보는 것	S씨는 FBI가 자신의 음식에 넣고 있는 독을 "맛보기" 때문에 음식을 먹지 않을 것이다.
환촉 Tactile	외부물체가 자극하는 것이 아닌 이상한 감각을 느낀다. 진전섬망에서 흔함. Cocaine/암페타민/알코올금단 시 공통적임	다량의 코카인 사용자인 J씨는 벌레들이 피부 밑에서 기어 다니고 있다고 비명을 지른다.

* 환각은 외부 자극이 없는 잘못된 감각지각이다. 환각은 실제 경험의 오인이나 잘못된 해석이라는 착각과 다르다. 착각의 예는, 한 남자가 외투걸이에 매달려 있는 코트를 보고 공격할 곰이라고 지각한다. 그는 실물을 보지만 그것을 잘못 해석한 것이다.

명령환각command hallucinations은 신중하게 사정해야 한다. 목소리는 대상자나 다른 사람에게 해를 입히도록 명령할 수 있다. 예를 들어, 환자는 "목소리가" 말하기를 "창밖으로 뛰어." 또는 "칼로 아이를 죽여라."라고 말할 수 있다. 명령환각은 흔히 환자를 두렵게 한다. 명령환각은 정신응급상황의 신호가 된다.

이인감depersonalization은 사람이 자신의 정체성을 잃어버린 비특이적인 것으로 자아는 다른 어떤 것 또는 비현실적인 것이다. 환자는 신체부위가 자신에게 속해 있지 않다고 걱정할 수도 있고 또는 신체가 급격하게 변화했다는 심각한 감각을 가질 수도 있다. 예를 들어, 손가락을 뱀으로 또는 팔을 썩은 나무처럼 볼 수 있으며, 거울을 보고 자신의 얼굴이 동물의 얼굴이라고 말할 수 있다. **비현실감**derealization은 환경이 변했다고 환자가 잘못 인식하는 것이다. 예를 들어, 모든 것이 더 크거나 더 작아 보이고 또는 익숙한 주변이 이상하고 생소해진다.

④ 행동의 변화

기이하고 흥분된 행동은 조현병과 관련이 있으며, 다양한 증상을 나타낼 수 있다.

- **기이한 행동**bizarre behavior: 과장되고 딱딱한 모습과 괴상한 복장, 몸단장 및 의식ritual의 형태를 취할 수 있다.
- **극도의 운동성 초조**extreme motor agitation: 흥분된 신체적 행동이다. 이것은 내외적 자극에 반응하여 우왕좌왕하는 것으로 자신 및 다른 사람에게 해로울 수 있다.
- **상동증**stereotyped behavior: 원래 자신에게 의미가 있었던 (예: 바닥 닦기, 창문 닦기) 움직임의 형태이지만 증상일 경우 기계적이며 목적이 없는 행동이다.
- **자동증**automatic obedience: 긴장증 환자가 모든 단순한 명령을 로봇과 같은 방식으로 수행하는 것이다.
- **납굴증**waxy flexibility: 긴장증에서 볼 수 있으며, 자세를 지나치게 유지하는 것이다. 환자는 오랫동안 비정상적인 자세를 유지할 수 있다.
- **혼미**stupor: 긴장증 환자가 장기간 움직이지 않고 심지어 혼수상태에 있는 것처럼 보일 수 있는 상태를 말한다.
- **거부증**negativism: 환자에게 하라고 하는 말의 반대를 행한다. 침대에서 나오기, 옷입기, 식사하기와 같은 정상적으로 기대되는 활동을 하지 않을 때 이 행동을 수동적 거부passive negativism 또는 긴장증catatonia이라고 한다.

(2) 음성증상

음성증상negative symptoms(무관심, 무쾌감증, 사회적 기능부족 및 사고의 빈곤)은 신경인지장애의 결과일 가능성이 높으며 잠재성 발병, 병전의 정서적인 문제, 만성적인 악화, 영상검사 및 신경심리검사에서의 비정상적인 소견, 항정신병 치료에 대한 반응의 결여 등과 관련이 있다.

조현병의 음성증상은 장기간에 걸쳐 발생한다. 음성증상은 대부분 개인의 적응과 생존 능력을 방해한다. 인간관계와 의사소통을 시작하고 유지하는 능력이 저하되는 음성증상이 나타나기 때문에, 개인의 직업을 유지하고, 의사결정을 내리고, 적절한 위생 및 몸치장을 유지하는 것에 영향을 준다.

음성증상이 있으면 대상자의 사회적 기능이 약해져 사회에서 단절된다. 급성 정신증 에피소드에서 음성증상은 사정하기 어려운데, 망상과 환각 같은 양성증상과 더 많은 증상들이 우세하기 때문이다. 몇 가지 현상이 [표 13-3]에 요약되어 있다.

조현병에서는 **정동**affect이 **단조로운 정동**flat affect(움직이지 않는 표정 또는 무표정) 또는 **둔감한 정동**blunted affect(최소한의 감정반응)이 일반적으로 나타난다. **부적절한 정동**inappropriate affect이란 상황에 대한 정서적 반응이 상황의 분위기와 일치하지 않는다. 예를 들어, 아버지가 돌아가셨다고 말하면서 웃음을 터뜨린다. **기이한 정동**bizarre affect은 조현병의 와해된 형태에서 흔히 볼 수 있는 것으로 찡그리고, 킥킥거리며, 자신에게 중얼거리는 것을 포함한다. 기이한 정동은 환경과 논리적으로 연관시킬 수 없을 때 나타난다.

(3) 신경인지증상

신경인지증상(조직화, 계획, 집중에 대한 무능력)은 적어도 40~60% 또는 그 이상이 조현병 환자에게 영향을 미친다. 신경인지증상은 환자의 삶을 모든 면에서 방해한다. 인지장애는 환자가 직업을 가지거나 사회적 지지체계를 유지하거나 자신의 삶을 살아갈 수 있는 능력을 파괴한다. 인지장애는 주의력, 기억 및 실행기능(예: 의사결정 및 문제해결)에 어려움도 유발하고 자신의 건강을 관리하거나 재발방지 프로그램에 전적으로 참여할 수 있는 능력을 방해한다.

인지결핍의 정도는 음성증상의 중증도와 관련이 있다. **와해된 사고**disorganized thinking는 와해된 언어, 행동 또는 부적절한 정동이 있는지의 정도를 반영한다. 정신사회적 기술 및 습득에 언어적 기억이 필요하기 때문에 언어기억이 있다는 것은 결국 개인이 공동체 내에서 기능할 수 있을 것이라는 하나의 인지적 지표이다.

표 13-3 조현병의 음성증상

음성증상	설명
둔마된 정동* Affective blunting (감정표현 감소)	얼굴 감정표현의 감소, 눈맞춤 부족, 말할 때 단조로운 억양 등; 표정이 없거나 다른 감정의 표현이 없는 경우 편평한 정동flat affect이라고 한다.
무력증 Anergia	에너지 부족: 수동성, 직장 또는 학교에서의 근성 부족
무쾌감증 Anhedonia	일반적으로 쾌감을 이끌어내는 활동에서 어떤 즐거움도 경험할 수 없다. 깊은 감정의 메마름의 결과
무욕증* Avolition	동기부족: 사회적 접촉, 몸단장 및 일상생활활동의 다른 측면과 같은 작업을 시작할 수 없음
언어내용의 빈곤 Poverty of content of speech	말의 양은 적당하지만 모호성, 의미 없는 반복, 고정관념(상동증stereotypes) 또는 애매한 문구를 사용하기 때문에 정보를 거의 전달하지 못함
언어의 빈곤 Poverty of speech	언어 양의 제한: 간단한 답변에서 단음절에서 한 단어의 답변까지 다양하다.
사고차단 Thought blocking	환자가 대화 도중 말을 멈추고 침묵을 지키면 신호를 보내는 것이다. 환자가 갑자기 멈춘 후에: 간호사: "방금 무슨 일이 있었어요?" 환자: "내가 말하고 있던 것을 잊어버렸어요. 뭔가가 내 생각을 가져가 버렸어요."

* DSM-5에 따르면, 조현병에서 관찰되는 가장 두드러진 음성증상은 무욕증과 둔마된 정동이다.

(4) 기분증상

조현병의 증상에는 불안, 자살충동, 사기저하 및 불쾌감과 같은 기분의 변화가 포함된다. 조현병에 흔히 동반된 우울증상은 환자의 고통을 증가시킨다. **정신병 후 우울장애**post psychotic depressive disorder로 알려진 현상은 급성 정신병 발병 후 25%의 사람들에게 나타나며 자살의 위험을 증가시킨다. 우울증은 자살, 물질사용 및 기능손상의 가능성을 높이므로 우울증에 대한 인식 및 간호사정이 필요하다.

(5) 명시자: 긴장증

긴장증 증상은 "행동의 변화"에서 언급된 바와 같이 수많은 장애, 조건 및 상황에서 나타날 수 있다. 요즘은 전보다 드물지만, 긴장증으로 명시된 환자는 다음과 같은 증상을 가질 수 있다.

① 긴장증

극도의 비정상적인 운동행위, 극도의 운동성 흥분 또는 극심한 정신운동지체 즉, **함구증**mutism 또는 **혼미**stupor가 있는 환자는 조현병으로 진단받는 경우가 드물다.

매우 위축된 단계에서 환자는 움직이거나 먹지 않아서, 욕창, 근육긴장 및 영양실조로 취약해진다. 환자는 팔이나 다리를 단단히 고정하거나 심한 각도로 오랫동안 구부린 자세와 같은 **기이한 자세**bizarre posturing를 나타낼 수 있다. 또한 다른 사람이 다리 또는 팔을 불편하게 해놓으면 환자는 장시간의 불편한 그 자세를 유지하는 **납굴증**waxy flexibility도 발생할 수 있다.

긴장증의 또 다른 특징은 **상동증**stereotyped behavior 또는 극단적인 거부증과 저항이다. 말하는 양상은 반향언어(다른 사람들의 말을 끊임없이 반복하는 것) 및 반향행동(다른 사람들의 움직임 또는 동작을 계속 모방하는 것)이 있을 수 있다.

극심한 운동활동단계에서 환자는 의도하지 않게 끊임없이 뛰어다녀서 피로, 심장질환 또는 신체적 쇠약으로 이어질 수 있다. 긴장증의 발병은 보통 갑작스럽지만 예후는 좋다. 다행히도 최근에는 약물치료의 발달과 개인의 관리증진으로 심각한 긴장증 증상은 드물다.

(6) 기타 증상

DSM-5[3]는 이전의 특정아형subtypes이 더 이상 포함되지 않지만 일부 개인은 중증 편집증을 나타낼 수 있고 다른 일부는 심각한 혼란 증세를 나타낼 수 있다. 와해된 증상을 가진 사람들은 거리, 쉼터, 공원 등에서 흔히 볼 수 있는 사람들이다.

> **사례**
>
> M씨는 움직이지 않았으며 며칠 동안 말을 하지 않았다. 남편이 옷을 입히고 병원으로 데려가려고 팔을 들어 올리면 팔을 낮추기 전까지는 팔을 들어 올리고 있다(납굴증). 그녀가 움직이기 시작하면, 그녀는 시키는 대로 모든 일을 한다. 그리고 명령에 따라서만 움직인다(자동증automatic obedience). 남편이 그녀에게 말하면, 그녀는 그가 말한 모든 말을 반복한다. 예를 들어, "물 마셔.", "물 마셔." (반향언어).

① 편집증

심하고 강하게 주장하는 비합리적인 의심은 **편집증**paranoia으로 간주될 수 있다. 편집증적인 생각은 경험에 의해 고쳐질 수 없으며 사실이나 현실에 의해 수정될 수 없다. **투사**projection는 편집증 환자들이 사용하는 가장 일반적인 방어기제이다. 예를 들어, 편집증 환자가 자기-비판적일 때 타인이 자신에 대해 가혹하게 비판적이라고 생각한다. 화가 났을 때, 마치 "내가 화낸 것이 아니라, 당신이 화낸 것이다."라고 말하는 것처럼, 타인이 자신에게 부당하게 화를 낸 것으로 여긴다.

편집증이 현저한 조현병은 보통 늦게 발병한다(20대 후반~30대). 어떤 경우에 편집성 특성을 가진 사람은 보통 좋은 결과 또는 회복을 보인다. 강한 편집성 특성을 가진 사람은 흔히 정신병적 편집증이 보통 인생의 후

> **조현병의 진단기준(DSM-5)[3]**
>
> A. 다음 중 2개(또는 그 이상)의 증상이 있고, 그 각각이 1개월의 기간 중 의미 있는 기간 동안 존재한다(성공적으로 치료된 경우 그 이하). 이들 증상 중 하나는 (1), (2), (3)이어야 한다.
> 1. 망상
> 2. 환각
> 3. 와해된 언어(예: 빈번한 탈선 또는 지리멸렬)
> 4. 극도로 와해된 또는 긴장성 행동
> 5. 음성증상(예: 감소된 감정표현 또는 무의욕증)
>
> B. 장애 발병 이래 상당부분의 시간 동안 일, 대인관계 혹은 자기관리 같은 중 영역의 1가지 이상에서 기능수준이 발병 전 성취된 수준 이하로 현저하게 저하된다(아동기나 청소년기에 발병한 경우에는 대인관계적, 학업적, 직업적 기능에서 기대되는 수준에 도달하지 못함).
>
> C. 장애의 지속적 징후가 최소 6개월 이상 지속된다. 그 6개월의 기간에는 A의 기준(활동기 증상)을 충족시키는 증상이 적어도 1개월 이상(성공적으로 치료된 경우 그 이하) 포함되어야 하며 전구기 또는 잔류기 동안, 장애의 징후는 단지 음성증상만으로 나타나거나 약화된 형태(예: 기이한 사고, 비정상적인 지각경험)로 나타나는 A의 기준에 나열된 2가지 이상의 증상으로 나타날 수 있다.
>
> D. 조현정동장애schizoaffective disorder와 정신병적 양상을 가진 우울장애나 양극성장애는 제외되어야 한다. 그 기준은 다음과 같다. 1) 주요우울장애 또는 조증삽화가 활동기 증상과 동시에 발생하지 않음 2) 활동기에 기분삽화가 발생되었다면, 그 삽화의 기간은 활동기 및 잔류기의 기간에 비해 짧다.
>
> E. 장애는 물질(예: 물질남용, 치료약물복용) 또는 다른 의학적 상태로 인한 것이 아니다.
>
> F. 자폐스펙트럼장애 또는 소아기 의사소통장애의 병력이 있는 경우, 현저한 망상 또는 환각이 다른 조현병의 증상들과 함께 적어도 1개월 이상(성공적으로 치료되는 경우는 그 이하) 지속될 경우에만 조현병의 추가 진단이 가능하다.
>
> **다음의 경우 명시할 것: 질병의 경과**
>
> 다음과 경과 명시자들은 장애기간 1년이 지난 후에만 사용되어야 한다. 그리고 진단적 경과 기준과 모순되지 않아야 한다.
>
> 첫 삽화, 현재 급성 삽화 상태
> 첫 삽화, 현재 부분 관해 상태
> 첫 삽화, 현재 완전 관해 상태
> 다중 삽화, 현재 급성 삽화 상태
> 다중 삽화, 현재 부분 관해 상태
> 다중 삽화, 현재 완전 관해 상태
> 지속적인 상태
> 명시되지 않는 경우
>
> **다음의 경우 명시할 것: 긴장증 동반**
>
> 긴장증 동반
>
> **다음의 경우 명시할 것: 현재의 중증도**
>
> 지난 7일 동안, 가장 심한 정신증의 주요증상에 대한 정량적 평가.
> 각 증상에 대해 0점~4점 범위의 5점 척도
> 주: 조현병 진단은 이러한 중증도 명시자 없이 내릴 수 있다.

기에 나타나기 때문에 온전한 인지능력을 가지고 있다. 그런 사람이 정신약물치료 시 대체로 편집증적 망상은 크게 줄어든다. 따라서 높은 수준의 인지능력이 요구되는 직업을 가질 수 있으며, 편집증이 자극될 가능성이 적은 혼자서 하는 연구 및 과제를 더 잘 수행할 수 있다.

편집증 상태는 정신적 또는 기질적 장애에서 많이 발생할 수 있고, 이는 정신병적 우울증, 조증삽화 또는 특정 신체적 상태(예: 기질적 뇌질환, 약물중독) 및 편집성 성격장애에서 흔하다.

다음은 편집성이 강한 사람들과의 작업 시 유용한 가이드라인이다.

- **간접적으로 말한다.** 그 사람에게 직접적으로 말하는 것을 피하라. "나"와 "당신"이라는 단어 대신 "그것", "그 남자", "그 여자" 또는 "그들"과 같은 대명사로 대체하라. 이는 간호사와 일대일 상호작용에서 환자의 편집증적 투사를 피하고 편집성 증상을 외적이며 좀 더 일반적인 "현실 세계" 문제 쪽으로 향하게 한다.
- **환자와 싸우기보다는 인정한다.** 가능한 한 환자의 태도와 표현에 맞추고, 환자가 이해받는다고 느끼도록 돕는다. 분노하거나 불만으로 대하면 환자는 합리적으로 생각하지 않을 것이고, 합리화하려는 당신의 시도는 성공할 가능성이 없을 것이다.
- **합리화하지 않는다. 불신을 공유한다.** 환자를 교정 및 반대하거나, 현실을 시험하려는 시도를 하지 않는다. 일단, 현실에 대한 환자의 설명을 수용하고 환자의 편집증적 신념체계의 확실하고 믿을만한 측면을 찾도록 시도해야 한다. 그러면 환자는 의심을 덜 하려고 시도하게 된다. 편집증 환자를 위한 기타 중재는 [표 13-7]을 참조한다.

> **사례**
> S씨는 얼굴에 작은 수술을 한 후 붕대를 교체하는 방법을 설명하는 간호사를 째려 본다. 그는 문을 자주 보며 그 근처에 앉는다. 그의 태도는 비관적이고, 간호사가 실수로 붕대를 떨어뜨렸을 때, "당신이 나를 간호하는 것이 병원이 나에게 해줄 수 있는 최선이야?"라고 비꼬면서 묻는다. 간호사가 전화를 받으면, 그는 말하기를, "당신은 나에 대해 모든 음모를 꾸미고 있어. 그래서 그들도 당신한테 갔어."(관계망상). 그는 스스로에게 중얼거리기 시작하며 누군가와 이야기하는 것처럼 자신의 측면을 바라본다(환청).

② 와해

조현병에서 와해된disorganized 형태는 가장 퇴행적이고 사회적으로 손상된 상태이다. 심하게 와해된 조현병 환자는 흔히 거리를 배회하고 연상이완, 심하게 부적절한 정동, 기행증 및 언어의 지리멸렬을 보일 수 있으며, 극단적인 사회적 위축 및 심각한 인지장애를 나타낼 수 있어 학대의 대상이 되기 쉽다. 망상과 환각이 있지만, 그것들은 단편적이고 혼란스럽다. 행동은 이상하게 생각될 수 있으며, 내적 자극에 반응하여 낄낄거리거나 찡그리는 것이 일반적이다.

흔히, 이러한 증상을 보이는 사람들은 어린 나이(10대 중반의 초기)에 발병하며 증상은 모르는 사이에 발생한다. 이 증후군은 병전 기능이 나쁘고, 정신병 가족력 및 예후가 부정적이다. 구조화되고 감독이 잘 되는 지역사회 환경에서 안전하게 살 수 있으나 불행히도 노숙인구의 대부분이 이러한 장애가 있는 사람들이다. 이 취약하고 혼란에 빠진 사람과 함께 살고 있는 가정에는 중요한 지역사회 지지, 임시 위탁간호 및 낮병원 연계가 필요하다.

> **사례**
> P씨는 넝마, 병, 가방 등이 들어 있는 식료품 카트를 길가에 놓았다. 그는 더러워진 격자무늬 셔츠, 더러운 야구 모자 및 거친 청바지를 입고 있으며 흐트러져 보인다. 그는 킥킥 거리며 자신을 향해 소리내어 웃고 있다. 한동안 그는 뭔가를 외쳤다. "가난한 자를 위한 축복. 너희 모두에게 안녕. ... 그게 어디 있지? 그게 어디 있지?(연상이완)." 그는 쓰레기통에서 음식물을 뒤진다. 그는 다리 밑에 골판지 상자를 깔고 잠을 자고 날씨가 너무 덥거나 추울 때는 근처의 쉼터에 도움을 구하기도 한다.

3) 조현병의 사정지침

1. 의학적 또는 물질로 유도된 정신증이 제외되었는가?
2. 환자가 술이나 약물을 사용하는가?
3. 명령 환각(예를 들어, 자기자신이나 다른 사람에게 해를 끼치라는 음성)이 있는가?
   명령 환각이 있을 경우, 다음과 같이 질문한다.
   - 그 명령에 따를 계획입니까?
   - 그 목소리가 사실이라고 생각합니까?
   - 그 목소리를 알아듣겠습니까?
4. 환자의 신념체계를 검토한다. 조각난 것인가? 허술하거나 혹은 잘 조직되어 있는가? 체계화되어 있는가?

현실에 의해 지지되는 신념 즉, 망상이 존재하는가? 망상이 존재한다면, 다음 사항을 확인한다.
- 환자에게 해를 입히려고 하는 사람에게 망상의 초점이 맞춰져 있는가?
- 환자가 사람이나 조직에 대한 보복을 계획하고 있는가?
- 안전예방대책을 취할 필요가 있는가?

5. 다음의 동반질환을 사정한다.
   - 우울
   - 자살
   - 불안
   - 물질사용
   - 폭력의 과거력
6. 환자의 약물을 재고조사하고, 환자가 약물요법을 준수하는지 사정한다.
   a. 환자가 투약을 이행하지 않는다면, 무엇이 약물이행(부작용에 대한 두려움, 잊어버림, 재정적 어려움)을 어렵게 만드는지 물어본다.
   b. 불이행에 대한 이유와 환자의 이행을 돕기 위해 무엇이 필요한 지 명확하게 표기한다(재정지원, 회복그룹, 약물치료그룹 등을 통한 사회적 지지).
7. 증상에 대한 가족의 반응을 확인한다. 과잉보호를 하는가? 적의를 가지는가? 의심이 많은가? 압도되었는지?
8. 가족구성원과 환자가 관계를 맺는 방식을 사정한다.
9. 지지체계를 검토한다. 가족이 질병에 대한 정보를 잘 받았는가? 가족은 약물 이행의 필요성을 이해하는가? 가족이 지역사회 또는 임시로 위탁할 수 있는 기관의 지지그룹에 익숙한가? 가족구성원이 심리교육을 받거나 추천을 받았는가?

2. 간호진단

조현병 환자들은 다양하고 혼란스러운 증상과 장애를 가지고 있으므로 환자뿐 아니라 가족을 돌보고 치료하는데 다면적인 접근이 필요하다. 조현병 환자를 위한 간호진단은 [표 13-4]를 참조한다. 최신 NANDA(2015-2017)에서는 **정신질환자를 위한 중재의 명확한 두 영역인 사고과정장애 및 감각지각장애(환청 또는 환시)**가 제외되었다. 향후 NANDA 버전에서 복원되기를 기대한다.

3. 간호목표

1) 1단계: 급성기

급성기의 일반적인 목표는 **환자의 안전과 증상의 안정**이다. 환자가 자신이나 타인에 대한 폭력의 위험이 있는 경우, 초기에는 안전문제를 다루어야 한다(예: 환자가 지속적으로 자신이나 타인에게 심각한 상해를 가하는 것을 제한한다). 또한 환자의 지속적인 망상 또는 환각 등을 감소시키는 것이다. 약물이행은 모든 회복단계에서 필수적이다.

2) 2단계: 안정기 및 3단계: 유지기

안정화 및 유지단계의 목표는 환자가 약물요법을 준수하고, 질병을 이해하며, 가족과 함께 정신교육적 활동에 참여하도록 돕는데 초점을 맞춘다.

안정화 단계에서는 **지속적인 회복, 기능증진 및 삶의 질 향상**으로 목표를 정한다. 기능증진은 다양한 수준의 사회, 직업 또는 자기관리기술 훈련에 참여할 수 있는 능력을 포함한다.

또한 **불안조절** 및 **재발방지**에 대한 목표를 수립하는 것이 중요하다. 바람직한 구체적인 목표는 다음과 같다. 정상적인 수면패턴유지, 알코올과 약물 및 카페인 섭취 감소, 지지하는 친구 및 가족과 지속적인 연락, 활동유지(운동, 취미, 일에 참여), 즐거운 활동을 포함한 규칙적인 일정을 가지는 것, 규칙적으로 약을 복용하는 것.

4. 간호계획

1) 급성기

조현병의 급성기 환자가 자신이나 타인에게 위험하다고 여겨지거나, 먹거나 마시는 것을 거부하거나, 자기관리를 하기에 너무 혼란스러울 때는 입원을 고려해야 한다. 그 외에 특별히 관찰해야 할 필요성, 신경학적 치료

표 13-4 조현병의 간호진단

증상	간호진단
양성증상	
환각	
다른 사람은 듣지 못하는 소리를 듣는 것	*감각지각장애: 청각 또는 시각†
자기나 타인에게 해를 입히라고 말하는 목소리를 듣는다(명령 환각command hallucinations)	자해/타해 폭력의 위험성
현실에 기반하지 않는 왜곡된 생각	
피해망상, 질투망상, 과대망상, 관계망상	*사고과정장애†
연상이완, 음연상, 반향언어, 함구증, 우회증, 구체적인 사고	*언어적 의사소통장애†
음성증상	
대화하지 않음, 위축, 눈맞춤 없음 자신의 생각에 정신을 몰두. 거부 또는 외로움의 느낌을 표현(문을 등지고 하루 종일 침대에 눕는다).	사회적 고립 사회적 상호작용장애
조현병 진단으로 낙인된다. 자기에 대해 "나쁘다" 또는 "좋지 않다"라고 이야기한다. "나쁜 생각"때문에 죄책감을 느낀다. 실제 또는 감지된 멸시(경멸slights)에 극도로 예민함	만성적인 자존감저하 자해위험성 자살위험성
에너지 결여를 보임(무력증anergia) 동기결여를 보임(무욕증avolition), 작업을 시작할 수 없음(사회적 접촉, 몸단장 및 일상생활의 다른 측면)	비효과적인 대처 자기돌봄결핍 여가활동의 부족
기타	
가족과 같은 중요한 사람들은 혼란스럽거나 압도당하고, 질병이나 치료에 대한 지식이 부족하며, 집에서 환자를 대할 때 무력감을 느낀다.	손상된 가족대처 간호제공자 역할긴장 지식 부족 부족한 지역사회지지
약물과 치료의 불이행	
환자는 약물복용을 중단하고(흔히 부작용 때문에) 집단치료, 가족치료에 참여하지 않으며, 중요한 사람은 약물과 치료의 필요성을 인식하지 못한다.	불이행

† 감각지각장애: 청각 또는 시각 및 사고과정장애는 2015-2017 판 NANDA 분류에 포함되지 않았다. 그러나 조현병과 그 밖의 많은 정신질환은 신경기능장애로 야기되기 때문에 감각지각장애 또는 사고과정장애는 환각과 망상에 가장 정확한 간호진단으로 여긴다.

또는 기타 의학적으로 관련된 검사 또는 동반질환에 대한 치료가 필요하면 입원을 고려한다. 계획 과정은 환자 안전을 보장하고 증상의 안정을 위한 최선의 전략에 초점을 둔다.

치료팀은 사후관리의 필요성, 지지, 환자와 가족에게 필요한 적절한 자원을 확인한다. 퇴원 계획은 환자의 생활습관, 경제적 자원, 사회적 지지 및 가족관계뿐 아니라 스트레스에 대한 환자의 취약요인을 고려한다. 재발은 장기적인 기능에 치명적일 수 있기 때문에 환자의 건강유지를 위한 사회지지 프로그램을 제공하는 지역사회 기관과 연결하는 것이 필요하다.

2) 안정기 및 유지기

치료의 안정기 및 유지기의 계획은 환자 및 가족교육, 기술훈련(정신사회적 교육)을 제공하기 위한 전략에 초점을 둔다. **재발방지기술은 필수적이다.** 대인관계, 대처능력 및 직업기술뿐 아니라 이러한 요구가 지역사회에서 충족될 수 있는지 파악한다. 중재는 환자의 강점뿐 아니라 결핍의 영역에 맞추어 계획한다.

5. 간호수행

1) 간호사의 자기관리

조현병 환자는 몹시 불안하고, 외롭고, 의존적이며, 의심이 많다. 극도로 편집증적이고 적대적인 환자는 직원에게도 무섭게 도전적일 수 있다. 이러한 상황에서는 경험이 많은 간호사나 직원의 감독과 지지가 제공되어야 한다.

또 다른 어려움은 환자의 이해할 수 없는 언어를 이해하려고 시도하는 것이다(예: 연상이완). 실제 환각상태에 있거나 강한 망상체계(예: 편집증)를 가진 환자는 다른 대상자에게도 아주 위협적일 수 있다. 일반적으로 환각과 망상은 환자가 극도의 불안을 경험할 때 심해진다. 환자의 불안은 간호사, 임상전문가 및 의사에게 전달될 수 있다. 심각한 정신건강문제를 가진 사람들을 처음 접하는 간호학생 및 간호사에게는 안내와 지지가 필요하다. 경험이 많은 직원의 지지가 없다면 초보 간호사는 부정, 위축 및 회피와 같은 방어행동을 할 수 있다. 동료집단의 감독을 통해 개인적 감정과 문제행동을 확인할 필요가 있다.

2) 1단계: 급성기

조현병의 간호중재는 또한 단계에 따라 수행한다[표 13-5]. 급성기의 초점은 **위기중재, 안전 및 급성증상완화(약물치료)**에 있다. 위기(자살)관리를 위해서는 입원치료가 필요하며, 비용-효율적 대안으로 부분입원, 중간치료소halfway houses 및 낮병원 등이 이용된다. **급성기 중재**는 급성 정신약물치료, 지지 및 직접적인 의사소통, 한계설정(환경관리 및 상담), 정신과적, 의학적 및 신경학적 평가가 포함된다.

3) 2단계: 안정기 및 3단계: 유지기

입원 후 급성증상이 다소 안정되면 지역사회로 퇴원하여 유지기 및 안정기 치료가 이루어진다. 조현병 환자를 오래도록 효과적으로 간호하기 위해서는 약물치료, 간호중재 및 지역사회지지와 같은 3가지 접근 방법이 있다. 가족심리교육뿐 아니라 지역사회지지는 효과적인 치료의 핵심요소이다.

2단계와 3단계 중재에는 다음이 포함된다.

보건 교육:

- 환자와 가족을 대상으로 하는 질병에 대한 교육
- 환자와 가족을 대상으로 하는 약물관리에 대한 교육
- 인지기술 및 사회적 기술 향상
- 스트레스를 최소화하고 불안수준을 조절하기 위한 전략

표 13-5 조현병의 단계별 치료초점[14)]

1단계		2단계	3단계
급성: 발병, 악화 또는 재발	아급성 또는 회복기	안정화 단계: 안정된 적응	유지단계: 건강 증진
임상적 초점			
위기 개입 안전 급성증상 안정화	사회적 지지 스트레스 및 취약성 평가 생활 준비 일상생활활동 경제적 자원	질병에 대한 이해와 수용	사회, 직업 및 자기관리 기술 학습 또는 재학습 현실적인 기대의 확인 결핍에 대한 적응
중재			
급성 정신약물치료 한계설정 지지적 · 지시적 지침 관리 정신과, 의학, 신경학적 평가 가족과의 만남	심리사회적 평가 연계 : • 사회서비스 • 일자리 알선 서비스 • 지역사회 치료 기관 가족과의 정신교육적 중재	지지 및 교육 약물치료 및 부작용 관리 상황별 문제에 대한 직접적 도움 전조 및 급성증상 및 재발 징후의 확인 가족과 지속적인 정신교육적 작업을 수행함	자기간호, 사회 및 업무기능의 세부사항에 대한 주의 가족 및 고용주와 직접적인 중재 인지 및 사회기술 향상 약물관리 필요에 따라 가족과 계속적인 정신교육적중재. 회복그룹 및 전략에 대한 중재
QSEN 전문적 협업			
입원 치료팀 입원에 대한 주거 대안 공동체 위기중재 내과 전문의, 신경과 전문의	사회사업부서 건강과 인간 서비스 주간치료 또는 다양한 지역사회지지서비스	지역사회지지 요원 가족지지 그룹 집단치료사 및 자조 그룹 교육모델 및 인지적 재구조화를 이용하는 행동전문치료사	집단치료사 사회, 직업 및 자기관리 서비스 제공자 가족, 고용주, 지역사회지지 요원

건강증진 및 유지:

- 환자와 가족이 재발의 징후를 확인하고 예방조치를 취하도록 돕는다.
- 자기관리, 사회 및 업무기능 상실을 개선한다.
- 위협적이지 않은 활동에 참여하도록 격려한다.
- 사회적 관계를 격려한다.
- 가족과의 상호작용을 격려한다.

4) 의사소통지침

조현병 환자의 의사소통 치료전략은 불안 감소, 방어적 양상 감소, 치료 및 사회적 활동 권장, 자존감 증진, 약물치료이행 증진에 초점을 둔다. 환각, 망상, 편집증, 연상이완과 같은 현상을 다루는 원리에 익숙하면 신뢰관계 형성을 효과적으로 확립하는 데 도움이 된다.

(1) 환각

환청은 환자가 보고하는 가장 일반적인 환각경험이기 때문에 간호사는 환자가 듣는 소리의 내용과 환자에게 하도록 시키는 것이 무엇인지 파악해야 한다. 환각이 지시하는 자살 또는 살인 메시지에 대해 안전 조치를 취해야 한다.

환각은 그것을 경험하고 있는 대상자에게는 실제이다. 간호사는 위협적이지 않고 비판단적 방식으로 환각을 가진 대상자에게 접근해야 한다. 환각 중에 있을 때, 대상자는 불안, 두려움, 외로움, 낮은 자존심을 경험하고 있으며, 뇌는 자극을 정확하게 처리하지 못한다. 질병의 급성기에는 환자와 눈맞춤을 유지하고 환자의 이름을 부르고 간단하게 말해야 한다.

환자: "나는 내 어머니의 목소리가 내게 끔찍한 말을 하는 것을 듣고 있어요. 엄마가 나더러 지긋지긋한 사람이라고 말하면서 나는 태어나지 않았으면 좋았겠다고 말해요."

간호사: "그건 아주 화나는 말이지요. 지금 화가 납니까?"(간호사는 환자의 응답을 기다린다)

환자: "예, 그래요, 그래요 … 엄마가 나를 기분 나쁘게 해요."

간호사: "목소리에게 가버리라고 말하세요. 나는 환자분이 카드게임을 잘한다고 들었는데, 나와 테이블에 가서 카드게임 해요."

여기에서 간호사는 환자가 겪고 있는 감정을 확인하고, 목소리에서 벗어나도록 환자에게 요구하며, 주의를 전환시키기 위해 현실에 기반을 둔 다른 활동에 초점을 맞추려고 한다. 환각에 대한 중재는 [표 13-6]을 참조한다.

표 13-6 환각을 위한 간호중재

간호중재	이론적 근거
1. 환각을 경험하고 있는 단서(예: 시선을 한쪽으로 돌리거나, 옆구리로 시선을 돌리거나, 표정의 변화)를 지켜본다.	1. 환자는 일반적으로 이때 불안감이 심하다. 조기중재는 환각 과정을 방해하고 환자의 불안과 해를 입힐 가능성을 줄여 준다.
2. 환자가 환각을 경험하는지 직접 물어본다. "목소리가 들립니까?" "그들이 당신에게 무엇이라고 말합니까?"	2. "목소리"의 내용은 환자와 환자의 감정(예: 공포, 분노, 무가치함)을 발견하는 데 도움이 될 수 있다. 간호사는 그때 감정을 해결할 수 있다.
3. 목소리가 환자에게 자기나 타인을 해치라고 말하면(명령 환각) : a. 적절한 기관(예: 병동지침에 따라 경찰, 의사, 관리자)에 알린다. b. 지역사회에서 입원의 필요성을 평가한다.	3. 환자는 자신이나 다른 사람을 죽이라는 명령 환각을 따른다. 조기 평가와 중재는 생명을 구할 수 있다.
4. 환자 또는 타인에게 위협을 하거나 연락을 받고 통보를 받았을 때 환자가 말하는 것을 기록한다.	4. 환자가 자신이나 타인을 위협하면 작성된 문서에 따라 법적 절차가 적용될수 있음을 보여 준다. 그렇지 않으면, 간호사, 의사 및 기관에 법적 책임을 물을 수 있다.
5. 목소리가 환자에게 실제적이라는 사실을 받아들이고, 간호사에게는 그 목소리가 들리지 않는다고 설명한다. "당신의 목소리" 또는 "들리는 목소리"라고 부른다.	5. 실제로 목소리가 들리지 않는다고 하면 환자가 목소리에 의심을 갖도록 도울 수 있다.
6. 환자가 환각을 경험할 때 평온한 태도로 환자와 함께 있는다. 때로는 간호사는 환자에게 "그들이 듣는 목소리"를 가버리라고 말할 수 있다.	6. 환자가 간호사에게 편안함을 느낄 때, 간호사의 반복적인 지시가 있을 때, 그 목소리에 대한 생각을 하지 않으려는 것을 배울 수 있다.
7. 환자가 단순하고, 기본적이고, 현실에 기반한 주제에 집중하도록 한다. 환자가 한 번에 하나의 생각에 집중하도록 돕는다.	7. 환각을 경험하는 환자는 당황스럽고 혼란스럽다. 환자가 현실 안의 사람과 사건에 집중할 수 있도록 도와준다.
8. 환각이 가장 심하고 강렬한 시간과 상황을 환자가 확인하도록 돕는다.	8. 간호사는 환자가 가장 위협적인 상황과 시간을 파악하고 감지된 위협을 완화할 수 있는 방법을 찾도록 도와준다.
9. 불안, 두려움 또는 동요의 증가 징후를 평가하고 가능한 한 빨리 중재한다.	9. 조기중재는 환자를 진정시키고 피해를 쉽게 예방할 것이다.

(2) 망상

망상은 인지자극에 대한 왜곡이 반영된 것이다. 간호사가 환자의 눈을 통해 세상을 보려고 하면, 환자의 망상경험을 이해하는 것이 더 쉽다.

> 환자: "나는 이제 알아요. ... 당신은 내 두뇌를 뽑아가려고 변장한 특전사입니다. 당신이 단지 바라는 것은 나를 파괴하는 거죠."
>
> 간호사: "나는 환자분을 해치지 않아요. 나는 간호사입니다. 다른 사람들이 당신을 파괴하기 원한다고 생각하는 것은 정말 무서운 일입니다."

이 예에서 간호사는 환자의 실제 경험을 분명히 하고 환자의 경험과 두려움을 공감한다. 간호사는 망상내용에 관한 대화에 끌려 다니지 말고, 환자가 겪고 있는 감정을 확인한다. 망상의 내용에 대해서 이야기하지 말고 환자의 감정에 대해 이야기하는 것이 도움이 된다.

망상의 내용에 대해 환자와 논쟁하거나 "추론"하는 것은 결코 도움이 되지 않는다. 이것은 환자의 비이성적인 신념을 강화시킬 수 있다. 그러나 간호사가 환경에 대한 오해를 명확히 바로잡는 것은 필요하다.

> 환자: "나는 의사가 여기에 있다는 것을 알아요. 그는 나를 파괴하려고 계획하고 있어요."
>
> 간호사: "의사가 당신을 보고 싶어한다는 것은 사실이지만 치료에 대해 이야기하고 약물치료가 도움이 되는지 확인하려고 하는 것입니다. 주위 사람들이 없는 진료실에서 좀 더 편안하게 이야기하시겠어요?"

환경의 구체적인 현실에 대해 환자와 상호작용하면 환자가 망상적인 생각에 집중할 수 있는 시간을 최소화할 수 있다. 환자의 능력범위 내에서 특정 수작업을 수행하는 것은 망상적 사고를 전환시키는 데 유용하다. 환자가 현실에 기반을 둔 활동이나 사람들과 더 많은 시간을 나눌수록 환자는 현실적으로 편안할 수 있는 기회가 좀 더 많아진다. 망상 환자에 대한 중재는 [표 13-7]을 참조한다.

(3) 편집증

편집증paranoia 환자는 간호사 또는 병동의 정책에 대해 공격적이면서도 정확한 비판을 할 수 있다. 직원은 환자의 불안 또는 거절을 동반한 비판에 반응하지 않는 것이 중요하다. 비판단적이고 존중하는 방식으로 편집증 환자에게 접근하고 명확하고 단순한 언어를 사용하여 환자가 메시지의 의미를 잘못 해석할 기회를 최소화하는 것이 중요하다. 환자에 대한 기대와 규칙 준수와 관련하여 환자에게 정직하고 일관성을 갖도록 한다. 정직과 일관성은 환자의 안정성을 높이고 긴장감을 줄여 준다. 환자에게 무엇을 할지 설명하는 것은 환자를 준비시키며 간호사의 의도를 적대적이거나 공격적으로 잘못 해석할 기회를 최소화한다. 환자 앞에서 웃거나, 속삭이거나, 조용히 말하지 않는다. 의심이 많은 환자는 기계적으로 자신이 상호작용의 표적이 되고 있다고 부정적으로 해석할 수 있다(관계망상)[표 13-7].

(4) 연상이완

연상이완association looseness은 환자의 자폐적 사고와 정리되지 않은 생각이 반영된 것이다. 이러한 의사소통이 증가하면 환자는 불안감이 증가하고 내 · 외적 자극에 반응하지 못하게 된다. 환자의 말다툼 또한 간호사를 혼란스럽고 당황하게 할 수 있다. 다음의 의사소통 지침은 언어가 혼란스러운 환자에게 유용하다.

- 말이나 의미에 있어 혼란스러울 때 환자의 의사소통을 이해하는 척 하지 않는다.
- 환자에게 이해하기 어렵다고 말한다.
- 환자에 대해서가 아니라, 간호사 자신에 대하여 이해하기 어렵다는 입장을 취한다. 예를 들어, "당신이 말하는 것은 아무 의미가 없다"가 아니라, "나는 당신이 말하는 것을 따라가기가 어렵다."라고 말한다.
- 환자의 의사소통에서 반복되는 이야기 및 주제를 찾는다. 예를 들어, "당신은 형과의 문제를 여러 번 언급했어요. 형에 대하여 그리고 형과 당신의 관계에 대해 말해 주세요."
- '지금, 여기'에서 일어나고 있는 일을 강조하고, 단순

표 13-7 망상을 위한 간호중재

간호중재	이론적 근거
1. 외부통제가 필요한지 평가한다. 환자가 동요되고 누군가가 자신을 해칠 것이라고 생각하거나 환자가 생존하기 위해 타인을 해쳐야 하는 경우; 안전조치를 한다.	1. 신념은 환자에게 현실이며 망상적 사고는 자기방어에 대한 필요성을 결정할 수 있다. 가장 덜 제한적인 대안을 평가한다(도움이 될 경우 다른 사람들과 상의한다).
2. 환자의 망상은 환자가 현실을 경험하는 방식을 나타낸다.	2. 환자의 경험을 파악하면 간호사가 환자의 감정을 이해하는 데 도움이 된다.
3. 감정을 확인한다. a. 누군가가 환자를 "잡으려고" 시도한다는 믿음이 있다면, 환자는 두려움을 경험한다. b. 누군가가 환자의 생각을 통제하고 있다는 믿음이 있다면 환자는 무력감을 느낀다.	3. 간호사는 망상의 내용이 아닌 감정에 집중할 수 있다. a. "CIA가 당신을 죽이려 한다고 믿는다면, 당신은 두려움을 느껴야 합니다. 당신은 두렵습니까?" b. "당신의 생각이 통제되고 있다고 믿는다면, 당신은 무력감을 느낍니까?"
4. 요가, 운동, 걷기 등에 참여시킨다.	4. 망상으로부터 관심을 전환하고 현실에 기반을 둔 활동에 환자를 참여시킨다.
5. 환자의 믿음에 대해 논쟁하거나 논리나 사실로 잘못된 신념을 교정하려고 하지 않는다.	5. 논쟁은 환자의 방어적인 태도를 증가시킬 것이고, 그로 인해 잘못된 믿음이 강화된다.
6. 환자를 만지지 않는다. 특히 환자가 편집증 환자인 경우 제스처를 신중하게 사용한다.	6. 망상 환자에게 많은 공간을 준다. 접촉은 공격적이거나 성적인 시도로 인식될 수 있다. 제스츄어는 망상적인 생각을 지지하는 것으로 오해될 수 있다.
편집증 환자	
1. 얼굴을 마주 보지 않고 환자 옆에 자신을 배치한다.	1. 면대면은 편집증 환자에게 대립하는 것으로 해석할 수 있다(서있거나 앉은 상태).
2. 직접적인 눈 접촉을 피해라.	2. 이것은 대립 또는 위협으로 해석될 수 있다.
3. 편집증 환자는 음식에 독이 들어간 것으로 생각하여 먹거나 마시지 않을 수 있다. 소다수, 요거트 팩, 벗겨지지 않은 과일 또는 껍질있는 삶은 계란과 같은 밀폐된 용기의 음식과 음료수를 제공한다.	3. "훼손되지 않은" 음식은 "안전"하며 영양섭취가 가능하다.
4. 환자의 기본 감정(예: 공포, 무력감)을 이해 한 후에는 카드놀이나 공예품 만들기 같은 실제 활동에 환자를 참여시킨다.	4. 환자가 현실에 기반한 활동에 집중할 때, 망상과 관련된 감정이 일시적으로 감소된다.
5. 편집증 환자일 경우, 보통 지적기능이 더 높아 지능적으로 도전이 되는 비경쟁적 활동에 더 잘 반응할 수 있다.	5. 환자가 현실에 집중하는 시간 동안 망상을 최소화할 수 있다.
6. 망상을 유발하는 사건을 관찰한다.	6. 기본적으로 환자가 불안과 두려움을 느끼게하는 사건을 관찰한다. 이러한 상황이나 사건의 영향을 완화하는 문제해결방법을 사용한다.
7. 불안증이 심해지고 환자가 통제력을 잃는 경우, 가장 제한적이지 않은 중재(예: 일대일 치료, *prn약물, 최후의 수단으로 격리)부터 사용한다. 항상 병동지침을 따르고 문서를 자세하게 작성한다.	7. 불안감이 심할 때 평온하고 위협적이지 않은 치료자는 불안수준을 낮추는 데 도움이 된다.

*prn(필요할 때)

한 현실 기반 활동에 환자를 참여시킨다.

- 간호사가 이해하는 것을 환자에게 말하고, 명확한 의사소통과 욕구, 느낌 및 사고의 정확한 표현을 강화한다.

5) 건강교육과 건강증진

조현병 증상의 악화를 줄이기 위한 모든 심리적 전략에 가족을 포함시켜야 한다. 교육은 필수적인 전략으로 질병(원인, 약물, 약물 부작용, 재발방지)에 대해 환자와 가족에게 알려준다. 스트레스의 영향을 인식하도록 돕고 좋은 결과를 위한 약물치료의 중요성을 이해했는지 확인한다. 정신사회적 활동에 참여를 격려하며, 질병에 대처하는 지지자원을 확인한다. 환자와 가족구성원을 위한 약물치료집단은 부작용으로 고생하는 것에 좀 더 효과적으로 대처할 수 있게 도와주며, 가능한 부작용이나 독성반응에 대해 경고하고, 약물치료이행을 증가시킨다.

사람들이 질병과 증상에 대하여 이해하지 못하면, 환자의 무감동과 동기부족을 게으름으로 잘못 해석할 수 있다. 이는 가족구성원, 간병인 또는 지역사회의 다른 사람들에 의해 적개심을 증가시킬 수 있다. 따라서 조현병의 음성 및 양성증상에 대한 추가교육은 이러한 긴장감을 줄일 수 있다.

간호사, 의사 및 사회복지사가 지역사회 지지자원을 인식하고 퇴원한 환자와 가족에게 지역사회 정신건강서비스, 가정건강서비스, 직장지지 프로그램, 주간병원, 사회기술 및 지지그룹, 가족교육 기술집단 및 위탁간호 등에 대해 정보를 제공하는 것이 중요하다.

6) 환경치료

급성기의 조현병 환자는 입원을 통해 제공되는 조직화된 환경milieu을 필요로 한다. 효과적인 병원치료는 스트레스 받거나 파괴적인 가족, 사회 또는 직장환경으로부터 보호하는 것 뿐 아니라 안전, 유용한 활동, 갈등해소를 위한 자원, 사회 및 직업기술 습득의 기회를 제공한다. 입원의 대안으로 활용할 수 있는 부분입원, halfway houses 및 주간치료센터도 구조화된 환경을 제공한다.

- **부분입원**: 집에서 자고 낮에 또는 저녁 때 치료가 이루어진다.
- **Halfway houses**: 환자는 지역사회에서 다른 환자그룹과 함께 생활하며, 비용과 책임을 공유한다. 직원들이 연중무휴로 집에 머문다.
- **주간 치료프로그램**: Halfway houses, 자신의 거주지 또는 가정방문 또는 거주 프로그램 등에서 살고 있는 환자들이 낮 동안 구조화된 프로그램에 참석한다.

이러한 프로그램 중 일부는 집단치료, 감독활동, 개인상담 또는 특수훈련 및 재활이 포함될 수 있다.

(1) 안전

조현병이나 기타 정신장애가 있는 급성기 환자는 환각 또는 망상에 대한 반응으로 신체적 폭력을 일으키기 쉽기 때문에 환자와 다른 사람들을 보호하기 위한 조치를 취해야 한다. 언어적 완화노력과 항정신병약물치료가 환자의 공격을 완화시키지 못하면, 신체적 강박과 격리가 최후수단으로 사용될 수 있다.

7) 정신치료

(1) 자기주장적 지역사회 치료프로그램

자기주장적 지역사회 치료프로그램program of assertive community treatment, PACT 또는 자기주장적 지역사회 치료는 가장 조절이 안되고 잘 기능하지 못하는 환자를 위해 설계되었다. 그 목적은 재발을 막고 사회 및 직업기능을 극대화하는 것이다. 지역사회 적응에 대한 환자의 강점을 강조하고 지지와 적극적인 봉사활동을 통해 환자 삶의 거의 모든 측면(예: 음식, 은신처, 학교, 미용실, 예산 및 교통)을 돕는 것이다. 이 프로그램의 몇 가지 특징을 들면, 적극적인 위기개입, 지지적 인지행동치료, 약물남용치료를 제공한다. 이러한 프로그램은 입원을 줄이고 삶의 질을 향상시키는 것으로 나타났다.[6] 자기주장적 지역사회 치료프로그램은 24시간 내내 이용할 수 있는 팀 접근방식으로 약물이행을 강조한다.

(2) 가족치료

모든 근거기반 접근법은 치료에 가족참여의 가치를 강조한다. 조현병 환자 가족은 정신병 증상 및 잔여증상에 대처하면서 상당한 어려움을 견뎌야 한다. 이러한 가족들은 보통 친척 및 지역사회로부터 격리된다. 가족은 환자의 삶에서 가장 중요된 요소일 것이다. 정신과 치료시설에서 퇴원한 환자의 절반 이상이 가족에게로 돌아간다.

> **사례**[15]
> 그건 좋은 생각이었다. 우리 모두는 집에서 편안하게 만나서 내 여동생의 병에 대해 의논했다. 우리는 모두 그것을 어떻게 느끼고 있었는지 말할 수 있었고, 처음으로 그녀가 겪고 있는 것이 얼마나 고통스러운 것인지에 대해 아주 조금 알고 있었다는 것을 깨달았고—조현병이라는 단어가 전에는 내게 아무 의미도 없었으나 지금은 훨씬 명확해졌다. 나는 그녀가 정말로 어땠는지에 대해서 나에게 이야기하기 전에는 그녀가 그저 게으른 것이라고 생각하곤 했었다.

지지, 교육, 대처기술훈련 및 사회적 지지체계 개발을 제공하는 프로그램은 매우 효과적이다. 가족중재와 함께 제공된 약물치료와 심리사회적인 치료는 초기 조현병 치료에서 재발률을 감소시키는 것으로 나타났다. 환자와 가족에 대한 대중적인 접근방식은 심리교육적인 접근방식이다. 심리교육적 접근법에서는 가족이 생물학적 질병의 2차 희생자라는 사실을 인지하고 두려움, 잘못된 의사소통패턴 및 왜곡을 확인한다. 개선된 문제해결기술을 가르치고, 갈등상황에 대한 건강한 대안을 연구한다. 가족의 죄책감과 불안을 줄여 변화를 촉진한다.

다중-가족집단multiple-family groups은 조현병 환자의 증상재발 및 재입원을 줄이는 데 효과적이라는 것이 밝혀졌다.[18] 가족 및 환자가 이용할 수 있는 사회적 지지체계의 확대뿐 아니라 문제해결능력의 확대로 인해 개선이 이루어진다. 다중-가족집단은 또한 정서적으로 과도한 개입을 줄이면서 그러한 집단의 특징인 긍정적인 경향

BOX 13-4 환자와 가족을 위한 정신교육 전략

1. 질병에 대한 모든 것을 배운다.
   - 정신교육 집단에 참석한다.
   - 지지그룹에 참석한다.
2. 재발방지 계획을 세운다.
   - 재발의 조기 경고신호(예: 사회적 위축, 수면장애, 기이하거나 마술적인 사고 증가)를 안다.
   - 재발징후가 나타날 때 누구에게 전화하고 어디로 가야 하는지 안다.
   - 재발은 질병의 일부이며, 실패의 징후는 아니다.
3. 모든 정신교육적 도구의 장점을 활용한다.
   - 가족, 집단 및 개인치료에 참여한다.
   - 가족 내 스트레스 및 대인관계, 사회 및 직업상의 어려움을 처리하는 데 도움이 되는 새로운 행동 및 인지적 대처기술을 배운다. 의료종사자(간호사, 사례관리자, 의사), 지역사회정신건강센터 또는 병원으로부터 정보를 얻는다.
   - 모든 사람은 두려움과 상실감을 해소하고, 새로운 대처방법을 배울 수 있는 장소가 필요하다.
4. 치료법을 준수한다.
   - 연구에 따르면 질병에 대처하는 데 최선을 다하는 사람들은 자신에게 맞는 치료법을 준수한다.
   - 당신의 의료종사자(간호사, 사례관리자, 의사, 사회복지사)에게 부작용(예: 성생활, 체중증가)에 대해 이야기한다. 대부분의 부작용은 치료할 수 있다.
   - 부작용을 비밀로 유지하거나 약물치료를 중단하면 최상의 삶의 질을 누리지 못하게 될 수 있다. 걱정을 공유한다.
5. 술과 마약을 피한다. 이들은 뇌에 작용하여 재발을 일으킬 수 있다.
6. 지지적인 사람들과 계속 연락한다.
7. 균형 있는 건강을 유지한다.
   - 자기관리 결핍은 의학적 동반질환에 높은 비율로 반영된다.
   - 정기적인 수면패턴을 유지한다.
   - 자기-간호(예: 식이, 위생)를 유지한다.
   - 취미, 친구, 집단, 스포츠, 직업, 특별 관심사를 적극적으로 유지한다.

을 전반적으로 증가시킨다. 환자와 가족을 위한 정신분석전략은 [BOX 13-4]를 참조한다.

(3) 인지행동치료

조현병이나 망상장애 환자는 대부분 망상이나 환각을 호소하지만 치료를 저항하는 만성 외래환자일 수 있다. 조현병 환자의 공격성을 완화시키는 약물과 함께 **인지행동치료**cognitive behavioral therapy, CBT는 망상 및 환각의 빈도와 강도 감소, 치료저항 감소, 통찰력 및 치료이행을 개선하는 데 효과가 있다.[7),30)]

(4) 사회기술훈련

사회기술훈련social skills training, SST은 사회활동수준의 향상, 새로운 사회적 접촉 촉진, 삶의 질 향상 및 불안을 낮추는 데 도움을 줄 수 있다. 일상생활에서 사용되는 복잡한 행동은 개별행동기술(예: 전화에 올바르게 응답하고 메시지를 받는 방법, 사회적 대화를 시작하는 방법, 식사주문 방법)로 나누어진다. SST는 조현병 환자의 사회적 능력을 향상시키는 것으로 나타났다.[7)]

(5) 조현병에 적용된 회복모델

조현병의 **회복모델**recovery model에서는 회복에는 여러 경로가 있고 개인은 독특하기 때문에 치료는 개별화되고 총체적이어야 한다고 주장한다. 회복모델에는 동료 및 가족뿐 아니라 사회적 관계를 통한 지지도 포함된다. 또한 우리 모두는 서로 다른 배경과 문화적 하위그룹에 속해 있기 때문에 회복은 문화적으로 이루어져야 한다.

회복모델은 희망을 키우고, 자아상을 재구성하고, 삶의 도전에 대처하고, 회복으로 이끄는 서비스를 촉진하고, 증상보다는 자신의 질병을 어느 정도 통제할 수 있도록 돕는데 초점을 맞춘다. "환자"가 아닌 개인은 자신의 목표를 계획하고 치료계획을 수립하는 파트너이다.[3)] 임상전문가, 간호사 또는 의사가 주요목표를 설정한다. 예를 들어, 환자는 더 이상 환청을 듣지 않을 것이고, 환자는 병원과의 약속을 지키게 될 것이며, 환자는 그를 죽이려하는 사람을 더 이상 생각하지 않을 것이다. 또한 조현병 환자는 보다 독립적이며 사회에 참여하도록 목표를 세울 수 있다.

회복모델에서는 개인의 능력과 기능을 향상시키는 데 중점을 둔다. 다시 말하면, 회복은 대인관계와 사회적 네트워크를 통해 지지받고 통합을 통해 내적 역량을 강화한다.[34)]

8) 약물학적 치료

조현병을 치료하는 데 사용되는 약물을 항정신병약물이라고 한다. 증상을 완화시킬 수는 있지만, 중요한 정신병적 과정을 치료할 수는 없다. 따라서 환자가 약물복용을 중단하면 정신병 증상은 다시 나타난다. 약물중단 후 재발할 때마다 약물치료를 다시 시작하면 증상이 완화되는데 더 오래 걸린다.

항정신병약물은 **1세대 항정신병약물(전형약물, 도파**

조현병의 신경생물학과 항정신병약물의 효과

항정신병약물은 도파민, 노르아드레날린/노르에피네프린, 세로토닌, GABA를 포함한 많은 신경전달물질에 영향을 미친다. 세로토닌이 과도하면 조현병의 양성 및 음성증상의 원인이 된다. GABA는 도파민 활동을 조절한다. 조현병에서는 해마의 GABA 뉴런의 손실이 도파민 과잉활동의 잠재적 원인이다. 그러나 도파민은 조현병에서 가장 많이 연구되고 있으며 가장 중요한 신경전달물질(D1, D2, D3, D4, D5)이다. 도파민의 역할을 아래와 같이 제시한다.

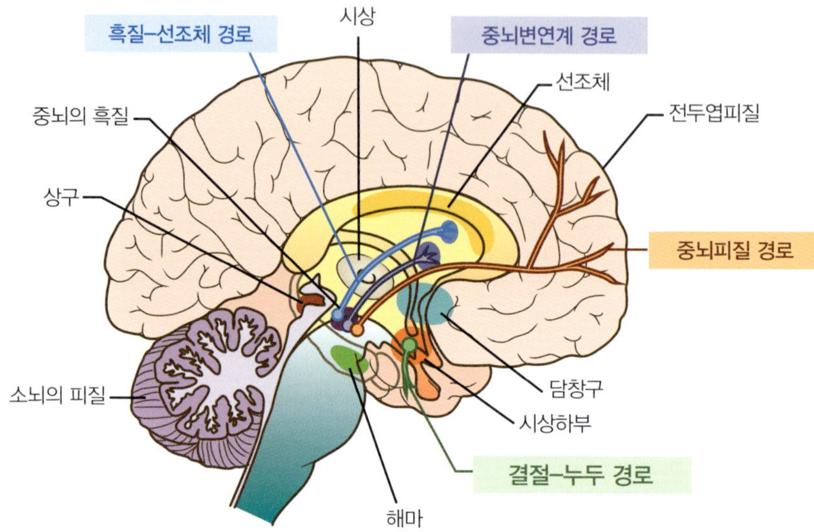

조현병의 도파민 경로

중뇌변연계 경로: 조현병의 양성증상 및 보상동기, 감정과 관련

중뇌피질 경로: 조현병의 음성증상 및 인지기능과 관련

흑질-선조체 경로: 의도된 움직임의 정상적 반응

결절-누두 경로: 프로락틴에 대해 정상적 반응

제1세대 항정신병약물(FGA)은D_2의 강력한 길항제/차단제이다.

제2세대 항정신병약물(SGA)은 D_2 수용체에 대해 관련성이 덜하며, D_3 및 D_4와 결합하는 경향이 있다. 변연계와 대뇌피질에서의 D_3 및 D_4의 방출이 제한되기 때문에 이러한 약물의 작용은 조현병의 병리학적 영역에서는 제한적이다. 제2세대 약물은 또한 세로토닌(5-HT) 수용체를 억제한다. 세로토닌은 도파민의 방출을 억제하므로, 도파민 전달에 영향을 미친다.

비전형약물의 심각한 잠재적 부작용(대사성 효과: 체중증가, 당뇨병 및 이상지질혈증)은 노르아드레날린/노르에피네프린(α-1), 히스타민 및 아세틸콜린의 차단으로 초래된다.

도파민 경로와 항정신증 반응

도파민 경로	조현병의 비정상적인 반응	항정신병약물에 대한 반응
중뇌변연계 경로는 중격의 지핵에 VTA(복측피개부)를 연결한다. 보상, 동기 및 감정과 관련됨	조현병에서 과잉활동은 양성증상(환각, 망상, 비구조화된 사고)와 관련있음	**전형약물(FGA)**-D_2 차단으로 양성증상을 감소시킴
중뇌피질경로는전전두엽에 복측피개부(VTA)로부터 투사되는 도파민 뉴런으로 구성되었다 인지, 기능수행, 감정 및 정동과 관련됨	조현병에서 기능저하는 인지장애와 음성증상(무감동, 무쾌감증, 동기결여)를 초래함	**전형약물(FGA)**-D_2 차단으로 음성증상을 악화시킬 수 있음 **비전형약물(SGA)**-이 영역에서 D_2 수용체보다 세로토닌(5-HT)수용체가 더 많으므로, 5-HT의 차단이 더 크다. 5-HT 차단은 음성증상을 개선하는 데 도움이 된다.
결절누두경로는 시상하부부터 뇌하수체까지의 도파민 투사로 구성된다 프로락틴 방출 억제	영향 없음	**비전형약물(SGA)**: D_3 및 D_4 길항으로 양성증상을 감소시킴 **전형약물**(비전형약물효과가 더 적은): D_2 수용체를 차단하는 것이 프로락틴 수준을 증가시켜서 고프로락틴혈증과 유즙분비를 초래한다.
흑질선조체경로-기저핵의 흑질선조체 의도된 움직임을 담당함	영향 없음	**전형약물(비전형약물효과가 더 적은)**: D_2 수용체의 장기적 차단은 이 수용체에 대한 과잉조절(자극에 대한 반응의 증가)의 원인이 될 수 있으며, 이는 추체외로부작용[EPS, 예: 지연성운동기능장애(TD)]을 일으킨다.

민 길항제)와 2세대 항정신병약물(비전형약물, 세로토닌-도파민 길항제), 2가지 종류가 있다. 모든 항정신병약물은 조현병의 급성 증상완화와 재발예방에 효과적이다. 전형약물 및 비전형약물이 조현병의 양성증상을 치료하는 데 효과적이며, 조현병의 음성증상(비전형약물이 보다 효과적)을 치료하고, 신경인지기능을 향상시키는 것으로 나타났다.[8] 그러나 전형약물은 **추체외로 부작용** extrapyramidal symptoms, EPS, 비전형약물은 **대사성 부작용**이 있다.[11] 또한 이 2가지 약물은 치매노인의 경우 사망위험이 두 배이기 때문에 사용하지 않아야 한다.[8]

대부분의 사람들은 경구투약을 선호하지만, 약물요법을 준수하지 않고 자주 재발하는 경향이 있는 환자들이거나, 환자의 상황에 따라 장기-지속 주사약물(보통 2~4주간)이 추천된다. 환자는 1~2일 이내에 긍정적인 효과를 느낄 수 있지만 더 눈에 띄는 개선을 위해서는 2~4주, 완전한 효과를 위해서는 몇 달이 걸릴 수 있다.[8] 대부분의 조현병 환자는 항정신병약물치료에 부분적으로 반응하나, 약물치료를 받지 않으면 1년 이내에 70~80%의 환자가 재발한다.

(1) 2세대 항정신병약물/비전형약물

전형 항정신병약물의 사용이 증가하는 것처럼 보이지만, 비전형약물은 여전히 **첫 번째 항정신병약물**로 선택된다. 1990년대 초 비전형 항정신병약물인 **clozapine(Clozaril)**이 처음 등장하였다. Clozapine은 복용자의 1~2%에서 무과립구증을 유발한다. **무과립구증**은 골수가 성숙한 백혈구(호중구)를 충분히 만들지 못하는 경우에 발생하며, 감염 및 발열이 나타나 치명적일 수 있다. Clozapine은 또한 발작의 위험을 증가시킨다. 이 약물은 치료가 까다로운 환자를 제외하고는 거의 사용되지 않는다.

Ziprasidone과 aripiprazole을 제외한 비전형 항정신병약물은 체중이 현저하게 증가하는 경향이 있으며, 추가적인 부작용을 연속적으로 발생시킨다.

- 당뇨병을 증가시키는 포도당 조절장애
- 심혈관질환/ 뇌졸중을 증가시키는 고콜레스테롤 혈증
- 고혈압
- 체중증가와 관련된 자존감 감소로 약물처방을 준수하는 데 어려움을 초래

몇몇 사례들에서 대사증후군의 첫 징후가 당뇨성 혼수로 이어지는 것이 발견되었다[표 13-8].

(2) 1세대 항정신병약물/전형약물

전형약물은 부작용 때문에 널리 사용되지 않는다. 전형약물이 많은 불편함과 심각한 부작용이 있지만, 일반적으로 안전하며, 정기적으로 복용하면 재발률을 크게 줄일 수 있다. 전형약물은 도파민, 아세틸콜린, 히스타민, 노르에피네프린과 같은 중추신경계의 다양한 수용체를 차단한다.[8] 항정신병약물에 의한 수용체 차단과 관련된 부작용은 [그림 4-13]을 참조한다.

대표적인 전형약물인 **chlorpromazine(Thorazine)**은 가장 진정작용이 뛰어나고 다른 항정신병약물보다 EPS가 적지만 고용량을 사용하면 저혈압을 유발한다. 고역가약물인 **haloperidol(Haldol)**은 진정작용이 가장 적으며 공격행동을 줄이기 위해 흔히 다량으로 사용되지만, EPS의 발생률이 높다. Haloperidol은 환각증상을 조절하는 데 효과적이면서 저혈압 발생빈도도 낮다.

전형약물은 뇌의 도파민 수용체를 차단함으로써 정신병에 효과적이지만, 변연계 및 운동영역의 D_2 수용체 부위에도 영향을 미친다. 이는 **급성 근긴장이상**acute dystonia(혀, 머리 및 목 근육의 심한 경련; 눈의 고정된 상향편향; 몸통 전방을 아치형으로 하고 머리와 하지를 뒤로 미는 심한 후방경련; 후굴반장), **정좌불능**akathisia(안절부절과 우왕좌왕), **가성파킨슨증**pseudoparkinsonism(얼굴, 몸, 팔, 다리의 근육강직) 및 **지연운동이상증**tardive dyskinesia, TD과 같은 **추체외로증상(EPS)**을 초래한다.

지연운동이상증은 돌이킬 수 없고 사회적으로 고립될 수 있기 때문에 모든 **EPS** 중 가장 큰 관심사이다. **TD**는 보통 장기치료 후에 나타나는 추체외로계증상으로 아주 심각하며 항상 가역적인 것만은 아니다. 여성과 노인 환자에게 가장 흔히 나타나며, 경증부터 중등도까지 다양하고 외모가 흉해지거나 정상적인 생활을 하지 못하게 무기력해질 수 있다. 지연운동이상증의 초기증상은 혀의 근섬유다발수축이나 지속적인 입술의 쩝쩝거림이

표 13-8 제2세대 항정신병/비전형약물

일반명 (상품명)	경로	적응증	추체외로 증상	아세틸콜린부작용	기립성 저혈압	진정 작용	부작용
clozapine (Clozaril,Leponex)	PO ODT*: FazaClo	조현병과 관련된 자살행동 방지 치료	없음	높음	높음	높음	• 첫 번째로 선택하지 않음; 잘 치료되지 않는 환자에게만 사용 • 무과립구증 0.8~1%; WBC 검사 필요 • 높은 발작율 • 당뇨병 위험성 증가 • 상당한 체중증가(67%) • 비정상적인 고지혈증 • 과도한 침분비 • 빈맥
risperidon(Risperdal, Risperdal Consta)	PO ODT*: Risperdal M-TAB Consta Injection (long-acting)	조현병	높음 (용량관련)	아주 낮음	중간	낮음	• 저혈압/어지러움증 • 불면증 • 진정작용 • 드물게 NMS, TD • 성적기능부전 • 체중증가(18%) • 중간정도의 혈중지방 비정상 • 당뇨병 위험의 증가
paliperidone (Invega) Invega Sustenna	Extended release Long-acting** intramuscular injection	조현병 및 조현정동 장애	약함 (용량관련)	아주 낮음	중간	낮음	• Risperidone과 같은 부작용을 가짐 • Risperidone보다 더 잘 맞음(Better tolerated) • 노인, 특히 치매 환자에게는 승인되지 않음
olanzapine † (Zyprexa Relprevv)	PO ODT*: Zyprexa Long-acting IM injection	조현병 및 불안 (agitation)	낮음	중간	중간	높음	• 상당한 체중증가(34%) • 높은 지질 이상 • 당뇨병 위험 증가 • 졸음 • 고프로락틴혈증 • 안절부절 및 불안함 • 불면증 • 저혈압 • 치료시작 시 발작 • 정좌불능가능성 또는 파킨슨병
quetiapine † (Seroquel, Seroquel XL)	PO	조현병	낮음	약함	중간	중간	• 체중증가(23%) • 중간 정도의 지질이상 • 당뇨병 위험 증가 가능성 • 심각한 부작용: • 심부정맥 • 실신 • NMS • 발작
ziprasidone(Geodon) Injectable(short acting)	PO Short-acting IM injection	조현병 및 급성 불안	낮음	약함	약함	낮음	• 심각한 부작용: 심전도 변화 ‡ QT 연장; QT 간격을 연장시키는 다른 약물과 함께 사용하지 말 것. 체중증가 경향이 낮음 당뇨병 케톤산증 운동실조 NMS 발생가능성
iloperidone(Fanapt)	PO		낮음 (용량관련)	낮음~약함	낮음~중간	낮음~중간	• 체중증가 • 심장의 QTc 간격에 영향을 줄 수 있음 • 심장질환 환자의 첫 번째 라인으로 사용하지 말 것. • 당뇨병과 이상 지질혈증의 위험증가 가능성 • 심각한 EPS로 인해 NMS 및 TD가 발생할 수 있다.

표 13-8 제2세대 항정신병/비전형약물 (계속)

일반명(상품명)	경로	적응증	추체외로 증상	아세틸콜린부작용	기립성 저혈압	진정 작용	부작용
asenapine(Saphris)	Sublingual tablets (ODT*)	조현병	낮음~중간	없음	없음	중간	• 당뇨병의 위험성 증가 가능성 • 신약; 임상적 사용이 거론될 것이며; 약물 실험은 부작용 면에서 유리하다는 것을 보여 준다. • 심각한 EPS로 인해 NMS 및 TD가 발생할 수 있음
lurasidone HCL(Latuda)	PO		높음				• 음식과 함께 복용할 것 • 대사변화(고혈당 및 당뇨병) • 고콜레스테롤 및 중성지방 • 체중증가 • 열에 더 민감; 열을 식히는 데 시간이 걸릴 수도 있음 • 가장 일반적인 반응: 졸림, 안절부절 못함(정좌불능), 운동이상, 근육 경직 (파킨슨병-같은 증상)
brexpiprazole (Rexulti)							• 2015년 7월FDA 승인 • 조현병 치료 및 주요우울증의 보조요법으로 승인됨

* 구강내 용해 정제(ODT): 혀에 용해되는 빠른 용해정제 또는 웨이퍼(얇고 납작한 봉합지)이다.
** 3개월마다 한 번씩 주사할 수 있는 장기 주사제인 paliperidone(Invega Sustenna)을 연구 중에 있음
† Olanzapine의 용량이 〉 20 mg/day이고 quetiapine의 투여량이 〉800m/day인 경우의 안정성은 임상시험에서 평가되지 않음
‡ Ziprasidone은 기존의 심장질환, 낮은 전해질수준 또는 QTc 증후군의 가족력이 있는 환자 또는 긴 QTc 프로파일을 유발하는 다른 약물을 복용하는 환자에서 QT 연장의 위험을 초래할 수 있음
Ach(항콜린성 부작용), ECG(심전도), EPS(추체외로증상), IM(근육주사), NMS(신경악성증후군), ODT(구강내 용해 정제), OH(기립성 저혈압), PO(경구), Sed(진정), TD(지연운동 이상증), WBC(백혈구 수).

다. 이러한 초기 구강운동은 통제할 수 없는 깨무는, 씹는 또는 빠른 움직임, 입을 벌리는 것 그리고 턱의 측면 운동으로 이어질 수 있다. 많은 경우, 항정신병약물을 중단하면 지연운동이상증의 초기증상이 사라진다. 그러나 이런 초기증상이 비가역적으로 진행될 수도 있다. 비가역적 지연운동이상증에 대한 입증된 치료법은 없다. 따라서 간호사는 지연운동이상증이 있는지 알아내는 비정상적인 **불수의적 운동척도**abnormal involuntary movement scale, AIMS를 통해 간단한 테스트를 해야 한다. 일반적인 항정신병약물은 모두 지연운동이상증을 유발할 수 있으며, 경련역치를 낮출 수 있기 때문에 발작장애가 있는 사람들에게는 신중하게 사용해야 한다.

다른 부작용으로는 항콜린작용, 기립성 저혈압 및 발작역치 감소가 있다. [표 13-9]는 효능에 따른 약물과 급성증상 및 유지관리 투여량 및 기타 고려사항이다.

신경이완악성증후군(항정신병약물 악성증후군)neuroleptic malignant syndrome, NMS은 항정신병약물을 복용한 환자의 약 0.2~1%에서 발생하는 것으로 추정된다. 뇌 도파민 활성의 급격한 감소가 신경이완악성증후군에 영향을 미치며, NMS의 약 10%에서 치명적이다. 일반적으로 치료 초기에 발생하지만, 20년 동안 치료를 받은 사람들에게서도 보고되었다. NMS는 의식수준이 감소하는 것, 크게 증가된 근육강도, 불안정성 고혈압, 빈맥, 호흡곤란 및 방광을 포함한 자율신경 기능장애를 특징으로 한다. 치료는 조기발견, 항정신병약물 중단, 체액균형유지, 체온감소, 합병증 모니터링을 한다. NMS가 경미한 경우는 bromocriptine(Parlodel), 심한 경우는 정맥 내 dantrolene(Dantrium)으로 치료하고, 경우에 따라서는 전기경련치료를 한다. EPS 및 NMS의 부작용, 발병 및 간호방법에 대해서는 [표 13-10]을 참조한다.

무과립구증agranulocytosis은 전형약물의 심각한 부작용이며 치명적일 수 있다. 간질환도 발생할 수 있다. 간호사는 이러한 부작용의 전구증상 및 증상을 알고 환자와 가족에게 교육한다.

부작용은 약물복용 초기에 나타나며 치료를 통해 최소화할 수 있다. 치료는 대개 복용량을 낮추거나 항파

표 13-9 1세대 항정신병약물/전형약물[8),29),33)]

일반명(상품명)	투여경로	적응증	특별히 주의할 점
고역가: 히스타민 효과 적고, Ach 적고*, EPS 더 많음			
haloperidol (Haldol)	경구용, 단기근육주사, 장기근육주사(3~4주 지속)	조현병, 급성 불안	• **낮은** 진정작용: 공격적인 환자에게 사용하는 과용량의 저혈압 부작용을 피하기 위함 • 현기증이나 저혈압 때문에 낙상을 감소시킴 • 추체외로증상(EPS) **높음** • QT간격을 연장되어 부정맥으로 이어질 수 있음 • 지연성운동장애(TD)
trifluoperazine (Stelazine)	경구용, 단기근육주사	조현병	• 진정효과가 **낮음**: 금단증상이나 편집증 증상에 좋다. • EPS 및 TD의 **높음** 발생률 • NMS, 경련 및 무과립구증은 드물지만 발생할 수 있음 • 아세틸콜린성 부작용
fluphenazine (Prolixin)	경구용, 단기근육주사, 장기근육주사(2~4주 지속)	조현병 및 기타 정신장애	• 높은 EPS 발생률 • 경우에 따라 진정작용, 기립성 저혈압, Ach
중간역가			
loxapine (Loxitane)	경구용, 단기근육주사	조현병에만 사용	• EPS • 간질발작 • 혼란 • NMS • Ach • 기립성 저혈압, 뇌파 변화, 빈맥, 심장마비
perphenazine (Trilafon)	경구용, 단기근육주사	조현병	• fluphenazine과 비슷한 부작용 • 심한 구토를 조절할 수 있음
저역가: 과도한 진정작용, Ach 많고*, EPS 적음			
chlorpromazine (Thorazine)	경구용, 좌약, 단기근육주사	조현병 및 기타 정신장애, 분열정동장애, 양극성장애의 조증기 난치성 딸꾹질 오심구토조절 아동의 심한 행동문제 통제	• 광과민성 증가(다른 phenothiazine과 마찬가지로) • 최고의 진정효과 및 저혈압 효과 • 높은 Ach • 진정작용 • 발작역치를 낮춘다. • 희귀: 무과립구증 및 NMS
thioridazine (Mellaril)	경구용	치료-저항 조현병에만 사용	• **일차-항정신병약물로 권장되지 않음** • 용량관련 중증 심전도 변화 (QTc 간격 연장); 치명적인 심부정맥을 일으킬 수있음

* 복용량은 사용된 정신병 치료약물에 대한 개별 반응에 따라 다르다.
Ach(항콜린성 부작용; 구강건조, 안구건조, 시력 저하, 특히 요실금, 변비, 동요, 빈맥, 진정 및 성기능장애), EKG(심전도), EEG(뇌파), EPS(추체외로증상; 파킨슨병, 근긴장 이상증, 정좌불능증), IM(근육주사), NMS(신경이완제 악성증후군), TD(지연운동이상증).

킨슨증 약물, 특히 중추성 항콜린성 약물을 처방한다. 일반적으로 사용되는 약물에는 trihexyphenidyl(Artane), benztropine mesylate(Cogentin), diphenhydramine hydrochloride(Benadryl), biperiden(Akineton) 및 amantadine hydrochloride(Symmetrel)이 있다. 그러나 항파킨슨 치료제로 치료하는 것은 항정신병약물의 항콜린성 부작용(예: 요정체, 변비, 시력장애: 흐린 시야, 인지장애 및 정신착란)이 심각해질 수 있음을 유의한다.

(3) 항정신병약물이 뇌손상에 미치는 영향

최근 항정신병약물이 조현병 환자에게 뇌손상을 일으킬 수도 있으며 인지증상에 영향을 준다고 지적하고 있다. 복용량, 약물복용기간 및 특정약물 자체가 뇌손상 정도에 영향을 미칠 수 있다.[22)]

① 전전두엽 연결 감소

뇌의 전전두엽 영역에서의 연결이 항정신병 치료의 결과로 감소한다는 fMRI 연구에서 얻은 증거가 있다. 연결이 감소되면 복잡한 생각, 계획, 주의력, 정서조절 및

표 13-10 추체외로계증상 및 신경이완악성증후군의 간호: 1 세대 항정신병약물/전형약물

부작용	효과의 시작점	간호방법
전형 항정신병약물은 모두 비슷한 부작용을 나타내지만 약물에 대한 개인반응뿐 아니라 효능 측면에서 차이가 있다. • 항콜린성 부작용(Ach) • 항아드레날린제 부작용 = 기립성 저혈압(일어설 때 혈압강하, 낙상 및 상해 유발 가능) • 낮은 발작 역치 • prolactin 수치가 높아져 유즙분비를 유발할 수 있다. • **드물게: 무과립구증, 고열, 신경이완제 악성증후군(NMS)**		
추체외로증상		
1. **Pseudoparkinsonism** 가면쓴 표정, 뻣뻣하고 긴장된 자세, 촉박보행, 침흘림, 떨림, pill-rolling 현상	5시간~30일	1. 의료진에게 알린다. 항콜린성 제제(Artane) 또는 benztrophine(Cogentin) 사용
2. **Acute Dystonic reactions** 혀, 얼굴, 목 및 등의 급성 경련(혀와 턱이 먼저) • **후궁반장**(활모양강직): 경부를 강하게 배굴시켜 전신이 후방궁형으로 강직되어 굽혀지는 상태 • **안구운동발작**: 눈동자를 위로 치켜 뜸	몇 시간~5일	2. Diphenhydramine hydrochloride (Benadryl) IM/IV 또는 benztropine IM/IV. 안정은 몇 분 안에 일어난다. 모든 항콜린성 약제를 사용하여 추가 근긴장을 예방한다[표 13-11]. 조용한 곳으로 환자를 데려 가서 약을 복용할 때까지 환자와 함께 있는다.
3. **Akathisia** • 내부에서 유도된 괴로운 운동성 불안(예: 발을 끊임없이 두드리거나, 의자에 앉아서 앞뒤로 흔들거나, 몸에 체중을 실어 좌우로 움직임).	2시간~60일	3. 복용량을 줄이거나 낮은 역가의 항정신병약물로 전환한다. 항콜린성, benzodiazepine 또는 베타차단제로 치료한다.
4. **Tardive dyskinesia(TD)** **얼굴** • 혀를 내밀이 굴리며, 불고, 때리기, 핥기, 경련이 있는 얼굴의 찡그림, 때리는 움직임 **사지** • 무도: 신속하고, 목적이 없고, 불규칙한 움직임 • 무정위: 느리고 복잡하고 꾸불꾸불한 움직임 **몸통** • 목과 어깨의 움직임, 극적인 엉덩이의 갑작스런 움직임과 흔들림, 골반을 좌우로 흔들며 내밀기	몇 달~수년	4. 알려진 치료법이 없다. 약물을 중단한다고 항상 증상이 완화되는 것은 아니다. 전형약물을 2년 이상 복용한 환자의 15~20%에서 발생한다. 섭식곤란, 영양부족은 혀와 입으로 인해 발생할 수 있다. AIMS 테스트를 통해 자주 평가하는 것이 초기단계에서 TD를 감지하는 데 도움이 될 수 있다.
신경이완성 악성증후군		
다소 희귀하고 잠재적으로 치명적일 수 있다. **심한 추체외로증상**: 심한 근경직, 안구운동발작, 실어증, 등 • **고열**: 고온〈 최고 41° C 까지)	• 약물치료 첫 주에 발생할 수 있지만 나중에 자주 발생한다. • 초기 발현 후 2~3일이 지나면 빠르게 진행된다.	신경이완제 중지 일반병동으로 즉시 전동 Bromocriptine(Parlodel)은 근육경직 완화 및 발열 감소 Dantrolene(Dantrium)은 근육경련을 감소
자율신경 기능부전: 고혈압, 빈맥, 발한, 요실금 • 혼란, 음소거, 혼수상태 또는 발작, 사망까지도 이르는 의식수준.	**위험요인**: • 정신성약물과 함께 사용 • 고령자 • 여성(3:2) • 기분장애의 존재 (40%) • 신속한 적정역가 측정	열을 내리기 위해 신체를 시원하게 한다. 경구 및 수액으로 수분유지. 전해질불균형 수정 부정맥 치료 소량의 헤파린은 폐색전증의 가능성 감소 조기발견은 환자의 생존기회 증가

Ach[항콜린성 부작용: 구강건조, 안구건조, 시력 저하(특히 흐린 시야), 요정체, 장운동의 감속(변비 유발), 동요, 진정 및 성기능장애], AIMS(비정상적 불수의적 운동척도), IM(근육주사), IV(정맥주사), stat(즉시).

기억이 감소될 수 있다.

② 뇌의 전반적인 부피 감소

항정신병 치료를 받은 조현병 환자(특히 고용량으로)의 뇌가 신경퇴행증상을 보여 전반적 뇌부피의 감소가 일어난다. 이는 뇌기능의 거의 모든 면이 손상될 가능성이 있음을 의미한다.

③ 백질의 부피 감소

백질은 중추신경계와 통신할 수 있게 해 주는 조직이다. 그것은 신경세포(myelin과 axons)로 구성되어 있으며, 2가지 모두 뇌의 화학적 메시지전달을 촉진한다. 항정신병약물을 복용하는 사람들은 백질의 감소 때문에 두뇌 내의 통신체계가 손상된다.

④ 회백질의 부피 감소

회백질은 감각지각, 감정, 자기통제, 말하기, 의사결정 및 근육조절을 담당하는 뇌의 여러 영역을 포함하는 것으로 알려져 있다. 항정신병약물을 복용하는 사람들은 회백질의 부피감소로 특정 기능을 수행하기가 더 어려워진다. 전형약물의 평균 일일 복용량이 많은 환자의 회백질 감소가 비전형약물만 복용하는 환자보다 더 심하다.[39]

(4) 기타 약물의 병용치료

① 항우울제

주요우울증에 대한 기준을 충족하는 증상이 자살충동을 비롯한 심한 고통을 유발하거나 우울로 인해 무력화될 때 항우울제가 항정신병약물에 추가된다. 실제로 항우울제 사용이 자살사망을 현저히 감소시키는 것으로 밝혀졌다.[36]

② 항불안제

Benzodiazepine이 과거에는 항정신병약물의 보조제로 사용되었지만, 최근 연구에서는 benzodiazepine의 사용이 사망률의 증가와 관련이 있다는 것을 입증하였다.[36]

6. 간호평가

평가는 간호과정의 중요한 단계이며, 만성 조현병이 있는 환자에게 특히 중요하다. 만성 조현병 환자에 대한 정기적인 평가를 계획하여 환자의 문제를 재평가해야 한다. 질문할 내용은 다음과 같다.

- 중요한 욕구가 충족되지 않고 환자의 질병이 나아지지 않는가?
- 간호사가 목표를 달성하기 위해 환자의 강점과 관심사를 확인하고 있는가?
- 환자가 질병으로부터 벗어나도록 적절한 중재가 이루어졌는가?
- 새로운 항정신병약물을 시도하는 경우, 기능이 개선되었거나 퇴행한 증거가 있는가?
- 환자가 투약을 불이행하는 경우, 불이행의 이유에 따른 대안은 있는가?
- 가족구성원들은 지지가 되는가? 가족들은 환자의 질병과 치료문제를 이해하고 있는가?
- 환자와 가족은 재발문제(재발의 전조증상, 약물순응도)를 인지하고 있는가?
- 환자와 가족은 지지 및 치료를 위해 효과적인 역할을 하고 있는가?

시뮬레이션: 조현병

시나리오

나는 A씨가 손에 신발을 들고 복도에서 맨발로 서 있는 것을 발견한다. 그는 멍하게, 이해하기 어려운 자세로 거의 동상처럼 서있다. 그는 신중하게 발을 들어 카펫에 대고 발 뒤꿈치를 천천히 문지른다.

치료목표

A씨는 정신과 병동의 복도에서 간호학생과 함께 자발적으로 걷는 모습이 이전보다 편안하게 보일 것이다.

학생간호사-환자 상호작용	학생간호사의 느낌	정신건강간호개념
학생: "A씨, 나는 ○○○학생간호사예요. A씨, 나는 당신 오른쪽 옆에 서있어요."	나는 약간 긴장된다. 그의 세상은 얼마나 무섭고 외로울까?	조현병이 있는 경우, 그의 이름을 부르고 서로 분리됨을 분명히 하기 위해 내 자신의 이름을 말하는 것이 중요하다.
A씨: 조용히 중얼거리다. "왼쪽, 오른쪽, 오른쪽, 맞는지 모르겠다. 나는 첫 번째(목소리)를 알 수 없다. 마지막도. 오래 버틸 수 없다 ... 오래 ... 길 잃은 영혼, 영혼 열차."	나는 그가 바닥이 어디에 있는지를 정말로 느낄 필요가 있는 것처럼 발을 바닥에 왜 문지르는지 궁금하다.	그는 자아경계장애가 있을 수 있다. 그는 또 신발을 그의 몸으로부터 멀리 하고 있다. 그의 연상이완 속의 단서는 무엇인가? 그는 그저 거기에 서서 꼼짝 못하는 것처럼 보인다. 그러나 그는 어디론가 가는 것에 대해 모순적인 것처럼 신발을 들고 있다.

시뮬레이션: 조현병 (계속)

학생간호사-환자 상호작용	학생간호사의 느낌	정신건강간호개념
	그 부분, "길 잃은 영혼"은 나를 슬프게 한다. 나는 처음 학교에 왔을 때 단 한명의 친구도 없었다. 내가 느끼는 것을 내 스스로에게 알게 하면, 내 어린 시절에 잃어버린 것에 대한 기억이 소용돌이치기 시작한다.	나는 A씨에게 초점을 맞출 필요가 있으며 나중에 잠재적인 역전이를 다루어야 할 필요가 있다. 그의 가장 중요한 말은 "길 잃은 영혼"이다. 그 구절은 그의 두서없는 연상의 끝 부분이다. 그는 자신이 말했던 마지막 단어를 기억할 것이다. 나는 재진술한 다음 감정의 반영을 사용할 것이다.
학생: "길 잃은 영혼. 당신은 바로 지금 어느 정도 잃어버린 것을 느끼고 있어요. 그것이 다음에 해야 할 일을 결정하기 어렵게 하는 것 같군요."		어쩌면 그는 자기자신의 "영혼의 기차"에서 벗어나고 싶을 것이다. 그는 도망갈 위험이 있는가? 아마 그렇지는 않을 것이다. 바로 지금 계획을 세우기에는 너무 혼란스럽다. 나는 안전을 제공할 것이다.
학생: "A씨, 이것은_____이예요. 나와 함께 가면 우리는 당신을 도울 수 있는 방법을 알아낼 거예요." 나는 그의 팔을 잡고 강당으로 가자고 했다.		
A씨: 갑자기 반대쪽 벽쪽으로 머리를 기울인다. 그는 보이지 않는 다른 사람에게 응답하는 것처럼 중얼거리기 시작한다.	나는 내 자신에게 너무 화가 났다. 접촉하는 것이 어떤 위협을 가져올지 생각지 않고 행동했다. 나는 그를 도와주고 싶은데 지금은 그가 두렵다. 나는 "미안하다"라고 말하고 싶지만, 그것은 나의 욕구이다. 정보를 처리할 수 있을 때 말할 것이다. 그래, 계속 집중하자. 그는 무엇보다도 안전하다고 느낄 필요가 있다.	그에게 접촉한 것은 그의 불안한 자아 경계를 침범했다. 그는 환각이 생겼다—내가 접촉한 것은 틀림없이 불안을 증가시킨 것이다. 불안을 감소시키려면 짧은 문장으로 말해야 한다.
학생: "A씨, 제가 여기 있어요. 나는 당신과 함께 있을거에요."		나는 자신을 제공한다.
A씨: 겁 먹은 듯 중얼거리며, "미스톱 ... 못해 ... 할 수 없어…."		그는 공황수준의 불안에 이르렀다. "미스톱" 그게 뭘까? 신조어인가?
학생: "A씨, 나한테 말해 봐요. 목소리가 뭐라고 그래요?"	나의 첫 번째 임무는 나 자신을 평온하게 유지하는 것이다. 그는 겁에 질려 보인다. 나는 그가 안전하다는 것을 그에게 알려줄 필요가 있다. 비록 나의 모든 대답이 옳지 않더라도, 나는 괜찮다. 나는 마음이 쓰인다.	
A씨: 자신의 머리를 흔든다. "영혼 열차, 우울, 비굴, 굴욕... 굴복, 복종, 종말."		그는 음연상을 하고 있다. 자살할 수 있는 비밀스런 말로 들린다. 재진술하고 자살 가능성을 사정하기 위한 직접적인 질문을 할 것이다.
학생: "복종, 종말. A씨, 당신 자신이나 다른 사람을 해치라고 말하는 목소리가 들려요?"	압도된다. 난 이 상황을 혼자 해결할 수 없다. 아마 약이 도움이 될 것이다. 나는 어느 정도 그가 더 안전하게 느끼기를 기대한다.	그는 아마도 목소리가 그를 죽이라는 말을 하는지 말해 줄 수 있을 정도로 현실검증을 할 수 없을 것이다. 나는 이것을 지금 보고해야 하지만, 또한 아주 적은 자살 가능성이 있다면 그를 혼자 내버려두고 싶지않다. 그는 면밀하고 지속적인 관찰이 필요하다.
A씨: 중얼거림. **학생:** 그를 붙잡지 않고, 그가 내 얼굴을 볼 수 있도록 위치한다. 조용하고 걱정됨. "간호사와 얘기하기 위해 함께 가요."		이전에는 그는 나와 함께 가지 않았다. 지금 그는 내 옆에서 걷고 있다. 그는 지금 나와 함께 걷는 것을 더 편하게 느끼고 있다.
A씨: 나와 함께 천천히 걷는다.		

핵심요약

- 조현병은 치명적인 뇌질환으로 하나의 장애가 아니라 다른 정신병적 장애에 따라 스펙트럼으로 나타나는 장애이다. 조현병에서의 정신병적 증상은 다른 정신장애에서 나타나는 증상보다 더 뚜렷하고 파괴적이다. 기본적인 차이점은 위축의 심각성, 정동의 변화 및 기능하는 능력의 정도이다.
- 신경화학적, 유전적, 신경해부학적 소견은 조현병의 증상을 설명하는 데 도움이 된다. 그러나 현재 조현병에서 발견되는 모든 현상을 설명하는 이론은 없다.

근거기반실무 Evidence-Based Practice 2),5)

문제 편집성 조현병을 앓고 있는 52세 남성은 지난 10년간 지역사회 정신건강 클리닉에 환자로 참여했다. 이 지역에는 정신과 전문의가 부족했기 때문에 그는 원격진료를 통해 정신전문간호사를 만났다. 그는 자신의 약속 및 약물치료법을 준수하지 않아 증상이 악화되었다. 결국 환자는 먹지도 못하고 잠을 자지도 못하며 피 묻은 사람과 악마의 생생하고 무시무시한 환각에 심각한 편집증이 나타났다. 그는 많은 시간동안 집에 고립되고, 그가 밖에 나갔을 때 흐트러진 모습과 큰소리로 부르짖는 모습 때문에 다른 사람들이 그를 두려워했다. 그래서 여러 번 체포되곤 했다.

근거기반실무사정

A. **당신은 이번 경험을 통해 무엇을 알게 되었는가?**
이 환자는 진료약속이나 약물복용이 이루어지지 않는 상태이다. 이 환자는 원격진료 약속에 관해 자주 불평한다. 대부분의 환자들은 신경 쓰지 않는데, 그는 컴퓨터와 대화하는 것을 좋아하지 않는다고 말하며, 때로는 자신의 말이 녹음되고 있으며 자신의 생각이 컴퓨터를 통해 정부에 방송되고 있다고 느낀다.

B. **문헌에서는 무엇이라고 하는가?**
일반적으로 원격진료는 비용 효과적이며 치료가 어려운 지역에서 진료할 수 있어 정신의학 클리닉, 응급실, 요양원, 가정의 건강 및 교정시설을 포함한 수많은 환경에서 사용된다. 일부 환자는 원격진료 약속에 만족하고 일부 다른 환자는 진료제공자와의 대면 접촉을 선호하기 때문에 환자의 인식은 다양하다. 조현병 환자의 72% 정도에서 불이행은 문제가 된다. 주치의, 정신전문 간호사와 다른 직원 및 환자 간의 관계는 치료에 있어 중요한 구성요소이다.

C. **환자가 원하는 것은 무엇인가?**
환자는 원격진료 약속을 좋아하지 않는다. 환자가 약물을 복용하고 생각이 명료할 때는 치료의 필요성을 인식한다.

계획 급성 조현병 환자는 매우 편집적이 되어 논리적으로 설득하기가 어렵다. 그러나 이 환자의 오래 지속된 문제로 인해 클리닉에서는 개별화된 간호계획을 세웠다. 환자에게 일주일에 여러 번 방문하는 동료지지자가 정해졌다. 약 120km 떨어진 곳에 있는 도시로 교통편이 제공되었는데, 환자는 동료지지자와 함께 정신전문간호사를 직접 만날 수 있다. 환자는 간호사와의 관계를 발전시켜 증상에 따른 약물복용을 잘 하게 되었고, 환자의 편집증은 줄어들었다. 그는 결국 원격진료 약속을 받아들였다.

QSEN 사전지식, 기술 및 태도(KSAs)

정보학(informatics): 지방에서 원격진료를 통해 시골지역에 사는 대부분의 환자들에게 건강관리를 제공하는 데 사용
팀워크 및 협업: 개별화된 간호를 제공하기 위해 정신전문간호사와 동료지지자가 함께 일함

- 간호사가 조현병 환자를 간호할 때 4가지 그룹의 증상이 나타날 수 있다. 어떤 경우에도 1가지 증상만 나타나지는 않는다. 조현병의 양성, 음성 및 인지증상은 3가지 주요증상이며, 우울은 거의 항상 존재한다.
- 양성증상(환각, 망상, 연상이완)은 항정신병약물치료에 반응한다.
- 음성증상(사회적 적응부족, 동기부족, 철회)은 위축되게 만들고 항정신병약물치료에도 잘 반응하지 않는다.
- 인지기능장애는 조현병 스펙트럼장애에서 가장 심각한 증상 중 하나일 수 있으며, 삶의 질을 향상시키고 지역사회에서 기능을 발휘할 수 있도록 신중한 사정과 중재가 필요하다.
- 자살, 물질남용 및 재발의 가능성을 낮추기 위해 함께 발생하는 기분(예: 우울, 불안, 도덕성 결여)을 확인하고 치료해야 한다.
- 간호진단은 양성증상(망상과 환각)과 음성증상(위축, 에너지 부족)에 대한 것이며, 일부는 가족에 초점을 둔다[표 13-4].
- 목표에 대한 계획은 조현병의 단계를 확인하고 기능에 따라 환자의 개인적 요구를 사정하고 단기 및 중간 목표를 포함한다.
- 조현병 환자를 위한 중재에는 의사소통지침, 가족건강교육 및 정신교육, 환경관리와 전략, 정신치료 및 약물치료가 포함된다.
- 환각, 망상 또는 편집증 환자를 다룰 때 구체적인 의사소통전략이 필요하다.
- 회복모델에서는 사회체계 내에서 목표 달성을 하도록 계획할 것을 권하며, 그 목표를 달성하는 계획이라면 긍정적인 결과가 기대할 수 있다.
- 간호사는 조현병 치료에 사용되는 전형, 비전형 및 기타 약물의 특성, 부작용, 독성효과 및 투여량을 이해해야 하며 약물에 대한 정보는 환자 및 가족과 공유해야 한다.

참고문헌

1) 보건복지부 (2016). 정신질환실태 역학조사. http://kosis.kr/index/index.do
2) Acosta, F.J., Hernandez, J.L., Pereira, J., Herrera, J., & Rodriguez, C.J. (2012). Medication adherence in schizophrenia. *World Journal of Psychiatry, 2*(5), 74–82.
3) American Psychiatric Association (APA). (2013). *Diagnostic and*

statistical manual of mental disorders (DSM-5) (5th ed.). Washington, DC: APA.
4) American Psychiatric Nurses Association (APNA). (2012). *Shedding the label of schizophrenia through a recovery model.* A presentation made on December 14, 2012, sponsored by APNA, with speakers Mary Ann Nihart, Michael Rice, and Frederick J. Frese.
5) American Telemedicine Association. (2012). *Telemedicine case studies* [website]. Retrieved from www.americantelemed.org/about-telemedicine/telemedicine-case-studies#.VfWZGBFViko
6) Black, D.W., & Andreasen, N.C. (2014). *Introductory textbook of psychiatry* (6th ed.). Washington, DC: American Psychiatric Publishing.
7) Brauser, D. (2010). *Better outcomes with antipsychotics plus psychosocial treatment for early schizophrenia.* Retrieved August 15, 2011, from www.medscape.com/viewarticle/728337.
8) Burchum, J., & Rosenthal, L. (2016). *Lehne's pharmacology for nursing care* (9th ed.). St Louis, MO: Elsevier Saunders.
9) Chavan, P. (2016). *Harvard & MIT scientists identify C4-A, the gene that causes schizophrenia.* Retrieved February 1, 2016, from http://www.thehealthsite.com/Harvard-MIT-scientists-identity-c-4-a-the-gene-that-courses-schizophrenia-poO116/.
10) Cold Spring Harbor Laboratory. (2015, April 7). Discovery of communication link between brain areas implicated in schizophrenia. ScienceDaily. Retrieved from www.sciencedaily.com/releases/2015/04/150407210901.htm
11) Divac, N., Prostran, M., Jakovcevski, I., & Cerovac, N. (2014). Second-generation antipsychotics and extrapyramidal adverse effects. *BioMed Research International, 2014.*
12) Erlich, Y., Williams, J.B., Glazer, D., et al. (2014). Redefining genomic privacy: trust and empowerment. *PLoS Biol, 12,* e1001983.
13) Freudenreich, O., Brown, H.E., & Holt, D.J. (2016). Psychosis and schizophrenia. In T.A. Stern, M. Fava, T.E. Wilens, & J.F. Rosenbaum (Eds.), *Massachusetts General Hospital comprehensive clinical psychiatry* (2nd ed.). St Louis, MO: Elsevier.
14) Gabbard, G. O. (2001). *Treatments of psychiatric disorders* (3rd ed..). Washington, DC: American Psychiatric Publishing.
15) Gamble, C., & Brennan, G. (2000). Working with families and informed careers. In C. Gamble, & G. Brennan (Eds.), *Working with serious mental illness: A manual for clinical practice.* London, England: Baillière Tindall.
16) Gerstein, P.S., & Shlamovitz, G.Z. (2015). *Emergent treatment of schizophrenia.* From http://e medicine.medscape.com/article/805988-overview#a4.
17) Herdman, T.H. (Ed.) Nursing Diagnoses−Definitions and Classification 2015−2017. Copyright 2014.
18) Jewell, T.C., Downing, D., & McFarlane, W.R. (2009). Partnering with families: multiple family group psychoeducation for schizophrenia. *Journal of Clinical Psychology, 65,* 868-878.
19) Lewis, F. (2011). *Older antipsychotics trump newer agents for schizophrenia: newer not necessarily better, researchers say.* Retrieved August 15, 2011, from www.medscape.com/viewarticle/744755_print.
20) Luhrmann, T.M., et al. (2014). Differences in voice-hearing experiences of people with psychosis in the USA. *India and Ghana: Interview-based study. British Journal of Psychiatry.*
21) Melville, N.A. (2015). *Long-term injectable antipsychotic cuts schizophrenia relapse.* Retrieved May 15, 2015, from http://www.medscape.com/viewarticle/842605.
22) Mental Health Daily. (2015). *Antipsychotics and brain damage: shrinkage & volume loss.* Retrieved from http://mentalhealthdaily.com/2015/07/03/antipsychotics-and-brain-damage-shrinkage-volume-loss/.
23) National Alliance on Mental Illness (NAMI). (2013). *Mental illness facts and numbers.* Reviewed March 2013, from www.NAMI.org/.
24) National Alliance on Mental Illness (NAMI). (2009). *Schizophrenia: PACT: Program of Assertive Community Treatment.* Retrieved March 18, 2011, from www.nami.org/template.CFM?-Section=schizophrenia.
25) Nauert, R. (2015). *Eight different types of schizophrenia.* Retrieved May 2015 from http://psychcentral.com/news/2015/eight-different-types-of-schizophrenia/80805.html.
26) Nuechtrstein, K.H., & Green, M.F. (2013). *MCCB, MATRICS (Measurement and Treatment Research to Improve Cognition in Schizophrenia).* Retrieved August 28, 2013, from www.mhs.com/product.aspx?gr=cli&prod=mccb&id=overview.
27) PBS. (2002). *The secret life of the brain.* Retrieved March 22, 2011, from www.pbs.org/wnet/brains/episode3/cultures/index.html.
28) Peluso, M.J., Lewis, S.W., & Barnes, T.R. (2012). Extrapyramidal motor side-effects of first-and second-generation antipsychotic drugs. Retrieved June 6, 2012, from http://reference.Medscape.com/MEDLINE/abstract/22442101?src=nlbest.
29) Preston, J.D., O'Neal, J.H., & Talaga, M.C. (2013). *Handbook of clinical psychopharmacology for therapists* (7th ed.). Oakland, CA: New Harbinger Publications.
30) Rathod, S., Phiri, P., & Kingdon, D. (2010). cognitive behavioral therapy for schizophrenia. *Psychiatric Clinics of North America, 33*(3). Retrieved March 20, 2011, from www.mdconsult.com/das/article/body/237614148-;2/jorg=c.
31) Rettner, R. (2016). *Schizophrenia gene discovery sheds light on possible cause; improper "pruning" of neural connections could lead to the development of mental illness.* Retrieved February 1 from www.scientificamerican.com/article schizophrenia-gene-discovery-sheds-light-on-possible-causes/.
32) Sadock, B.J., Sadock, V.A., & Ruiz, P. (2015). *Kaplan & Sadock's synopsis of psychiatry* (11th ed.). Philadelphia, PA: Wolters Kluwer/Lippincott Williams & Wilkins.
33) Skidmore, L. R. (2013) *Nursing Drug Reference* (26th ed.). St. Louis, MO: Mosby.
34) Substance Abuse and Mental Health Services Association (SAMHSA). (2012). Recovery. Retrieved August 20, 2013, from www.samsha.gov.
35) Tandon, R., et al. (2003). *Beyond symptoms control: Moving towards positive patient outcomes.* Paper presented at the American

Psychiatric Association 55th Institute on Psychiatric Services, October 31, 2003, Boston, MA. Retrieved January 21, 2005, from www.medscape.com/viewprogram/2835_pnt

36) Tiihonen, J., Suokas, J.T., & Suvisaari, J.M. (2012). *Polypharmacy with antipsychotics, antidepressants, benzodiazepines, and mortality in schizophrenia.* Retrieved June 13, 2012, from http://reference.Medscape.com/MEDLINE/abstract/22566579?src=nl-best.

37) U.S. Department of Health and Human Services (USDHHS). (1999). *Mental health: a report of the Surgeon General.* Rockville, MD: USDHHS, Center for Mental Health Services, National Institutes of Health.

38) Vidal, G. (1982). *The second American revolution and other essays (1976-1982).* New York, NY: Random House.

39) Vita, A., De Peri, L., & Deste, G. (2015). *The effect of antipsychotic treatment on cortical gray matter changes in schizophrenia: does the class matter? a meta-analysis and meta-regression of longitudinal magnetic resonance imaging studies.* Retrieved from http://www.ncbi.nlm.nih.gov/pubmed/25802081.

40) Weinmann, S., Aderhold, V., & Haegele, C. (2015). *Brain atrophy and antipsychotic medication-a systematic review.* Retrieved from http://www.europsy-journal.com/article/S0924-9338(15)30055-9/abstract?cc=y=.

41) Xia, J., Mirender, L.B., & Belgamwar, M.R. (2011). *Psychoeducation for schizophrenia.* Retrieved August 15, 2011, from http://medscape.com/viewarticle/735323.

42) Xia, J., Mirender, L.B., & Belgamwar, M.R. (2011). *Psychoeducation for schizophrenia.* Retrieved August 15, 2011, from http://medscape.com/viewarticle/735323.

CHAPTER 14

우울장애

Depressive Disorders

Elizabeth M. Varcarolis

학습목표

1. 우울증에 대한 스트레스 모델과 생물학적 모델의 차이를 이해한다.
2. 주요우울장애와 지속성 우울장애를 구분한다.
3. QSEN 선택적 세로토닌 재흡수 억제제와 삼환계 항우울제의 장 · 단점을 설명한다(근거기반실무)
4. 전형적인 항우울제 2가지를 말하고 특정 상황에서 나타나는 각각의 특징에 대해 설명한다.
5. 모노아민 산화효소 억제제가 처방되었을 때, 특정 식이요법 및 제한해야 할 약물에 대해 설명한다.
6. QSEN 선택적 세로토닌 재흡수 억제제의 부작용으로 인한 잠재적 안전 문제와 임신 중일 때의 잠재적 위험에 대해 구별한다(안전).
7. QSEN 전기경련요법이 효과적인 우울증 환자의 특성을 설명한다(근거기반실무).
8. QSEN 우울증 치료에 있어 팀 접근 방법의 유용성에 대해 설명한다(팀워크 및 협업)
9. 우울증 환자의 간호계획 중 환자에게 유용한 의사소통 전략을 적용한다.
10. QSEN 정서, 사고과정, 신체적 특성, 의사소통 등의 우울 행동에 따른 환자중심간호를 적용한다(환자중심간호).
11. QSEN 웹 사이트 기반의 우울증 선별 검사 도구를 검색하고 실무에 활용한다(정보과학).

주요개념: 자아존중감[38)]

NANDA에서는 자존감을 "자신이 충분히 행복하고 더 강해질 수 있다고 생각하거나 그렇게 인지하는 것"이라고 정의한다. 상황적 낮은 자존감이란, 실패할 때, 상실/거절을 경험했을 때 또는 가치와 상반된 행동을 할 때 나타날 수 있는 '현재 상황에 대한 자기 가치의 부정적 인식'을 말한다. 그러나 만성적 낮은 자존감은 '자신 또는 자신의 능력에 대해 오랜 시간 지속된 부정적인 평가 또는 감정'이다. 이런 고통스러운 감정은 우울증이 있는 사람들에게서 종종 나타난다. 우울증은 혼란스럽고 고통스러운 낮은 자존감으로 인해 삶의 질과 스스로에 대한 믿음이 감소되며, 정신이 쇠약해지고 미래에 대한 절망과 무력감을 갖게 한다. 우울한 감정에 대한 '생물학적 치료'와 자아 개념에 대한 인식을 바꾸는 '대화 치료'는 우울을 감소시키고, 삶의 질을 향상시키며, 정신기능과 생산성을 높이는 데 많은 도움이 된다.

1. 서론

일반적으로 우리는 우울에 대해 침체된 기분과 우울한 날들이 지속되는 것이라고 생각하는 편이다. 그러나 Sadock 등(2015)은 기분장애를 앓고 있는 사람들에겐 병리학적으로 구별된 무엇인가가 있다고 설명한다.[50)] 극심한 우울삽화에 있는 사람들이 경험하고 있는 괴로움을 전달하는 것은 비슷한 경험이 없다면 거의 불가능하다.

우울은 경미한 상태에서 중등도 및 중증에 이르기까지 다양한 상태를 나타내는 포괄적인 용어이다. 우울은 질병이라기보다는 증후군syndrome이라고 할 수 있다. '질병'이란 공통적인 근본적인 원인과 일관된 신체적 특징으로 구분되는 특정 상태인 반면, '증후군'은 알려진 원인 없이 빈번히 나타나는 징후와 증상들의 집합이라고 할 수 있다.[10)] 우울증후군은 임상적으로 심리사회적 기능의 심각한 장애와 사망률을 증가시킨다. 우울장애는 비슷한 증상들을 보이는 증후군이지만, 원인과 질병과정 그리고 치료법은 차이가 있을 수 있다.[47)] 우울증의 치료는 개선되고 있지만 모든 상황에 맞게 적용되는 치료법은 없다.

2. 유병률과 동반질환

우울은 오늘날 가장 흔하게 볼 수 있는 정신질환이다. 우울은 만 14세에서 44세 사이에 나타나는 모든 질환의 주요 원인이다.[30)] 세계보건기구(WHO)는 건강한 삶을 잃게 하는 두 번째 원인으로 우울을 추정하고 있다.[53] 미국에서 지난 50년 동안 이루어진 많은 연구에 따르면, 우울증 발병률은 1991년부터 2002년 사이 3.33%에서 7.06%로 증가하였다. 평생 동안 우울증을 경험할 가능성은 남성보다 여성이 70% 정도 높으며, 이는 부분적으로 월경 전 불쾌감장애와 같은 호르몬 변화가 원인인 것으로 나타났다. 또한 여성들은 우울증에 대해 도움을 구하는 경향이 더 크고 남성들은 알코올/약물로 스스로 해결하려는 경향이 더 크다고 보고하고 있다.[30]

미국에서는 18세 이상 사람들의 약 16.5%가 평생 동안 주요우울삽화를 경험하며, **주요우울장애** major depressive disorder, MDD의 1년 유병률은 대략 7%이다.[3] 우리나라의 주요우울장애 1년 유병률은 1.5%, 지속성 우울장애는 0.2% 이며, 주요우울장애의 평생 유병률은 약 5%로 남성은 3%, 여성은 6.9%이다.[1]

우울증후군depressive syndrome은 종종 불안장애, 외상후 스트레스장애, 조현병, 물질사용장애, 섭식장애, 강박장애, 조현정동장애와 같은 정신질환과 함께 동반된다. 성격장애(특히, 경계성 성격장애)나 적응장애처럼 불안장애(공황 장애, 범불안장애, 공포장애)를 앓고 있는 사람들도 우울을 경험한다.

만성질환(예: 고혈압, 요통, 당뇨병, 심장 질환, 관절염, 암)이 있는 사람들은 일반 인구보다 우울증의 위험이 더 높다. 우울은 alcohol, cocaine, marijuana, heroin, 항불안제 그리고 일반치료약물 등의 남용도 초래할 수 있다. 사별을 경험하는 사람들의 우울은 애도과정 중 나타나는 정상적인 과정으로 생각할 수도 있다. 우울증에서의 불안은 우울의 가장 흔한 표현 중 하나이다. 불안은 주요우울장애(MDD), 지속성 우울장애(PDD) 또는 다른 우울증후군에서도 나타난다. 우울과 불안이 동시에 발생하는 상황은 질병의 경과에 부정적인 영향을 미치며, 불안이 없는 우울을 지닌 사람들보다 항우울제의 효과가 낮다. 다른 동반질환이 있으면 우울이 더 심해지고 자살률도 더 높아진다. 또, 내과질환과 정신질환이 함께 있으면 사회적 직업적 기능의 손상이 더 높아진다. 우울장애의 종류와 특징은 [표 14-1]을 참조한다.

1) 아동과 청소년

아동이나 청소년의 우울증은 우울한 기분보다는 예민한 기분일 수 있어서 성인에서의 우울과는 차이가 있다. 우울이 있는 아동은 전형적인 우울의 징후를 보이는 것이 아니라 불쾌감, 학교거부, 신체적 불만 호소, 공격성과 집착행동을 보일 수 있다. 청소년의 우울은 찡그림, 부정적이거나 시무룩하고, 학교 부적응, 이해할 수 없는 감정, 다른 사람들로부터 멀어짐, 가출 등으로 위장되어 나타난다.[42]

- 주요우울장애는 사춘기 이전에 18% 정도 발생하는 것으로 알고 있지만, 사춘기 이전에 우울증 진단은 조심스럽기 때문에 낮은 수치일 것이다. 10세 이전 아동의 평생 유병률은 14%, 13~18세는 11.2%, 18~24세는 10.9% 로 보고하고 있으며, 이 연령대는 자살률도 가장 높은 것으로 보고하고 있다.[30),41] 18~29세 사이에서의 발병률은 60세 또는 그 이상의 연령군보다 3배 더 높다.[3]청소년에서의 주요우울은 물질사용장애와 반사회적 행동과 관련이 있으며, 이러한 특성으로 인해 우울증 진단이 어렵고 치료에 대한 반응수준도 낮다.
- 주요우울장애를 가진 아동과 청소년은 재발률도 높다. 매우 심각한 우울, 절망감, 가족갈등이 있는 아동과 청소년은 회복이 쉽지 않다. 그러나 처음 12주 동안 약물치료와 인지행동치료(CBT)를 이용한 조기치료는 회복을 도와줄 수 있다.[41),42),56] 우울증 가족력을 가진 아동은 12~13세, 우울증 가족력이 없는 아동은 16~17세에 우울감을 경험한다. 사춘기 이전 여자 청소년들은 남자 청소년들보다 우울증에 더 취약하다.

2) 노인

65세 이상의 노인우울은 감소하고 있으나 노인 남성의 자살률은 가장 높게 나타난다. 이는 다른 의학적 상태에 의해 우울이 가려지거나, 인식되지 않아 치료를 받지 않았기 때문일 수 있다. 노인우울의 약 50%는 적절한 시기에 진단되지 않지만 노인우울에 대한 인식과 교육이 개선되면서 긍정적인 치료반응이 나타나고 있다.[32] 그러

표 14-1 우울장애의 종류와 특징

우울장애의 종류	특징
Major depressive disorder	사망률이 높음 일반적 기능변화의 증상이 나타남 신체기능, 사회적 기능, 역할기능에 유의미한 변화와 통증 및 신체질환의 가능성 증가
Melancholic depression	우울증의 심각한 형태 정신증적 양상이 있는 심각한 우울 발생 삶의 흥미를 완전히 잃음(anhedonia)*. 더 나아지는 기분을 전혀 느끼지 못함 이른 아침 기상, 아침에 가치 없음을 느낌, 초조하거나 매우 느린 움직임, 체중감소, 죄책감이 나타남
Peripartum depression	임신기간 또는 출산 후 4주 이내에 나타남 일반적으로 정신증적 양상이 있을 수도 있고 없을 수도 있음 영아를 해할 것 같은 반복된 생각 또는 망상적 사고 있음 영아에 대한 흥미결여, 심한 불안, 공황발작, 자살사고 있음
Seasonal depression	대부분 가을이나 겨울에 삽화가 시작되고 봄에 사라짐 에너지부족, 과수면, 과식, 체중증가, 탄수화물 섭취증가가 나타남 햇빛치료에 반응보임
Anxious depression	우울과 함께 불안을 경험; 안절부절, 집중의 어려움, 무엇인가 안 좋은 일이 일어날 것 같은 두려움, 조절력 상실에 대한 두려움
Catatonic depression	비정상적으로 움직이는 행동 반향행동, 반향언어, 찡그리기, 상동행동, 일정한 자세, 거부증, 혼동, 납굴증, 초조, 함구증, 기행증
Mixed depression	조증과 경조증증상이 함께 존재 고양되고 확장된 기분, 과도한 자존감, 수면요구 감소 등이 나타남 약물에 대한 반응이 약함, 자살과 물질남용의 위험 증가
Atypical depression	거부감(지각된 대인관계 거부에 대한 병리적 민감성)은 일생동안 있으며 기능장애를 유발 과수면, 과식, 납과 같이 굳어지는 마비증상(사지의 체중이 감소된 느낌) 심각한 피로, 약한 에너지 성격장애와 불안장애 동반 긍정적인 사건에 의해 기분이 밝아질 수 있음
Psychotic depression	망상 경험(환각은 빈번하지 않음) 정신증적 양상과 일치하는 기분을 보임(현재 분위기와 일치) 자살의 위험은 양극성장애보다 더 일반적임
Persisting depressive disorder, dysthymic disorder	하루의 거의 대부분동안 심하지 않은 만성적인 우울감이 없는 날보다 있는 날이 더 많으며, 적어도 2년 이상 지속됨 평상시 기분이 변화되지 않음
Premenstrual dysphoric disorder	여성10명 중 1명 정도 월경 전 증상으로 스트레스와 무력감이 나타남 심각한 우울, 불안정 및 다른 기분장애를 경험 증상은 생리 전 10~14일 부터 시작되며 며칠 내에 개선됨

*평소 즐거운 활동이나 긍정적인 사건에서 기쁨을 느끼지 못함.

나 65세 이상 노인에게 항우울약물치료는 낙상, 뇌졸중, 발작 및 다른 부작용을 야기할 수 있기 때문에 위험부담이 있다. 노인환자들에게서는 **선택적 세로토닌 재흡수 억제제(SSRIs)**가 **삼환계 항우울제(TCAs)**보다 부작용이 더 많이 나타난다. 그러므로 노인에게 선택적 세로토닌 재흡수 억제제를 처방하는 것은 주의해야 한다.

3. 이론

우울장애를 유발하는 요인은 유전적 요인, 환경적 요인, 의학적 상태(뇌경색, 갑상선기능저하증 등), 심각한 스트레스, 약물남용 등이다. 우울의 원인에 대한 이론은 많으나 뇌의 수용체-신경전달물질의 변화가 일반적이다.

- 변연계(감정변화)
- 전전두엽피질(감소된 기분, 집중력 저하)
- 해마(기억력 장애, 무가치감, 절망감, 죄의식)
- 편도체(불안과 감소된 동기)

우울과 관련이 있는 신경전달물질은 **세로토닌**과 **노르에피네프린**이며, **도파민** 또한 우울과 관련이 있다. 유전

BOX 14-1 우울증의 1차적 위험 요인

- 우울 병력
- 가족력, 특히 직계가족
- 자살시도 과거력 또는 가족의 자살 과거력
- 40대 또는 40대 이하
- 여성
- 산후 기간
- 만성질환
- Alcohol이나 약물남용
- 사회적 지지 결핍
- 부정적 스트레스 사건
- 성폭력 과거력
- 레즈비언, 게이, 양성애, 성전환

적 소인과 어린 시절 스트레스가 중추신경계에 중요한 변화를 일으켜 우울증이 발생한다는 것이 일반적인 주장이다. 그러나 우울의 일반적인 위험요인은 심각한 정신질환에 대한 신호일 수 있다[BOX 14-1].

1) 생물학적 이론

(1) 유전적 요인

우울장애의 유전적 요인은 **쌍생아 연구**를 통해 알 수 있다. 여러 연구에 의하면, 일란성 쌍생아의 경우 단극성 우울장애의 일치율이 평균 50% 정도이다. 이것은 쌍생아의 한 아이가 영향을 받으면 다른 아이가 영향을 받을 가능성이 50%임을 나타낸다. 이란성 쌍생아의 경우는 20% 정도이다. 그러나 일란성 쌍생아의 우울장애 일치율이 100%는 아니므로 다른 요인이 관련되어 있을 가능성이 있다.

양자연구 또한 우울장애의 유전적 영향을 뒷받침하고 있다. 예를 들어, 우울장애가 있는 부모에게서 태어난 아이가 우울장애가 없는 가정에 입양되어도 우울장애의 위험도는 같다.

가족연구에서도 기분장애가 어떤 사람들에게는 대물림 할 수 있음을 보고하고 있다. 직계가족 중에 우울장애가 있는 사람들은 우울장애가 발생할 확률이 2~4배 높다.[3),45)] 유전적 경향의 증가는 발병연령을 낮추고, 발병률을 증가(특히 알코올중독과 정신병)시키며, 질환의 재발위험도도 증가시키고 있다. 현존하는 모든 유전적 인자는 환경적-신경생물학적 전제조건과 상호작용을 통해 우울장애를 유발하는 것으로 보아야 한다.

(2) 생화학적 요인

뇌는 수많은 neurone으로 구성된 복잡한 기관이다. 많은 비정상적인 중추신경전달물질이 우울장애의 임상적 원인이다. 그중에서도 모노아민 신경전달물질(세로토닌, 노르아드레날린, 도파민)이 우울장애와 관련되어 있다. 이러한 물질들은 기분상태의 변화와 관련되어 있으며, 변연계와 시상하부 인접한 곳에서 중요한 역할을 한다.[47)]

우울과 관련이 있는 2가지 주요 신경전달물질은 **세로토닌(5-HT)**과 **노르에피네프린(NE)**이다. 세로토닌은 수면, 식욕, 리비도(성관련 징후)의 조절에 중요한 신경전달물질이다. 세로토닌회로의 기능장애는 충동조절저하, 성욕감퇴, 식욕감소, 체온조절장애, 과민반응과 관련된다. 노르에피네프린의 감소는 우울증에서 볼 수 있는 에너지 감소 또는 부족, 의미 또는 즐거움이 없음, 집중력 감소, 리비도 감소를 가져온다.

도파민(DA), 아세틸콜린(Ach), 감마-아미노뷰티르산(GABA)도 주요우울장애의 병태생리와 관련이 있다. 중변연계에서의 도파민은 우울증 환자에게는 볼 수 없는 보상행동과정, 감정표현, 학습과정을 담당하고 있다. 이것은 일부 멜랑콜릭 우울증에서도 마찬가지이다.

우울을 부인하고 있는 사람들은 우울증의 증상으로 고통 받고 있으면서도 심한 통증(골반, 복부, 허리통증)만을 호소한다.[17)] 이는 주요우울과 만성통증 사이의 생물학적 근원이 상당히 중복되기 때문이다. 즉, 세로토닌과 노르에피네프린은 물질 P, 글루타메이트, GABA 그리고 다른 통증 중개물질의 효과를 변화시킴으로써 통증에 대한 인지에 관여한다.[39)] 따라서 어떤 경우는 요통 및 두통과 같은 **만성통증이 있는 신체상태**가 주요우울장애로 인한 것일 수 있으며, 경우에 따라서는 이러한 상태가 우울증의 유일한 징후일수도 있다.

노르에피네프린(NE), 도파민(DA) 그리고 세로토닌(5-HT)의 기능장애를 설명하는 이론은 신경전달물질의 활성을 증가시키기도 하고 감소시키기도 하는 수용체 수가 문제라고도 한다. 우울에 영향을 주는 신경전달물질(노르에피네프린, 세로토닌, 도파민)은 많은 하위 유형이 있기 때문에 치료가 복잡하며, 신경전달물질을 증가시키는 약물에 대한 환자의 반응 또한 다양하다. 세로토닌, 노르에피네프린, 도파민, 아세틸콜린, 가바(GABA) 사이의 관계 또한 매우 복잡하다. 그러나 많은 환자들을 치료한 경험을 통해 신경전달물질을 조절하기 위한 약물은 개선되고 있다. [그림 14-1]은 약물치료를 하기 전과 후의 우울증 여성의 뇌의 PET 검사 결과이다.

2) 스트레스-체질 모델

우울증의 스트레스-체질 모델은 생물학적 취약성 또는 소인(체질)과 환경적, 대인관계적, 생활사건, 인지적 관점을 접목시켜 설명하는 정신심리이론이다. 정신사회적 스트레스와 대인관계 사건들이 뇌에서 신경물리적, 신경화학적 변화를 일으킨다는 것은 이미 잘 알려져 있다. 초기 **삶의 트라우마**는 중추신경계 노르에피네프린과 부신피질자극호르몬 분비인자의 장기적인 과잉활동으로 인한 신경손상을 유발하고, 해마에서 신경독성작용을 일으킬 수 있다. 스트레스 사건으로 인해 노르에피네프린, 세로토닌, 아세틸콜린이 과잉분비되면 신경전달물질이 고갈되어 영구적인 신경손상이 일어나고, 이것으로 인해 우울에 취약해진다.[50] Karg 등(2011)은 2001~2009년 사이에 실시한 54개의 연구에서 **"우울증 유전자"**를 발견하였다.[26] 세로토닌 운반 유전자(5-HTTLPR)가 "짧은" 사람들은 스트레스를 받을 때, 특히 어린 시절 학대를 받았거나 심한 질병을 앓았을 경우에 우울증의 위험이 보다 높아진다. 그러나 세로토닌 운반 유전자가 "긴" 또는 "보호된" 사람들은 다양한 생활스트레스를 경험한다 하더라도 일반사람들보다 우울증의 위험도는 더 낮다. 그러므로 생활사건스트레스(정신사회스트레스, 특히 초기 생애에서의 대인관계 사건)에 대한 정신적, 생물학적 경험은 우울증의 발생과 재발에 영향을 주며, 뇌신경세포들의 연결을 변화시킨다.

3) 인지이론

인지이론cognitive theory의 대가 Beck은 우울증 치료에 인지행동치료를 적용하였다. Beck의 주장에 따르면, 사람들은 초기 생애경험을 통해 우울증의 심리적 경향을 갖게 된다. 이러한 경험들은 잠재되어 있다가 스트레스를 받을 때 부정적이고 비논리적이며, 비합리적인 사고과정에 영향을 준다.[6] 또한 우울한 사람들은 자신의 삶에 영향을 주는 긍정적인 요인이 있음에도 부정적인 방법으로 정보를 처리한다는 것을 발견하였다. Beck은 3가지 자동적 부정적 사고(Beck의 인지 3요소)가 우울의 발병에 영향을 준다고 믿었다.

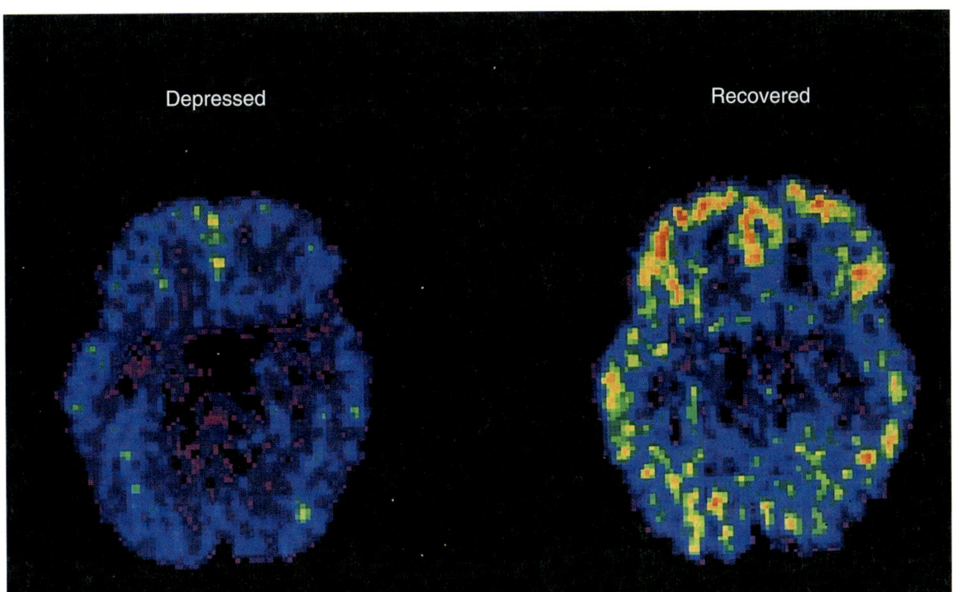

그림 14-1 45세 우울증 여성 환자의 PET 검사. 왼쪽은 약물치료를 받지 않은 심각한 우울증. 오른쪽은 수개월 우울약물치료를 받은 후 뇌 전반, 특히 왼쪽 전전두엽이 보다 활성화됨.[12]

- **자신에 대한 부정적 평가**: 나는 어떤 것도 잘 할 수 없다. 모든 사람들은 나보다 더 스마트하다.
- **세상에 대한 염세적 관점**: 일단 한번 실패하면 다시는 일어날 수 없다. 가난, 노숙자, 질병, 전쟁, 절망이 가는 곳마다 여기저기에 있다.
- **부정적 강화(자신에 대한 검증 없이)가 계속된다는 신념**: 당신이 무엇을 하든 상관없다. 더 나은 것을 얻을 수 없다. 나는 남은 삶 동안 이 바보 같은 일을 계속하게 될 것이다.

자동적인 부정적 사고는 의도하지 않게 반복되며, 쉽게 통제할 수 없는 생각이다. 이러한 인지적 3요소는 모든 유형의 우울증에서 나타나고 있다.

4) 학습된 무력감

Seligman(1973)의 학습된 무력감 이론은 불안이 스트레스 상황의 초기반응이지만, 상황에 대한 결과를 통제할 수 없다고 느끼면 불안은 더 심해진다는 것이다.[52] 원하지 않는 사건의 발생을 자신의 잘못으로 보고 그것을 변화시키기 위해 아무 것도 할 수 없다고 느끼는 사람들은 우울증에 걸리는 경향이 있다. 학습된 무력감은 특정 사회집단(노인, 가난한 지역에 사는 사람, 여성)의 우울증 발병을 설명하는 데 이용되고 있다.

4. 문화적 배경

다양한 문화에 따라 우울장애의 증상을 표현하는 데 본질적인 차이가 있다. 우울장애는 대부분 신체적 증상들을 종종 호소하기 때문에 잘 파악되지 않기도 한다.[3]

국가비교에 의하면, 우울장애의 유병률은 동양계 미국인이 백인, 아프리카 미국인 또는 히스패닉보다 낮다.[48] 남성과 비교해 여성의 우울증이 2배 높으며, 이혼여성이나 미혼여성이 결혼한 여성보다 우울증에 대해 더 취약하다.

5. 임상적 특징

이미 언급한 것처럼, 기분장애는 경증부터 중등도, 중증까지 다양하다. 임상현장에서 볼 수 있는 가장 흔한 우울장애인 주요우울장애와 지속성 우울장애(기분부전증)의 DSM-5 진단기준은 차이가 있다.

여러 형태의 우울증은 모두 공통된 증상이 있기 때문에 정확한 진단을 내리는 데 어려움이 있다. Preston과 Johnson(2015) 및 DSM-5(2013)에서는 우울증의 모든 유형에서 가장 많이 나타나는 증상을 아래와 같이 제시하고 있다.[3),46)]

- 슬픔, 절망, 공허한 기분
- 부정적이고 비관적인 생각
- 삶에서 즐거움을 경험하는 능력의 상실(무력감)
- 낮은 자존감
- 무감동, 낮은 동기, 사회적 위축
- 과도한 정서적 민감성
- 과민성과 좌절에 대한 내성이 낮음
- 불면 또는 과수면
- 집중력 저하 또는 의사결정장애
- 자살사고
- 과도한 죄의식
- 우유부단

1) 주요우울장애-단일 삽화 또는 재발

주요우울장애major depressive disorder, MDD 환자들은 심리적, 사회적, 직업적 장애 뿐 아니라 상당한 통증과 고통을 경험한다. 기본적으로 정상적인 기능을 할 수 없다. 주요우울장애는 한 번 또는 그 이상의 우울삽화를 가지고 있으나 조증이나 경조증의 삽화는 없다. 처음 주요우울장애 진단을 받은 많은 환자들이 후에는 양극성장애로 판명되기도 한다.[3)] 경우에 따라서 환자의 우울력은 정신증적 양상을 포함하기도 한다. 정신증상을 동반한 주요우울장애는 망상이나 환각이 있는 우울증으로 심각한 상태이다. 예를 들어, "나는 신이 나의 뱃속에 뱀을 넣고 아무 것도 먹지 말라고 할만큼 끔찍한 사람입니다."

라는 **영양상태에 문제가 생기는** 망상적 사고를 호소한다. 또는 "나는 나쁜 사람입니다." 또는 "그래서 벌을 받게 될 겁니다."와 같은 **기분과 일치하는** 망상을 호소하기도 한다.

주요우울장애의 질병과정은 3개월 이내가 20%이고, 1년 이내가 80%이다. 그러나 재발되면 그 기간은 더 길어지고 심각해지며, 지속적으로 순환적 발생의 위험이 있다.[16] 내과질병과 정신질환의 동반은 이환율과 사망률을 증가시킨다. 주요우울장애의 특징은 [표 14-1]을 참조하고, 주요우울장애의 진단기준은 DSM-5를 참고한다.

사례

34세 S는 총명하고 성공한 사업가이지만 주변 세상이 변화하고 있다는 것을 느끼고 있다. 지난 몇 주간 점점 더 위축되어가고 삶의 의미도 없어지고 있었다. 아침에 일어나기가 힘들었고, 밤에 3–4시간 이상 잠을 잘 수가 없었다. 그래서 점차적으로 지쳐가고 있었다. 일에 집중하는 것이 불가능했고 지난 2일 동안 옷을 입고, 목욕하고, 치장하고, 심지어 먹는 것조차 할 에너지가 없었다. 지난 3일 동안 물, 약간의 우유, 몇 조각의 과사를 세외하고 먹은 것이 없었으며, 체중이 상당히 감소되었다.

그녀의 친구가 S에게 왜 직장에 나가지 않는지 물었을 때, 그녀는 "나도 모르겠어. 어떤 것에도 집중할 수가 없어. 모두 가치가 없는 것 같아. 너무 버겁고 내 속은 비어 있는 것 같아. 더 나아질 것 같지 않아."라고 말했다. 친구는 S가 그런 기분에서 벗어나게 하려고 노력하였으나, "네 일이나 신경 쓰고 날 내버려 둬"라는 말을 들었다. 훗날, S는 스스로가 끔찍한 사람이라며, 친구의 걱정과 배려에 적절하지 않았다고 자책했다. S는 더 이상 이런 고통이 없다면 어떻게 될 지 궁금했다. S는 얼마나 더 이러한 상태로 있게 될까?

2) 지속성 우울장애

지속성 우울장애persistent depressive disorder, PDD는 기분부전증 또는 만성 우울증이라고도 하며, 적어도 2년 이상 심각하지 않은 증상이 있는 우울증이다. 지속성 우울장애는 본질적으로 만성적이기 때문에, "나는 항상 그랬어요. 이것은 늘 있어 왔던 겁니다."와 같이 사람들의 일반적인 기능 패턴과 구별하기가 쉽지 않다. 지속성 우울장애 환자들은 사회적, 직업적 디스트레스에 고통 받고 있어도 자살을 하지 않는 한 입원할 정도로 심각하지 않다. 성인인 경우, 심한 스트레스 후에 발생할 수 있지만, 처음 발병 나이는 보통 초기아동기와 10대이다. 지속성 우울장애와 주요우울장애의 동시발병을 "이중우울증"이라고 한다.

주요우울장애와 지속성 우울장애를 구별할 수 있는 특성이 있다하더라도 모든 우울증은 핵심 증상이 아주 비슷하기 때문에 진단을 확정하기란 어려울 수 있다. **주요우울장애와 지속성 우울장애의 주요 차이는 심각성, 기간, 지속성의 차이**이다. 증상의 심각성에 있어서는 주요우울장애가 더 심각하다. 지속성 우울장애(기분부전장애)의 기간은 수년간 지속된다. 지속성 우울장애는 우울증의 핵심증상 외에 다른 주목할 만한 증상이 있다.

주요우울장애의 진단기준(DSM-5)[3]

A. 아래의 증상 중 5개 이상의 증상이 2주 동안 존재하고, 아래의 기능변화가 재현될 때: 적어도 (1) 우울한 기분, (2) 흥미나 즐거움의 상실, 중에 하나는 있어야 함

주: 다른 의학적 상태로 나타나는 증상을 포함하지 않는다.

1. 하루 대부분 거의 매일 우울기분(아동나 청소년은 예민한 기분)–주관적인 보고(예: 슬프고 공허하고 희망이 없음을 느낌)에 의한 또는 다른 사람들에 의해 관찰됨(예: 눈물을 흘림)
2. 하루의 대부분, 거의 매일(주관적으로 설명되거나 관찰된 것에 의한) 모든 또는 대부분 흥미 또는 즐거움과 활동이 눈에 띄게 감소
3. 다이어트를 하지 않음에도 의미 있는 체중감소 또는 체중증가(예: 1개월에 5%이상 체중 변화) 또는 거의 매일 식욕감소 또는 증가.(주; 아동은 기대되는 체중증가 실패)
4. 거의 매일 불면 또는 과수면
5. 거의 매일 정신운동활동 초조 또는 지연(다른 사람에 의해 관찰가능, 불안정한 주관적 느낌 또는 느려짐이 아니어야 함)
6. 거의 매일 피로 또는 에너지의 상실
7. 거의 매일 무가치감 또는 과도하거나 부적절한 죄책감(망상적일 수 있음) (아프다는 것에 대한 자기비난 또는 죄책감만은 아님)
8. 거의 매일 생각 또는 집중하는 능력의 감소 또는 결정곤란(주관적으로 설명되거나 다른 사람에 의해 관찰된)
9. 죽음에 대한 반복적인 생각(단지 죽어가는 것에 대한 두려움은 아님), 특별한 계획 없는 반복적인 자살사고 또는 자살시도 또는 자살에 대한 특별한 계획

B. 증상은 임상적으로 중요한 디스트레스에 의하거나 사회적, 직업적 또는 다른 중요한 기능영역에서의 장애에 의한다.

C. 삽화는 물질이나 다른 의학적 상태의 생리적 효과에 의하지 않아야 한다.

주: 기준 A에서 C 까지는 주요우울장애를 설명한다.

주: 중요한 상실(예: 사별, 재정적 파탄, 자연재해로 인한 손실, 심각한 의학적 질병 또는 장애)에 대한 반응이 기준 A에서 제시하고 있는 강력한 슬픔, 상실에 대한 반추, 불면, 식욕상실, 체중감소를 포함하고 있으며, 우울삽화와 비슷할 수 있다. 증상이 상실에 적합하다고 이해된다 하더라도 중요한 상실에 대한 정상적인 반응에 추가적으로 주요우울장애가 조심스럽게 고려되어야 한다. 이러한 결정은 개인의 병력에 기초한 임상적 판단과 상실의 맥락 내에서 디스트레스에 대한 표현에 있어서의 문화적 규준이 요구된다.

D. 주요우울삽화의 발생은 조현정동장애, 조현병, 조현양상장애, 망상장애 또는 다른 조현병 스펙트럼장애와 기타 정신병적 장애에 의해 더 잘 설명되어서는 안 된다.

E. 조증삽화와 경조증삽화가 없어야 한다.

주: 조증 또는 경조증 같은 삽화가 물질로 인한 것이거나 다른 의학적 상태에 의한 생리적 영향에 의한 것이라면 적용되지 않는다.

지속성 우울장애(기분부전증) 환자에게서 보이는 특성은 다음과 같다.[46),47)]

- 낮 동안의 피로
- 항상은 아니지만 자주 일어나는 사회적 상황에서 적정수준의 기능을 유지하지 못함
- 만성적 경한 우울과 민감한 기분
- 너무 많이 먹거나 적게 먹음
- 수면의 어려움: 지속성 우울장애는 잠에서 깨어나기 힘들고, 한번 잠들면 과도하게 잠들지만(과수면), 주요우울장애는 일찍 일어나는 것이 일반적임
- 에너지 상실, 피로, 단순한 일에서도 만성 피곤함
- 기쁨, 열정, 동기를 경험할 능력의 감소
- 민감성
- 부정적 비관적 생각
- 낮은 자존감

지속성 우울장애와 주요우울장애의 공통된 증상은 죽음 또는 자해/자살에 대한 생각, 설명할 수 없는 통증, 무가치감, 무력감, 절망감과 낮은 자존감이다.

> **사례**
>
> Z는 직장에서 힘든 일주일을 보냈다. 그는 자신의 생각대로 할 수 없었다(제대로 할 수 없었다). 다른 사람들이 인정한 일도 자신이 없었다. 그는 컴퓨터 기술을 더 배우기를 원했으나 에너지가 없고 시간을 낼 수도 없었다. 주말에는 아파트 주변을 그저 돌아다니는 것이었다. "더 이상할 수 있는 일이 없었어요.... 결코 아무 일도 할 수 없었어요. 삶은 지루하기만 했고 그렇지 않은 적이 없었어요." 형은 그에게 수심에 가득 찬 얼굴을 하고 있다고 항상 이야기하곤 했다. "뭐가 문제야 동생아? 너는 좋아 보이고 영특해 보여! 가서 여자를 만나고 삶을 즐겨! 왜 넌 즐기지 않니?" Z는 부끄럼이 많다. 누가 자신에게 관심이 있겠는가? 그는 냉장고에서 찬 맥주를 꺼낸 후 무한정 TV만 본다.

간호과정

1. 간호사정

우울은 진단과 치료를 받지 않을 경우, 더 심각한 우울과 자살, 신체증상, 심한 불안 또는 불안장애를 동반하게 된다. 만성질환이 있는 노인의 우울은 특히 놓치기 쉽다. 앞에서도 언급했듯이 아동이나 청소년의 우울도 행동문제(그 시기에 있을 수 있는) 또는 신체증상에 집중하다 보면 진단을 놓칠 수 있다. 문화 및 경제적 수준의 차이가 진단과 치료를 저해하는 요인이다.

연구에 의하면, 정신증상을 치료받기 원하는 우울증 환자는 하루 중 90%이상 우울하다고 인식한다. 반면, 신체적 증상(만성통증, 불면)을 가지고 있는 우울증 환자들은 50% 정도, 내과 질환을 가지고 있는 환자들은 20% 정도 우울상태를 인식하고 있다.

1) 사정도구

우울증을 사정할 수 있는 표준화된 도구로는 Beck의 우울척도,[6)] Hamilton의 우울척도, 노인우울척도, Zung의 자기보고식 우울척도가 있다. 우울증이라고 진단을 내리기 전에 징후와 증상을 사정할 수 있는 도구인 Hamilton 우울척도는 [그림 14-2]를 참조한다.

2) 자살가능성 사정

우울증 환자의 자살 또는 자살사고는 항상 평가해야 한다. 자살은 15~24세 사람들의 사망원인 3위에 해당하며, 대학생들의 사망원인 중 2위에 해당한다.[5)] 자살 잠재력의 평가는 아래와 같이 이루어진다.

- "당신은 우울하다고 말했습니다. 그 우울에 대해 말해 주세요."
- "당신이 우울하다고 느낄 때, 마음속에선 무슨 생각을 하나요?"
- "당신의 과거 삶에서 자살을 생각해 본적이 있나요? 지금? 계획이 있나요? 계획을 수행할 도구는 무엇인가요? 계획을 실행하는데 방해하는 것이 있나요?"

3) 사정평가 영역

(1) 기분

우울증이 있는 사람들의 거의 97%가 **에너지 부족**anergia을 호소한다. **불안**anxiety은 우울증의 증상 중 가장 공통적인 것으로 우울증 환자의 60~90%가 경험한다. 우울한 기분에 내재되어 있는 느낌은 다음과 같다.

- **무가치감**worthlessness은 자기가치에 대한 비현실적인 평

Hamilton의 우울척도

환자이름 ______________________________ 사정일시 ______________

우울증을 진단 받은 환자의 우울 심각성을 알아보기 위한 설문지입니다. 점수가 높을수록 우울은 더 심각한 것입니다. 각 항목에 해당하는 것을 선택하십시오(한 항목에 1가지 답을 선택하십시오).

1. **우울기분(슬픔, 절망, 무력감, 무가치감)**

_______ 0 = 없다
1 = 질문할 때만 인식하게 된다.
2 = 자기도 모르게 말을 하게 된다.
3 = 감정상태를 비언어적으로 표현한다.–즉, 표정, 자세, 목소리 그리고 눈물을 흘리는 경향
4 = 자발적으로 언어적, 비언어적으로 말을 하게 된다.

2. **죄책감**

_______ 0 = 없다
1 = 자기비난, 사람들을 실망시켰다고 느낀다.
2 = 죄책감 또는 과거 잘못의 반추 또는 죄의식
3 = 현재 질병은 죄 값이다. 죄책망상
4 = 고발 또는 비난하는 목소리가 들린다. 그리고/또는 위협적인 환시를 경험한다.

3. **자살**

_______ 0 = 없다.
1 = 삶이 가치 없다고 느낀다.
2 = 죽기를 바라거나 죽음에 대해 생각한다.
3 = 자살사고 또는 자살 제스처
4 = 자살시도(심각한 자살시도 4회)

4. **초기 불면**

_______ 0 = 잠들기 어렵지 않다.
1 = 때때로 잠들기 힘들다고 호소한다.–즉, 30분 이상
2 = 밤에 잠들기 어렵다고 호소한다.

5. **중간 불면**

_______ 0 = 잠들기 어렵지 않다
1 = 밤에 불안정하고 혼란스럽다고 호소한다.
2 = 밤에 깬다. –잠자리를 벗어남(배뇨위한 것은 제외, 2회)

6. **늦은 밤 불면**

_______ 0 = 잠들기 어렵지 않다
1 = 이른 아침에 일어나서 다시 잠들기 어렵다.
2 = 잠자리에서 벗어나면 다시 잠들 수 없다.

7. **일과 활동**

_______ 0 = 어렵지 않다.
1 = 활동, 일, 취미와 관련된 무능력감, 피로감 또는 허약감을 느낀다.
2 = 활동에 대한 흥미 상실: 취미 또는 일– 환자에 의해 직접 이야기 되거나 무관심, 결정 곤란, 동요(일이나 활동에 대해 압박받는 느낌)에 대해 간접적으로 보고된다.
3 = 활동에 참여하는 실제시간 감소 또는 생산성이 감소되었다.
4 = 현재 질병 때문에 일을 중단했다.

8. **지연**: 정신운동활동(생각과 말의 느림, 집중력 감소, 신체적 활동 감소)

_______ 0 = 정상적인 말과 생각
1 = 면담 시 다소 지연
2 = 면담 시 명백한 지연
3 = 면담불가
4 = 완전 지연됨

9. **초조**

_______ 0 = 없다
1 = 가벼운 정도
2 = 손과 머리카락 등을 움직임
3 = 지속적으로 앉아 있지 못하고 움직임
4 = 손을 비틀고, 손톱을 물어뜯고, 머리카락을 잡아당기고 입술을 물고 있음

그림 14-2 Hamilton 우울척도[19]

10. **불안**(심리적)
_______ 0 = 어려움이 없다.
1 = 주관적 긴장감과 예민함
2 = 작은 문제에도 걱정함
3 = 얼굴이나 말에서 불안한 태도가 명백함
4 = 의심할 여지없는 두려움의 표현

11. **신체적 불안: 불안의 생리적 증상 동반(즉, 자동적 과다행동, 불안한 마음, 소화불량, 복부 경련, 트림, 설사, 심계 항진, 과호흡, 감각이상, 발한, 홍조, 경련, 두통, 빈뇨).**
_______ 0 = 어려움 없음
1 = 주관적인 긴장감과 예민함
2 = 작은 일에도 걱정
3 = 얼굴이나 말에서 불안한 태도가 명백함
4 = 의심할 여지없는 두려움의 표현

12. **신체적 증상**(소화기계)
_______ 0 = 없음
1 = 식욕은 없지만 다른 사람들의 격려 없이 먹음. 음식섭취는 정상
2 = 다른 사람들의 자극 없이 음식섭취 어려움. 식욕과 음식섭취의 감소

13. **일반적인 신체적 증상**
_______ 0 = 없음
1 = 팔다리, 등, 머리가 무거움. 요통, 두통, 근육통. 에너지상실과 피로감
2 = 명백한 증상, 2회

14. **성 관련 증상**(리비도 감소, 성가능 장애, 생리불순)
_______ 0 = 없음
1 = 경증
2 = 중증

15. **건강염려증**
_______ 0 = 현재 없음
1 = 자기몰두(신체적으로)
2 = 건강에 집착
3 = 자주 호소하며 도움을 요청 등
4 = 건강염려망상

16. **체중감소**: 언제 측정했는지 기록
_______ 0 = 체중감소 없음
1 = 체중감소가 현재질병과 관련됨
2 = 명백한 체중감소(환자에 따라)
3 = 사정 안됨

17. **병식**
_______ 0 = 우울증이 있다고 알고 있음
1 = 우울증임을 알고 있으나, 섭취 불량, 날씨, 과도한 업무, 바이러스, 휴식 필요 등이 원인이다
2 = 질병에 대해 부인

18. **하루 중 변화** A. 아침이나 저녁 때 증상이 나빠지는지 확인하라. 주간에 변화가 없다면 표시하지 말라.
_______ 0 = 변화 없다
1 = 오전에 나빠진다.
2 = 오후에 나빠진다.

19. **이인감과 비현실감(비현실감, 허무감)**
_______ 0 = 없다
1 = 경증
2 = 중등도
3 = 중증
4 = 무능력

20. **망상적 증상**
_______ 0 = 없다
1 = 의심
2 = 관계사고
3 = 관계망상과 피해망상

21. **강박충동행동**
_______ 0 = 없다
1 = 경증
2 = 중증

Total score:

그림 14-2 Hamilton 우울척도[19] (계속)

가로 인한 부적당한 느낌이다. 이러한 느낌은 **낮은 자존감**low self-esteem에 영향을 준다. "나는 좋지 않아요. 나는 절대 어느 것도 얻지 못할 거예요."와 같은 말을 하는 것이 일반적이다. 부적절하고 무능하다는 말들을 끊임없이 반복한다.

- **죄책감**guilt은 우울증의 흔한 증상이다. 사람들은 현재 또는 과거의 실패를 반복해서 생각한다. 극단적인 죄책감은 정신병적이라 할 수 있다. "나는 죄인입니다. 나는 내가 아는 이들에게 준 끔찍한 고통과 파괴에 대한 죄 값을 치르는 중입니다."
- **무력감**helplessness은 모든 것이 성취하기 너무 어렵다고 믿는 것이다(예: 정리, 가사, 일, 아이 돌보기). 무력감은 **절망감**hopelessness을 느끼게 한다. 대부분의 우울상태가 보통 시간 제한적이지만, 우울기간 동안 절대 변하지 않을 것이라고 믿는 사람들은 지속되는 정신적 고통으로부터 벗어나기 위해 자살을 고려한다. **절망감은 우울과 자살의 주요 특성 중 하나이다.** 절망감은 미래에 대한 부정적 기대와 조절 상실을 가져온다.
- **분노**anger와 **예민함**irritability은 심각한 절망감 때문이다. 우울에서의 분노는 종종 부적절하게 표현된다. 예를 들어, 분노는 재산의 파괴, 언어적 공격 또는 다른 사람을 향한 신체적 공격으로 표현되기도 한다. 분노는 또한 자살이나 자기 파괴적인 행동과 같이 자신을 향하기도 한다(예: 알코올남용, 물질남용, 과식, 흡연). 이러한 행동들은 종종 자존감 저하와 무가치감을 갖게 한다.

(2) 신체적 변화

우울한 사람들은 회색 안경을 통해 세상을 본다. 자세는 좋지 않고 그 나이보다 더 늙어 보인다. 표정은 슬프고 우울하며, 울고 싶다거나 반대로 울 수 없다고 말하기도 한다.

- **절망감**과 **좌절**despair: 이 변화는 그 사람의 정서에 영향을 준다. 예를 들어, 눈맞춤이 안되고, 단조로운 패턴으로 말하며 표정이 거의 없다(단조로운 정동flat affect). 그리고 단지 "예 또는 아니오"로 대답한다. 반복적으로 한숨을 쉰다.
- 우울한 사람들은 자주 에너지가 없음을 호소한다(에너지 부족). 정신운동활동 지연으로 무기력과 피로감을 경험한다. 움직임은 느리고 표정이 감소되어 있으며, 시선은 고정되어 있다.
- **정신운동활동 지연**psychomotor retardation: 느리고 힘든 움직임에서부터 활동을 전혀 안하거나 실금에 이르기까지 다양하게 나타난다. 다른 한편, 간호사는 **정신운동성 초조**psychomotor agitation에 대해서도 주목해야 한다. 예를 들어, 환자는 지속적으로 손톱을 물어뜯고, 손을 비틀며, 긴장을 완화시키는 행동을 할 수 있다. 이 때 환자는 안절부절 못하고 편안하지 않을 수 있다. 정리정돈, 옷 입기, 개인위생이 잘 이루어지지 않는다. 자신의 외모나 옷에 만족스러워도 잘 관리가 안 되어 깔끔하지 않고 초라하게 보인다.
- **신체적 징후**vegetative sign: 일반적으로 신체적 변화와 신체적인 성장에 필요한 활동의 변화이다. 예를 들어, **식사패턴의 변화**가 공통적이다. 우울증 환자의 60~70%는 식욕부진을 호소한다(과식은 지속성 우울장애에서 더 흔한 증상이다). **수면패턴의 변화**도 우울증의 증상이다. 주로 3~4시에 깨서 다시 잠들기 힘들거나 아주 짧은 시간 잠을 자는 **불면**insomnia을 호소한다. 일부에서는 고통스러운 감정으로부터 벗어나도록 도와주기 때문에 수면이 증가(**과수면**hypersomnia)되는데, 이는 젊은 우울증 환자 또는 양극성 경향을 보이는 환자에게 일반적이다.
- **배변습관의 변화**: 변비는 정신운동활동 지연과 함께 대부분의 환자들에게 자주 나타나며, 설사는 정신운동활동 초조에 동반되나 그렇게 잦은 편은 아니다.
- **성에 대한 흥미(리비도) 감소**: 남성은 발기부전을 경험하고, 남성, 여성 모두에게서 성에 대한 흥미의 감소가 나타나 결혼생활과 사회생활에 어려움이 생긴다.
- 우울증의 약 50~75% 사람들은 심리적 증상이 있건 없건 **통증**을 호소한다. **만성통증**(허리통증, 두통)을 호소하는 사람들은 우울증의 가능성을 조심스럽게 사정할 필요가 있다.

(3) 인지

사람들이 우울해지면 생각이 느려지고 기억력과 집중력에 문제가 생긴다. 우울한 사람들은 실수나 실패를 과장하는 경향이 있고, 자신의 강점과 성공에 대해서는 집중하지 않는다. 언급했듯이, 자살사고와 자살 잠재력을 확인하는 것은 초기 사정에서 가장 우선해야 한다. 우울증 환자의 대략 2/3가 자살을 생각하고, 이들 중 치료를 받지 않거나 부적절한 치료를 받을 경우 10~15%는 자살을 시도한다.

우울은 생각과 문제해결 능력에 부정적으로 영향을 준다. 판단력이 약해지고 **우유부단함**이 생긴다. 사람들은 정신이 느려지고 있다고 호소한다. 주요우울장애 환자도 "나는 용서받을 수 없는 죄를 지었다. 나는 악하기 때문에 죽어야 한다."와 같은 망상적 사고가 있을 수 있다.

4) 간호사의 자기관리

우울증 환자는 존재, 우정, 다른 사람들과의 상호작용을 거부한다. 가족, 친구 및 간호제공자들은 시간이 지날수록 좌절감, 절망감, 비효율성을 경험할 수 있고, 우울증 환자를 걱정하고 함께하는 것을 거부할 수 있다. 우울증 환자와 일을 할 때 간호사들은 다음을 경험하게 된다.

- **자신에 대한 비현실적 기대**: 간호사 자신 또는 우울증 환자에 대해 비현실적인 기대를 한다. 간호사는 잘못된 기대로 인해 불안하고 상처받고 분노하며 무력감 또는 무능감을 느끼게 된다. 간호사 자신이나 환자에 대해 현실적인 기대를 갖는 것은 무력감을 감소시키고 간호사의 자존감과 치료적 잠재력을 증가시킬 수 있다.
- **우울증 환자를 간호하는 동안 우울해지는 것**: 간호사는 우울한 환자를 접하면서 절망감 또는 우울감을 경험한다. 그러나 일단 우울증 환자로부터 멀어지면 기분이 좋아지고 우울한 감정들도 사라진다. 그러나 절망감/무력감/우울감이 자신의 것이 아니고 환자의 경험을 공감함으로써 나타나는 것임을 인식하지 못한다. 만약에 간호사가 이러한 감정이 환자의 것이며 간호사 자신의 감정이 아니라는 것을 인식하지 못한다면, 간호사는 환자로부터 멀어지고 결과적으로 부적절감, 비효율감을 갖게 되어 불안이 증가된다. 일단 자신의 감정을 경험이 많은 임상전문가와 공유하면서 환자의 감정으로부터 자신의 감정을 분리시키고 우울증 환자를 위한 적절한 치료적 간호를 제공하도록 노력한다.

환자에 대한 부정적 감정을 멘토 또는 경험이 많은 임상전문가와 공유하는 것은 매우 중요하다. 이들은 간호사의 부정적 감정의 원천을 이해하도록 돕고 환자를 돌보는 능력과 간호사로서 치료적으로 성장하는 능력을 증가시킨다.

5) 우울장애의 사정지침

a. 환자의 자살위험 또는 타인에게 피해를 주는 위험성을 항상 평가하라. 과도한 적대감은 자살과 관련성이 있다.

b. 철저한 의학적/신경학적 검사는 우울증이 1차적인지 다른 질환에 의한 2차적인지를 결정하게 도와준다. 우울증은 약물 또는 다른 물질 뿐 아니라 의학적 또는 다른 정신질환으로 인해 2차적으로 올 수 있으므로 다음을 평가한다.
- 환자가 정신병적인가?
- 환자가 약물이나 alcohol을 사용 하는가?
- 공동 이환/동반된 의학적 상태가 있는가?
- 환자에게 공동정신질환의 병력이 있는가?(예: 식이장애, 경계성 성격장애, 불안장애)

c. 우울의 병력이 있다면, 이전에 효과가 있었던 치료를 확인하기 위해 다음의 질문을 한다.
- 전에 이런 경험 또는 느낌을 가졌던 적이 있나요?
- 그 당시 무엇이 당신에게 도움이 되었나요?

d. 지지체계, 가족 및 중요한 사람들에 대한 정보와 참고할 만한 것 등을 사정한다.
- 누구와 살고 있나요?
- 신뢰하는 사람이 누구인가요?
- 당신이 화가 날 때 누구에게 이야기 하나요?

e. 우울하게 만드는 사건에 대해 사정한다.
  - 최근 당신이 화가 났던 상황이 있나요?
  - 당신 삶의 주요 변화가 있나요?
  - 최근 상실을 경험했던 적이 있나요?

f. 정신건강과 치료에 대한 문화적 신념과 영적 행위를 포함한 정신사회적 사정을 한다. 환자의 신념과 행위가 우울증에 영향을 주는지 확인한다.
  - 우울증에 대해 어떻게 생각하나요?
  - 우울증에 도움이 되는 민간요법(예: 허브)을 해 본 적이 있나요?
  - 영적 활동 또는 영적 장소(교회, 절 등)에서 위안을 찾은 적이 있나요?

2. 간호진단

우울증 환자는 다양한 욕구를 가지고 있기 때문에 여러 가지 간호진단을 내리게 된다. 그러나 초기 사정에서 간호사가 가장 우선적으로 생각해야 하는 것은 자살의 잠재성에 대한 인식이다. 그러므로 '**자살의 위험성**'이라는 간호진단은 항상 고려되어야 한다. 그 다음으로 유념해야 하는 간호진단은 절망감, 손상된 기분조절, 비효과적인 대처, 사회적 고립, 영적 스트레스, 자기돌봄결핍(예: 목욕/개인위생, 옷입기/치장하기, 음식먹기, 배설)에 대한 것이다. [표 14-2]는 우울장애의 간호진단이다.

3. 간호목표

안전과 관련된 목표가 있어야 한다. 환자가 자신을 해할 생각이 없다하더라도 그와 같은 생각이 생기면 연락할 사람의 이름을 확인한다. 체중증가의 증거, 정상적인 장 기능의 회복, 하루에 6~8시간의 수면, 성적 욕구의 회복과 같은 우울증의 신체 증상에 대한 목표(예: 적절한 수면)를 수립한다.

4. 간호계획

우울증 환자의 간호중재는 우울증의 단계와 특정 증상에 따라 달라진다. 인지치료, 행동치료, 대인관계 심

표 14-2 우울장애의 간호진단[20]

징후 및 증상	간호진단
자살시도 과거력, 주변 정리, 값비싼 소유물을 나눠줌, 자살사고(계획, 실행할 능력), 죽겠다고 말을 함, 무가치감, 절망감, 무력감	자살위험성 자해위험성
판단력 결여, 기억력 장애, 집중력 부족, 상황에 대한 부적절한 해석, 부정적 회고, 인지적 왜곡	기억력 손상 급성 혼동
단순한 일에도 어려움을 느낌, 이전 수준의 기능에 대해 어려움을 느낌, 문제해결에 어려움, 미숙한 인지기능, 대처할 수 없다고 말로 표현	비효과적인 대처
의사결정의 어려움, 집중력 저하, 행동을 취하기 어려움	의사결정갈등
도움을 받지 못할 것 같은 느낌, 절망감	절망감
삶을 긍정적으로 변화시키지 못하거나 운명을 통제할 수 없다는 느낌	무력감
삶의 의미와 자신의 존재에 의문을 제기하고, 일반적인 종교적 관습에 참여할 능력이 없으며, 영적 신념에 대한 갈등, 영성 또는 종교적 지도자를 향한 분노	영적 스트레스 손상된 영성
무가치감, 미숙한 자아상, 자신에 대한 부정적 느낌, 자신에 대한 부정적인 말, 실패자 같은 느낌, 부끄러움과 죄의식의 표현, 경시하거나 비평하는 것에 대한 예민함	만성적 낮은 자존감 상황적 낮은 자존감
위축, 의사소통의 결여, 단답형의 말, 타인과의 접촉을 피함	손상된 사회적 상호작용 사회적 고립 고독 위험성
우울증의 생리적 징후: 수면양상의 변화, 섭취, 치장과 개인위생, 배설, 성기능 패턴	수면양상장애 불충분한 영양: 신체 요구보다 낮은 자기돌봄결핍(목욕/개인위생, 옷입기/치장하기) 성기능장애

리치료와 정신약물학적 중재가 동시에 이루어지는 것이 우울증의 효과적인 치료접근법이다. 간호사와 의사는 집중력의 변화, 활동수준, 사회적 상호작용, 개인적 외모 뿐 아니라 우울증의 신체적인 증상에 대한 사정과 중재계획을 세울 필요가 있다. 우울증 환자의 간호중재 계획은 개인의 증상을 기초로 삶의 여러 가지 영역을 포함해서 시도할 필요가 있다.

5. 간호수행

1) 의사소통지침

우울증 환자는 매우 느리게 말하고 이해가 늦다. 환자가 즉각적인 반응을 보이지 않는다고 듣지 않고 있다든가 답을 찾지 못했음을 의미하는 것은 아니다. 오히려 환자는 답을 하기 위해 좀 더 시간이 필요하다. 우울증이 심한 경우에는 아무 말도 못할 수도 있다.

- 우울증 환자 중에는 말할 의지가 없거나 말할 수 없을 정도로 위축되어 있는 경우도 있다. 간호사는 침묵에 불편함을 느끼지만 즉각적인 변화를 유도할 무엇인가를 하는 것이 어려울 수 있다. 침묵하면서 환자와 함께 있는 것은 가치있는 중재로 우울증 환자에게는 의미 있는 일이다.
- 우울하고 위축된 환자가 언제 반응할 수 있을 것이라고 말하기는 어렵다. 그러나 간호중재를 효과적으로 할 수 있는 기술은 알려져 있다. 위축된 사람들과의 의사소통 중재는 [표 14-3], 우울한 환자를 위한 의사소통 중재는 [표 14-4]를 참조한다.

사례

간호대학 3학년 간호학생인 D는 오늘 아침에 자살, 위축, 우울감이 있어 입원한 환자의 자살을 관찰하도록 지시를 받았다. 간호사는 D가 다른 간호학생들의 환자들과는 많은 시간을 보내지만 자신의 환자와는 시간을 보내지 않는다는 것에 주목하였다. D 간호학생이 담당 환자에게 도움이 되지 않는다는 느낌을 갖고 있고 의사소통이 가능한 환자를 원하고 있음을 알게 되었다. 그러나 D가 우울증의 욕구 뿐 아니라 증상과 행동 특성에 대해 알고 난 뒤에는 환자에 대한 태도가 바뀌었다. 말없이 앉아 있기도 하고, 관찰도 하며, 잡지를 보기도 하고, 환자와 함께 복도를 걷기도 하면서 시간을 보냈다. 실습이 끝날 때 환자는 D에게 "나와 함께 시간을 보내주어 고마워요. 그것이 다른 무엇보다도 도움이 되었어요."라고 말했다.

표 14-3 위축 환자를 위한 간호중재: 의사소통

간호중재	이론적 근거
1. 환자가 말을 하지 않을 때 관찰을 유도하는 기술을 사용한다. "벽에 그림이 많네요." 또는 "당신은 새 신발을 신고 있군요."	1. 환자가 말할 준비가 되어 있지 않을 때, 직접적인 질문은 환자의 불안수준을 높이고 간호사를 좌절시킬 수 있다. 환자를 현실로 끌어들일 수 있는 일반적인 환경에 주목한다.
2. 단순하고 구체적인 단어를 사용한다.	2. 지연된 사고와 집중력의 어려움은 이해력을 떨어뜨린다.
3. 환자가 반응할 수 있는 시간을 허락한다.	3. 사고가 느리기 때문에 기다려주어야 한다.
4. 은밀한 메시지에 주목하고 자살계획에 대해 질문한다. "어떤 방법으로 자신을 해하거나 죽일 생각을 한 적이 있나요?"	4. 사람들은 종종 자살사고에 대해 이야기했을 때 고립감이 감소되고 이완됨을 경험한다.
5. 다음과 같이 단순화시키는 것을 피한다. "모든 것이 좋아질 겁니다." 또는 "모든 사람들도 한 번씩 우울해집니다."	5. 단순화시키는 것은 환자의 감정을 최소화시켜 이러지도 저러지도 못하게 하므로 죄의식과 무가치감을 증가시킬 수 있다.

2) 건강교육과 건강증진

① 환자/가족/지지체계 교육

환자와 가족들은 우울증이 환자 스스로 통제할 수 없는 질환이라는 것을 이해할 필요가 있다. 또한 우울증의 정신사회적, 인지적 변화 뿐만 아니라 생물학적 증상에 대해서도 알아야 한다. 가족들은 뚜렷하지만 은밀한 자살사고에 대해 인식할 수 있어야 하고, 자살사고 또는 자살계획의 징후가 있을 때 취할 수 있는 예방대책에 대해서도 알고 있어야 한다.

② 약물 교육

약물과 약물 부작용에 대한 지식은 환자의 임상적 변화를 평가하고 치료유지를 방해하는 것에 대해 경계심을 갖도록 돕는다. 항우울약물의 효과와 부작용에 대한 정보를 제공해야 한다. 환자의 문화적 배경과 능력을 확인하고 적절한 정보를 제공해야 한다.

③ 재발예방교육

약물상담은 초기에 해야 하고 가능할 때마다 환자 및 가족에게 전달되어야 한다. 재발예방교육의 목적은 대인관계 스트레스를 파악하고 가족 및 주요 지지체계와의 긴장감을 완화시킬 수 있는 단계를 논의하기 위함이다. 상담 촉진자로 주요 지지체계를 포함시키는 것은 다

표 14-4 우울장애를 위한 간호중재: 의사소통

간호중재	이론적 근거
1. 환자의 질문에 어떤 가정과 신념에 근거해서 답을 하고 문제에 대한 다양한 설명을 한다.	1. 미래에 대한 보다 희망적이고 건강한 태도를 재정립하는 것은 우울한 기분을 변화시킬 수 있다.
2. 부정적인 자기감정을 증가시키는 인지적 왜곡을 인식할 수 있도록 돕는다. 예를 들어, a. 과 일반화 b. 자기비난 c. 마음 읽기 d. 긍정적 성취에 대한 평가절하	2. 인지적 왜곡은 자신과 세상에 대해 부정적이고 부정확한 지각을 강화한다. a. 1가지 사건 또는 사실을 가지고 일반화시킨다("그는 항상...", "나는 결코..."). b. 자부정적으로 인지된 모든 것에 대해 자신을 비난한다. c. 다른 사람들은 그들과 같지 않다고 가정하고 정확한 실제 증거도 없이 그러한 가정이 옳다고 믿는다. d. 부정적인 것에 초점을 맞춘다.
3. 자존감을 증가시킬 수 있는 활동을 격려한다. 문제해결기술, 대처기술, 자기주장훈련의 필요성을 파악한다.	3. 많은 우울증 환자들, 특히 여성은 다양한 문제해결과 대처기술을 배운 적이 없다. 사회적, 가족적, 직업적 기술을 증가시키는 것은 부정적인 자기평가를 변화시킬 수 있다.
4. 환자가 즐길 수 있는 신체적 활동을 파악한다(달리기, 근력운동). 초기에는 10~15분/일, 3~4회/주 정도로 하는 것이 단기효과를 가져 올 수 있음을 설명한다.	4. 운동은 긴장감을 감소시켜 주며, 우울과 불안을 감소시켜 주고 자아개념을 개선시켜 신경화학적 균형을 이루게 도와준다.
5. 지지집단, 치료집단, 동료지지를 통해 지지적 관계를 형성하도록 격려한다.	5. 인간관계는 사회적 고립을 감소시키고 같은 경험이 있는 사람들과의 관계에 대한 필요성과 개인적 목표를 갖게 도와준다.
6. 필요할 때 참고할 수 있는 영적/종교적 정보를 제공한다(예: 독서, 프로그램, 테이프, 지역사회자원).	6. 우울삽화 기간 동안에는 영적 이슈가 최고조에 이를 수 있다-많은 사람들은 영성 또는 종교에서 편안함과 강인함을 찾는다.

음을 증진시킨다.

- 우울증 환자를 이해하고 수용하는 것이 증가된다.
- 재발 징후에 대한 이해가 증가된다.

자기돌봄결핍에 대한 교육도 간호중재에 포함시켜야 한다. 우울한 환자들은 희망 없음, 절망, 낮은 자기 가치감과 피로감을 경험하고 있으며, 우울증과 관련된 신체적 증상이 있을 수 있다.

주요우울장애와 식이, 수면, 운동은 잠재적인 관련성이 있다. 일상생활 요인들은 주요우울장애의 생물학적 과정에 영향을 미친다. 우울증으로 인한 고통은 식이, 수면, 운동에 변화를 가져오고 이러한 변화는 악순환 된다.

우울증 환자의 신체적 요구에 대한 효과적인 중재는 [표 14-5]를 참조한다.

3) 환경치료

심각한 급성 우울은 입원이 필요하다. 우울증 환자는 항우울약물을 조절할 수 있는 치료적 환경therapeutic environment 내에서 자살행동으로부터 보호되어야 한다. 만약에 환자가 자살할 생각이 있다면, 우선적으로 안전한 환경을 조성해야 한다. 자살위험성이 높고, 음식을 거부하고 있으며, 점점 쇠약해지는 정신병적 우울상태에 있다면 전기경련요법이 가장 효과적인 치료방법일 수도 있다.

4) 인지행동치료

행동치료behavioral activation therapy, BA는 근거기반치료이며 인지행동치료의 핵심치료로 우울증의 가장 효과적인 치료 중 하나이다. 최근연구에서는 대화치료의 반응을 확인하기 위해, "휴식상태에서의 기능적 뇌전도fMRI"를 이용하고 있으며, 이는 이미지를 통해서 치료 전후 뇌활성 부위를 확인할 수 있다. 이것이 행동활성화대화치료behavior activation talk therapy이며, 이는 제시간에 깨어나기 어렵거나 사회적 상황에 위축되는 것과 같은 행동에 초점을 맞춘 치료이다.[14)]

인지행동치료cognitive behavioral therapy, CBT, **대인관계치료**interpersonal therapy, IPT, **행동치료**behavioral therapy, BT도 우울증 치료에 효과적이다. 그러나 인지행동치료와 대인관계치료는 유지기에 효과가 탁월하다고 입증되었다. 인지행동치료는 우울증 환자의 부정적인 생각과 행동에 도움이 되고, 대인관계치료는 우울증에 영향을 미치는 대인관계에 초점을 맞춘다. 인지행동치료는 우울증 환자의 생각과 행동을 재조정하는 방법에 대한 기술을 배울 수

표 14-5 우울장애의 신체적 요구를 위한 간호중재

간호중재	이론적 근거
영양-식욕부진	
1. 소량의 고칼로리, 고단백 간식을 자주 제공한다.	1. 환자가 식욕부진일 때는 소량의 잦은 간식이 다량의 음식보다 더 좋다.
2. 고단백, 고칼로리의 음료를 자주 제공한다.	2. 음료는 탈수를 예방하고 변비를 최소화시킨다.
3. 환자가 식사하는 동안 가능하면 가족과 친구들이 함께 있도록 격려한다.	3. 누군가가 돌보고 있다는 생각을 갖게 하여 환자의 자존감을 올려주고 음식을 먹도록 도와준다.
4. 어떤 음식과 음료를 좋아하는지 묻고 선택하도록 한다.	4. 환자가 선택한 음식을 먹는 것을 더 좋아한다.
5. 매주 체중을 재고 식사패턴을 관찰한다.	5. 환자의 상태를 점검하는 것은 재중재 필요성에 대한 정보를 제공한다.
수면-불면	
1. 활동 후에는 휴식시간을 제공한다.	1. 피로감은 우울감을 증가시킨다.
2. 낮 동안에는 옷을 입고 침대에서 나오도록 격려한다.	2. 낮잠을 최소화하는 것은 밤 수면을 증가시킨다.
3. 저녁시간에는 이완기법을 사용하도록 격려한다(예: 목욕, 따뜻한 우유)	3. 이완은 수면을 촉진한다.
4. 저녁시간에는 환경적, 신체적 자극을 감소시킨다.-디카페인 커피, 부드러운 조명, 부드러운 음악, 조용한 활동 등	4. Caffeine과 에피네프린 수준을 낮추는 것은 수면 가능성을 증가시킨다. 조용한 음악은 환자의 수면을 촉진시킬 수 있다.
자기돌봄결핍	
1. 칫솔, 수건, 비누, 화장품, 면도기 등의 사용을 격려한다.	1. 개인위생관리와 외모 관리는 자존감을 증가시킨다.
2. "오른쪽 얼굴을 닦으세요. 지금은 왼쪽이요"라고 적절하게 단계별로 지시한다.	2. 느린 사고와 집중력 저하는 단순한 일도 어려워 할 수 있다.
배설-변비	
1. 섭취량과 배설량, 특히 장 기능을 확인한다.	1. 우울증 환자들은 변비를 자주 호소한다. 장 기능을 사정하지 않을 시 분변 막힘이 발생될 수 있다.
2. 섬유질이 많은 음식을 제공하고 운동 시간을 계획한다.	2. 섬유질과 운동은 연동운동을 자극하고 분변의 배출을 돕는다.
3. 수분 섭취를 권장한다.	3. 수분은 변비를 예방한다.
4. 변비약이나 관장의 필요성을 평가한다.	4. 변비약이나 관장은 분변 막힘을 예방한다.

있기 때문에 재발을 막도록 돕는다. 치료에 저항을 보이는 환자를 위해 항우울제 치료와 인지행동치료를 함께 하는 것의 장점은 인지행동치료 후 효과가 오래 지속되기 때문이다.[8] 특히 초기 트라우마(아동학대)가 있는 우울증 환자는 정신치료(인지행동치료 또는 대인관계치료)만 단독으로 할 경우가 약물치료만 하는 것보다 효과가 좋다. 만성 우울증 환자의 경우는 인지행동치료와 약물치료를 병행하는 것이 더 효과적이다.

5) 마음챙김 인지치료

마음챙김 인지치료mindfulness-based cognitive therapy, MBCT는 인지행동치료와 마음챙김 기반 스트레스 감소mindfulness-based stress reduction, MBSR를 기본으로 한다. 마음챙김은 명상의 한 형태이고, 마음챙김 기반 스트레스 감소는 1970년대 초 메사추세츠 대학의 Kabat-Zinn에 의해 개발되었다. 마음챙김은 내과질환이나 정신질환에 효과적으로 대처하기 위해 이용해왔던 명상기술이다. 이것은 외상후 스트레스장애 뿐 아니라 주요우울장애 환자의 재발을 예방하는 데 효과적이다.[28]

6) 집단치료

집단치료group therapy는 우울증 치료에 효과적이다. 치료비용의 부담이 적기 때문에 집단치료를 받는 사람들의 수는 증가되고 있다. 또한 집단치료는 참여한 사람들이 다른 사람들에게 다가가 지지할 수 있는 기회가 주어질 뿐만 아니라 사회화 기회가 주어지고 감정과 걱정을 공유할 수 있다는 이점이 있다. 집단에 속한다는 것은 고립감, 절망감, 무력감, 고독감을 감소시켜 준다. 환자와 가족을 위한 약물치료집단은 약물유지에 영향을 주는 부작용을 이해하도록 돕고 여러 부작용과 불이행에 대해 조절하는 법과 더불어 약물에 대한 이해를 증가시켜 준다.

7) 약물학적 치료

망상이 없는 단극성 우울증의 약 65~80%가 항우울약물치료에 효과적이다. 전기경련요법은 망상 또는 멜랑콜릭 우울증 환자의 75~85% 정도에서 효과가 있다. 정신증적 양상이 없는 우울증 환자는 심리치료나 정신약물학적 치료를 단독으로 하는 것보다 특정 심리치료(예: 인지행동치료, 대인관계치료, 행동치료)와 항우울약물의 병합치료가 더 효과적이라고 알려져 있다. 따라서 2가지 치료의 병합과 유지는 주요우울장애와 지속성 우울장애의 재발위험을 감소시킨다. 사실, 우울증의 주요증상은 항우울약물로 개선되고, 삶의 질은 심리치료에 의해 개선된다.

(1) 항우울약물치료

항우울약물은 약한 자아개념, 위축 정도, 우울의 신체적 징후, 활동수준을 긍정적으로 변화시킨다. 표적증상은 다음과 같다.

- 수면장애
- 식욕감소 또는 증가
- 피로
- 성적 욕구 감소
- 정신운동활동 지연 또는 초조
- 매일매일 기분변화(종종 오전에 더 나쁨)
- 손상된 집중력 또는 건망증
- 무질서함(즐거움 또는 삶의 기쁨을 경험하는 능력의 상실)

■ 유의사항

- 항우울약물의 단점은 약물의 효과가 1~3주 또는 그 이상 걸린다는 것이다. 따라서 약물효과가 나타나기 전에 환자는 자살할 수도 있다. 그럴 경우, 전기경련요법(ECT)이 기분을 더 빨리 끌어올릴 수 있다.
- **선택적 세로토닌 재흡수 억제제(SSRIs)**를 복용하는 아동, 청소년, 젊은 성인은 폭력 행동, 조증, 공격성 및 자살행동에 영향을 주는 부작용을 경험할 수 있다. 항우울약물은 아동과 청소년의 자살위험성을 증가시키고 있음에 대해 경고하고 있다. 최근 18,000명 이상 참여한 임상시험에서 항우울제가 자살과 공격적 행동의 위험을 2배나 높이는 것으로 보고하였다.[27]
- 또 다른 연구도 SSRIs를 복용하는 65세 이상 노인들이 뇌졸중, 골절, 간질, 심지어 죽음까지 올 수 있다고 경고하고 있다. 그러므로 모든 치료는 잠재적인 위험성을 가지고 있다. 가장 안전한 것은 의사들이 항우울제를 처방할 때 환자의 개인적인 특성을 고려하는 것이다. FDA에서는 모든 항우울제 복용자들의 우울감이나 자살 생각이 더 나빠지고 있는지 관찰할 것을 조심스럽게 권고하고 있다.
- 임신 중에 SSRIs를 복용하는 것은 위험하다. 최근 연구에 따르면, 임신 2~3기에 항우울제를 복용하는 것은 약 7세까지 아동의 자페스펙트럼장애autism spectrum disorder, ASD 발생 가능성을 2배 증가시킬 수 있음을 보고하였다. 단일약물로는 SSRIs가 가장 위험성이 높으며, 태어난 아이가 자페스펙트럼장애(ASD)로 발전할 위험성은 2가지 이상의 항우울제를 사용했을 때 가장 높다.[35] 따라서 임산부에게 항정신병약물을 처방할 때는 항상 경고에 대해 유념해야 한다.
- 여러 종류의 항우울약물을 복용하는 것은 미세한 뇌출혈의 발생에 잠재적으로 영향을 미친다. 두 개강 내·외출혈이 없었던 45세 이상, 2,550명을 대상으로 한 종단연구에서 SSRIs와 Non SSRIs를 둘 다 사용한 사람에게서 미세한 출혈의 위험이 증가되는 것을 발견하였다.[35]

■ 항우울약물의 종류

항우울약물이 효과적이기는 하지만, 모든 사람들에게 같은 정도로 작용하지는 않는다. 우울증의 원인이 되는 신경전달물질의 복잡한 상호작용은 사람들마다 독특하기 때문에 가장 효과적인 방법이 발견되기 전까지 어떤 항우울제를 선택할 것인지 또는 어떤 항우울제를 조합할 것인지 숙고할 필요가 있다. 각 항우울제는 서로 다른 비용, 안전, 유지관리, 고려사항 뿐 아니라 부작용을 가지고 있다. 다음은 특정 항우울제를 선택함에 있어 1차적 또는 2차적으로 고려해야 할 사항이다.

a. 1차 고려사항

- 항우울제에 대한 이전의 반응
- 복용방법의 용이성
- 안전과 의학적 상태 고려(예: 당뇨, 심장 질환)

• 동반질환의 관련 증상(예: 강박행동장애, 외상후 스트레스장애, 양극성장애, 불안장애, 에너지 수준)

b. 2차 고려사항
• 신경전달물질의 특이성
• 반응에 대한 가족력
• 비용

c. 첫 번째 약물
• 삼환계 항우울제
• 이중 작용 항우울제(SSRIs, SNRIs, and NDRIs)
• 비전형 항우울제

d. 두 번째 약물
• 모노아민산화효소 억제제(MAOIs)

우울의 신경생물학과 항우울제의 효과[29)]

뇌의 특정 부위에서 신경전달물질 serotonin과 norepinephrine의 부조화는 우울과 관련이 있다.
전전두엽피질: 집행기능과 감정조절 및 기억력을 조절
변연계(편도체, 시상하부, 해마): 감정, 신체적 · 성적 욕망 및 스트레스 반응(과정,학습,기억) 조절
전대뇌피질: 집중력과 동기 감소, 적절한 감정반응 방해

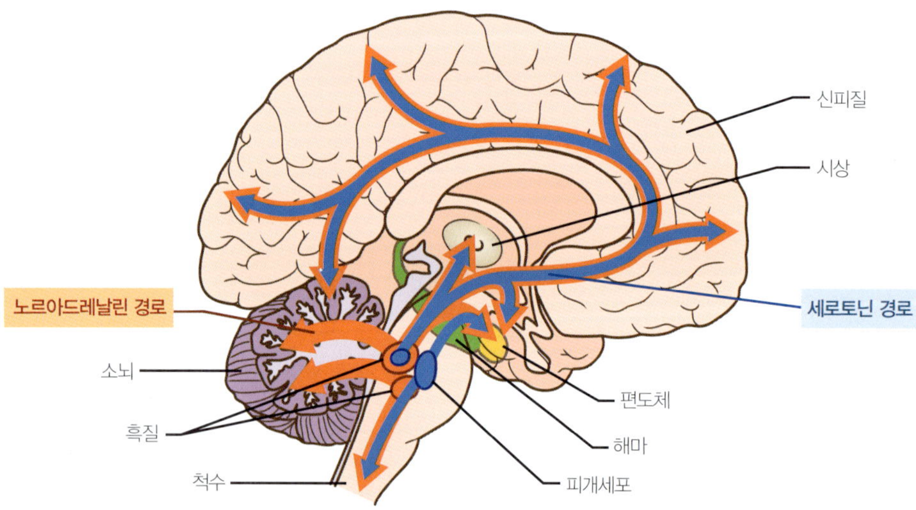

노르아드레날린 경로noradrenergic pathway: 노르아드레날린 신경세포의 축색돌기는 대뇌피질, 변연계, 시상 및 해마에 까지 연결되어 있다.
노르아드레날린과 노르아드레날린 체계(NE): 기분, 감정적 행동 및 에너지, 욕망, 불안, 집중, 대사에 있어 중추적인 역할
세로토닌 경로serotonergic pathway: 세로토닌 신경세포의 축색돌기는 뇌간의 봉선핵raphe nuclei으로부터 대뇌피질, 변연계, 소뇌, 척수에까지 연결되어 있다.
세로토닌과 세로토닌 체계(5-HT): 통증, 우울, 쾌락, 불안, 공황각성, 수면주기, 탄수화물 갈망, PMS의 조절

우울약물

항우울약물에는 선택적 세로토닌 재흡수 억제제(SSRIs), 세로토닌/노르아드레날린 재흡수 억제제(SNRIs), 노르아드레날린과 특정 세로토닌 항우울제(NaSSAs), 삼환계 항우울제(TCAs), 모노아민 산화효소 억제제(MAOIs) 그리고 비전형항우울제가 있다.
대부분 비슷한 작용을 하기 때문에 안전수칙과 부작용*을 고려하여 약물을 선택한다. 모든 약물들은 지연반응, 중단 증후군 및 자살에 대해 유념해야 한다.

환자 문제	부작용 프로필	대표약물
피로	중추신경자극	Fluoxetine(SSRIs)
불면	대체로 진정작용	Mirtazapine(NaSSAs)
성기능장애	욕구 증가	Bupropion(atypical)
만성통증	통증 완화	TCAs or duloxetine(SNRIs)

① 삼환계 항우울제

삼환계 항우울제tricyclic antidepressants, TCAs는 중추신경계에서 시냅스 전 세포로 노르에피네프린과 세로토닌이 재흡수되는 것을 억제하여 시냅스 후 세포에 작용을 증가시킨다. 이처럼 노르에피네프린과 세로토닌의 증가는 기분을 고양시킨다. TCAs는 치료적 용량으로 10~14일 이상 투여되어야 약물의 효과가 시작되며, 4~8주 이상 지나야 효과를 확인할 수 있다. 불면과 식욕부진과 같은 증상에 대한 효과가 먼저 나타날 수 있다. TCAs 치료에 긍정적인 효과를 보이는 사람은 조기 재발을 예방하기 위해 6~12개월까지 약물을 유지해야 한다.

다음을 고려하여 TCAs를 선택한다.

- 환자 또는 가족구성원에게 효과가 입증된 과거력
- 약물의 부작용

예를 들어, 무기력과 피로감이 있는 환자는 좀 더 자극적인 TCAs인 desipramine(Norpramin) 또는 protriptyline(Vivactil)이 효과적이다. 초조 또는 불안정감 때문에 진정효과가 필요하다면 amitriptyline(Elavil)과 doxepin(Sinequan)을 선택하는 것이 좋다. **TCAs는 항상 낮은 용량으로 시작해서 점차적으로 증가시켜야 한다.**

- **공통적인 부작용:** TCAs의 화학적 구조는 항정신병약물과 유사하여 항콜린성 효과(예: 입마름, 복시, 빈맥, 변비, 뇨정체, 식도역류)가 나타난다. 이 부작용은 항우울약물을 복용하는 환자들에게는 일반적이고 현저하게 나타나지만 심각한 정도는 아니고 일시적이다. 그러나 뇨정체와 심한 변비는 즉각적으로 처치가 있어야 한다. TCAs의 α-아드레날린 차단은 기립성 저혈압과 빈맥을 유발하며, 기립성 저혈압은 어지러움을 유발하여 낙상의 위험을 증가시킨다. TCAs를 하루 중 주로 밤에 투여하는 것은 2가지 면에서 좋다. 첫째, 대부분의 TCAs가 진정효과가 있어 수면을 도와준다. 둘째, 사소한 부작용은 잠자는 동안에 발생되므로 약물치료 이행을 증가시킨다. 일반적인 TCAs의 부작용은 [표 14-6]을 참조한다.
- **잠재적 부작용:** 가장 심각한 부작용은 부정맥, 빈맥, 심근 경색 및 심정지와 같은 심혈관계 부작용이다. 심장 부작용은 치명적이기 때문에 심장 질환이 있거나 노인에 있어서는 위험을 고려해야 한다. 과용량의 TCAs로 인한 위험은 항우울제를 쓸 때 항상 고려해야 하는 사항이다.
- **약물 상호작용:** TCAs를 복용하는 사람들은 다른 약물에 대한 여러 가지 부작용이 나타날 수 있다. TCAs와 함께 복용하지 않아야 하는 약물은 [BOX 14-2]에서

표 14-6 항우울약물의 특징[11),24),43),44),47)]

일반명	상품명	잠재적 부작용	약물의 장점	약물의 단점
선택적 세로토닌 재흡수 억제제(SSRIs): 가장 일반적인 항우울제*				
Citalopram †	Celexa	두통, 보통 며칠 후 사라짐	다른 약물과의 상호작용이 적음 체중증가, 진정작용이 적음	초기불안 가능성
Escitalopram †	Lexapro	오심, 보통 며칠 후 사라짐	다른 약물과의 상호작용이 적음 낮은 체중증가와 진정작용	초기불안 가능성 18세 이상: 주요우울장애는 12~17세
Fluoxetine †	Prozac	수면곤란/ 낮동안 졸리움, 보통 몇 주 후 사라짐	활동적(활력)	다른 약물과의 상호작용 가능성, 초기 불안 8세 이상
Fluvoxamine	Luvox	진전/어지러움		강박행동장애는 8세 이상
Paroxetine †	Paxil	성관련 부작용	항불안의 강점	체중증가, 다른 약물과의 상호작용, 임신 중에는 금기
Sertraline †	Zoloft	초조, 예민하고 불안함: 드물지만 세로토닌증후군 드물지만 자살사고의 활성화	너무 진정되지도 않고 너무 불안하지도 않음	위장계 문제 강박행동장애는 6세 이상
선택적 세로토닌 재흡수 억제제와 촉진제(5-HT 1A receptor)				
Vilazodone	Vibyrd	설사, 오심, 구토, 불면, 성관련 부작용	표적이 되는 동반 불안에 도움	임산부에 위험, 체중증가, 위축 증상, 다른 약물과 상호작용

표 14-6 항우울약물의 특징[11),24),43),45),47)] (계속)

일반명	상품명	잠재적 부작용	약물의 장점	약물의 단점
노르에피네프린과 세로토닌 특정 항우울제(NaSSAs)				
Mirtazapine	Remeron	입마름, 혼동, 진정작용, 인플루엔자 같은 증상, 저혈압	심한 우울증과 노인에 효과, 불면과 성기능장애가 다소 적음	체중증가와 진정작용이 심함. 드물게 조증, 자살사고 및 행동
노르에피네프린 도파민 재흡수 억제제(NDRIs)				
Bupropion	Wellbutrin	불안, 불면, 오심, 두통, 어지러움, 식욕부진	활력, 성관련 부작용이 거의 없음, 약간의 체중증가	발작은 드물고, 400mg이상일 때: 불안과 불면이 증가할 수 있음
세로토닌 길항제와 재흡수 억제제(SARIs)				
Nefazodone	Serzone	오심, 두통, 불안, 진정작용, 어지러움	불안감소에 탁월, 성관련 부작용이 적음	간 독성이 있고 이런 이유로 일부 국가에서는 사용이 중단됨. 약물 상호작용이 있음.
Buspirone	BuSpar	불안, 오심, 두통, 어지러움	주로 불안치료에 사용: 고용량일 때 항우울작용이 있어 항우울제로 사용	추가: 항우울을 위한 추가 약물로 매우 유용
이중 작용(세로토닌과 노르에피네프린) 재흡수 억제제(SNRIs)				
Duloxetine	Cymbalta	오심, 설사, 식욕부진, 성기능장애, 고혈압, 심계항진, 혈압증가, 빈뇨/뇨정체, 부적절한 항이뇨 호르몬, 저나트륨혈증, 진정작용	심한 우울증에 탁월	간독성, 발작, 혈전정맥염, 상심실성 부정맥
Venlafaxine	Effexor	두통, 예민, 불면, 식욕부진, 성기능장애, 부적절한 항이뇨 호르몬 분비, 저나트륨혈증 등	심한 우울증, 사회불안장애, 범불안장애에 효과	혈압증가, 위장관계 문제, 드물게 경조증 발생, 자살사고 활성화
Desvenlafaxine	Pristiq	오심, 불면, 입마름, 예민, 식욕부진, 변비, 혈압상승	주요우울장애(MDD)	드물게 경조증, 자살사고와 행동 활성화
Levomilnacipram	Fetzima	오심, 변비, 맥박 증가, 발기부전, 빈맥, 다한증	주요우울장애(MDD)	FDA-SNRI를 2013년 7월에 승인 용량과 관련해서 배뇨지연과 발기부전
삼환계 항우울제(TCAs)				
Amitriptyline	Elavil	입마름		강박행동장애는 10세 이상
Clomipramine	Anafranil	변비		
Desipramine	Norpramin	방광문제(방광을 비우기 어려움, 약한 소변, 전립선 비대증이 있는 남성이 더 영향을 받음)		12세 이상
Doxepin	Sinequan			6세 이상(이불에 소변을 보는 경우)
Imipramine	Tofranil			
Maprotiline	Ludiomil	성욕 문제, 성 관련 부작용		
Nortriptyline	Pamelor			
Protriptyline	Vivactil	일반적으로 빨리 사라지는 복시		
Trimipramine	Surmontil	졸리움		
Amoxapine	Asendin			
모노아민 산화효소 억제제(MAOIs)				
Isocarboxazid	Marplan	MAOI 약물은 항상 2차 약물로 사용되고 다른 약물이나 치료에 효과가 없는 경우 우울증에서만 사용한다. MAOIs는 고혈압 위기의 위험이 있다 티라민이 많은 음식을 섭취하거나 sympathomimetic drugs을 복용할 경우 뇌출혈 또는 죽을 수 있다[표 14-8 참조].	대부분 사용하는 MAOIs	
Phenelzine †	Nardil		대부분 사용하는 MAOIs	
Tranylcypromine †	Parnate			
Selegiline	Eldepryl, EMSAM Transdermal Patch		B 유형의 MAO억제	파킨소니즘 환자에 사용하고 우울증에도 FDA승인됨

* 18세 이상에 FDA 승인

† 항콜린성 부작용: 입마름, 시력 저하, 변비,뇨정체, 빈맥, 혼돈

BOX 14-2 삼환계 항우울제 복용자의 주의 약물

- Phenothiazines
- Barbiturates
- Monoamine oxidase inhibitors
- Disulfiram
- 경구용 피임약(또는 에스트로젠제제)
- 항응고제
- 고혈압치료제
- Benzodiazepine
- Alcohol
- Nicotine

소개하고 있다. TCAs와 함께 사용할 경우 치명적이기 때문에 사전에 조치를 취해야 한다. 항우울약물은 조현병 환자에게서 나타나는 정신증적 에피소드와 양극성장애 환자에게서 볼 수 있는 조증 에피소드를 나타나게 할 수 있다. 따라서 양극성장애의 우울 에피소드가 있는 환자는 항우울제와 함께 리튬을 처방한다.

- **금기사항:** 최근에 심근경색(또는 다른 심혈관질환)이 있었던 사람, 녹내장 또는 경련발작, 임신한 여성에게 TCAs 치료를 할 때는 세심하게 모니터하고 주의를 기울여야 한다.
- **환자교육:** 약물에 대한 환자 및 가족 교육은 간호사의 역할이다. 약물 교육은 환자와 처음 만날 때부터 시작한다. 간호사는 약물 부작용 및 필요한 유의사항에 대해 검토한다. 간호사가 TCAs에 대해 환자와 가족을 교육할 내용은 [BOX 14-3]을 참조한다. 환자와 가족은 그들이 필요하거나 문제가 생기거나 질문이 있을 때 전화번호와 응급실 번호뿐만 아니라 집에서 복용할 모든 약물에 대한 정보를 제공받을 필요가 있다.

BOX 14-3 삼환계 항우울제에 대한 환자와 가족 교육

- 기분의 변화는 치료 시작 후 7~28일 사이에 나타난다. 최대 효과에 도달하여 주요우울증상이 완화되기까지는 6~8주가 필요하다. 우울증 대상자는 지속적으로 기억하는 데 어려움이 있기 때문에 환자에게 자주 상기시킨다.
- 졸리움, 어지러움 그리고 저혈압은 처음 몇 주가 지난 후에 완화됨을 알려준다.
- TCA를 복용하기 시작했을 때 느린 반응, 졸리움, 어지러움 때문에 기계조작, 운전, 건널목 건너가기 등을 조심해야 한다.
- Alcohol은 약물의 효과를 차단할 수 있다. 환자에게 술을 마시지 않도록 한다.
- 약물의 부작용으로 인한 불편을 최소화하기 위해 가능하다면 밤에 더 많은 용량을 투여한다.
- 만약 자기 전에 먹는 약(또는 하루 한번 먹는 용량)을 먹지 않았다면 다음 약을 3시간 안에 먹도록 한다. 환자는 다음날 같은 시간에 약을 먹으려 기다릴지 모른다. 약을 2배로 복용해서는 안 된다.
- TCA를 갑자기 중단하게 되면 2~4일 내에 오심, 심박동수 변화, 악몽, 식은땀을 흘릴 수 있다. 이 때, 환자는 의사에게 전화를 하거나 의사와 만나기 전까지 1회 분량의 약을 먹도록 한다.

② 선택적 세로토닌 재흡수 억제제

1988년 선택적 세로토닌 재흡수 억제제selective serotonin reuptake inhibitors, SSRIs인 Prozac이 최초로 소개되었다. SSRIs는 세로토닌(예를 들어, 5-HT, 5-HT_1 수용체)의 재흡수를 선택적으로 차단하여 시냅스에서 세로토닌을 더 잘 이용하게 한다. SSRIs는 정신운동성 초조를 가진 우울 뿐만 아니라 불안이 있는 우울에도 효과적이다.

SSRIs는 항콜린부작용(예: 입마름, 복시, 소변정체)과 심장 독성이 적으며, 삼환계 항우울제보다 작용시작이 더 빠르다. 상대적으로 부작용과 심장 독성이 적게 나타나기 때문에 과용량을 사용해도 덜 위험하다. 선택적 세로토닌 재흡수 억제제(SSRIs), 세로토닌-노르에피네프린 재흡수 억제제(SNRIs), 노르에피네프린-도파민 재흡수 억제제(NDRIs), 새로운 비전형 항우울제는 TCAs에 비해 과용량에 의한 치사 가능성이 낮다. 이미 언급했듯이, SSRIs는 약물을 복용할 때 자살생각과 행동이 증가될 수 있다는 것에 유의해야 한다.

적응증: SSRIs의 임상적 사용은 광범위하다. 우울장애 뿐만 아니라 강박행동장애(11장 참고)와 불안장애(예를 들어, 공황장애)에도 처방한다. Fluoxetine(Prozac)은 월경 전 불쾌감장애와 신경성 폭식증이 있는 여성의 치료에도 효과적이라고 알려져 있다.

일반적 부작용: 중추신경계의 시냅스에서 세로토닌을 선택적으로 활성화시키는 약물은 초조, 불안, 수면장애, 진전, 성기능장애(1차적인 성 흥분장애), 긴장성 두통의 부작용이 있다. SSRIs로 인한 성과 관련 부작용은 환자들이 원하지 않은 결과라고 보고하고 있다. 자율신경계 반응(예: 입마름, 발한, 체중 변화, 가벼운 오심, 장운동장애) 또한 부작용으로 나타난다. SSRIs의 일반적인 부작용은 [표 14-6]을 참조한다.

잠재적 부작용: 드물지만 삶을 위협하는 부작용인 SSRIs 증후군은 과용량의 약물이나 다른 약물과의 상호작용에 의한 세로토닌 수용체의 과작용과 관련이 있다. 나

타나는 증상에는 복부통증, 설사, 발한, 열, 빈맥, 혈압 상승, 섬망, 근육경련, 근육활동 증가, 불안정감, 적대감, 기분변화 등이다. 심각한 증상으로는 고열, 심혈관계 쇼크 또는 사망이다.

SSRIs 증후군의 위험은 이차적으로 세로토닌을 활성화시키는 모노아민 산화효소 억제제(MAOIs)와 함께 사용했을 때 가장 크다. 예를 들어, fluoxetine을 사용하는 대상자가 MAOIs를 사용하고자 한다면 MAOIs를 사용하기 전 적어도 5주 동안은 fluoxetine 약물을 복용하지 않아야 한다. Fluoxetine의 반감기가 5주이기 때문이다. 만약에 환자가 MAOIs를 사용하고 있었다면 fluoxetine을 사용하기 위해서 적어도 2주는 기다려야 한다. SSRIs는 활동기간이 보다 짧은 편이다. 예를 들어, sertraline과 paroxetine은 반감기가 2주이므로 다른 약물을 사용하기 위해서는 2주간의 공백이 필요하다.

[BOX 14−4]는 세로토닌증후군의 증상과 응급상황 시 간호중재이고, [BOX 14−5]는 SSRIs에 대한 환자와 가족 교육을 위한 자료이다.

③ 세로토닌−노르에피네프린 재흡수 억제제(SNRIs)와 노르에피네프린−도파민 재흡수 억제제(SDRIs)

이 항우울제는 2가지 신경전달물질의 수용체를 차단하는 작용을 한다. [표 14−6]에 2가지 신경전달물질 재흡수 억제제의 작용과 강점, 부작용에 대해 소개하였다. 다른 신경전달물질과 하위유형의 전달물질을 차단하는 여러 항우울제는 다른 상태를 치료하는 데 효과적일 뿐만 아니라 특정 우울증환자에게 적용할 수 있는 강점이 있다.

④ 모노아민 산화효소 억제제

모노아민 산화효소 억제제monoamine oxidase inhibitors, MAOIs는 2차 약물로, 다른 항우울제나 전기경련요법에 반응이 없는 환자를 위해 사용된다. MAOIs는 재발성 불안장애에도 유용한 것으로 알려져 있으며, 부분적으로 비전형 우울장애의 치료에도 효과가 있다[표 14−6]

MAOIs는 비전형 우울장애와 주요우울장애에 효과가 있을 뿐 아니라 공황장애, 사회공포장애, 범불안장애, 강박행동장애, 외상후 스트레스장애, 신경성 폭식증에

BOX 14−4 세로토닌증후군의 증상과 중재

증상
- 과다행동 또는 불안정감
- 빈맥 → 심혈관계 쇼크
- 열 → 고열
- 혈압상승
- 정신상태 변화(섬망)
- 비합리성, 기분변화, 적대감
- 경련 → 발작 상태
- 근육강직, 불협응, 긴장성 경련
- 복부 통증, 설사, 팽창감
- 무호흡 →사망

응급상황 간호중재
1. 복용중인 약물을 중단한다.
2. 대증적인 치료를 시작한다.
   - 세로토닌 수용체 차단: cyproheptadine, methysergide, propranolol
   - 고열에는 냉찜질, chlorpromazine
   - 근육경련에는 Dantrolene, diazepam
   - 항경련제
   - 환기

BOX 14−5 선택적 세로토닌 재흡수 억제제(SSRIs)에 대한 환자 및 가족 교육

- 선택적 세로토닌 재흡수 억제제(SSRIs) 사용으로 인한 성기능장애, 성욕장애가 발생하면 간호사나 의사에게 알린다.
- SSRIs는 불면, 불안, 예민함이 있을 수 있으므로 간호사나 의사에게 알린다.
- SSRIs는 다른 약물과 상호작용이 있을 수 있다. 간호사에게 복용하고 있는 약물(예: digoxin, warfarin)에 대해 알린다. MAOI를 복용 후 14일 이내에 SSRIs를 복용하지 않는다.
- 의사에게 알리지 않고 일반의약품(약국에서 처방 없이 살 수 있는 약)을 복용하지 않는다.
- 일반적인 부작용으로 피로, 오심, 설사, 입마름, 어지러움, 진전, 성기능장애 또는 성욕 감소가 있을 수 있다.
- 어지러움과 졸리움이 있을 수 있으므로 기계적인 조작은 피한다.
- 음주는 금한다. SSRIs는 alcohol의 효과를 증가(예: 1잔 마시고 2잔 마신 효과)시킬 수 있으며, alcohol은 중추신경억제제이므로 SSRIs의 효과를 감소시킬 수 있다.
- 간기능과 신장기능 검사 및 혈액 검사를 해야 한다.
- 약물을 갑자기 감소시키지 않는다. SSRIs를 복용하는 사람들은 어지러움, 오심, 설사, 근육경련과 진전의 부작용을 호소하고 있다. 따라서 이러한 부작용으로 고통을 받고 있다면 의사와 상의하여 다른 약물로 대체해야 한다.
- 노인과 임산부는 SSRIs의 복용을 주의해야 한다. 의사는 SSRIs 또는 다른 항우울제의 좋은 점과 위험에 대해 설명해야 한다.
- 다음의 증상은 의사에게 즉각 보고해야 한다.
  - 우울감 또는 자살사고의 증가
  - 발진 또는 두드러기
  - 심박동 증가
  - 인후염
  - 배뇨곤란
  - 열, 몸살
  - 식욕감소와 체중감소
  - 비정상적 출혈
  - 과다행동
  - 심한두통

표 14-7 모노아민 산화효소 억제제(MAOIs)의 부작용과 독작용

부작용	주의사항
• 저혈압 • 진정, 허약감, 피로 • 불면 • 심장 리듬 변화 • 근육경련 • 성문란 또는 발기부전 • 잔뇨감 또는 변비 • 체중증가	저혈압은 가장 치명적인 부작용(10%): 노인은 특히 낙상으로 인한 상해
독작용	**주의사항**
고혈압 위기* • 심한 두통 • 뻣뻣하고 아픈 목 • 홍조: 차고 칙칙한 피부 • 빈맥 • 심한 코피, 동공확대 • 흉통, 뇌졸중, 무의식, 사망 • 오심, 구토	1. 즉시 응급실로 내원하여 혈압을 측정한다. 2. 혈압을 낮추기 위해서는 다음 중 하나를 제공할 수 있다 • phentolamine 5 mg IV • chlorpromazine 경구투약 • Nifedipine (Procardia) 10 mg 혀밑 투여 (Ca 채널 차단제)

*음식과 약물의 상호작용과 관련이 있다.

도 유용하다. MAOIs는 노르에피네프린, 세로토닌, 도파민의 분해를 억제하므로 아민 수준을 증가시키고 기분을 향상시킨다. MAOIs의 일반적인 부작용과 독작용은 [표 14-7]을 참조한다.

불행하게도 MAOIs는 간에 있는 티라민의 분해를 억제한다. 티라민이 증가되면 고혈압, 고혈압 위기, 뇌혈관 문제, 사망에 이르게 된다. 따라서 MAOIs를 복용하는 환자들은 티라민의 섭취를 제한해야 한다. [표 14-8]는 티라민이 많이 함유되어 있는 음식 목록이다. [BOX 14-6]은 MAOIs에 대한 환자와 가족 교육 자료이다.

BOX 14-6 모노아민 산화효소 억제제(MAOIs)에 대한 환자와 가족 교육

- 주치의에 의해 처방되고 거론된 피해야 하는 모든 약물(특히 차가운 remedies)과 음식에 대해 환자와 가족에게 알린다(특별한 음식과 약물은 [표 14-8]와 [BOX 14-7] 참고).
- MAOIs 요법에 대한 설명이 있는 지갑용 카드를 제공한다.
- 중국 식당(간장, 셰리, 양조효모 및 기타 금기 제품 사용)을 가지 않도록 교육한다.
- 환자가 심각한 두통을 호소한다면 바로 응급실에 가도록 교육한다.
- 치료를 받는 초기 6주 동안 혈압을 측정한다(저혈압과 고혈압).
- MAOIs를 중단한 후에도 14주간은 음식과 약물이 제한적임을 교육한다.

부작용: 다음 중 하나에 해당하는 사람에게 MAOIs는 금기이다.

- 뇌혈관질환
- 고혈압, 선천적 심장질환
- 간질환
- tyramine, tryptophan, dopamine이 함유된 식품의 섭취([표 14-8] 참고)
- 특정 약물의 사용([BOX 14-7] 참고)
- 재발성 심한 두통

표 14-8 모노아민 산화효소 억제제(MAOIs) 약물과 상호작용하는 음식[9),47)]

분류	섭취 불가능한 음식 (티라민이 많은 음식)	섭취 가능한 음식(티라민이 적거나 없는 음식)
티라민이 포함되어 있는 음식		
야채	과 숙성된 아보카도, 발효두부, 발효 콩, 콩 식품, 절인 양배추	대부분의 야채
과일	과 숙성된 무화과, 다량의 바나나 (바나나 껍질은 티라민이 극도로 높음)	대부분의 과일
육류	발효, 훈제, 절인 또는 노화된 육류, 상한 고기, 간, 신선하지 않은 고기)	신선한 고기
소시지	발효 품종: 볼로냐, 페퍼로니, 살라미, 공기 건조 소시지, 기타	미발효 품종
생선	절인 청어와 훈제 연어; 폐어류, 얇게 썬 청어 통조림, 연어 무스; 건조되었거나 절인 물고기, 발효, 훈제 또는 다르게 숙성된 어류, 상한 생선	신선한 것으로 알려진 물고기; 진공 포장된 생선 (즉시 먹었거나 개봉 후 잠시 냉장 보관 한 경우)
우유, 유제품	모든 치즈, 특히 단단한 치즈	우유, 요거트, 희고 연한 치즈, 크림치즈
발효음식	효모 첨가물(Marmite, Bovril)	요리된 효모가 포함된 제품
맥주, 포도주	수입 맥주, 생맥주, 와인, 키안티(이탈리아산 적포도주)	국내산 맥주, 대부분의 백포도주
기타음식	다이어트용 단백질 보충제, 단백질 첨가물이 있는 스프, 새우양념, 간장	
혈압을 올릴 수 있는 음식		
초콜릿	페닐에틸라민 함유 강화 제품인 많은 양의 초콜렛은 혈압을 오르게 한다.	
누에 콩	도파민 함유 강화제품인 과숙성된 콩이 혈압을 오르게 한다.	
인삼	두통, 진전, 조증 같은 반응이 발생	
카페인 음료	Caffeine의 양이 많을 때 혈압이 오를 수 있다.	

BOX 14-7 모노아민 산화효소 억제제(MAOIs)와 상호작용할 수 있는 약물

MAOIs를 사용하는 환자는 다음 약물의 사용을 제한해야 한다.
- 감기, 알러지, 변비 약(ephedrine, phenylephrine hydrochloride, phenylpropanolamine 이 포함된 물질)
- TCA 항우울제(imipramine, amitriptyline)
- 마약
- 항고혈압제(methyldopa, guanethidine, reserpine)
- 아민 전구물질(levodopa, L-tryptophan)
- 진정제(alcohol, barbiturates, benzodiazepines)
- 전신마취제
- 자극제(amphetamines, cocaine)

- 10~14일 이내 수술
- 16세 이하

8) 뇌자극치료

(1) 신체적 치료

① 전기경련요법

전기경련요법electroconvulsive therapy, ECT은 정신증적 증상(죄악망상, 신체망상, 열등망상)이 있는 주요우울장애, 양극성 우울장애의 치료에 유용하다. 특히, 삶을 위협하는 자해 환자와 정신증적 증상이 있는 주요우울장애에 가장 효과적인 치료 중 하나이다. 정신운동이 지연되고 혼미상태에 있는 우울증 환자도 잘 반응한다. 그러나 ECT는 만성 우울증, 비전형 우울증, 성격장애, 약물의존, 상황적 또는 사회적 어려움에 의한 2차적인 우울증에는 효과적이지 않다.

오늘날 ECT는 약물치료의 실패나 약물의 부작용이 너무 불편한 20~30% 정도의 우울증 환자들을 위해 시행하고 있다. 약물치료에 적어도 2번의 반응이 없는 주요우울장애를 가진 사람들에게 전기경련요법을 시행한다. MRI상 해마의 크기가 작아져 있는 주요우울장애 환자들에게서 우울의 질병과정에 유의미한 변화가 있을 뿐 아니라, ECT 후에 해마와 편도체의 크기가 증가되어 있는 것을 볼 수 있다. 해마는 주로 학습과 기억에, 편도는 감정 조절, 의사결정, 기억에 관여한다.

오랫동안 비난이 있었음에도 불구하고 ECT는 안전하고 효과적이며, 우울증 환자들의 70~90%가 1~2주 내에 고통이 경감되었다. 우울증 환자를 위한 치료과정은 1주일에 2~3번 정도로 6~12번까지 시행할 수 있다. 다음은 ECT가 필요한 경우이다.

- 자살 또는 타살 위험에 신속한 대처가 필요할 때
- 극도로 초조하거나 정신이 혼미해질 때
- 음식이나 물을 거부하여 생명을 위협하는 질병상태일 때
- 약물에 효과가 없거나 ECT에는 효과가 있을 때 또는 둘 다 일 때
- 표준화된 의학적 치료에 효과가 없을 때

치료과정: 환자에게 치료과정에 대해 설명하고 치료에 대한 동의서를 받는다. ECT 치료 후 깨어나면 혼돈과 지남력 장애가 있을 수 있다. 간호사는 치료기간동안 환자가 자주 그럴 수 있음을 알아야 있다. 많은 환자들이 치료 후에 약 1주일 정도 기억력 장애를 호소한다. 기억력 장애는 대부분 회복된다. ECT는 TCAs나 lithium 치료와 함께하는 유지치료로 재발을 감소시켜 준다. 지속적인 ECT(1회/주~1회/개월)는 우울증의 재발률을 감소시키는 데 도움이 된다.

그러나 약물치료, 인지행동치료, 전기경련요법을 이용하고 있는 사람들 중에 50~60%만이 반응을 보인다고 보고되었다.[51] 그러므로 이용 가능한 치료에 반응을 보이지 않는 40~50%의 우울증 환자들을 위한 다른 치료 방법이 필요하다.

② 미주신경자극

미주신경자극vagus nerve stimulation, VNS은 치료에 저항을 보이는 우울증(4가지 항우울약물 또는 ECT 또는 둘 다에 실패한 만성 또는 재발된 주요우울장애)을 위한 부가적인 장기치료로 2009년에 FDA에서 승인하였다.

미주신경자극치료의 정확한 작용기전은 잘 알려져 있지 않다. 미주신경자극은 뇌의 특정 부위의 혈류와 우울증과 관련이 있는 신경전달물질 노르에피네프린과 세로토닌에 영향을 미친다. 이것은 대부분 사람들의 우울감을 유의하게 감소시키는 것은 아니지만, 몇몇 사람들에게는 주목할 만한 효과가 있다. 이 치료는 왼쪽 가슴 위쪽에 심박동기를 외과적으로 시술한다. 왼쪽 미주신경에 심박동기를 와이어를 이용해 연결한다. 심박동기가

자극을 받으면 전기적 자극은 기분에 영향을 미치는 뇌 영역에 전달된다. 이것이 성공하면 우울증상은 개선되는 것이다. 미주신경은 뇌의 많은 기능에 영향을 미치기 때문에 미주신경자극은 다른 질환에 대한 연구도 진행되고 있다(불안장애, 알츠하이머 질환, 편두통 및 만성 통증/섬유근육통).

④ 단기노출 경두개 자기자극

2008년 FDA의 승인을 받은 단기노출 경두개 자기자극rapid transcranial magnetic stimulation, rTMS은 비침습적으로 전기자기장의 원리를 적용하여 대뇌피질에 전기장을 전달하지만 ECT와는 달리 파동이 발작을 일으키지 않는다. 전기적 자기 코일을 이식하지 않고 두피에 놓은 후 자극 강도가 높은 전류를 코일에 통과시키면 강력한 자기장이 만들어지면서 뇌세포의 기능을 바꾼다. 치료시간은 하루 약 40분 정도이고, 부작용은 매우 낮은 편이다.[37]

rTMS은 약물에 저항을 보이는 환자와 표준 항우울제의 부작용이 심한 사람들에게 항우울 효과가 나타난다. 불행하게도 중등도 우울이 있는 사람들은 주목할 만한 개선이 나타나지 않았고 전혀 반응이 없었던 사람들도 있다.[37] 단기노출 경두개 자기자극의 제한점은 효과가 나타나는데 몇 주가 걸리고 매우 비싸다는 것이다. 단기노출 경두개 자기자극은 항우울제의 사용이 위험한 사람들(임산부)에게는 실행가능한 해결책일 수 있다.

⑤ 깊은 뇌자극

파킨슨 환자의 치료로 이용되었던 깊은 뇌자극deep brain stimulation, DBS은 만성통증을 가진 환자들을 치료하는 데 이용되었다. 최근 DBS는 심각한 치료 저항 우울증 또는 강박행동장애(OCD)에 실험적으로 이용되고 있다.[40),51)] DBS치료는 개별 전극을 선택된 뇌 부위에 이식해야 하기 때문에 중요한 수술로 간주되고 있다. 우울증 치료를 위한 뇌자극 이식 부위는 subcallosal cingulate(SCC)이다.

(2) 보완대체치료

① 빛 치료

빛 치료light therapy는 약물치료를 하든 안하든 계절적 정동장애의 1차적인 치료이다[표 14-1]. 계절적 정동장애가 있는 사람들은 낮 동안의 일조량에 따라 영향을 받는다. 남반구에 사는 기분장애에 있어서의 계절적 변화는 북반구에 사는 사람들과 반대이다. 만성 주요우울장애 또는 지속성 우울장애(PDD)는 약물치료와 함께 빛 치료를 병행할 수 있다.

빛 치료는 빛이 멜라토닌에 미치는 영향 때문에 효과적이다. 멜라토닌은 송과선에서 분비되며, 생물학적 리듬을 유지하고 움직이게 하는 데 필요하다. 햇빛 치료의 효과를 보기 위해서는 하루에 30~60분 동안 빛에 노출되어야 한다.

② 성 요한의 약초

요한초St. John's wort, hypericum perforatum는 FDA에서 규제하지 않는 항우울 성질을 지닌 식물 제품이다. 여러 연구에 의하면, 요한초는 플라세보와 비교하여 효과적이었으며, 낮은 용량의 TCA의 효과와 비교할만하고, SSRIs에는 미치지 못하였다. 주요우울장애 환자, 임신한 여성 또는 아동과 같은 특정 환자 집단은 허브를 복용해서는 안 된다. 요한초는 잠재적으로 해로운 약물과의 상호작용으로 간에서 중대한 독성을 초래할 수 있다. 요한초를 취할 때 피해야 하는 약물에는 amphetamine, 다른 자극제, 항우울제(MAOIs, SSRIs), warfarin, theophylline, digoxin 및 기타 처방전과 처방전 없이 구입할 수 있는 의약품이 포함된다.

③ 아데노실메티오닌

여러 치료에 저항성이 있는 주요우울장애 환자의 보조 치료법으로 건강보조식품인 아데노실메티오닌S-Adenosylmethionine, SAMe이 효과적이라는 것이 밝혀졌다. 이전의 40건의 연구가 진행되었지만 가장 최근 연구는 하버드 의과대학과 매사추세츠 종합병원이 함께 시행한 이중 맹검 위약 연구이다. 이중 맹검 위약으로 치료한 경우(각각 17.6% 및 11.7%)보다 약물 및 아데노실메티오닌(SAMe)으로 치료한 환자들(각각 36.1% 및 25.8%)이 치료에 대한 반응과 병의 완화 속도가 더 높다는 것을 밝혀냈다. 아데노실메티오닌(SAMe)은 약물에 반응을 보이지 않는 주요우울장애 환자들을 위한 보조 치료로서 큰 역할을 할 수 있다.[47)]

④ 동료지지

사람들은 누구나 어려움을 겪고 있는 문제나 상황과 관련해서 좋은 친구들과 이야기하였을 때 긍정적인 결과를 가져온 경험이 있다. 이처럼 동료의 지원과 지지그룹이 사람들의 삶에 변화를 가져올 수 있다는 것은 놀라운 일이 아니다. 지지그룹은 고립감을 줄이고, 스트레스 사건에 대한 완충제 역할을 하며, 건강에 대한 정보를 제공하고, 롤 모델을 제공할 수 있다.

9) 미래의 치료

우울증 치료에 있어 조기 발견 및 중재, 증상의 완화, 진행 예방, 신경 및 행동 과학의 통합이 절실하게 필요하다. 다음을 포함한 고위험 연령 및 그룹은 선별검사가 필요하다.

- 사춘기 후반과 초기 성인기에 있는 사람들
- 임신 가능 기간에 있는 여성들
- 의료 문제가 있는 성인 및 고령자
- 우울증에 대한 가족력이 있는 사람들

특히 신체적 증상과 우울증의 연관성에 대한 교육도 필요하다. 정신약물치료는 인지행동치료와 함께 진행되어야 하며 다음과 같은 보완 전략이 더욱 필요하다.

- 수면 위생 증진
- 활동 증가
- 전체적 건강관리 개선

지속적인 연구는 더 많은 유전 선별도구와 우울증의 약리 유전학에 대한 이해도를 높일 것이다. 신경촬영법의 사용은 연구에 그치지 않고 일반적인 진단의 도구가 될 것이다. 뇌영상 기법은 이미 사용되고 있다. 위스콘신대학교의 매디슨캠퍼스에서 진행된 연구가 뇌영상을 이용한 최초의 연구였고, 우울증을 겪고 있는 사람들의 정서 처리에 대한 정상적 패턴의 와해를 밝혀냈다.[23] 건강한 사람들은 긍정적인 결과를 마음속으로 상상하거나 부정적인 상황을 재구성하는 의식적인 노력을 통해 부정적인 감정을 조절할 수 있음을 기능성 자기공명영상 스캐너를 이용하여 발견하였다. 높은 수준의 규제 활동은 감정반응 센터의 낮은 활동수준과 상관관계가 있으며, 우울한 사람들의 일부는 감정을 조절할 수 있는 능력이 부족하다는 것을 발견하였다. 이것은 일부 우울한 사람들은 고도의 규제 활동으로 감정 센터의 활동수준을 변화시키지 못하며, 신경회로의 기능이 제대로 발휘되지 못한다는 것이다.

6. 간호평가

단기목표 및 기대 결과를 자주 평가한다. 예를 들어, 환자가 자살충동으로 병원 방문 시 간호사는 지속적으로 자살충동을 평가하고, 자살충동에 앞선 생각과 감정을 사정해야 한다. 사고과정, 자존감 및 사회적 상호작용과 관련된 결과는 우울증을 겪고 있는 사람들에게서 종종 문제로 나타나기 때문에 빈번하게 다루어져야 한다.

신체적 욕구 또한 간호 또는 의학적 주의를 요구한다. 식욕부진으로 체중이 감소한 경우 식욕이 회복되는가? 변비가 있을 경우, 현재 장 기능이 정상적인가? 불면증으로 힘들어 했었다면, 현재 6~8시간의 수면을 취하고 있는가? 목표가 충족되지 않으면 데이터를 분석하여 새로운 간호진단, 목표 및 계획, 간호중재가 이루어져야 한다. 필요하다면 환자는 재평가되고, 치료계획 또한 재형성되어야 한다.

시뮬레이션: 우울장애

시나리오

정신건강복지센터에 세 아이의 엄마인 39세 N 이 방문했다. 그녀의 주호소는 심한 피로감, 무감각과 활동저하로 아이들을 돌보고 결혼생활을 할 에너지가 더 이상 없다며, "나는 엄마로서, 아내로서 자격이 없어요."라고 말했다.

치료목표

N은 우울증 치료가 가능하고 우울증의 증상을 이해하고 있다고 말로 표현할 것이다.

시뮬레이션: 우울장애 (계속)

학생간호사-환자 상호작용	학생간호사의 느낌	정신건강간호개념
N: 아래를 내려다보며 천천히 "나는 다른 사람과 대면할 수 없어요."라고 말한다.		우울증은 생각, 감정, 다른 사람에 대한 반응 등 모든 것이 느리다. 관찰하면서 감정을 변화시키려고 시도한 다음 간접적인 질문을 해야 한다. N의 우울증은 정보처리를 방해하고 있기 때문에 침묵하며 천천히 다가갈 필요가 있다.
학생: "당신은 슬픈 것처럼 아래를 보고 있군요." N이 반응이 없자 "사람들과 대면하는 것이 당신에게 어떤 의미인지 궁금합니다."	나는 슬픈 상태로 머물러 있어야만 했다. 나는 그녀에게 도움을 주고 싶어 그녀의 감정을 헤아리기도 전에 질문을 했다.	
N: 자신의 머리를 앞뒤로 천천히 흔든다. 3분간 침묵, 눈 마주침이 없다.		
학생: 걱정하는 마음으로 바라보며, "마치 아니라고 말하는 것처럼 머리를 흔들고 계시는 군요."	나는 침묵이 옳은 방법임을 알지만 침묵하면서 기다리는 동안 너무 불안했다. 나는 조심스럽게 경계하면서 기다릴 필요가 있었다. 나는 N이 흔들고 있는 동안 침묵하면서 기다리고 있었다.	
N: "모든 사람들은 나아지고 있어요. 나만 점점 더 깊어지고 있어요."		N은 항우울약물을 복용하기 시작했다. 대부분 항우울약물은 신경전달물질인 세로토닌과 노르에피네프린의 수준에 영향을 미치는데, 치료적 효과는 2–3주 후에 나타난다. 나는 N이 좀 더 말하도록 용기를 주기 위해 재진술을 사용하였다.
학생: "점점 더 깊어 진다구요?"	나는 관찰에 이어 재진술을 사용하였다.	
N: "아이들이 나를 필요로 한다는 것을 알고 있음에도 우울증 때문에 함께 할 수가 없습니다." 눈맞춤을 한다.	우울감을 느낄 때 어떤 것도 함께하기 어렵다는 것을 안다.	우울증은 자존감을 떨어뜨리고, 낮은 자존감은 우울증을 악화시킨다.
학생: "당신이 아이들을 돌보는군요?." N은 끄덕였다. "지금은 당신 자신을 돌봐야 하는 시기이기 때문에 아이들을 돌보기 어렵다는 말로 들립니다."	나는 N이나 간호사처럼 자기돌봄보다는 다른 사람들을 돌보는 것을 더 선호한다는 것을 알았다.	나는 일시적이라는 것을 암시하기 위해 "지금은"이라고 말해서 기분을 변화시키려고 시도했다.
N: 눈맞춤을 유지하면서 "나는 어떤 것도 잘 할 수 없어요. 나의 삶에서 내세울 게 아무 것도 없어요."		나의 인정과 충고는 우연히도 그녀의 감정을 감소시켰으나 비치료적이다. 내가 지적했던 모든 것들이 유효했다고 하더라도 지금 N에게는 어떤 것도 진심으로 들리지 않았다.
학생: "당신이 해왔던 것에 대해 생각해 보세요.아이들이 있고, 결혼도 했고, 가르치는 직업이 있고." N은 어깨를 으쓱하며 아래를 내려다본다.	그녀는 많은 것을 가지고 있다. 그녀는 왜 그것을 보지 못할까? 나의 반응으로 인해 눈맞춤이 철회되었다. N이 자신에 대해 긍정적으로 느끼기 전에 내가 N에 대한 장점을 말했기 때문에 그녀의 경험은 폄하되었고 신뢰를 잃었다. 지지적이고 비판단적인 수용이 간호사-환자 관계의 기본이라는 것을 기억할 필요가 있다.	우울증 환자를 돕는 첫 단계는 N이 문제를 해결하고 인지적 왜곡을 해결하는 것이다(예: "나는 어떤 것도 할 수 없어요.") 항우울약물과 인지행동치료는 우울증 치료에 효과적이다.
학생: 2분 동안 기다린 후에 "N, 당신이 있는 이곳에 내가 함께 있어요. 부담 갖지 마세요."		나는 자신을 제공하고 수용했다.
N: 위를 쳐다보며, "감사해요. 그것이 얼마나 많은 의미가 있는지 당신은 몰라요. 나는 좋아지길 바라고, 내가 누구인지도 모르고 우울에 사로잡히고 싶지 않아요."		지지해 주었다. 우울증과 자신을 구별해 분리시키는 것은 N에게 조절감을 회복시켜 준다.
학생: 끄덕이며 "당신이 좋아지길 바래요. 당신은 용기 있게 첫 발을 내디딜 수 있어요. 인정받고 싶은데, 당신의 증상이 문제가 된다는 것을 알아요. 그 증상은 우울증의 증상이죠."	N은 우울증에 의해 압도당한다고 느낀다. 나는 우울증이 그녀의 삶의 전부일 필요는 없다는 것을 그녀가 알기를 바란다.	
N: "오, 나는 절대 그런 식으로 생각한 적 없어요... 실패의 신호가 아니라 첫걸음... 내 증상은 우울증 때문이죠."	간호사로서, 우울증과 싸울 N의 역량에 대한 나의 신념이 희망을 제공한다.	어느 순간 N은 자신이 우울증에 의해 전부 압도당한 것이 아니라는 것을 깨닫는다.
학생: 끄덕이며, "치료 가능한 질환." 나는 잠시동안 N과 함께 앉아 있었다.		
N: "네, 우울증은 질병이지 내 전부는 아니죠."		N 이 치료에 적극적으로 임하여 그녀의 질병을 다루기시작할 때 희망이 보일 것이다.

근거기반실무 Evidence-Based Practice 2),15)

문제 초보 엄마의 수유와 영아 돌봄에 대한 교육을 위해 산부인과 간호사가 가정방문을 하였다. 산모는 19살이다. 집에 들어갔을 때 그녀는 커텐을 내리고 있었고 피곤하고 멍해 보였다. 그녀는 간호사에게 이야기하면서 울기 시작했고, 아이를 가까이하지 않으며, 행복하지도 흥분되지도 않는다는 것에 대한 죄책감을 표현하였다. 간호사는 이 초보엄마가 산후 우울증이 있는 것으로 추정하였다.

근거기반실무사정

A. **당신은 이번 경험을 통해 무엇을 알게 되었는가?**
많은 초보 엄마들은 우울감 또는 감정의 기복을 경험하고 아기들과 유대관계를 형성하고 돌보기를 어려워한다. 이러한 감정들이 죄의식 또는 비정상적인 느낌을 갖게 한다.

B. **문헌에서는 무엇이라고 하는가?**
많은 여성들은 출산 후에 우울, 집중력 저하, 수면부족, 잦은 눈물을 포함하여 기분변화를 느낀다. 기분이10일 이상 심각하게 변화되었다면 산후 우울증을 고려해봐야 한다. 만약 환각, 망상적 사고(모든 것이 아기를 오염시키고 있는 것 같은), 자신을 해할 것 같은 생각이 있다면 심각한 산후 정신병일 수도 있다.

C. **환자가 원하는 것은 무엇인가?**
환자는 기분이 나아지고 좋은 엄마가 되기 위해 도움을 받고자 한다.

계획 간호사는 아기나 자신을 해하려는 환자의 생각에 대해 사정한다. 간호사는 치료 또는 약물이 적절한지에 대한 정신 평가를 위해 대상자를 의뢰한다. 간호사는 대상자와 아기에게 도움을 줄 수 있는 친구와 이웃을 생각해 보도록 돕고 규칙적인 수면을 취하도록 한다. 간호사는 엄마로서 어려움을 겪고 있는 대상자에게 수유를 보조하고 교육을 제공한다. 간호사는 환자가 기분이 나아질 때까지 매주 방문하기로 하고 위기상황에서 도움을 받을 수 있는 자원을 제공한다.

QSEN 사전지식, 기술 및 태도(KSAs)

안전: 자살 또는 타살 사고에 대한 평가와 정신의학적 자원 제공
환자중심간호: 대상자의 통증과 고통, 개인적 욕구를 스스로 해결하도록 대상자에게 권한을 부여

핵심요약

- 우울증은 가장 흔하게 볼 수 있는 정신의학적 증후군이다.
- 우울증과 우울의 임상적 현상에는 많은 하위 유형이 있다. 2가지 주된 우울장애는 주요우울장애(MDD)와 만성우울장애(지속성기분장애)이다.
- 주요우울장애의 증상은 대개 사회적 또는 직업적 기능이 방해 받을 정도로 충분히 심각하다. 즐거움의 불가능[무쾌감], 현저한 체중감소, 불면증 또는 과수면증, 극심한 피로감[무반응], 정신운동의 동요 또는 지연, 생각하거나 집중하는 능력의 감소, 무가치한 느낌, 죽음에 대한 반복적인 생각 등을 경험한다.
- 주요우울장애 환자는 정신병적 증상을 가질 수도 가지지 않을 수도 있으며, 나타나는 증상들은 대개 질병이 생기기 이전의 성격 특성과 다르다.
- 지속성 우울장애(PDD)의 증상은 적어도 2년 동안 지속되며, 일반적으로 경증 내지 중등도로 간주된다. 일반적으로, 사회적 또는 직업적 기능은 주요우울장애에서 나타나는 것처럼 심각하게 손상되지 않지만 현저한 고통 또는 이러한 영역에서의 장애를 초래할 수 있다. PDD는 정상적인 기능 패턴을 보이기도 한다.
- 우울증의 원인으로는 정신생리학이론, 인지이론, 학습된 무기력 이론 등이 있다.
- 간호사정에는 정서, 사고과정(특히 자살 생각), 느낌, 신체 행동 및 의사소통에 대한 것이 포함된다. 간호사는 우울증의 증상들에 대해 인지하고 있어야 한다.
- 우울증을 겪고 있는 사람들은 항상 자살위험에 대한 평가를 받는다. 다른 일반적인 간호진단으로는 불안, 절망, 사회적 상호작용의 장애, 만성적 낮은 자존감, 불균형한 영양, 변비, 수면패턴의 변화, 비효과적인 대처, 영적 고통, 가족대처의 장애 등이 있다.
- 우울증 환자의 중재는 의사소통에서 특정한 원칙을 사용하거나, 일상생활활동을 계획하거나, 정신약물치료를 관리하거나 참여하고, 치료환경을 유지하며, 우울증 및 약물치료의 생화학적 측면에 대한 환자교육 등을 포함한다.
- 우울증 치료로 대인관계치료(IPT), 인지행동치료(CBT) 및 여러 형태의 집단치료법과 같은 단기정신요법이 효과적이다.
- 전기경련요법(ECT)은 정신병적 특징이 있는 주요우울장애 환자 및 다른 치료법으로는 치료가 어려운 사람들에게 효과적인 치료법이다. 미주신경자극(VNS)은 치료에 대한 저항이 있는 우울증에 대해 유용한 보조 치료가 될 수 있다. 햇빛 치료는 계절성 정동장애에 효과적인 치료이다.
- 평가과정은 간호과정 전반에 걸쳐서 진행되며, 결과는 명시된 기대결과, 단기 및 중간 목표와 비교한다. 원하는 결과가 충족되지 않을 때는 평가과정을 이용하여 치료계획을 수정한다.

참고문헌

1) 보건복지부 (2016). 정신질환실태 역학조사 보고서. http://kosis.kr/index/index.do
2) American College of Obstetricians and Gynecologists. (2013). *Frequently asked questions: postpartum depression*. Retrieved from www.acog.org/-/media/For-Patients/faq091.pdf?dmc=1&ts=20150906T1954007428.
3) American Psychiatric Association (APA). (2013). *Diagnostic and statistical manual of mental disorders (DSM-5)* (5th ed.). Washington, DC: APA.
4) American Psychiatric Association (APA). (2015). *International study brings researchers closer to personalize depression treatment.* Retrieved January 21, 2016, from http://psychnews.psychiatryonline.org/.
5) Andrew, L.B., & Brenner, B.E. (2012). *Depression and suicide.* Retrieved June 18, 2015, from emedicine.medscape.com/article/806779-overview.
6) Beck, A. T., & Rush, A. J. (1995). Cognitive therapy. In H. I. Kaplan, & B. J. Sadock (Eds.), *Comprehensive textbook of psychiatry/VI* (6th ed.) vol. 2. (pp. 1847-1856). Baltimore: Williams & Wilkins.
7) Bijl, D., van Marwijk, H.W., de Haan, M., et al. (2004). Effectiveness of disease management programs for recognition, diagnosis and treatment of depression in primary care. *European Journal of General Practice, 10*(1), 6-12 abstract.
8) Brooks, M. (2016). Robust' evidence supports *CBT for resistant depression.* Retrieved January 23, 2016, from http://www.medscape.com/viewarticle/857642.
9) Burchum, J., & Rosenthal, J. (2015). *Lehne's pharmacology for nursing care* (9th ed.). St Louis: Elsevier/Saunders.
10) Chen, J. (2015). *Why depression needs a new definition.* Retrieved January 22, 2016, from http://www.theatlantic.com/health/archive/2015/08/why-depression-needs-a-new-definition/399-9021.
11) Clip & save: drugs to treat depression. *Journal of Psychosocial Nursing and Mental Health Services, 49*(7), 15–16.
12) *Courtesy Mark George, MD, Biological Psychiatry Branch, National Institute of Mental Health, Bethesda, Md.*
13) Davenport, L. (2016). *Widely prescribed antidepressant linked to birth defects.* Retrieved January 23, 2016, from http://www.medscape.com/viewarticle/857244.
14) Derewicz, M. (2015). *Brain scans predict effectiveness of talk therapy to treat depression.* Retrieved September 15, 2015, from http://news.unchealthcare.org./2015/january/brain-scans-predict-effectiveness-of-talk-therapy-to-treat-depression.
15) Epperson, N. (2014). *Postpartum depression*. Retrieved from http://familydoctor.org/familydoctor/en/diseases-conditions/postpartum-depression.printerview.all.html.
16) Fava, M., Ostergaard, S.D., & Cassano, P. (2016). Mood disorders: depressive disorders (major depressive disorders). In T.A. Stern, M. Fava, T.E. Wilens, et al. (Eds.), *Massachusetts General Hospital comprehensive clinical psychiatry* (2nd ed.). China: Elsevier, Inc.
17) Gananca, L.A., Kahn, D.A., & Oquendo, M.A. (2014). Mood disorders. In J.L. Cutler (Ed.), *Psychiatry* (3rd ed). New York: Oxford University Press.
18) Hall-Flavin, D.K. (2015). *Pain and depression. Is there a link?*. Retrieved June 18, 2015, from http://www.MayoClinic.com/health/pain-anddepression/AN01449.
19) Hamilton, M. [1960]. A rating scale for depression. *Journal of Neurology, Neurosurgery and Psychiatry, 23*, 56–62.
20) Herdman, T.H. (Ed.) *Nursing Diagnoses-Definitions and Classification 2015-2017.*
21) Holtzheimer, P.E., Kelley, M.E., Gross, R.E., et al. (2012). Subcallosal cingulate deep brain stimulation for treatment-resistant unipolar and bipolar depression. *Archives of General Psychiatry, 69*(2), 50-158.
22) Howland, R.H. (2013). Ketamine for the treatment of depression. *Journal of Psychosocial Nursing Mental Health Services, 51*(1), 11-14.
23) Johnstone, T., van Reekum, C.M., & Urry, H.L. (2007). Failure to regulate: counterproductive recruitment of top-down prefrontal subcortical circuitry in major depression. *Journal of Neuroscience, 27*(33), 8877-8884.
24) *Journal of Psychosocial Nursing and Mental Health Services.* (2011).
25) Kabat-Zinn. (n.d.). *What is mindfulness-based stress reduction?* Retrieved June 18, 2015, from www.mindfullivingprograms.com/whatMBSR.php.
26) Karg, K., Burnmeister, M., Shudden, K., et al. (2011). The serotonin transporter promoter variant (5-HTTL PR), stress, and depression meta-analysis revisited: evidence of genetic moderation. *Archives of General Psychiatry, 68*(5), 444-454.
27) Knapton, S. (2016). *Antidepressants can raise the risk of suicide, biggest ever review finds.* Retrieved from http://www.telegraph.co.uk/science/2016/03/14/antidepressants-can-raise-the-risk-of-suicide-biggest-ever-revie/.
28) Kuyken, W., Byrod, S., Taylor, R.S., et al. (2008). Mindfulness-based cognitive therapy to prevent relapse in recurrent depression. *Journal of Consulting and Clinical Psychology, 76*(6), 966-978.
29) Lehne's Pharmacology for Nursing Care, 9th Edition (2016) by Jacqueline Burchum DNSc APRN BC (Authors), Laura Rosenthal DNP ACNP (Author)
30) Lliades, C. (2015). *Stats and facts about depression in America. Everyday health.* Retrieved June 18, 2015, from www.everydayhealth.com/health-report/major-depression/depression-statistics.aspx.
31) Lopresti, A.L., Hood, S.D., & Drummond, P.D. (2013). A review of lifestyle factors that contribute to important pathways associated with major depression: Diet, sleep and exercise. *Journal of Affective Disorders.*
32) Lowry, F. (2012a). *Antidepressants safe, effective for all depression types.* Retrieved June 19, 2015, from www.medscape.com/viewarticle/765875.
33) Lowry, F. (2012b). *SSRIs in pregnancy linked to lung hypertension*

in newborns. Retrieved January 25, 2012, from www.medscape.com/viewarticle/756875_print.

34) McMillan, M. (2014). *Ketamine: the future of depression treatment?*. Retrieved January 23, 2016, from webmed.com/depression/news/2014.

35) Melville, N.A. (2016). *Antidepressant use linked to increase brain bleed risk.* Retrieved. January 22, 2016, from www.medscape.com/viewarticle/857102. print.

36) Melville, N.A. (2015). *Antidepressants in pregnancy linked to increase autism risk.* Retrieved January 22, 2016, from www.medscape.com/viewarticle/855915.

37) Mrazek, D. (2010). Transcranial magnetic stimulation can treat depression. *Psychiatric Clinics of North America, 30*(1), 51-68.

38) NANDA International. (2015). *NANDA International Nursing diagnoses: definitions and classification 2015-2017.* Hoboken, NJ: Wiley-Blackwell.

39) Narasimhan, M., & Campbell, N. (2010). A tale of two comorbidities: understanding the neurobiology of depression and pain. *Indian Journal of Psychiatry, 52,* 127-130.

40) National Institute of Mental Health (NIMH). (2009). *Women and depression: discovering hope/what are the different forms of depression?* Retrieved June 19, 2015, from www.nimh.nih.gov/health/publications/women-and-depression-discovering-hope/index.shtml.

41) National Institute of Mental Health (NIMH). (2010a). *Dysthymic disorder among children.* Retrieved June 19, 2015, from www.nimh.nih.gov/health/statistics/prevalence/dysthymic-disorder-among-children.shtml.

42) National Institute of Mental Health (NIMH). (2010b). *Early treatment decisions crucial for teens with treatment resistant depression.* Retrieved June 19, 2015, from www.nimh.nih.gov/news/science-news/2008/teens-with-treatment-resistant-depression-more-likely-to-get-better-with-switch-to-combination-therapy.shtml.

43) National Institute of Mental Health (NIMH). (2011a). *Major depressive disorder among adults.* Downloaded February 26, 2011, at www.nimh.nih.gov/statistics/1MDD_ADULT.shtm1.

44) National Institute of Mental Health (NIMH). (2011b). *What medications are used to treat depression*? www.nimh.nih.gov/health/publications/mental-health-medications/what-medications.

45) National Institute of Mental Health (NIMH). (2015). *Depression in Children and Adolescents Fact Sheet.* Retrieved June 18, 2015, from www.nimh.nih.gov.

46) Preston, J., & Johnson, J. (2015). *Clinical psychopharmacology made ridiculously simple* (8th ed.). Miami, Fla: MedMaster.

47) Preston, J.D., O'Neal, J.H., & Talaga, M.C. (2013). *Handbook of clinical psychopharmacology for therapists* (7th ed.). Oakland, Calif: New Harbinger Publications.

48) Rihmer, Z., & Angst, J. (2009). Mood disorders: epidemiology. In B.J. Sadock, V.A. Sadock, & P. Ruiz (Eds.) *Kaplan and Sadock's comprehensive textbook of psychiatry* (9th ed.). vol. 1). Philadelphia: Wolters Kluwer/Lippincott Williams & Wilkins.

49) Riolo, S., Nguyen, T.A., & Greden, J.F. (2005). Prevalence of depression by race/ethnicity: findings from the National Health and Nutrition Examination survey. *American Journal of Public Health, 95*(6), 998-1000.

50) Sadock, B.J., Sadock, V.A., & Ruiz, P. (2015). *Kaplan & Sadock's synopsis of psychiatry: behavioral sciences/clinical psychiatry* (11th ed.). Philadelphia: Lippincott Williams & Wilkins.

51) Scicurious. (2012). *Deep brain stimulation for major depression: miracle therapy or just another treatment?*. Retrieved June 19, 2015, from www.google.com/?gws_rd=ssl#q=scicurious+2012+deep+brain+stimulation.

52) Seligman, M.E. (1973). Fall into hopelessness. *Psychology Today, 7,* 43.

53) Washington University, St. Louis, School of Medicine, Department of Psychiatry. (2015). *Depression facts.* Retrieved June 17, 2015, from www.psychiatry.wustl.edu/depression/depression_facts.htm.

54) WebMD. (2011). *Depressive gene link to response to stress.* Retrieved June 19, 2015, from www.webmd.com/search/search_results/default.aspx?query=Depression%20Health%20Center.

55) Yellowlees, P. (2011a). *A closer look at suicide and antidepressants.* Retrieved June 19, 2015, from www.medscape.com/viewarticle/755801.

56) Yellowlees, P. (2011b). *Recurrence of major depression in adolescents.* Retrieved June 19, 2015, from www.medscape.com/viewarticle/747180.

CHAPTER 15

양극성 스펙트럼장애

Bipolar Spectrum Disorders

Elizabeth M. Varcarolis

학습목표

1. 조증환자의 사고내용, 사고과정, 행동, 언어패턴의 변화에 대해 설명한다.
2. QSEN 경조증에서 조증에 이르는 각 과정의 간호중재에 최상의 근거기반실무를 적용한다(근거기반실무).
3. QSEN 신체적 안전에 대한 법적 고려사항을 구체적으로 설명한다(안전).
4. 급성조증환자에게 효과적인 의사소통 전략을 5가지 이상 설명한다.
5. QSEN 급성조증으로 입원한 환자를 위한 안전한 환경(milieu)을 조성한다(안전).
6. QSEN 리튬 약물치료의 부작용을 이해하기 위해 최신정보를 활용한다(정보과학).
7. 리튬의 초기 부작용과 심각한 독성의 차이점을 이해한다.
8. QSEN 항경련제에 효과가 있는 양극성장애를 설명한다. 그리고 임신한 여성에게 사용할 수 있는 약물에 대해 설명한다(근거기반실무).
9. I형 양극성장애의 급성조증단계와 유지단계 치료의 차이를 이해한다.
10. QSEN 조증환자의 간호중재를 위해 팀워크와 협업이 필요함을 이해한다(팀워크 및 협업).

주요개념: 유전자 연구와 새로운 약물[6),15),18]

5개 주요정신질환에 특별한 염색체가 유전적으로 중복되고 있다는 연구보고가 있다. 예를 들어, 조현병과 양극성장애는 가장 강한 유전적 연계성이 있으며, 양극성장애, 우울증, 주의력결핍장애는 중간정도, 조현병과 자폐증은 보다 적은 연계성이 있다고 설명한다.

이렇게 연계되어 있는 유전적 근원이 만성질환의 원인이라는 새로운 소견이 제시되고 있다. 그렇다면 이 그룹에 속해있는 대상자들에게 제공되고 있는 현재의 치료들은 장기적으로 볼 때 효과가 없는 것이다. 이러한 정보로 인해 새로운 치료방법이 개발되어 환자의 삶이 개선되길 바란다. 이러한 결과를 바탕으로 다음과 같은 2가지 질문을 제안한다.

1. 공통된 유전적 원인이 있음에도 서로 다른 두 개의 진단이 내려지는 것이 옳은 것인가?
2. 일반적으로 나타나는 유전적 변이에 대한 발견은 변이 유전자를 표적으로 한 미래의 약물로 이어질 수 있는가?

1. 서론

조울증으로 알려진 양극성장애는 기분이 우울하거나 고양된 또는 과민한 기분상태가 특징인 뇌질환으로 양극성스펙트럼장애bipolar spectrum disorders, BSDs라고도 한다. 양극성장애는 기능을 방해하고, 심각한 신체적, 정신적 병적상태로 만들어 삶을 위협하기 때문에 평생 관리를 해야 하는 재발이 잘 되는 만성질환이다. 양극성장애는 어린 나이에 진단받는 것이 점점 증가되고 있음에도 사망률은 떨어지지 않고 있다.[4)] 양극성장애는 쉽게 진단되지 않으며, 적절한 치료를 받기까지 8~10년이 걸리기도 한다.

양극성장애는 2개의 상반된 특징이 있다. 하나는 점진적으로 고양되고 팽창되거나 과민한 기분과 함께 활동이나 에너지가 지속적으로 증가하는 조증(경조증) 에피소드이며, 다른 하나는 병적인 우울 에피소드를 특징으로 한다. 양극성장애는 여러 가지 경우가 보고되고 있으며, 서로 다른 치료과정으로 접근한다. 교대기분삽화는 조증, 경조증, 우울증, 조증기 동안에 우울증상이 있는 혼합형이 있으며, 정상적인 기능을 하는 기간과 질병이 있는 기간이 번갈아 나타난다(고조기, 저조기, 고조기와 저조기의 혼합).

양극성장애를 가진 사람들의 50% 이하가 직업, 대인관계 및 사회적 기능을 수행한다. 양극성장애는 25~50%가 자살을 시도하며, 자살률은 15~20%로 추정한다.[18),20)] 양극성장애는 평생 자살률이 가장 높은 질환 중에 하나이다.

2. 유병률과 동반질환

양극성장애의 평생 유병률은 전 세계적으로 다양하지만 미국의 경우 약 4.4%의 유병률을 보고하고 있으며,[20] 한국의 경우는 0.1%이다.[1] 주요우울장애는 25~30세 사이에 나타나는 반면, 양극성장애는 소아청소년기부터 시작해서 60세 또는 70세까지 나타난다. 양극성장애의 우울증이나 조증이 시작되는 것은 대부분 약 18세 정도로 추정하며,[2] 남성은 대개 조증, 여성은 우울증으로 시작한다. I형 양극성장애의 남녀 비율은 약 1 : 1이지만, II형 양극성장애의 경우 1 : 2이다.

순환성장애는 대개 청소년기나 초기 성인기에 시작하여 평생 동안 0.4~1%의 유병률을 보인다. 순환성장애를 가진 사람이 I형 양극성장애 또는 II형 양극성장애로 이환될 위험은 15~50%이다.[2]

다른 정신장애와 동반되는 비율은 I형 양극성장애는 50% 이상, II형 양극성장애는 약 60% 정도이다. 가장 흔한 동반질환은 불안장애, 행동장애, 성격장애(예: 경계성 성격장애), 주의력결핍/과잉행동장애(ADHD) 및 물질사용장애 등이며, 순환성장애는 약물사용 및 수면장애가 가장 많이 동반된다. 양극성장애가 있는 환자에게 물질사용과 불안장애가 동반되면 예후가 나쁘고 자살의 위험이 크게 증가한다.

양극성 스펙트럼장애는 심장혈관, 뇌혈관 및 대사성 질환(내분비장애, 제2형 당뇨병 그리고 비만)이 같이 나타날 가능성 또한 높다. 중추신경계(CNS) 종양 또는 외상, 갑상선기능항진증, 발작장애 및 일부 전염성 질병(예: HIV)도 조증증상이 나타날 수 있다. 암페타민과 같은 일부 약물들은 조울증 같은 증상을 유발할 수 있으며, 예민한 환자들은 혼합형 또는 우울기 동안 기분안정제 없이 항우울제만을 사용하는 것이 조울증을 유발시킬 수 있다.

3. 이론

신경영상법(신경촬영법) 및 유전연구방법이 점점 더 정교해지기 때문에 신경생물학적으로 양극성장애에 대해 알아야 할 것은 아주 복잡하다. 양극성장애는 수면패턴의 현저한 붕괴, 환경 및 유전적 영향, 신경계와 행동, 특정 심리 및 의학적 동반질환의 높은 비율 등 복잡한 변화가 관련되어 있는 복합기능장애이다.

1) 유전적 요인

쌍생아, 가족 및 입양 연구는 양극성장애가 강한 유전적 요소를 가지고 있다는 견해를 뒷받침하는 중요한 증거이다. 그러나 양극성장애의 유전은 "하나의 유전자, 하나의 질병"의 문제가 아니라 여러 유전자와 염색체에 의하며, 유전물질 공유 정도에 따라서 조기발병이 증가할 수 있다. 일란성 쌍생아는 유전의 위험이 더 크며, 양극성장애의 유전위험은 80% 이상이다.[18] 양극성장애가 있는 사람의 직계가족은 양극성장애를 진단받을 확률이 일반 인구보다 7~10배 높다.[18],[26]

2) 신경생물학적 요인

신경전달물질체계의 상호관련성은 복잡하다. 기분장애는 신경전달물질과 호르몬을 포함한 여러 가지 복잡한 화학적 상호작용의 결과라고 볼 수 있다. 노르에피네프린, 세로토닌 및 도파민과 같은 신경전달물질은 조증과 우울의 원인으로 알려져 있다. 노르에피네프린과 에피네프린의 혈장수치는 양극성장애의 조증기에는 유의하게 높았고, 우울기에는 감소하였다.

(1) 신경내분비 요인

스트레스 반응을 조절하고 항상성 유지에 관여하는 시상하부–뇌하수체–부신(HPA) 축과 기분장애의 관련성은 면밀히 조사되어 왔다. 양극성장애의 심각성은 신경내분비 변화의 정도와 높은 상관관계가 있는 것으로 보인다. 연구에 따르면, HPA 축의 혼란과 호르몬 불균형이 양극성장애의 임상결과에 영향을 줄 수 있다고 주장하며, 가임기간 동안 양극성장애 여성의 증상이 심해지는 것이 임상적 지표가 된다고 제시하였다.[6]

(2) 신경해부학 요인

자주 재발되는 양극성장애 환자에게서 뇌실확장, 피

질위축 및 고랑sulcus 확장을 확인할 수 있다. 고해상도 자기공명영상(MRI) 스캔을 하면 해마, 정중안와피질 및 전두엽에서의 부피가 감소되어 있는 것을 확인할 수 있다. 질병의 심각성과 양극화가 증가되는 것은 대뇌피질의 위축 증가와 관련이 있다. 병리 생리학적으로 양극성장애와 연관된 뇌경로는 전두엽피질prefrontal cortex, PFC과 내측 측두엽medial temporal lobe, MTL의 아래부위이다. 기능영상법(예: 양전자방출단층촬영, 자기공명영상)을 통해 이러한 영역을 둘러싼 신경회로의 조절장애가 관찰되었다.

그러나 여러 연구가 뇌의 변화와 신경화학적 이상을 밝혀냈음에도 불구하고, 조증상태에 있는 환자의 기분상태를 즉시 영상으로 평가하는 것이 실제로 어렵기 때문에 양극성장애의 기능을 평가하는 영상연구는 지속되고 있다.

3) 정신심리적 영향

기분장애의 원인으로 유전 및 생물학적 취약성에 대한 증거가 계속해서 나타나고 있지만, 스트레스를 주는 생활사건도 양극성장애를 유발할 수 있다. 가족의 분위기는 감정표현의 증가 및 재발과 관련이 있으며, 어린 시절 학대와 같은 고통은 양극성장애의 조기발병, 순환빈도증가, 물질사용 및 중독과 같은 합병증을 증가시킨다.

4. 문화적 배경

양극성 스펙트럼장애는 사회 · 경제적으로 낮은 그룹의 경우에 진단받지 않고 있는 경우가 있어 수년 동안 또는 평생 동안 치료받지 않고 있을 수 있다. 단극성 우울증은 불안장애 또는 약물남용장애와 마찬가지로 양극성장애와 함께 발생하기도 하고 발생하지 않기도 해서 흔히 오진이 내려지기도 한다. 문화적 차이와 신념은 이 문제를 굉장히 복잡하게 만들 수 있다. 많은 문화나 종교에서는 신성의 표시 또는 특별한 존재로서 귀신, 영혼, 심지어는 목소리를 듣는 것을 영적/종교적 믿음이라고 생각한다. 문화적 차이에 익숙하지 않은 임상의는 종종 중요한 신호를 놓치고 잘못 해석하여 많은 경우에 조현병으로 진단하기도 한다.

5. 임상적 특징

조증은 몇 주 동안에 걸쳐 점차적으로 시작되기도 하지만, 일반적으로 갑작스럽게 나타난다. 과도한 활동은 시간이 지나면서 심장 질환 및 탈진을 초래할 수 있다. 효과적인 치료를 하면 조증삽화의 예후는 좋을 수 있으나 재발 가능성이 높다. 조증삽화는 며칠에서 수개월 지속될 수 있으며, 이후 우울삽화가 갑자기 나타날 수 있다. 이 시기에 조증삽화 동안 있었던 부적절한 행동, 배우자에 대한 불신, 치명적인 사업결정 및 재정적인 파탄)에 대해 양심의 가책이 나타날 수 있다. 따라서 자살위험은 양극성장애의 조증기와 우울기 모두에서 발생할 수 있다.

1) I형 양극성장애

적어도 한번의 "지속적으로 고양되고 팽창된 또는 과민한 기분"의 조증 에피소드와 한 번의 "명확히 파악되는 주요우울의 에피소드"가 있으며, 사회적, 직업적 기능의 어려움이 있다. I형 양극성장애bipolar I disorder는 불안을 야기하는 디스트레스, 혼합적 특성, 빠른 순환, 우울한 모습, 비전형 특징 및 출산 직후 발병과 같은 특이한 경우는 명시하도록 한다.

2) II형 양극성장애

최근 장기간의 심한 우울증과 짧은 기간의 경조증이 있는 질환이다. 경조증은 종종 놓치기도 하는데, "수면부족과 낮 동안의 피로감"은 가벼운 경조증상태의 위험신호이다.[19] 경조증은 대부분 2~4일 정도 나타나기 때문에 기본적으로 조증보다는 강도나 심각성이 덜 하다. II형 양극성장애bipolar II disorder의 세부항목에는 디스트레스로 인한 불안, 혼합양상, 빠른 순환, 기분일치 또는 불일치, 출산직후 발병 그리고 긴장증이 포함된다. II형 양극성장애의 경조증삽화에서는 유쾌한 정서가 나타나고, 우울삽화에서는 자살의 위험성이 있을 수 있다. II형 양극성장애가 I형 양극성장애보다 심각성이 더 낮다고 볼 수는 없는데, 그 이유는 두 질환 모두 일반적으로 업무 및 사회적 기능의 장애를 동반하기 때문이다.[2] 경조증

I형 양극성장애의 진단기준(DSM-5)[2)]

I형 양극성장애 진단을 위해서는 조증삽화에 대한 다음 기준을 충족해야 한다. 조증삽화는 경조증 또는 주요우울삽화 전 또는 후에 나타날 수 있다.

조증삽화

A. 비정상적으로 지속되는 상승되고 팽창된 과민한 기분과 계속 증가되는 목표 지향적 활동 또는 에너지가 적어도 1주일간 지속되며, 거의 매일 하루 중 대부분(입원이 필요할 정도) 나타난다.

B. 에너지 또는 활동이 증가되고 기분변화가 있는 동안에 다음 중 3가지 또는 그 이상의 증상(과민한 기분만 있다면 4가지)이 현저하게 나타나며, 일반적인 행동과 다르게 눈에 띄는 변화가 있다.
   1. 과장된 자존심과 과대성
   2. 수면요구감소(예: 3시간 정도의 수면으로 충분함)
   3. 평소보다 말이 많거나 말을 계속하려는 욕구(압박)
   4. 사고비약 또는 생각이 질주하고 있다는 주관적 경험
   5. 주의산만(즉, 중요하지 않거나 관계없는 외적 자극에 쉽게 주의를 기울임)이 보고되거나 관찰됨
   6. 목적 지향적 활동 증가(사회적으로, 직장이나 학교에서 또는 성적으로) 또는 정신운동성 초조(즉, 목적 없는 활동에 목적을 두지 않음)
   7. 고통스런 결과가 잠재되어 있는 활동에 과도한 몰두(예: 자제없이 물건구입, 성적 무분별, 어리석은 사업추진)

C. 기분변화는 충분히 심각한 사회적, 직업적 기능장애를 유발하거나 자신이나 타인에게 해를 입히지 않기 위해 입원이 필요할 정도로 심각하거나 또는 정신병적 특징이 있다.

D. 삽화는 물질(예: 약물남용, 약물치료, 기타 치료)로 인한 생리적 효과가 아니거나 의학적 상태가 아니어야 한다.

주: 항우울치료(예: 약물치료, 전기경련치료) 중에 나타나지만, 해당 치료의 생리적 효과가 나타나기 이전의 증후군 수준에서 지속되는 것이라면 양극성장애의 조증으로 진단할 충분한 증거가 된다.

주: 기준 A-D는 조증삽화의 기준이다. I형 양극성장애의 진단을 위해서는 적어도 한 번의 조증삽화가 있어야 한다.

경조증삽화

A. 비정상적으로 지속되는 들뜨고 팽창되거나 과민한 기분과 활동 또는 에너지의 증가가 지속적으로 4일 및 거의 매일, 하루 중 대부분의 시간동안 나타남.

B. 기분변화와 에너지 및 활동 증가의 기간 동안, 다음 증상 중 3가지 또는 그 이상(만성적인 경우 4가지)이 지속되고, 일반적인 행동에서 눈에 띄는 변화가 나타나고 심각한 수준으로 지속된다.
   1. 과장된 자부심 또는 호기심(과장).
   2. 수면 욕구 감소(예: 단지 3시간의 수면으로도 충분함).
   3. 평상시보다 더 많이 수다스럽거나 계속 이야기해야 한다는 압력.
   4. 사고비약 또는 생각이 질주하고 있다는 주관적 경험
   5. 주의산만(즉, 중요하지 않거나 관계없는 외적 자극에 쉽게 주의를 기울임)
   6. 목표 지향적 활동 증가(사회적으로, 직장이나 학교에서 또는 성적으로) 또는 정신운동성 초조(즉, 목적 없는 비목표 지향적 활동)
   7. 고통스런 결과가 잠재되어 있는 활동에 과도한 몰두(예: 자제없이 물건구입, 성적 무분별, 어리석은 사업추진)

C. 삽화는 증상이 없을 때 나타나는 개인의 특성이 아니라 명백한 기능의 변화와 관련되어 있음.

D. 기분장애 및 기능 변화는 다른 사람들이 관찰할 수 있음

E. 사회 또는 직업상의 기능장애를 유발하거나 입원이 필요할 정도로 심각하지 않아야 함. 정신병적 특징이 있는 경우는 조증으로 보아야 함.

F. 물질(예: 약물남용, 약물치료, 기타 치료)의 생리적 영향에 기인한 것이 아니어야 함.

주: 항우울제 치료(예: 약물치료, 전기경련치료) 중에 나타나지만 그 치료의 생리적 효과가 나타나기 이전의 증후군 수준에서 지속되는 것이라면 경조증으로 진단할 충분한 증거가 된다. 그러나 1~2가지 증상(특히 항우울제 사용 후 과민해지거나 경계심 또는 초조함의 증가)은 경조증 에피소드나 양극성장애의 진단에 충분하지 않음을 주의해야 한다.

주: 경조증삽화는 I형 양극성장애에서 흔하지만 I형 양극성장애의 진단에 반드시 요구되는 것은 아니다.

주요우울삽화

A. 다음 증상 중 5 가지(또는 그 이상)가 2주간 나타나며, 기능 변화가 동반된다. 증상 중 적어도 하나는 (1) 우울한 기분 또는 (2) 흥미 또는 쾌락의 상실이다.

주: 다른 의학적 상태에 의한 증상은 포함되지 않는다.
   1. 주관적인 보고(예: 슬프거나 공허하거나 절망적인 경우) 또는 다른 사람에 의한 관찰(예: 눈물 흘리는 경우)된 거의 매일, 우울한 기분.(주: 아동 및 청소년의 경우는 과민한 기분)
   2. 거의 매일, 하루 중 대부분, 거의 모든 활동에서 관심이나 즐거움이 현저하게 감소(주관적 설명이나 관찰에 의한)
   3. 다이어트를 하지 않았는데도 유의미한 체중감소 또는 체중증가(예: 한 달에 체중의 5%이상 변화) 또는 거의 매일 식욕이 감소 또는 증가.(참고: 소아에서는 예상되는 체중증가 실패를 고려)
   4. 거의 매일 불면증 또는 과수면.
   5. 거의 매일 나타나는 정신운동초조 또는 지체(관찰 가능함; 단순히 주관적 느낌이나 불안 또는 느려짐).
   6. 거의 매일 느껴지는 피로감 또는 에너지 상실
   7. 거의 매일 무가치감 또는 (거의 망상일 수 있는) 과도하거나 부적절한 죄책감(단지 아픈 것에 대한 자책이나 죄책감만 있는 것은 아님).
   8. 거의 매일(주관적인 설명이나 다른 사람들이 관찰한 것에 의하면) 생각하거나 집중하는 능력이 떨어지거나 우유부단 함.
   9. 죽음에 대한 반복적인 생각(죽음의 두려움뿐만 아니라), 특정 계획이 없는 반복적인 자살관념, 자살시도 또는 자살에 대한 구체적인 계획.

B. 증상은 사회, 직업 또는 기타 중요한 기능 영역에서 임상적으로 심각한 어려움이나 장애를 유발한다. 증상은 임상적으로 심각한 고통이나 사회, 직업 또는 기타 중요한 영역에서의 기능장애를 유발한다.

C. 에피소드는 물질 또는 다른 의학적 상태의 생리적 영향에 기인하지 않는다.

주: 기준 A-C는 주요우울삽화에 포함된다. 주요우울삽화는 I형 양극성장애에서 흔히 발생하지만 I형 양극성장애의 진단에는 필요하지 않다.

주: 심각한 손실(예: 사별, 재정 파탄, 자연재해로 인한 손실, 심각한 의학적 질병 또는 장애)에 대한 반응에는 격렬한 슬픔, 상실에 대한 숙고, 불면증, 식욕부진 그리고 기준 A에 명시된 체중감소가 포함된다. 이러한 증상이 상실에 대한 반응으로 이해하기 쉽고 적절하다 생각될지라도, 심각한 상실에 대한 정상적인 반응에 주요우울삽화의 존재를 추가하는 것은 신중하게 고려해야 한다. 이 결정은 필연적으로 상실의 맥락에서 고통을 표현하기 위한 문화적 규범과 개인의 과거력에 근거한 임상적 판단의 실행을 요구한다.

I형 양극성장애

A. 조증삽화가 적어도 한번 이상 있어야 한다(위의 "조증 에피소드"의 기준 A-D 중에서).

B. 조증 및 주요우울삽화의 발생이 조현정동장애, 조현병, 조현형 장애, 망상 장애 또는 기타 특정 또는 불특정 조현병 스펙트럼 및 기타 정신병 장애에 의해 보다 더 잘 설명되지 않아야 한다.

과 조증의 차이는 [표 15-1]을 참조한다.

3) 순환성장애

이 질환은 경조증의 삽화와 지속적인 우울(기분 부전증)의 삽화가 적어도 2년(소아에서는 1년)동안 교대로 나타나는 질환이다. 순환성장애cyclothymic disorder는 과민한 경조증의 삽화를 동반하는 경향이 있다.

4) 명시되지 않은 양극성장애

명시되지 않은 양극성장애bipolar disorder unspecified는 어떤 기준에도 포함되지 않는 양극성의 양상을 가진 질환이다. 부정적 스트레스가 원인이 되어 개인의 직업적, 사회적, 개인적 삶을 방해한다고 하더라도 양극성장애는 명백히 아니며, "달리 명시된"으로 분류한다.[2] 모든 질환의 증상은 경증, 중등도, 중증으로 분류한다.

5) 기타 분류

① 빠른 순환성 양극성장애

빠른 순환성 양극성장애bipolar disorder with rapid cycling features란 12개월 동안 2번의 조증과 우울(우울-조증-우울-조증) 삽화를 번갈아 반복하는 것이다. 빠른 순환성은 기능이 전반적으로 좋지 않으며, 재발위험이 높고, 기존의 신체 치료법에 저항력이 크다.

② 혼합양상에서의 조증 또는 경조증

혼합양상mixed features이란, 양극성 조증 또는 경조증상태와 동시에 우울증상을 나타내는 것이다. 예를 들어, 과다활동/초조와 무가치감/자살사고가 동시에 있는 것이다. 혼합형 조증상태에서의 주요증상에는 **자살위험, 과민반응, 비관주의와 끊임없는 걱정과 절망, 수면요구감소** 등이 있다.[19]

빠른 순환성은 I형 또는 II형 양극성장애에서 모두 나타날 수 있다. 각각의 질환에 따라 특별한 치료수행과 적절한 의학적 중재가 결정되기 때문에 급격한 기분변화나 혼합형 조증을 보이는 I형과 II형 양극성장애의 구별은 중요하다.[19]

③ 단극성 우울

단극성 우울unipolar depression은 남성보다 여성에게 더 많으며, 생애주기 중 후반기에 나타난다. 수면변화는 일반적으로 불면증, 잠들기 어려움 또는 야간에 반복적으로 깨는 것으로 나타난다. 식욕부진과 섭식에 대한 흥미 감소는 일반적이다. 우울은 초조함(예: 왔다갔다 및 불안정)일 수 있고 우울 에피소드가 오래 지속될 수 있다.

④ 양극성 우울

양극성 우울bipolar depression은 남성과 여성이 비슷하게 나타난다. 일반적으로 18세 무렵에 발병한다. 수면변화는 과수면, 과도한 피로 그리고 아침에 일어나기 어려움으로 나타난다. 식욕의 변화(예: 폭식 및 탄수화물에 대한 갈망)와 식욕감소가 번갈아 나타날 수 있다. 양극성 우울은 정신운동지연이 자주 나타난다. 양극성 우울은 단극성 우울보다 약물남용 및 자살위험이 높다.

간호과정

1. 간호사정

1) 기분의 수준

양극성장애에서 나타나는 다행감은 불안정하고 계속해서 동요(예: 경조증, 우울, 과민반응 및 다행감)되는 것이다. "웰빙에 대한 강렬한 느낌", "아름다운 세상에서 쾌활한 상태" 또는 "하느님과 하나"가 되어 가고 있는 느낌을 경험하는 상태일 수 있다. 고양된 기분이 좌절하게 될 경우 짜증과 분노로 빠르게 변화된다. 과민성과 적대성은 일시적일 수도 있고 조증의 두드러진 특징일 수도 있다. 기분이 고양되어 있을 때, 지나치게 즐겁고 쾌활한 기분은 그 사람 주변에서 일어나고 있는 일들 또는 상황과 맞지 않거나 부적절할 수 있다.

조증상태에 있는 사람들은 웃고 농담을 하며, 거리낌없이 친근하게 끊임없이 이야기를 할 수 있다. 끝이 없는 열정을 보이고 허물없이 친절하게 사람들을 대하며, 그들의 계획과 활동에 모든 사람들을 참여시키려고 한다. 그들은 낯선 사람이 없으며 에너지와 자기확신이 무한한 것처럼 보인다.

이들은 부와 명예 및 무한한 힘을 얻기 위해 현실적인 제약과 반대에도 불구하고 미친 듯이 계획을 추진할 수 있다. 전 세계의 유명하고 영향력 있는 사람들에게 지나칠 정도로 전화와 이메일을 보낸다. 조증기에 있는 사람들은 과도하고 무모한 계획 때문에 밤낮으로 바쁘고, 어떤 포부도 높지 않으며 어떤 거리도 멀지 않다.

조증 시 종종 돈, 값비싼 물건, 비싼 선물을 나누어 준다. 호화로운 파티를 열기 위해 비싼 나이트클럽과 레스토랑을 자주 방문하고, 친구 또는 낯선 사람에게 돈을 마구 사용한다. 이러한 소비, 과도한 신용카드사용 및 높은 생활수준은 파산에 직면했음에도 불구하고 계속된다. 재정적인 파탄을 막기 위해서는 중재가 필요하다. 병이 진행됨에 따라 사교성과 다행감은 적개심, 과민반응 및 편집증으로 변화된다. 다음은 조증환자의 사례이다.[13] [그림 15-1]은 기분장애 질문지mood disorder questionnaire, MDQ이다. 이것은 진단 테스트가 아니고 1차 사정평가를 위한 선별도구이다.

사례

내가 기분이 좋아지기 시작할 때, 그것은 엄청납니다.... 마치 별똥별처럼 반짝반짝한 아이디어가 나타날 때까지 생각들이 빠르게 지나갑니다. 모든 수줍음은 사라지고 좋은 말과 몸짓이 갑자기 나타납니다. 흥미가 없던 사람과 물건이 갑자기 굉장히 흥미로워집니다. 욕망에 빠져 유혹하고 유혹을 당합니다. 믿을 수 없는 편한 느낌, 힘, 안녕감, 무한한 힘, 행복감이 가득하고... 뭐든 할 수 있다는... 그러나 이것은 어디에선가 변합니다.

생각들이 너무 빠르고 많습니다. 혼란스러움이 압도적이어서 정신이 없습니다. 멈출 수가 없습니다. 기억이 사라져갑니다. 유머는 즐겁게 끝나지 않습니다. 친구들은 두려워하게 되고...이제 모든 것이 비정상적이고 자연스러운 것으로부터 멀어지게 됩니다. 나는 짜증이 나서, 화를 내며, 두려워하고, 통제 할 수 없으며, 결코 거기 있었을 것이라고 생각지 못한 가장 어두운 동굴에 갇히게 됩니다. 그것은 결코 끝나지 않을 것입니다. 광기 그 자체가 현실입니다.

기분장애 질문지

다음의 질문에 솔직하게 대답하시오.

질문	예	아니오
1. 자기자신이 보통 때와 다르다고 느낀 때가 있나요?		
① 너무 기분이 좋거나 들떠서 다른 사람들이 평소와 다르다고 생각하거나 문제를 일으킨 적이 있나요?	☐	☐
② 너무 짜증이 나서 사람들에게 소리를 지르거나 싸움 또는 분쟁을 일으킨 적이 있나요?	☐	☐
③ 평소보다 자신감이 넘친 적이 있나요?	☐	☐
④ 잠을 평소보다 훨씬 못 잤지만 그렇게 느끼지 않은 적이 있나요?	☐	☐
⑤ 평소보다 말수가 많아지거나 굉장히 빠르게 말을 한 적이 있나요?	☐	☐
⑥ 생각들이 머릿속에서 질주하거나 생각의 속도를 늦출 수 없었던 적이 있나요?	☐	☐
⑦ 주변에 쉽게 정신이 팔려 무엇인가에 집중하는 데 어려움이 있거나 수면에 문제가 있었던 적이 있나요?	☐	☐
⑧ 평소보다 에너지가 넘친 적이 있나요?	☐	☐
⑨ 평소보다 훨씬 활동적이거나 많은 일들을 한 적이 있나요?	☐	☐
⑩ 평소보다 사회적이거나 외향적이었나요?; 예를 들어, 새벽에 친구들에게 전화를 한 적이 있나요?	☐	☐
⑪ 평소보다 훨씬 섹스에 흥미를 느낀 적이 있나요?	☐	☐
⑫ 자신의 평소 모습과 어울리지 않거나 다른 사람들이 과하다, 어리석다, 위험하다고 생각할 수 있는 일들을 했나요?	☐	☐
⑬ 당신 또는 가족들에게 문제가 될 정도로 돈을 썼나요?	☐	☐

2. 위의 질문들 중 1가지 이상 '예'라고 답한 경우, 이러한 일들이 같은 시기에 일어났나요?

3. 이러한 일들로 인해 당신이 일을 못하게 되거나, 가족이 생기거나, 금전적 문제나 법적인 문제를 일으키거나, 언쟁이나 싸움에 휘말리게 되는 것과 같은 문제를 일으켰나요? 1가지 대답만 고르세요.
① 문제없음 ② 약간 있음 ③ 보통 정도 ④ 심각한 정도

질문	예	아니오
4. 가족 및 친척들(자식, 형제, 부모, 조부모, 이모, 고모, 삼촌 등) 중 조울증 또는 양극성장애를 앓고 있는 사람이 있나요?	☐	☐
5. 의료서비스 전문가가 당신이 조울증 또는 양극성장애라고 말해 준 적이 있나요?	☐	☐

결과에 대한 기준: 1번 질문에 나온 사건들 중 7개 이상의 사건들에 '예'라고 답한 경우, 2번 질문에 '예'라고 답한 경우 그리고 3번 질문에 '보통 정도' 또는 '심각한 정도'라고 답한 경우, 양극성장애가 있다고 볼 수 있다.

그림 15-1 기분장애 질문지[11]

2) 행동

조증상태에서는 한 활동에서 다른 활동으로, 한 장소에서 다른 장소로 그리고 한 계획에서 다른 계획으로 끊임없이 움직인다. 아주 짧은 시간조차도 활동을 하지 않는 것이 불가능하며, 경미한 활동에서부터 광적이고 격렬한 활동까지 다양하다. 예를 들어, 화려한 미사여구가 많은 긴 편지를 쓰고 장거리 전화를 지나치게 하기도 한다. 고통스러운 결과를 낳을 수 있는 즐거운 활동에 참여하는데, 하찮은 물건에 막대한 돈을 쓰거나, 분별없이 돈을 내주거나, 심지어 말도 안 되는 사업에 투자해 가족을 무일푼으로 만들 수 있다. 또한 성적으로 문란한 생활로 인해 관계가 깨지고 결혼 생활을 망치기도 한다. 많은 계획들은 완성되는 것이 거의 없다.

조증기 동안에는 사람들을 교묘하게 조종하고, 모독하고, 잘못을 찾아내고, 취약점을 악용하기도 한다. 한계에 달할 때까지 지속적으로 압박하여 종종 가속, 친구, 고용주, 의료서비스 제공자 및 기타 사람들과 멀어지게 된다. 앞서 언급했듯이, 조증은 또한 기분부전증 및 과민증과 함께 나타날 수 있다.

경조증 동안에는 음식뿐만 아니라 무차별한 섹스에 대한 탐욕 또한 경험할 수 있다. 지속적인 활동이 적절한 수면을 방해하지만 짧은 시간 수면은 가능하기도 하다. 그러나 조증상태에서는 잠을 잘 자지 못하고 일부 사람들은 며칠 동안 잠을 못자기도 한다. 식사를 하거나, 잠을 자거나, 성행위를 할 틈도 없이 너무 바쁘다. **끊임없는 과도한 신체활동과 수면부족 및 음식부족은 치료를 받지 않으면 육체피로 및 사망으로 이어질 수 있다.**

복장은 종종 과대적 사고를 반영하여 비현실적이고 이상하며, 기괴하고 다채롭고 현저하게 부적절하다. 화장은 화려하거나 과장되어 있다. 조증기 동안 사람들은 매우 산만하고 집중력이 떨어지며, 한 활동을 끝마치지 않은 상태로 다른 활동을 시작한다. 판단력이 떨어지며, 종종 충동적인 결혼과 이혼을 하기도 한다.

3) 사고내용과 사고과정

조증 동안에 대략 50%의 환자가 정신병적 증상을 경험한다.[3] 조증환자는 자신이 특별한 힘과 능력이 있다고 생각하는 과대망상이 흔하나 편집적 망상이 있을 수도 있다. 조증이 악화됨에 따라 감각지각이 변화되면서 환각이 나타날 수도 있다. 그러나 경조증상태에서는 망상 또는 환각이 드문 편이다. 사고과정장애는 환자들의 말에서 파악할 수 있다. 계속 **말하려는 압박감**pressured speech은 사고과정의 영향을 받은 것이다. 계속 말하려는 압박감은 의욕이 넘쳐 큰소리로 멈추지 않고 말하는 것으로 중단시키기가 쉽지 않다. 이야기의 방향이 계속 바뀌더라도 세심한 청취자라면 변화를 따라 잡을 수 있다. **사고의 비약**flight of ideas은 일반적으로 이해가 가능한 연관성이나 단어(말장난)를 가지고 갑작스럽게 주제를 바꾸는 것이 가속화되는 지속적인 말의 흐름이라고 할 수 있다. 말은 빠르고, 장황하고, 지나치게 상세하다(사소하고 불필요한 세부 정보 포함). 상태가 심각할 때, 말은 체계적이지 못하고 **지리멸렬**incoherence할 수 있다. 끊임없는 이야기에는 농담, 말장난, 놀림이 포함된다.

> "어떻게 지내니, 꼬마야! 장난하지 마! 나 집에 간다 ... 고향 집에 ... 집은 마음이 있는 곳이다. 문제의 핵심은 내가 원하는 것이고, 그건 건초가 아니야 ... 이봐, 박사 ... 나를 이곳에서 꺼내줘."

말의 내용은 성적으로 노골적이며 부적절하고 저속하다. 조증이 있는 사람들은 특별한 성적 능력, 뛰어난 비즈니스 능력 또는 탁월한 예술적 재능(예: 글쓰기, 그림 및 춤)에 대해 이야기하지만 실제로는 보통의 능력만 가지고 있다.

말이 많을 뿐만 아니라 시끄럽고, 울부짖거나, 비명을 지르기도 한다. 어떤 힘과 에너지에 의해 빠르게 말한다고 한다(압박감). 조증이 심해지면서 사고비약은 **음연상**clang association으로 이어질 수 있다. 음연상은 의미와 상관없이 소리의 운율에 의해 단어를 나열하는 것이다.

> "디카…디지털 카메라.. 키메라…메아리…메리아스… 아스파라가스…파라다이스"

과대망상grandiose delusion은 표현된 생각과 행동 모두에서 나타난다. 조증환자들은 업적이나 중요성을 과장하거나 유명인을 알고 있다고 말하거나 자신이 강한 힘을 가지고 있다고 믿는다. 특별한 힘과 지위에 대한 망상은 조증에서 많이 나타나는 증상이다.

4) 인지기능

양극성장애가 시작될 때는 인지기능이 상대적으로 향상되어 실제로 창의성과 높은 성취를 보인다.[3] 그러나 양극성장애 환자의 약 1/3은 질병이 진행됨에 따라 했던 말을 기억하거나 지속적으로 집중해서 실행하는 기능에 문제가 있는 인지장애를 보인다. 이러한 문제는 심지어 회복되는 상황에서도 계속된다. 인지장애는 양극성장애의 핵심 증상으로 정신사회적 문제에 영향을 미친다.

양극성장애의 하위 그룹에서 볼 수 있는 잠재적 인지기능장애는 특별한 임상적 의미가 있다.

- 인지기능이 전반적인 기능에 큰 영향을 미친다.
- 인지장애는 조증삽화의 증가, 정신병력, 질병의 만성화, 기능 결핍과 관련이 있다.
- 질병의 경과, 인지장애 및 부정적 결과를 예방하기 위해서는 조기진단 및 치료가 중요하다.
- 약물선택은 기분장애 증상을 줄이는 것은 물론 인지적 기능도 고려해야 한다.

5) 기분장애의 사정지침

(1) 생리적 안전(QSEN)

1. **탈수:** 급성조증환자는 심한 탈수증을 유발할 수 있으며, 소변 양이 적어지고 피부의 탄력이 약해진다.
2. **심장:** 심한 피로와 탈수로 심장의 위축이 발생할 수 있다.
3. **수면 및 휴식:** 수면부족과 지속적인 활동으로 피로감이 생긴다.
4. 개인에 따라서는 신체적 안정을 위해 **입원**이 필요하다.
5. 양극성장애 또는 순환성장애, 약물/물질의 남용 또는 독성물질 노출과 같은 공존 질환 및 뇌질환, 특정 HIV를 포함한 감염, 내분비장애와 같은 의학적 상태 등 어떤 것에 의한 조증인지를 확인하기 위해 **의학적 검사**가 필요하다.

(2) 다른 측면의 안전(QSEN)

■ 환자 자신에 대한 위험 사정

- 조증행동은 환자를 죽음에 이르게 할 수 있다.
- 며칠 동안 먹지 않고 수면을 취하지 않을 수 있다.
- 충동조절저하: 자신이나 타인에게 해를 줄 수 있다.
- 판단력 저하
- 부적절한 성 행동
- 무절제한 소비와 파산으로부터 환자를 보호

(3) 기타

양극성장애에 대한 환자와 가족의 이해, 약물에 대한 지식, 환자-가족지지에 대한 정보를 제공할 지지집단과 조직에 대한 정보에 대해 사정한다.

2. 간호진단

양극성장애 환자에게 내릴 수 있는 간호진단은 다양하다. 급성조증단계에서 1차적으로 고려해야 할 것은 피로감과 심장허탈로 인한 죽음을 예방하는 것이다. 활동위험에 대한 판단력 저하, 과도한 움직임, 탈수, 현실적 판단의 어려움이 있기 때문에 **상해위험성**은 1차적인 간호진단이다. **기분조절의 실패**와 **불안정한 감정조절**은 조증삽화 내내 가장 두드러진 문제이다. 지속기 동안에는 재발을 방지하는 차원에서 약물이행, 자살위험, 적절한 가족지지, 사회적 지지의 이용이 아주 중요하다. 양극성장애의 잠재적 간호진단목록은 [표 15-1]을 참조한다.

3. 간호목표와 계획

양극성장애 환자를 위한 간호목표와 계획은 조증의 단계, 증상의 정도(경증, 중등도, 중증), 사정단계에서 확인된 각 쟁점(예: 자살위험, 사람이나 재산에 대한 폭력의 위험, 가족위기, 물질사용장애, 위험행동, 약물이행 문제)에 따라 수립한다.

1) 1단계(급성조증기)

급성조증단계에서의 궁극적 목표는 **상해예방**이다. 급

표 15-1 양극성장애의 간호진단

증상 및 징후	간호진단
지속적인 과도한 활동 판단력 저하	상해 위험성
과다활동으로 인한 수면 불능(수면 박탈은 피로와 죽음을 유발할 수 있다) 휴식과 수면부족	파괴된 수면패턴
영양섭취저하(과도하고 끊임없는 행동으로 심장허탈이 올 수 있다)	영양 불균형: 신체요구보다 저하된 체액량
파괴적인 조롱행동 행동조절불능 분노 반응 조작적, 분노 또는 적대적 언어와 신체적 행동 충동적인 말과 행동 다른 사람에 대한 분노로 재산파괴 또는 공격	불안정한 감정조절 비효과적인 충동조절 방어적 대처 비효과적 대처
사고비약, 과대적 사고, 판단력 저하	사고과정장애
가치있는 것을 버리고 가족을 무시하며, 주요 삶의 충동적 변화(이혼, 이직)	가족과정장애
주제를 건너뛰어 계속 말하려는 압박(사고비약)	손상된 언어적 의사소통
한사람이나 사건에서 다른 것으로 계속 이동하는 운동활동 다른 사람에 대한 비난과 조롱: 큰소리로 거칠게 표현 큰소리의 모욕적이며 적대적, 공격적인 요구행동 도발적인 행동	사회적 상호작용 장애
파괴적이고 초조하고 혼란스러워 자기 스스로 먹고 손질하고, 목욕하고, 옷 입는 것의 실패	자기돌봄결핍(목욕/위생, 옷입기/치장하기)

성기(첫 2개월까지)에는 안전을 유지하기 위해 환자에게 투여되는 약물에 초점을 둔다. 급성상태일 때는 입원이 환자에게 가장 안전하다. 신체활동 감소, 음식 및 수분 섭취증가, 적어도 4~6시간 밤수면유지, 장 또는 배뇨 문제 경감 그리고 자기돌봄요구가 충족되도록 간호한다. 경우에 따라서는 격리와 전기경련요법, 신중한 약물 유지가 필요하다. 급성기(1단계)의 간호목표는 생리적, 행동적 측면(현실적으로 측정 가능한 용어로 진술)을 고려해야 한다(QSEN-안전).

급성기 목표: 상해로부터 신체적으로 안전할 것이다.

1. 24시간 내 수분유지(피부 탄력성 유지)와 소변배설이 정상 범위 내에 있을 것이다.
2. 안정된 심장상태 유지로 활력징후가 정상화될 것이다.
3. 감염이나 치료되지 않은 상처 또는 찰과상이 없을 것이다.
4. 4~6시간의 충분한 수면유지와 1시간에 10분씩 휴식 시간을 가질 것이다.
5. 다른 사람을 해치지 않기 위해 치료자의 도움이나 약물로 자기조절을 할 것이다.
6. 치료자의 도움이나 약물로 자기자신을 해하지 않고 신체적 안전을 유지할 것이다.

2) 2단계(치료지속기)

지속기는 대략 2~6개월까지이다. 이 시기에는 **약물이행과 재발예방**에 초점을 둔다. 사정된 자료에 따라 환자의 대인관계와 스트레스 감소기술, 인지기능, 물질 관련 문제, 고용상태 그리고 사회지지체계와 관련해서 중재계획을 수립한다. 이 시기에는 환자와 가족을 위한 정신교육이 중요하다. 공존질환 또는 기타 문제(예: 물질사용장애, 가족문제, 법적이슈, 재정위기)에 대한 지역사회 프로그램, 그룹과 지지정도의 필요성을 평가해야 한다.

의사소통기술과 문제해결기술 훈련에 대한 요구 평가도 중요하다. 양극성장애는 일, 가족, 사회적 삶, 정서적 문제에 영향을 주는 대인관계에 문제가 있을 수 있다. 조증삽화기간에 발생하는 무모함, 폭력, 위축 또는 기괴한 행동으로 인한 문제는 삶을 망가뜨리며 가족과 친구들에게 상처를 주어 멀어지게 한다. 심리치료의 특성 상 시간이 많이 걸리더라도 환자에 따라 특별한 정신치료(약물 중재와 더불어)가 필요하다.

지속기 목표: 환자와 가족은 재발을 예방하는 정신교육에

참여할 것이다.

- 질병과정에 대한 교육
- 약물지식: 재발을 예측할 수 있는 물질사용의 결과
- 재발의 징후와 증상에 대한 인식
- 지지그룹 또는 치료요법(정신교육, 인지행동치료[CBT], 상호적 사회리듬치료[IPSRT] 그리고 가족중심치료[FFT] 등)
- 의사소통기술과 문제해결기술 훈련

3) 3단계(치료유지기)

유지기는 약 6개월 정도에 시작되고, **재발방지와 질병의 기간과 심각성을 제한**하는데 초점을 두고 계획한다. 양극성장애 환자는 평생은 아니지만 오랜 기간 약물을 복용해야 한다. 사회적 삶을 유지하기 위해 정신사회치료, 지지집단 또는 정신교육집단, 정기적 평가 등을 가족과 함께 참여하도록 격려하고 환자가 일을 계속하고 재발률이 낮아지도록 도와준다.

유지기 목표: 재발예방에 초점을 두며 질병의 기간과 심각성이 감소될 것이다.

- 직장, 대인관계 및 가족 문제와 관련된 대인관계 전략 교육에 참여한다.
- 근거기반 지원이 있는 심리치료그룹 또는 다른 지지요법에 참여한다.
- 재발예방을 위한 약물교육과 약물이행을 한다.
- 가족심리교육 또는 가족치료에 참여한다.
- 양극성 또는 물질사용자 지지그룹 및 회복그룹에 참여하여 사회적 지지를 향상시킨다.

4. 간호수행

1) 간호사의 자기관리

조증기 동안 의료진은 환자로 인해 여러 가지 강렬하고 불쾌하며 부정적인 감정을 가질 수 있다. 조증상태의 환자는 통제되지 않으며 통제되는 것을 거부한다. 환자의 위험한 행동을 통제하기 위해 한계를 정하는 직원들에게 유머, 조작, 힘겨루기, 요구행동을 한다. 예를 들어, 환자는 직원의 실수를 지적하거나 부정적인 태도를 보이게 만들어 파워놀이에 가담하게 할 수 있다. 건강제공자들은 크고 날카롭고 파괴적인 방식의 공격적 행동에 대해 방어하게 되고, 급기야 좌절하고 분노하게 된다. 직원이 통제력을 상실하기 시작하면 조증행동은 걷잡을 수 없이 더 심해진다. 따라서 **모든 직원들이 설정한 한계를 유지하는 것(QSEN)**은 조증환자를 다루는 데 있어 매우 중요한 부분이다. 간호사, 의사, 모든 건강간호요원들은 서로 의사소통을 통해 명확한 용어로 한계를 설정할 필요가 있다.

2) 급성기

급성기acute phase조증환자는 안전과 파괴적인 행동통제, 의학적으로 안정을 위해 입원이 필요할 수 있다.

(1) 의사소통지침

급성기 조증환자이 있는 환자와 의사소통을 하는 것은 어렵기 때문에 특별하고 효과적인 접근법을 활용할 필요가 있다[표 15-2]. 초조한 대상자와 협력관계를 형성하여 말로 표현하게 함으로써 초조한 상태에서 벗어나도록 하는 것이 초기단계의 궁극적인 목표이다.

안전은 급성 단계에서 가장 우선적으로 고려해야 하는 것으로 특별한 전략이 필요하다. 직원들은 조증상태가 심해지는 것을 예방하고 환자 자신과 타인에게 안전을 제공하기 위해 비위협적인 한계를 일관성 있게 설정하고 중립적인 태도로 대할 필요가 있다[표 15-3].

(2) 환경치료

파괴적인 과다행동을 하는 환자를 위한 이상적인 환경은 자극을 감소시키는 환경이다. 당황스러울 수 있는 상황으로부터 보호될 수 있도록 환경적 자극이 적고 혼자하거나 비경쟁적인 활동(예: 글쓰기, 그림그리기, 건강전문가와 함께 걷기, 탁구치기)이 계획되어야 한다.

Richmond 등(2012)은 격리와 강박을 줄일 수 있는 치료적 환경으로 의사소통기술을 제시했으나 이것이 효과가 없을 때는 자 · 타해를 예방하기 위해 격리가 불가피하다.[21]

표 15-2 급성조증을 위한 간호중재: 의사소통

간호중재	이론적 근거
1. 차분하고 확실하게 접근한다. "김 씨! 이리로 와서 이 샌드위치 드세요."	1. 조절에 문제가 있는 환자는 형식이 필요하다. 누군가에 의해 조절된다는 것은 안정감을 느낄 수 있다.
2. 짧고 간단하게 말하고 설명한다.	2. 주의집중이 짧기 때문에 정보에 대한 이해가 떨어진다.
3. 힘겨루기와 가치판단을 피하고 중립을 지킨다.	3. 환자는 조증이 확대되는 것을 정당화하기 위해 가치판단의 불일치를 이용할 수 있다.
4. 기대를 가지고 접근할 때 일관성을 유지한다.	4. 일정한 한계와 기대는 환자의 잠재된 조작적 행동을 감소시킨다.
5. 일관성 있는 접근방식과 한계를 설정하기 위해 직원회의를 자주 한다.	5. 모든 직원들의 일관성은 환자의 조작적 행동을 조절하고 감소시킨다.
6. 다른 직원들과 한계를 정하고 그 결과를 구체적인 용어로 환자에게 간단하게 설명한다. 예) "김 씨! 다른 사람에게 소리를 지르거나 때려서는 안 됩니다. 만약 스스로 조절하지 못한다면, 우리가 개입할 것입니다. 격리실은 당신이 다른 사람들을 해치는 것을 예방할 것입니다."	6. 명백한 한계는 약물, 격리, 강박 뿐 아니라 외적 조절을 하도록 돕는다(행동조절을 못한다면).
7. 환자의 말을 잘 듣고 적법하게 이야기한다.	7. 무력감의 기저에 있는 느낌은 감소되고 행동화는 줄어든다.
8. 보다 적절하고 건설적으로 에너지를 쓰도록 유도한다.	8. 단순한 일(수건정리 등)을 하도록 하여 주의산만을 완화한다.

표 15-3 급성조증을 위한 간호중재: 안전과 신체적 요구

간호중재	이론적 근거
안전한 환경	
1. 환경 내 자극을 낮은 수준으로 유지한다(예: 밝은 빛, 소음, 방문객 통제).	1. 불안이 가중되는 것을 감소시킨다.
2. 간호사와 함께 또는 도와서 할 수 있는 구조화된 독립적 활동을 제공한다.	2. 구조화된 환경은 안전과 집중을 제공한다.
3. 고열량 식이를 자주 제공한다.	3. 탈수를 예방한다.
4. 휴식시간을 자주 갖는다.	4. 피로감을 예방한다.
5. 폭력행동을 신체적 활동(예: 걷기)으로 전환한다.	5. 신체적 움직임은 긴장을 감소시키고 집중할 수 있게 도와준다.
6. 급성조증일 때는 신체적 공격을 감소시키기 위해 항정신병약물과 격리를 시행한다.	6. 탈수, 수면부족, 지속적인 신체활동은 피로감과 죽음을 가져온다.
7. 리튬 독작용을 확인한다.	7. 치료 용량과 독작용 용량은 근소한 차이이다.
8. 돈과 재산을 포기하지 않도록 보호한다. 합리적인 판단을 할 때까지 귀중품은 병원에서 안전하게 보관한다.	8. 환자의 "과대성"은 질병의 증상이며 환자 및 가족을 위한 치명적인 재정적 파멸로 이어질 수 있다.
영양	
1. 섭취량, 배설량, 활력징후를 측정한다.	1. 적절한 수분과 칼로리 섭취는 탈수 및 심장 허탈을 최소화한다.
2. 고단백-고칼로리 식이를 자주 제공한다(예: 샌드위치, 과일, 밀크 쉐이크).	2. 수분과 칼로리 대체 식품이 필요하다. 환자는 너무 활동적이어서 앉아서 식사를 할 수 없다. 휴대용 음식은 다니면서도 먹을 수 있다.
3. 환자에게 자주 먹도록 이야기한다. "환자분! 밀크쉐이크 다 드셨나요? 바나나 드세요."	3. 조증기의 환자는 몸의 요구를 인지하지 못하고 쉽게 산만해진다. 환자가 먹는지 확인이 필요하다.
수면	
1. 하루 중 자주 쉬도록 격려한다.	1. 수면부족은 피로감과 죽음을 유도한다.
2. 자극이 적은 곳에 있게 한다.	2. 이완이 증진되고 조증행동은 감소한다.
3. 따뜻한 목욕, 잔잔한 음악, 치료약물을 밤에 제공한다. Caffeine은 금한다.	3. 이완, 휴식, 수면을 증진한다.
개인위생	
1. 의복을 선택하도록 도와준다. 화려하고 기괴한 드레스(예: 반짝거리는 줄무늬나 격자무늬, 복잡하고 일치하지 않는 색상)는 가급적 피한다.	1. 옷으로 인한 조롱으로 인해 잠재력과 자존감이 떨어지고 방어적 욕구가 높아진다. 환자가 존엄성을 유지하도록 돕는다.
2. 개인위생과 옷 입기는 간단한 단계로 알려준다. "여기 면도기가 있어요. 왼쪽을 면도하고... 지금은 오른쪽이요. 여기 칫솔이 있어요. 치약을 칫솔에 바르세요."	2. 단순하고 구체적인 지시를 통해 주의산만과 낮은 집중력을 극복할 수 있다.
배설	
1. 배변습관을 검토한다. 섬유질이 많은 음식과 음료를 제공한다. 변비약이 필요한지 평가하고 화장실에 가도록 격려한다.	1. 탈수와 감소된 연동운동은 변비를 유발하므로 예방해야 한다.

① 격리

급성기의 과다행동을 조절하기 위해서는 즉각적으로 항정신약물 또는 벤조디아제핀 치료를 해야 한다. 그러나 다른 어떤 방법으로도 환자를 통제하기 어렵다면 격리나 강박을 고려해야 한다. 격리seclusion는 행동을 통제할 수 없는 많은 환자들에게 안전과 안정 뿐 아니라 다음과 같은 목적을 제공한다.

- 압도적인 환경적 자극을 감소시킨다.
- 자신, 타인, 직원들로부터 환자를 보호한다.
- 자신과 타인의 재산을 파괴하는 것을 예방한다.

격리를 적용할 대상은 다음과 같다.

- 자신이나 타인을 해칠 위험이 높다.
- 환자 스스로 행동을 조절할 수 없다.
- 문제 행동이 여전히 존재한다(다른 조치에도 지속되거나 심해진다).
- 다른 조치(예: 구두제한이나 약물제한)가 실패하였다.

격리나 강박은 치료적, 도덕적, 법적 논쟁의 여지가 있다. 대부분의 병원들은 격리치료에 대한 프로토콜을 가지고 있어야 한다. **격리 프로토콜**에는 환자격리절차에 대한 적절한 보고과정을 포함해야 한다.

3) 약물학적 치료와 생물학적 치료

치료받는 환자의 50%는 2년 내에 재발되고, 70~90%는 5년 이내에 재발된다.[8),17)] 약물은 급성기 환자의 신체적, 정신적 기능을 안전하게 유지하도록 도와준다. 사실, 약물은 치료기간 내내 중요하고 필수적이며, 환자의 삶을 보호하고 재발 횟수나 심각성에 영향을 준다.

(1) 조증치료제(기분안정제)

양극성장애는 다양한 약물적 접근이 요구된다. 항불안제(예: lorazepam, clonazepam)는 심각한 초조와 불안을 완화시키고, 항정신약물(예: olanzapine)은 정신운동활동과 망상 또는 환각에 도움을 준다. 양극성장애 환자에게 항불안제와 항정신약물은 한정된 시간동안 사용하지만, 기분안정제는 유지치료제로 고려해야 한다.

치료 가이드라인에 따르면, 대부분 첫 번째 기분안정제로 lithium과 depakote를 권장한다.[20)] 최근 삽화가 조증이거나 경조증일 경우 lithium과 depakote는 기분안정제로서 가장 효과적이다. 우울삽화의 경우에는 lamotrigine(Lamictal), olanzapine-fluoxetine combination(Symbyax), lurasidone(Latuda)과 quetiapine(Seroquel)이 유용하다. 기분의 순환이 빠른 사람들은 lamotrigine과 depakote가 효과적이다.[19)]

① 리튬 카보네이트

Lithium carbonate($LiCO_3$)는 조증과 우울의 급성 치료와 반복적인 조증과 우울삽화의 예방에 효과적이다. 급성조증의 1차적인 치료약물이 리튬이다. 리튬은 5~14일 이내에 급성조증과 경조증을 60~80% 정도 치료한다. 리튬이 양극성장애에 어떻게 효과가 있는지에 대한 정확한 기전은 알려져 있지 않다. 리튬은 신경전달물질의 저장, 분비, 재흡수에 영향을 주는 것으로 알려져 있으며, 세로토닌 수용체의 증가와 신경전달물질의 재흡수를 증가시켜 항조증과 항우울 효과를 나타낸다. 리튬은 혼합형 조증(의기양양과 우울), 빠른 순환, 비전형적 양상에는 효과가 적다. 리튬은 아래의 증상을 감소시키는 데 효과가 있다.

- 고양된 기분, 과대사고, 팽창감
- 사고비약
- 과민반응
- 불안
- 불면
- 정신운동성 초조
- 위협적 또는 공격적 행동
- 주의산만
- 성기능항진
- 편집증

급성조증의 초기에는 항정신약물이나 벤조디아제핀 약물도 증상을 완화시키는 데 도움이 된다. 항정신약물 또는 벤조디아제핀 약물은 리튬이 치료적 수준에 도달할 때 까지 탈진, 관상동맥허탈, 사망을 예방하는 효과가 있다. 또한 항정신약물은 말의 속도를 느리게 하고 공격성을 줄이며 정신운동활동을 감소시킨다. 급성조증에 효과적인 항정신약물은 olanzapine, haloperidol이며, 벤조디아제핀 약물은 lorazepam과 clonazepam이다. 그러나 alprazolam(Xanax)은 조증을 악화시킬 수 있기 때문에 금기이다.

리튬의 주요 단점은 회복이 점진적이라는 것이다. 항조증 효과는 치료가 시작된 후에 천천히 나타난다. 조증을 조절하기 위해 리튬과 함께 투여되는 다른 약물들은 리튬이 치료수준(0.5~1.5mEq/L)에 도달되면 중단한다.[25] 리튬 레벨은 마지막 투여 후 대략 12시간이 지난 시점에 측정한다.

혈액수치는 치료적 레벨에 도달할 때까지 매주 또는 2주마다 측정한다. 급성조증기 때의 초기 혈중수치는 0.6~1.2mEq/L이다.[12] 유지기 리튬 혈중수치는 0.4~1.0mEq/L를 유지한다. 그러나 0.6~0.8mEq/L 정도로 유지하는 것이 가장 효과적이다. 1.5mEq/L 이상이 되면 독작용이 나타날 수 있다. 2mEq/L 또는 그 이상의 심각한 리튬 독성의 경우 생명을 위협하는 응급사태가 발생한다. 이런 경우에는 위세척과 신장치료, 만니톨과 아미노필린으로 리튬을 배설시킨다.

리튬의 가장 일반적인 유지 용량은 300mg을 하루에 3~4번 투여한다. 리튬의 치료 레벨과 독성 레벨의 차이는 매우 미미하기 때문에 혈중 레벨을 정기적으로 확인해야 한다. 초기에는 치료 레벨에 도달할 때까지 2~3일 간격으로 체크하고, 유지기에는 1~3개월 간격으로 체크한다.

② 리튬 부작용

리튬의 부작용, 리튬독성증상, 간호중재에 대한 것은 [표 15-4]를 참조한다. 성인환자의 경우, **"적은 용량으로 시작하고 천천히 증량한다."**의 원칙을 지켜야 한다. 리튬의 혈중 레벨은 3~4일마다 확인한다. 성인은 충분히 낮은 용량에 반응을 보일 수 있으므로 0.3~0.4mEq/L의 혈중 레벨을 유지하는 것으로도 충분하다. 독작용은 1.5~2mEq/L 또는 더 높은 리튬 레벨에서 나타나지만 낮은 레벨에서도 나타날 수 있다.

③ 약물 유지

양극성장애 환자의 조증과 우울삽화를 예방하는 데 리튬은 효과적이다. 또한 자살률을 7배나 감소시키는 것으로 알려져 있다.[19] 양극성장애 환자와 가족(또는 지지체계)에게 리튬치료의 필요성과 목적, 약물의 추가작용, 독작용과 부작용, 의사에게 보고해야 하는 상황, 심한 발한과 탈수, 심한 설사 또는 구토 등과 같은 독작용의 위험을 증가시킬 수 있는 상태, 리튬의 갑작스런 중단이 재발과 조증을 다시 유발시킬 수 있다는 것을 반드시 교육해야 한다. [BOX 15-1]은 환자와 가족에게 제공해야 하는 리튬치료에 대한 교육지침이다.

리튬을 장기 복용했을 때 나타나는 갑상선기능저하, 신장기능 손상과 같은 위험에 대해 환자는 알고 있어야 한다. 따라서 리튬치료를 받고 있는 환자는 갑상선과 신장기능을 파악하기 위해 정기검진을 받아야 한다. 건강간호제공자들은 양극성장애 환자와 가족들에게 약물치료를 점진적으로 중단해야 하는 것의 중요성을 강조할 필요가 있다.

④ 금기사항

환자에게 리튬을 투여하기 전에 신장기능에 대한 사정을 포함해서 신체검사와 임상검사를 기본적으로 해야

표 15-4 리튬의 부작용과 독작용[5),20),24)]

수준	징후	간호중재
치료수준(0.4~1mEq/L)	미세한 손떨림, 다뇨, 갈증, 오심, 전반적 불편감, 체중증가.	증상은 치료를 받는 동안에도 지속되다가 차츰 완화된다. 오심을 줄이기 위한 음식을 준다. 체중증가는 다이어트, 운동, 식단 조절로 도와준다.
초기 독작용(1.5mEq/L 이하)	오심, 구토, 설사, 갈증, 다뇨, 발음장애, 근육약화	약물을 중단하고, 혈중 리튬 레벨을 측정하고 용량을 조절한다.
중등도 독작용(1.5~2mEq/L)	거친 손떨림, 지속적인 위장장애, 정신적 혼돈, 근육과민성, 뇌파(EEG) 변화, 운동실조	상황의 심각성에 따라 초기 독작용 중재나 심한 독작용 중재가 이루어져야 한다.
심한 독작용(2~2.5mEq/L)	운동실조, 심각한 뇌파변화, 흐린 시야, 긴장성(clonic) 운동, 소변량 증가, 이명, 발작, 무감각, 심한 저혈압, 혼수상태. 사망은 일반적으로 폐 합병증에 따라 이차적으로 발생	리튬 중독에 대한 해독제는 없다. 약을 중단하고 배설을 촉진한다. 환자가 의식이 명료하다면, 구토를 시행한다. 그렇지 않으면 위세척과 요소, 만니톨 및 아미노필린으로 리튬 배설을 촉진한다.
>2.5mEq/L	증상은 빠르게 심해진다. 의식불명, 심장부정맥, 말초순환장애, 단백뇨, 핍뇨 및 사망	위의 중재와 더불어 심한 경우는 혈액투석을 할 수도 있다.

BOX 15-1 리튬치료에 대한 환자와 가족 교육

환자와 환자가족은 아래의 내용을 알고 있어야 한다.(환자와 가족들이 질문하도록 격려하고 자료를 제공해야 한다.)

- 리튬은 현재 나타나고 있는 정서적인 문제를 해결하고 재발예방을 도와준다. 그러므로 현재의 에피소드가 끝난 후에도 약을 지속적으로 복용하는 것이 중요하다.
- 치료적 용량과 독성 용량의 차이가 적기 때문에 자주 혈중 레벨을 모니터하는 것이 중요하다. 처음에는 보다 자주 모니터하고 이후에는 몇 개월에 한 번씩 모니터 한다.
- 리튬은 중독성이 없다.
- 정상적으로 소금과 물을 섭취한다(1500~3000 ml/일 또는 12온스짜리 6컵 정도). 리튬은 신장에서 나트륨의 재흡수를 감소시켜 나트륨 결핍을 유발할 수 있다.
- 나트륨의 레벨을 주시한다. 나트륨 섭취가 감소되면 리튬의 레벨을 상대적으로 증가시켜 독작용을 유발한다.
- 심한 설사, 구토, 발한이 있다면, 리튬을 중단한다. 이러한 증상은 탈수로 이어질 수 있다. 탈수가 일어나면 혈중 리튬 농도를 독성 레벨까지 올릴 수 있다. 따라서 이런 문제가 발생되면 주치의에게 보고한다.
- 리튬을 복용하는 동안 이뇨제를 사용하지 않는다.
- 리튬이 위장장애를 일으킨다면 음식과 함께 복용하면 도움이 된다.
- 리튬은 신장을 손상시킬 수 있다. 치료 전에 신장기능을 검사하고 그 후엔 1년에 한 번씩 검사해야 한다.
- 리튬은 갑상선 비대와 갑상선기능저하를 촉진할 수 있다. 치료 전에 T3, T4, TSH혈장 레벨을 측정하고 매년 검사한다.
- 처방전 없이 살 수 있는 약을 의사와 상의 없이 복용하지 않는다.
- 체중증가가 심하면, 주치의나 영양사와 상의할 필요가 있다.
- 자조그룹은 양극성장애 환자와 가족을 지지할 수 있다. 지역 내 자조그룹의 이름과 전화번호를 알려준다.
- 더 많은 정보를 제공받을 수 있도록 이름과 전화번호를 준다.
- 담당자의 이름과 연락처와 함께 부작용과 독작용의 목록을 보관하도록 한다.
- 리튬을 지속적으로 복용하지 않는다면, 조기재발의 위험을 감소시키기 위해 용량이 점차적으로 조절될 수 있다.

한다. 리튬에 대해 반응을 보일만한 티록신과 갑상선자극호르몬thyroid-stimulating hormone, TSH의 수준을 포함한 갑상선 상태, 치매 또는 신경학적 질환의 평가, 신체적 상태를 반영하는 심전도 검사를 한다.

심혈관질환, 뇌손상, 신장질환, 갑상선질환, 근무력증 환자에게는 리튬치료가 일반적으로 금기이다. 리튬은 태아에 해롭기 때문에 가능하면 임산부에게는 투여하지 않아야 한다. 리튬의 사용은 모유수유를 하는 엄마들과 12세 이하의 아동들에게도 금기사항이다.

리튬과 상호작용하는 약물은 비스테로이드성 항염증약물(NSAIDS), hydrochlorothiazide, angiotensin-converting enzyme(ACE) 길항제, caffeine, alcohol, 이뇨제 등이다.

(2) 항경련약물

양극성장애 환자의 약 20~40% 정도는 리튬에 반응이 없거나 또는 불충분한 반응을 보이거나 리튬에 내성이 있다. 양극성장애 환자 중에는 리튬에는 잘 반응하지 않으나 항경련약물anticonvulsant drugs에는 반응을 보이기도 한다.

항경련약물인 carbamazepine(Tegretol), divalproex(Depakote)와 lamotrigine(Lamictal)은 기분장애 치료에 효과가 입증되었다.[20] 양극성장애나 다른 질환에서 사용하는 항경련약물은 다음과 같은 경우에 더 효과적이다.

- 조증의 조절(2주 이내)과 우울의 조절(3주 또는 그 이상)
- 기분부전형 조증(조증삽화동안의 우울한 생각과 느낌)
- 빠른 순환(1년에 4회 또는 그 이상의 삽화)
- 양극성장애 우울삽화의 선택약물
- 양극성장애의 가족력이 없을 때
- 조현정동장애 환자의 정서적인 변화
- 정신적인 문제없이 충동적이고 공격적인 행동
- Alcohol과 benzodiazepine의 금단증상

① 디발포렉스

Divalproex(Depakote)는 리튬에 반응이 없는 급성조증이나 빠른 순환, 기분부전 조증, carbamazepine에 효과가 없는 경우에 유용하며, 조증삽화의 예방에도 효과가 있다. 연구에 따르면, valproate를 투여하는 여성 환자의 경우 낭창성 난소 증후군의 위험과 아동의 출생 결함과 발달 지체를 가져오는 것으로 보고하고 있다.[27]

② 카바마제핀

치료에 내성을 보이는 양극성장애 중 몇몇 환자들은 carbamazepine과 리튬 또는 carbamazepine과 항정신약물로 개선되었다. Carbamazepine(Tegretol)은 다행감, 과다행동, 과한 친근감을 보이는 조증환자보다는 빠른 재발과 심각한 망상과 분노가 있는 조증환자와 혼합형 양극성장애 환자에게 더 효과적이다. Carbamazepine을 투여하는 경우, 혈액질환, 간독성과 췌장염의 위험 때문에 간기능과 혈소판 수에 대해 모니터해야 하며, 혈중농도는 적어도 처음 8주간은 매주 모니터해야 한다. 경우에 따라서는 골수억제와 간염의 원인일 수 있다.

③ 라모트리진

Lamotrigine(Lamictal)은 양극성장애 우울삽화의 첫 단계 치료약물이며, 급성기와 유지치료에 사용 가능하다. 이 약물은 2가지 문제점이 있다. 첫 번째는 드물지만 심각한 피부반응으로 Stevens–Johnson 증후군이라 불리며, 잠재적으로 생명을 위협할 수 있는 발진이다. 대부분의 경우에 발진이 양성이지만, 발진이 나타나면 즉시 의료 처치를 받도록 환자에게 교육해야 한다.[20] 두 번째는 드물지만 심각한 부작용인 무균성 뇌수막염이다.

④ 새로운 항경련약물

일반적으로 많이 쓰고 있는 다른 항경련약물은 topiramate(Topamax)와 oxcarbazepine(Trileptal)이다.[20] Topiramate는 조증에 도움이 되고 체중증가가 나타나지 않는다. Carbamazepine을 구조적으로 변형한 옥스카바제핀이 보다 더 선택되고 있으며, 다른 약물과의 상호작용이 보다 일반적인 것이다.[20] [표 15–5]는 항성런약물의 부작용에 대한 것이다.

(3) 항불안제

① 클로나제팜과 로라제팜

Clonazepam(Klonopin)과 lorazepam(Ativan)은 치료에 저항을 보이는 급성조증치료에 효과가 있다. 이러한 약물들은 조증에서 볼 수 있는 정신운동성 초조에 효과가 있다. 그러나 물질사용장애의 병력이 있는 환자는 피해야 한다.

(4) 2세대 항정신병약물

치료 초기에 진정 효과를 보여 주며 불면, 불안, 초조를 해결해 주는 새로운 비전형 항정신약물은 기분을 안정시키는 효과가 있다. 급성조증과 혼합형 조증의 치료를 위한 항정신약물로는 olanzapine(Zyprexa), risperidone(Risperdal), aripiprazole(Abilify)과 ziprasidone(Geodon)이다. Quetiapine(Seroquel)은 FDA에서 급성조증에는 승인을 하였으나 혼합형 조증에서는 제외되었다. 앞에서 언급한 약물 중에서 aripiprazole과 olanzapine만이 양극성장애의 유지치료에 사용하도록 FDA에서 승인한 약물이다.[20]

표 15–5 항경련약물의 부작용

약물	부작용
Carbamazepine (Tegretol, Equerto, and others)	• 무과립 혈증과 재생 불량성 빈혈이 가장 심각한 부작용이다. • Carbamazepine이 약물 대사를 빠르게 하는 간 효소를 증가시키기 때문에 혈중 레벨을 처음 8주간 모니터해야 한다. 약물의 용량은 혈중 레벨을 6–8 mg/L로 유지할 수 있도록 조정해야 한다. • 심한 부작용(예: 혼동, 호흡곤란, 불규칙한 심박동, 피부발진 또는 두드러기, 황달)이 나타나면 즉시 조치를 취한다. • 조증의 치료와 예방에는 효과적이나 우울증에는 효과가 덜하다.
Valproic acid (Depakene) Valproic acid delayed reaction (Stavzor) Divalproex delayed release (Depakote) Valproate injectable (Depacon)	• 기본적인 간기능 검사가 이루어져야 하며, 규칙적으로 모니터 한다. • 양극성장애 ;우울상태 • 드물지만 간염과 아동에서는 죽음의 위험성이 보고되었다. 증상으로 열, 오한, 우측 상부 통증, 검은 소변, 불편감, 황달/혼동, 심각한 졸리움 • 임신 중에는 태아사망의 원인이 될 수 있다. • 자살의 위험을 감소시키고 재발을 예방하는 데는 리튬이 더 효과적이다. 디발프렉스는 첫 번째 사용 약물로 종종 선택되며, 빠른 순환성 조증과 혼합형 조증에 효과적이다.
Lamotrigine (Lamictal)	• FDA에서 인정한 생명을 위협하는 발진(Stevens–Johnson syndrome)이 1000명 당3명 정도로 보고되었다. • 드물지만 잠재적인 무균성 뇌막염의 위험이 있다. • 신장기능, 간기능, 심장기능에 손상이 올 때는 사용에 유의해야 한다. • 장기간 유지치료를 위해 다른 기분안정제와 함께 사용하기에 좋은 약물이다. • 양극성장애 우울상태; 통증
Topiramate (Topamax)	• 급성조증 또는 다른 약물과 함께 사용하는 데 이용 • 부작용으로 체중감소, 인지 부작용, 피로, 어지러움, 지각 이상이 있다. • 아직까지 FDA 승인이 나지 않았다.
Oxcarbazepine (Trileptal)	• Carbamazepine의 구조적 변형 약물 • 약물 상호작용과 부작용이 다른 약물보다 덜하다. • 아직까지 FDA 승인이 나지 않았다

(5) 전기경련요법

전기경련요법electroconvulsive therapy, ECT은 심각한 조증 행동을 감소시키기 위해 이용된다. 치료에 내성이 있는 환자나 빠르게 순환이 되는 환자(즉, 1년에 4번 또는 그 이상 발병되는 환자)에게 도움이 된다. 전기경련요법은 파괴적인 망상을 보이는 환자와 갑작스럽게 자살을 하는 양극성장애 환자에게도 효과적이다.

4) 치료지속기

치료지속기continuation phase는 이 단계의 결과에 따라 재발을 예방할 수 있기 때문에 환자와 가족에게 모두 중요하다. 사례관리자는 환자와 가족을 위해 환자의 요구, 자원의 이용가능성 및 적합성에 따라 지역사회자원을 선택하고 추후관리를 자주 평가해야 한다.

이 시기에서는 약물유지가 가장 중요하다. 약물관리는 정신건강복지센터에서 자주 다루는 것이며, 약물치료의 유지는 낮병원과 가정방문간호에서도 다루고 있다. 환자들은 스트레스 수준이 견딜만하고 너무 흥분된 상태가 아니라면 낮병원을 이용한다. 낮병원은 약물관리 외에도 환자의 시간과 에너지를 조직적으로 쓰는 것을 돕고 사회적 고립을 감소시켜 준다. 환자가 집에만 있고 정신건강복지센터 또는 낮병원에 갈 수 없다면 가정방문간호로 추후관리를 하는 것이 적절하다.

(1) 건강교육과 건강증진

환자와 가족은 양극성장애에 대한 정보를 알고 싶어하며, 특히 만성적이고 반복적인 재발과 재발증상에 대해 알고 싶어 한다. 예를 들어, 수면패턴의 변화는 보통 조증에 앞서 나타나거나 동반되기 때문에 알 수 없는 단 한 번의 수면상실조차도 조증이 임박해 있다는 것을 예고하는 증상으로 볼 수 있다. 건강교육에서는 수면양상, 식사, 운동과 활동의 중요성에 대해 규칙적으로 강조해야 한다. 정신교육은 환자와 가족들의 기능적인 면을 개선하기 위해 다양한 방법으로 제공한다[BOX 15-2]. 정신교육에서는 적어도 일상생활과 수면습관을 규칙적으로 개선하기 위해 환자와 가족들이 모두 지침을 따르도록 격려한다.

BOX 15-2 양극성장애 환자와 가족을 위한 정신교육[16),28)]

양극성장애 환자와 가족이 알아야 할 내용

1. 양극성장애의 만성적, 순환적, 에피소드 특성
2. 양극성장애는 장기간의 질병이며 유지 치료가 필요. 따라서 하나 이상의 기분안정제를 오랫동안 복용해야 함
3. 처방된 약물의 기대되는 부작용과 독작용 뿐만 아니라 독작용이 나타난 경우에 문의할 곳과 대상
4. 재발의 징후와 증상
5. 재발을 예방할 수 있는 가족과 그 외의 사람들의 역할
6. 쉽게 찾아볼 수 있는 비상연락 담당자 전화번호
7. 재발을 야기할 수 있는 알코올사용, 약물남용, 소량의 caffeine, 임의로 복용하는 약
8. 조증삽화의 증상으로 수면부족이 자주 나타나므로 좋은 수면 위생 유지. 따라서 수면 약물을 통해 조증을 해결하기도 함(예: 테마제팜[Restoril])
9. 정신사회적 전략은 직업, 대인관계, 가족문제를 다루는 데 있어 중요: 스트레스 감소, 개인 조절능력 강화, 사회적 기능 향상
10. 집단 및 개인 정신치료는 재발예방기술, 사회적 지지 제공, 대인관계 대처기술 증가, 약물이행개선, 기능적 장애 감소, 재입원 감소와 병식을 갖게 하는데 유용

간호사가 기억해야 할 내용

1. 사실에 대해 이야기하도록 요구될 때 최소화와 부정은 일반적으로 나타나는 방어 기전이다.
2. 분노와 학대 발언은 치료자를 겨냥하기는 하지만 질병의 증상이며 개인적인 것이 아니다.

5) 치료유지기

치료유지기maintenance phase는 재발을 예방하는 것이 목표이다. 지역사회자원을 이용하면 보다 빨리 도움을 받을 수 있을 뿐 아니라 상호지원과 자조그룹의 지원을 받을 수 있다.

(1) 정신사회적 중재

양극성장애의 치료에 있어서 약물치료와 정신사회지지psychosocial support는 기본적인 것이다. 환자는 취약성과 과거에 있었던 삽화로 인한 정신사회적 결과 때문에 앞으로 있을 에피소드로 고통스럽다. 그들은 오랜 기간의 치료와 유쾌하지 않은 부작용으로 힘들어 한다.

많은 환자들은 질병과정동안에 긴장된 대인관계, 결혼과 가족문제, 학업적/직업적 문제, 법적 또는 사회적 어려움을 겪어 왔다. 정신치료는 정신적 스트레스를 감소시킬 뿐 아니라 자신감을 증가시켜 어려움을 극복할 수 있도록 돕는다. 약물치료와 병행하는 정신치료는 에피소드 사이에 기능을 개선하도록 돕고 앞으로 있을 에피소드의 빈도를 감소시켜 준다.

(2) 정신치료

정신치료psychotherapy는 양극성장애 환자에게 중요한 치료이고 리튬복용을 더 잘 하도록 도와준다. 약물치료와 정신치료를 받고 있는 환자들은 약물치료보다 정신치료에 더 가치를 두고 있다. 또한 인지치료를 받고 있는 환자들은 그렇지 않은 환자들보다 약물복용을 더 잘하고 있다. 다음은 환자가 심리치료와 정신치료에 대한 느낌을 적은 것이다.[14)]

> **사례**
> 나는 리튬 없이 정상적인 삶을 살아가는 게 상상이 안돼요. 약은 나를 위해 필수적이라는 것을 지금은 압니다. 리튬은 비참해 지는 것을 막아주고 우울함을 줄여 주며 병적인 생각을 없애고, 나를 덜 예민하게 만들며, 나를 부드럽게 하고, 내 관계에서, 내 경력에서, 병원에서 그리고 정신 요법 시 나를 지킵니다. 또한 나를 살아 있게 합니다. 그러나 정신치료는 치유가 되게 합니다. 혼란스러움을 느끼게 하고, 무서운 생각과 느낌을 불러일으키고, 희망과 배울 수 있는 가능성을 되찾아줍니다. 약은 현실로 돌아가게 해줄 수 없고 해 주지도 않습니다. 약은 나를 찾게 하고 현재를 견딜 수 있게 해줍니다. 정신치료는 어느 날 내가 이러한 모든 것을 다룰 수 있도록 믿게 해 주는 전쟁터이고 안식처입니다. 약은 약을 먹고 싶어 하지 않는 문제를 해결해 줄 수는 없지만, 정신치료만으로도 나의 조증과 우울을 예방할 수는 없습니다. 나는 둘 다 필요합니다.

① 인지행동치료

우울환자를 위한 Beck의 인지행동치료cognitive behavioral therapy, CBT는 기술 지향적인 치료법이다. 연구에 의하면, 인지적 기술이 정서증상을 감소시키고, 사회적 기능은 향상시키며, 재발을 방지하고 병원 입원 횟수를 감소시키데 효과가 있다고 보고하였다.

인지행동치료는 여러 가지 인지행동치료 기술을 이용하여 주로 약물순응, 조기 발견과 중재, 스트레스와 생활방식 관리에 중점을 둔다. 이러한 중재는 I형 양극성장애 환자에게 효과적이며, 환자의 회복과 기분안정을 방해하는 부적응적 인지와 행동을 인식하도록 도와준다. 이것은 양극성장애를 가진 아동에게도 적용할 수 있다.

② 대인 및 사회리듬 치료

대인 및 사회리듬 치료interpersonal and social rhythm therapy는 대인관계 문제와 일상생활장애가 양극성장애의 조증과 우울삽화의 재발에 영향을 미친다는 생각에 기초하고 있다. 대인 및 사회리듬 치료는 I형 양극성장애의 우울삽화를 단축시키는 데 효과가 있다. 대인관계 정신치료(ITP)에서 파생된 대인 및 사회리듬 치료는 대인관계 문제의 해결(예: 해결되지 않은 비애, 분쟁, 역할 전환)과 앞으로의 분쟁을 예방하는 것에 초점을 둔다. 대인 및 사회리듬 치료는 유지기 뿐 아니라 급성기 치료에도 효과적이다.

③ 가족중심치료

가족행동중재, 가족치료, 정신교육은 모두 가족이 함께 머물도록 도와주고, 재입원율을 낮추며, 가족기능을 개선해 준다. 가족중심치료family-focused therapy는 인지행동치료와 대인 및 사회리듬 치료의 많은 부분이 접목되어 있다.

- 정신교육
- 재발예방
- 환자가 보다 쉽게 받아들일 수 있는 양극성장애를 진단하는 방법

가족중심 치료는 치료에 가족을 포함시킨다는 점에서 인지행동치료, 대인 및 사회리듬 치료와 차이가 있으며, 가족 내 의사소통에 중점을 두고 의사소통기술을 교육하고 가족 전체가 재발에 대해 준비하게 도와준다.

5. 간호평가

기대결과는 단기와 중간 평가의 빈도를 결정한다. 예를 들어, 환자의 활력징후는 안정적인가? 환자는 시간 내에 수분섭취가 잘 이루어졌는가? 환자는 자신의 행동을 조절하거나 외적 조절을 할 수 있는가? 환자는 하루 밤에 4~5시간을 자거나 하루 중 짧지만 자주 휴식시간을 가질 수 있는가? 가족은 환자의 질병과 약물의 필요성에 대하여 이해하고 있는가? 환자와 가족은 지역사회 단체가 그들을 도울 수 있다는 것을 알고 있는가?

결과 또는 관련된 지시가 만족스럽게 성취되지 않았다면, 방해하는 요인을 분석한다. 자료가 잘못되었거나 불충분한가? 간호진단이 부적절하거나 목표가 비현실적인가? 중재계획이 너무 약했나? 목표와 중재 계획을 재사정한 후에 지적된 대로 계획을 수정한다. 장기목표는 약물 이행: 지역사회에서의 기능재정립: 가족, 일, 사회적

관계와 기분에 있어서 안정성 성취: 스트레스 감소를 위한 대처기술 개선을 포함한다.

시뮬레이션: 양극성장애

시나리오

33세 여성 G는 처음 만났을 때 날카롭고 산만했다. 그녀가 애견센터 일을 그만두었을 때, 화를 내며 자살 위협을 한 후 3번째 입원되었다. 그녀는 자살 예방치료 중에 있다.

치료목표

G는 퇴원할 때까지 약물 중단이 질병을 심하게 한다는 병식이 생기고 문제해결능력이 향상될 것이다.

학생간호사-환자 상호작용	학생간호사의 느낌	정신건강간호개념
학생: 미소를 지으며, "안녕하세요. 당신이 직장에서 해고당했을 때의 느낌을 조금 더 이야기해 주시겠습니까?"		직접적인 질문보다 오히려 간접적인 질문이 의미를 더 파악할 수 있다.
G: '나가세요. 직업에 대해서만 물어보는 사람들 때문에 힘들어요.' 라며 주먹을 쥐고 소리친다.	질문을 하기 전에 인간으로서의 G를 생각지 못했다. 그녀는 소리치고 있었으나 이해할 수 있었다. 그녀의 두려움과 상실이 분노를 일으킨 것이다. 그렇다. 마음속으로 심호흡을 하자.	그녀는 두려움이 있으며, 나에게 그녀의 좌절감을 표현할 수 있다. 그녀가 depakote와 아빌리파이 약을 계속 복용하고 있었기 때문에 입원은 곧 절망을 의미한다는 것을 우선적으로 파악해야 하는 것을 잊고 있었다.
학생: 조용히 걱정하면서, "G, 저는... 담당학생간호사입니다. 당신은 힘든 시간을 보내왔군요. 직장때문에 화가 나 있는데, 사람들이 자꾸 물어보는군요."	나는 할 수 있다. 조금 뒤로 물러서서 천천히 그녀의 분노가 나에 대한 것이 아니라고 자신에게 계속 이야기한다. G를 걱정하기 때문에 몰아붙이지 않는다. 나도 불안과 싸우고 있다.	나의 공감이 그녀에게 전달되기를 희망하기 때문에 반영을 이용하였다. 불안은 서로에게 전달된다는 것을 이제는 안다.
G: "걷고 싶어요." 복도를 빠르게 걷기 시작했다.	그녀가 나와 함께 걷길 희망한다고 생각한다. 걷는 것이 나의 불안도 또한 도울 것이다.	G는 불안에 대한 건강신념행동으로 걷기를 이용하고 있다.
학생: "좋은 생각입니다. 함께 걸어요. 마음속에서 무슨 일이 있는지 말씀해 보세요." 우리는 복도를 빠르게 걸었다.	그녀가 걸으면서 반응을 보였기 때문에 나는 점점 평온해졌다.	나는 그녀와 함께 걸었다. 가끔 간접적인 질문을 이용해 환자가 심문한다는 느낌 없이 이야기하도록 돕는다.
G: "나는 왜 더 노력해야 하지? 라고 느낍니다. 내가 애견 센터에서 일할 때, 내 삶이 무엇인가 의미 있다고 느꼈어요. 그때 나는 약을 끊었지요. 약이 너무 비쌌거든요. 나는 실패자 같아요." 눈에 눈물이 고인다.	그녀 때문에 슬펐다. 너무 힘들게 싸우고 있고 그래서 약을 끊은 것 같았다. 때때로 나도 실패자 같다고 느낀다. 나도 학교에서 시험스트레스가 있을 때 너무 많이 압박감을 느낀다. 나는 나 자신의 실패걱정 대신에 G에게 집중해야 한다.	
학생: "지금 당신은 잃어버린 것에 대해 스스로를 비난하고 있는 것처럼 보입니다." 잠시 후 휴지를 건네며, "G, 당신을 돕고 싶습니다. 당신이 '왜 내가 더 노력해야 하지?'라고 말한 의미가...?"		"바로 지금"이라고 말했지만, 그녀가 항상 실패를 선택하지 않을 수도 있다고 생각했다. 나는 역전이에 대해 생각해야 했다. G라는 이름의 자신이 누구인지 확인하는 것은 중정도의 불안이 있을 수 있기 때문에 그녀가 취할 수 있는 지각영역을 감소시켜야 한다. G와 같은 병력을 가지고 있는 환자들은 자살에 대한 조그마한 단서도 사정할 필요가 있다.
G: "걱정 마세요. 나는 더 이상 나 자신을 해치지 않아요. 그러나 나를 계속 망치고 있고 심지어 내 반려동물도 망치고 있어요."라며 나를 응시한다.	내가 그녀와 함께 있을 때 느끼는 살아 있음을 그녀도 느끼길 바란다. G가 지금 살고 싶어 한다고 믿는다. 나는 그녀에 대해 희망을 갖는다.	G가 걱정하지 말라고 얘기했을 때 자신의 자살 잠재성에 대한 걱정이 여전히 있는 것을 투사하고 있을지도 모른다. 15분마다 체크할 필요가 있고 이런 모든 것에 대해 보고하고 기록해야 한다.
학생: "당신의 반려동물에 대해 말해 보세요"		초점 맞추기를 통해 그녀가 가치를 두는 것에 대해 떠올리게 했다. 그녀 또한 자신이 잘 할 수 있다는 것과 무엇이 그녀의 자존감을 돕는지에 대해 떠올릴지 모른다. 그녀가 "내 반려 동물들"이라고 해서 "당신의 반려 동물들"이라고 재진술을 했다. 반려 동물들이 그녀에게 너무 중요했기 때문에
G: "나는 모든 동물들을 돌보는 것을 사랑했어요. 특히 작은 비글 한마리가 너무나 슬픈 눈을 가지고 있어 집으로 데려왔어요. 그 때는 내가 문제가 있을 때였지요. 내가 약을 계속 먹고 있었다면 그렇게 하지 않았을 거라는 걸 알아요."		G가 동일시하고 있나? 비글의 슬픈 눈을 G 자신의 슬픔이라고 공감했을지도 모른다.

시뮬레이션: 양극성장애 (계속)

학생간호사-환자 상호작용	학생간호사의 느낌	정신건강간호개념
학생: "당신이 약을 먹을 때와 먹지 않을 때의 행동 차이에 대해 알고 있나요?"	나는 스스로 약물복용에 대해 그녀에게 칭찬하고 있다는 것을 알고 자부심을 느꼈다.	나는 약을 중단하는 것이 충동적 행동과 관련이 있다는 병식을 주기 위해 행동치료 중 긍정적 강화의 기술을 사용하고 있다. 또한 그녀의 질병이 약물과 관련이 있다는 것으로 그녀에게 힘을 북돋아주고 있다.
G: "나는 여전히 너무 쉽게 미쳐요. 그러나 아빌리파이의 용량이 증가된 후 보다 명료해 지고 있다고 생각해요. 내 상사가 나에게 두 번째 기회를 줄지는 잘 모르겠어요. 내가 다시 아프기 전에는 동물들을 잘 돌봤어요. 상사도 그렇게 말했어요. 내 담당자가 비글이 돌아왔는지 확인했어요."		G는 현실적인 문제를 해결할 수 있다. 그것은 불안이 중등도로 감소되고 있다는 의미이다. 동물들은 G에게 사랑과 소속감, 자아존중감 등을 제공한다고 생각한다. 나는 G의 동물 돌봄 기술에 대해 확인했다.
학생: "반려동물을 돌보던 기술이 기억난 것이 병원에서의 이러한 것들을 견디게 한다고 들었습니다."		
G: "나는 정말로 동물을 사랑해요. 나의 이런 생각들을 간호사에게 이야기하고 언제 어떻게 상사에게 전화할 것인지 계획 중입니다."	그녀는 변화하고 있다. 와우! G가 나를 신뢰한다고 느낀다. 나 역시 나 자신에 대한 믿음이 생기기 시작했다.	치료팀은 퇴원 계획을 세울 것이다.
학생: "당신이 앞으로 해야 할 목표를 찾을 수 있으며, 자신을 조금씩 믿기 시작했을지도 모릅니다."		나는 정신적으로 건강한 언어적 소통으로 G를 지지했다. 그녀를 압도하지 않고 자신에 대한 믿음을 주기 위해 "할지도 모른다.", "~하기 시작한다.", "약간"이라는 말을 쓸 때는 조심했다.
G: 끄덕인다.		

근거기반실무 Evidence-Based Practice

문제 63세 여성이 앰블런스에 실려 응급실에 왔다. 그녀는 팔이 붙들린 채로 발버둥을 치며 아주 큰 소리로 빠르게 이야기하고 있었다. 그녀는 한 주제에서 다른 주제로 이야기가 바뀌는 사고 비약이 있었다. 이야기의 내용은 '사람들이 그녀를 헤치고 죽이려 한다. 그녀의 고양이 버블이 어디에 있느냐, 자신의 머리가 좋게 보이기 위해서는 만지면 안 된다, 약을 거부하고 있으며, 사람들이 그녀를 보고 웃는다.'는 것까지 다양하다. 약을 다 먹고 약을 받으러 갈 수 없었기 때문에 환자가 2주 동안 depakote를 복용하지 않았다고 응급 구조사는 보고했다.

근거기반실무사정

A. **당신 경험 상 이미 알고 있는 것은 무엇인가요?**
환자는 이미 응급실에 있고, I형 양극성장애를 앓고 있다. 조증상태에 있는 환자들은 종종 말이 많다. 전투적이고, 먹거나 마시지 않고 잠을 충분히 자지 않으며, 환각이나 망상적일 수 있다. 기분은 항진되어 있고, 분노와 과민반응을 보이거나 빠르게 변한다. 환자는 직원, 가족 또는 자기 자신에게 폭력적일 수 있다.

B. **문헌에서는 뭐라고 하나요?**
격리나 강박(물리적 또는 화학적)은 수십 년 동안 초조한 정신증 환자에게 이용되었던 일반적인 방법이다. 이러한 방법은 환자에게 트라우마 일 수 있으며 어떤 경우는 매우 위험하다고 연구결과에서는 보고한다. 지금 현재 가장 좋은 방법은 일대일 직원, 탈상승기술, 걷기, 이완기법, 자발적 타임아웃, prn 약물, 환자로부터 타인을 안전하게 분리, 직원들을 위한 보다 집중적인 치료 훈련 등 여러 가지 방법을 이용한다. 격리와 강박은 의사의 처방에 의해 안전한 가이드라인을 가지고 자신이나 타인에게 위험한 상황일 때에 실시한다.

C. **환자가 원하는 것은 무엇인가요?**
환자는 조증상태에 있기 때문에 자신의 욕구를 명확하게 표현할 수 없다. 환자는 안전하게 통제할 필요가 있는 두려운 존재라고 할 수 있다. 환자는 자기자신과 다른 사람들에게 위험한 행동을 해왔고, 자신을 위해 합리적인 결정을 내릴 때까지 중재가 요구된다.

계획 응급실 수퍼바이저는 환자가 응급실에 오기 전에 라포를 형성했던 간호사를 배정하고 환자가 조용히 안전해질 때까지 도와준다. 강박을 하거나 주사를 맞기 전에 환자가 자발적으로 약을 복용하도록 간호사와 적당한 시간에 대화하도록 계획한다. 약이 효과를 나타내기 전까지 자신이나 타인에게 해를 입히지 않도록 환자와 함께 걸으며 환자의 손을 부드럽게 잡는다. 적은 양의 음식과 음료를 자주 제공한다.

QSEN 사전지식, 기술 및 태도(KSAs)

안전: 강박사용보다는 좋은 라포를 형성한 간호사와 2명의 직원에 의해 보호
근거기반실무: 응급실 간호사는 의사소통과 감정조절 훈련에 참여해 왔고, 여러 방법들을 이용해 접근해 왔기 때문에 환자의 상항에 따라서 격리나 강박을 고려

핵심요약

- 양극성장애의 원인에는 생물학적 요인이 있다. 쌍생아 연구에서 유전적 요인이 강하게 관련되는 것으로 나타났다.
- 신경전달물질의 증가나 불균형이 양극성장애의 기분 변화와 관련되어 있음은 신경생물학적 영향이 있음을 지지한다.

- 신경내분비와 신경해부학적 결과도 생물학적 영향을 지지한다.
- 양극성장애는 알아차리지 못할 정도로 남아 있을 수 있는데, 조기발견은 동반되어 발생하는 물질사용장애, 자살, 사회적 관계나 개인적 관계의 감소를 줄이는 데 도움이 될 수 있으며, 보다 긍정적인 결과를 가져오게 할 수 있다.
- 간호사는 환자의 기분상태(경조증, 급성조증, 섬망성 조증), 행동, 사고과정, 사고내용, 인지기능 등에 대해 사정한다.
- 조증이 있는 환자의 적절한 간호진단은 **폭력 위험성, 방어적 대처, 비효율적 대처, 손상된 기분조절, 불안정한 감정 조절, 상황적 낮은 자존감** 등이다.
- 급성조증단계에서는 종종 신체적 요구가 우선시되며 간호중재가 필요하다. 그러므로 불충분한 체액량과 부적절한 영양 또는 배설, 수면패턴의 장애 등은 간호계획에 포함되어야 한다.
- 간호사와 직원들은 환자가 사람들에게 참견하는 행동을 할 때, 중립적인 입장에서 일관성있게 한계를 설정하는 전략을 수립하고 충동적이고 공격적인 행동에 대해 빠르게 중재해야 한다.
- **가족과정장애**라는 간호진단은 중요하다. 지지그룹, 정신교육, 가족을 위한 안내지침은 환자의 약물 이행에 크게 영향을 미친다.
- 간호중재 계획은 조증의 3단계 모두에서 환자와 가족을 위해 특별한 요구를 포함해야 한다.
- 리튬은 치료지수가 좁아서 환자와 가족에게 철저한 교육과 정기적인 추적이 필요하다. Carbamazepine과 valproate 같은 항경련약물은 리튬치료에 효과가 없는 환자를 치료하기에 유용하다. 새로운 항경련약물은 증상의 빠른 감소가 필요하거나 다른 치료적 접근에 반응을 보이지 않는 환자의 치료에 유용하다.
- 항정신약물은 진정과 기분안정을 위해, 특히 항조증 약물이 효과가 나타날 때까지 초기 치료제로 필요할 수 있다.
- 전기경련요법은 환자에 따라서 가장 적절한 의학적 치료일 수 있다.
- 환자와 가족 교육은 여러 가지 형태로 이루어지며, 약물 이행을 촉진시키고 재발의 위험을 감소시키는 데 있어 아주 중요하다.
- 간호평가는 간호중재의 효과를 점검하고 필요하다면 목표를 수정하며, 간호진단을 재사정하는 것을 포함한다.

참고문헌

1) 보건복지부 (2016). 정신질환실태 역학조사. http://kosis.kr/index/index.do
2) American Psychiatric Association. (2013). *Diagnostic and statistical manual of mental disorders (DSM-5)* (5th ed.). Washington, DC: Author.
3) Black, D.W., & Andreasen, N.C. (2014). *Introductory textbook of psychiatry* (6th ed.). Washington, DC: American Psychiatric Publishing.
4) Brooks, M. (2015). *Bipolar disorder recognized earlier, mortality remains high.* Retrieved May 23, 2015, from www.medscape.com/viewarticle/8454150.
5) Burchum, J., & Rosenthal, L. (2016). *Lehne's pharmacology for nursing care* (9th ed.). St Louis, MO: Elsevier.
6) Dias, R. (2011). Fluctuating hormones linked to more severe bipolar symptoms. *American Journal of Psychiatry, news release.* Retrieved March 12, 2011, from www.nih.gov/mrdlneplus/news/fullstory08850.html.
7) Duncan, S., Van der Merwe, M., Bowers, L., Simpson, A., & Jones, J. (2010). A review of interventions to reduce mechanical restraint and seclusion among adult psychiatric inpatients. *Issues in Mental Health Nursing, 31*, 413–424.
8) Gitlin, M., & Frye, M.A. (2012). Maintenance therapies in bipolar disorders. *Bipolar Disorders, 14*(Suppl 2), 51-65.
9) Herdman, T.H. (Ed.) *Nursing Diagnoses-Definitions and Classification 2015-2017*. Copyright 2014, 1994-2014 NANDA International.
10) Hidalgo-Mazzei, D., Mateu, A., Reinares, M., et al. (2015). Self-monitoring and psychoeducation in bipolar patients with a smart-phone application (simple) project: design, development and studies protocols. *BMC Psychiatry, 15,* 52.
11) Hirschfeld, R. M. A., et al. [2000]. Development and validation of a screening instrument for bipolar spectrum disorder: The Mood Disorder Questionnaire. *American Journal of Psychiatry, 157*[11], 1873–1875. Copyright ©2004 Eli Lilly and Co.
12) Hodgson, B.B., & Kizior, R.J. (2013). *Saunders nursing handbook 2013.* St Louis, MO: Elsevier Saunders.
13) Jamison, K.R. (1995a). *An unquiet mind.* New York, NY: Knopf.
14) Jamison, K.R. (1995b). *Psychotherapy of bipolar patients.* New York: Paper presented at the U.S. Psychiatric and Mental Health Congress, November 18, 1995.

15) La Rose, L. (2015). The intersection of genetics, mental illness, and stigma. . Retrieved September 6, 2015, from www.theravive.com/blog/post/2015/01/06/The-Intersection-of-Genetics-Mental-Illness-and-Stigma.aspx.
16) Milkowitz, D.J. (2003). Bipolar disorder. In D. H. Barlow (Ed.), *Clinical handbook of psychological disorders* (pp. 523–560). New York, NY: Guilford Press.
17) Miklowitz, D.J., & Gitlin, M.J. (2014). *Clinicians guide to bipolar disorder; Integrating pharmacology and psychotherapy.* New York, NY: Guilford Publications.
18) Perlis, R.H., & Ostacher, M. (2015). Bipolar disorder. In T.A. Stern, M. Fava, T.E. Wilens, & J.F. Rosenbaum (Eds.), *Massachusetts General Hospital comprehensive clinical psychiatry* (2nd ed.). St Louis, MO: Elsevier.
19) Preston, J., & Johnson, J. (2015). *Clinical psychopharmacology made ridiculously simple* (8th ed.). Miami, FL: MedMasters.
20) Preston, J.D., O'Neal, J.H., & Talaga, M.C. (2013). *Handbook of clinical psychopharmacology for therapists* (6th ed.). Oakland, CA: New Harbinger Publications.
21) Richmond, J.S., Berlin, J.S., Fishkind, A.B., et al. (2012). Verbal de-escalation of the agitated patient: Consensus statement of the American Association for Emergency Psychiatry Project BETA de-escalation workgroup. *Western Journal of Emergency Medicine, 13*(1), 17-25.
22) S., Food U., & Drug Administration (FDA) (2010). *Lamictal (lamotrigine): label change-risk of aseptic meningitis.* Retrieved March 14, 2011, from www.fda.gov/Safety/MedWatch/SafetyInformation/Safety.
23) Simpson, S., Joesch, J., West, I., & Jagoda, P. (2014). Risk for physical restraint or seclusion in the psychiatric emergency service (PES). *General Hospital Psychiatry, 36*(1), 113–118.
24) Skidmore-Roth, L. (2008). *Mosby's nursing drug reference* (21st ed.). St Louis, MO: Mosby.
25) Skidmore-Roth, L. (2013). *Mosby's nursing drug reference* (26th ed.). St Louis, MO: Mosby.
26) Soreff, S., & McInnes, L.A. (2011). *Bipolar affective disorder.* Retrieved January 21, 2011, from http://emedicine.com.medscape.com/article/286342-overview.
27) Wisner, K.L., Lockmen-Westin, E., Finnerty, M., et al. (2011). Valproate prescription prevalence among women of childbearing age. *Psychiatric Services, 62,* 218-220. Retrieved June 16, 2011, from psychservices.psychiatryonline.org/cgi/content/abstract/62/.
28) Zerbe, K.J. (1999). *Women's mental health in primary care.* Philadelphia, PA: Saunders.

CHAPTER 16

성격장애
Personality Disorders

Elizabeth M. Varcarolis

학습목표

1. 성격장애의 특징을 이해한다.
2. 성격장애의 유형별 임상적 특징을 설명한다.
3. QSEN 조작적 행동을 하는 환자의 간호 시 팀워크와 협업의 중요성을 이해한다(팀워크 및 협업).
4. QSEN 충동적 행동을 하는 환자와의 효과적 의사소통 전략을 설명한다(환자중심간호).
5. QSEN 성격장애 환자의 자해위험성에 대해 인지한다(안전).
6. 성격장애환자의 간호문제해결을 위해 간호과정을 적용한다.

1. 서론

성격은 본질적으로 그가 속한 문화로부터 분리된 개인의 내적 경험과 행동의 지속적인 패턴이다. 이러한 특질은 대개 청소년기나 성인초기에 처음 나타난다.[4] 성격은 개인이 삶에서 발생하는 다양한 상황을 다루기 위해 택하는 "방식style"이다. 성격특질은 사회적 관계에 나타나는 특이한 방식을 갖는다는 것이 특징인데 사람들에게 보이는 수줍음, 유혹, 경직, 의심, 수동적 공격성 등과 같은 것이다. 병이 없는 일반적인 상태에서 성격은 유연하고 적응력이 있으며, 불안 시 방어기제의 사용은 보다 성숙하다. 성격장애 환자의 성격특질은 융통성이 없고 예측할 수 없으며 대처전략은 원초적이고 미성숙하다.[5] 성격은 연속성을 가지고 있어, 성격장애 시의 기능장애는 경증부터 중등도, 중증까지 범위가 다양하다. 성격장애를 가진 사람이 갖는 대부분의 문제는 타인과의 관계에서 오는 고통이다. 그들은 경직되어 있고, 부적절한 대처기술을 사용하고, 대인관계나 사회적 상호작용 과정에서 통제를 하지 못해 고립되어 있다. 또한 이들은 기괴하고, 불안하며, 위축되어 있고, 조종하거나 폭력적인 행동으로 그들이 속한 그룹들로부터 소외되는 경향이 있다. 성격장애 환자들은 자신이 가진 성격이 문제를 일으킨다는 사실을 인지하지 못하고, 때로는 그들이 겪는 문제의 원인을 다른 사람 탓으로 돌리거나 심지어는 문제가 있다는 것조차도 부인한다.

> 주: 보건의료 현장에서 "까다로운 환자difficult patient"는 일반적으로 성격장애 환자이다. 간호사나 의료인은 특정 환자를 간호하면서 경험하게 되는 그들의 특이한 행동을 어떻게 다룰지 몰라 곤란해 한다. 또한 직원들은 그들이 문제를 일으킬 것이라는 선입견을 갖고 접근한다. Gordon(2013)은 이러한 상황에 대비하여 전문가로서 창의적이고 대안적인 해결책과 접근법을 찾기 위해 상황을 재구성할 것을 제안한다.

일반적으로 성격장애 환자는 복잡하고 힘든 행동을 하여 자신은 물론 주변사람을 고민하게 만든다. 정신과 의사나 정신건강전문가들이 가장 빈번하게 치료하는 대상이 성격장애이지만, 보통 초기치료의 초점은 공존장애(예: 불안장애, 우울장애, 물질사용장애, 섭식장애 또는 의학적 조건)나 동반되는 증상들을 중심으로 치료한다. 성격장애 환자들은 직업적, 대인관계에서 광범위한 장애를 갖고 있을 뿐 아니라 주변세계와 타인을 정확하게 인식하고 해석하는 데 어려움을 겪는다. 또한 그들이 속한 환경, 대인관계의 상호작용에서 발생하는 스트레스 상황에서 부적절한 정서적 반응(범위 및 강도)을 가질 수 있다. 성격장애 환자는 충동조절에도 상당한 어려움을 겪는다.[1]

대인관계 형성 시 모든 사람도 자신과 같은 사고로 기능한다고 여겨 자신의 행동을 문제로 보지 않는다. 따라서 다른 사람을 이해시켜 변화를 돕거나 협조를 구할 필요성을 느끼지 못하며, 자신이 정상이고 다른 사람들이 문제를 가지고 있다고 믿는다. 이러한 사고는 자아개념, 대인관계, 사회에서 기능하는 능력에 문제를 초래한다. 일부 성격장애 환자들은 타인과의 밀착된 관계를 원하기도 하지만 개인이나 업무 관계에서 다음과 같은 이유로 실패한다.

- 거절에 대한 회피와 두려움
- 친밀함이 두 사람 사이를 결합하는 것처럼 보이지만 자기와 타인 사이의 경계가 불분명해져 양쪽 모두에게 바람직하지 않은 관계를 초래
- 다른 사람의 필요에 무감각함
- 요구가 많음
- 결점 찾기(불만 수집가)
- 신뢰하는데 무능
- 개인의 책임감 부족
- 수동-공격적 성향
- 강렬한 대인관계 갈등을 일으키는 경향

성격장애 환자들은 자신을 객관적으로 보지 못해 자신과 타인과의 관계를 긍정적이게 하거나 유지하려는 의지가 없다. 격하고 적대적인 감정이 더해져 폭력적인(자신 또는 타인) 행동을 초래해 대인관계의 심각한 갈등을 일으킨다.

2. 유병률과 동반질환

성격장애 환자는 정신과 병원이나 의료현장에서 자주 볼 수 있다. Caligor 등(2014)은 병원을 방문한 환자의 50% 또는 그 이상이 성격장애를 앓고 있다고 추정한다. 특히 정신질환자 대상의 임상 연구에서 30~50%가 성격장애를 동반하고 있는 것으로 조사되었다. 예를 들면, 주요우울장애를 가진 사람에게서는 51%, 범불안장애 환자의 60% 이상에서 성격장애를 동반하는 것으로 나타났다.[4]

1) 동반질환

성격장애는 다른 정신건강장애(예: 물질사용장애, 신체화장애, 섭식장애, 외상후 스트레스장애, 우울증, 불안장애 등) 또는 일반적인 의학적 상태와 함께 동반된다. 동반질환을 가진 성격장애 환자의 치료반응은 효과적이지 않았다.

성격장애를 가진 대부분의 사람들이 자신에게 잘못이 없다고 믿고 있어, 성격장애 자체만으로 치료를 받는 경우는 드물다. 따라서 성격장애 자체로 치료의 초기 초점이 될 수 없어 많은 임상의들은 모든 정신질환자를 대상으로 성격장애를 평가해야 한다고 주장한다. 성격장애가 있으면 기존의 정신장애 또는 의학적 장애의 경과 및 치료과정에 영향을 미칠 수 있다.

3. 이론

성격장애는 한 가지의 원인에 의해 발생할 가능성이 거의 없다. 유전적, 생물학적, 환경적 요인으로 정신장애뿐 아니라 여러 부분에서 작용한다. 특히, 성격장애 환자가 나타내는 성격특질과 과장성은 유전적으로 괴팍한 성향과 환경 및 신경발달적 사건의 조합으로 인해 주로 야기된다. 성격특질은 유아기때 부터 존재한다고 여기지만, 대부분의 경우 청소년기까지 이러한 장애는 나타나지 않는다.

1) 유전적 요인

많은 연구결과에서 유전적 역할의 중요성을 지지하고 있다. 다른 지역에서 자란 일란성과 이란성 쌍생아 연구를 보면, 일란성 쌍생아는 이란성 쌍생아보다 좀 더 유사한 성격특질을 갖는 것으로 나타났다.[22]

조현병의 병력이 있는 가족에게서 조현형 성격장애의 발병과 관련이 있으며, 강박성 성격장애에도 마찬가지로 유전적 관련이 있는 것으로 보인다. 가족 및 입양 연구에서는 경계성과 반사회성 성격장애에서 강력한 유전적 연관성이 발견되었다.[4] 우울증은 경계성 성격장애가 있는 환자의 배경에서 좀 더 흔하였다. 반사회성 성격장

애는 alcohol/약물 사용장애에서 높게 일치하였다.[22)]

2) 신경생물학적 요인

(1) 충동적이고 공격적인 행동

신경전달물질인 세로토닌의 장애는 불안정성, 충동성 및 과민증과 관련 있다. 뇌영상연구에서 전두엽, 피질선조 및 변연계 이상은 경계성과 반사회성 성격장애 환자들에게 세로토닌 레벨을 떨어뜨리고 행동 탈억제를 유발하는 것과 관련이 있다.[4)]

경계성 성격장애 환자에게서 비정상적인 뇌구조와 기능이 나타난다. 해마의 크기, 편도의 크기와 기능, 전두엽 기능에 이상이 있으며, 뇌의 이러한 영역은 감정을 조절하고 감정과 사고를 통합하는 것과 관련이 있다.[8)] 특히 반사회성 성격장애 환자는 전두엽에서 변화된 신진대사를 보였다. 뇌영상연구에 따르면 공감, 도덕적 추론, 죄책감과 당황 등 감정처리와 관련된 전두엽의 회백질이 감소하였다.[4),11)]

(2) 정서적 불안정

경계성 성격장애에서 볼 수 있는 정서적인 불안정은 우울에서 불안정한 정서로 전환되는 것이 특징이며 2시간 정도 불안감이 지속되는 것이 특징이다. 정서적인 불안정은 신경전달물질인 가바성GABAergic/글루타메이트성glutamatergic/콜린성cholinergic 회로에서 과도한 변연계 반응의 영향으로 여겨진다. 이러한 변화는 약물 및 알코올남용, 무모한 운전, 난잡한 성행위, 자해 및 자살 행위를 포함하여 극적이며 충동적, 공격적이고 자기 파괴적 행동을 유발한다.[23)]

3) 정신심리적 요인

학대, 외상 또는 가정폭력, 이혼, 별거 또는 부모의 부재가 있는 가정에서 자라는 아동이 성격장애의 발병 위험이 크다. 특히 방치되는 경우, 악영향을 미치는 것으로 나타났다.[4)] 어린 시절의 외상은 일반적으로 성격장애 중 경계성과 반사회성 성격장애의 위험요인이 될 수 있다.[4)] 반사회성 성격장애 진단을 받은 이들은 과도하게 가혹하고 불규칙한 훈육, 부모의 alcohol 또는 물질남용이나 학대, 혼란스러운 가정생활을 한 경우가 많았다. 특히, 경계성 성격장애가 있는 사람은 성적 학대가 공통적인 위험요인이었으며, 부모와의 갈등이나 상실을 수반하고 있다는 것이 일관된 증거다. 경계성 성격장애 환자를 성공적으로 치료한 Linehan(1993)은 경계성 성격장애 환자가 과소평가, 평가절하하는 가정에서 자랐다는 것을 확인하였다.[14)] 13세 이전에 성적 학대경험이 있다면, 경계성 특질 또는 장애로 진단받을 수 있을 뿐 아니라 PTSD가 존재할 수도 있다.

4. 문화적 배경

문화적 의미와 문화적으로 수용되지 않는 행동은 다르기 때문에 정신질환을 진단할 때 이러한 행동은 정상으로 고려해야 한다. 특히, 성격장애의 진단을 내리는 경우에 해당된다. 다른 문화적 배경을 가진 어떤 특정한 집단이 성격장애를 가진 집단보다 더 큰 위험에 처해 있는 것처럼 보일 수 있다.

Black과 Andreasen(2014)의 횡문화연구에서 대만, 중국, 일본, 유대인 가정에 속한 사람에게서 반사회성 성격장애의 비율이 낮았는데, 이는 가족 간의 유대 관계가 강하기 때문일 수 있다고 보았다.[4)]

5. 임상적 특징

다음의 A, B, C군을 구분하는 것은 연구나 교육하는 데 유용하다. 그러나 너무 엄격하게 구분하면 몇 가지 제한점을 가질 수 있다. 1가지 주의해야 할 것은 대부분 1가지 이상의 성격장애가 존재하기 때문에, 두 번째 성격장애가 다른 군에서 온 것일 수 있다.

A군	B군	C군
• 괴상하고 기이한 행동 • 의심 • 냉담 • 위축 • 비논리적	• 극적이고 감정적 행동 • 관심 추구 • 불안정 • 얕은 • 물질남용이나 자살시도 증가	• 불안, 두려운 행동 • 긴장 • 과도한 통제 • 우울한

임상양상, 병리적 성격특질 및 임상적 사례를 통해 A, B, C군 성격장애를 볼 수 있다.

1) A군 성격장애

이상한 또는 괴상한 것으로, A군 장애 중 조현형은 조현병과 가장 관련성이 높다. 이들은 대인관계를 피하고 평범하지 않은 신념을 가지며 다른 사람들의 반응에 무관심하다. 그들은 동반질환이 있거나 단기정신병적 에피소드를 보인다. 이들은 자신의 감정을 거부하고 다른 사람에게 책임을 전가한다. A군은 조현형, 편집성, 조현성 성격장애를 포함한다.

(1) 조현형 성격장애

조현형 성격장애schizotypal personality disorder 환자들은 정신질환은 없고 인지적 지각왜곡에 의해 특이한 행동과 이상한 언어가 나타나는 것이 특징이다.[1),4)] 이들은 대인관계를 피하고, 다른 사람들의 반응에 무관심하다. 조현병을 앓고 있는 사람과 매우 유사하고, 다른 사람들도 그들이 현저하게 이상하고 낯설다고 인식한다.

조현형 성격장애 환자는 종종 마술적인 사고와 의식을 갖고 있으며, 다른 사람의 행동을 통제할 수 있다는 신념을 가질 뿐 아니라 문화적 규범과 일치하지 않는 기괴한 환상에 사로잡혀 있거나 몰두하고 있다. 그들에게만 의미가 있는 구절과 문장을 많이 사용하므로 다른 사람들을 혼란하게 만든다. 이러한 반응의 결과는 오히려 다른 사람들을 의심하고 편집증적 사고를 일으킨다. 이상하고 특이한 외모와 괴상한 행동을 하며, 사회적 관습과도 부합하지 않아 대화가 불가능하다. 이들은 시간이 지남에 따라 대인관계부족, 사회적 불안과 불행감이 커져 행복하지 않다고 여긴다.[1),22)]

조현형 성격장애자들의 10%는 자살하고 일부는 조현병을 일으킬 수 있다.[22)] 이들은 정신동반질환 또는 정신병 에피소드로 인해 입원하기도 한다.

> **사례**
> S씨는 36세 여성 작가로 혼자 살고 있다. 그녀는 혼자 매일 밤 근처 마트에 나간다(마술이 밤에는 되지 않기 때문에...). 그녀는 더운 날씨에도 여러 가지 색깔이 섞인 여러 겹의 옷을 입는다. 또한 남에게 생각을 들키지 않도록 하기 위해 모자를 쓴다. 매일 밤 그녀는 마트에 가서 점원에게 자신은 유명 요리사나 스타가 될 것이라고 했다. 그녀는 "아직 눈이 내리지 않아 바닷가가 깨끗하다"라며 현실성 없고 의미를 알 수 없는 말을 늘어놓는다.

(2) 편집성 성격장애

편집성 성격장애paranoid personality disorder, PPD 환자는 지속적이며 이유 없이 타인에게 부적절한 의심과 불신을 보이는 것이 특징이다.[1)] 적대적이며, 불안정하고, 화를 잘 내고, 병적으로 질투하고, 소송을 일삼는 괴짜들이다. 끊임없이 다른 사람을 의심하여 타인이 자신을 속이고, 착취하며, 이용하고 해칠 것이라고 믿는다. 또한 따뜻함이 부족하고, 권력과 계급에 관심이 많고, 약하고 병약한 장애자는 무시한다.[1),22)]

이들은 배우자의 충성스러운 태도나 호의적인 행동에서 악의적으로 숨겨진 의도가 있다고 믿으며 그것을 찾으려고 한다. 또한 타인의 약점을 날카롭게 인식하고 이를 대인관계에 이용한다.

> **사례**
> C씨는 58세 남성으로 가슴통증으로 응급실을 방문했다. 그는 자신의 정부가 노출되면 피해를 볼 수 있기 때문에 정보제공을 거부하였고, 거만하고 무례한 태도를 보이며 화가 난 큰 목소리로 "높은 사람 여기에 데려와. 나는 여기서 정당하지 못한 대우를 받고 있어"라며 소리를 쳤다. 또한 간호사가 등을 돌리고 의사와 이야기를 나누는 것을 보고는 "간호사가 당신에게 뭐라고 말하는 거요? 나에 대해 거짓말하고 있어요."라고 말하며 "당신들이 뭘 하고 있는지 알고 있는 겁니까? 당신들 모두 짜고 나를 어떻게 하려고 그러는 거지?" 하며 흥분된 목소리로 말을 이었다.

(3) 조현성 성격장애

조현성 성격장애schizoid personality disorder는 타인과 관계형성에 무능하고 감정범위가 제한되어 있다는 것이 특징이다.[1)] 그들은 괴짜이며, 고립되고, 외로운 것처럼 보인다. 인간관계를 피하고, 사회에 속하지 못하며 주변인처럼 보이며, 그들의 표정은 무감각하고, 냉소적으로 보이며 타인의 칭찬이나 비판에 무관심하다. 인간관계보다는 수학과 천문학 같은 것에 관심을 두고 몰두하다보니 공상에 잠겨 있거나 동물에게 가까이 붙어 많은 시간을 보낸다.

조현성 성격장애 환자는 추후 조현병이나 망상장애를 일으킬 수 있다. 대부분 현실과 떨어져 있지만, 조현성 성격장애의 일부는 창의적인 아이디어를 구상하고 개발하기도 한다.

> **사례**
> O씨는 38세 미혼으로 경리 일을 하고 있다. 어느 날 출근길에 폭행을 당해 의식이 없는 상태로 응급실로 이송되었다. 의식이 들자 O씨는 단조로운 목소리로 질문에 답하고 눈을 마주치지 않았으며, 고개를 돌린 상태로 전혀 응답하지 않았다. 그는 수동적인 태도로 고분고분 말을 잘 듣고 치료도 따랐다. 그러나 치료진이 사회화 형성을 촉진하는 치료요법을 권유하였지만 그는 모든 간호중재를 거부하였다.

2) B군 성격장애

B군 장애는 정서적 반응(예: 극적인, 변덕스러운, 이색적인), 충동조절의 어려움, 정체감 혼란을 보이는 것으로 나타났다.[7] 물질사용, 우울증 및 섭식장애와 같은 다른 정신질환들과 상당히 겹친다. 이들이 가장 많이 사용하는 방어기제는 조종manipulation으로, 항상 도전적으로 행동을 하여 곤란을 겪는 요인이 된다. 이러한 장애로는 반사회성, 경계성, 자기애성 및 히스테리성 성격장애가 포함된다.

(1) 반사회성 성격장애

반사회성 성격장애antisocial personality disorder는 타인의 권리를 지속적으로 무시하고 위반하는 것을 특징으로 하며,[1] 사이코패스라고 한다.

이들은 다른 사람들을 해치고, 원하는 것을 뺏고, 불공평하게 대우하며, 타인의 재산을 파괴하고 냉담함을 보이는 등 특권 의식을 가지고 있는 것처럼 행동한다. 그들은 전통적인 가치관과 도덕적 기준이 없어 행동에 대해 제약이 없고 책임감을 못 느낀다. 또한 타인의 법과 권리를 존중하지 않으며, 거짓말을 하고, 이익이나 쾌락을 위해 협박 및 도둑질을 한다.

이들은 매력적이고 호감 가는 언행으로 타인에게 접근해 돈과 호의를 착취하는데 능숙하다. 난잡한 성행위, 타인에 대한 안전 무시, 약속 불이행, 음주운전 등 만성적으로 무책임하다. 이들은 폭력, 배우자학대, 아동학대, 사소한 슬픔에 대한 분노, 신체적 또는 정서적 고통을 타인에게 주는 행동 등의 병력을 가지고 있다. 무모함이 스릴을 추구하는 활동으로 이어지기 때문에 지루할 경우 충동적이거나 위험한 스포츠 같은 활동에 참여한다. 주로 18세 이상의 나이에 진단을 받고 일부는 15세 이전에 품행장애(예: 화재, 동물 학대, 도둑질)가 있으며,[1] 폭력 범죄 이력을 갖는 경우도 있다.[24]

> **사례**
> J씨는 결혼을 빌미로 "재정적으로 도와주겠다."며 미망인들을 유혹해 돈을 탕진하고 도망갔다. 법원은 그에게 죄책감을 느끼지 않느냐고 물었지만 그는 아무 죄책감 없는 표정으로 그냥 웃기만 했다. "나는 그들이 원하는 대로 놀아주었을 뿐이야."라며 뻔뻔한 말을 늘어놓았다. 이후 그의 지문을 조사하자 'J'는 가명이었다. 그는 가정폭력과 강도를 일삼아 왔을 뿐 아니라 8년 전 아내와 3명의 자식을 버린 사람이었다.

(2) 경계성 성격장애

경계성 성격장애borderline personality disorder, BPD 환자는 불안정하고 강렬한 관계를 형성하고 빈번하게 기분이 변한다. 이들의 불안감, 과민성은 강하면서 변화가 매우 심하다. 충동조절의 어려움으로 반복적인 자살시도, 자해, 타해 및 만성 우울증이 흔하다. 본능적 방어기제인 투사적 동일시는 경계성 성격장애자들에게 일반적이다. 경계성 성격장애 환자는 감정조절부전emotional dysregulation으로 정서적 민감성, 급성 반응 및 정상으로의 느린 복귀의 패턴을 나타낸다. 분리와 거절에 대한 반응은 자해나 자살뿐만 아니라 공황 및 분노로 이어지며 만성적인 공허감과 버림받은 느낌을 피하기 위해 필사적으로 관계를 추구한다. 그러나 과도한 요구, 충동적 행동 및 통제되지 않는 분노는 매우 거칠고 강렬해 다른 사람들과 멀어진다. 관계를 맺고 있는 사람들에게 이상화와 평가절하를 하고 과도한 밀착과 철회사이를 번갈아 하면서 불안정하고 격렬한 대인관계 양상을 보인다. 이들은 스트레스를 받으면 해리를 경험할 수 있어 분리의 방어기제로 대인관계의 혼란을 불러온다. 한 인격 안에 긍정과 부정의 양면을 하나로 통합할 수 없어 양극단으로 생각하는 경향은 자신의 행동과 동기에 중간이 없는 것을 말한다. 같은 사람에 대해서 긍정과 부정적인 감정을 교대로 하여 불안정하고 어려운 대인관계가 형성된다. Francis(2013)에 따르면 경계성 성격장애의 평생 자살률은 약 10%이나 중년이 되었을 때 개선된다.[9]

경계성 성격장애의 진단기준(DSM-5) [1]

대인관계, 자아상 및 정동의 불안정성과 현저한 충동성의 광범위한 형태로 성인 초기에 시작되며, 여러 상황에서 나타나고 다음 중 5가지 이상을 충족한다.

1. 실제 또는 상상 속에서 버림받지 않기 위해 미친 듯이 노력함(자살행동이나 자해행동을 포함하지 않음)
2. 과대이상화와 과소평가의 극단 사이를 반복하는 것을 특징으로 하는 대인관계 양상
3. 정체성장애; 자신의 이미지에 대해 지속적인 불안정성
4. 최소한 2 가지 이상의 자기파괴적 충동성(소비, 성행위, 물질남용, 부주의한 운전, 과식 등, 자살행동이나 자해 행동을 포함하지 않음)
5. 반복적 자살행동, 자살제스처 또는 위협 또는 자해행동
6. 현저한 기분변화로 인한 정동의 불안정(강렬한 삽화적 불쾌감, 과민성 또는 불안이 보통 수 시간동안 지속되고 아주 드물게 수일간 지속됨)
7. 만성적인 공허감
8. 심하게 화를 내거나 화를 조절하지 못함(자주 울화통을 터뜨리거나 늘 화를 내거나 자주 신체적 싸움을 함)
9. 일시적인, 스트레스 관련 피해적 사고 혹은 심한 해리증상

사례

K씨는 두 번 이혼을 했으며 자살충동으로 여러 차례 입원을 했다. 그녀는 걱정이 있거나 버림받는 느낌을 겪을 때면 안쪽 허벅지와 팔을 면도기로 상하게 한 후 치료에 참여하였다. K씨의 담당간호사는 2주간의 휴가를 K씨에게 알리고 자신이 자리를 비우는 동안 언제든지 전화할 수 있는 다른 간호사의 이름과 연락처를 주었다. 그 이야기를 듣자마자 K씨는 날이 선 면도날을 팔에 대고 "나를 좋아하지 않아 2주 동안 자리를 비우는 거죠? 나는 치료를 그만 둘 거구요.. 차라리 죽는 게 나아요."라고 말했다. 그리고 "가세요. 그리고 좋은 시간 보내세요. 당신이 돌아왔을 때 나는 여기에 없을 거예요."라며 격렬하게 분노하고 이후 하루 종일 전화를 받지 않았다.

(3) 자기애성 성격장애

자기애성 성격장애narcissistic personality disorder는 개인의 성취감에 대해 과대성을 보이는 부적응적인 사회반응이다. 이들은 특권의식이 있어 거만하고 오만한 태도로 특별한 대우를 기대한다. 또한 타인의 필요나 감정에 대해 공감이 부족하며 타인을 이용해 자신의 필요를 충족시킨다. 타인의 잘못을 항상 비난하며 존경과 부, 성공이나 재능을 가진 사람들을 부러워한다. 그러나 자신이 그들보다 더 존경과 특권을 가질 자격이 있다고 믿는 터무니없는 자부심 때문에 우울증, 대인관계 및 직업유지의 어려움 등이 발생하기 쉽다.[22] 그들은 분리의 방어기제 사용으로 편집증 성향, 무시, 분노, 도전적인 행동으로 반응하기도 한다. 대인관계는 얕고 피상적이다. 자기애성 성격장애의 진단은 신경성 식욕부진 및 물질사용장애(특히 cocaine)와 관련이 있다.[1]

사례

사업에 성공한 C씨는 매우 오만하다. 자신이 아니면 회사가 운영될 수 없다고 생각하며 자신의 존재를 사람들에게 주지시킨다. 직원들이 자신의 의견에 동의하지 않거나 다른 의견을 갖고 있을 때 또는 일을 진행하는 과정에 참신한 방법을 사용하면 C씨는 주요 아이디어는 빼앗고, 직원을 해고시킨다. 또한 회의나 약속에 늦은 직원에게는 기다릴 필요가 없다며 아주 작은 일에도 신경질을 잘 냈다. 칭찬의 욕구는 끝이 없고, 무한한 성공, 힘, 명성, 이상적인 사랑의 환상에 사로잡혀 있다.

(4) 히스테리성 성격장애

연극성 또는 **히스테리성 성격장애**histrionic personality disorder를 가진 사람은 감정이 극적이고 급속하게 변하고, 매력적이며, 현란하고, 성적, 매혹적인 행동으로 다른 사람들을 조종한다. 그들의 과도한 감정적 행동은 그들이 원하는 관심, 사랑, 존경의 중심이 되고 유지하려는 시도이다. 관심이나 칭찬을 받지 못하면 신경질적이고, 눈물을 보이며, 비난하기도 한다. 타인과의 상호작용의 주요 목적은 프로젝트를 위한 작업보다 자신에게 관심을 집중시키기 위해 유혹하거나 지극을 통해 자신에게로 끌어들이는 것이 특징이다. 그들의 정서는 끊임없이 갑작스런 감정적인 변화와 정서적 불안정성을 겪는다. 관계에 있어서 피상적이고 얕으며 지속적으로 다른 사람의 관심을 끌고자 하기 때문에 다른 사람들의 필요에 무감각하여 오래 가지 못한다. 히스테리성 성격장애자들의 병식은 부족하여 주로 관계에 실패하여 우울증이나 다른 동반질환을 통해 치료할 수 있다.

사례

M씨는 45세 여성으로 타이트한 상의와 짧은 스커트를 입고 진한 화장을 한다. 어느 날 그녀는 치료자 J박사를 처음 만났다. 그에게 관심을 보이면서 "나의 이야기가 다른 환자들보다 더 흥미롭고 너무 길어 진료 이외의 시간을 원해요."고 말했다. 그녀의 말은 화려하고 극적이었지만 내용과 진실은 없었다. J박사가 20분 동안만 상담할 수 있다고 하자 그녀는 모욕을 당했다며 화를 낸 후 입원을 요구하였다.

3) C군 성격장애

C군 장애의 주된 특징은 높은 수준의 불안과 외적 두려움이다. 대부분은 성적 영역(예: 성 파트너에게 소심하고 수줍어 함, 무능, 경직 등)에서 어색함을 보이며, 부당한 상황에서조차 다른 사람에게 분노와 당황스러움이 드러날까 두려워한다. 이들(회피, 의존, 강박행동)은

비난받지 않을 상황에서 조차도 좌절감을 느끼며 자신의 책임으로 돌려 내재화하는 경향이 있다. 타인을 비난하고 비판하는 성향이 있는 편집성, 반사회성, 경계성, 자기애성 성격을 지닌 사람들과는 반대라고 할 수 있다.

(1) 회피성 성격장애

회피성 성격장애avoidant personality disorder 환자는 높은 수준의 불안, 외적인 두려움의 징후와 낮은 자존감을 가진다. 그들은 거절이나 평가에 지나치게 민감하여 사회화가 필요한 상황을 회피하는 경향이 있다. 애정과 관계에 대한 강한 열망이 있지만 거절, 실망, 비난 또는 경멸에 대해 두려워한다. 그들은 스스로 초래한 사회적 고립으로 대부분의 시간을 혼자 보내며, 정당한 상황에서도 타인에게 분노와 불쾌감을 나타내지 못한다. 이들은 거절에 대해 분노로 반응하지 않고 오히려 철회한다. 사회적 활동이 제한되어 고립되며 삶에서 어떤 기쁨도 얻지 못하고 괴로워한다. 낮은 자존감과 열등감으로 인한 불안과 비판이나 거절에 대한 두려움 때문에 자기비하로 시간을 할애하느라 타인에게 공감할 수 없다. 실제 회피성 성격장애 환자는 사회공포증을 가지고 있다.

> **사례**
>
> K씨는 32세 남성으로 컴퓨터 프로그래머이다. 지나치게 자신을 부끄러워하며 "안녕하세요?" 외에는 다른 동료들과 거의 이야기하지 않는다. 또한 여성들과 관계를 맺어본 적이 없으며 직장의 여성 직원과 함께 있는 상황조차도 회피하려 한다. 때로는 직원들이 일을 마친 후에 술을 마시러 나가자고 권유하지만 그럴 때마다 매우 불안해지면서 거절해야 하는 변명을 만들고 두려워한다. 그러다 외로움이 밀려오면 어디로 가야할지 몰라 헤매다가 결국 우울함에 정신전문가를 찾는다.

(2) 강박성 성격장애

강박성 성격장애obsessive-compulsive personality disorder, OCPD를 가진 사람은 질서, 완고함, 인내, 우유부단함에 사로 잡혀 완벽하고 유연하지 못한 양상이 있다.

이들은 무언가를 선택할 때 규칙 및 세부사항에 사로잡혀 있으며 정확하다고 생각하는 1가지 방법에만 믿음을 갖고 그 행동을 반복한다. 새로운 아이디어나 관점을 통합하는 데 큰 어려움(엄격한 완벽주의)을 갖고 있으며 쉽게 결정을 내릴 수 없다. 어떤 작업을 수행하는 데 1가지 관심 있는 것에만 몰두함으로써 과도한 시간을 소비해 임무를 완수하는 데 어려움이 있다. 그들은 높은 성취주의자로 세부 항목에 주의를 기울일 수 있는 과학 및 지적 분야는 잘 수행하는 경향이 있다. 작업수행에서 오는 자부심으로 휴가와 같은 즐거운 활동이나 친구관계 등의 우정을 쌓는 일은 하지 않는다.

그들은 종종 과도하게 도덕과 윤리에 집착하며 공손하고 형식적이다. 유머 감각이 부족하여 대인관계가 제한적이며, 자신과 타인에 대해 돈을 쓰는데 인색하다. 그리고 그들이 사용한 물건이 부서지거나 쓸모없더라도 타인에게 나눠주는 것은 어렵다. 또한 자신의 감정이나 관계를 통제할 수 없거나 예측할 수 없는 상황이 되면 불편하다. 타인을 향한 깊고 진정한 애정을 가질지라도 관계에 있어서 그들의 친밀감은 피상적이며 엄격하게 통제된다. 강박성 성격장애는 강박사고와 강박행동이 삶의 모든 영역에서 기능능력을 붕괴시키는데, 본인이 원치 않는 강박사고와 강박행동을 보이는 강박장애(OCD) 환자와는 구별된다.

이들은 강박적인 사고와 행동을 통제할 수 없기 때문에 도움을 구하기도 한다. 또한 경직성과 부적응으로 개인 간 또는 직장 관계에서 문제를 야기하기 때문에 치료에 들어갈 수 있으나 그들의 행동이나 성격특성 자체는 변하지 않는다. 흥미롭게도 강박성 성격특성은 높은 성과를 내야 하는 상황에서 특히 적응적이다. 강박성 성격장애에서 강박행동의 강도는 시간에 따라 변동될 수 있다. 임상 현장에서 두 질환 사이에 진단을 내릴 때 혼동을 일으킬 수 있다.

> **사례**
>
> M씨는 45세로 반도체 회사의 중간 관리자이다. 그는 평소 늦은 시간까지 일하며 주말에도 일을 하고, 사회활동이나 레크리에이션 활동은 하지 않는다. 그는 모든 일을 완벽하게 마무리해야 하고 많은 프로젝트를 기한 안에 마친다. 이러한 이유로 최근 한 달 동안 속쓰림을 호소했고 아내는 병원에 가기를 계속 권유했다. 그러나 그는 아내에게 돈을 낭비하고 싶지 않지만 프로젝트가 끝나면 병원에 가겠다고 약속했다. 그리고 얼마 후 병원을 방문했고 운동부하 검사를 권유받자 시간이 없다고 거절하였다. 이에 의사는 모든 검사의 결과가 나올 때까지 진단을 내릴 수 없다고 말하자 그는 매우 불안해졌다.

(3) 의존성 성격장애

의존성 성격장애dependent personality disorder 환자는 혼자 남

을 경우 생존할 수 없고 지속적으로 타인의 돌봄이 필요하다고 생각한다. 그들은 지나치게 복종하고 매달리며 보살핌을 구한다. 성인 초기에 이들은 타인의 끊임없는 지지와 돌봄을 받지 않고서는 타인과 분리, 독립적으로 일하거나, 기능할 수 없다고 인식한다. 자신의 생활 중 가장 중요한 부분을 타인이 책임지길 원한다. 혼자 있거나 분리에 대한 강한 두려움은 지나친 자기희생을 요구한다. 때로는 언어, 신체, 성적 학대를 참기도 한다. 이들은 자신을 돌봐주고 지지해 줄 타인과의 관계가 끝나면 다른 사람을 급하게 찾는다. 자신이 버림받을 것에 대해 과도하게 걱정하며 스스로는 무엇인가를 완성할 수 없다는 생각으로 높은 불안수준에 빠진다. 따라서 확실한 조언과 확신 없이는 어떠한 결정도 내릴 수 없다. 의존성 성격장애 환자는 불안과 기분장애의 위험이 더 크며, 종종 경계성, 회피성, 연극성 성격장애가 공존하기도 한다. 의학적으로 건강에 이상이 있거나 장애가 있을 때 타인에게 의존해야 하는 경우가 발생한다.

> **사례**
> 49세의 M씨는 고등학생 때부터 어머니와 함께 살았다. M씨의 어머니는 그를 위해 요리해 주고, 깨끗하게 청소하고, 쇼핑을 한다. 그는 사무원으로 30년 동안 일을 해왔으며 매일 어머니에게 일하러 갈 때 무슨 옷을 입으면 좋을 지 묻는다. 어느 날 그의 어머니가 수술이 있어 5일 동안 집을 비우게 되었다. 그러자 극도로 불안해하고 두려워했다.

4) 기타 성격장애

(1) 수동-공격성 성향

처음에 정신장애 진단 및 통계 매뉴얼에서는 **수동-공격성 성격특성**passive-aggressive personality traits도 성격장애라는 진단을 내리도록 제안했지만 추후 완전히 개발되었다고 느껴지지 않아 포함하지 않았다.

수동-공격성 성향을 가진 사람은 만성적으로 예민하며 부당하게 타인을 비난한다. 언어적으로는 공격적, 적대적, 조작적이며, 대인관계는 보통 양가감정을 보이거나 갈등을 갖는다. 일이나 사회적인 상황에서 누군가에게 무엇을 하도록 요청을 받으면 은근히 거절하는데, 부정적이며 방해를 하고 분개하는 것이 이 성격의 주요 특징이다. 그들의 태도는 대개 뚱하고 작업을 할 때 의도적으로 느리며 비능률성을 보인다. 또한 만성적으로 늦거나 일의 결과를 물으면 "잊어버렸다"고 하고, 부정적인 적대감을 간접적으로 표현하려 한다. 그들은 타인의 공개적인 요구나 요청에 동의하지만 완수를 하지 못한다. 수동-공격성 성향을 가진 사람은 타인의 프로젝트나 계획을 방해하고 파괴하며 일할 때 어렵게 만든다.

> **사례**
> 간호대학의 한 실습지도 교원은 끊임없이 불평하고 극도로 짜증을 내며 어떤 식으로든 책임을 회피하려는 행동을 한다. 그녀는 앞으로 있을 인증평가 실사를 준비하고 있었다. 인증평가 실사가 얼마 남지 않은 어느 날, 그녀는 위원회 회의를 취소하고, 해야 할 업무의 마감 시간을 놓치기도 하였다. 그녀의 작업이 완료되지 않고 있음이 드러나기 시작했다. 위원들은 자료 초안을 편집하기 위해 모였는데, 그녀는 아프다고 전화를 하고 나타나지 않았다. 이에 위원 중 한 명이 인증평가 자료가 있을 것이라고 여기고 그녀의 사무실을 방문하고 찾아보았지만 어느 곳에서도 없었다. 이에 그녀에게 전화를 걸어 자료에 대해 묻자 오히려 그녀는 위원들이 자신의 사무실을 뒤졌고, 사생활을 침범 받았다며 분노를 했다. 그리고 인증평가를 마무리하기 해야 한다는 미안함은 뒤로하고 그녀는 쉬겠다며 2주 휴가를 청했다

간호과정

1. 간호사정

1) 본능적 방어

성격장애를 가진 사람은 높은 수준의 방어기제를 사용할 수 없기 때문에 고통스러운 감정을 조절하고, 자신의 욕구나 공격적인 감정을 표출하는데 터무니없고 어수선한 행동을 보인다. 양가감정이 있어 참을성이 부족하고 충동조절이 어려워 그들을 우울하게 만든다.[12] 건강한 사람은 피할 수 없는 개인의 위기, 삶을 살아가면서 겪게 되는 도전적인 상황을 견디고, 그들의 삶을 유지하거나 돕기 위해 보다 다양한 상위수준에 있는 성숙한 방어기제를 사용한다. 반면 성격장애를 가진 사람은 미성숙하고 본능적인 방어(예: 분열, 해리, 정신병적 사고)기제에 의존한다.

이러한 극단적이고 터무니없는 행동은 강렬한 정서, 왜곡된 인지, 부적절하거나 본능적인 방어기제에서 비롯된 것으로 생각된다.[12] [그림 16-1]에서 보면 부적절

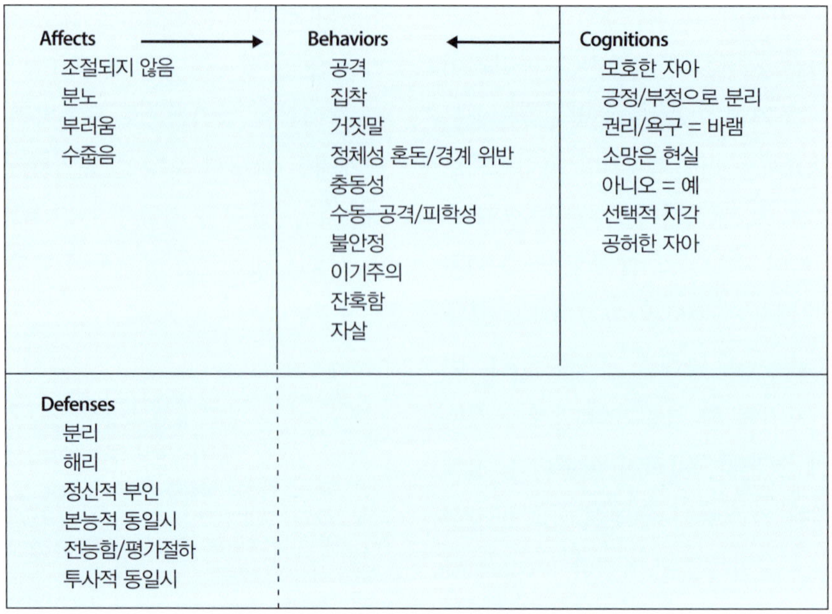

그림 16-1 성격장애의 문제행동 ABC[12)]

하고 조절되지 않는 정서(분노, 부러움, 부끄러움)로 인한 도전적인 행동을 초래하는 것으로 정의하고 있다. 특히 성격장애를 가진 사람은 개인적 삶의 경계가 모호하여 한 사람과 무엇인가를 시작하고 끝내기가 어렵다. 욕구는 분노로 경험되며 성행위와 의존성은 분노나 공격성으로 혼동을 초래한다.[12)]

성격장애를 가진 사람의 특징인 강렬하고 부적절한 행동은 그들이 처한 모든 환경 안에서 관계를 끊고, 업무의 지연 등을 초래하는 경향이 있다. 이러한 본능적 방어기제의 사용은 내면의 무질서(혼란)을 통제하려는 시도이기도 하다. 간호사, 의사 및 기타 의료종사자는 성격장애자 환자가 보이는 방어기제와 관련된 행동을 다루는 것은 어렵다.

앞에서 언급했듯이, 성격장애 환자는 일반적으로 동반되는 문제가 있기 때문에 진단하기가 어렵다. 다른 성격장애의 동반으로 나타나는 복잡한 문제로 인해 정신요법 및 약물치료에 대한 반응을 예측할 수 없다. 또한 문제가 되는 증상과 행동을 관찰했을 때 시간이 지남에 따라 많은 증상이 감소할 수 있으나 기능 점수는 변화되지 않는 경향이 있다. 따라서 여전히 심각한 문제를 가지고 있다고 할 수 있다.

2) 사정도구

몇 가지 구조화된 면담도구는 성격장애를 진단하는 데 사용되곤 한다. 이는 2시간 이상의 면담과 평가가 필요하므로 모든 임상현장에서 사용되지는 않는다.

병력조사는 정신의학, 의학 또는 두 영역 모두의 문제를 판단하는 데 도움이 될 수 있다. 의학적 질병을 확인할 때까지 문제 행동의 원인이 되는 충분한 데이터가 뒷받침되어야 한다. 성격장애에서 보는 주요문제는 자살 또는 공격적인 사고나 행동을 가진 병력, 최근 약물사용, 물질사용, 재정처리능력 및 법적 문제 등을 포함한다. 현재 또는 과거의 신체적, 성적 또는 정서적 학대와 타해의 위험 수준도 포함된다. 때때로 환자나 다른 사람들의 안전을 보장하기 위해 즉각적인 개입이 필요하다. 또한 환자가 어떤 약물을 사용했는지에 관한 사전 정보를 얻는 것도 중요하다.

3) 사정지침

- 자살 또는 타살 사고에 대한 평가로서 이것이 존재한다면 환자에게 즉각적 주의를 기울일 필요가 있다.
- 의학적 장애나 증상(특히 약물사용장애)의 원인이 될 수 있는 다른 정신장애가 있는지 확인할 필요가 있다.
- 인종, 문화 및 사회적 배경을 통해 기능할 수 있는 환

자의 성격에 대한 평가를 확인할 필요가 있다.

- 최근에 중요한 상실을 경험했는지 확인하고, 지인을 잃거나 파괴적이고 불안한 사회적 상황의 결과로 악화되는 경우가 종종 있다.
- 성인기 중반 또는 그 후 성격의 변화가 있었는지 확인하고, 잠재적 약물사용장애로 인한 것인지 확인을 통해 향후 의학적 치료 또는 평가에 도움을 받을 수 있다.
- 성격장애 환자는 간호사 당신에게 부정적인 감정을 느끼게 될 수도 있다는 것을 알고 있어야 한다.

4) 간호사의 자기관리

과도한 요구를 가진 성격장애 환자를 돕기 위한 적절한 방법을 찾기란 쉽지 않다. 간호사 또는 의사는 환자로부터 경험한 강렬한 감정에 반영된 것처럼 혼란스럽고 무력감, 분노, 좌절감을 느낀다. 이 환자들은 종종 적대적이며 간호사를 부적절하거나 무능하다고 여긴다. 이들은 권위를 남용하고 직원을 이간질하는 행동을 하는 경우가 종종 있다. 간호사가 환자들에게 부정적으로 반응하면 간호사를 비난한다. 보통 이것은 환자 자신이 느끼는 좌절감과 무력감에 대한 방어기제로써 치료팀 내에서 상당한 갈등을 야기한다.

미숙한 의료인은 환자가 갖는 특권의식, 조종, 의존, 충동 및 분노로 인해 오히려 퇴행하거나 복수심에 넘칠 수 있다.[25] 환자의 이러한 행동이 의료인에게 자신감 저하, 감정 및 행동 변화, 업무의 효율성에 영향을 미치기 때문에 이들을 위해 효율적 의사소통 및 지지가 필요하다. 따라서 간호사나 기타 의료종사자는 자신의 건강관리도 할 필요가 있다. 자신의 감정적인 반응이 어떤지를 인정하고 개인의 행복을 보장하기 위한 노력도 포함되어야 할 것이다.

2. 간호진단

성격장애 환자는 일반적인 증상(의학적 또는 다른 정신적인 장애)뿐 아니라, 위험한 행동을 치료하기 위해 정신과 병원에 입원한다. 경계성 성격장애와 반사회성 성격장애를 가진 사람은 작업을 할 때 같이 하기가 매우 어려워 치료환경에서도 튀는 경향이 있다. 불안, 분노, 우울증과 같은 감정이나, 위축, 편집증, 조종 등 그들의 행동은 의료종사자가 해결해야 할 가장 빈번한 증상 중 하나이므로 이를 제한하는 것이 중요하다. 성격장애의 간호진단은 [표 16-1]을 참조한다.

표 16-1 성격장애의 간호진단[13)]

징후와 증상	간호진단
위기, 심한 불안, 불안정한 기분	불안정, 감정조절장애
분노, 공격성, 아동 · 노인 · 배우자 학대	타인에 대한 폭력 위험성 비효과적인 대처
위축	사회적 고립
편집증	혼란된 사고과정
우울	절망감 자살위험 자해의 위험 만성적 자존감 저하 영적고통의 위험성
관계의 어려움, 조종	비효과적인 개인대처 사회적 상호작용 장애
치료 불이행	불이행(비순응)

3. 간호목표

성격변화를 위한 현실적인 목표를 설정할 때, 한 번에 하나의 행동요법과 훈련된 기술을 익히도록 돕는 것이 필요하다. 이는 많은 시간과 반복을 요구한다. 환자는 자신과 타인을 이해할 수 있는 통찰력이 있을지라도 대체로 대인관계를 강화하고 정서조절을 하는데 느리며 때로는 시행착오를 겪기도 한다. 변화를 기대하려면 학습을 통한 통합이 이루어져야 한다. 결과는 작더라도 얻을 수 있는 것이어야 하며 개인에게 적용할 경우, 결과를 나타내는 기준은 다음과 같다.

- 자기 파괴적이거나 공격적인 행동을 최소화하기
- 조종하는 행동의 영향을 감소시키기
- 역기능적 행동뿐 아니라 기능적 행동에 대한 결과를 연결시키기
- 위기상황에서 기능할 수 있는 대안을 실행하기
- 위기를 예방하기 위해 기능적 대안을 시작하기
- 분노, 불안, 부끄러움, 행복에 대한 지속적인 관리를

실천하기
- 퇴행을 예방하는 생활방식 만들기

4. 간호계획

성격장애 환자는 자발적으로 치료받지 않는다. 반사회성 성격장애 환자는 다른 이유로 입원하기 때문에 의료환경에서 혼란을 예방할 필요가 있다. 따라서 이들의 행동을 인정하고 대처기술을 습득할 수 있도록 지속적인 교육과 감독을 받는 것이 필요하다.

5. 간호수행

성격장애 환자는 의심, 무관심 및 적개심으로 치료관계를 형성하기 어렵다. 환자가 타인을 비난하고 공격할 때, 간호사는 그들의 불만사항을 이해해야 한다. 이들의 공격은 불평을 더욱 강화시켜 잠재적인 상해와 상실을 키울 수 있고, 신뢰할 수 있는 능력과 통제력이 부족하다. 예를 들어, 오전 또는 오후 진료예약을 할 때 그들에게 선택권을 주어 치료이행 여부를 향상시킬 수 있다. 환자는 비판에 과민반응을 보이고 강한 자율성이 없기 때문에 기존에 형성되었던 그들만의 기술을 활용하여 향상시키는 것이 보다 효율적일 수 있다.

성격장애가 있는 사람이 의료인에게 악의적인 의도를 나타내는 모습을 보일 때 현실에 적응시키도록 하는 것이 중요하다. 치료진을 모욕하거나 협박을 하더라도 치료진이 환자들을 해하지 않으며, 보호해 주고 있다는 것을 알도록 해야 한다.

일상생활에서 그들이 다른 사람들에게 해를 가했을 때 간호사는 상황을 분석하기 위해 언제, 어디서, 어떻게 발생했는지 물어야 한다.

Ritter & Platt(2016)은 성격장애를 가진 사람들에게 적용한 근거기반치료를 Bateman(2012)의 말을 인용하여 5가지 공통적인 특징을 제시하고 있다.[20]

- 문제해결 시 구조화된 접근법을 제공하기
- 환자가 자기통제를 훈련할 수 있도록 격려하기
- 환자가 사건과 행동에 감정을 연결하여 표현하도록 돕기
- 적극적이고 반응적이며 환자가 틀렸음을 입증하기
- 의료인에게 발생하는 역전이에 대해 토의하기

1) 의사소통지침

성격장애 환자는 지나치게 의존적이거나, 요구가 많고, 교묘하며, 완고하거나, 자기 파괴적이며 치료를 거부할 수 있다. 간호사는 한계를 설정하고, 신뢰를 높이며, 조종을 관리하고 진실성을 보이는 등의 방식으로 치료 능력을 크게 향상시킬 필요가 있다. 경계성 성격장애 환자는 스트레스를 받는 기간 동안 충동적이고(예: 자살, 자해), 공격적이며, 조종에 능하고, 심지어 정신병 상태로 나타난다. 반사회성 성격장애 환자는 종종 법적 처벌로 인한 입원을 하게 되는데, 그들은 조종을 잘하고 공격적이며 충동적이다. 조종 행동에 대한 간호중재는 [표 16-2], 충동적 행동에 대한 간호중재는 [표 16-3]을 참조한다.

2) 환경요법

성격장애 환자는 치료적 환경에서 어느 정도의 기간 동안 치료를 받을 수 있다. 자살문제가 확인되면 단기간 입원을 해야 한다. 경계성 성격장애 환자가 자살시도로 입원을 하게 되면, 생명의 위협과 자살행동의 재발 우려가 있어 신중한 임상관찰이 필요하다. 장기입원은 경계성 성격장애 환자의 자살을 예방하기에 어려움이 있다. 오히려 단기입원이 정신과 치료에 가장 좋은 효과적인 대안이다.[3] 집중치료 시 의사소통 과정을 명확히 하고 대처기술을 향상시키고 심각한 갈등을 줄이기 위해 환자와 가족을 포함한 중재가 요구된다. 단기집중치료와 응급치료를 혼합하여 포괄적인 외래환자치료프로그램을 연결하면 입원 환자 비용 발생을 줄이는 데 효율적인 대안이 될 수 있다.[3]

환경치료의 일차목표는 집단 내에 발생하는 문제를 최소화하고 긍정적인 영향을 갖도록 하는 것이다. 지역사회모임, 문제해결그룹, 대처기술그룹 및 사회그룹을 통해 환자는 동료와 상호작용하고, 문제를 고려하며, 특정 업무를 위임했을 때 책임을 지고, 목표를 논의, 환경

표 16-2 조종행동을 위한 간호중재

간호중재	이론적 근거
1. 환자에 대한 자신의 반응을 평가한다. 화가 나면 분노감정을 언어로 표현하기 위해 사고방식을 재구성할 수 있는 방법을 동료들과 논의한다.	1. 분노는 조종에 대해 자연스러운 반응이다. 또한 치료적인 간호사-환자 상호작용을 방해한다.
2. 조종이라고 명명하기 전에 환자의 상호작용을 단기간 평가한다.	2. 환자는 스트레스가 많은 상황에서 부적절한 행동을 할 수 있지만 다른 상황에서는 적절한 행동을 한다.
3. 다음과 같은 조종 행위에 대해 제한을 설정 한다. • 논쟁이나 간청 • 아첨 또는 유혹 • 죄책감, 집착 • 끊임없는 관심 추구 • 이간질하기 • 규칙 무시 • 지속적인 힘겨루기 • 화를 내거나 따지는 행동	3. 처음부터 한계를 명확하게 해야 한다. 환자는 이러한 한계를 반복적으로 경험함으로서 자신의 한계가 무엇인지를 알 수 있다.
4. 조종 행동을 중재한다. • 모든 한계는 모든 관련 직원에 의해 지켜져야 한다. • 객관적인 신체증상을 해결하는 과정을 신중하게 문서화하기 • 행동은 객관적으로 문서화된 것으로 제한하기(시간, 날짜, 환경) • 명확한 경계와 결과를 제공하기 • 결과를 강화하기	4. 환자들은 병동에서 설정한 한계가 무엇인지 시험하려 하고, 한계가 만만치 않다는 것을 알게 되면, 어떠한 요구상황에서 자신의 필요를 얻을 수 있는지 알게 된다. 즉, 적절한 다른 방법을 사용하게 되는 동기를 부여할 수 있다. 그러면 간호사나 의사가 설정한 문제해결, 대안행동을 따르게 되고 새로운 효과적인 의사소통기술을 습득하게 되어 문제를 해결할 수 있을 것으로 기대하게 된다.
5. 경계하고 피한다. • 환자와 함께 자신이나 다른 직원에 관한 이야기 • 환자를 위해 비밀유지 약속 • 환자로부터 선물 받는 것 • 환자를 위해 특별한 호의를 베풀기	5. 환자는 정보를 사용하여 환자 또는 직원을 조종할 수 있다. 그들이 제안하는 모든 제안을 거부하는 것이 좋다. 그리고 사무적인 태도를 취하도록 한다. 예: "나는 당신에게 집중하려고 여기에 있다." "나는 다른 직원으로부터 비밀을 지킬 수 없다. 당신이 나에게 한 말을 다른 직원에게 전해야할지도 모른다." "나는 선물을 받아들일 수는 없지만 이것이 당신에게 어떤 의미인지 궁금해 하고 있다." "당신은 일요일 오후 4시까지 병동으로 돌아가야 한다."

표 16-3 충동적 행동을 위한 간호중재

간호중재	이론적 근거
1. 충동적인 행동에 앞서 그들의 욕구와 감정이 무엇인지 확인한다.	1. 충동적인 행동에 대한 유발요인을 확인한다.
2. 현재와 이전의 충동적인 행동에 대해 논의한다.	2. 충동적인 행동을 유발하는 생각이나 사건의 양상을 연결짓는다.
3. 행위가 자신과 타인에게 어떻게 영향을 미치는지 탐색한다.	3. 환자 자신의 행동이 다른 사람들에게 어떠한 결과를 나타내는지 스스로 평가할 수 있게 도와줌으로써 변화를 유도할 수 있다.
4. 타인을 해칠 수 있는 충동적인 행동의 단서를 정의한다.	4. 행동의 단서가 확인되면 충동적 행동에 대한 대안을 계획할 수 있 다.
5. 충동을 유발하는 상황을 파악하고 대안행동에 대해 논의한다.	5. 원인과 결과를 알게 되면 환자는 선택을 할 수 있다.
6. 적절한 장소에서 효과적인 대처기술(예: 분노관리, 자기주장기술)을 배울 수 있도록 환자를 교육한다.	6. 특별한 기술훈련은 행동의 긍정적인 변화를 강화시킬 수 있다.

에서 발생하는 문제를 공동으로 처리 할 수 있는 능력을 배운다. 환자가 무의식적인 사고와 부적절한 행동을 할 때에는 사회적으로 받아들일 수 없음을 환자가 느낄 수 있게 하여 행동을 하는 대신 생각이나 요구를 말로 다른 사람에게 전달하는 방법을 배운다.

3) 정신치료

(1) 변증법적 행동치료

인지행동치료법인 **변증법적 행동치료**dialectical behavior therapy, DBT는 Linehan(1993)이 개발한 치료법으로, 다양한 인지치료와 행동치료를 결합한 치료법이다.[14] 초기에 경계성 성격장애가 벌이는 의사자살(자살극을 벌이는 경우)을 연구하면서 발전되어 경계성 성격장애 환자에게 가장 효과적인 치료로 간주된다. 변증법적 행동치료의 이론과 철학은 생물학적, 사회적, 인지적, 행동적, 영적 영역에서 온 것이다. 이완요법과 마음챙김 훈련을 통해 자신의 감정을 구분하고 분석하여 정서적 나약함을 감소시킴으로 자신의 문제에 덜 염려하고 치료에 보다 초점을 맞추도록 돕는다. 이는 4단계 치료법이며 1단계에서 환자를 안정시키고, 행동통제, 정서적 조절, 고통을 견디는 기술 및 지속적인 위기중재에 대해 성취하도록 한다. Blennerhassett과 O'Raghallaigh(2005)에 따르면 다음이 표적 행동이다.[6]

- 생명을 위협하는 자살행동 감소
- 치료를 방해하는 행동감소
- 삶의 질을 저하시키는 행동감소
- 행동기술 향상

변증법적 행동치료는 극단적인 정서와 행동을 온화한 반응으로 대체하는 것으로 널리 성공해 왔다. 변증법적 행동치료는 "반대행동"을 강화하도록 설계되었다. 반대행동은 충동적 감정에 반하는 방식으로 행동함으로써 순간적인, 원치 않는 부정적인 감정을 바꾸는 데 중점을 둔다. 변증법적 행동치료는 경계성 성격장애 환자가 희망을 갖고 삶의 질을 높이는데 매우 효과적이다.

4) 약물학적 치료

성격장애를 가진 개개인은 행동 및 동반되는 욕구(예: 우울증, 불안)가 독특하다. 일반적으로 불안에 대한 벤조디아제핀 사용은 과용량 뿐만 아니라 남용에 대한 잠재력이 크기 때문에 적절하지 않다. 이들 중 많은 사람들이 물질사용장애를 동반하고 있다. 성격장애 환자는 치료를 원하지 않기 때문에 경계성 성격장애(자살 또는 자해행위) 및 반사회성 성격장애(법원에 의해 강제 송환)가 있는 사람들을 제외하고는 의료 시스템에서 거의 볼 수 없다.

경계성 성격장애 환자는 자살충동과 자해성향이 강하므로, 독성이 낮은 약물의 사용이 적합하다. 경계성 성격장애 환자는 스트레스를 받고 정신병에 걸릴 수 있으므로 2세대 비전형 항정신병약물이 도움이 될 수 있다. 경계성 성격장애에서 우울증의 동반이환이 가장 많다. 따라서 선택적 세로토닌 재흡수 억제제인 trazodone과 venlafaxine을 사용하는 것은 과량 복용을 하더라도 독성이 적기 때문에 좋은 선택이 된다.[19] SSRI는 또한 공황발작이 있는 경계성 성격장애 환자에게 도움을 줄 수 있다. 충동성 있고, 통제되지 않는 행동 및 자해 시 carbamazepine이 유용하다. 반사회성 성격장애 환자는 분노와 행동에 문제가 있어 lithium, 항경련제 또는 SSRI가 공격성을 최소화하는 데 도움이 될 수 있다. 항경련제는 충동적이고 공격적인 행동을 억제하기 위해 다른 성격장애와 함께 병용될 수 있다.

조현형 성격장애 환자는 자발적으로 치료를 거의하지 않지만 저용량 정신병 치료제를 사용하면 불안, 정신병과 유사한 특징을 개선할 수 있다. 강박성 성격장애는 clomipramine과 SSRIs를 통해 강박사고와 동반이환된 우울증을 개선하는 데 도움을 줄 수 있다.

6. 간호평가

치료효과를 성격장애집단에서 평가하는 것은 어렵다. 건강의료제공자, 특히 응급치료환경에서 중재를 하여도 실제 결과를 알 수는 없다. 심지어 장기 외래치료에서도 많은 환자들은 성공적인 치료적 관계를 위해 오랜 치료를 받기에는 너무 친밀한 경험이라고 여긴다. 그러나 일부 동기가 부여된 환자, 특히 긍정적인 경험이 반복될 경우 자신의 행동을 바꾸는 법을 배울 수 있다. 치료사들이 각 치료과정에서 환자에게 지속적으로 긍정적인 대처기술을 가르치려고 노력하는 것을 관찰할 수 있다. 얼마나 성공적으로 환자와 진정한 관계를 유지하고, 도움 되는 자세를 유지하며, 실질적인 교육을 제공하고, 지속적으로 환자를 잘 돌볼 수 있는가에 따라 효과성이 평가될 수 있다. 특정 단기목표를 달성할 수 있으며 전체적으로 삶의 질을 향상시킬 수 있다는 희망의 메시지를 환자에게 줄 수 있다.

시뮬레이션: 경계성 성격장애

시나리오

M은 18세의 여성으로 병동에서 3번 정도 만났던 환자이다. 그녀는 날씨가 따뜻해도 병동에서 긴 소매를 입고 있었다. 마지막으로 만난 M은 자연의 아름다움 속에서 외로움이라는 주제로 쓴 시를 발표하였다. 그녀는 직원을 비난하는 행동을 하면서도 나를 볼 때마다 반가워하고 기뻐하는 것 같았다.

치료목표

M은 자해행동보다는 의사소통 방식을 사용하여 비파괴적인 방식으로 자신의 감정을 표현하는 것을 선택할 것이다.

학생간호사–환자 상호작용	학생간호사의 느낌	정신건강간호개념
M: "당신이 정말로 다시 올지 궁금해요."		그녀의 차트 기록에 따르면, 자신을 성적으로 학대한 아버지로 인해 여러 가지 이유로 사람들을 불신하는 경향이 있었다. 그녀는 부모가 이혼한 후 중학교 때부터 자해를 시작했다.
학생: "안녕, M. 전에 말했듯이 오늘은 왔어요. 그렇지만 다음 화요일은 실습하는 마지막 날이라 더 이상 보지 못할 거예요."	내가 떠난다는 사실에 환자가 힘들어 하는 것을 보았고, 그녀의 삶에 감정이입을 하면서(상실을 주는 부분에 대해) 때로는 죄책감을 느낀다. 나는 그녀에게 실망시키는 사람이 되고 싶지 않다.	나는 처음 맺었던 간호사–환자 관계를 M에게 상기시키기 위해 몇 가지 정보를 제공했다. M은 놀라는 반응을 하였다. 그래서 간호사–환자 관계의 종료에 대한 논쟁에 대해서는 피하려고 했다.
M: 눈맞춤을 피한 채 "이 시 읽어보세요!" M은 자신의 시를 나에게 건네주었다.	그녀가 내게 허세를 부리고 있는 것은 괜찮았다. 내 경계 안에서 그녀의 행동을 인정하고 받아줄 수 있기 때문이다. 사실 나는 M과 잘 지내고 있어 안심이다. 그녀는 직원들과 많은 문제를 겪고 있고 그들이 M에게 점점 지쳐가고 있는 것을 보았다.	M은 "이 시 읽어보세요!"라며 거의 명령에 가까운 어투로 말을 했다. 어린 시절의 학대가 그녀에게 무력감을 남겼다. 그녀는 뭔가를 담당할 필요가 있다.
학생: "당신의 시를 보면 어머니를 "데이지 꽃"에 비유하고 있어요. '데이지'라는 의미가 마치 당신의 인생을 꾸미기 위해 존재하는 듯 하네요. 그렇지만..' M은 고개를 끄덕인다." '내 인생'에서 그 사람은 단지 장식하기 위한 강한 어머니여서, 그녀와 함께 있었지만 외로웠어요." 우리는 눈을 마주 치고, "'내 인생'이란 당신에 관한 거예요, M?"		나는 "외로움"이라는 느낌을 반영시켜 주었고 그 시가 실제로 M과 그녀의 어머니를 언급하고 있음을 분명히 밝혔다.
M: "그녀는 나를 사랑해요. 그녀는 나를 사랑하지 않아요."	시를 보면서 약간 방향을 잃기 시작했다. 나는 이 시간에 좀 더 많은 주의를 기울일 필요가 있었다.	시를 통해 M은 상징화symbolism를 사용하여 자신의 생각과 슬픈 감정을 안전하게 표현하고 있다.
학생: "처음 시에서 '데이지'의 의미를 파악하지 못했어요. '그녀는 나를 사랑해요. 그녀는 나를 사랑하지 않아요.' 당신은 당신의 어머니에 관해 이야기하고 있네요."	그녀는 아직 너무 어린데, 자신의 삶과 행복을 혼란스럽게 하는 고통들을 감당해야 한다고 생각하니 슬프다. 나는 그녀가 글쓰기에 많은 재능이 있다고 느꼈다.	
M: "그녀는 내가 그녀와 함께 살기 위해 다시 돌아갈 수 없다고 했어요. 그녀는 정말 ____이야!"		M은 자신의 맹세에 분노를 표시했다. 두려움과 상실로 인해 화가 폭발했다. 그녀의 기분이 너무 빨리 변하는 것 즉 감정적인 불안정을 보이고 있다.
학생: "데이지 꽃잎이 버려진 것처럼 당신도 버림받은 느낌이겠군요."	나는 그녀가 가족으로부터 경험한 혼란스런 개인사를 안다. 또한 M은 사람들에게 가까이 다가갔다가 멀리하는 행동을 반복하는 것을 보았다. 나도 내 가족에게 돌아갈 수 없는 것을 상상하니 외로웠다.	나는 반영reflexion 의사소통기술을 사용하였다. 경계성 성격장애를 가진 환자들은 그들 주변에 영향을 주는 사람에 의해 혼란한 감정에 휩싸인다. 그들은 가까이 다가가고자 원하면서도 그 사람들로부터 멀어지기 위해 밀어낸다. 불행히도, 그들은 종종 다른 사람을 평가절하하고, 거부하며, 다시 너무 가까워져도 우울을 경험한다.
M: "나는 아무렇지도 않아요. 그냥 무감각할 뿐. 화장실에 다녀올게요."		M은 우울하지 않고 무감각하다고 말한다. 그녀는 무감각함으로 인식에서 그녀의 감정을 격리isolate 한다.
학생: "알겠어요." M이 자리를 비우자 나는 임상현장지도자와 간호사에게 일어났던 일을 말했다. 그러자 간호사는 당장 M을 찾으러 갔다.	나는 이러한 정보를 교환한 후 간호사가 M을 찾으러 간 이유를 알게 되었다. 처음에 M이 자해할 수도 있다는 사실을 즉시 이해하지 못해 혼란스러웠다.	나는 아마 그녀와 같이 가야 했거나 그녀가 무감각하다고 느꼈을 때 그녀가 자해를 하고자 하는 느낌이 있었는지 물어 보았어야 했다. M은 과거의 상처를 자해라는 행동을 통해 그녀 안에 있는 무감각함을 깨뜨릴 수 있었기 때문이다. 어렸을 적 M은 성적 학대에서 살아남기 위해 해리dissociate를 사용해야만 했다.
M: 내 앞에 서서 "당신이 나에 대해 말했지?"라고 소리치며 나에게서 의자를 멀리 떨어뜨리고 앉았다.	나는 호된 질책을 들으니 불쾌감이 생기고 불안감이 높아지기 시작했다.	나는 그녀의 행동을 이해한다. 그러나 환자의 행동을 개인적인 감정으로 받아들이지 않고, 행동에 이유가 있음을 이해하도록 노력할 것이다.

시뮬레이션: 경계성 성격장애 (계속)

학생간호사-환자 상호작용	학생간호사의 느낌	정신건강간호개념
학생: "M씨, 저는 간호사에게 말했어요. 당신이 엄마와 내가 떠나가는 것에 대해 화가 나 있다고.. 그리고, 당신이 괜찮은지 걱정했어요."	걱정스러웠지만, 간호사에게 보고한 일이 옳았다고 생각했다. 내가 그녀의 안전을 걱정하고 있다는 것을 M이 알기를 원했다.	M이 나에게 맞설 때, 나는 진실한 정보를 제공하려고 노력했다. 또한 우리의 치료계약 시 치료팀과 중요한 정보를 나눌 수 있다고 M에게 말했다.
M: "나는 당신과 더 이상 말하고 싶지 않아요."	M이 나를 거부하니 슬프다. 나는 이러한 일이 나로 인한 것이 아니라는 것을 알고 있지만 여전히 나는 슬프다.	
학생: 조용하게 "당신이 나와 당신의 어머니에게 화나 있는 것을 압니다. 그러나 아직 당신 스스로 자해하는 행동을 그만두지 못하고 있어요."	그녀가 나를 거부하고 화난 감정을 표현했음에도 불구하고, 그녀의 감정을 참을 수 있어 기분이 좋았다. 그녀는 침착해지는데 내가 필요하고, 나를 밀쳐내지는 않는다는 것을 나는 알고 있다.	나는 그녀의 비파괴적인 선택을 확인해 주고 자해를 하지 않고 통제력을 갖게 함으로써 감정을 반영reflect해 주고 관찰하고 지지support를 제공하였다.
M: "나는 당신에게 너무____해 있어. 당신은 훌륭한 간호사가 되겠군!" 화가 난 상태로 말했다.		M은 비꼬는 것으로 나를 평가절하devalues 한다. 다른 사람들을 이상화idealizing했다가 또 평가절하를 하는데, 이것이 장애의 한 부분으로 기억된다. 그럼에도 불구하고, 분노를 표현하는 중에도 언어를 사용하는 것은 약간의 호전이 있음을 보여 주는 것이다. 그녀는 내가 떠나자 위축withdrawal되었다. 친밀함은 자아경계ego boundaries를 침범하게 되어 안전을 위협한다. M의 깊은 상실은 어머니와 관련이 있다. 즉, 내가 떠나는 것이 그녀에게 또 다른 상실이 되어 분노가 전치displace되어 나에게 화를 낸 것이다.
학생: 나는 약 5분 정도 앉아 있었다. 그녀는 점심 먹으러 가기 전에 몇 번이나 나를 응시했다.	M은 나에게 너무 화가 나 있었다. 내 심장박동이 느껴질 정도다(그것이 나를 불안하게 만든다고 생각한다). 괜찮아, 깊은 호흡을 하고 마음을 안정시킬 것이다. 여기에서 그녀를 기다리기는 어렵지만 그녀를 기다릴만한 가치가 있음을 M이 알기를 원한다.	M과 계약한 45분은 그녀를 위한 것이라고 약속을 했기 때문에 계약 기간 동안만큼은 그녀가 나를 이용할 수 있도록 할 것이다.
학생: 나는 임상 팀에게 보고해야 한다.	나는 M이 오늘 늦게라도 나에게 말하거나 적어도 마지막 날이라도 나를 허락하기를 희망한다.	M의 자존감과 정체감은 약하다. 내가 그녀와의 관계를 종료하기 전에 내가 그만둘 때까지 얼마의 통제나 힘을 되찾기를 희망한다.

근거기반실무 Evidence-Based Practice 16),17)

문제 40세 여성은 극심한 기분변화와 과민반응으로 정신건강클리닉을 방문했다. 그녀는 잦은 분노폭발로 직장이나 관계를 유지할 수 없었다. 그녀는 사람들이 항상 그녀를 버렸다고 생각했고, 감정의 고통을 덜기 위해 머리카락을 잡아당기거나 머리를 치는 등의 증상을 가지고 있었다. 그녀는 경계성 성격장애로 정신과 의사의 진단을 받았다.

근거기반실무사정

A. 당신은 이번 경험을 통해 무엇을 알게 되었는가?

경계성 성격장애를 가진 사람들은 버림을 받았다는 느낌과 지나친 감정변화 때문에 치료가 어렵다. 그들의 인간관계는 소란스럽고 자해행위가 잦은 경향이 있다. 그들은 기분장애 또는 물질남용과 같은 동반질환을 진단 받고, 어린 시절에 학대 또는 보호자와의 관계성이 무너진 병력을 가지고 있다.

B. 문헌에서는 무엇이라고 하는가?

성격장애를 치료할 약물은 없지만 SSRI 항우울제나 기분안정제는 공존하는 증상의 완화에 사용될 수 있다. 환자는 역기능적인 행동을 통해 혼란스러운 어린 시절을 생존하는 데 도움이 되었다. 그러나 성인기의 생활은 매우 어려웠다. 변증법적 행동요법은 경계성 성격장애에 가장 효과적인 치료법이다. 변증법적 행동요법은 불편한 생각이나 감정을 수용하는 것으로, 대처기술이나 마음챙김 훈련과 같은 인지행동치료의 한 형태이다.

C. 환자가 원하는 것은 무엇인가?

이 환자는 기분이 좋아지기를 원하지만 약이나 치료에 저항하고 약속을 지키지만 권고 사항을 따르지 않는다. 이 반응은 성격장애가 있는 환자에서 흔히 볼 수 있다. 그들 인생의 대부분에서 이러한 행동이 몸에 배어 있기 때문이다. 종종 환자들에게 있어 자신이 변화할 필요가 있거나 무엇인가를 받아들여야 한다는 것은 또 다른 큰 상실이나 상실의 위협(관계 또는 직업과 같은)처럼 여길 수 있다.

계획 정신건강전문가는 환자의 기분변화나 분노 시에도 지지적이어야 한다. 또한 약물사용 시 내성이 있으므로 천천히 그리고 아주 적은 용량으로 시도하여야 한다. 일부 환자는 변증법적 행동요법 치료를 받고 있지만 치료사가 지정해 준 훈련에 대해 "정말 바보 같다"고 느낀다. 환자들이 치료에 임하도록 격려해야 한다. 자신이 가진 정신병을 부끄러워하고 자신의 행동이 자녀에게 전이되는 것을 원하지 않는다는 환자의 생각은 치료적인 과정으로 환자 자신의 성장과 변화를 수용하고 있다는 것이다.

QSEN 사전지식, 기술 및 태도(KSAs)

정보과학: 부적절하고 부정확한 출처에 의존하는 환자에게 양질의 온라인 정보제공

팀워크 및 협업: 정신과 의사와 변증법적 행동요법 치료자 간에 이메일, 전화 및 스텝을 통해 이용

핵심요약

- 성격장애 환자는 자신과 주변 사람들에게 가장 복잡하고 어려운 행동장애를 가진다.
- 성격장애 환자는 스트레스를 다루는 방식에 융통성이 없고 부적응적이다. 일과 친밀한 관계 모두에서 장애를 나타낸다.
- 성격장애는 종종 다른 정신건강장애(예: 우울증, 약물사용장애, 신체화 장애, PTSD, 불안장애), 기타 성격장애 및 일반적인 의학적 증상과 함께 발생한다.
- 성격장애는 단일 원인이 거의 없다. 대부분 유전적 및 환경적 위험요인이 있는 것으로 예측한다.
- 성격장애 환자는 스트레스(예: 좌절, 분노, 외로움)에 더욱 취약해 원시적인 방어기제로 반응하여 터무니없는 행동을 한다.
- 욕구는 분노로 경험되며 성행위와 의존성은 공격성과 혼동된다.
- 자기평가는 성격장애를 가진 사람과 일할 때 평가의 중요한 부분이다. 개인적인 감정을 인정받지 못하거나 직면했을 때 상당한 대인관계 갈등이 발생한다.
- 자살/살인/자해의 병력이 있는지 여부를 판단하고, 동반장애가 있는 지 확인하는 것은 초기평가에 중요한 부분이다.
- 간호진단은 성격장애자가 그 당시에 문제 행동이 있음을 반영하는 것이다.
- 조종 및 충동적인 행동에 대한 의사소통 지침이 간단하게 요약되어 있다.
- 항우울제, 항경련제(공격적 및 충동적 행동을 위한), 항정신병약(스트레스 유발, 정신병적 사고를 위한)에 대한 주의 깊은 평가는 환자에게 도움이 될 수 있다.
- 변증법적 행동요법(DBT)은 경계성 성격장애 환자에게 매우 효과적이며 이를 제외하고 다른 치료법의 효능을 비교한 근거연구는 거의 없다.

참고문헌

1) American Psychiatric Association. (2013). *Diagnostic and statistical manual of mental disorders (DSM-5)* (5th ed.). Washington, DC: American Psychiatric Publishing.
2) Bateman, A. (2012). Treating borderline personality disorder in clinical practice. *American Journal of Psychiatry, 169*(6), 560-563.
3) Berrino, A., & Ohlendorf, P. (2011). Crisis intervention at the general hospital: an appropriate treatment of choice for acutely suicidal borderline patients. *Psychiatry Research, 186,* 287-292.
4) Black, D.W., & Andreasen, N.C. (2014). Personality disorders. In *Introductory textbook of psychiatry*(6th ed.). Washington, DC: American Psychiatric Publishing.
5) Blaise, M.A., Smallwood, P., Groves, J.E., et al. (2016). Personality and personality disorders. In Stern, et al. (Ed.), *Massachusetts General Hospital comprehensive clinical psychiatry.* Philadelphia: Saunders/Elsevier.
6) Blennerhassett, R.C., & O'Raghallaigh, J.W. (2005). Dialectical behavior therapy in the treatment of borderline personality disorder. *British Journal of Psychiatry, 186,* 278-280.
7) Caligor, E., Yeomans, F., & Levin, Z. (2014). Personality disorders. In J.L. Cutler (Ed.), *Psychiatry* (3rd ed.). New York: Oxford University Press.
8) Dryden-Edwards, R. (2016). *Borderline personality disorder.* Retrieved January 20, 2016, from http://www.medicine.com/borderline_personality_disorder/page9htm#how_can_ borderline_personality_disorder_be_prevented.
9) Francis, A. (2013). *Essentials of psychiatric diagnoses: responding to the challenges of the DSM 5.* New York: Guilford Press.
10) Gordon, S. (2013). *The difficult patient.* Retrieved September 23, 2015, from http://susangordon.com/the-difficult-patient/.
11) Gregory, S., Ifytche, D., Simmons, A., et al. (2012). The antisocial brain: psychopathy matters. A structural MRI investigation of antisocial male violent offenders. *Arch Gen Psychiatry, 2012, 69*(9), 962-972.
12) Groves, J.E. (2004). Personality disorders I: approaches to difficult patients. In T.A. Stern, J.B. Herman, & P.E. Slavin (Eds.), *Massachusetts General Hospital guide to primary care psychiatry* (2nd ed.). New York: McGraw-Hill.
13) Herdman, T.H. (Ed.) *Nursing Diagnoses-Definitions and Classification 2015-2017.*
14) Linehan, M.M. (1993). *Understanding borderline personality disorder: a dialectical approach.* New York: Guilford.
15) Mayer, J.D. (2005). A tale of two visions: can a new view of personality help integrate psychology? *American Journal of Psychology, 60,* 294-307.
16) National Alliance on Mental Illness. (2015). *Psychotherapy.* Retrieved from www.nami.org/Learn-More/Treatment/Psychotherapy.
17) National Institute of Mental Health. (n.d.). *Borderline personality disorder* [website]. Retrieved from www.nimh.nih.gov/health/topics/borderline-personality-disorder/index.shtml.

18) Ness, T.M. (2009). *STEPPS: a viable supplement to treatment of borderline personality.* Retrieved August 5, 2011, from www.psychiatrictimes.com/print/articles/10168/142-5290?printable=true.

19) Preston, J.D., O'Neal, J.H., & Talaga, M.C. (2013). *Handbook of clinical psychopharmacology for therapists* (7th ed.). Oakland, Calif: New Harbinger Publications.

20) Ritter, S., & Platt, L.M. (2016). What's new in treating in patients with personality disorders? Dialectical behavior therapy and old-fashioned, good communication. *Journal of Psychosocial Nursing, 54*(1), 38-45.

21) Rizvi, S., & Linehan, M. (2011). A pilot study of the DBT Coach: an interactive mobile phone application for individuals with borderline personality disorder and substance use disorder. Behavior *Therapy, 10,* 1016.

22) Sadock, B.J., Sadock, V.A., & Ruiz, P. (2015). *Kaplan & Sadock's synopsis of psychiatry: behavioral sciences/clinical psychiatry* (11th ed). Philadelphia: Wolters Kluwer.

23) Siever, L.J., & Weinstein, L.N. (2009). The neurobiology of personality disorders: implications for psychoanalysis. *Journal of the American Psychoanalytic Association, 57,* 361.

24) Verona, E., & Patrick, C.J. (2015). *Psychobiological aspects of antisocial personality disorder, psychopathy, and violence.* Retrieved November 2, 2016, from http://www.psychiatrictimes.com/special-reports/psychobiological-aspects-antisocial-personality-disorder-psychopathy-and-violence#sthash.oHFdg1Du.dpuf.

25) Zimmerman, D.J., & Groves, J.E. (2010). Difficult patients. In T.A. Stern, et al. (Ed.), *Massachusetts General Hospital handbook of general hospital psychiatry* (6th ed.). Philadelphia: Saunders/Elsevier.

CHAPTER 17

물질 관련 및 중독장애
Substance-Related and Addictive Disorders

Elizabeth M. Varcarolis

학습목표

1. 물질사용장애의 정의와 진단기준을 이해한다.
2. 남용물질에 의한 뇌의 신경생물학적 변화과정을 이해한다.
3. 중독의 진행을 촉진시키는 신경전달물질을 설명한다.
4. QSEN 물질사용장애 대상자의 간호사정 시 고려해야 하는 구성요소를 설명한다(환자중심간호).
5. 물질사용장애 대상자에게서 나타나는 인지적 결함에 대해 설명한다
6. 물질사용장애 대상자의 간호계획에 동기부여와 영성을 포함하는 것에 대한 근거와 치료과정에 미치는 영향을 설명한다.
7. QSEN 환자와 보건의료제공자의 안전을 위하여 물질사용장애를 가진 동료간호사에 대한 보고의 중요성을 인식한다(안전).
8. QSEN 최소한 2가지 약물남용에 대한 중독, 과다복용, 금단의 징후 및 증상을 평가한다(환자중심간호).
7. QSEN 알코올중단 및 금단증상의 선별검사를 위해 정보기술을 활용한다(정보과학).
8. 물질사용장애 대상자의 간호계획에 회복 패러다임의 원칙을 적용한다.
9. QSEN Marijuana, amphetamine 및 환각제의 장기적인 영향을 설명하기 위하여 정보기술을 활용한다(정보과학).

주요개념: 물질로 유발된 인지손상

물질사용장애를 가진 모든 개인은 해독 후 오랫동안 뇌회로의 변화가 지속된다.[5] 이것은 공통적으로 핵심 수행기능에서의 인지적 결함으로 나타난다. 예를 들어, 계획, 작업 기억, 억제 및 의사결정에 곤란을 겪으며, 선택적 집중, 일시적인 기억의 변화 및 감정적인 처리에서 어려움이 있다.

뇌는 초기 성인기(20대 초반~중반)까지는 완전히 발달하지 않기 때문에 청년과 청소년은 "뇌가 여전히 새로운 연결을 구축하고 여러 방식으로 성숙하는 데 장기적인 영향을 미칠" 위험이 있다.[35]

1. 서론

정신변화물질은 고대시대부터 사용되어 왔다. 기원 전 8000년 초에 일종의 벌꿀와인이 양조되었는데, 최초로 알려진 알코올 음료로 여겨진다. 보다 최근에는 디자이너 약물 또는 "bath salts"와 그 유사물질인 flakka와 같은 약물들이 생산되었다. 이러한 디자이너 약물의 사용이 늘어남에 따라 응급실 내원이 증가했으며, 많은 케이스가 사망하는 결과를 초래하였다.

중독은 질병과 같은 것으로 자주 언급된다. 물질의 사용 및 남용은 사회·경제적 경계를 넘어서고 있다. 그러나 정신변화물질의 사용이 허용되거나 거부되는 정도는 문화에 따라 달라진다. 예를 들어, alcohol, nicotine 및 caffeine과 같은 향정신성 물질은 대부분 성인에게 문화적으로 허용된다. 일부 문화에서는 사회적 관례로 술이나 마약을 사용하는 것을 허용하지 않는다. 예를 들어, 이슬람 교도, 그리스 정교회, 하시디아 유대교 등의 종교단체들이다. Marijuana의 사용은 레크리에이션과 의료 목적으로 일부 개인집단에서는 받아들여진다. 향정신성 물질의 장기적이고 과도한 사용의 후유증은 본질적으로 뇌의 기능과 구조를 변화시켜 기분, 지각 및 의식에 영향을 미친다. 지속적인 정신자극물질의 사용은 많은 사람들에게 심리적 문제, 정신사회적 문제, 의학적 문제, 고용 상실, 법적인 문제, 교육기회의 어려움 또는 무능력을 초래할 수 있다.[58]

물질사용장애의 이환에서 유감스러운 경향 중 하나는 비폭력약물 관련범죄에 대한 체포와 과밀 수용시설로의 감금이 증가되는 것이다. 반면, 긍정적인 경향은 중독에 대한 질병개념이 널리 퍼지고, 중독자에 대해 보다 인간적이고 비판단적 치료를 받는 것이 용이해지고 있다는

것이다.[7] 하지만 적절한 치료시설부족으로 인하여 도움을 요청하는 많은 사람들이 쉽게 이용하기는 어렵다. 물질사용장애는 모든 DSM-5[5] 장애와 유사하게 경증에서 중등도, 중증까지 분류된다. **남용**abuse과 **중독**addiction에 대한 용어정의는 다음과 같다.

> 남용: 의학적 필요나 사회적 허용의 범위를 벗어나는 물질의 습관적 사용을 말하며, 기분, 감정 또는 의식 상태를 바꾸려는 단일 목적으로 사용된다.
> 중독: 만성적인 재발성 뇌질환으로, 유해한 결과에도 불구하고 갈망에 의해 유발된 강박적인 약물 추구행동과 뇌의 장기적 변화가 특징이다. 내성과 금단은 많은 종류의 약물에서 발생하며 진단을 위한 기준의 일부는 될 수 있지만, DSM-5[5]의 중독의 정의에서 더 이상 필수 사항은 아니다.

DSM-5는 **물질사용장애**라는 용어를 사용하며, 10종의 물질을 포함시켰다. DSM-5는 물질사용을 "임상적으로 유의미한 손상 또는 고통을 야기하는 문제적 물질사용 양상이 12 개월 내에 11개 항목 중 최소한 2개 이상의 항목에 해당하는 것"으로 정의한다.[5] DSM-5의 향정신성 물질 10종에는 알코올, 카페인, 대마초, 환각제(phencyclidine 또는 유사작용하는 아릴시클로헥실아민), 리세르산 디에틸아미드(LSD)와 같은 기타 환각제, 흡입제, 아편유사제, 진정제, 수면제, 항불안제, 각성제(암페타민류, 코카인 및 기타 각성제 포함), 담배 및 기타 또는 알려지지 않은 물질이 포함된다.

이러한 물질은 모두 고유의 사용, 중독, 금단(금단증상이 물질과 함께 존재하는 경우) 특성을 가지고 있다. 특정행동은 강박적이고 중독적인 성격으로 나타나는데, 예를들면 강박과식, 강박쇼핑, 성중독, 강박도박, 강박적 인터넷사용(포르노, 온라인도박) 등이다. 이러한 행동들은 뇌의 보상중추를 흥분시키고 행동을 강화시키는 도파민의 분비를 촉진시킨다. 현재, DSM-5에서는 '병적 도박'만 물질사용장애의 하위범주에 포함하고 있다.

2. 유병률과 동반질환

1) 물질사용의 유병률

미국은 물질남용과 중독이 세계에서 가장 높은 수준을 보이는 국가다. 질병관리 및 예방센터(CDC) 국가생명통계시스템 사망기록파일(2015)에 따르면, 2014년에 미국에서 47,055건의 치명적 약물 과다복용으로 우발적인 사망이 발생하였다.[15] 2014년 약물사용 및 건강에 관한 국가조사결과에 따르면, 아편류(opioid) 사용이 유행처럼 퍼지고 있다. 2014년에 약물사용장애가 있는 12세 이상 2,150만 명의 미국인 중에서 190만 명이 처방된 진통제를 사용하는 약물사용장애, 58만 6천 명이 헤로인 중독과 관련된 약물사용장애, 18,893명은 처방된 진통제와 관련하여 사망했으며, 10,574명은 헤로인 과다복용으로 사망하였다.[49] 이런 놀라운 통계수치에 더하여 지난 몇 년 동안 헤로인 과다복용으로 사망한 여성이 3배로 증가하였다.[24] 14세 이전에 마약을 사용하기 시작한 사람들은 그들보다 나이가 많은 집단보다 중독될 가능성이 훨씬 높다.[43] 20대 중반까지 뇌가 완전히 발달하지 않았기 때문에 초기 약물남용은 뇌 발달에 부정적 영향을 미친다.

알코올사용장애는 미국에서 가장 흔한 물질사용 문제이다. 미국에서 알코올사용의 유병률은 약 70%이며,[2] 미국인의 약 12%는 과음자이다.[7] CDC의 실제 자료에 따르면 "폭음"은 미국에서 과도한 알코올사용의 가장 일반적인 패턴이다.[14] 우리나라의 경우 알코올사용장애 평생 유병률은 12.2%, 1년 유병률은 3.5% 로 보고하고 있다.[1]

마리화나marijuana는 여전히 미국에서 매우 흔하게 사용되는 불법 약물이며, 미국에서 성인이 가장 흔히 사용하는 향정신성 물질인 caffeine, alcohol 및 nicotine 다음으로 많이 사용한다.[43] 대마초는 청소년 문화의 주요 부분

> **누가 과음자인가?**
>
> 음주에 대하여 실제로 "너무 많이"처럼 보이는 것이 무엇인지 알아야 한다. "위험에 처한 과음"은 일일 권장 한도를 초과하는 알코올 소비량이다.
> - 남성: 1일 4잔 이상, 1주일에 14잔 이상
> - 여성: 1일 3잔 이상, 1 주일에 7잔 이상
>
> **이것은 실제로 무엇을 의미하는가?**
>
> 당신이 여성이고 일과 후 매일 밤 중간 크기의 와인 2잔(8온스)을 마시면 주말이 되기 전에 한계를 넘는다.
>
> 남성의 경우, 밤에 친구들과 3잔의 맥주와 2잔의 소주를 마시는 것은 일일 한도를 넘는다. 단지 1주일에 2회 마시고, 술잔의 크기와 강도에 따라서는 불과 2일만에 10~14잔을 마실 수도 있다.

이며, 2012년 현재 중학교 2학년 학생의 11.4%, 고등학교 1학년 학생의 28%, 고등학교 3학년 학생의 36.4%가 marijuana를 사용한다.[31] 뉴질랜드 연구에 따르면, 많은 양의 marijuana를 사용하는 10대 청소년들이 8점의 IQ 점수를 상실할 가능성이 있다는 것을 발견하였다. 성장기의 두뇌가 빠르게 새로운 연결고리를 형성하고 성숙하는 동안, marijuana는 뉴런 사이의 연결을 방해하는 역할을 하는 것으로 알려졌다. 이 연결의 손상은 비가역적이다.[35]

니코틴 중독은 물질의존뿐 아니라 정신건강문제가 있는 사람들 모두에서 높다. 미국 인구의 20% 이상이 담배사용장애 기준을 충족하고 있으며, nicotine은 연간 44만 3천 명의 사망자를 낸다.[10] 우리나라의 경우 2016년 조산된 니코틴사용장애의 평생 유병률은 6.0%이며, 1년 유병률은 2.5%이다.[1] Nicotine은 담배에 있는 항정신병약물이며, 니코틴의존증은 오늘날 미국에서 가장 흔한 중독 형태로 간주된다. 미국에서 5명 중 1명은 흡연으로 인해 죽음을 맞이하고, 평균적으로 흡연자들은 비흡연자보다 10년 일찍 사망한다.[27] 어린이, 청소년, 성인의 흡연율이 점점 줄어들지만, 전자담배의 사용이 폭발적으로 증가하고 있다. 전자담배는 nicotine을 포함하고 있지만 안전하다고 광고된다. 많은 브랜드의 전자담배에는 다른 건강위험요소가 포함되어 있다. 테스트를 거친 일부 전자담배 브랜드에는 포름알데히드 및 아세트알데히드와 같은 독성 화학물질이 포함되어 있다. 한 연구에 따르면 "고전압 사용으로 포름알데히드 함유 화합물이 너무 많이 방출되어, 사람이 일생동안 암에 걸릴 위험이 장기간 흡연으로 인한 위험보다 5~15배 높다"고 한다.[52] 애연가가 담배를 줄이거나 끊는 데 전자담배가 도움이 될 수 있다는 생각이 들더라도, 전자담배에 있는 nicotine은 청년과 청소년에게 습관성이 될 수 있는 우려가 있다. 2016년 5월 FDA는 18세 미만의 미국인에게 전자담배를 판매하는 것을 금지하였다.

2) 정신과적 동반질환

신경전달물질인 도파민을 사용하는 뇌의 회로와 같은 특정 영역은 물질사용장애와 다른 정신질환 모두에 영향을 줄 수 있다. 신경전달물질 도파민은 중독성 물질에 의해 전형적인 영향을 받는다. 이것은 부분적으로 이중진단의 높은 비율(정신질환과 함께 공동으로 발생하는 물질사용장애)을 설명 할 수 있다. 예를 들어, 정신병 환자의 알코올사용장애 가능성은 일반 환자보다 50~60% 정도 높다.[7] Sadock, Sadock, Ruiz(2015)에 따르면, 몇 연구들은 중독자의 50%까지가 공존 정신장애를 가지고 있다고 지적한다.[43] 다른 연구들은 물질사용장애를 가진 개인의 35~50%가 반사회적 인격장애의 기준을 충족한다고 주장한다.[43] 물질사용장애와 공존하는 정신장애 중 가장 높은 비율은 조현병과 우울증을 가진 사람들이다. 흔히 공존하는 다른 정신장애에는 급성 및 만성 인지장애, 주의력결핍장애, 경계성 인격장애 및 불안장애를 포함한다.

알코올 그리고/또는 약물을 남용하는 사람들의 자살위험은 일반대중보다 약 10% 높고, 자살률은 약 15% 높다.[43] 물질사용은 어린이, 청소년, 성인 및 고령자의 자살위험을 증가시킨다.

3) 의학적 동반질환

병력, 신체검사 및 검사실 검사는 약물관련 신체문제에 대한 데이터를 수집하는 데 사용된다. 손상 정도는 사용된 약물의 양과 투여경로뿐만 아니라 개별 감수성에 따라 달라진다. 수많은 질병이 위장계(예: 식도염, 위염, 췌장염, 알코올성 간염 및 간경화)에 영향을 미친다. 심혈관계 위험도 또한 중요하다. 알코올은 혈중중성지방 수치를 올릴 수 있다. 과도한 알코올 섭취로 인해 뇌졸중, 심근병증, 심장부정맥 및 갑작스런 심장사망이 초래된다. 또한 일반적으로 장기적인 알코올사용 또는 남용은 결핵, 모든 유형의 사고, 자살 및 살인과 관련되어 있다.

알코올은 가장 많은 물질사용장애를 발생시킨다. 따라서 **알코올 관련 의학적 문제**는 의료환경에서 가장 흔히 볼 수 있는 합병증이다. 알코올남용과 관련된 건강문제의 위험은 무한하다. 과도한 알코올사용은 뇌와 대부분의 신체기관을 손상시킨다. 특히 알코올 관련 손상에 취약한 것은 **대뇌피질**이며, 이는 뇌기능 향상, 문제해결 및 의사결정을 담당한다. 기억과 학습의 중심인 해마뿐만 아니라 우리의 동작을 조정하는 데 도움을 주는 소뇌도 영향을 받는다. 중추신경계와 관련된 특정질환에는 **베르니케뇌증**Wernicke's encephalopathy과 **코르사코프정신증**Korsakoff's psychosis이 있다.

중추신경계와 관련된 특정질환에는 **베르니케-코르사코프증후군**Wernicke-Korsakoff 's syndrome이 포함되며, 두 개는 별도의 독립적인 질환이지만, 둘 다 티아민(B_1) 결핍에 의해 유발된다. 티아민결핍증은 만성 알코올중독과 관련이 있다. 만성 알코올중독은 티아민 섭취와 이용에 영향을 주기 때문이다. 베르니케-코르사코프증후군은 흡수장애, AIDS, 만성감염, 영양부족, 섭식장애 또는 화학요법의 효과로 인해 발생할 수도 있다.

베르니케뇌증은 급성/아급성 혼돈상태, 비정상적인 안구운동(안구진탕) 및 비정상 보행(운동 실조)이 특징적으로 나타나는 신경장애이다. 베르니케뇌증은 생명을 위협하는 뇌손상을 초래하는 의학적 응급상황이지만 치료를 받으면 원상태로 되돌릴 수 있는 경우가 많다. 치료를 받지 않으면 만성치매 또는 사망으로 이어질 수 있다.

코르사코프정신증은 일반적으로 치료되지 않은 베르니케뇌증의 결과로 발생하는 만성 신경학적 상태를 말한다. 코르사코프증후군의 특징은 새로운 정보습득과 최근사건의 기억에 대한 어려움/불가능, 장기기억결손 등이다. 비록 기억력 문제는 명백하게 입증되었지만, 다른 사고와 사회적 기술은 상대적으로 영향을 받지 않을 수 있다.

4) 중추신경자극제

코카인 사용자는 극단적인 체중감소 및 영양실조, 심근경색, 뇌손상 및 뇌졸중을 경험할 수 있다. Methamphetamine 사용자는 저체온, 발작, 뇌손상, 신장손상, 뇌졸중 및 사망으로 고통을 받을 것이다.

흡연형태의 **nicotine**은 예방 가능한 질병과 조기사망의 가장 큰 원인 중 하나이다.[10] 담배를 피우는 것은 만성 폐질환, 관상동맥 심장질환, 만성 폐쇄성 폐질환(COPD) 및 뇌졸중뿐 아니라 폐, 후두, 식도, 구강 및 방광의 암을 유발할 수 있다. 담배를 피우지 않는 미국인의 약 50%는 간접흡연secondhand smoke, SHS에 노출되어 있다. 포괄적인 과학보고서는 SHS에 대해 위험이 없는 노출수준은 없다고 결론지었다. 간접흡연은 비흡연자의 심장질환 및 폐암의 원인이 되며, 유아 및 어린이에게 매우 해롭고,[12] 유아돌연사증후군sudden infant death syndrome, SIDS과 관계가 있다. 담배연기는 7000가지가 넘는 화학물질을 포함하고 있고, 그 중 약 70가지가 암을 유발한다고 보고되었다.[3]

5) 아나볼릭-안드로겐성 스테로이드

아나볼릭-안드로겐성 스테로이드anabolic-androgenic steroids, AAS의 효과는 이러한 약물의 복용을 중단하지 않으면 심각하고 영구적일 수 있다(예: 간손상, 신부전, 심장마비, 콜레스테롤 수치 상승 및 심각한 우울증, 특히 금단증상). 남성의 스테로이드 사용의 부작용에는 고환의 축소, 불임, 유방발달 및 전립선암 위험증가와 같은 것들이 있다. 여성들은 종종 남성형 대머리, 월경주기의 변화, 얼굴 털의 성장 및 목소리의 저음화로 나타난다. 조기 골격성숙과 사춘기 변화의 가속화로 인한 성장장애는 AAS를 사용하는 청소년에게 발생할 수 있다.[37] 또한 사용자들이 편집증, 질투, 망상 및 격렬한 감정변화를 경험할 수도 있다는 것을 제시하였다.[37]

6) 투여경로

약물투여경로는 의학적 합병증과 중독의 잠재성에 영향을 미친다. 예를 들어, **정맥주사 약물사용자**는 감염성이 높고, 정맥경화증이 있으며, 인간면역결핍바이러스/후천성 면역결핍증(HIV/AIDS)에 양성반응이 나타난다. **비강내 사용자**는 축농증과 천공된 비중격이 있을 수 있다. 물질(예: marijuana, nicotine)을 흡인하면 호흡기 문제의 가능성이 높아진다. 흡입 약물과 주사된 약물은 순식간에 뇌에 침투하여 단시간 지속되는 쾌감을 유발하는 동시에 높은 쾌감을 다시 느끼기 위해서 더 많은 약물을 자주 복용하게 한다. 다양한 종류의 약물 및 투여경로와 관련된 신체적 합병증에 대한 설명은 [표 17-1]을 참조한다.

표 17-1 남용약물로 인한 신체적 합병증[55)]

투여경로	신체적 합병증
Narcotics(e.g., Heroin), PCP, Cocaine or Crack, Methamphetamines	
정맥	인간면역결핍바이러스(HIV), 후천성면역결핍증(AIDS), 간염, 세균성 심내막염, 신부전, 심정지, 혼수, 발작, 호흡정지, 피부염, 폐색전, 경직, 농양-골수염, 패혈증
Cocaine, Methamphetamines	
정맥, 비강, 흡연	비중격 천공(비강내 사용), 호흡경련, 심혈관 허탈, 고열, 뇌출혈
Caffeine	
경구	위식도 역류, 소화성 궤양, 조절되지 않는 녹내장의 안압상승, 빈맥, 혈당 및 지질 상승
PCP	
경구	호흡정지
Marijuana	
흡연, 경구	폐손상, 염색체 돌연변이(선천적 결손 발생률 증가), 마이크로핵 백혈구(감염에 대한 저항성 감소로 인한 질병위험 증가), 뇌졸중, 단기기억에 대한 장기적 영향 가능성
Nicotine	
흡연, 껌	다량의 만성적 사용과 관련된: 폐기종, 후두와 식도의 암, 폐암, 말초혈관질환, 구강암, 심혈관질환, 고혈압
Heroin	
정맥, 흡연	변비, 피부염, 영양실조, 저혈당, 치아우식증, 무월경
Inhalants	
코 흡입, 비닐봉지로 흡입, 천에 적셔서 입에 대고 흡입	빈맥, 부정맥, 신경계 손상, 청력 손상, 골수 손상, 폐의 산소부족으로 인한 질식, 호흡억제 및 호흡부전

3. 영향 요인

중독자의 유전적/생물학적 다양성, 심리적 요인, 사회문화적 요인이 모두 중독성에 영향을 끼치며, 개인적 민감성이 다양하게 나타난다.

1) 중독의 신경생물학

필수적 생명유지기능과 동시에 중독을 일으키는 강박적 약물사용과 관련되는 뇌의 3가지 영역은 다음과 같다.[40)]

- **뇌간**: 심박수, 호흡 및 수면과 같은 필수기능을 제어한다.
- **변연계**: 쾌감을 조절하는 뇌의 구조물들로 연결되는 '보상경로'이다. 쾌락과 생존(섭취 및 성행위)을 위한 행동을 반복하게 하고, 예술을 감상하거나 참여하고 음악감상 또는 연주하는 것과 같은 창조적 쾌락을 자극한다. 변연계는 부정적인 감정과 긍정적인 감정에 대한 인식에 관련되어 있다. 변연계는 쾌감과 같은 긍정적인 감정의 활성화와 더불어 알코올 및 약물사용에 의해서도 활성화되는데, 흔히 중독자들에게서 나타나는 부정적인 감정들이 해당된다.
- **대뇌피질**: 인간의 감각(보고, 듣고, 느끼고, 맛보고, 만지고)으로부터 정보를 처리하는 영역을 포괄한다. 대뇌피질에서 가장 중요한 부분 중 하나는 전두엽이며 전두엽피질이라고도 한다. 전두엽피질은 우리가 생각하고, 계획하고, 문제를 해결하고, 결정을 내릴 수 있게 해 준다.

2) 신경생물학과 신경전달물질

신경전달물질이 작용하는 뇌에는 많은 화학물질이 존재하지만, 그 중 일부가 대부분의 기능을 한다.

알코올과 약물사용은 선택된 신경전달물질에 특정 효과가 있음이 입증되었다. 도파민은 모든 중독에서 중요한 역할을 하는 신경전달물질이지만 도파민은 다른 신경전달물질과도 관련이 있다. 도파민은 동기, 감정, 인지 또는 학습, 쾌감과 고통을 경험할 수 있는 능력을 조절하는 뇌 영역에 존재하는 뇌화학물질이다.

모든 약물(예: 니코틴, 각성제, 마리화나, 카페인, 진

신경전달물질[41]	관련 기능	관련 물질
억제성 신경전달물질		
GABA	불안, 기억, 마취	진정제, 항정신제, alcohol
Serotonin	기분(우울/불안/충동), 수면의 질, 성적 욕구, 식욕	MDMA(ecstasy), LSD, cocaine
Acetylcholine	기억형성, 언어적/논리적 추론, 집중력, 근육긴장, 동기부여 및 주의력	Nicotine
Endorphins, Enkephalin	진통, 진정, 보상/처벌과 관련된 물질, 기분	Heroin, morphine, 처방된 진통제 (oxycodone)
흥분성 신경전달물질		
Dopamine 흥분성/억제성 모두	쾌감과 보상, 운동, 주의력, 기억력, 에너지. 도파민은 중독의 초기단계에서 중요함	모든 약물남용은 직/간접적으로 도파민 분비(예: cocaine, PCP, 아편류, marijuana 등)
Norepinephrine	높은 수치는 불안감 유발. 낮은 수치는 집중력 저하, 수면 및 기억장애	자극제(cocaine, methamphetamine)
Epinephrine	각성과 흥분에 관여	자극제
Glutamate	뉴런활동(증가율), 학습, 인지, 기억, 중독 유지 및 장기적 영향 유발	Ketamine, phencyclidine, alcohol

정제)은 직/간접적으로 변연계(보상) 시스템에 영향을 준다. 보상시스템은 복측외피영역ventral tegmental area, VTA, 중격핵 및 대뇌피질의 일부로 구성되어 있다. 이러한 뇌경로는 우리가 쾌감을 느낄 수 있게 하며 즐거운 활동(예: 음식, 음악, 예술, 성)으로 인한 보상으로 도파민에 대한 반응을 증가시킨다. 그러나 개인이 처음으로 '물질'을 사용하면 보상경로에 있는 뉴런이 비정상적으로 많은 양의 도파민을 방출하여 비정상적으로 격렬한 쾌감을 느끼게 된다. 보상경로에 있는 뉴런은 시냅스라고 하는 작은 틈을 지나 한 뉴런에서 다른 뉴런으로 전달되는 전기신호를 통해 통신한다. 그런 다음 도파민은 시냅스로 방출되고 다음 뉴런의 수용체에 결합한다.[35] 이러한 결합이 초기 강렬한 쾌감을 만들어낸다.

이러한 신경전달물질(예: 도파민)의 홍수로 인해 뉴런은 도파민 수용체의 수를 줄이거나 도파민의 합성을 줄여 뇌의 도파민 수준을 조절하려고 한다. 많은 약물의 경우, 도파민을 자극하는 보상센터는 매우 비효율적이기 때문에 도파민 수치를 정상수준 이상으로 높이기 위해 결국 약물의 양을 증가시킨다. "정상적인" 느낌을 갖기 위해 점점 더 많은 양의 약물을 복용하는 악순환이 약물과 중독에 대한 **내성**의 순환을 시작한다. 다른 신경세포는 γ-아미노뷰티르산(GABA)을 방출하는데, 이것은 중간 정도의 신경활동을 돕고 수용체가 과민반응하는 것을 막아주는 억제성 신경전달물질이다.

아편류 약물들은 아편류 수용체에 작용한다. 알코올 및 기타 중추신경억제제는 GABA 수용체에 작용한다. 이 발견은 알코올사용이 벤조디아제핀사용과 결합될 때 발생하는 중독성과 **교차내성효과**를 설명하는 데 도움이 된다. 교차내성은 하나의 약물에 대한 내성을 높이는 동시에 동일한 종류의 다른 약물에 대한 내성을 구축할 때 발생한다. 코카인과 암페타민은 도파민과 세로토닌 시스템에 작용하여 강렬하고 갑작스러운 자극을 유발하며 결과적으로 극심한 저하를 가져와 강박적으로 사용하게 만든다. 이 두 약물은 동일한 수용체를 공유하며 또한 교차내성이 있다.

3) 유전적 요인

유전적 요인은 중독에 대한 취약성의 40~60%를 차지하는 것으로 알려져 있다.[7] 일반적으로 유전적 요인은 정신자극 약물사용의 중요한 위험요인으로 받아들여지고 있다. 예를 들어, 알코올중독은 알코올중독이 아닌 부모의 자녀보다 알코올중독 부모의 자녀에게서 3~4배 더 많이 나타난다.

최근 연구에 따르면, 대마초 의존의 위험요소로 여겨지는 특정 유전자 대립형질이 밝혀졌다.[23] 대마초 의존성과 만성우울증 및 조현병의 위험성을 연관시킬 수있는 유전적 요인에 대한 잠재적 증거도 있다.[23]

4) 심리적 요인

알려진 중독성 성격이 존재하지는 않지만, 좌절감과 고통에 대한 저항력 부족, 충동조절결여, 삶의 성공 부재, 애정 및 의미 있는 관계 결핍, 낮은 자존감, 자부심 부족 그리고 강한 위험감수성향이 확인되었다. 이러한

신경화학적 중독(예: 헤로인의 급속한 확산)과 날록손의 역할

헤로인을 주사, 흡연 또는 흡입하면 혈류를 통해 급속하게 뇌로 들어간다. 뇌로 들어간 헤로인은 효소에 의해 모르핀으로 전환된다. 모르핀은 VTA, 중격핵, 피질 등 보상경로 내의 특정 영역에서 아편수용체와 결합한다. 모르핀은 통증경로(시상하부, 뇌간, 척수)와도 관련된다.

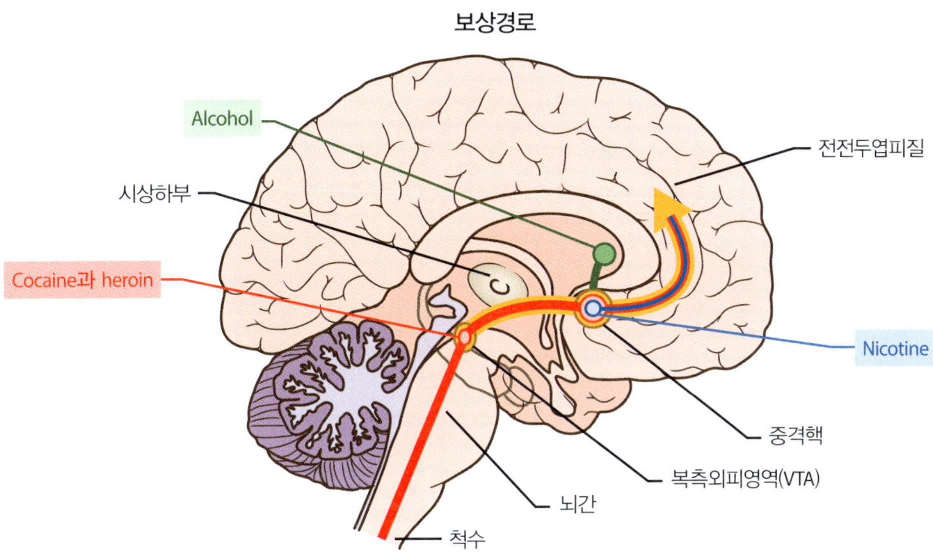

뇌척수의 기능손상

내성: 헤로인이나 모르핀의 진통효과가 초기방식으로는 반응하지 않으며, 시상하부와 척수를 포함하는 통증경로에 내성이 생긴다. 하지만 헤로인의 호흡억제 효과에는 내성이 생기지 않는다.
모르핀이 아편수용체에 결합할 때, 아데닐씨클라아제adenylate cyclase 효소(세포발화를 조정하는 효소)를 억제함으로써 아편수용체를 반복적으로 활성화시키면, 효소는 모르핀이 더 이상 세포발화에 변화를 일으키지 않도록 적응한다.

중독: 신경세포가 약물노출에 적응할 때 발생하며, 약물이 존재할 때만 정상적으로 작용한다. 헤로인이나 모르핀 금단증상은 시상하부와 뇌간에 있는 아편수용체들이 모르핀을 박탈당할 때 발생한다. 금단증상은 매우 심각하며, 중독자들은 이 증상을 피하기 위해 다시 약물을 사용하게 된다.

날록손의 길항작용: 아편제의 과다사용은 호흡억제로 인해 치명적일 수 있다. 과다복용에 의한 사망을 줄이기 위해 naloxone(상품명: Narcan)의 사용이 증가되고 있다. 이 약은 약물학적 특성이 없는 순수한 아편길항제이다. 정맥, 피하 및 근육 내 주사 후 일시적으로(1~2시간) opium과 결합한다. 이 결합능력은 모르핀보다 강해서 모르핀의 효과를 억제하고 반대효과를 낼 수 있다. 최근에는 비강흡입제도 많이 쓰인다.

성격과 지각은 불편한 감정과 정서적 고통을 완화하기 위해 스스로 투약하게 만드는 것으로 생각된다. Sadock, Sadock, Ruiz(2015)는 알코올이 공황을 조절하고, 아편류가 분노를 줄이며, methamphetamine이 우울증을 완화시키는 데 사용될 수 있다고 제안한다.[43]

5) 사회문화적 요인

사회 및 가족의 가치는 알코올이나 불법약물의 사용이 중독 문제로 가는지 여부에 큰 영향을 줄 수 있다. 가족이 약물을 사용하면 대상자는 물질을 더 많이 사용하게 된다. 친구들이 약물을 사용한다면 약물을 사용하는 개인에게 또래 압력이 가중된다. 부모와의 긴밀한 유대감이 없고, 집 밖에서 많은 시간을 보내고, 부모보다는 동료에 대한 의존도가 높다면, 청년과 청소년은 또래 집단의 압력에 더 취약하다는 사실이 밝혀졌다.[7]

일반적으로 여성은 남성보다 낮은 비율의 물질사용으로 진단되지만 그 경향은 변할 수 있다. 소녀와 젊은 여성은 중독성이 더 빠르고, 소년과 청년보다 물질사용의 결과로 인한 고통을 더 빨리 받게 된다.

아시아 문화권에서는 알코올남용의 유병률이 상대적으로 낮다. 이것은 부분적으로 알코올을 아세트알데히드로 분해하는 화학물질인 알데히드 탈수소 효소가 부족하기 때문이다. 아시아 인구의 약 절반이 혈중 아세트알데히드 수준이 증가하면 심한 홍조와 심계항진이 발생할 수 있다. 이 반응은 많은 아시아인들의 음주를 예방하는 데 효과적이라고 생각된다.

Szalavitz에 따르면, 중독은 이미 상처받는 사람들에게 정신적 고통을 주는 것처럼 보인다.[50] 일반적으로 어린 시절의 외상(부정적인 어린 시절의 경험adverse childhood experiences, ACE)과 이후의 인생에서의 육체적, 정신적, 행동적 결과 사이에는 강한 상관관계가 있으며, 보다 초기의 외상과 정신적/육체적 후유증의 잠재력이 높을수록 밀접한 관계가 있을 것으로 여겨진다. 어린 시절 외상경험에는 다음과 같은 사항을 포함한다. 가정 내 알코올 및/또는 약물남용, 한부모 또는 부모의 부재, 정서적, 육체적 또는 성적인 학대, 자연재해 또는 인재 경험, 폭력의 목격, 감금된 가족구성원, 만성적으로 우울하거나 정신질환을 앓거나 정신병원에 입원되거나 자살하거나 또는 극심한 빈곤가정의 가족. 그러므로 중독과 같은 정신질환이 이런 집단에서 더 높을 것이라는 것은 놀랄 일이 아니다. Szalavitz는 다음과 같은 연구결과를 인용하였다.[50]

> "거의 1만 명의 사람들을 대상으로 한 연구에 따르면, 이러한 유형의 '부적절한 아동기 외상경험'(ACEs)이 4가지 이상인 사람들은 그렇지 않은 사람들보다 알코올중독의 위험이 7배나 높은 것으로 나타났다. 유사하게, 4개 이상의 부적절한 아동기 외상경험이 있는 소년은 그렇지 않은 사람들보다 거의 5배 더 많은 약물을 주사할 가능성이 높다."

오랫동안 아메리칸 인디언은 증거가 없는 데도 불구하고생물학적으로 알코올에 취약하다는 고정관념을 갖게 되었다. 2009년 초반의 연구에서 "부정적인 사건에 대한 조기노출은 미국 인디언들에게 있어 조기 물질사용과 물질사용장애의 실질적인 발달과 관련이 있는 것"으로 밝혀졌다.[57]

4. 임신 중 물질사용의 영향

1) 알코올

알코올alcohol은 임신 중 남용하는 모든 물질에서 가장 기형(독성)이 많이 발생하는 물질이다. 임신 중 음주는 태아에게 신체적, 정신적, 행동적 결과를 초래할 수 있다. 임산부가 술을 마시면 태아도 같이 음주를 하게 된다. 임신 중에 술을 마시면 유산, 조산 및 사산이 발생할 수 있다. 알코올은 극도의 신경독성이 있으며, 태아의 정상적인 세포발달을 위한 충분한 산소와 영양을 공급할 수 있는 능력을 방해한다. 미국 산부인과 대학 및 질병통제예방센터에서는 임신 중에 안전한 양의 알코올은 존재하지 않으며, 전체 임신기간 동안 술을 완전히 제한해야 한다고 밝혔다.[18] 캘리포니아대학의 연구에 따르면, 임신 첫 3개월의 후반이 태아에게 가장 취약한 시기라고 밝혔다.[47] **태아알코올증후군**fetal alcohol syndrome, FAS은 알코올이 태아발달에 미치는 영향 중 가장 극단적인 예이며 현재 정신지체에 대한 다른 모든 원인에 추가되었다.[2] 태아알코올스펙트럼장애(FASDs)는 비교적 심각성이 덜한 편이다.

FAS의 3가지 기본기준은 정신지체, 지연된 성장과 발달, 독특한 얼굴의 기형이다. FAS 및 FASD는 영구적인 신체장애(예: 청력, 시력, 얼굴기형, 장기기형, 심장결함, 척수결함, 비뇨생식기장애), 정신장애(예: 정신지체, 학습장애, 기억장애, 중추신경계 장애), 행동문제(예: 과다활동, 약한 충동억제력, 흥분, 범죄행동)를 초래하는 평생의 질환이다.[2),16),39]

2) 니코틴

출산 전에 담배를 피우는 여성은 저체중 아기를 낳을 확률이 2배나 높고 발달문제(예: 뇌성마비, 학습장애), 선천성 기형 및 호흡기 문제의 위험을 가진 아기를 가질 수 있다. 태아기 및 출생 후 부모의 흡연은 급발성유아사망증후군sudden infant death syndrome, SIDS의 위험을 증가시키는 것으로 여겨진다. 간접흡연노출은 유아와 어린이의 SIDS, 호흡기 문제, 귀 감염 및 천식발작의 원인으로 생각된다.[3),12]

3) 아편제제

임신 중에 **아편제제**를 복용하는 산모는 자궁 내 태아 사망을 경험할 가능성이 높으며 유아사망위험이 더 크다. 아편제 의존 어머니에게서 태어난 유아는 출생 시 중독되어 금단증상을 경험한다.

5. 물질사용장애와 강박적 중독행동

간호사는 물질남용문제가 있는 환자를 대상으로 할 때 다음 현상에 대해 잘 알고 있어야 한다.

- 중독Intoxication. 국제질병분류ICD-10는 중독을 "알코올이나 다른 향정신성 물질의 투여에 따른 일시적인 상태로, 의식, 인지, 지각, 정서 또는 행동의 수준 또는 다른 정신생리적 기능과 반응의 장애를 초래한다"라고 정의한다.[59)]
- 이중진단. 하나 이상의 다른 정신건강장애와 더불어 약물사용 또는 남용이 공존하는 것이다.
- 내성. 원하는 효과를 얻거나 금단증상을 예방하기 위해 점점 더 높은 용량의 약물이 필요해지는 것을 의미한다.
- 금단증상. 장기간 지속적인 사용 후에 나타나며 신체적 의존이 나타난다. "장기간의 과도한 사용을 유지한 개인의 혈액 또는 조직내 물질의 농도가 떨어지는 경우" 금단증상이 발생한다.[5)] 예를 들어, 물질이 중단되거나 감소되면 약물 특유의 식별 가능한 신체적, 정신적 징후와 증상이 나타난다.
- 플래시백. 이전 환각제사용에 의한 지각장애의 일시적인 재발이다. 플래시백은 약물을 하지 않은 상태에서 발생한다. 시각왜곡, 시간확장, 자아경계의 상실 및 격렬한 감정이 보고된다. 흔히 플래시백은 부드럽고 즐거울 수 있지만 다른 경우에는 개인에게 공포스러운 이미지, 무서운 생각의 재발을 반복적으로 경험한다. 플래시백은 외상후 스트레스장애(PTSD)로 고통받는 사람들에게 흔하며 보통 두려움을 동반한다.
- 공동의존행동. 강박적이고 중독적인 행동(물질사용, 도박, 쇼핑 등)을 보이는 사람을 도우려는 지나친 책임감이나 역기능적인 행동을 말한다. 이러한 행동은 본질적으로 다른 사람의 중독을 지지하고 촉진하며 중독된 개인의 무책임, 성장저해 및 질병의 진행을 조장한다. 보호를 가장함으로써 중독자를 도움을 필요로 하는 사람으로 의존하도록 돕는다[BOX 17-1].
- 교차내성/시너지 효과. 동일한 분류의 일부 약물들을 함께 복용하면 약물 중 하나 또는 둘 모두의 효과가 강화되거나 연장된다. 예를 들어, alcohol+benzodiazepine, alcohol+아편제제 또는 alcohol+barbiturate의 조합은 시너지 효과(상승 효과)를 일으킨다. 이 약물들은 모두 중추신경억제제이며 교차내성이 있다. 그러므로 2개의 중추신경억제제를 함께 복용하면 각각의 효과를 합한 것보다 중추신경 억제효과가 훨씬 더 심하다. 많은 뜻하지 않은 사망은 다른 중추신경계 억제제와 함께 alcohol을 섭취하는 것으로, 치명적인 약물조합이다.
- 상호의존성. 길항효과는 하나의 약물이 다른 약물의 효과를 약화시키거나 억제할 때 발생한다. 예를 들어, cocaine은 종종 heroin(스피드볼)과 혼합된다. Heroin(중추신경억제제)이 코카인(중추신경흥분제)금단의 강력한 증상을 완화시키는 것을 의미한다.

6. 임상적 특징 및 약물치료

물질사용장애는 DSM-5 기준을 사용하여 진단된다.

BOX 17-1 공동의존행동

공동의존 대상자에게서 발견되는 행동:

- 타인의 약물사용을 통제하려는 시도(행동, 강박행동 등)
- 중독자에 대한 생각으로 과도한 시간을 소비
- 중독자의 약물사용에 대한 핑계거리를 찾기
- 중독자의 음주, 약물복용 또는 거짓말을 눈감아 주기
- 중독자의 음주 또는 약물복용에 대한 책임감을 느낌
- 중독자의 행동에 대해 죄의식을 느낌
- 중독된 가족의 행동을 걱정하거나 부끄러워하므로 가족 및 사회적 모임을 회피
- 알코올중독자 또는 마약중독자의 행동결과에 대해 위협하고, 따르지 않음
- 변화에 대한 약속을 받아냄
- 특히 술이나 약물복용과 관련하여 문제를 일으키지 않도록 주기적으로 "눈치 보고 있다"는 느낌
- 중독자의 행동에 의해 영향받는 기분을 허용하기
- 남용 약물 또는 알코올 공급을 찾기, 숨기기, 파괴하기
- 알코올중독자 또는 물질남용자의 의무와 책임에 대해 추정하기
- 가족의 재정에 대한 통제력을 강화해야 한다는 느낌
- 중독자를 금융 또는 법적 문제로부터 구제

알코올사용장애의 진단기준(DSM-5)

A. 알코올사용의 문제적 패턴은 임상적으로 심각한 손상이나 고통을 초래하며, 이는 12개월 이내에 적어도 2가지 이상의 증상으로 나타난다.
1. 종종 의도한 것보다 더 많은 양 혹은 더 장기간 동안 음주를 한다.
2. 알코올사용을 줄이거나 끊기 위해 노력하지만 늘 실패한다.
3. 술을 얻거나 술을 먹거나 그 효과를 회복하는 데 필요한 활동에 많은 시간을 소비한다.
4. 알코올사용에 대한 갈망, 강한 욕망 또는 충동.
5. 알코올사용의 재발로 직장, 학교 또는 가정에서 주요역할의무를 이행하는 것에 실패.
6. 알코올의 영향으로 인해 사회적 또는 대인관계의 문제가 지속되거나 반복되는 경우에도 불구하고 계속해서 알코올을 사용한다.
7. 알코올사용으로 인해 중요한 사회적, 직업적 또는 여가활동이 포기되거나 감소한다.
8. 신체적으로 유해한 상황에서의 반복적인 알코올사용.
9. 알코올사용으로 인해 악화되었거나 악화된 것으로 보이는 지속적이거나 재발하는 신체적 또는 심리적 문제에 대한 지식이 있음에도 불구하고 알코올사용이 계속됨.
10. 다음 중 하나로 정의된 내성:
    a. 중독 또는 원하는 효과를 얻기 위해 현저하게 증가된 양의 알코올이 필요하다.
    b. 동일한 양의 알코올을 지속적으로 사용하면 효과가 현저히 감소한다.
11. 다음 중 하나에 의해 명시된 금단증상:
    a. 알코올에 대한 특징적인 금단증상(알코올금단증상에 대한 기준 A 및 B 참조).
    b. 알코올(또는 benzodiazepine과 같은 밀접하게 관련된 물질)을 금단증상을 완화하거나 피하기 위해 사용한다.

다음의 경우 명시할 것:

조기관해: 알코올사용장애에 대한 완전한 기준이 충족된 후에, 알코올사용장애 기준이 최소 3개월 동안 충족되지 않았지만 12개월 미만이 충족되는(기준 A4, "음주에 대한 갈망, 강한 욕망 또는 충동"을 제외하고) 경우이다.

지속적인 관해: 알코올사용장애에 대한 완전한 기준이 충족된 후에 12개월 이상의 알코올사용 기준을 충족하지 못했다(기준 A4, "음주에 대한 갈망, 강한 욕망 또는 충동"을 제외하고).

다음의 경우 명시할 것:

통제된 환경: 이 추가 명시자는 개인이 알코올에 대한 접근이 제한되는 환경에 있는 경우에 사용된다.

"알코올"이라는 단어를 "물질"로 대체하면 caffeine을 제외한 모든 물질에 대해 기준이 동일하다. 또 하나의 예외는 phencyclidine, 기타 환각제 및 흡입제로, 현재 특별한 금단증상이 확인되지 않은 경우이다.[5]

1) 중추신경억제제

중추신경억제제central nervous system depressant에는 alcohol, benzodiazepine, barbiturate가 포함된다. 이 약물들은 서로 교차내성이 있다. 중독의 징후와 증상은 동일하지만 치료와 금단증상이 다르다. 중독, 과다복용 및 금단의 신체적, 정신적 증상은 가능한 치료법과 함께 [표 17-2]에 나와 있다.

Alcohol 및 기타 중추신경억제제에 대한 금단증상은 대부분의 다른 약물로부터의 금단증상과 달리 심각한 이환율 및 사망률과 관련이 있다. 알코올금단증후군은 중추신경억제제의 전체 부류와 동일하다. Alcohol은 여기에서 기준으로 사용된다. 환자의 나이가 많을수록 금단증상은 더 오래 지속되고 젊은 환자보다 더 심하다.

여러 약물 및 알코올의존성은 특이한 임상양상과 함께 안전하게 금주하는데 문제를 야기하는 금단증후군을 초래할 수 있다.

(1) 알코올

Alcohol의 적절한 사용은 삶의 연장, 치매의 위험감소, 일부 심혈관계 유익성과 같은 긍정적인 특성이 있다고 믿어진다.[10]

그러나 alcohol이 습관적으로 오랫동안 과도하게 사용되면 개인에게 뿐 아니라 그를 사랑하고 돌보는 사람들에게도 결과가 비극적이다. 개인의 삶에서의 문제는 생리적 변화, 심리적 고통, 사회적 및 가정적 생활혼란, 교육과 직장생활의 혼란이 포함된다.

알코올 관련 의학적 문제는 의료환경에서 가장 흔히 볼 수 있는 합병증이다. 이미 언급한 바와 같이 과도한 음주와 관련된 의학적 문제는 무한하다. 위험한 음주 또는 "문제음주"는 여성의 경우 1일 3회(주당 최대 7회), 남성의 경우 1일 4회(또는 주당 최대 14회)로 제시된다.

주의: 아기의 경우, 모유의 알코올농도는 어머니의 혈중알코올농도와 같다. 청소년기의 알코올 섭취는 성인기의 뇌기능에 영향을 미친다. 노인은 alcohol에 대한 내성이 낮고 alcohol을 효과적으로 대사시킬 수 없다.

① 알코올중독

알코올중독alcohol intoxication은 객관적 측정이 존재하는 유일한 약물이다. 내성이 없는 대상자의 혈중알코올농도blood alcohol level, BAL와 행동간의 관계는 [표 17-3]을 참조한다. BAL에 대한 지식은 간호사가 중독수준과 내성수준을 결정하고 간호력 중 최근 음주를 정확하게 보고했는지 여부를 확인하는 데 도움을 준다. 이러한 요인들은 또한 행동단서를 통해 평가된다. 내성이 증가함에 따라 BAL과 예상되는 동작에는 불일치가 발생한다. Alcohol

표 17-2 중추신경억제제[55]

약물	중독증상	과다복용증상	과다복용치료	금단증상	금단치료
Barbiturates Benzodiazepines Alcohol(EtOH)	**신체적:** • 어눌한 언어 • 신체조정력 상실 • 불안정한 걸음걸이 • 졸음 • 혈압감소 **심리적-인지적:** • 성적 또는 공격적 욕구의 억제 상실 • 판단력 저하 • 사회적 또는 직업적 기능장애 • 주의력 또는 기억력 장애 • 흥분	• 심혈관 또는 호흡억제 또는 정지(주로 Barbiturates 사용) • 혼수 • 쇼크 • 경련 • 사망	**깨어 있을 경우:** • 가능한 각성상태유지 • 구토유도 • 약의 흡수를 위해 활성탄 투여 • 15분 간격 활력징후 측정 **혼수상태의 경우:** • 기도 청결; 기관 내 삽관 • 수액 정맥 주사 • 활성탄으로 위세척 • 쇼크와 심정지 확인 위해 V/S 수시 체크 • 발작 예방조치 • 혈액투석 또는 복막투석 수행 • Flumazenil 관리(Romazicon) IV	**지속적인 과다복용 사용 후 중단:** • 오심과 구토 • 빈맥 • 발한 • 불안 또는 흥분 • 손, 손가락, 눈꺼풀의 떨림 • 불면 • 대발작 **5~15년 과다복용 후:** • 섬망	유사 약물로 적절한 해독 **주:** 지나친 금단은 사망에 이를 수 있음

표 17-3 혈중알코올농도와 행동장애

혈중알코올농도	음주량	증상
0.05mg%	1~2잔	기분 및 행동 변화; 판단력 저하 우리나라에서 음주운전 법적 처벌 기준이 됨
0.08mg%	5~6잔	수의적인 운동능력이 어설픔
0.20mg%	10~12잔	뇌 전체 운동영역의 기능이 억제되어 비틀거리거나 운동실조를 초래함; 감정조절 능력까지 영향
0.30mg%	15~19잔	혼돈, 혼미(인사불성)
0.40mg%	20~24잔	혼수
0.50mg%	25~30잔	호흡억제로 사망

에 내성이 있는 사람은 BAL이 높지만 장애의 징후는 낮다. 호흡억제는 내성을 만들지 않는다는 것을 주의해야 한다. 따라서 알코올 섭취량이 많을수록 내성이 있을 수 있지만 호흡억제 및 호흡정지 위험이 커진다.[10]

사례

C씨는 0.31mg%의 혈중알코올농도(BAL)로 응급실에 내원하였다. 그는 인사불성이고 운동실조이며 발음이 불분명하다. 그가 아직 살아 있다는 사실은 alcohol에 대한 높은 내성을 나타낸다. C씨에게서 파악된 간호력은 광범위한 음주 이력을 보여 준다. BAL이 이처럼 높을 때 금단증상 및 치료적 중재의 필요성에 대한 사정이 중요하다.

② 알코올금단

알코올금단alcohol withdrawal의 초기징후는 알코올(에탄올) 섭취중단 또는 감소 후 몇 시간 내에 발생한다. 24~48시간 후에 최고조에 도달하고, 알코올금단섬망으로 진행되지 않는다면 급속하게 극적으로 사라진다. 과도한 각성상태와 경련성 움직임 및 흥분을 보일 수 있고, 쉽게 놀라며, 주관적인 고통을 경험할 수 있다. 금단초기증상은 알코올 섭취중단 후 7~48시간 후에 나타나며, 5~7일간 지속된다. 금단 초기증상에는 강한 떨림이 포함된다. 또한 경련, 구토, 심박수, 혈압 및 체온의 증가, 특히 발작의 병력이 있는 일부 대상자에게서 대발작grand mal seizures이 있을 수 있다. 세심한 평가 후의 적절한 치료 및 간호중재는 더 심각한 금단섬망증상을 예방할 수 있다.

③ 알코올금단섬망

알코올금단섬망alcohol withdrawal delirium(진전섬망delirium tremens, DTs)은 의학적 응급상황으로 간주되며 치료를 받더라도 사망할 수 있다. 사망은 일반적으로 패혈증, 심근경색, 지방색전증, 말초혈관장애, 전해질불균형, 흡인성 폐렴 또는 자살로 인한 결과이다. 섬망상태는 보통 섭취를 중단하거나 감소시킨 후 2~3일(48~72시간)에 최고조에 달하며(이후에 발생할 수도 있음) 2~3일간 지속된다. 환각은 환자를 몹시 무섭게 한다. 불안, 불면증, 식욕부진, 섬망 이외에도 다음과 같은 증상을 포함한다.

알코올금단증후군의 단계[5]

단계	증상
경증	불안, 떨림, 불면증, 두통, 심계항진, 위장장애, 발한, 시간, 장소 및 사람에 대한 지남력 있음
중등도~중증	가벼운 증상, 발한, 수축기 혈압 상승, 빈 호흡, 빈맥, 혼돈, 미열, 환각(시각, 촉각 및/또는 청각) 및 착각, 시각, 장소 및 사람에 대한 지남력이 남아 있음
진전섬망(DTs)	중등도 증상, 시간, 장소 및 사람에 대한 지남력 없음, 주의력 상실, 초조, 환각(시각, 촉각 및/또는 청각), 발작 가능성

- 자율신경계 기능항진(예: 빈맥, 발한, 혈압 상승)
- 감각중추의 심한 교란(예: 지남력 상실, 의식의 혼탁)
- 지각장애(예: 착각, 환시 또는 환촉)
- 의식수준의 심한 변동(예: 과민반응에서 무기력에 이르기까지)
- 망상(편집증), 초조한 행동 및 발열(체온이 37.8℃~39.4℃)

일관되고 빈번한 시간과 장소에 대한 지남력이 필요할 수 있다. 가족이나 친한 친구들(한 번에 한 명씩)이 조용한 환경에서 환자와 함께 있는 것을 권장하는 것은 지남력을 높이고 혼돈과 불안을 최소화할 수 있다.

환시/환촉 및 착각은 일반적으로 환자에게 매우 두려운 것이다. **착각**은 주변환경의 사물을 잘못 지각하거나 생각하는 것인데, 일반적으로 위협적인 성격을 가진다. 예를 들어, 벽지의 반점을 보며 피를 빨아먹는 개미로 생각할 수 있다. 그러나 착각은 명확해질 수 있어, 환자의 공포를 줄일 수 있다. "보세요, 이것들은 거미가 아니에요. 그것들은 단지 벽지의 무늬에요."

알코올금단섬망은 즉각적인 의학적 관심이 필요하다. CIWA-Ar(Clinical Institute Withdrawal Assessment for Alcohol)은 알코올금단의 심각성을 평가할 수있는 검증된 도구이며, 인터넷 검색을 통해 다운로드할 수 있다. 알코올금단섬망 중 치료에 대해서는 [표 17-4]를 참조한다.

④ 절주를 위한 정신약물

음주자를 위해 사용되는 약물은 술을 불쾌하게 만들고 alcohol의 갈망을 감소시키는 2가지 전략에 기반한다. 현재, 3가지 약물이 절주유지를 위해 승인되었다.[10)]

a. **Disulfiram(Antabuse)**은 대상자가 절주를 유지할 수 있는지 알아보기 위해 몇 달 동안 술을 마시지 않은 상태에서 사용된다. 이 약은 절주를 유지하려는 사람들을 위한 동기부여로써 사용된다. 환자교육 시에는 이 약물이 alcohol과 혼합되었을 때(약 1온스 정도) 가슴이 두근거리고, 혈압저하, 메스꺼움, 구토, 안면홍조, 사망 가능성과 같은 격렬한 반응을 일으킬 수 있다고 설명한다. **약물의 효과가 몸에서 제거되기까지는 14일이 걸린다.**

b. **Naltrexone(ReVia, Vivitrol)**은 alcohol 및 아편류 섭취와 관련된 엔돌핀의 방출을 차단함으로써 원하는 즐거운 감정을 감소시킨다. 이것은 또한 약물의 갈망을 차단하는 데 도움이 된다. Naltrexone에 대한 흥미로운 발견은 알코올중독의 가족력이 있는 사람들에게 훨씬 효과적으로 보이는 것이다. Naltrexone의 경구형은 ReVia이며, 복용량은 하루에 1번이다.

c. **Acamprosate(Campral)**는 불안, 긴장감, 불쾌감과 같은 금주의 불쾌한 증상을 줄임으로써 약물에 대한 갈망을 줄여 준다.

무작위 임상실험에서 gabapentin은 공동이환 약물사용장애가 있는 대상자의 불면증, 불안, 불쾌감, 갈망, 두통 및/또는 통증 등의 알코올의존 및 재발 관련 증상을 치료하는 데 효과적이라는 것이 밝혀졌다. Gabapentin은 안전성이 있으며, 해롭거나 치명적이지 않다.[26),29)]

약물사용장애에 대한 약물치료의 추가 정보는 [표 17-5]를 참조한다.

표 17-4 알코올금단섬망의 치료* 55)

약물	치료목적
진정제	
Benzodiazepines †	
Chlordiazepoxide(Librium)	안전한 금단, 항경련 효과: Chlordiazepoxide와 diazepam은 교차중독성을 가짐
Diazepam(Valium)	항경련 효과 간에서 대사가 안됨
항경련제	
Carbamazepine(Tegretol), or valproic acid(Depakote)	금단증상 및 발작위험 감소
Magnesium sulfate	Vit. B_1의 효과를 증가시키고, 금단 후 발작 감소
Thiamine(vitamin B_1)	베르니케뇌증의 예방을 위해 근육 또는 정맥투여
자율신경계 증상의 완화	
β blockers(propranolol) or α blockers(clonidine)	ANS 과다활동(예: 진전, 빈맥, 혈압상승, 발한)을 감소시키지만, Benzodiazepines과 함께 사용해야 함 단기간에 가장 효과적

* **지지적 간호**는 환자에게 충분한 수분을 공급하고 흡인성 폐렴이나 2차 약물사용을 예방할 수 있도록 한다. 또한 칼슘, 마그네슘, 인산염 등이 낮은 수준이므로 필요에 따라 모니터링하여 보완한다.
† Benzodiazepines은 해독이 완료되면 점차 용량을 줄여가고 중단되어야 한다.

(2) 아편

아편류opiates는 마약성 진통제의 분류에 속하며 내성과 신체적 의존이 생기고 장기간에 걸쳐 복용된다. 가장 흔한 남용은 heroin, oxycodone, meperidine(Demerol)이다.[10)] 다른 아편류로는 opium, codeine, fentanyl 및 유도제 methadone이 있다. 아편류의 사용은 사회적인 불법사용 또는 통증관리를 위해 사용될 수 있다. 그러나 치료목적으로 아편제를 사용하는 사람들의 극히 일부만이 강박적 사용이 유발된다.[10)] 앞서 언급한 바와 같이, heroin의 사용은 미국 전역에 만연해 있다. 중독환자가 얻을 수 있는 아편류(OxyContin, Vicodin 및 Percodan)의 가용성이 점점 더 어려워짐에 따라 저렴하고 가용성이 좋은 heroin으로 대체되었다.

처방의약품의 비의료적 사용은 위험한 수준의 내성을 초래할 수 있으며, 입원을 통한 금단증상 예방조치를 필요로 하고, 모든 아편류 남용의 경우는 과다복용 및 사망으로 이어질 수 있다. 동공축소, 호흡억제 및 혼수상

표 17-5 중추신경억제제의 치료약물*

적응증	용량	장점	부작용
Disulfiram(Antabuse)			
알코올남용의 재발방지 Alcohol과 함께 섭취 시 오심, 구토, 두토, 홍조 유발 투여 전, 최소 14일 동안 alcohol 사용이 없어야 함	**유도:** 2주 동안 매일 250~500 mg **유지관리:** 매일 250mg; 하루 125~500mg 범위 **임상검사:** 처음에는 LFTs, 그 다음 10–14 일 후 그리고 매6 개월마다 검사	재발의 이력이 있지만, 현재 동기를 가지며 음주에 대한 증인이 있고 절주가 유지되는 환자에게 유용	금속성 뒷맛; 피부염; 알코올 섭취로 인한 심각한 반응 또는 사망
Naltrexone(ReVia)			
Alcohol의 강화효과를 감소시켜 **alcohol에 대한 갈망 감소.** **아편길항제**	**아편제 의존에 대한 유도:** 7~10일 동안 아편의 사용이 없었는지 확인; UDS로 확인 25mg으로 시작. 금단증상이 없을 경우, 25mg 추가 투여; 매일 50mg 씩 계속 투여	알코올의존의 초기 회복에 매우 유용(첫 12주)	오심, 복통, 변비, 어지러움, 두통, 불안, 피로
Vivitrol(Naltrexone for Extended-Release, Injectable Suspension)			
알코올남용에만 사용(아편의존 환자에게는 사용 금지)	**알코올의존에 대한 유도:** 하루에 50mg으로 시작. 매일 50mg씩 계속 투여. **둔부에 주사:** 적어도 1주간 알코올 섭취가 없어야 함: 380mg/바이알 **임상검사:** 투여 전UDS, LFTs 검사; 그리고 매 6개월마다 검사	오랜 알코올의존으로부터 회복 중인 환자에게 보다 용이	Heroin과 같은 아편제를 사용 중인 환자에게는 사용 금지
Acamprosate(Campral)			
장기간 지속되는 금단증상을 감소시킴으로써 **알코올 갈망** 감소. 30~90일 후 효과가 나타남.	**유도:** 333mg 2tablets씩 tid로 시작. 신장 질환자는 감량 필요 **유지관리:** 666mg tid **임상검사:** BUN, creatine, creatinine clearance	경미한 또는 중간 정도의 간질환 환자에게는 안전함(신장으로 배설됨). 적어도 7일 이상 금주가 필요함.	설사, 성욕 감퇴
Buprenorphine Hydrochloride(Buprenex, Subutex); Buprenorphine Hydrochloride와 Naloxone Hydrochloride			
외래환자의 해독 및 관리를 위한 치료.	**유도:** 1일 8mg SL, 2일 16mg으로 시작 **유지관리:** 그 다음, 매일 16mg SL, 4~24mg/day 범위 **임상검사:** 유도 시 UDS, 그 후 1개월마다 유도 시 LFTs, 그 후 6개월마다	아편제제 중독환자의 금단증상을 예방할 수 있다. Methadone과 함께 치료를 지속하는 것이 대안이다.	어지러움, 오심, 호흡억제

BUN(Blood urea nitrogen); LFTs(liver function tests); SL[sublingual(under the tongue)]; tid(three times daily); UDS(urine drug screen).

* 여기 제시된 약물 용량은 일반적인 지침으로 사용되어야 한다. 개별 환자의 적정 용량을 결정할 때 최근 연구결과, 특정 용량의 효과 그리고 "위험 대 이득 비율"의 변화를 모두 고려해야 한다.

태의 3대 요소는 아편류 독성의 강력한 지표이다.[30] 즉각적인 응급처치는 기도유지와 적절한 산소공급을 포함한다.

이 장의 앞부분에서 언급한 아편류 중독의 파괴적인 후유증 때문에 질병관리 및 예방센터(CDC)는 만성통증에 대해 아편제재를 처방하는 일차진료의사에게 지침을 제시하였다. 이러한 지침은 암환자, 완화치료 또는 말기 환자치료를 위해 만들어진 것이 아니다. 본질적으로 지침은 ① 만성통증에 대해 아편제를 시작하거나 지속하는 시기, ② 아편류 선택, 투여량, 지속기간, 후속조치 및 중단, ③ 아편류 사용의 해로움 및 위험도 평가에 초점을 둔다.[17]

① 아편중독치료의 정신약리학

아편류 독성(혼수, 동공축소, 호흡억제)에 대한 치료법의 첫 번째 선택은 대개 과용, 본질적으로 호흡기 및 중추신경억제의 징후를 극적으로 반전시킬 수 있는 아편길항제인 **naloxone(Narcan)**이다. Naloxone의 단점은 단기효과이며, 아편류 수치가 무독성(며칠이 걸릴 수도 있음)이 될 때까지 몇 시간마다 재투여해야 한다는 것이다.[10] 환자가 증상이 없어 보일지라도, naloxone의 투여가 무독성 수준이 될 때까지 반복하지 않으면 사망이 발생할 수 있다.[10] 2015년 11월에 미국식품의약국(FDA)은 호흡억제 및 중추신경억제제로 알려진 아편류를 과다복용했거나 의심되는 응급치료를 위해 비강을 통한 naloxone 투여를 승인하였다. 즉시 사용할 수 있는 단회투여 분무기는 비강투여로 4mg 용량을 제공한다.[48] 헤로인 과다복용으로 인한 사망의 급속한 확산 때문에 naloxone의 비강투여는 건강관리제공자와 일반 대중 모두에게 보다 쉽게 이용할 수 있게 되었다.

Nalmefene(Revex)은 더 긴 반감기를 가진 아편길항제로서 반복투약의 필요성을 줄여 준다. 그러나 뚜렷한 단점은 환자를 장기간 금단시키는 것이다.

해독은 아편류 중독치료의 첫 번째 단계이다. 오래 지속되는 아편류인 **methadone**은 중독성 아편류 대신 대체될 수 있으며, 점차 용량을 줄여가며 금단증상완화를 돕기 위해 적절하다.

② 아편사용장애의 장기적 약물치료

메타돈유지요법은 아마도 헤로인중독과 다른 아편류 사용에 대한 가장 효과적인 치료일 것이다. 아편유사작용제인 methadone은 다른 아편류의 심한 금단증상을 감소시켜 약물에 대한 갈망을 제거한다. Methadone은 반감기가 길기 때문에 같은 복용량으로 5일까지 사용할 수 있다. 따라서 환자의 복용량에 대한 세심한 모니터링과 조정은 매 2주마다 수행해야 하며 이후 줄여가야 한다.[30] 시간이 지남에 따라 methadone은 다른 아편류와 교차내성이 있기 때문에 이전에 약물섭취나 주사를 통한 정상적인 행복감이 감소되거나 예방되어 불법적으로 사용되는 아편류의 효과를 차단할 수 있다. 그러나 methadone은 다른 아편류와 마찬가지로 태반 장벽을 통과한다. 실제 메타돈유지요법은 아편류 치료프로그램에만 국한되며, 매일 클리닉 방문이 필요하다.

③ 부프레노르핀 유지요법

Buprenorphine(Subutex)은 부분적인 아편유사작용제 opioid partial agonist이며, 메타돈유지요법과 같은 목적으로 사용된다. Buprenorphine의 장점은 아편류 효과가 약해서 과다복용을 초래할 가능성이 적다는 것이다. 이것은 더 오랜 시간 작용을 하고 경미한 금단증후군을 일으킨다.

약효지속기간이 길기 때문에 투약빈도가 적다(주당 1~3회). Buprenorphine 유지프로그램을 사용할 경우 갈망을 경감시키고 불법 아편류의 사용을 줄이며 신생아 금단을 완화하고 치료프로그램의 유지를 증가시킨다.[10),30]

Buprenorphine은 3가지 제제가 있으며, 이들 모두는 설하로 하루 1회 투여한다. **Subutex**는 순수 buprenorphine이다. **Suboxone**은 buprenorphine과 naloxone을 결합한 것이다. Subutex는 첫 번째 치료단계에 사용되며, suboxone은 이후에 장기치료로 대체된다.

Naltrexone은 환자가 해독을 마친 후 유지를 위해 사용된다. Naltrexone은 약물의 다행감 효과를 차단하는 아편길항제이다. ReVia는 경구용 naltrexone이며, 하루에 한 번 복용한다. Vivitrol은 한 달에 1번 근육주사(IM)로 투여한다. 아편제제 중독, 금단, 과다복용 및 가능한 치료의 징후와 증상은 [표 17-6]을 참조한다.

표 17-6 아편제제* [55]

약물	중독증상	과다복용증상	과다복용치료	금단증상	금단치료
Oxycodone Heroin Meperidine(Demerol) Morphine Codeine Methadone(Dolophine) Hydromorphone (Dilaudid) Fentanyl (Sublimaze) Fentanyl analog Opium (paregoric)	**신체적:** 동공축소 호흡감소 졸음 혈압저하 어눌한 언어 정신운동지체 **심리적-인지적:** 초기 행복감 이후, 불쾌감과 주의력, 판단력, 기억력의 장애	3대 증상(혼수, 호흡억제/정지, 동공축소), 무산소로 인한 동공산대 가능 심정지 또는 사망 쇼크 경련 사망	중추신경억제제의 빠른 해독을 위해 naloxone[Narcan]과 같은 마약 길항제 투여	하품 불면증 흥분 콧물(비염) 공황 발한 위경련 오심과 구토 근육통("뼈통증") 오한 열 눈물 설사	메타돈유지요법 **Clonidine-naltrexone** **Vivitrol**(1개월 이상 장기효과로 주사가 능한 naltrexone 현탁액) **Buprenorphine:** 아편 대체제로 작용하며, 유지관리 또는 장기치료에 사용

*아편은 중추신경계와 자율신경계에 영향을 미치는 유도제 또는 합성제이다. 의학적으로 주로 진통제로 사용된다. 지속적인 사용은 내성과 고통스러운 금단증상을 유발한다.

2) 중추신경자극제

모든 자극제(cocaine, amphetamine 및 관련 화합물)는 신체의 정상적인 기능을 촉진하고 중추신경계에 영향을 준다. 정신운동자극제는 각성을 높이고, 성적흥분을 증가시키며, 행동의 흥분을 증가시키고, 웰빙을 증가시키며, 에너지를 증가시키고, 피로를 감소시키는 것으로 알려져 있다.[30] 심각한 영향에는 강박적인 운동 고정관념, 극단적인 에너지 또는 고갈, 신경성 식욕부진, 극단적인 폭력가능성, 횡설수설하고 비논리적인 언어, 과대망상, 과민반응, 적대감, 불안 그리고 두려움이 포함된다. 자극제 사용의 흔한 징후로는 동공산대, 비강건조 및 과도한 운동활동이 있다. 다량의 중추신경자극제의 사용결과 중 일부는 발작, 심부전, 뇌졸중, 과다출혈이 있다.[30] 자극제를 섭취한 사람이 흉통을 느끼거나 불규칙한 맥박이 있거나 심장질환 이력이 있는 경우 즉시 응급실로 이송해야 한다.

(1) 코카인

Cocaine은 코카나무 잎에서 자연적으로 추출된 자극제이다. Crack은 저렴하고 보편적으로 사용할 수 있는 알칼리화된 형태의 cocaine이다. Crack이 훈제되면 4~6초 내에 효과가 나타나고 순간적인 고조(5~7분)에 뒤이어 중독성 있는 행동패턴을 강화하고 약물의 지속적인 사용을 하게 되는 깊은 우울증이 뒤따른다. Cocaine은 2급 지정물질로 분류된다("일부 인정된 의학적 용도로 높은 남용 가능성").

Cocaine은 신체에 2가지 주요효과, 즉 마취제와 자극제로 나타난다. 마취제로서 감각전달과 일차적 통증전달에 관여하는 신경세포 내의 전기자극의 전도를 차단한다. 또한 성적인 각성과 폭력적인 행동 모두를 자극하는 역할을 한다. Cocaine은 중증의 만성 코카인 사용자에 의해 보고된 신체적인 금단증상인 우울증, 편집증, 기면상태, 불안, 불면증, 메스꺼움 및 구토, 발한 및 오한 등의 대부분을 담당하는 신경전달물질(도파민 및 노르에피네프린)의 불균형을 일으킨다. 신체의 모든 징후가 정상적인 화학 균형을 되찾는 데 어려움을 겪고 있다.

(2) 메스암페타민

Methamphetamine은 amphetamine과 관련된 매우 중독성이 강한 자극제이지만 중추신경계에 더 오래 지속되는 독성효과가 있다. Methamphetamine에는 신경독성(뇌손상) 효과가 있어 도파민과 세로토닌이 포함된 뇌세포를 파괴한다. 오랜 시간 동안 복용한 모든 amphetamine은 환시, 망상 및 편집증을 초래할 수 있으며, 장애가 있을 때의 증상은 조현병과 유사할 수 있다.

도파민 수치가 감소하면 파킨슨병과 같은 증상이 나타날 수 있다. 장기간 사용하면 갈라진 치아, 피부감염, 뇌졸중, 폐질환, 신장 또는 간손상, 선천적 기형 그리고 많은 경우 사망이 초래된다.

[표 17-7]은 amphetamine과 다른 정신자극제의 남용으로 인한 중독의 신체적, 정신적 영향, 과다복용으로 인한 치명적인 결과, 과다복용과 퇴원에 대한 응급조치를 설명한다.

3) 니코틴

Nicotine은 중독성이 높고 독성이 강하며 세계적으로 많이 사용된다. Nicotine은 자극제, 억제제 또는 신경안정제의 역할을 할 수 있다. 정신과 외래환자의 많은 비율이 nicotine에 의존적이어서 담배연기의 의학적 후유증에 훨씬 더 취약하다. 후유증에는 폐암 및 기타 암, 폐기종 및 심혈관질환뿐 아니라 일찍이 논의된 임산부 유해성이 포함된다. Nicotine은 씹을 수도 있다(무연담배). 이로 인해 장기적으로 구강암이 위험 목록에 추가된다.

니코틴사용은 의존성을 초래하고 사용자가 담배를 끊으려고 할 때 "금단증후군"을 경험한다. 이러한 이유로 개인이 흡연을 중단하는 것은 어렵다. 주요 금단증상은 강한 갈망, 집중력 장애, 신경과민, 불안, 과민성, 초조함 및 증가된 식욕을 포함하며, 이는 일반적으로 체중증가로 이어진다.[10]

현재 미국 식약청(FDA)이 승인한 약물보조제 7가지가 있어 사람들이 nicotine 갈망을 줄이고 금단증상을 억제할 수 있도록 돕고 있다. 니코틴 패치, 니코틴 껌, 니코틴 캔디, 니코틴 비강 스프레이 및 니코틴 흡입제와

표 17-7 중추신경자극제[55)]

약물	중독증상	과다복용증상	과다복용치료	금단증상	금단치료
Cocaine, Crack(short acting) 주: 코흡입 3분, 주사 30초, 흡연 4~6초만에 고농도에 도달(crack) 고농도 평균지속시간 cocaine 15~30분, crack 5~7분	**신체적:** 빈맥 동공산대 혈압상승 오심과 구토 불면증 **심리적-인지적:** 공격적 과대망상 판단력 장애 사회적, 직업적 기능의 손상 다행감	호흡곤란 운동실조 고열 경련 뇌졸중 심근경색 사망	항정신약물 의료 및 간호관리 고열(주변 냉각) 경련(diazepam) 호흡곤란 심혈관 쇼크 소변(암페타민 염화 암모늄)	피로 우울 초조 불안 졸음 무기력 갈망	항우울제 도파민 길항제
Amphetamines(long acting) Dextroamphetamine Methamphetamine Ice(길거리 합성제)	에너지증가 각성증가, 호흡증가, 체온증가, 다행감 **심각한 증상:** 편집성 조현병과 유사한 상태 망상을 가진 편집증* 정신증 환시, 환청, 환촉 심각한 공황수준의 불안 폭력 가능성	상동	상동	특히 유해한 methamphetamine은 심장 및 신경 손상 유발	상동

같은 5가지 약물보조제는 흡연을 억제하는 데 도움이 된다. Nicotine이 없는 제품으로는 varenicline(Chantix, Champix)과 bupropion(Zyban, Buproban)이 있다. 후자는 우울증을 가진 흡연자를 위한 첫 번째 선택 약물이다.

4) 마리화나

Marijuana는 인도 대마cannabis sativa 식물로 tetrahydrocannabinol(THC)이라는 물질이 향정신성 물질이다. 정신활성물질이 암수식물(건조한 잎, 꽃, 줄기 및 씨앗)의 모든 부분에서 발견되지만, 향정신성 물질의 최고농도는 암식물의 꽃에 있다.[10)] Marijuana의 3가지 주요효과는 다행감, 진정 및 환각이다.

첫 번째 마리화나 처방약물인 Sativex는 2010년 영국에서 다발성 경화증 환자의 경련(근위축)을 치료하기 위해 승인된 미스트 스프레이로 출시되었다. 미국에서는 FDA가 화학요법으로 인한 심한 오심과 구토에 대해 dronabinol(Marinol)과 nabilone(Cesamet)의 2가지 정제된 cannabinoid의 사용을 승인했으며, 식욕증진과 거식증 감소로 신체적인 에너지소비를 줄이기 위해 AIDS 환자들을 위한 dronabinol을 승인하였다.[10)]

THC에는 진정제와 환각물질이 혼합되어 있다. Marijuana는 일반적으로 흡연을 하지만 섭취할 수도 있다. 주된 효과로는 다행감, 무관심, 이완 등이 있다. 기타 효과로는 식욕의 증가, 말이 많아짐, 시간에 대한 느린 지각, 부적절한 즐거움, 시각 및 청각 자극에 대해 고조된 민감도, 경우에 따라 불안 또는 편집증 등이 있다. 부적절한 단기효과는 기억상실, 균형 및 조정 문제, 잠재적인 공황발작 및 정신병을 유발한다. NIH(2015)에 따르면, 과도한 사용으로 인한 장기적인 영향으로 정신질환, 만성 호흡기질환, 청소년기에 사용했을 때의 IQ 점수 손실이 발생할 수 있다..[35)] 대마초의 만성적인 사용과 심한 사용이 지속적인 인지장애나 **무동기증후군**amotivational syndrome을 유발할 수 있다는 가능성에 대해 큰 우려가 있다. 무동기증후군은 무관심, 성취동기저하, 생산성 감소, 학습 및 기억의 어려움, 집중력 장애, 개인위생의 부재 및 약물복용의 집착 등의 특징이 있다. 과용량(독성용량의 정신증)과 금단증상(강한 갈망 이외의)은 거의 발생하지 않는다. 또한 청소년에서의 심한 대마초 사용은 조기사망과 관련이 있다고 추정하는 예비자료도 있다. 이를 검증하기 위해서는 더 많은 연구가 필요하다.[9)]

5) 클럽 약물

클럽 약물club drug은 항정신병약물의 일종이다. 중추신경계에 작용하여 기분, 각성 및 행동방식을 변화시킬 수 있다. 이 약물은 밤새 댄스파티, 댄스클럽, 젊은 사람들이 모여 춤을 추는 바에서 청년들(13~20대 중반까지의 젊은 층)에 의해 남용된다.[22),40)] 야간 댄스파티는 전자음악과 엑스터시와 같은 클럽약물의 자유로운 사용으로 알려졌다. 엑스터시(MDMA, Adam, Molly 및 XTC라고도 함)는 MDA(methylenedioxyamphetamine 또는 "love")와 MDE(3,4−methylenedioxy−N−ethylamphetamine 또는 "Eve")를 포함하는 대체 암페타민 계열의 원형이다. 이러한 레크리에이션 약물은 자극제와 환각제의 주요효과를 만들어 내며' DSM−5에서는 "기타 환각제사용장애"로 분류된다.

MDMA는 3가지 신경전달물질인 세로토닌, 도파민 및 노르에피네프린의 할성을 증가시키는 뉴런 및 신경전달물질에 주로 영향을 미친다. 세로토닌은 기분, 공격성, 성 활동, 수면 및 통증에 대한 민감도를 조절하며, 사랑, 신뢰, 성적흥분 및 기타 사회경험에서 중요한 역할을 하는 옥시토신과 바소프레신을 방출한다.[39)] MDMA는 뇌에서 세로토닌의 효과를 연장시키고 뉴런에서 방출되는 세로토닌의 양을 증가시키는 작용을 한다. 그것은 노르에피네프린과 비슷한 효과를 가지고 있어서 심박동과 혈압을 증가시킬 수 있다. MDMA는 도파민을 다른 신경전달물질보다 훨씬 적게 방출한다.[39)]

따라서 사람들은 MDMA를 복용한 후에 다행감, 에너지증가, 자신감 증가, 사교성 증가, 사람들과의 친밀감을 경험한다. 그러나 세로토닌의 급상승은 결국 두뇌에 있는 세로토닌의 고갈로 이어진다. 이 세로토닌의 고갈은 혼돈, 우울증, 수면장애, 약물갈망 및 약물복용 직후 또는 이후 며칠 또는 몇 주 동안 발생할 수 있는 불안의 부작용을 초래한다.[39)] 정신자극과 환각효과때문에 엑스터시와 기타 다른 약물들은 점점 더 남용되고 있다. 고열, 심부전, 신부전과 같은 부작용이 발생하고 있다. 급성탈수로 인한 사망이 보고되었다. 엑스터시의 만성적인 과도한 사용은 수면장애, 우울한 기분, 불안감의 지속적 상승, 충동 및 적대감뿐만 아니라 일시적인 선택적 기억손상 및 기억과 집중력의 약화를 초래한다.

유감스럽게도, 엑스터시(MDMA) 판매자들이 bath salts(입욕제)와 기타 합성물질과 같은 다른 물질과 약물을 혼합하는 것은 흔한 일이 되고 있어서, 엑스터시 중독 및 응급실 방문이 증가되고 있다.

6) 배스 솔트 또는 카티논

일반적으로 "**bath salts**"라고 불리는 많은 화학물질이 시장에 범람하고 있으며 인터넷, 건강식품 상점 및 약국을 통해 누구나 쉽게 구할 수 있다. 제품들 중에는, 하나 이상의 cathinone, amphetamine 같은 자극제뿐만 아니라 MDMA(엑스터시)와 관련된 합성 화학물질을 포함하고 있다.[38),39)]

Bath salts는 여러 다른 약제의 최악의 효과(예: 환각−망상 성분, 해리, 극단적인 초조불안 및 초인적인 힘과 전투적인 느낌)의 조합을 포함할 수 있으며 cocaine과 methamphetamine의 과다중독성을 지니고 있다.

Flakka는 bath salts와 "화학적인 사촌"인데, 아마도 가장 위험할 수 있는 약물이다. 가장 심한 부작용은 폭력적인 행동, 환각 및 최대 41℃(106℉)의 체온증가를 특징으로 하는 "흥분성 섬망"이라고 알려져 있다. 내부적으로 근육파괴가 되어 신부전으로 이어질 수 있다. Flakka를 섭취하는 사람들은 극심한 빈맥과 관련된 뇌졸중이나 심장발작의 위험에 취약하다.[35)] 이러한 화학적 제조 약품들은 많은 이름과 화학 혼합물로 사용할 수 있으며, 재료가 다양하다는 강점을 갖는다. 이러한 화합물을 섭취한 후에 응급실에 가는 경우가 흔하며, 많은 사망자가 발생하였다.

이러한 약물에 대한 독성효과와 치료법 그리고 금단증상은 [표 17−8]을 참조한다.

7) 데이트 강간 약물

(1) 플루니트라제팜과 케타민

성폭행(강간)에 가장 자주 사용되는 약물로는 flunitrazepam(Rohypnol 또는 "roofies")이며, 이는 급속작용 benzodiazepine과 γ−hydroxybutyrate(GHB) 및 유사물질

들이 있다. 무취, 무미, 무색이며, 음료와 쉽게 섞이고, 몇 분 안에 의식을 잃을 수 있다. 가해자는 피해자의 수의근 탈억제 및 이완을 신속하게 유발하고, 추후 발생한 일에 대해 기억하지 못하므로 이러한 약물을 사용한다.

Ketamine은 음료수에 몰래 타서 마시게 할 수 있는 해리성 마취제이다. 기억상실을 유발하기 때문에 성폭행이나 강간에도 사용된다. Alcohol은 이러한 약물의 효과를 강화시킨다[표 17-8].

8) 환각제

(1) 라이서진산-디에틸아미드(LSD)와 유사약물

LSD(산성), mescaline(peyote), psilocybin(마술 버섯)은 환각제이다. Mescaline과 Psilocybe mexicana(psilocybin이 추출된)는 미국 남서부와 멕시코 북부에 살고 있는 아메리카 인디언들에 의해 수세기 동안 종교의식에 사용되어 왔다. LSD에 의한 환각은 꿈과 같은 상태로 비현실감, 플래시백 및 연속적인 지각장애를 경험한다. 환각제 중독 및 과다복용 징후 및 증상은 [표 17-9]를 참

표 17-8 클럽약물[55)]

약물	중독증상	치료	금단증상
Ecstasy(MDMA)	• 고열(체온상승)과 드물게 간, 신장, 심혈관질환 또는 사망 초래가능 • 세로토닌고갈증후군 • 수분섭취 증가로 저나트륨혈증 초래 • 신경학적 증상(혼란, 섬망, 편집증)	해독제 없음 증상 치료 심장 모니터링 종합적인 화학적 검사를 통해 합병증 식별(예: 간 또는 신장손상)	세로토닌 고갈에 의한 심한 2차적 우울 혼란, 수면 문제, 불안, 갈망이 몇주간 지속될 수 있음 인지손상(잠재적으로 영구적인 기억상실)과 관련된 반복적인 심한 사용
Gamma-hydroxybutyrate (GBH) 속칭: Fantasy GBH Liquid ecstasy Cherry meth(데이트 강간 약물)	Cheyne-Stokes 호흡 발작 혼수 사망	해독제 없음 증상 치료 심장 모니터링 종합적인 화학적 검사(신장, 간 또는 기타 합병증 체크) 해독제Flumazenil	금단증상 포함: • 불안 • 불면증 • 진전 다른 Benzodiazepines과 마찬가지로: • 발작 가능성 증가 • 불안 • 근육통 • 감광성 • 두통 • 지속적인 전진성 기억상실

표 17-9 환각제* [55)]

약물	중독증상	과다복용증상	과다복용치료
Lysergic acid diethylamide(LSD) Mescaline(peyote) Psilocybin	신체적: 동공산대 빈맥 발한 심계항진 진전 운동실조증 체온, 맥박, 호흡 상승 심리적 문제: 미쳐가는 것에 대한 두려움 편집증적 사고 뚜렷한 우울과 불안 시공간의 변화(예: 색깔이 들리고 소리가 보임) 이인증 환각, 감각은 분명 과대사고(예: 하늘을 날 수 있을 것 같은 생각)	정신증 뇌손상 사망	환자에게 최소한의 조명, 소리, 활동 등의 적은 자극 유지. 한 사람을 환자와 함께 있게 하고 환자를 안심시킴. 낮은 목소리로 천천히 분명하게 말하기. 극도의 불안이나 긴장감에 대해 diazepam 또는 chloral hydrate 투여.

*환각제는 인지와 지각의 영역에서 비정상적인 정신현상을 일으킨다. 예를 들어, 공간과 시간의 왜곡, 환각, 망상(편집증 또는 과대사고) 그리고 시공간의 변화가 발생할 수 있다.

조한다.

9) 해리성 약물

(1) 펜사이클리딘과 케타민

Phencyclidine(PCP)과 ketamine은 모두 마취제로 처음 사용되었다. 초기에 PCP는 호흡저하를 일으키지 않았기 때문에 유용한 것으로 여겨졌다. PCP의 심각한 부작용 때문에 ketamine은 보다 안전한 대안으로 여겨졌다.

두 약물 모두 일반적인 마취효과를 만들어내는데, 촉각과 통각이 둔해지고 중재를 어렵게 만든다. PCP와 ketamine의 해리효과에는 신체와 환경으로부터 분리되는 느낌이 포함된다. 두 약물 모두 불안, 떨림, 무감각, 기억상실 및 메스꺼움을 유발한다.

PCP 또는 1-(1-phenylcyclohexyl) piperidine은 angel dust, horse tranquilizer 및 peace pill로도 알려져 있다. PCP 중독의 징후와 증상은 공격성, 폭력성, 조정상실뿐만 아니라 급성 불안에서 급성 정신증까지 다양하다. 기분이 불안정하고 행동이 기괴할 수 있다. PCP는 저체온증과 관련하여 저혈압, 혼수상태, 발작 및 근육경직을 일으킬 수 있다[표 17-10]. PCP의 만성적 사용은 사고의 둔감, 기면, 충동조절의 상실, 기억력 저하 및 우울증과 같은 장기적인 결과를 초래할 수 있다.

자살위험은 항상 평가되어야 하며, 특히 독성이나 혼수상태의 경우도 해당된다.

Ketamine(cat valium, special K, vitamin K)은 위에서 언급한 PCP의 많은 특성을 공유한다. 대부분의 경우, ketamine의 기대되는 효과는 기분좋게 공간에 떠 있는 해리효과이다. 다른 사람들은 자신의 몸 위로 떠오르는 유체이탈의 경험으로 묘사하였다. 어떤 사람들에게는 이 감각이 즐겁고 평화로우나 다른 사람들에게는 두려운 것이 될 수 있다.[10] Ketamine은 또한 섬망과 호흡억제로 인하여 호흡정지 및 사망을 초래할 수 있다.

Salvia는 중추신경계에 작용하여 해리효과뿐만 아니라 환각효과를 가지고 있다. 박하의 일종으로, 전통적으로 멕시코 인디언들 사이에서 종교의식에 사용되었다. 신선한 잎을 씹거나 건조시켜 분쇄한 잎을 흡연하거나 액체 추출물을 혀 아래 또는 뺨 안쪽에 넣을 수 있다. 이 약물은 "경고약물"로 간주한다. 미국의 젊은 사람들은 보통 담배로 피운다. Meyer와 Quenzer(2013)에 따르면 Salvia는 생생한 환각, 유체이탈 경험 등을 나타내지만, 다른 환각제 및 해리성 약물과 다른 경험을 하기도 한다. 예를 들어, 어떤 사람은 물건(프렌치 프라이, 한쪽 바짓가랑이, 관람차)으로 변하거나, 어떤 종류의 힘으로 당기거나, 자신의 신체상을 잃거나, 시공간을 여행하는 느낌을 가질 수 있다.[30] 중독, 과다복용 및 효과의 징후와 증상 및 치료적 중재는 [표 17-10]을 참조한다.

10) 흡입제

10대 초반 청소년(12~17세)의 경우, 흡입제는 집에서 구하거나 쉽게 구입할 수 있기 때문에 남용의 첫 번째 약물이 된다. 흡입제 사용은 "허핑huffing" 또는 "후행backing"이라고도 한다. 흡입제에는 스프레이 페인트, 접착제, 담배 라이터 액체 및 스프레이용 압축가스와 같은 휘발성 용매가 포함된다. 흡입제는 체내의 산소를 고갈시키고 심장이 불규칙하고 빠르게 박동하도록 한다. 급성사망은 부정맥이나 심정지로 인해 발생할 수 있다. 사용자는 메스꺼움, 비출혈, 청각이나 후각 상실을 경험할 수 있다. 만성사용은 근육약화를 유발할 수 있으며, 독성 화학물질은 점차적으로 폐와 면역계를 손상시킨다. 장기간 사용하면 지속적으로 의학적 및 신경학적 문제가 발생할 수 있다.[5] 흡입제 사용은 향후 약물남용을 미리 예측하는 지표일 수 있으며, 예방노력강화와 조기진단 및 치료의 초점이 되어야 한다. 안타깝게도, 흡입제는 청소년 약물섭취장애 및 반사회적 인격 장애와 같은 다른 정신건강장애뿐만 아니라 다른 약물사용장애와 공존한다.[5] 흡입제남용이나 흡입제사용장애가 있는 사람들은 종종 자살시도 및 자살생각의 이력를 가지고 있다. 흡입제의 종류, 흡입중독의 징후 및 부작용은 [표 17-11]을 참조한다.

표 17-10 해리성 약물[55)]

약물	중독증상	과다복용증상	과다복용치료
1-(1-Phenylcyclohexyl) piperidine(PCP)	**신체적:** 통증에 영향을 받지 않을 수 있음 수직 또는 수평 안구진탕증 혈압, 맥박, 체온상승 운동실조 근육경직 발작 멍한 응시 만성적 경련 초조하고 반복적인 움직임 적대적, 공격적, 충동적 판단력 저하, 사회 및 직업적 기능장애 **심각한 영향:** 환각, 편집증, 기괴한 행동(예: 개가 짖는 소리, 찡 그리기, 반복적인 읊조림) 퇴행적인 행동 폭력적이고 기괴한 행동 매우 불안정한 행동	정신증 뇌손상 사망	환자에게 최소한의 조명, 소리, 활동 등의 적은 자극 유지. 한 사람을 환자와 함께 있게 하고 환자를 안심시킴. 낮은 목소리로 천천히 분명하게 말하기. 극도의 불안이나 긴장감에 대해 diazepam 또는 chloral hydrate 투여.
Ketamine	기분 좋은 떠다니는 느낌에서부터 평화롭거나 무섭다고 알려진 육체 이탈의 경험까지 다양	과다복용으로 인해 기억상실, 혈압상승, 잠재적으로 치명적인 호흡장애 발생	고혈압 및 호흡곤란 치료
Salvia	LSD와 비슷하지만, 해리성 경험은 비현실감과 자신의 신체상 또는 자신이 어디에 있는지에 대한 인식의 상실을 경험함. 어떤 경우 우주를 여행하고 다양한 물체가 되는 느낌을 경험		

표 17-11 흡입제[36),55)]

약물	중독증상	과다복용증상	과다복용치료
Volatile solvents(e.g., paint thinners, glues, gasoline, dry cleaner fluid) **Gases**(e.g., butane, propane, nitrous oxide) **Nitrates**(e.g., isoamyl, isobutyl, commonly known as "poppers") **Aerosols**(e.g., spray paint, hair or deodorant sprays, fabric protector sprays, vegetable oil sprays)	Alcohol과 유사: 어눌한 발음, 억제력 부족, 다행감, 어지러움, 술에 취함, 난폭한 행동	간 및 뇌손상, 심부전, 호흡정지, 질식, 혼수, 사망 적혈구의 산소운반 능력을 파괴함으로써 중요 장기에 산소공급을 방해; 치명적인 심장리듬과 관련됨 **장기간 사용,** 신경 섬유의 수초가 손상되어 근육경련과 떨림을 일으킬 수 있으며 심지어 걷기, 구부리기, 말하기와 같은 기본적인 운동에서 영구적인 어려움을 겪을 수 있음	영향 받을 수 있는 지지체계 신경학적 증상은 비타민 B_{12}와 엽산에 반응할 수 있음

간호과정

1. 간호사정

물질의 사용과 남용을 평가하는 것은 여러 물질(**다중약물사용**)의 동시사용 증가와 새로운 화학공학설계 약물의 증가로 인해 더욱 복잡해지고 있다. HIV 감염, AIDS, 치매 및 뇌증과 같은 정신장애 또는 신체적 질병들이 공존함에 따라 정확한 평가가 더욱 복잡해진다.

다문화 및 인종문제에 대한 민감성은 증상을 해석하고, 진단을 내리고, 임상치료를 제공하고 예방전략을 수립하는 데 중요하다. 전반적인 물질사용 평가에서 다루어야 할 분야는 [BOX 17-2]를 참조한다.

1) 초기사정

Alcohol이나 약물사용과 상해 사이에는 일관되고 중요한 연관성이 있다. 급성 알코올중독 및 금단증상이 뇌손상의 증상과 구별되지 않을 경우 두개내혈종, 경막하혈종 및 기타 상태들이 눈에 띄지 않을 수 있다. 특히 외상성 손상이 의심되는 혼수상태 환자는 신경학적 징후(동공 크기, 비율 및 빛에 대한 반응)가 평가되어야 한다. 또한 alcohol이나 약물사용에 관한 질문은 외상환

BOX 17-2 물질사용장애의 간호사정지침

환자의 약물사용 이력*
1. 최초 사용 날짜, 섭취되는 물질의 수, 사용 패턴, 양, 빈도, 절주 기간, 마지막으로 취한 시간은 언제인가?
2. 약물남용으로 이전에 치료를 받았는가? 결과는 어땠는가?
3. 기억끊김, 정신착란 또는 발작의 이력이 있는가?
4. 과거 약물사용으로 인한 금단증상, 과다복용, 합병증의 이력이 있는가?
5. 약물이나 알코올문제에 대한 가족력이 있는가?

병력
1. 신체적 공존질환(예: HIV감염)이 있는가?
2. 현재 복용하고 있는 약은 무엇인가?
3. 환자의 현재상태는 어떠한가? 정신상태는?

정신과적 이력
1. 정신과적 문제의 동반이력이 있는가? 우울증? 성격장애? 행동장애? 조현병?
2. 환자는 특정한 질환을 치료 받았는가? 어떤 약이 처방되었고 그 결과는 어떠한가?
3. 학대 받은 적이 있는가? 가정폭력?
4. 자살시도의 이력이 있는가? 다른 사람들에 대한 폭력?
5. 자살생각을 가지고 있는가?

심리사회적 문제
1. 환자의 약물사용과 관련된 작업기록이 나쁜가?
2. 환자의 약물사용이 다른 사람과의 관계에 어떤 영향을 미쳤는가?
   - 가족
   - 친구
   - 직업적 관계
   - 지역사회 참여
3. 약물사용이 환자의 일상적인 역할 기대치(예:부모, 배우자, 친구, 직원)를 충족하는 능력에 어떤 영향을 미쳤는가?
4. 약물사용과 관련된 경찰, 범죄 기록 또는 법적문제(예: 자동차 사고, 음주 운전, 신체적 폭력)가 있는가?
5. 환자가 자신의 지지체계라고 여기는 사람은 누구인가? 환자가 신뢰하는 사람은 누구인가? 환자를 돌보는 사람은 누구인가? 환자가 도움이 필요할 때 도와줄 사람은 누구인가?
6. 환자는 자신의 약물 또는 알코올 관련 생활방식의 유지에 기여하는 대처방식을 사용하고 있는가?

*이 정보는 즉시 얻어야 한다. 임박한 금단증상, 다양한 금단증상, 임박한 과다복용 및 의료적 개입의 잠재적 필요성을 평가하는 것이 중요하다

자 및 가족 또는 친구를 포함하여야 한다. 소변 및/또는 **혈액 독성검사** 또는 **혈중알코올농도(BAL)검사**를 실시해야 한다.

평가전략에는 사용물질, 정신적 결함 또는 정신건강장애에 관한 데이터 수집이 포함되어야 한다. 이전에 정신적장애가 있던 사람들은 증상의 빈도가 증가하거나 명확한 이유 없이 증상이 악화되거나 치료요법이 만성적으로 부적절한 경우 약물사용이나 중독을 경험했을지도 모른다. 자가치료나 약물사용은 정신질환(예: 우울증)에 대한 동반증상인데, 개인이 정신적 고통을 겪거나 압도될 때 흔히 발생하는 현상이다. 병력수집이 잘 이루어지지 않으면 우울증, 자살, 불안한 대상자에게서 물질사용장애가 발견되지 않을 수 있다. 또한 물질사용장애를 가진 개인의 이해와 치료를 위해서는 환자, 가족 및 친구들이 겪은 우울증과 불안의 증상에 대한 사정이 필요하다.

2) 초기면담지침

선별검사는 물질사용의 문제와 범위를 확인하는 데 매우 유용할 수 있다.

많은 표준화된 선별도구를 사용할 수 있다. 다음은 물질사용장애에 대한 검사도구의 좋은 예이다.

- Alcohol: 알코올사용장애 선별검사(AUDIT)[표 17-12]
- 기타 남용물질: B-DAST: 간이-약물남용 선별검사[BOX 17-3]. 각 항목은 1점이며, 6개 이상이 해당되면 심각한 약물남용문제를 나타낸다.

3) 정신심리적 변화

특정 심리적 특성은 약물사용장애와 관련이 되는데, 거부, 우울증, 불안, 의존, 절망, 자존감 저하 및 다양한 정신장애가 해당된다. 종종 심리적 변화 또는 물질남용 중 어떤 것이 먼저 발생되는지 판단하기 어렵다. 물질에 중독되어 있는 사람들은 많은 수준에서 위협받고 있다.

중독자는 생활방식의 붕괴와 금단의 결과와 같은 위협으로부터 자신을 보호하기 위해 **예측 가능한 대처방식**을 수립한다. 여기에는 다양한 방어기전(부정, 투사, 합리화), 특징적인 사고과정(흑백논리, 선택적주의) 및 행동(갈등 최소화 및 회피, 수동성, 조작)이 포함된다. 약물남용자는 더 긍정적이고 기능적인 기술을 습득할 때까지 이러한 부적응 대처양식을 포기할 수가 없다.

4) 물질사용장애의 사정지침

- 나타나는 징후 및 증상이 신체적 외상 또는 상태(예를 들

표 17-12 알코올사용장애 선별검사(Alcohol Use Disorders Identification Test, AUDIT)

	0	1	2	3	4	점수
얼마나 술을 자주 마십니까?	전혀 안마심	월 1회 미만	월 2~4회	주 2~3회	주 4회 이상	
술을 마시면 보통 한 번에 몇 잔 정도 마십니까?	1~2잔	3~4잔	5~6잔	7~9잔	10잔 이상	
한 번에 5잔 이상의 술을 마시는 경우는 얼마나 자주 있습니까?	전혀 없음	월1회 미만	월1회	주1회	거의 매일	
지난 1년간 한번 술을 마시기 시작하면 멈출 수 없는 때가 얼마나 자주 있었습니까?	전혀 없음	월1회 미만	월1회	주1회	거의 매일	
지난 1년간 보통 때는 할 수 있던 일을 술 때문에 실패한 적이 얼마나 자주 있었습니까?	전혀 없음	월1회 미만	월1회	주1회	거의 매일	
지난 1년간 술을 마신 다음 날 일어나기 위해 해장술이 필요했던 적은 얼마나 자주 있었습니까?	전혀 없음	월1회 미만	월1회	주1회	거의 매일	
지난 1년간 음주 후에 죄책감이 든 적이 얼마나 자주 있었습니까?	전혀 없음	월1회 미만	월1회	주1회	거의 매일	
지난 1년간 음주 때문에 전날 밤에 있었던 일이 기억나지 않았던 적이 얼마나 자주 있었습니까?	전혀 없음	월1회 미만	월1회	주1회	거의 매일	
음주로 인해 자신이나 다른 사람이 다친 적이 있었습니까?	없음		있지만 지난 1년간은 없었다.		지난 1년간 있었다.	
친척이나 친구, 의사가 당신이 술 마시는 것을 걱정하거나 술 끊기를 권유한 적이 있었습니까?	없음		있지만 지난 1년간은 없었다.		지난 1년간 있었다.	
					총점	

총 8점 이상(60세 이하 남성의 경우)또는 4점 이상(여성, 청소년 또는 60세 이상 남성의 경우)은 위험음주(positive screening)로 간주한다.

BOX 17-3 약물남용 간이선별검사B-DAST: Brief Drug Abuse Screening Test 44)

지침: 다음 질문은 귀하의 약물사용 및 남용에 관한 정보에 대한 질문입니다. 약물남용이란 (1) 처방약이나 처방전없이 구입할 수있는 의약품을 지시사항을 초과하여 사용하고 (2) 의학적 용도와 상관없이 사용하는 것을 의미합니다. 각 진술문을 주의 깊게 읽고 '예'에 해당되는 문항을 선택하시오.

1. 의학적 이유로 필요한 것 이외의 약물을 사용했습니까?
2. 처방약을 남용한 적이 있습니까?
3. 한 번에 2가지 이상의 약물을 남용합니까?
4. 약물을 사용하지 않고 한 주를 보낼 수 있습니까?(의학적 용도로 필요한 경우 외에)
5. 언제든지 마약 사용을 중단할 수 있습니까?
6. 마약사용으로 인해 기억이 끊기거나 플래시백(회상)이 있었습니까?
7. 약물남용에 대해 나쁘게 생각합니까?
8. 귀하의 배우자(또는 부모님)가 귀하의 마약복용에 대해 불평한 적이 있습니까?
9. 약물남용이 귀하와 배우자간에 문제를 일으킨 적이 있습니까?
10. 약물사용으로 인해 친구를 잃어 본 적이 있습니까?
11. 마약사용으로 인해 가족에게 소홀히 하거나 일을 하지 못한 적이 있습니까?
12. 약물남용으로 인해 직장생활에 어려움을 겪어 본 적이 있습니까?
13. 약물남용으로 인해 직장을 잃은 적이 있습니까?
14. 약물의 영향을 받을 때 싸움을 해 본 적이 있습니까?
15. 마약을 얻기 위해 불법 행위를 해 본 적이 있습니까?
16. 불법마약 소지로 체포된 적이 있습니까?
17. 약물과다섭취로 금단증상을 경험한 적이 있습니까?
18. 마약사용으로 인한 의학적 문제(예: 기억상실, 간염, 경련, 출혈)가 있었습니까?
19. 마약문제로 다른사람에게 도움을 요청한 적이 있습니까?
20. 약물사용과 관련된 치료프로그램에 가본 적이 있습니까?

4, 5번 문항은 '아니오'로 채점합니다. 각 항목은 1점이며, 6점 이상인 경우, 문제가 있음을 나타냅니다.

어, 경막하 혈종)로 인한 것이 아닌 것을 분명히 한다.

- 물질사용이 확실하다면, **약물의 특정 이름, 경로, 투여량, 마지막 사용시간 및 남용패턴**을 식별하는 것이 중요하다.
- 심각하거나 주로 나타나는 금단증상을 평가한다.
- 약이나 alcohol로 인해 즉각적인 의학적 치료가 필요한 과다복용을 평가한다.
- 자살사고 또는 기타 자기 파괴적 행동에 대해 평가한다.
- 약물사용장애와 관련된 신체적 합병증이 있는지 평가한다.
- 약물 또는 알코올중독/장애를 해결하기 위한 조치를 취하는 것에 대한 대상자의 관심을 탐색한다.
- 환자와 가족의 alcohol 및 약물치료를 위한 지역사회 자원에 대한 지식을 평가한다.

5) 간호사의 자기평가

"중독으로 어려움을 겪는 환자들은 의사들에게도 치료하기 가장 힘들고 눈앞이 캄캄한 환자들로 보인다." (Ross, 2016). 불행히도 중독을 둘러싼 낙인은 계속되고 건강관리종사자를 포함한 사회는 중독된 사람들을 나약하고 제멋대로이고 게으른 사람으로 간주한다.

간호사로서 중독된 사람들에 대해 어떻게 느끼는지에 대한 자신의 감정과 생각을 탐색하는 것이 중요하다. 경험이 많은 임상가와 협력하여 전이 및 역전이 문제를 파악하는 것은 매우 유용하다. 간호사는 매우 부정적인 감정을 가질 수 있으며(예: 역겨움, 혐오감), 분노 또는 동정심을 느끼기도 하고 회피할 수도 있다. 동정적인 보살핌에 대한 심각한 부작용은 중독자의 무력감, 우울증, 자기혐오감이 간호사/의료종사자에게 전이되어 중독된 개인과 거리를 두게 된다는 것이다(Ross, 2016). 약물사용과 중독에 대한 질병이론이 널리 받아들여지고 있지만, 항상 사람들의 감정과 편견을 변화시키는 것은 아니다.

물질중독자의 행동은 우리 모두에게 갈등과 심각한 감정들을 불러일으킬 수 있다. 가족구성원이 중독되었거나, 친구가 술에 취한 운전자에게 맞았거나, 훌륭하고 사랑받는 간호사 동료가 과다복용으로 사망했을 수도 있다. 물질사용장애가 있는 개인이나 동료와 효과적으로 함께하기 위해서는 양가감정에 대해 탐색할 필요가 있다. 훈련 프로그램은 보건의료종사자가 중독자를 치료하는 데 필요한 도구와 기술을 습득할 수 있도록 도와준다(Ross, 2016).

(1) 물질사용과 의료인

의료인이 술과 기타약물을 일반인과 같은 비율(10~15%)로 오용하는 것으로 여겨졌다. 학생간호사들도 중독에 취약하다. 미국간호사협회는 간호사의 6~8%가 실습이 어려울 정도로 술이나 약물을 사용하는 것으로 추산하고 있다.[60] 다른 출처에 따르면 미국 내 모든 간호사의 10~15% 정도가 불법 또는 규제약물에 중독되고 있다고 한다(http://www.nursetogether.com/nurses-and-substance-abuse 참조). 국가간호위원회national board of nursing에 따르면, 약물사용장애 간호사의 많은 수가 미확인 상태이며, 보고되지도 않고 치료도 받지 못하고 있으며, 이런 상태로 실무를 계속할 경우 환자의 삶을 위태롭게 할 수 있다.[34]

약물문제를 가진 간호사는 보다 쉽게 약물에 접근하기 위해 추가적인 일을 하거나 잦은 병동이탈, 화장실 출입을 할 수 있다. 약물문제가 있는 간호사가 근무 중일 때 더 많은 환자들이 마약성 진통제에 의해 통증이 완화되지 않았거나 진정제를 투여 받았음에도 불구하고 수면을 취할 수 없다고 불평할 수 있다.

따라서 동료 간호사는 혼자 있으려고 하는 등의 징후를 관찰해야 한다[들키지 않기 위해 홀로 일하는 것에 대한 선호, 동료에게 과민반응, 특히 화장실 휴식 후 극적인 기분의 변화, 질병이 진행됨에 따라 생산성 감소, 결석과 지각, 더 빨리 도착하고 늦게까지 머무른다(약물을 얻기 위해), 호흡에서 알코올 냄새, 사회적 기능에서의 빈번한 중독, 홀로 마시기 위해 사회적 기능으로부터 고립, 부정확한 발음, 차트의 알아보기 힘든 필체].

실무에서의 문제점이 관찰되면 간호관리자에게 보고해야 한다. 중재는 간호관리자 및 기타 간호 행정관의 책임이다. 미국간호사협회 윤리강령 조항 3.6[4]에 따르면 "간호사는 어떤 상황에서도 동료의 실무에 문제가 있는 것으로 보이면 환자, 대중 및 전문직 종사자들을 잠재적인 피해로부터 보호하기 위해 경계해야 한다." "동료가 손상된 상태에서 일하고 있다고 느끼면 보고할 윤리적 책임과 법적 책임이 있다." Puliti(2014)는 "만일 동료의 물질남용이 의심된다면, 그 사건을 무시하거나, 동료의 물질남용을 가능하게 하거나, 의심되는 간호사의 부담을 가볍게 해서는 안 된다. 앞으로의 사고를 예방하기 위해 즉시 보고되어야 한다."라고 말한다.[42]

그러나 징계조치를 명령하면 간호사는 조기중재와 지지받기가 더 어려워지므로 대중이 위험에 처할 가능성이 커진다. 또한 동료가 동료를 보고하는 것이 더 어려워진다. "가혹하지 않은 분위기를 제공하여 동료와 학생이 중독장애를 회복하는 것을 돕는 것은 간호사, 학생 및 그들을 돌보는 사람들을 위해 생명을 구하는 첫 걸음이다".[33]

ADT(Alternative-to-Discipline)는 많은 물질장애자에

게 도움이 되는 프로그램이다. ADT프로그램의 이점은 몇 달에서 몇 년까지 걸릴 수 있는 전통적인 징계절차와 달리 관리자가 간호사를 신속하게 업무환경에서 벗어나도록 할 수 있다는 것이다. 이러한 프로그램의 접근방식은 손상된 동료가 직장에 머물 수 있도록 무비판적 지지와 치료를 제공한다.

장애가 있는 동료를 보고하는 것은 그것이 우리의 책임임에도 불구하고 쉽지 않다. 장애 간호사가 강하게 부정하며 중재에 응하지 않을 경우 동료는 무슨 일이 일어나고 있는지를 부인하거나 합리화할 수도 있으므로 장애간호사의 병이 심해지고 더 고립되어 생명을 위험에 빠뜨릴 수 있다.

재활 프로그램인 동료지지 프로그램이나 ADT프로그램은 대부분 제공되며, 일부 주 간호위원회는 장애가 있는 간호사가 치료를 필요로 하면 징계조치를 피할 수 있게 한다. 무엇을 선택할지는 다양하지만 조기중재가 필수적이며, 아무 것도 하지 않는 것은 잘못된 것이다.

우리의 주요책임은 환자를 위한 것에 있다. 대부분 중독된 의료인(의사, 간호사, 약사 등)을 돕기 위한 프로그램이 마련되어 있기 때문에 장애가 있는 의료인이 치료에 참여하고 자신의 삶을 구제하는 동안 그들의 직업 및 면허를 보호할 수 있다[BOX 17-4].

2. 간호진단

정신자극 물질사용장애 환자를 위한 간호진단은 약물남용의 광범위한 신체적, 심리적 영향 및 사용자와 그 가족에 대한 의존도 때문에 매우 다양하다. 동반된 정신과적 문제도 해결되어야 한다. 물질사용장애가 있는 사람들을 위한 잠재적 간호진단은 [표 17-13]을 참조한다.

3. 간호목표

약물사용장애 환자를 돌볼 계획을 세울 때 환자의 문화적 배경과 가치를 치료계획에 반영해야 한다. 다음은 바람직한 결과의 몇 가지 예이다.

BOX 17-4 물질 관련 장애 동료를 지원하기 위한 지침[56]

Alcohol이나 기타약물에 의해 손상된 간호사 및 다른 의료인들은 환자, 동료 그리고 그들 자신에게 심각한 해를 끼칠 위험이 있다. 고용주들은 환자를 보호할 의무와 그들의 직원을 도울 윤리적 의무가 있다. 고용주는 다음과 같은 지침 및/또는 윤리적 문제를 고려해야 한다.

- **약물의존문제와 관련된 정보에 대한 기밀성은 법적으로 요구된다. 고용주는 다음의 내용을 포함하는 정책을 가지고 있어야 한다.**
  1. 선별검사하는 이유
  2. 근로자의 업무에 지장이 있는 경우 이들과 상호작용할 사람의 선별
  3. 평가 및 치료를 위한 의뢰 절차
  4. 치료거부와 관련된 명확한 결과
- **동료가 손상된 의료인의 행동을 고용주나 지정된 감독자에게 기록하고 보고하는 것은 의무이자 책임이다.** 손상된 의료인이 평가와 치료를 받을 때까지 환자를 돌보도록 허용해서는 안 된다.
- **의료인은 해고대신 전문적인 치료를 받아야 한다.** 이것은 비용면에서 효과적이다. 의료인이 직장에서 해고되고, 진행 중인 질병에 대한 적절한 치료를 받을 수 없는 경우 귀중한 전문지식과 서비스기록이 손실될 수 있다.
- **중재나 대립 후에 자살위험이 증가한다는 점에 유의해야 한다. 중재 후 계획이 수립될 때까지 대상자가 혼자 있지 않도록 해야 한다.**
- 대상자는 **치료를 거부할 권리**가 있다. 치료를 거부하는 것은 개인의 권리이기 때문이다. 고용주는 평가와 치료를 거부할 경우 의료인의 고용이 종료될 수 있음을 명확히 해야 한다.

- 물질로부터 벗어난 시기에 손상으로부터 자유로움.
- 알코올중독치료 또는 유지관리 프로그램 참여(예: alcoholics anonymous(AA)와 같은 알코올자조모임 또는 집단치료, 인지행동치료, 회복 패러다임을 따르는 프로그램)
- 적극적인 치료과정에서 재발방지 프로그램에 참여
- 약물사용의 위험을 증가시키는 단서나 상황 파악
- 약물문제가 없는 안정적인 친구들을 만나고 일주일에 적어도 3번은 그들과 어울려 지내기
- 이전의 물질사용과 관련된 상황을 촉발하는 친구 또는 동료 피하기
- 괴롭히는 감정(분노, 외로움, 갈망, 불안)을 다루기 위해 적어도 1~2가지 새로운 기술 시도하기

4. 간호계획

계획적인 치료를 위해 환자의 사회적 지위, 소득, 문화와 민족적 배경, 성별, 연령, 약물사용 과거력 및 현재 상태에 주의를 기울이는 것은 매우 중요하다. 물질사용장애를 가진 모든 개인을 위한 치료목표로서 금주(금욕)를 제안하는 것이 가장 안전하다. 금주는 좋은 직장 적

표 17-13 물질남용의 간호진단[24)]

증상과 징후	간호진단	증상과 징후	간호진단
구토, 설사, 부족한 영양과 수분 섭취	영양 불균형: 신체필요량 부족 체액부족 전해질불균형 위험	**가족의 위기와 고통,** 비효과적인 양육, 타인에 대한 정서적 무관심, 타인에 대한 신체적·정신적 학대 경향의 증가, 증가된 자기혐오가 타인에게 투사됨	가족과정 손상 부모역할 장애 역기능적 가족과정
환각, 판단력 손상, 기억력결핍, 물질의 중독이나 금단현상과 관련된 인지장애(문제해결능력, 과제수행능력, 주제파악능력)	손상된 환경해석증후군* 사고과정장애* 감각지각장애* 자타해 위험성 비효과적 충동조절 급성 또는 만성 혼동 상해의 위험	개인의 삶의 모든 영역에 영향을 미치는 **과도한 약물남용**: 친구의 상실, 낮은 업무수행능력, 증가된 질병비율, 사고 및 과다복용 가능성	방어적인 대처
수면 - 각성주기의 변화, 4단계 수면의 방해, 약물의 영향이나 금단으로 인한 수면부족 또는 장시간의 수면	수면양상장애	약물사용 경로 및 과다복용과 관련된 **건강문제 증가**	활동 과민증 비효율적 호흡양상 구강점막 손상 감염의 위험 성기능장애
위생관리, 몸치장 등 기본적인 건강요구를 돌보지 않음.	자기돌봄결핍(목욕, 식사)	약물복용 및 중단에 많은 시간을 소비함	위험한 건강행태 비효과적 대처 사회적 상호작용장애
변화에 대한 무력감, 무가치감, 삶에 의미나 미래가 없다는 느낌	절망감 영적 고뇌		

*2015-2017 년 NANDA에 더 이상 포함되지 않지만, 대체 간호진단이 없으므로 환각, 망상 및 사고장애가 있는 사람에게 적용가능하다.

응, 긍정적인 건강상태, 편안한 대인관계, 일반적인 사회적 안정과 밀접한 관련이 있다. 간호계획은 약물사용 행동뿐 아니라 환자의 주요 심리적, 사회적 및 의학적 문제를 해결해야 한다. 적절한 가족구성원의 개입이 필수적이다.

중독의 결과로 환자의 사회적 지위와 사회적 관계가 악화되는 경우가 있다. 결과적으로 소득이 감소 또는 없거나 일자리의 강등 또는 일자리 손실이 발생할 수 있다. 그에 따라 음식, 쉼터, 의복에 대한 기본 필요를 충족시키는 것이 제한된다. 결혼 및 기타 긴밀한 관계는 악화되고 실패하며, 혼자있게 되고 격리된다. 대인관계 및 사회적 지지의 부족은 중독자를 위한 치료계획에서 복잡한 요소이다.

5. 간호수행

치료의 목적은 순응이 아닌 자기책임이다. 비록 물질사용에 중독되어 있는 개인이 몇 가지 특성과 역동성에 공통점이 있긴 하지만, 생리적, 심리적, 사회 문화적 과정과 관련하여 중독집단 내 큰 차이가 있다. 이러한 차이는 회복과정에 긍정적이거나 부정적인 영향을 미친다. 그러므로 환자의 개인적 특성에 맞는 특정유형의 치료적 적용이 필요하다.

입원 또는 외래진료의 선택은 비용과 보험적용 범위에 달려 있다. 외래치료는 사회적 지지시스템이 있는 취업중인 약물사용자에게 가장 적합하다. 낮시간 동안 지지하는 사람들이 없는 대상자는 입원치료가 더 낫다.

또한, 신경심리적 결함은 장기간의 알코올남용 및 다른 물질(예: methamphetamine)과 관련되어 있다. 이러한 결함에는 추상적 추론능력, 새로운 개념을 배우는데 피드백을 사용할 수 있는 능력, 주의력과 집중력, 인지적 유연성, 세부적인 기억기능의 어려움이다. 이것은 분명 치료과정에 영향을 미칠 것이다.

모든 수준의 치료단계에서 간호사는 환자와 가족 모두에서의 약물남용의 징후를 인지하고 해당지역의 지역사회자원에 익숙해지면서 중재과정에서 중요한 역할을 수행할 수 있다.

1) 의사소통 지침

의사소통 전략은 역기능적 분노, 조작, 충동, 과장을 포함하여 거의 모든 약물남용자가 공통으로 가지고 있는 행동을 다룬다. 최선의 접근법은 중독 대상자와의 따뜻한 관계를 수립하는 데 집중하는 것이므로 열린 마음과 정직함을 가지고 문제를 보기 시작하는 것으로 충분히 안전하다고 느낄 수 있다. 문화적으로 적절한 방법으로 의사소통하는 것은 중요하다. 중독전문간호사는 조작적이고 적대적이며 충동적이고 과장된 행동을 다루는 광범위한 훈련을 받는다. 물질에 중독되어 있는 사람들은 개인적인 자기성찰을 방해하고 심리적 고통과 자기혐오를 억제하기 위해 전환이나 방어기전을 사용한다.

2) 건강교육과 건강증진

(1) 재발방지

재발은 물질사용장애의 만성적인 재발과 생리적, 행동적 요소 모두를 가지고 있기 때문에 회복 중에 흔하다. **재발방지**의 목표는 단주의 기간을 길게 할 수 있고 재발을 전체 실패로 보지 않도록 하기 위해 자신의 "촉발상황"을 파악하도록 돕는 것이다. 회복은 평생의 과정이다[BOX 17-5].

> **사례**
>
> 20세 독신자 B씨는 혼수상태로 응급실로 이송되었다. 그녀는 작은 아파트에서 그녀의 어머니와 같이 살고 있다. 아침이 되어 방에 있는 B씨를 깨워도 반응이 없자, 119에 전화를 했다. B씨의 어머니는 약물사용문제가 있는 B씨 때문에 극심한 고통을 겪고 있었다. B씨는 메타돈유지요법에 들어가기 전 6개월 동안 heroin을 복용하고 있었다. B씨 옆에서 주사기와 흰가루가 발견되었으며, 호흡은 거칠고 동공은 수축되어 있었다. 혈압은 60/40mmHg, 맥박은 분당 132회이다. B씨의 현재상태는 생명에 위협적인 것으로 판단하여 마약 길항제를 투여하기로 결정하고, naloxone이 근육내에 투여되었다. 이후 B씨의 호흡은 호전되었고 언어자극에 반응을 보이고 있다. B씨의 어머니는 지난 1년 동안 메타돈유지요법에 참여 중이었지만, 지난 주에는 참석하지 않았고 메타돈을 받지 않았다고 말했다. 봉사활동자인 R씨에게 B씨와 어머니가 이야기를 나눌 수 있는 프로그램을 요청하였다. R씨는 B씨의 미래가 궁극적으로 자신에게 달려 있으며 자신의 상황, 가고 싶은 곳 그리고 그곳에 가야한다고 생각하는 것에 대해 이야기하도록 격려하였다. B씨의 과거력을 검토한 후 의료팀은 자조, 금욕지향 회복프로그램이 가장 유용한 치료법이 될 수 있다고 결정했다. B씨는 오랫동안 약물을 복용하지 않았고, 직장을 가지고 있으며, 동기부여가 되었다. Naltrexone(Trexan)은 재발방지훈련과 함께 제공될 것이며, B씨는 정기적으로 Narcotics Anonymous 모임에 참석할 것이다.

> **BOX 17-5 재발방지 전략[60)]**
>
> **기본전략**
> - 프로그램을 처음에는 단순하게 유지한다. 물질을 남용하는 환자의 40~50%는 경증~중등도의 인지 문제를 가지고 있다.
> - 보건 팀 구성원과 함께 지침을 검토한다.
> - 노트북을 사용하고 중요한 정보와 전화번호를 기록한다.
>
> **기술전략**
>
> 인지행동치료를 활용하여 대처기술을 향상시킨다. 중요한 생활기술이 필요한지 확인한다.
> - 처리하기 어려운 상황은 무엇인가?
> - 어떤 상황에서 더 효과적으로 관리하고 있는가?
> - 어떤 상황에서 좀 더 효과적으로 행동할 수 있는 기술을 개발하고 싶은가?
>
> **재발방지집단 참여**
>
> 재발방지집단의 일원이 된다. 이 집단은 다음 작업을 수행한다.
> - 다양한 기술을 사용하여 스트레스 상황을 연습한다.
> - 현재의 문제 또는 약물남용으로 발생할 가능성이 있는 문제를 다루는 방법을 찾는다.
> - 필요한 삶의 변화를 돕는 역할모델을 제공한다.
>
> **통찰력 강화**
>
> 그룹, 개인 또는 가족 등 다양한 심리적 문제에 대한 통찰력과 통제력을 확보하는 데 도움이 될 수 있다. 예를 들어,
> - 무엇이 당신의 중독을 유발하는가?
> - 건강한 지지관계를 구성하는 것은 무엇인가?
> - 어떻게 하면 자신감과 자긍심을 높일 수 있을까?
> - 당신이 필요하다고 생각하고 다른 방법으로는 찾을 수 없는 중독성 물질은 무엇인가?

재발방지를 위한 일반적인 전략은 인지적이고 행동적이다. 즉, 회복을 위한 위협을 피하거나 대처하는 방법을 인식하고 학습하는 것, 생활양식의 변화, 약물없이 사회에 완전히 참여하는 법을 배우기, 다른 사람들로부터 도움을 받거나 사회적 지지 받기는 재발방지 전략을 제시한다[BOX 17-5].

3) 공동이환 또는 중복질환

간호사는 공동이환이나 중복질환을 진단받은 개인을 대상으로 한 연구를 통해 개발된 임상진료지침을 숙지해야 한다. 다음 6가지 원칙은 입원환자 및 외래환자 환경에서 적용가능하다.

1. 환자에게 최소한 하나의 공동이환장애가 있을 것을 예측한다.
2. 제공자가 공감하고 희망적이며 팀으로 일할 때 치료적 성공률은 증가한다.
3. 중독 프로그램과 정신건강 프로그램은 모두 이중 초점이 필요하며, 직원들에게 적절한 훈련이 필요하다.

4. 약물사용장애와 정신장애는 일차적으로 고려되고 동시치료가 필요하다.
5. 회복 패러다임은 회복이 단계적으로 일어나고, 치료는 환자의 욕구와 동기부여 및 참여수준과 일치해야 된다고 강조한다.
6. 장기간에 걸쳐 작은 단계로의 진전을 지원하기 위해 치료결과는 개별화되어야 한다.

4) 정신치료와 치료원칙

절주를 달성하는 것은 길고 복잡한 회복을 향한 첫 걸음일 뿐이다. 성공하기 위해서는 치료프로그램이 중독으로 인해 바뀐 대상자 삶의 여러 측면에 중점을 두어야 한다. 예를 들면, 개인의 의료, 사회, 직업, 법률 및 심리적 요구사항이 포함된다.

중독 및 기타 정신장애에 대한 **회복 패러다임**의 최근 지침에는 다음과 같은 중요한 구성요소가 포함된다.[8)]

- 희망에서 시작된다.
- 인간 중심적이다.
- 여러 경로를 통해 발생한다.
- 전인적이다.
- 동료 및 협력자가 지원한다.
- 관계 및 소셜 네트워크를 통해 지원된다.
- 문화적 기반이 있다.
- 트라우마치료를 통해 지원된다.
- 개인, 가족 및 지역사회와 관련된다.
- 존중을 기반으로 한다.

정신치료는 환자의 물질의존도를 줄이기 위해 대안적인 대처방법을 확인하고 사용하는 것을 돕는다. 결국, 정신치료는 맨정신으로 있는 것이 점점 더 편안해지도록 중독자들을 회복시키는 데 도움이 될 수 있다.

알코올중독자조모임alcoholics anonymous, AA과 같은 많은 회복모임에서 중요하게 다루어야 하는 것은 영성이다. 영성의 수준과 영적 실천은 결과에 여향을 미친다.[45)] 영적 및 종교적 신념이 물질의 사용과 남용에 영향을 줄 수 있다는 강력한 증거가 있다.[28)] 높은 영적 수준은 종종 영성의 모든 측면인 목적의식, 감사 및 용서와 관련이 있다.[45)]

다음의 치료법이나 치료의 구성요소가 회복기에 있는 사람들에게 효과적이라는 것이 발견되었다.

- **인지행동치료(CBT):** CBT는 환자가 물질사용에 대한 오래된 트리거를 인식하고 피하는 것을 돕고, 약물의 갈망과 남용을 유발할 가능성이 높은 상황에 대처하기 위한 행동전략을 제공한다.
- **동기부여 인센티브:** 예를 들어, 토큰치료와 매우 유사한 긍정적인 강화효과(특권과 같은)는 환자가 약물치료요법의 유지, 약물복용이 없는 상태를 유지하는 경우에 제공된다.
- **동기부여를 위한 면담:** 약물사용을 중단하고 치료를 촉진하기 위해 신속하게 내적 동기부여가 이루어지도록 전략을 제공한다. “동기부여 면담전략은 사고와 행동의 변화를 이끌어내는 회상 질문을 함으로써 양가감정을 해결하도록 돕는다.”.[51)] 동기부여 면담은 다음의 4가지 원칙에 따라 진행된다. (a) 공감 표현, (b) 불일치 발생, (c) 저항 줄이기, (d) 자기 효능감 지원.[51)]
- **집단치료:** 집단치료는 물질사용장애가 있는 대부분의 개인의 회복에 매우 중요한 요소이다. 많은 치명적인 문제들이 음주하지 않은 첫 6개월 동안 발생한다. 여기에는 다음이 포함된다.
  - 신체적 변화는 몸이 물질(약물)없이 기능하는 것에 적응함에 따라 일어난다.
  - 이전에는 음주 및 마약 사용의 단서였던 수많은 신호가 환자의 내 · 외적 세계에서 발생한다. 이 단서들에 대한 다양한 반응들은 배울 필요가 있다.
  - 감정적인 반응(이전에는 물질사용으로 희석된 감정)이 이제는 온전히 강하게 경험된다. 그들은 익숙하지 않기 때문에 불안감을 유발할 수 있다.
  - 환자의 새로운 행동에 대한 가족구성원 및 동료의 반응이 다루어져야 한다. 맨정신은 시스템을 방해하고 그 시스템의 모든 사람들은 변화에 적응해야 한다.
  - 재발을 방지하고 장기간의 술 취하지 않은 상태를 보장하기 위해 새로운 대처기술을 개발해야 한다.

어떤 치료법을 선택하든 그것은 직접적이고 개방적이고 정직하며 돌보는 것이어야 한다. 치료과정은 환자에게 현재 발생하고 있는 육체적, 감정적 변화를 확인하도록 가르치는 것을 포함한다. 기밀유지는 특정 상황에서 의무보고 요구사항과 상충되는 경우(예: 아동학대, 자기 또는 타인에 대한 위험)를 제외하고 치료를 통해 유지되어야 한다.

5) 자조그룹과 12단계 프로그램

알코올중독자조모임alcoholics anonymous, AA은 여러 유형의 중독을 위해 개발된 12단계 프로그램의 원형이다. 이 프로그램은 회복에 필요한 행동, 인지, 역동적 구조를 제공한다. 3가지 기본개념이 모든 12단계 프로그램에 기본적으로 적용된다.

- 중독장애를 가진 사람들은 중독을 극복할 힘이 없으며, 그들의 삶은 통제할 수 없다.
- 중독장애가 있는 사람들은 그들의 질병에 책임이 없지만, 회복에 대한 책임이 있다.
- 더 이상 자신의 중독에 대해 사람, 장소 및 사물을 비난할 수 없다. 그들은 자신의 문제와 감정을 직시해야 한다.

12단계는 종종 "단계작업"이라고 불리며, 중독행동을 자제하고 개인의 변화와 성장을 조장하는 데 도움이 된다. AA 이외에 다른 12단계 프로그램에는 약물중독자조모임(PA), 마약중독자조모임(NA), 코카인중독자조모임(CA) 및 발륨중독자조모임이 포함된다.

자기관리 및 회복훈련smart recovery도 또한 자조 프로그램이다. Smart는 "인지행동치료"에 뿌리를 두고 있다. 이 프로그램은 다음 4가지 핵심사항을 강조한다.[54]

- 절제를 위한 동기강화 및 유지
- 충동에 대처하기
- 문제해결(생각, 느낌 및 행동 관리)
- 생활방식 균형(순간적인 만족과 지속적인 만족의 균형; www.Smartrecovery.org 참조)

6) 주거 프로그램

주거 치료프로그램은 중독뿐만 아니라 반사회적 행동의 오랜 과거력을 가진 사람들에게 가장 적합하다. 치료의 목표는 금욕생활, 사회기술개발, 반사회적 행동의 제거 등 생활방식의 변화를 가져 오는 것이다. 후속 연구에 따르면 그러한 프로그램에 90일 이상 참여한 환자는 불법 약물사용과 체포기록이 크게 감소하고 합법적인 고용이 증가한다.

7) 외래환자 집중 프로그램

약물남용 환자를 위한 대부분의 치료는 지역사회에서 발생한다. 약물사용장애 환자들을 위한 외래 집중 프로그램에는 행동관찰과 함께 다양한 정신치료 및 약물중재가 포함된다. 외래 집중 프로그램은 융통성이 있고 다양하며 비용 효과적이고 개인의 특정요구에 반응하기 때문에 널리 보급되고 있다. 프로그램 기간을 줄이면 임상효과에 영향을 주지 않고 프로그램을 마치는 환자의 수가 현저히 증가할 수 있다.

8) 비약물 프로그램과 직장인 보조프로그램

외래환자 비약물 프로그램은 2개 이상의 약물에 동시에 중독되어 있거나(다중약물사용) 알코올중독장애가 있는 개인에게 더 적합하다. 이 프로그램에서는 직업교육 및 배치, 상담, 개인 또는 그룹 정신치료를 제공할 수 있다. 직장인 보조프로그램은 작업 환경에서 정신건강 서비스를 제공하기 위해 개발되었다. 많은 병원과 회사는 직원의 업무수행이 장애에 의해 부정적인 영향을 받을 때 퇴직 대신에 직원들에게 상담과 지원을 제공한다.

9) 가족자조그룹

약물의존 가족이 있는 모든 가정에 대해 상담과 지원을 장려해야 한다. Al-Anon과 Alateen은 각각 약물의존 가족이 있는 성인과 청소년을 위한 지원과 지침를 제공하는 자조그룹이다. 물질의존에 대한 컴퓨터 보조요법도 회복 중인 가족들을 지원할 수 있다.[21]

6. 간호평가

긍정적인 치료결과는 금욕기간 증가, 부정감소, 수용 가능한 직업기능, 가족관계 개선 그리고 궁극적으로 정상적이고 편안하게 다른 사람들과의 관계능력으로 판단한다. 회복이 진행 중일 때는 치료 중에 배운 기존의 지원 및 기술을 사용할 수 있어야 한다. 예를 들어, 물질사용의 단서를 확인하기 위해 후원자 또는 다른 회복자에게 전화를 한다면 ① 12단계 모임, 애프터 케어 또는 기타 집단모임의 출석률이 높아지고, ② 일지에 감정을 기록하고 다른 행동을 고려하며, ③ 회복 패러다임 원칙을 사용하는 프로그램에 참여하고, ④ 물질사용장애자를 자제시킬 수 있는 사람, 그룹 또는 가족구성원에 대한 확고한 지원시스템 확보 등 회복이 적극적으로 실현 가능해진다. 지속적인 모니터링 및 평가는 장기적으로 회복가능성을 높인다.

시뮬레이션: 물질사용장애

시나리오

이전의 2번의 만남에서, 34세의 K씨는 그녀가 "약을 사용하고 복용하는 것을 그만둘 것"이라고 반복해서 주장했다. 현재 미혼모인 K씨는 아동 방치 기소와 관련해서 자신의 어머니가 K씨의 미취학 아동 3명을 법적으로 양육하고 있다는 사실을 알게 되었다. 작년 한 해 두 차례 정신병원 입원을 하기 전에 K씨는 정신병 치료제를 복용하는 것보다 heroin을 선택했으며 그 결정은 자녀를 돌보는 것을 방해했다.

치료목표

K씨는 폭력적인 행동에 책임을 지는 것에 대한 진전을 보여 줄 것이며 통제불능의 느낌이 그녀의 상실감을 악화시킬 때 heroin을 선택한다는 것을 인정할 것이다.

학생간호사-환자 상호작용	학생간호사의 느낌	정신건강간호개념
K: (그녀가 복도를 빠르게 걸어가면서 나를 흘낏 본다.)	K씨가 나를 무른 채하고 그냥 지나갔다는 것에 놀랐다.	
학생: "K씨, 당신을 따라가는데 힘들었어요. 당신은 정말 화가난 것 같아요."	중독은 나를 화나게 한다. K씨는 약속을 하고 나서도 heroin이 필요할 때는 모든 것을 포기한다. 나는 몇몇 사람들이 학교에서 "오락용" 약물을 복용하는 것에 대해 문제가 없다는 것을 알고 있다. 나는 중독치료병동을 둘러보고 도처에서 아픔을 느낀다.	나는 그녀의 자녀 양육권 상실에 관한 것을 차트를 보고 알았다. 처음에 그녀는 울었지만 그녀의 눈물은 빠르게 분노로 변했다. 나는 K씨와 함께 걷는 것을 제안한다.
K씨: "네, 화가 났어요. 나의 엄마는 내 아이들을 훔쳐 갔어! 난 내 아이들을 다치게 한 적이 없어요. 나는 방금 5살짜리 아이에게 새 신발을 원했는지 아니면 엄마의 기분이 나아지길 바랬는지 물었어요. 그건 내 잘못이 아니에요. 그래서 엄마는 화가 나서 신발을 사셨어요. 그녀는 그녀가 그들의 사랑을 살 수 있다고 생각해요."		K씨는 그녀의 아이를 잃어버린 것에 대해 그녀의 어머니를 탓하며 투사한다. 나는 중독을 앓고 있는 대상자들이 부정("나는 결코 내 아이들을 해치지 않아"), 합리화("나는 신발보다 heroin을 선택한 사람이 아니야") 및 투사를 포함하는 "꿀꿀한 생각"을 사용한다는 것을 기억한다.
학생: "K씨, 무슨 일이 일어나고 있는지 걱정이 돼요. 하지만 따라가기가 힘들어요. 좀 천천히 걸어 주시겠어요? 그래야 당신이 말하는 것을 명확히 들을 수 있어요"	나는 그녀가 자신의 중독을 완전히 부정하는 것에 좌절감을 느끼고 있음에도 불구하고 그녀의 안녕에 대해 정말 걱정한다.	나는 K씨가 양면성이 있을지 모르지만, 그녀가 나 또는 누군가를 참아낼 수 있을지 확신하지 못한다.
K씨: (의자를 차고 방을 가로 질러 내 얼굴에 고함을 지른다.) "당신이 그렇게 신경쓰인다면 이리로 올라오세요!"	나는 이 사건에 대해 불안감을 느끼고 이 행동이 멈추길 바란다.	그녀는 점점 고조되고 있다. 나는 직원들이 도우러 오는 것을 보았다. 불안은 상호 간에 전달된다. 나는 그녀에게 말을 걸어야 한다. 네, 괜찮아요. 숨을 죽이고 침착하게 숨을 쉬어야 한다.
학생: "K씨, 그만." (좀 더 큰 목소리로, 그다음엔 조용하게) "깊게 숨을 마셔보세요." (조용히 염려하며, 눈을 마주 치려고 한다..)		한계를 정하고 정보를 제공한다.
K씨: (눈을 마주친다. 비꼬는 듯이) "기사가 오셨네!" (3명의 직원이 접근하지만 내가 말하는대로 기다린다.)	필요할 때까지 기다릴만큼 내가 충분히 잘하고 있다고 직원들이 믿는다는 것이 자랑스럽게 느껴진다.	K씨는 풍자를 사용하지만, 그럼에도 불구하고 그녀는 나에게서 멀어지면서 직원의 도착에 반응한다.

시뮬레이션: 물질사용장애 (계속)

학생간호사-환자 상호작용	학생간호사의 느낌	정신건강간호개념
학생: "K씨, 나는 당신과 내가 이 상황을 잘 극복할 수 있다고 믿어요" (멈춤) "진정해줘서 고마워요." (걱정스럽게 바라보며) "당신이 화났다는 걸 알아요. 물러서 주세요" (그녀는 그렇게 한다.) "고마워요, K씨" (직원은 K씨가 의자로 천천히 걸어가는 것을 조심스럽게 지켜보며 물러선다. K씨은 그녀가 걷어찬 의자를 세운 다음 둘 모두 앉는다.)	나는 아무도 다치지 않고 이것을 헤쳐 나갔다. 나는 좀 더 자신감이 있지만, 나는 직원들이 그렇게 빨리 반응했다는 것 또한 안심할 수 있다. 나는 직원들이 필요하다면 기꺼이 개입할 준비가 되었다는 것을 알고 있다.	나는 자신을 제공하고 숙고를 사용한다. 나는 K씨에게 진정하고 뒤로 물러나준 것에 기쁘고 감사하다고 말함으로써 K씨를 존중하고, 사회적으로 적절한 상호작용을 해 준다.
K씨: "나에게 무슨 일이 일어난건지 모르겠어요. 당신을 다치게 하려는 뜻은 없었어요."		
학생: (눈을 맞추며) "당신이 내 앞에서 비명을 지르고 화내는 행동을 보는 것은 무서워요. 이젠 괜찮아요. 당신은 어때요?"		나는 또한 K씨에게 내 감정을 알리며 평가한다. 그녀의 선택은 다른 사람들에게 영향을 준다. 나는 개인적 판단을 피해서 K씨를 받아 들이지만 해로운 행동은 받아 들일 수 없다.
K씨: (고개를 끄덕임.) "미안해요. 가끔 스스로 통제가 불가능함을 느껴요."	K씨는 사과하고 의자를 고침으로써 일을 올바르게 하려고 한다.	
학생: "당신은 의자를 걷어차고 내 얼굴에 대고 소리쳤지만, 당신은 또한 '미안해요' 라고 말할 수 있었어요."		나는 관찰된 폭력행동에 대해 말하지만, "당신이 할 수 있었어요..."라고 말함으로써 지지를 보낸다.
K씨: "미안해요"라는 뜻이었어요. 항상 그런 뜻이에요. 그러면 압력이 형성되고.. (그녀의 팔에 있는 바늘 자국 가리킴.)		그녀는 불안에 대처하는 역기능적인 방법으로 heroin을 사용한다. 불행히도 heroin은 그녀의 문제를 복잡하게 한다.
학생: "그럼, 통제불능 상태가 되거나, 압도당했을 때 heroin에 의존해요?"		나는 나에게 관심이 있는 사람들과 대처할 수 있는 다른 방법이 있어서 정말 감사하다.
K씨: (고개를 끄덕임.) "정신이 나가요. 더 이상 K씨가 아녜요. 모든 고통을 잊어버려요. 그러면 모든 것이 붕괴되고 난, 모든걸 잃죠. 나는 모든 것을 다시 망쳐요."	며칠 간 나는 간호사가 되기 위해 가야할 길이 얼마나 멀지 생각한다. 그리고 K씨가 마약없는 삶을 살기 위한 길고 긴 길을 생각한다.	Heroin을 선택할 때, 그녀는 또한 "더 이상 K씨가 아니야"를 선택한다. 그 약물은 자아존중감과 자아 감각을 앗아간다.
학생간호사: "모든 걸?"		나는 그녀에게 재진술을 사용하고, 계속하도록 격려한다.
K씨: "내 자신, 내 아이들." (울기 시작함.)		K씨는 부분적인 병식을 보여 주지만 아직까지는 Narcotics Anonymous에 참석하는 것을 꺼린다.
학생: (앞쪽으로 몸을 기울이며, 조용히 기다린다.)	나는 완전히 침묵을 지키고 싶지만 불안을 안고 있다.	나는 관심기울이는 행동을 사용한다.
K씨: "난 아이들이 너무 보고싶어! 아이들은 나보다 나아요. 누워서 쉬어야겠어요." (돌아서기 시작한다.)	나는 그녀가 heroin 때문에 너무 많은 것을 잃어버려서 기분이 좋지않다.	K씨는 육체적으로 그녀의 방으로 물러감으로써 철수를 사용한다. K씨는 그녀가 경험한 모든 감정에 지쳤다.
학생: "좋아요, 점심 후에 다시 올께요."	임상 회의에서 보고해야 한다. 나도 너무 지쳤다.	그녀에게 통제권을 부여하고 신뢰를 구축하기 위해 정보를 제공하고 K씨의 결정을 수락한다.
K씨: (고개를 끄덕이며, 그녀의 방쪽으로 걸어간다.)		

근거기반실무 Evidence-Based Practice 19),32),35)

문제 간호학생이 캘리포니아의 지역병원에서 정신간호학 실습을 마쳤다. 학생의 프리셉터는 몇 년 전에 아리조나에서 the Chemically Addicted Nurses Diversion Option(CANDO) 프로그램을 마친 알코올중독 경력이 있는 숙련된 RN이었다. 프리셉터는 학생들에게 중독과 회복에 대한 그녀의 경험에 대해 공개했고, 그 학생은 그녀를 숙련되고 세심한 간호사로 보았다. 교대 도중, 프리셉터가 심한 발작을 일으켰다. 학생은 도와달라고 외쳤고, 쓰러진 프리셉터를 돕기 위해 무릎을 꿇는 순간 프리셉터의 호흡에서 알코올 냄새를 맡았다. 학생은 수업을 통해 그녀의 프리셉터를 보고해야 한다고 알고 있지만, 최근에 그녀의 친구는 알코올중독으로 인해 직장을 잃어서 학생은 망설였고 속상했다.

근거기반실무 Evidence-Based Practice 19),31),35) (계속)

근거기반실무사정

A. **당신은 이번 경험을 통해 무엇을 알게 되었는가?**

알코올남용은 음주운전과 같이 일반적으로 잘못된 판단과 오류를 초래한다. 이 학생은 환자를 돌보는 과정에서 오류는 발생할 수 있다고 생각한다. 학생은 직장에서 그녀가 돌봐야 할 누군가에게 알코올남용으로 인해 비지지적인 반응을 보이는 것을 보았고, 그녀의 프리셉터를 해치고 싶어하지 않는다.

B. **문헌에서는 무엇이라고 하는가?**

대부분 징계 대신 장애가 있는 간호사를 위한 중재 프로그램을 운영하고 있다.[19] 미국간호사협회는 간호사 중 10%가 중독으로 고통을 겪고 있으며,[19] 다른 통계자료를 보면, 20%에까지 이르며,[32] 이는 대부분의 간호사가 자신의 직장생활에서 이것을 경험할 것임을 의미한다. 중독은 치료할 수 있는 질병이며, 장애간호사 프로그램의 성공률은 좋다. 조기중재와 비처벌적 접근은 회복을 위해 필수적이다.[32]

C. **환자가 원하는 것은 무엇인가?**

이 상황에 있는 환자는 실제로 장애가 있는 간호사다. 그녀는 몇 년 동안 술을 마시지 않았으므로 맨정신상태로 있기를 원하는 것 같다. 그녀는 정신과 간호사 교대와 회복과정에서 학생들에게 훌륭한 간호사이자 롤모델이었다.

계획 학생은 간호 감독관과의 만남에 동행한 임상강사에게 먼저 다가갔다. 간호 감독관은 전환 프로그램(캘리포니아 주 장애 간호 프로그램)에 대한 경험이 있으며, 정신과 간호사가 이 상황을 지지하고 있었다. 재발 후에도 주정부가 프로그램에 다시 동의하면, 캘리포니아는 이를 허용하는 주이다. 간호 감독관은 프리셉터와 계획에 대해 이야기를 나누었는데, 그녀가 발작에서 회복되면 전환 프로그램을 옵션으로 제공할 계획이다. 프리셉터는 문제가 결정될 때까지 일자리로 돌아갈 수 없다.

QSEN 사전지식, 기술 및 태도(KSAs)

안전: 장애가 있는 간호사는 실수하기가 더욱 쉬우므로, 환자의 안전과 간호사의 건강을 최우선으로 고려

근거기반실무: 중독 및 회복의 본질과 손상된 간호사가 이용할 수 있는 프로그램을 이해하기 위해 사용

핵심요약

- 청년과 청소년들이 쉽게 구할 수 있는 약물(합성마약, 처방약, 클럽약물, 데이트폭력약물, heroin, methamphetamine 등)의 사용이 증가하고 있다.
- 두뇌는 20대 중반까지 완전히 성숙되지 않으므로 남용물질은 뇌기능의 성장발달을 방해할 수 있다.
- 청년 및 청소년기 동안 약물을 섭취하면 심리적, 사회적 성장을 방해하고 생산적인 미래를 위한 잠재력을 감소시키며, 수명을 단축시킬 수 있다.
- 물질을 남용하는 경향은 유전적, 생물학적, 사회학적, 환경적 요소의 조합에 의해 영향받을 수 있다.
- 약물사용장애를 가진 환자의 평가는 일반적인 의학 및 정신과적 동반질환을 확인하기 위한 포괄적인 것이어야 한다.
- **동반질환/이중진단** 환자는 증상이 더 심하고 위기가 더 많이 발생하며 성공적인 결과를 위해 더 오래 치료해야 한다.
- 약물사용이나 중독은 가족, 친구, 동료 및 다른 사람들 모두에게 영향을 미치며 남용자의 행동을 제약하고 **무책임과 지속적인 약물사용을 가능하게** 하여 상호의존적인 행동을 취하도록 유도할 수 있다.
- 간호사 또는 임상의는 사용된 **약물의 이름, 경로, 투여량 및 마지막 사용시간**을 확인하여 적절한 중재를 할 수 있도록 한다.
- 재발은 중독의 회복에 있어서 예상되는 합병증이며, 치료는 재발방지 교육에 중점을 둔다.
- 성공적인 치료방법에는 이중진단접근법, 회복 패러다임, 재발방지, 자조집단, 정신치료 및 정신약물요법이 포함된다.
- 간호사는 물질에 중독된 사람들에 대한 자신의 감정을 탐색해야 한다. 해결되지 않은 강한 역전이 문제는 매우 흔하며, 중독된 개인과 효과적으로 일할 수 있는 능력을 방해할 수 있으므로 해결해야 한다.

참고문헌

1) 홍진표 외 (2017). 2016년 정신질환실태조사. 보건복지부. 삼성서울병원.
2) Acharya, K.S., & Issacs, C. (2015). *Psychosocial and environmental pregnancy risks.* Retrieved June 8, 2015, from http://emedicine.medscape.com/article/259346-overview.
3) American Cancer Society. (2015). *Health risks of secondhand smoke.* Retrieved February 18, 2016, from http://www.cancer.org/cancer/cancercourses/tobaccocancer/secondhand-smoke.
4) American Nurses Association (ANA). (2015). *Code of ethics for nurses.* Silver Spring, Md.: ANA.
5) American Psychiatric Association (APA). (2013). *Diagnostic and statistical manual of mental disorders* (5th ed.). Washington, DC:

APA.

6) Benzer DG. Management of alcohol intoxication and withdrawal. In: Miller NS, American Society of Addiction Medicine, eds. *Principles of Addiction Medicine*. Chevy Chase, Md.: The Society; 1994.

7) Black, D.W., & Andreasen, N.C. (2014). *Introductory textbook of psychiatry* (6th ed.). Washington, DC: American Psychiatric Publishing.

8) Brauser, D., & Barclay, L. (2012). *Substance abuse organization releases new definition of recovery.* Retrieved February 9, 2012, from http://www.Medscape.org/viewarticle/756558_print.

9) Brooks, M. (2016). *Heavy cannabis use in adolescence linked to premature death.* Retrieved from http://www.medscape.com/viewarticle/862580.

10) Burchum, J., & Rosenthal, L.A. (2016). *Lehne's pharmacology for nursing care* (9th ed.). St Louis: Elsevier.

11) Centers for Disease Control and Prevention (CDC). (2014a). *Alcohol: frequently asked questions*. Retrieved May 13, 2015, from http://www.cdc.gov/alcohol/fags.htm.

12) Centers for Disease Control and Prevention (CDC). (Updated 2014b). *Health effects of secondhand smoke*. Retrieved June 2, 2015, from http://www.cdc.gov/tobacco/data_statistics/fact_sheets/secondhand_smoke/health_effects/index.htm#sids

13) Centers for Disease Control and Prevention (CDC). (Updated 2014c). *Smoking and tobacco: fact sheet: smoking cessation*. Retrieved from http://www.CDC.gov/tobacco/data_statistics/fact_sheets/cessation/

14) Centers for Disease Control and Prevention (CDC). (Updated 2015a). *Fact sheets: binge drinking*. Retrieved February 16, 2016 from http://www.CDC.gov/ /fact_sheets/cessation/.binge drinking

15) Center for Disease Control and Prevention. (2015). *National Center for Health Statistics, National Vital Statistics*. http://www.cdc.gov/nchs/data/health_policy/AADR_drug_poisoning_involving_OA_Heroin_US_2000-2014.pdf.

16) Centers for Disease Control and Prevention (CDC). (2015c). *Fetal alcohol spectrum disorders*. Retrieved from http://www.Cdc.gov/ncbddd/fasd/facts.html.

17) Centers for Disease Control and Prevention. (2016). *CDC Guideline for prescribing opioids for chronic pain — United States, 2016*. Recommendations and Reports / March 18, 2016 / 65(1);1–49. Retrieved from http://www.cdc.gov/mmwr/volumes/65/rr/rr6501e1.htm.

18) Cohen, E. (2015). *No alcohol during pregnancy-ever-lead US pediatricians*. Retrieved from http://www.cnn.com/2015/10/21/health/aap-no-alcohol-during-pregnancy/.

19) Copp, M. (2009). *Drug addiction among nurses: Confronting a quiet epidemic*. Retrieved from http://www.modernmedicine.com/modern-medicine/news/modernmedicine/modern-medicine-feature-articles/drug-addiction-among-nurses-con?page=full

20) DrugWarFacts.org. (2013). *Annual causes of death in the United States*. Retrieved June 2, 2015, from http://www.drugwarfacts.org/cms/causes_of_death#sthash.KW8Ntg8E.dpbs.

21) E-medicine. (2015). *Club drugs*. Retrieved from http://www.emedicinehealth.com/club_drugs/article_em.htm.

22) Elison, S., Davries, G.,, & Ward, J. (2015). *Effectiveness of computer assisted therapy for substance dependence using ratings free online: subgroup analysis of a heterogeneous sample of service users*. JMIR Ment Healthv.2(2); Apr-Jun 2015PMC4607383 Retrieved from http://www.ncbi.nlm.nih.gov/pmc/articles/PMC4607383/.

23) Hand, L. (2016). *Researchers identified genetic links to cannabis dependence*. Retrieved from http://www.medscape.com/viewarticle/861695.

24) Hedegaard, M.D., Chen, M.S., & Warner (2015). Drug-poisoning deaths involving heroin: united states, 2000-2013. *National Center for Health Statistics Data Brief, 2015*(190), 1-8.

25) Herdman, T.H. (Ed.) *Nursing Diagnoses-Definitions and Classification 2015-2017*. Copyright 2014, 1994-2014 NANDA International. Used by arrangement with John Wiley & Sons Limited.

26) Howland, R.H. (2014). Gabapentin for substance use disorders: is it safe and appropriate? *Journal of Psychosocial Nursing and Mental Health Services, 22*(2), 13-16.

27) Jha, P., Ramasundarahettige, C., Landsman, V., et al. (2013). 21st Century hazards of smoking and benefits of cessation in the United States. *New England Journal of Medicine, 2013*(368), 341-350.

28) Lucchetti, G., & Granero Lucchetti, A.L. (2014). Spirituality, Religiosity and substance use: evidence and proposed mechanisms. *Journal of Substance Abuse and Alcoholism, 2*(2), 1016.

29) Mason, B.J., Quello, S., Goodell, V., et al. (2014). *Gabapentin treatment for alcohol dependence: a randomized clinical trial*. Retrieved February 26, 2016 from a HTTP://archinte.jamanetwork.com/article.aspx?articleid=1764009.

30) Meyer, J.S., & Quenzer, L.F. (2013). *Pharmacology: drugs, or brain, and behavior.* Sunderland, MA: Sinauer Associates.

31) Miech, R.A., Johnston, L.D., O'Malley, et al. (2015). *Monitoring the future national survey results on drug use, 1975-2014: Volume I, Secondary school students*. Ann Arbor, Mich.: Institute for Social Research, The University of Michigan. Available at http://monitoringthefuture.org/pubs.html#monograp hs.

32) Monroe, T., & Kanaga, H. (2011). Don't ask don't tell: Substance abuse and addiction among nurses. *Journal of Clinical Nursing, 20*(3–4), 504–509.

33) Monroe, T., & Kenaga, H. (2011). *Don't ask, don't tell: substance abuse and addiction among nurses*. Retrieved April 22, 2011, from http://onlinelibrary.wiley.com.

34) National Council of the State Boards Of Nursing (NCSBN). (2014). *What you need to know about substance use disorder in nursing*. Retrieved February 28, 2016, from https://www.ncsbn.org/SUD_Brochure_2014.pdf. om http://medicalmarijuana.procom.org/view.resources.php?resourceID=004andthe289&print=true.

35) National Institute on Alcohol Abuse and Alcoholism, National Institutes of Health (NIH). (2015). *Alcohol facts and statistics*. Retrieved June 2, 2015, from http://www.niaaa.nih.gov/alcohol-health/overview-alcohol-consumption/alcohol-facts-and-statistics.

36) National Institute on Drug Abuse. (Updated 2011). *Research report series: Inhalant use* (NIH Pub. No. 94-3819). Washington, DC: U.S. Department of Health and Human Services. Retrieved February 9, 2012, from http://www.drugabuse.gov/publications/infofacts/inhalants

37) National Institute on Drug Abuse (NIDA). (2012a). *DrugFacts: anabolic steroids*. Retrieved June 3, 2015, from http://www.drugabuse.gov/publications/drugfacts/anabolic-steroids.

38) National Institute on Drug Abuse (NIDA). (Updated 2012b). *DrugFacts: synthetic cathinones ("bath salts")*. Retrieved June 3, 2015, from http://drugabuse.gov/publications/drugfacts/synthetic-cathenones-bath-salts

39) National Institute on Drug Abuse (NIDA). (Updated 2013). *Drug facts: MDMA (ecstasy or molly)*. Retrieved September 18, 2014, from http://www.drugabuse.gov/publications/drug facts-mdma-ecstasy-ormolly

40) National Institute on Drug Abuse (NIDA). (2014). *DrugFacts: club drugs (GBH, ketamine, and Rohypnol)*. Retrieved June 3, 2015, from http://www.drugabuse.gov/publications/drugfacts/club-drugs-ghb-ketamine-rohypnol.

41) National Institute on Drug Abuse (NIH) (2007). *Impacts of drugs on neurotransmission*. Retrieved from http://www.drugabuse. gov/news-events/nida-notes/2007/10/impacts drugs-neurotransmission and other sources.

42) Puliti, B. (2014). *The Impaired Nurse Recognizing substance abuse in the workplace. Advanced healthcare network for nurses.* Retrieved from http://nursing.advanceweb.com/Features/Articles/The-Impaired-Nurse.aspx.

43) Sadock, B.J., Sadock, V.A., & Ruiz, P. (2015). *Kaplan and Sadock's synopsis of psychiatry: behavioral sciences/clinical psychiatry.* Philadelphia: Wolters Kluwer.

44) Skinner, H. A. Addict Behav, 7:363.... Center for substance abuse treatment. Substance Abuse Treatment of Persons with Co-Occurring Disorders. Treatment improvement protocol (TIP) Series 42 DHHS publication NO (SMA) 05 – 3992. Rockville, Md., 2005. Substance Abuse and Mental Health Services Administration.

45) Slaymaker, V. (2009). *The 12 steps: Building the evidence base: the latest research initiative seeks insight into how spirituality affects recovery.* Retrieved April 27, 2011, from http://findarticles.com/p/articles//mi_mOQTQ/is_3_7/ai_n320998.

46) SMART Recovery. Self management for addiction recovery. Retrieved April 26, 2011, from http://www.smartrecovery.org/intro/findimpairednurse.

47) Solomon, M. (2012). *Drinking late in the first trimester may be the most hazardous.* Retrieved April 9, 2012, from http://news.yahoo.com/drinking-first-trimester-may-be-mosthazardous-140610141.html.

48) Stephens, E., & Tarabar, A. (2015). *Opioid toxicity treatment & management.* Retrieved February 22, 2016, from HTTP://E medicine.Medscape.com/article/815784-treatment.

49) Substance Abuse and Mental Health Services Administration, Center for and Quality(SAMHSA). (2015). *Behavioral health trends in the United on Drug Use and Health.* Rockville, MD: Substance Abuse and Mental. retrieved from http://www.samhsa.gov/data/sites/default/files/NSDUH-FRR1-2014/NSDUH-FRR1-2014.pdf.

50) Szalavitz, M. (2015). *No, native americans aren't genetically more susceptible to alcoholism.* Retrieved from http://www.theverge.com/2015/10/2/9428659/firewater-racist-myth-alcoholism-native-americans.

51) Tan, S.C., Lee, M.W., Lim, G.T., Leong, J.J., & Lee, C. (2015). Motivational interviewing approach used by a community mental health team. *Journal of Psychosocial Nursing and Mental Health Services, 1;53*(12), 28-37.

52) Thompson, D. (2015). *High levels of formaldehyde in e-cig vapor.* Retrieved February 18, 2016, from http://www.webmd.com/smoking-cessation/news/20150121/high-level-of-cancer-linked-chemical-in-e-cigarette-vapor-study-finds.

53) Upchurch, K.Y. (2011). *SMART way to fight addictions.* Retrieved May 1, 2011, from http://www.HeraldSun.com/view/full_story/12522072/article-SMA.

54) U.S. National Library of Medicine, National Institutes of Health (NIH). (2014). Safety evaluation and risk assessment of electronic cigarettes as tobacco cigarette substitutes: A systematic review. *Therapeutic Advances in Drug Safety, 5*(2), 67-86.

55) Varcarolis, E. M. (2014). *Essentials of psychiatric mental health nursing.* (2nd ed. rev.) Philadelphia: Saunders.

56) Washington State Nurses Association & Washington State Department of Health. (2013). *A guide for assisting colleagues who demonstrate impairment in the workplace.* Olympia, Wa.: Washington Health Professional Services.

57) Whitesell, N.R., Beals, J., Mitchell, C.M., & colleagues (2009). *Childhood exposure to adversity and risk of substance-use disorder in two american indian populations: the meditational role of early substance-use initiation.* Retrieved from http://www.ncbi.nlm.nih.gov/pmc/articles/PMC2776127/.

58) World Health Organization (WHO). (2010). *Atlas 2010: First global report on substance use disorders launched.* Retrieved September 4, 2013, from http://www.who.int/substance_abuse/publications/Media/en/index.html.

59) World Health Organization (WHO). (2013). *Management of substance abuse: Acute intoxication.* Retrieved September 7, 2013, from http://www.WHO.int/substance_abuse/terminology/acute_intox/index.html.

60) WSNA, Washington Health Professional Services.. (2016). *A guide for assisting colleagues who demonstrate impairment in the workplace.* Retrieved from http://www.doh.wa.gov/portals/1/Documents/Pubs/600006.pdf.

61) Zerbe, K. J. (1999). *Women's mental health in primary care* (pp. 94–95). Philadelphia, Pa.: Saunders.

CHAPTER

18

신경인지장애

Neurocognitive Disorders

Elizabeth M. Varcarolis

학습목표

1. 섬망 환자가 경험할 수 있는 행동, 인지능력, 임상적 상황, 감정 등을 설명한다.
2. QSEN 섬망 환자에게 요구되는 안전에 대해 설명한다(안전).
3. QSEN 섬망 환자와 관련된 이론 및 환자중심 간호중재를 설명한다(환자중심간호).
4. 알츠하이머병의 징후와 증상 및 방어기전을 설명한다.
5. QSEN 알츠하이머 환자를 간호하거나 가족구성원을 교육할 때 다음 각 범주에 대한 다양한 중재에 대한 근거를 확인한다. (a) 의사소통, (b) 건강유지, (c) 안전한 환경(근거기반실무)
6. QSEN 알츠하이머 환자와 그들의 가족지원을 위한 지역사회 팀워크와 협업에 대해 확인한다(팀워크 및 협업).
7. QSEN 지역사회 내 치매 환자를 위한 개인 및 가족지지의 여러 유형에 대한 정보를 확인한다(정보과학).

주요개념: 인지

인지과정은 일상생활과 직접적인 관계가 있다. 인지는 지적이며 지각적인 일차적 과정이지만, 개인의 정서적, 정신적 가치와 밀접하게 통합되어 있다. 인간이 어떤 사건에 대해 적절한 감정을 느낄 수 없거나 사실을 이해할 수 없다면, 삶에 대처하는데 위기를 겪는다.

주요 및 경도신경인지장애는 다음의 6개 핵심 인지영역에서의 장애의 정도에 달려 있다.[11]

1. **복합적 주의력**: 주변 사람, 업무 또는 사건에 지속적으로 집중하는 능력
2. **실행기능**: 자신의 작업기억에 따른 적절한 의사결정 또는 피드백에 대한 적절한 대처 및 정서적 안정 등에 관한 능력
3. **학습 및 기억**: 학습 및 최근기억(회상, 즉각기억, 인식기억 포함)
4. **언어**: 표현언어(명명, 유창함, 문법, 구문론 포함), 수용언어
5. **사회적 인지**: 감정 인지, 마음이론(즉, 타인의 정신상태를 이해하는 능력), 행동규제
6. **지각 및 운동능력**: 시각적 지각에 의한 구성

1. 서론

뇌의 구조적/기능적 영역에 영향을 미치고 정상적 인지(기억, 추상적 사고, 판단)에 장애를 일으키는 질환을 신경인지장애라고 한다. DSM-5에 따르면 심각한 수준에 따라 **주요신경인지장애와 경도신경인지장애**의 2가지 범주로 구분한다. 신경인지장애는 지적, 정서적, 사회적, 직업적으로 기능하는 뇌의 능력에 영향을 미친다. 예를 들어, 경도신경인지장애-알츠하이머병에 걸린 사람은 낮은 수준이어도 여전히 기능을 발휘할 수 있지만, 주요신경인지장애-알츠하이머병에 걸린 사람은 뇌기능의 거의 모든 측면에 영향을 받고 기억뿐 아니라 생명을 잃게 된다.

여기서 우리는 인지장애와 신경인지장애를 주로 다루는 3가지 범주에 대해 논의한다. (1) 섬망 (2) 경도신경인지장애 (3) 주요신경인지장애(알츠하이머병)

2. 섬망

섬망delirium은 일반적인 의학적 질환 또는 물질사용(중독), 약물과 독소노출 혹은 여러 가지 상황의 결과로 나타나는 이차적인 증후군이다. 섬망은 일시적인 질환이며, 생리학적 문제를 적절히 해결하면 회복된다. 하지만 원인을 치료하지 않을 경우, 치매와 심지어 사망에 이를 수 있다는 사실을 잘 알고 있어야 한다. 또한 치매 환자에게서 섬망이 쉽게 발생할 수 있다는 것을 아는 것

은 중요하다. 흔히 볼 수 있는 질환 중 하나인 섬망은 종종 간과되거나 오진되므로 입원한 노인환자에게 가장 중대한 위험요인이다. 섬망은 수술한 노인에게 최대 15~53%까지 나타나며, 중환자실에 있는 70~87%의 환자에게 나타난다. 또한 요양원 거주자 60%와 말기환자의 75~85%는 죽음에 임박해서 섬망을 보인다.

섬망은 다음과 같은 증상을 보인다.

- 빠르고 다양한 강도의 정신적 혼란
- 환경에 대한 인식 및 대응력 저하
- 지남력 상실과 불일치, 심각한 기억장애

환각과 망상은 드문 일이 아니며, 관계사고가 빈번하고 인지에 있어 추가적인 혼란이 일어난다. 간호사는 일반적인 병원환경, 응급실, 중환자실 등에서 섬망을 자주 보게 된다. 병원 입원 시 특정기간에 혼동이 발생할 수 있으며(예: 수술 후 신약 투입 후), 입원 후 낯선 환경에 적응하는 둘째, 셋째 날에도 혼란과 어려움이 야기될 수 있다.

섬망은 노인환자에게서 더 자주 일어난다. 수술, 약물, 요로감염, 폐렴, 뇌혈관질환 및 울혈성 심부전이 가장 흔한 원인 중 하나이다. 섬망은 또한 고열이 있는 아동과 말기질환을 앓고 있는 환자에게서 흔히 나타난다.

약물금단섬망과 섬망은 둘 다 진단하기 어려운 문제이다. 섬망은 응급으로 간주된다. 지연되거나 누락된 진단은 심각한 영향을 줄 수 있는데, 그 이유는 치료되지 않은 상태로 오래 있을수록 영구적인 뇌손상, 치매, 심지어 사망위험으로 확대되기 때문이다.

종종 우울증은 주요신경인지장애, 섬망, 치매와 함께 발생하는 우울증으로 보이기도 한다. 따라서 이 3가지에 대한 명확한 정의는 사정하는 동안 유용하다. [표 18-1]에서 섬망, 우울, 치매를 구별하기 위한 몇 가지 지침을 소개한다.

섬망의 주요한 특징은 위에 열거된 인지장애와 결합된 의식장애이다. 즉, 사고, 기억 및 방향상실, 손상 및 지각장애(망상, 환각) 등과 같은 인지장애와 집중력 장애(집중과 주의력결핍, 상황과 환경에 대한 혼돈)이다. 섬망의 임상적 징후는 짧은 기간에 걸쳐(수시간에서 수일) 나타나고, 하루 동안에도 변동하는 경향이 있다. **일몰증후군**은 문제행동이 오후와 저녁시간에 더 두드러지는데 섬망과 치매 모두에게서 나타날 수 있다.

섬망은 심리적 스트레스를 증가시키기 때문에 불안을 감소하고 차분함과 안정감을 증가시키는 중재를 통해 통제력을 기를 수 있다. 섬망 환자는 위축되어 보이거나, 화가 나 보이거나 정신병적으로 보일 수 있으며 성격적 특성이 과도하게 나타날 수 있다.

표 18-1 섬망, 치매, 우울증 비교

	섬망	치매	우울증
발병	갑작스럽게 또는 몇 시간~몇 일	느리게 또는 몇 달~몇 년	위기나 스트레스 동안 악화되어 점진적 발병
요인	저혈당증, 열, 탈수, 저혈압, 감염, 기타 항상성을 방해하는 요인들 약물부작용, 머리부상, 환경변화(예: 입원), 통증, 정서적 스트레스	알츠하이머병, 혈관질환, HIV감염, 신경학적 질환, 만성알코올중독, 머리외상	일상기록, 상실, 외로움, 위기, 건강악화, 의료상태
인지	기억, 판단, 계산, 주의집중의 장애, 하루 종일 변화할 수 있음	기억, 판단, 계산, 주의집중의 장애, 추상적 사고장애; 실인증	주의집중의 장애, 건망증, 부주의
의식수준	명료	명료하지 않음	명료하지 않음
행동수준	증가 또는 감소, 안절부절, 오후에 행동악화(일몰증후군), 수면-각성주기가 반대	변화 없음, 오후에 행동악화(일몰증후군)	대개 감소, 무기력, 피로, 동기약화, 잠들기 어렵고 이른 아침에 깸
정서상태	빠른 기분변화; 두려움, 불안, 의심, 공격적, 환각 및 망상	단조로움, 망상	극도로 슬픔, 무감동, 예민, 불안, 편집증적 사고
말과 언어	빠르고, 부적절, 논리적 맥락이 없는 두서없는	논리적 맥락 없고, 느림(적절한 단어를 찾느라), 부적절, 두서없고, 반복적	느리고, 단조롭고, 적음
예후	시기적절한 치료로 가역적	불가역적, 점진적	시기적절한 치료로 가역적

BOX 18-1 섬망의 공통원인

수술 후 상태
- 약물중독과 금단증상: Alcohol, 불안완화제, 마약류, 중추신경자극제 (cocaine, Crack, 기타)

감염
- 전신: 폐렴, 장티푸스, 말라리아, 요로감염과 패혈증
- 두강 내: 뇌막염과 뇌염

대사장애
- 탈수
- 저산소증(폐질환, 심장질환, 빈혈)
- 저혈당
- 나트륨, 칼륨, 칼슘, 마그네슘, 산염기 불균형
- 간성 뇌병증 또는 요독증, 뇌병증
- 티아민(비타민B_1)결핍증(베르니케뇌증)
- 내분비계 질환(예: 갑상선기능장애, 부갑상선기능장애)
- 저체온증, 고체온증
- 당뇨성 산증

약물
- 중추신경억제제, 삼환계 항우울제, 항콜린성 약물의 부작용을 동반한 다중 약물사용의 결과로 중추성 항콜린성 증후군

신경학적 장애
- 발작
- 두부외상
- 고혈압성 뇌병증

종양
- 1차적인 뇌종양

정신사회적 스트레스원
- 이직이나 갑작스런 변화
- 감각상실 또는 과부하
- 수면부족
- 부동
- 통증

간호과정: 섬망

1. 간호사정

일반적으로 간호사는 환자가 갑작스럽게 의식장애를 일으키는 경우, 즉 환경인식에 대한 명확성이 떨어질 때 섬망을 의심하게 된다. 지남력에 어려움이 나타날 수 있는데, 처음에는 시간, 장소, 마지막으로 사람이다. 예를 들어, 섬망 환자는 올해가 1972년이며 병원이 집이고 간호사는 자신의 아내라고 생각할 수 있다. 사람에 대한 지남력은 자아정체성을 인식하는 범위 내에서는 영향받지 않는다. 인식수준이 손상되고, 집중하고 유지하는 주의집중력이 손상된다. 대화가 더 어려워지는 이유는 관련 없는 자극에도 쉽게 산만해질 수 있기 때문이다. 그러므로 질문을 반복할 필요가 있다.

의식의 변동수준은 예측할 수 없다. 지남력 상실과 혼돈은 밤과 이른 아침(해가 뜨는 시기)에 현저하게 더 심하다. 어떤 환자는 밤에만 혼란스러워 하거나 정신이 혼미해질 수도 있고, 낮 동안에는 의식이 맑게 유지될 수도 있다. 섬망 환자의 상태를 확인하기 위해 정신상태검사(MSE)를 이용한다. 간호사정은 (1) 인지 및 지각장애, (2) 신체적 요구 (3) 기분과 신체적 행동을 포함하여 이루어진다.

1) 인지장애와 지각장애

섬망 환자는 쉽게 주의력결핍이 나타나고 기억이 손상되기 때문에 대화에 참여하는 것이 어려울 수 있다. 가벼운 섬망에서는 신중한 질문에 기억력결핍이 나타난다. 심각한 섬망에서의 기억력문제는 대개 최근의 사건을 처리하고 기억하는 데 있어서 명백한 어려움이 나타난다. 예를 들어, 한 어머니는 아들이 30분 전에 떠났음에도 불구하고 언제 방문할지 묻는다. 지각장애도 흔하다. 지각은 사람의 내적, 외적 환경에 대한 정보의 처리이다. 이것은 착각이나 환각의 형태로 나타난다.

착각illusions은 감각자극에 대한 인식의 오류이다. 예를 들어, 침구주름을 흰쥐로 오인하거나 창 블라인드 끈을 뱀으로 오인할 수 있다. 자극은 환경 내에 실재하지만, 종종 잘못 해석되어 환자에게 두려움의 대상이 되기도 한다. 망상이나 환각과는 달리 착각은 분명하게 설명할 수 있다.

환각hallucinations은 잘못된 감각자극이다. 환시는 섬망에서 흔히 나타난다. 환촉 또한 존재할 수 있다. 예를 들어, 섬망 환자는 거대 거미들이 침구 위를 기어다니거나 벌레들이 몸을 기어다니는 것을 보고 겁을 먹을지도 모른다.

섬망 환자는 대개 뭔가 매우 잘못되었다는 것을 알고 있다. 지각장애가 있을 때, 감정적 반응은 두려움과 불안 중 하나이다. 언어적, 정신적으로 동요하는 징후를

주목해야 한다.

2) 신체적 요구

(1) 신체적 안전

섬망 환자는 지남력이 손상되어 집으로 가려고 할 수도 있다. 자신의 집에 사람이 있을 때는 "침입자"라고 생각하고 벗어나기 위해 창문 밖으로 뛰어 내릴 수도 있다. 배회하거나, 유치카테터나 정맥수액라인을 뽑거나, 낙상 등은 간호중재가 요구되는 위험요소이다.

섬망 환자는 환경에서 자극을 처리하는 데 어려움을 겪는다. 혼돈confusion은 현실을 더욱 인식하지 못하게 한다. 물리적인 환경은 가능한 한 단순하고 밝게 만들어야 한다. 시계나 달력은 시간에 대한 오리엔테이션을 최대화할 수 있다. 안경, 보청기 및 눈부심이 없는 적절한 조명은 환경을 정확하게 해석할 수 있게 한다. 환자가 깨어 있을 때마다 간호사는 환자와 상호작용해야 한다. 짧은 기간의 사회적 상호작용은 불안과 실수를 줄이는 데 도움이 된다.

(2) 생리적 안전

빈맥, 땀, 안면홍조, 동공확장, 고혈압처럼 자율신경계 징후가 나타난다. 이러한 변화는 주의 깊게 관찰하고 기록하여야 하며, 즉각적인 의료조치가 필요할 수 있다.

일반적으로 수면-각성 사이클의 변화는 주의를 요하며, 어떤 경우는 밤낮의 수면 사이클이 완전히 바뀔 수 있다. 환자의 의식수준은 기면 또는 혼미에서 반혼수 또는 과다각성까지 다양할 수 있다. 과다각성 상태의 환자는 극도로 경계하고 지속적으로 방 안을 살펴본다. 그들은 잠드는 것이 어렵거나 밤새 매우 혼란스러워하며 불안해 할 수 있다.

간호사들은 실제 섬망이 발생하기 전 약물반응이나 잠재적 상호작용을 알아차릴 수 있는 위치에 있으므로 모든 약물을 검토하도록 한다.

3) 기분과 행동

섬망 행동과 기분은 단기간 내에 극적으로 변할 수 있다. 기분은 공포, 분노 및 불안에서 행복감, 우울 및 무감동까지 변화할 수 있다. 이러한 불안정한 기분은 종종 감정상태와 관련된 신체적 행동을 동반한다. 공포나 분노로 공격받을 수도 있고 울거나 도움을 요청하고 욕을 하고, 불평하고 옷을 찢어 버릴 수도 있지만, 이후 1분 안에 무관심하거나 심하게 웃을 수도 있다. 행동과 감정은 변덕스러우며 기복이 있다. 집중력결핍과 지남력 상실은 중재를 복잡하게 만든다.

다음의 사례는 환자가 중환자실에 입원하였을 때 겪을 수 있는 공포와 혼란을 보여 준다.

사례

55세 남성인 A씨는 관상동맥우회술을 받고 중환자실에 입원했다. A씨의 수술시간은 평소보다 더 오래 걸렸고, 3시간 동안 마취상태였다. 그는 마취에서 깨어나자마자 간호사가 "동맥혈 검사가 필요해요"라고 외치자 또 다른 간호사가 큰 소리로 "혈액채취를 위해 큰 바늘을 가져갈 수 있나요?"라고 말하는 걸 들었다. 이때 A씨는 요의를 느끼고 화장실에 갈 수 있는지 조용히 물었다. 간호사의 대답은 "당신은 화장실에 갈 필요가 없어요. 도뇨관을 가지고 있어요"라고 했다. A씨는 불편하다고 호소하며 화장실에 가야 한다고 주장했다. 이때 간호사는 A씨는 소변을 볼 수 없으며 "마스크"를 써야 하고 동맥혈 검사를 해야 한다고 했다. 그러자 A씨는 화장실 표지판을 봤다고 말하며 좀 더 큰 소리로 간청하기 시작했다. A씨는 1분밖에 안 걸릴 것이라고 장담하지만 실제 표지판은 출구 표시이다.

중환자실에는 화장실이 없으며, 그 표시가 화장실이 아님을 보여 주기 위해서 간호사는 A씨가 머리를 들어 올려 그 표시를 볼 수 있도록 억제대를 풀어주었다. 그때 A씨는 갑자기 간호사의 손에서 벗어나 중환자실 입구를 향해 뛰어갔다. 그는 간호사실 입구에 있는 문을 발견했다. A씨는 방안에 들어가 흉곽튜브, 도뇨관, 정맥주사를 뽑았다. 그리고 간호사실과 연결된 화장실을 찾는다. 10분 후 간호사와 보안요원들은 A씨를 다시 침대로 데려갔다.

하루가 지나 의식이 돌아온 후 A씨는 간호사에게 전날의 사건에 대해 말했다. 처음에 그는 자신이 납치되어 억류되어 있다고 생각했다. 간호사가 동맥혈 가스라고 소리쳤을 때 그는 간호사가 그의 얼굴마스크를 통해 유독가스로 죽일 것이라고 생각했다. 그가 생각할 수 있는 것은 자신을 죽이려는 자로부터 도망치는 것 뿐이었다. 이 때 간호사는 A씨의 정신상태를 사정하지 않고 그가 침대에서 일어나도록 했다. 의학용어와 큰 목소리가 그를 혼돈과 현실에 대해 왜곡하게 만들었다.

간호사는 A씨에게 그가 어디에 있는지, 간호사가 그를 돌보고 있다는 것을 말하고, 시간, 장소, 사람에 대한 오리엔테이션을 자주 해 주었으며, 도뇨관의 기능에 대하여 잘 설명해 주었다.

4) 사정지침(섬망)

a. 환자안전: 혼돈, 공격성 또는 수분 및 전해질불균형으로 인한 자해 및 상해 예방
- 활력징후, 의식수준 및 신경학적 징후 사정
- 잠재적 상해 가능성 사정(예: 낙상, 배회)

- 의식수준의 변화를 사정하고 증상의 악화 및 완화요인 관찰

b. 간호력 및 정보수집
- 환자의 정상적인 의식과 인지수준 평가를 위해 가족이나 간병인과 인터뷰
- 과거 혼돈상태 사정(예: 이전 치매진단, 물질금단/중독섬망)
- 환자 챠트에 기록된 뇌파, 신경촬영 또는 혈액검사 이상 증상 등

c. 원인 파악을 위해 신체검사 및 종합적인 간호사정
- 의학적 상태에서의 다른 장애(예: 감염, 호흡곤란, 부종, 황달 유무)
- 정신상태검사 수행
- 혈액검사, 독성선별검사, X-ray 검사 등

d. 최적의 지남력과 안위를 위한 중재의 필요성 사정
- 안위측정을 위한 필요성 사정(예: 통증 혹은 감기 유무, 편안한 체위)
- 환자 지남력 향상을 위한 방법 사정(안경, 보청기, 시계, 달력, 가족사진, 침대머리를 올리는 등 실제에 기초한 환경)
- 판단하지 않는다. 안전하지 않은 상황이 발생하거나 의문이 있을 때, 다른 직원에게 확인하고 도움 요청

2. 간호진단

간호에 있어 안전이 가장 중요한 역할을 하기 때문에 항상 상해의 위험을 가장 중요하게 고려해야 한다. 열이나 탈수가 있는 경우 수분과 전해질의 균형을 관리해야 한다. 발열, 피부탄력감소, 소변량 감소 혹은 수분섭취 감소 및 건조한 피부나 건조한 점막 등이 섬망의 기본적인 원인이 되는 경우 '수분부족'이라는 간호진단이 적절하다.

대사불균형, 감염, 수면변화, 중독/금단 및 약물복용 등 두뇌활동을 변화시키는 모든 상태는 급성 혼돈의 위험요인으로 볼 수 있다. 섬망이 일어나는 동안에 지각왜곡이 있으며, 행동으로 옮겨질 수 있다. 예를 들어, 일반적 의료기기를 위협적이거나 위험하다고 느끼게 되면, 환자는 산소마스크를 벗거나 비위관과 정맥주사를 빼고 병원에서 나가려고 할 수 있다. 환각, 산만, 착각, 불안정한 기분, 지남력 상실, 분노, 안절부절 및 지각왜곡은 중요한 임상양상이다. 이러한 증상 중 일부가 나타날 때 '자해, 공포, 급성혼돈의 위험성'이라는 간호진단을 내릴 수 있다.

수면각성주기가 변할 수 있으므로 낮에는 환자의 반응이 떨어질 수 있으며, 야간에는 의식을 잃을 수도 있다. 따라서 산소공급체계손상 또는 의식손상과 관련하여 '수면주기파괴'로 진단할 수 있다.

섬망 환자와 의사소통을 지속하는 것은 어렵다. 뇌 저산소증 혹은 뇌혈류감소로 인한 언어소통장애는 혼돈이나 의식혼탁의 근거로 진단될 수 있다.

다른 간호진단으로는 자가간호 손상, 손상된 환경해석 증후군(망상, 착각 또는 환각이 있는 경우), 불안정한 기분 및 손상된 사회적 상호작용이 있다.

[표 18-2]에서는 혼돈환자(섬망 또는 치매)에 대한 간호진단을 소개한다.

3. 간호목표

섬망 환자의 가장 중요한 목표는 이전의 기능수준으로 돌아가는 것이다. 환자는 다양한 요구를 할 수 있지만 무엇보다도 항상 상해위험이 가장 중요하다

적절한 목표는 다음과 같다.

- 환자는 입원해 있는 동안 상해 없이 안전하다.
- 환자는 일정기간 시간, 장소, 간호중재를 하는 사람에 대한 지남력을 갖는다.
- 환자는 입원기간 내내 안위증진을 통해 낙상 및 상해 위험이 없다.
- 환자의 튜브(예: 비위관, 정맥관, 산소)는 필요에 따라 간호사, 가족 및 약물의 도움으로 유지된다.

4. 간호수행

영구적인 손상방지를 위해 즉각적인 의료중재를 통한 섬망의 근본적인 원인을 파악해야만 한다. 드물지만 항

표 18-2 섬망환자의 간호진단[17)]

증상	간호진단
배회, 비틀거리는 걸음걸이, 환각이나 환상으로 인한 공포 표출, 잊어버림(난로를 켜두고, 문을 연 채로 둠)	상해위험
야간에 두려움에 떨며, 야간에 깨고, 지남력 상실(일몰 증후군)	수면주기 파괴
지나친 혼란으로 욕구해결이 안됨	자기돌봄결핍–목욕, 옷입기, 식이 변실금 기능적 요실금 영양 불균형: 신체요구량보다 적음
존재하지 않는 무서운 것을 보거나(환각), 사악하고 무서운 것으로 착각, 편집증적이 되어 타인이 자신을 혼란스럽게 한다고 생각(망상)	공포 손상된 환경해석 증후군
친숙한 사람이나 장소를 알아보지 못하고, 단기 및 장기기억력에 어려움이 있으며, 건망증과 혼돈	기억손상
의사소통 어려움, 단어를 찾을 수 없고, 물체나 사람을 알아보기 어렵고, 일관성이 없음	손상된 언어적 의사소통
자신의 입지를 잃는 것에 낙담(의식이 맑은 시절의 위치), 자신에게 일어나고 있는 일로 무서움	영적 고통 절망감
가족과 사랑하는 사람의 과도한 부담, 환자요구를 들어줄 수 없음	간호제공자의 역할 부담

정신병약물이나 항우울제는 행동증상을 조절하는 데 도움을 줄 수 있다.

급성섬망 환자는 절대 혼자 있어서는 안 된다. 과거에는 종종 가족이나 친구가 환자와 함께 있었다. 그러나 억제대 사용에 대한 새로운 제한과 인정기준으로 인해 가족이 더 이상 혼돈상태의 환자를 돌보거나 책임지는 것이 적절하지 않다. 또한 가족이 방문했을 때에도 환자 안전에 대한 것은 직원의 책임이다. 응급의료기관에는 혼돈상태, 치매, 섬망상태이거나 섬망을 예방하기 위해 교육받은 전문인력이 있다.[18)] 가장 효과적인 전문인력은 훈련된 지원자들이다. 전문인력을 위한 교육은 섬망과 섬망에 임박했음을 구분하고 옆에 조용히 앉아 있는 대신 책을 읽고, 대화하고 음악을 연주하고 자극을 주어 환자를 참여시키는 방법이다.

섬망 환자를 간호하는 방법은 [표 18-3]을 참조한다.

5. 간호평가

평가는 장기목표를 달성했는지를 확인하는 것이 포함된다. 섬망 환자의 장기목표달성의 기준은 다음과 같다.

- 환자의 안전유지
- 퇴원 시 환자의 지남력(시간, 장소, 사람)
- 근본원인의 해결 및 개선
- 이전의 기능수준 복귀

그러나 단기목표는 지속적인 사정이 필요하다.

3. 경도신경인지장애

경도신경인지장애mild neurocognitive disorder는 가벼운 신경인지장애가 존재하는 질환이지만, 치매나 노화로 인한 기억장애가 있는 사람은 제외한다. 예를 들어, 65세 이상의 사람은 일반적으로 나이와 교육수준이 비슷한 타인이 경험하는 것보다 더 큰 인지기능저하를 겪을 수 있다. DSM-5에 따르면 인지저하는 복합적 주의력, 실행기능, 학습 및 기억, 언어, 지각운동 또는 사회적 인지 중 하나 이상의 어려움을 나타낼 수 있다.[6)] 알츠하이머로 인한 경도신경인지장애 치매와 경도신경인지장애는 차이점이 있다.[23)] 비록 둘 다 인지장애의 특징이 있지만, 알츠하이머로 인한 경도신경인지장애 치매는 하나 이상의 인지영역과 일상생활 수행능력에 문제가 있다. 그러나 경도신경인지장애는 기억장애가 주증상이다. 경도신경인지장애 환자는 중요한 사건이나 약속 등을 더 자주 잊어버리거나 책이나 영화의 줄거리를 따라가는데 어려움을 겪을 수 있다. 친숙한 장소에서 길을 잃거나, 이전엔 쉽게 하던 일이 어려워지곤 한다. 따라서 기억장애가 주된 증상이다.

경도신경인지장애가 개인의 일상생활과 사회화에 영향을 미치지 않는다 해도 큰 어려움 없이 수행되던 작업이 더 많은 노력과 시간을 요할 수 있으며, 종종 보상전략이 사용된다. 문서화된 근거 외에도 인지기능이 저하되었음은 의료기록이나 믿을 수 있는 사람의 보고에 의해 진단할 수 있다. 표준화된 신경정신학적 검사는 손상

표 18-3 섬망을 위한 간호중재

간호중재	이론적 근거
1. 섬망을 일으키는 요인을 줄이거나 제거하기 위해 치료팀과 협력한다.	1. 근원이 되는 요인들이 역으로 작용하지 않는 한 치매로 이어질 수 있다.
2. 지속적으로 신경학적 증상을 관찰한다.	2. 신경 불균형의 진행 또는 반전을 추적한다.
3. 환자와 접촉할 때마다 자신을 소개하고 환자의 이름을 부른다.	3. 단기기억장애 환자는 종종 혼란스러워 하므로 시간, 장소, 사람에 대해 자주 지남력을 확인할 필요가 있다.
4. 직접 얼굴을 직면한다.	4. 환자가 쉽게 산만해지면, 그들은 한번에 한가지 자극에 집중하는 데 도움이 필요하다.
5. 짧고, 단순하며, 구체적인 문구를 사용한다.	5. 복잡한 정보를 처리하지 못할 수 있다.
6. 뭔가를 하기 전에 간략하게 설명한다.	6. 설명을 하면 행동을 오해하는 일이 없다
7. 차분하게 지지적 역할을 하도록 가족과 친구들을 격려한다.	7. 익숙한 존재는 불안감을 줄여 주고 지남력을 증가시킨다.
8. 방을 밝게 한다.	8. 지남력을 증진시키기 위한 환경적 자극을 제공한다.
9. 침대머리를 올린다.	9. 중요한 환경적 신호를 제공하고 지남력 강화에 도움을 준다.
10. 시계와 달력을 제공한다.	10. 환자가 시간을 맞추는 데 도움이 된다.
11. 의미 있는 물건을 가족에게 집에서 가져오도록 한다(예: 사진, 피규어).	11. 익숙한 물체는 지지와 편안함을 제공하고 지남력 설정에 도움이 될 수 있다.
12. 환자가 처방된 안경이나 보청기를 착용하도록 격려한다.	12. 시각적, 청각적 자극에 대한 정확한 인식향상에 도움을 준다.
13. 환자를 돌보는 근무 조에 동일한 직원을 배정하도록 한다	13. 익숙한 얼굴은 혼란을 최소화하고 환자-간호사의 유대관계를 강화한다.
14. 환각이 있을 때 현실을 직시하도록 한다.	14. 현실직시 동안 사람들은 이해와 안심이 된다.
15. 착각이 있을 때 현실을 직시하도록 한다.	15. 오인된 물체나 소리는 일단 지적하면 분명히 알 수 있다.
16. 의식이 또렷할 때 환자에게 진행상황을 알린다.	16. 의식이 또렷한 시기에 환자는 자신이 어디에 있고, 자신이 누구인지를 알면 덜 불안해한다.
17. 모욕과 욕설을 무시하고, 그 사람이 얼마나 화가 나 있는지 인정한다.	17. 공포는 종종 환경에 투사된다. 방어적인 자세를 취하거나 논쟁적인 것은 환자의 공격적인 행동과 방어를 증가시킬 뿐이다.
18. 만일 환자의 행동이 신체적으로 폭력적이라면, 우선 행동을 제한하라.	18. 환자, 직원 및 기타 사람들을 보호하기 위해서는 분명한 제한이 설정되어야 한다. 종종 환자는 구두명령에 반응할 수 있다. 약물과 신체 억제대는 최후의 수단으로 사용된다.

이 있음을 보여 주거나 검증된 임상사정에 의해 확인된다. 하지만, 경도신경인지장애 증상으로 병원을 방문한 사람들의 50%는 3~4년 후 치매로 발전할 수 있다는 것에 주목해야 할 것이다.[2)]

환자가 인지기능의 변화를 겪는 모든 질환에서 정신상태검사와 의학적 검사(예: 신체사정, 신경학적 검사, 혈액검사, 스캔, X-ray)는 필수적이다.

4. 주요신경인지장애(치매)

주요신경인지장애(치매) major neurocognitive disorder, dementia는 경도신경인지장애보다 훨씬 더 심각하다. 치매는 보통 섬망보다 천천히 발생하며, 의식손상없이 기억력의 손상을 포함한 다중 인지저하가 특징이다. 주요신경인지장애는 복합적 주의력, 실행기능, 학습과 기억력, 언어, 지각운동 혹은 사회적 인지 등 인지기능수준이 이전보다 현격하게 저하되었을 때 진단된다.[6)]

주요신경인지장애는 1차 혹은 2차 질환으로 분류될 수 있다. 치매의 80%이상은 비가역적이다(1차 치매). 가역적 구성요소를 지닌 치매는 다른 병리적 과정(예: 종양, 외상, 감염, 독소노출)에 의한 2차 질환으로, 근본적인 원인을 치료하면 치매는 종종 개선된다. 하지만 알츠하이머와 같은 대부분의 주요신경인지장애는 1차 뇌병변과 관련이 있다. DSM-5에 의하면 알츠하이머병은 미국 내 치매 환자의 60~90%를 차지하고 있으며, 2015년 미국 내 성인 사망원인 중 6번째이다.[15)] 미국에서는 67초에 한 명 꼴로 알츠하이머 환자가 발생한다.[2)] 일차적인 신경인지장애는 원인이나 치료법이 알려져 있지 않으며 진행적이고 비가역적이다. 2011년 알츠하이머병협회는 알츠하이머병의 기준과 진행과정을 개정하였다. 협회에 의하면 알츠하이머병은 증상이 발생하기 전에 시작되며, **기본적으로 3단계(임상증상 전 알츠하이머병, 알츠하이머병으로 인한 경도신경인지장애 및 알츠하이머병으로 인한 주요신경인지장애)**로 진행된다.[2)] 1차적 주요신경인지장애의 다른 예로는 혈관성 치매, 픽병Pick's disease, 헌팅턴무도병Huntington's disease, 크로츠펠트-야콥병Creutzfeldt-Jakob, 레위체병Lewy body disease 및 파킨슨병Parkinson's disease을 들 수 있다.

주요신경인지 정신상태검사 주의사항

1. 행동관찰
   a. 늘어짐 혹은 의식수준의 변화 징후를 확인한다.
   b. 숫자사용 범위를 적용하거나 인터뷰 중 주의 깊은 관찰로써 공식적인 테스트가 될 수 있다.
   c. 불분명한 말투 또는 적절한 단어 찾기 문제는 기록한다
   d. 불안정한 걸음걸이와 약화된 대근육 운동조절을 관찰한다.
2. 오리엔테이션 – 질문: "몇일입니까(월, 일, 년) 그리고 지금 몇 시입니까?" "지금 어디에 계시는지 말씀해 주시겠어요? 구체적으로 말씀해 주세요." 환자에게 함께 동행한 지인이 누구인지 묻는다.
3. 최근 기억 – 3가지 항목을 제시하고 즉각 기억하도록 요청한다. 그다음 5분 후 환자에게 3가지 항목을 다시 기억해 내도록 요청한다. 대부분의 정상 성인은 3가지 항목을 기억할 수 있다. 그럴 수 없다는 것은 최근 기억의 문제를 암시할 수 있다.
4. 계산 – 환자에게 숫자 100에서 7을 빼고 그 다음 다시 7을 빼도록 요청한다. 이 테스트는 집중도를 측정한다.
5. 크로스 및 큐브의 재현 – 아래에 있는 그림을 제시한다. 그리고 줄 없는 흰색 종이에 그대로 따라 그리도록 한다. 환자가 한 번에 하나씩 빈 종이에 모양을 그리는지 확인한다. 아래 그림과 환자가 그린 그림을 비교하여 환자의 구조적 능력을 추정할 수 있다.

크로스 큐브

6. 사고/말하기 – 앞뒤가 맞지 않거나 관련이 없는 말 있다는 점에 유의한다.

그림 18-1 신경인지 정신상태검사[29]

알츠하이머병은 주요신경인지장애(치매)로 1차 진단되고, 사정 및 간호중재는 치매를 지닌 모든 환자가 동일하므로 이 장은 알츠하이머병에 초점을 맞춘다.

1) 문화적 배경

알츠하이머병은 행동측면에서 인종적 영향을 받지 않지만(예: 배회, 불면증, 실금, 공격가능성), 알츠하이머병과 관련한 다른 점이 있는 것 같다. 예를 들어, 아프리카계 미국 노인은 백인 미국 노인에 비해 거의 2배 더 많이 알츠하이머병에 걸릴 가능성이 있다. 히스패닉 미국인의 알츠하이머병은 백인 미국인에 비해 1.5배 더 잘 진행되지만, 어떠한 유전적 상관관계는 보이지 않는다.[2] 그러나 다른 상관관계가 있다. 아프리카계 미국인과 히스패닉은 고혈압, 심혈관질환, 당뇨에 더 잘 노출되는데, 이는 알츠하이머병의 심각한 위험요소이다. 많은 아프리카계 미국인과 히스패닉은 경제수준이 낮으며 교육 및 적절한 의료서비스의 기회가 적은데, 이는 알츠하이머병의 위험요인이기도 하다.[2]

알츠하이머병으로 인한 행동은 비슷하지만, 그러한 행동에 대한 태도와 인식은 문화적으로 크게 다를 수 있다. 좌절, 분노, 죄책감, 불안, 갈등의 감정에 대한 문화적 가치가 통제력을 유지하는 능력과 밀접한 관련이 있다.

간호제공의 문화적 측면을 사정하고 이해할 수 있는 의료종사자는 부합하는 서비스와 훈련을 제공할 수 있다. 의료종사자가 문화의 미묘한 차이를 더 잘 이해하는 것과 환자와 가족이 궁극적으로 받아들일 수 있는 간호의 질이 어떻게 관련되어 있는지를 이해하기에는 아직 갈 길이 멀다.

2) 알츠하이머병의 위험요인

(1) 나이와 성별

나이가 알츠하이머병의 가장 중요한 위험요인인 것 같다. 여성은 남성보다 알츠하이머병이 더 많이 발생한다. 알츠하이머병 환자의 2/3는 여성이다. 알츠하이머병의 발병은 65세 이후 2배가 된다. 65세 이하의 발병률은 약 4%이다. 65세에서 74세 연령층의 경우는 15%, 75세에서 84세는 43%, 85세 이상은 38~50%이다.[2),3)]

(2) 기타 공통적인 위험요인

알츠하이머병 환자는 일반인에 비해 당뇨, 심혈관질환, 고혈압 발생률이 훨씬 높다. 또한 낮은 교육수준의 사람은 높은 교육수준의 사람보다 알츠하이머병에 걸

릴 확률이 더 높다. 위험요인은 심각한 머리부상 과거력, 알츠하이머병과 1차적인 관계, 가족력, 비만, 인슐린 저항성, 혈관요인, 감염인자, 고혈압, 다운증후군 등이 포함된다.[8] 연구에 따르면 다음의 4가지가 알츠하이머병 위험과 가장 높은 상관관계를 지닌 것으로 밝혀졌다. 즉, **신체적 활동 부족, 우울증, 흡연, 중년기 고혈압**이다.[15]

3) 이론

현재까지 알츠하이머병의 단일 원인은 알려지지 않았다. 가장 가능성이 높은 것은, 각각의 사람에게 다르게 영향을 미치는 몇몇의 유전적이고 비유전적인 요소들이 서로 상호작용하는 것이다.

(1) 유전적 이론

알츠하이머병과 지속적으로 관련되어 있는 유전적 위험요인은 콜레스테롤을 운반하는 아포리포단백질 E4apo-lipoprotein E4, APOE E4 유전자이다. 의학계에서는 APOE E4가 알츠하이머병의 20~25%에 작용한다고 믿고 있다.[3] APOE E4 유전자형과 에스트로겐 호르몬이 상호작용한다는 근거가 있어 여성에게서 알츠하이머병의 발병률이 더 높을 수 있다.[2]

조기발병 알츠하이머병과 관련된 유전인자는 3개의 유전자에서 돌연변이로 구성되어 있다. 조기발병 알츠하이머병은 비교적 드물며, 30~60세 사이에 발병하고 약 5%에 불과하다.[2] 알츠하이머병과 관련된 조기발병 유전인자는 염색체 21번의 아밀로이드 전구체 단백질amyloid precursor protein, APP, 14번 염색체의 프리세닐린-1presenilin-1, PS-1, 1번 염색체 프리세닐린-2presenilin-2, PS-2가 포함된다.

(2) 알츠하이머의 해부생리

알츠하이머병은 위에서 언급한 것처럼, 증상이 나타나기 오래 전에 뇌손상이 시작되는 복잡한 질병이다. 알츠하이머병은 (1) 소통경로, (2) 신진대사, (3) 회복처럼 뉴런을 건강하게 유지하는 과정에 영향을 미친다. 건강한 두뇌의 뉴런은 미세관에 의해 유지되는데, 이것은 세포체와 축삭사이의 영양분과 분자를 유도한다. 타우단백질tau protein이라고 불리는 특별한 단백질이 미세관의 안정성을 유지한다. 알츠하이머 타우단백질은 화학적 변화로 광섬유 엉킴을 유발하고 미세관의 분해를 유발하여 뉴런의 전달체계를 붕괴시킨다. 뉴런의 전달체계 붕괴는 뉴런 사이 소통의 오작동을 야기하고, 결국 신경세포의 죽음으로 이어진다. 기억력 손상, 성격변화, 일상생활의 문제 및 질병의 다른 특징은 세포의 파괴와 소멸에 의한다.[7],[8]

알츠하이머병의 뇌.[4]:

- **피질은 파괴**되고, 사고, 계획, 언어, 지각과 기억에 관련된 영역 손상
- 심한 수축과 함께 질환의 초기 신경퇴화는 **해마**(새로운 기억을 형성하는데 핵심적인 역할을 하는 피질영역)에서 발생
- **뇌실확장**

알츠하이머병의 해부생리학적 특징은 노인반senile plaques, SPs과 신경섬유결절neurofibrillary tangles, NFTs을 포함한다. 이는 베타 아밀로이드 단백질이 축적되면서 시작되는 것으로 여겨지고 있는데, 이것은 **베타-아밀로이드 플라크**beta-amyloid plaques라 불리는 **노인반**을 야기한다. 이 플라크는 뇌의 세포 간 물질에 있는 세포체에서 떨어진 것으로 퇴화된 뉴런의 핵심이다. 플라크의 양은 정신적 악화 정도와 연관이 있다.

신경섬유고리는 뉴런을 통해 영양분의 흐름을 가능하게 하는 미세관의 손상된 잔해이다. 신경섬유 엉킴현상은 최근 기억장치를 담당하는 뇌의 일부인 해마 속에 존재할 뿐 아니라 내측 측두엽에 엉킴이 퇴적되고 위축된다.[7]

과립성 변성은 또 다른 활성과정으로 뇌세포를 액체와 과립물질로 채우는 결과를 초래한다. 변성의 증가는 정신적 기능의 상실을 설명한다. 뇌 위축은 CT촬영과 MRI 촬영으로 피질의 홈이 더 넓고 뇌실이 더 커진 것을 볼 수 있다. 영상기술을 통해 기억과 정신기능을 담당하는 뇌의 영역에서 세포의 수와 크기가 현격히 줄어든 걸 볼 수 있다.

간호과정: 치매

1. 간호사정

1) 종합적 사정

알츠하이머병은 일반적으로 인지기능의 점진적인 저하와 행동증상의 변화로 특징지어진다. 처음에 악화는 미묘하고 진행적으로 몇 년 간 지속될 수 있다. 이러한 뇌의 변화는 눈에 띄는 징후나 증상이 나타나기 10년에서 20년 전에 시작할 수 있다. 이 시기는 전구기 또는 잠복기 알츠하이머병이라 불린다.

알츠하이머병 발병초기에 가장 많이 관찰된 인지증상은 **기억력과 학습에 손상**을 주는 것이다. 질병 초기단계에서 기억상실에 대한 보상이 있을 수 있다. 어떤 사람들은 경험 많은 건강관리전문가에게 조차도 기억결함을 숨길 수 있는 능력을 지닐 수도 있다. 또 다른 방어는 **작화증**으로 기억하지 못할 때 이야기나 대답을 만들어 내는 것이다. 작화증은 거짓말과 같은 것이 아니다. 거짓말은 사람들이 대답을 만드는 것을 알아차린다. 작화증은 자존감을 유지하기 위한 무의식적인 시도이다.

보속증(구문이나 행동을 반복)이 나타나고 스트레스를 받으면 종종 심해진다. 질문에 대한 답을 회피하는 것은 심각한 기억력 손상에 직면했을 때 환자가 무의식적으로 자존감을 유지할 수 있게 하는 또 다른 방법이다. 따라서 **(1) 거부, (2) 작화증, (3) 보속증, (4) 질문회피**는 사정하는 동안 알게 될 수 있는 4가지 방어행동이다.

인지장애는 4개의 A로 시작하는 증상을 포함한다.

- **기억상실 또는 기억손상Amnesia**: 처음에는 최근 기억에 어려움을 겪다가 점차 악화과정에서 최근 기억과 과거 기억 모두 어려움이 생긴다.
- **실어증Aphasia**: 적절한 단어를 찾는 데 어려움을 겪다가 몇 마디로 줄고 마침내는 횡설수설하거나 무언증이 된다.
- **실행증Apraxia**(운동장애나 감각장애가 없이 목적 있는 움직임의 소실): 익숙하고 의도적인 작업을 수행할 수 없다. 예를 들어, 보행의 실행증(걷는 능력의 소실), 복장착용의 실행증(적절하게 옷을 입는 능력의 소실; 바지에 팔을 넣거나 뒤집힌 자켓을 입거나).
- **실인증Agnosia**(물체를 인식하는 능력의 소실): 예를 들어 전화벨, 자동차 경적, 초인종 등 익숙한 소리를 인식하는 능력을 소실(청각 실인증), 또한 이 기능은 유리, 잡지, 연필 또는 칫솔 같은 익숙한 물체를 인식하지 못하는 것이다(시각적 또는 촉각적 인식불능). 결국 사랑하는 사람을 알아볼 수도 없고 심지어 자신 몸의 일부도 알아볼 수 없게 된다.

수행기능에도 장애가 온다(계획, 조직, 추상적 사고). 뇌에서 뉴런의 폐쇄는 뇌의 작동구성요소인 기억을 포함하고, 광경과 소리정보를 받고, 호르몬 분비를 활성화시키며, 감정을 생성하고 근육을 움직이게 하는 세포가 변화되는 결과를 초래한다.

2) 알츠하이머 단계

알츠하이머병은 퇴행과정의 단계에 따라 3개에서 7개의 단계로 분류된다. 분류된 단계와 상관없이 증상은 각 단계 사이에서 변할 수 있다. 뇌의 변화는 알츠하이머병으로 진단되기 전인 10년에서 20년 전에 어떤 가시적인 징후나 증상이 나타난다. 이 장에서는 증상의 악화과정에서 증상의 진행을 설명할 수 있도록 알츠하이머를 4단계로 제시하겠다[표 18-4].

진행속도는 개별적으로 다르다. 진단 후 평균3년에서 10년정도 생존한다.[7] 일부는 20년 이상 생존할 수도 있다.[6]

① 1단계: 경도 알츠하이머병

지적 능력의 손실은 방심할 수 없다. 경도 알츠하이머병 환자는 에너지, 추진력 및 새로운 것을 배우는 데 어려움을 겪는다. 성격과 사회적 행동은 그대로이기 때문에 자신의 능력을 최소화하고 과소평가하는 경향이 있다. 여전히 일을 할 수 있지만, 치매는 새롭거나 요구도가 높은 상황에서 분명하게 드러난다. 경도 알츠하이머 동안 무감동apathy은 가장 흔한 행동문제이며, 병의 진행과정 내내 지속되기도 한다. 우울depression 또한 가족력에 우울증이 있는 경우 일찍 발생할 수 있다.[33] 이 단계에서 장보기나 재정관리 같은 활동들은 눈에 띄게 손상된다.

> **사례**
>
> 60세 회사원 K씨는 자신이 나이를 먹어가고 있다고 느낀다. 그는 계속 잊어버려서 종이조각에 메모를 한다. 근무 중 그는 순간적으로 어떤 선을 연결해야 할지 잊어버려 엉뚱한 전선을 모두 연결해서 몇 시간 동안 큰 혼란을 야기시킨다. 집에서 K씨는 아내가 새로 이사 온 이웃을 저녁식사에 초대할 것을 제안하자 매우 화를 냈다. 새로운 것이 자신을 혼란스럽게 한다는 것을 인정하는 것이 어렵고, 그는 종종 이름을 잊어버리고 (실어증) 때때로 대화의 맥락을 잃기도 한다. 한번은 고속도로에서 차가 멈추자 자신의 주소도 잊어버렸다. 그는 침울하고 우울하며 아내가 양말 서랍 속에 넣어둔 3개월치 미납 청구서를 발견하면 분개한다. K씨 부인은 당황하고, 화가 나며 뭔가 몹시 잘못되었다는 것에 두려워한다.

② 2단계: 중등도 알츠하이머병

악화는 중등도에서 분명해진다. 보통 알츠하이머병 대상자는 자신의 주소나 날짜를 기억하지 못하는 경우가 많다. 인간의 기록은 한 순간에서 다음순간으로 변화할지도 모르는 기억의 차이가 있다. 위생이 악화되고, 적절한 옷을 입는 능력에 현저히 영향을 받는다. 옷을 거꾸로 입거나, 단추를 잘못 끼우거나, 지퍼를 잠그지 않을 수 있다(실행증apraxia). 종종 목욕을 하도록 해야 한다.

기분이 불안정labile하게 되면, 편집증paranoia, 분노anger, 질투jealously, 지속적인 무감동apathy을 보일 수 있다. 편집증, 공격성, 수면-각성주기의 변화 등이 나타나면 돌보는 사람의 부담이 커지고 돌보는 사람에게 우울증이 생긴다.[33] 운전과 같은 활동들은 위험하고, 가족은 사랑하는 사람에게서 자동차 열쇠를 빼앗는 어려움에 처한다.

간호와 감독은 가족구성원에게는 업무가 된다. 부정하는 것은 그들의 마음뿐 아니라 그들의 삶을 통제하는 능력을 잃어버리고 있다는 현실로부터 보호해 준다. 부정하는 것과 더불어 알츠하이머병 환자는 다른 활동이나 사람들로부터 위축되기 시작하는데, 이 때문에 이들은 뭔가 시도하려 할 때 좌절하게 된다. 중등도로 진행하는 동안 모든 장애를 인식하는 것은 중요하지만, 간호제공자는 환자가 여전히 치료에 영향을 미치는 능력을 가지고 있음을 깨닫는 것이 도움이 된다.

표 18-4 알츠하이머병의 단계[16]

단계	특징
1단계(경도) Forgetfulness	단기 기억상실: 물건을 잃어버리거나 잊음 메모를 통한 지원: 목록, 일과, 기관 문제를 인식하고, 능력상실을 걱정함 우울증의 통상적/악화 증상 증상으로 진단되지 않음
2단계(중등도) Confusion	전진적 기억상실: 단기기억 손상, 기억장애가 모든 능력을 방해 사회활동 위축 금전관리, 법률사무, 교통, 요리, 가사 같은 일상생활활동의 감소 '부정'이 흔함: 정신을 잃을까 봐 공포 점점 더 흔해지는 우울: 결손을 인지하고 있으므로, 작화증을 통해 상실된 기억을 보상 스트레스 받고, 지치고, 환경을 벗어나고, 아플 때 문제가 커짐 일반적으로 주간보호가 필요하거나 가정 내 지원이 필요
3단계(중등도~중증) Ambulatory dementia	일상생활손상; 목욕과 몸치장, 옷선택과 입기, 걷기와 이동, 배설, 의사소통, 읽기와 쓰기 추론능력, 안전계획 및 언어소통능력 상실 좌절; 점점 더 위축되거나 자체적으로 흡수 우울증은 손실에 대한 인식이 감소함에 따라 해결됨 의사소통이 어려움; 언어능력 상실의 증가 스트레스 역치 감소; 제도화된 간호가 필요
4단계(중증) End stage	가족에 대한 인식결여; 거울 속의 자기인식이 안됨 거동 불능; 목적 있는 행동이 거의 없고 말이 없거나 자동적으로 고함을 지를 수도 있음 먹고, 삼키고, 씹는 방법을 잊음; 보통 체중감소가 나타나고 쇠약해짐 부동성과 관련된 문제 발생(예: 폐렴, 압박궤양, 경축) 실금 발작 대부분 시설로 입소 본능적 반사작용으로 퇴행

> **사례**
> K씨는 무능하다는 것을 인정한 후에야 덜 복잡한 직장으로 옮겼다. 그의 아내는 그를 차로 직장에 데려다 주고 데려왔다. K씨는 종종 자신이 무엇을 하고 있는지 잊고 멍하니 있다. 그는 관리자가 그를 몰래 감시하고 있다고 비난한다. 때때로 그는 점심시간에 사라지고 직장으로 돌아가는 길을 찾지 못한다. 이직기간은 몇 개월밖에 되지 않지만, K씨는 어쩔 수 없이 조기퇴직을 해야 한다. K씨는 집에서 옷을 입고 잔다. 그는 스포츠중계를 보거나 기사를 읽는 것에 흥미를 잃고 종종 화를 내며 아무 것도 아닌 것처럼 보이기도 한다. 종종 그는 극도로 불안하고 신경질적이 되어 목적 없이 집안을 배회한다.

③ 3단계: 중등도에서 중증 알츠하이머병

중등도에서 중증단계에 이르면, 대상자는 종종 친숙한 물체나 사람, 심지어 배우자를 못 알아본다(심각한 실인증agnosia). 가장 간단한 업무수행을 위해서도 반복적인 교육과 설명이 필요하다(진행된 실행증apraxia). 종종 환자는 화장실이 어디에 있는지 기억을 못하고 요실금이 된다. 이 때는 총체적 간호가 필요하며, 가족의 부담은 감정적, 재정적 및 신체적으로 소진될 만큼 부담이 된다. 어떤 것도 통하지 않는 알츠하이머병 환자에게 세상은 매우 위협적이다. 분노, 폭력, 편집증, 망상이 흔히 보인다. 가족구성원과 간병인에게 위협적인 또 다른 문제는 배회행동이다. 알츠하이머의 60%가 배회하며, 이로 인해 이들을 잃어버릴 위험에 처한다.

이 시기는 간호의 요구수준이 너무 높아 시설에 맡기는 것이 가장 적절할 수 있다. 그리고 폭력적인 감정폭발과 실금은 더 이상 가족구성원이 감당할 수 없는 부담이 될 수 있다.

다음은 숙련된 간호시설에 맡길 필요성을 나타내는 몇 가지 기준이다.

- 배회
- 자신과 타인에 위험
- 실금

> **사례**
> K씨는 겁에 질렸다. 기억이 되살아났다가 사라진다. 사람들이 왔다갔다 하지만 그들은 모두 낯선 사람들이다. 누군가는 그의 아내로 가장하고 있고, 무엇이 사실인지 말하는 것은 어렵다. 한 곳에 머무르지 않는다. 그는 안전을 위해 물건을 숨겼으나 어디에 숨겼는지 잊어버린다. 단추와 벨트는 혼란스럽고, 어쨌든 그들이 거기서 무엇을 하고 있는지 모른다. 때로 그는 무서운 감정과 낯선 사람에게서 멀어지려고 한다. 그는 기억만 할 수 있다면 오래 전에 잃어버린 것을 찾으려고 한다.

- 타인의 수면과 전반적 건강에 영향을 미치는 행동
- 신체적 간호를 타인에게 전적으로 의존

④ 4단계: 말기 알츠하이머병

말기 알츠하이머병에서 나타나는 증상은 **실서증**agraphia(쓰고 읽는 것이 불가능), **과잉구강성**hyperorality(미각, 저작, 입안에 모든 것을 넣기), 감정둔화, 실인증(친숙한 물체를 인식하는 능력의 상실), **과다탐색증**hypermetamorphosis(보이는 모든 것을 만지는 것으로 나타남) 등이다. 이 단계에서는 말하는 능력과 걷는 능력이 사라진다. 삼키는 것이 어렵거나(연하곤란), 발작을 일으킬 수 있다. 체중감소, 수면증가, 신음하거나 끙끙대는 것도 마지막 단계에서 나타난다. 말기에, 혼미나 혼수상태에 빠지는 일이 일어날 수 있다. 죽음은 흔히 감염이나 질식 후 2차적으로 나타난다

> **사례**
> K씨 부인과 아이들은 K씨가 위협직이 되어 폭발할 때까지 잠시 집에 있도록 한다. 한번은 그가 현관문을 열고 나간 후 2일간 잃어버렸다. 결국 K씨 부인은 남편을 입원시켰다. 아내가 병문안을 올 때면 K씨는 종종 운다. 그는 말도 안하고 그녀가 그를 보러 오면 의자에 앉아 있는다. 직원은 K씨가 아직 걸을 수 있지만 다른 사람들의 침대로 들어가 겁을 준다고 설명한다. 아마도 그가 편안함을 원하고 따뜻한 손길을 그리워한다고 설명한다. 그들은 K씨가 그녀를 알아보지 못한다 해도 병문안 할 것을 독려한다. 그는 음악에 반응한다. 그의 아내는 그가 늘 좋아했던 음악을 들을 수 있도록 그에게 작은 CD 플레이어를 가져다 준다. 그때 K씨는 고개를 끄덕이며 박수를 친다.

3) 치매진단검사

여러 가지 문제들은 치매로 보일 수도 있고, 알츠하이머병으로 오인될 수도 있다. 예를 들어, 노인의 우울증과 치매는 비슷한 증상을 보인다. 간호사와 다른 건강관리전문가들이 우울증과 치매 및 섬망의 중요한 차이점 중 일부를 사정할 수 있도록 하는 것이 중요하다. 우울증과 치매 혹은 우울증과 섬망이 동시에 존재할 수 있다. 따라서 철저한 건강검진(신경학, 내과학, 정신과 병력, 약물이력, 영양평가)을 실시하는 것이 중요하다.

주요신경인지장애(치매)처럼 보이는 다른 질환들로는 약물독성, 대사질환, 감염, 영양결핍 등이다. 이런 것을 가성치매라고 한다. 즉, 증상들이 치매를 암시할 수도 있지만, 면밀한 검사는 보통 우울증과 같은 또 다른 진

주요 또는 경도 알츠하이머병의 진단기준(DSM-5)

A. 주요 혹은 경도신경인지장애에 대한 다음 기준을 충족한다.
B. 1개 이상의 인지영역에서 서서히 손상의 시작과 진행이 되고 있다(주요신경인지장애의 경우, 최소 2개 영역의 손상).
C. 다음과 같이 확실성이 있거나 가능성이 있는 알츠하이머병에 대한 기준

주요신경인지장애의 경우;
확정적인 알츠하이머병은 다음 중 하나가 있다면 진단된다. 그렇지 않으면 알츠하이머병 가능성으로 진단되어야 한다.
1. 가족력이나 유전자 검사에서 알츠하이머병의 유전적 돌연변이 원인에 대한 증거
2. 다음의 3가지가 모두 있다.
   a. 기억력과 최소한 하나의 다른 인지영역 학습의 감퇴에 대한 명확한 증거(상세한 이력 또는 연속적인 신경정신과적 테스트에 근거)
   b. 긴 정체기 없이 인식의 점진적인 쇠퇴
   c. 복합적 원인에 대한 증거가 없음(즉, 다른 신경퇴행성 혹은 뇌혈관질환이 없거나 다른 신경이나 정신 혹은 전신적 질환이나 인지장애를 일으킬 가능성이 없음)

경도신경인지장애의 경우;
확정적인 알츠하이머병은 유전검사나 가족력에서 원인이 되는 유전적 돌연변이의 확증으로 진단된다.
알츠하이머병의 가능성은 유전자 검사나 가족력에서 원인이 되는 유전적 돌연변이의 확증이 안될 때 진단되며, 다음 3가지가 존재한다.
1. 기억력과 학습능력이 감퇴하고 있다는 명백한 증거
2. 긴 정체기 없이 인식의 점진적인 쇠퇴가 진행
3. 복합적 원인에 대한 증거가 없음(즉, 다른 신경퇴행성 혹은 뇌혈관질환이 없거나 인지기능저하를 야기할 가능성이 있는 다른 신경 또는 전신질환이 없음)

D. 뇌혈관질환, 또 다른 신경퇴행성 질환, 물질의 영향, 또 다른 정신, 신경학적 또는 전신질환으로 인한 장애는 이러한 장애를 더 잘 설명할 수 없다.

단을 보여 줄 수 있다. 이는 치매증상처럼 보이지만 치매가 아니라는 것을 구분하기 위한 종합적인 사정의 중요성을 강조해야 하는 이유이다.

알츠하이머병 진단을 위한 확진검사는 현재 존재하지 않지만, 최근 영상연구가 전구기 알츠하이머의 진단을 위한 명확한 방법일 수 있다.[27] 양전자방출단층촬영(PET)과 단일광방출컴퓨터 단층촬영(SPECT)이 진단에 도움될 수 있다. 뇌구조의 크기를 측정하기 위해 자기공명영상법(MRI)을 이용한 연구가 빛을 발하고 있다.

CT, PET 그리고 기타 스캔기술은 위축된 뇌를 보여주고, 종양 같은 다른 질환을 추정하는 등의 진단기능을 갖는다. 75세 이상의 노인은 인지기능검사mini-mental state examination, MMSE와 같은 질문지를 사용하는 것이 조기발견을 도울 수 있으므로 권장된다.

4) 사정지침(치매)

- 치매의 원인이 될 수 있는 일반적인 의학적 질환을 구분하고 치료한다.
- 자살가능성이나 타인에게 공격가능성을 평가한다.
- 가족구성원이 치매 환자의 질병과정에 대해 얼마나 잘 알고 그에 대한 대비를 하고 있는지 알아본다(예: 알츠하이머병의 단계 및 과정; 혈관성치매, 후천성 면역결핍층후군관련 치매, 다발성경화증과 관련된 치매, 파킨슨병, 홍반성 루프스 또는 뇌손상).
- 처방전 없이 살수 있는 약물, 허브, 보충제 혹은 기분전환용 약물 등 현재 환자가 복용하고 있는 약물을 살펴본다.
- 환자의 현재 인지기능 수준을 평가한다.
- 가족구성원과 그들이 이시기에 어떻게 환자와 주요한 문제들에 대처하고 있는지에 대해 논의한다.
- 방임 혹은 학대의 증거를 사정한다.
- 가족구성원이 이용할 수 있는 자원이 있는지 검토한다. 가족구성원에게 또 다른 가족구성원, 친구, 지역사회자원 등으로 받는 도움에 대해 설명해 달라고 요청한다. 간호제공자가 지역사회 지지그룹과 자원을 잘 알고 있는지 확인한다.
- 환자에게 필요한 적절한 안전조치를 확인하고 이를 수행하도록 준비한다.
- 환자의 가정 내 환경의 안전을 평가한다(예: 배회하거나 먹을 수 없는 것을 먹거나, 낙상, 타인에게 자극적인 행동을 하는 것과 관련하여).
- 가족의 교육 및 지침 필요성을 확인한다(예: 비극적인 반응을 처리하는 방법; 기분불안정, 공격행동, 야간섬망 및 야간에 발생하는 혼돈과 동요 혹은 일몰증후군)

2. 간호진단

가장 중요하게 고려할 것 중 하나는 환자의 **안전**이다. 많은 알츠하이머병 대상자는 몇 시간 혹은 몇 일을 길을 잃고 배회할지 모른다. 무턱대고 찾아 나서는 행동처럼 배회는 환자에게 목적으로 인지될 수 있다. 배회는 물리적 환경의 변화, 환각이나 망상으로 인한 공포 또는 운

동부족에서 비롯될 수 있다.

말기단계에서는 발작이 일어날 수 있다. 낙상과 사고로 인한 상해는 혼돈과 지남력 상실이 진행되면서 어느 단계에서든 발생할 수 있다. 환자가 흡연자인 경우 혹은 혼자 전기기구를 사용할 때 화상가능성이 있다. 처방전이 필요한 약물이나 해로운 액체를 잘못 복용할 수 있으며, 이는 의료적 위기를 초래할 수 있다. 따라서 **상해의 위험**은 늘 존재한다.

개체를 인식하거나 명명하는 능력이 저하되면 **언어적 의사소통장애**의 문제가 생긴다. 기억력이 감소하고 지남력 상실이 악화되며, **손상된 환경해석증후군, 손상된 기억 및 만성적 혼돈**이 발생한다.

질병의 진행과정 동안 대상자는 성격의 변화, 취약성의 증가, 종종 부적절한 행동을 보여 준다. 일반적으로 행동은 정체, 퇴행, 과도하게 요구하거나 공격적인 것을 포함한다. 따라서 간호사와 가족구성원은 **비효율적인 대처, 불안정한 기분, 자-타해의 위험** 등에 대해 중재를 한다. 가족간호제공자는 종종 타협을 하거나 적절치 않은 가족 대처를 하곤 한다.

또 다른 가족문제가 등장할 수도 있다. 아마도 환자간호의 중요한 것 중 일부는 가족을 위한 지원, 교육, 의뢰이다. 가족은 가족구성원의 필수적인 일부를 잃는다. 가족구성원은 대상자가 줬던 사랑, 역할, 지지, 우정, 온기를 잃는다. **간호제공자의 역할부담**은 적절한 치료를 위해 항상 가족과 함께 있고, 계획하며 지역사회자원을 제공하는 것이다. 예측된 슬픔 또한 사정할 중요한 현상이며, 중재해야 할 중요한 부분이다. 슬픈 가족을 돕는 것은 할 일을 좀 더 명확하게 할 수 있게 하고, 때로는 덜 고통스럽게 할 수 있다.

3. 간호목표

치매 환자를 둔 가족구성원은 처리해야 할 문제에 직면한다. 자가간호의 필요성, 손상된 환경해석, 지속적인 혼돈, 비효율적인 개인대처와 역할부담 압박은 간호사와 다른 의료종사자가 목표로 삼아야 할 분야의 일부에 불과하다[BOX 18-2].

4. 간호계획

치매 환자의 간호계획은 환자의 즉각적인 필요성에 맞춰져 있다. [그림 18-2]는 간호사와 가족이 즉각적인 요구를 다루고, 치매의 진행을 추적하기 위한 전략을 계획하는 데 사용할 수 있는 기능적 치매척도를 보여 준다.

기능수준을 확인하고 간호제공자의 요구를 사정하는 것이 간호사가 적절한 지역사회자원을 확인하는 데 도움이 된다.

환자와 가족에게 다음 사항이 필요한가?

- 이동서비스
- 1차적 간호제공자가 외출했을 때의 감독 및 관리
- 낮병원 의뢰
- 지역 내 지지그룹에 대한 정보
- 식사배달
- 요양원 및 주거서비스에 대한 정보
- 도움을 요청할 전화번호
- 가정간호 도우미
- 가정간호 서비스
- 알츠하이머협회의 안전귀환 평가프로그램
- 적절하고 안전한 경우, 고통스럽거나 해로운 행동을 관리하기 위한 추가교육이나 정신약물학적 도움

스트레스는 인지장애가 환자를 간호할 때 흔히 발생하므로 보건의료 직원은 사전예방적 조치로서 그 영향을 최소화하기 위해 간호제공자와 사랑하는 사람에게 지침서를 제공한다.

- 환자에 대한 기대치가 현실적이 되도록 질환에 대한 현실적인 이해를 한다.
- 환자에 대한 현실적인 결과를 설정하고 언제 달성되는지 인식한다. 이러한 결과는 환자가 스스로 음식을 먹는 것처럼 작은 것일 수도 있지만, 가장 작은 성취조차 장애가 있는 환자에게는 중요한 성취가 될 수 있다는 것을 기억한다.
- 원활한 자가관리유지. 간호사와 간호제공인은 적절한 수면과 휴식을 취하고, 영양가 있는 식사를 하고, 운동하며, 긴장을 푸는 활동을 하며 영적 욕구를 처리함

BOX 18-2 주요신경인지장애(치매)의 기대되는 결과

상해
- 환자는 모든 환경에서 안전을 유지한다.
- 식별팔찌와 이웃 또는 병원 경보의 도움으로 1시간 내에 환자는 이동하여 돌아올 것이다.
- 환자가 발작하는 동안 위험한 것을 치운다.
- 화상위험에 노출되지 않도록 중재한다.
- 환경조작 및 지침으로 낙상으로 인한 상해를 예방한다.
- 환자는 처방된 약물과 적절한 음식, 수분을 올바르게 섭취한다.

의사소통
- 환자가 요구를 전달할 수 있다.
- 질문에 대해 환자가 적절하게 대답할 수 있다.
- 환자가 실어증이 있을 때 대체방법의 필요성을 설명할 수 있다(예: 듣고 나서 정확한 단어를 알려주거나, 그림 또는 라벨을 참조한다)
- 환자는 처방된 안경을 쓰거나 보청기를 착용한다.

간호제공자 역할부담
- 가족구성원은 지지적인 모임에서 "감당할 수 없음"에 대한 감정표현을 할 기회를 가질 것이다.
- 가족구성원은 전문적인 상담에 접근할 수 있다.
- 가족구성원은 지리적 영역 내에서 지지를 제공할 수 있는 2개의 조직 이름을 지정할 수 있다.
- 가족구성원은 직원의 지지와 함께 환자치료계획에 참여할 것이다.
- 가족구성원은 매주 또는 한 달에 한번씩 개인적 시간을 가질 수 있도록 외부 도움을 받을 것이다.
- 가족구성원은 재정적 부담과 법적 고려사항에 도움이 될 수 있는 3가지 자원을 확보할 것이다.

자가간호요구
- 환자가 최적의 수준으로 자가간호에 참여하게 될 것이다.
- 환자는 드레싱, 목욕, 몸치장에 대한 단계별 지침을 따를 수 있다.
- 환자는 고정테이프와 간호를 통해 자신의 옷을 적절하게 착용하게 된다.
- 환자의 피부는 손상 없이 그대로 유지되며 압박 징후가 없어야 한다.

기능적 치매척도

각 항목에 대해 하나의 동그라미를 칩니다.
1. 없거나 거의 없음
2. 가끔
3. 상당한 시간
4. 대부분 혹은 거의 모든 시간

환자: ____________
관찰자: ____________
환자와의 관계: ____________
시설: ____________
날짜: ____________

1	2	3	4	1. 단순한 과업(예: 드레싱, 목욕, 계산)을 스스로 하는 것이 어렵다
1	2	3	4	2. 앉아 있거나 목적이 없어 보이는 활동을 함으로써 시간을 보낸다.
1	2	3	4	3. 밤에 목적 없이 방황하거나(wandering), 방황하는 것을 예방하기 위한 억제대가 필요하다
1	2	3	4	4. 거기에 없는 소리가 들린다.
1	2	3	4	5. 식사 시 도우미의 도움이 필요하다.
1	2	3	4	6. 분실
1	2	3	4	7. 기기를 소유할 경우 기능에 장애가 있다.
1	2	3	4	8. 신음하다
1	2	3	4	9. 장 기능을 조절 할 수 없다.
1	2	3	4	10. 타인을 해치려 위협하는 행위
1	2	3	4	11. 방광 기능을 조절 할 수 없다.
1	2	3	4	12. 위해(예: 부주의한 흡연, 전열 기구를 켜둔 채로 두기, 낙상)를 주는 행위 등 관찰 필요
1	2	3	4	13. 환자주변의 물건의 파괴(예: 가구 부수기, 음식쟁반 던지기, 잡지 찢기)
1	2	3	4	14. 고함치거나 소리 지르기
1	2	3	4	15. 타인이 신체적으로 해를 입히거나 소지품을 훔쳤다고 말한다.-이것이 사실이 아님을 확신할 때
1	2	3	4	16. 질병으로 인한 제약을 알지 못한다.
1	2	3	4	17. 혼란스러워지거나 자신이 어디에 있는지 알지 못한다.
1	2	3	4	18. 기억에 문제가 있다.
1	2	3	4	19. 갑작스런 기분변화(예: 마음이 상하거나, 화를 내거나, 쉽게 울어버림).
1	2	3	4	20. 만일 혼자 남겨지면, 낮 동안은 목적 없이 방황하거나 방황을 예방하기 위해 억제대가 필요하다.

그림 18-2 기능적 치매척도[25)]

으로써 스트레스의 부정적 영향으로부터 자신을 보호할 필요가 있다.

5. 간호수행

치매 환자의 요구는 복잡하고, 시간이 지나면서 변하며, 그 병의 다양한 단계는 다양한 환경에서 일어날 수 있다. 치료시설은 응급실, 일반병실, 가정, 장기치료시설 및 지역사회가 포함된다.

간호사의 무조건적인 긍정적 태도는 치매 환자를 간호하는데 가장 효과적인 수단이다. 이는 간호에 협력하도록 유도하고, 치명적인 발병을 줄이며 가족구성원의 간호에 대한 만족도를 높인다. 차분하고, 명확한 의사소통과 따뜻하고 공감적이며, 비판단적인 접근은 혼돈과 동요를 가라앉히는 데 도움을 줄 수 있다. 간호사와 대상자는 항상 마주칠 때마다 자신을 소개해야 한다. 기대치는 명확해야 하고 간단한 단계별 지침으로 설명해야 한다. 환자가 자기 조절감을 유지하도록 돕기 위해서 환자 스스로 치료법에 대한 간단하고 적절한 선택이 주어져야 한다.

상당수의 치매 환자가 2차적인 행동장애(예: 우울증, 편집증, 환각, 망상, 동요, 수면각성장애, 배회 등)를 가지고 있기 때문에 관리의 필요성이 증가한다[표 18-5, 표 18-6]. 예를 들어, 78세 여성은 자신이 23세이고 집에 아이가 있다고 믿는데, 자신은 78세이고 아이가 없다는 말을 들어도 진정되지 않을 것이다. 환자의 감정을 돌이켜보고 환자의 어려움에 대한 이해와 관심을 보여주는 것이 가상 도움이 된다.

가족구성원과 함께 중재하는 것은 중요하다. 가족구성원을 잃는 것의 영향, 즉 가족 내에서 중요한 역할을 했고, 가족사의 중요한 부분인 사랑하는 사람의 몰락을 지켜보는 것은 충격적이고, 소진되며 고통스럽다. 간호사는 가족구성원에게 질병의 진행에 대해 교육하고, 가정에서 안전하게 돌보기 위한 지침을 주며, 슬픔에 빠진 가족을 위한 적절한 지지체계를 찾아준다[표 18-7]. 이러한 중재 및 지침은 또한 가족구성원에게도 교육할 수 있다.

표 18-5 주요신경인지장애(치매)의 중재지침: 의사소통

간호중재	이론적 근거
1. 항상 자신을 소개하고 만날 때마다 이름을 부른다.	1. 단기기억의 손상 때문에 시간과 환경에 대한 빈번한 오리엔테이션이 필요하다.
2. 천천히 말한다.	2. 환자가 정보를 처리하는데 시간이 필요하다.
3. 단순한 단어나 구를 사용한다.	3. 환자는 복잡한 진술이나 추상적 생각을 이해하지 못할 수도 있다.
4. 얼굴을 직접 대한다.	4. 언어적, 비언어적 단서들이 극대화된다.
5. 말할 때는 환자 곁 한 팔 혹은 두 팔 정도의 거리를 둔다.	5. 이 정도의 거리는 상대방에게 집중하는 공간을 유지하는 데 도움이 될 수 있다.
6. 한번에 한가지 정보에만 집중한다.	6. 집중력 시간이 짧고, 쉽게 산만해진다. 따라서 환자가 주의집중에 도움이 된다. 너무 많은 데이터는 압박이 되며, 걱정을 증가시킬 수 있다.
7. 친숙하고 의미 있는 것에 대해 환자와 대화한다.	7. 자기표현을 촉진하고 현실을 강화한다.
8. 삶의 행복한 시간에 대해 회상하는 것을 장려한다.	8. 성취와 기쁨을 기억하는 것은 환자가 결핍을 잊고 존재에 의미를 부여한다.
9. 망상이 나타날 때, 환자의 감정을 인정하고 현실성을 강화한다. 망상을 논쟁하거나 반박하지 않는다.	9. 감정을 인정하는 것은 환자가 이해한다는 것을 느끼는 데 도움이 된다. 현실을 지적하는 것은 환자가 현실에 집중하는 데 도움이 될 수 있다. 논쟁은 잘못된 믿음에 대한 집착을 강화시킬 수 있다.
10. 환자가 다른 환자와 말다툼을 벌이는 경우에 논쟁을 중지시키고 환자를 분리시킨다. 잠시 후(5분), 각 환자에게 왜 중재를 해야 하는지 분명히 설명한다.	10. 분노표출의 확대가 예방된다. 환자의 권리 존중, 예의 바르게 설명하는 것은 자존감 유지에 도움이 된다.
11. 환자가 공격적인 말투가 되면 환자의 감정을 인지하고 좀 더 친숙한 주제로 바꾼다.	11. 혼돈과 지남력 상실은 쉽게 불안을 증가시킨다. 감정을 인정하는 것은 환자로 하여금 더 많이 이해하게 하고 외롭지 않게 한다. 환자가 인지하고 있는 주제는 환자에게 기능이 충분한 분야를 상기시키고 자존감을 높일 수 있다.
12. 환자가 안경을 쓰거나 보청기를 끼도록 한다.	12. 환경인식, 지남력 및 증가된 이해력은 개인의 요구와 다른 사람들의 존재에 대한 인식을 증가시킨다.
13. 환자의 방을 밝게 한다.	13. 환경적인 단서들이 극대화된다.
14. 환자가 침대에 누워있는 동안 시계, 달력, 개인용품을 선명한 시야로 볼 수 있도록 한다(예: 가족사진, 성경)	14. 이 물건들은 개인의 정체성을 유지하는 데 도움이 된다.
15. 환자의 사진, 비언어적 몸짓, 달력 및 기타방법을 사용한다.	15. 실어증이 의사소통을 방해하기 시작하면, 대체 의사소통방법을 마련해야 한다.

표 18-6 주요신경인지장애(치매)의 중재지침: 건강교육 및 증진

간호중재	이론적 근거
드레싱과 목욕	
1. 항상 환자가 현재 능력 내에서 모든 작업을 수행하도록 한다.	1. 환자의 자존감을 유지하고, 직원의 과로 방지와 추가적인 퇴행을 최소화한다.
2. 병원에 있어도 항상 환자에게 자신의 옷을 입게 한다.	2. 환자의 신분과 품위를 유지하는 데 도움된다.
3. 신축성 있는 옷을 사용하고 버튼과 지퍼는 고정테이프를 사용한다.	3. 환자의 혼동을 최소화하고 독립적인 기능수행을 용이하게 한다
4. 환자의 이름과 물품의 이름을 라벨로 부착한다.	4. 환자가 정신이 없는지 식별하고 실어증이나 실인증이 발생하면 환자에게 추가적인 단서를 제공하는 것을 돕는다.
5. 필요할 때마다 단계별 지침을 제공한다(예: "여기 블라우스를 가져가세요. 팔을 넣으세요. 자.. 다음 팔… 앞쪽으로 당기세요…").	5. 환자는 적은 정보에 더 쉽게 집중할 수 있고, 환자가 최적의 수준에서 수행할 수 있도록 한다.
6. 수도꼭지에 물이 너무 뜨겁지 않은지 확인한다.	6. 환자의 판단력이 부족하다. 환자는 안전상의 위험을 알지 못한다.
7. 환자가 자기돌봄을 거부하면 후에 다시 가서 물어본다.	7. 기분이 불안정하며 환자가 잊어버릴 수 있지만 종종 짧은 간격 뒤에 이를 준수한다.
영양	
1. 음식물과 수분 섭취를 모니터 한다.	1. 먹는 것에 대해 혼란스럽거나 식욕부진이 있을 수 있다.
2. 움직이면서 먹을 수 있는 음식을 제공한다.	2. 하루 섭취량을 늘리고, 1회 식사량은 소량으로 먹을 수 있다.
3. 체중을 정기적으로 측정한다(일주일에 한번).	3. 수분 및 영양상태를 모니터링 한다.
4. 과도하게 먹는 경우, 먹지 못하는 것을 먹는지 살핀다(예: 과일모양 도자기, 음식모양 비누).	4. 환자는 모든 것을 입에 넣으려 한다. 음식의 모양과 색으로 만들어진 것을 먹을 수 없는 물건으로 구분할 수 없을지도 모른다.
배설기능	
1. 배설훈련을 일찍 시작하고, 방광훈련으로 시작한다.	1. 장의 움직임과 배설을 위해 같은 시간을 정하는 것-이른 아침, 식사나 간식 후, 취침 전-은 요실금을 예방하는 데 도움을 줄 수 있다.
2. 일회용 기저귀 사용을 평가한다.	2. 당황스러움을 예방한다
3. 방문이나 욕실 문에 이름표를 붙인다.	3. 추가적인 환경적 단서는 독립적인 배설을 강화한다.
수면	
1. 환자가 깨어 있거나 놀라거나 밤에 소리를 지를 수 있기 때문에, 조명을 유지한다.	1. 지남력 강화; 가능한 환상을 최소화한다.
2. 낮 동안에는 평온한 분위기를 유지한다.	2. 조용한 밤의 수면을 장려한다.
3. 수면제는 권하지 않는다. 비의료적 중재는 많은 경우 도움이 되는 것으로 입증되었다. 약물이 처방되었을 때, 작은 양의 TCA, 진정제 특성이 있는 신경이완제(예: haloperidol [Haldol]), benzodiazepines 등이 처방될 수 있다.	3. 생각을 맑게 하고 진정시키는 데 도움이 된다. 그러나 정신병약물은 주의하여 사용되어야 하며, 다른 방법이 먼저 적용되어야 한다.
4. 억제대 사용을 하지 않는다.	4. 환자가 더 공포에 사로잡히고 위험한 정도로 지칠 때까지 억제대에 맞설 수 있다.

1) 의사소통지침

의사소통 방법은 환자의 자존감 유지와 간호에 참여하는 능력에 영향을 미친다. 치매 환자는 종종 자신을 표현하는 것을 어려워한다. 그들은

- 적절한 단어를 찾는 데 어려움을 갖는다.
- 친숙한 단어를 반복적으로 사용한다.
- 사물을 설명하는 새로운 단어를 발명한다(신어조작증 neologism).
- 그들은 자주 사고의 연결을 놓친다.
- 비언어적 제스처에 의존한다.

2) 건강교육 및 건강증진

인지장애가 있는 구성원을 위한 가족교육은 간호사에게 가장 중요한 업무 중 하나이다. 가족구성원을 돌보는 가정은 자기돌봄활동과 소통하기 위한 전략에 대해 알 필요가 있다. "치매 환자와 보호자를 위한 지원프로그램은 보호자들의 복지를 개선했으며 시설로 보낼 가능성을 상당히 줄였다."는 연구가 있다.[30)]

따라서 가족은 도움을 받을 수 있는 곳과 지원프로그램을 찾는 법을 알아야 한다. 도움은 질병과정과 예후에 관한 전문적인 상담과 교육을 포함한다. 가족은 과도한 부담을 견딜 수 있도록 도움을 줄 수 있는 지역사회에 기반한 집단에 대해 알아야 한다(예: 주간보호센터, 노인단체, 가정방문을 제공하는 기관, 단기간병, 가족지지그룹 등). 환자의 지역사회에서 사용할 수 있는 서비스 유형의 정의와 함께 서비스 제공자의 이름과 전화번호가 포함된 목록을 가족에게 제공해야 한다.

- 알츠하이머 협회는 환자와 가족에게 다양한 형태의 도움을 주는 국가산하기관이다. 알츠하이머 협회는 알츠하이머병 및 다른 기억장애를 가지고 있는 실종된 사람들을 찾아 주는 것을 돕기 위해 '세이프 리턴'을 시작하였다. 배회는 알츠하이머병의 2~3단계의 흔한 행동이며, 알츠하이머 협회의 안전귀환 프로그램과 조기 대응프로그램은 가족에게 마음의 평화를 제공한다.
- 일부 지역사회에서는 웹기반의 작은 GPS 시스템을 손목밴드나 완장에 부착해 알츠하이머병 환자를 찾도록 돕고 있다.

가정주부, 가정간호 도우미, 동료들에 관한 정보도 알츠하이머 협회를 통해 구할 수 있다. 이러한 외부 자원은 가족구성원의 정서적, 육체적 피로를 예방하는 데 도움을 줄 수 있다. 간호사가 관련 정보를 제공할 수 없는 경우에는 사회복지사에게 의뢰할 필요가 있다. 사전지시, 지속적인 위임, 후견인 및 보호관찰에 관한 정보가 가족과의 의사소통에 포함되어야 한다.

3) 환경요법

안전한 환경을 구축하고 적절한 활동을 계획하는 데 있어 가족을 위한 중재 및 지침은 [표 18-7]에 나와 있다.

초조함과 공격성은 특히 환자, 간호제공자와 직원을 힘들게 한다. 치매의 행동증상에 대한 승인된 미국식품의약국(FDA)의 항정신병약물이 없으므로 사회심리적 중재가 먼저 시도되어야 한다.

4) 약물학적, 생물학적 및 통합적 치료

(1) 신경인지장애

알츠하이머병에 대한 치료법은 없지만, 현재 알츠하이머병 환자를 위해 FDA에서 승인한 4가지 약물이 있다.

표 18-7 안전한 환경을 위한 간호중재

간호중재	이론적 근거
안전한 환경	
1. 차량 사용을 점차 제한한다.	1. 경도 인지장애도 차량사고의 위험을 증가시킨다.
2. 사람 다니는 길에 카페트를 치운다.	2. 걸려 넘어지는 것을 최소화한다.
3. 감각자극을 최소화한다.	3. 불안과 혼돈이 증가할 수 있으므로 감각적 과부하를 감소시킨다.
4. 환자가 말로 화가 나는 경우, 잠시 듣고 지지를 제공한 후 다음 주제를 변경한다.	4. 목표는 분노의 상승을 막는 것이다. 주의집중력이 짧을 경우 환자가 더 생산적인 주제와 활동에 주의를 집중하지 못할 수 있다.
5. 모든 방과 서랍에 이름표를 붙인다. 자주 사용하는 물건에도 붙인다(예: 머리 빗, 칫솔).	5. 다른 환자 방으로 이동하지 못하게 할 수 있다. 친숙한 물체에 대한 환경적 단서를 늘린다.
6. 욕실에 안전 바를 설치한다.	6. 낙상을 방지한다.
7. 환자가 담배를 피울 때는 감독한다.	7. 화상의 위험이 항상 존재한다.
8. 환자가 발작 병력을 가진 경우, 발작에 대처하는 법을 가족에게 교육한다.	8. 행된 알츠하이머병의 경우, 발작은 흔히 일어난다.
배회	
1. 환자가 밤새 배회하는 경우, 바닥 매트리스를 깐다.	1. 환자가 혼돈 시 낙상예방
2. 제거할 수 없는 인식팔찌를 착용한다(이름, 주소, 전화번호 포함). 경찰서에 최근 사진을 제공한다.	2. 경찰, 이웃 또는 병원직원이 환자를 쉽게 식별할 수 있다.
3. 환자 배회에 대해 지역 경찰과 이웃에게 알린다.	3. 환자를 집이나 병원으로 돌려보내는 데 필요한 시간을 줄일 수 있다.
4. 환자가 입원 시 등에 이름, 병동, 전화번호가 인쇄된 형광조끼를 입게 한다.	4. 환자를 쉽게 식별할 수 있다.
5. 문에 복잡한 자물쇠를 걸어둔다.	5. 배회의 기회를 줄인다.
6. 자물쇠는 문 위에 놓는다	6. 말기 알츠하이머 치매 및 중등도의 경우 위를 보거나 손을 뻗는 능력이 상실된다.
7. 낮 동안 신체활동을 장려한다.	7. 신체활동이 밤 동안의 배회를 줄일 수 있다
8. 센서장치 및 GPS 시스템을 설치할 수 있는지 가능성을 탐색한다.	8. 환자가 배회하면 센서가 경고를 한다. GPS는 환자를 찾는 데 도움을 준다.
9. 침대 모니터를 사용한다.	9. 환자가 밤에 침대를 나오는 경우 알린다.
유용한 활동	
1. 환자의 읽기 능력이 감소되면 그림책과 아동도서를 제공한다.	1. 환자가 즐거워하는 일상적 활동을 계속 할 수 있도록 한다. 집중력 제공
2. 대근육을 운동시킬 수 있는 간단한 활동을 제공한다.	2. 운동 그룹, 댄스그룹과 걷기는 사회화를 제공할 뿐 아니라 근육의 순환과 유지를 증가시킨다.
3. 친숙하고 수행하기 쉬운 활동을 권장한다.	3. 합창, 춤, 회상, 점토작업, 그림그리기 같은 활동들은 사회화를 증진시키고 소외감을 최소화한다.

감각적 중재	음악치료(듣기) 광선치료 애완동물 치료 다감각 자극 보청기
능동치료/구조적 활동	댄스 운동 사회적 관계 음악치료(재생/노래부르기) 미술치료 야외 산책
심리치료	검증치료 현실감 오리엔테이션 회상요법 심리사회치료 인지행동치료 이완요법 구조화된 지지그룹

그림 18-3 치매 환자의 초조하고 공격적인 행동을 줄이기 위한 중재[19]

콜린에스터라제 억제제라 불리는 약물은 경도 및 중등도 알츠하이머 환자들이 악화되는 것을 막아주거나 증상을 지연하고 늦춰주는 데 도움을 줄 수 있다. 그것은 아세틸콜린의 분해를 방지하고 니코틴 수용체를 자극하여 뇌로 더 많은 아세틸콜린을 분비하게 하는 작용을 한다. FDA가 승인한 콜린에스터라제 억제제는 galantamine hydrobromide(Razadyne), rivastigmine tartrate(Exelon), donepezil hydrochloride(Aricept)이다. FDA가 승인한 이러한 약제는 인지뿐 아니라 경도 및 중등도 알츠하이머 환자의 일상생활활동에서 기능하는 능력과 행동에도 긍정적인 효과를 보여 준다. 이러한 모든 약물은 아세틸콜린 저장소가 고갈될 때까지 제한된 기간(약 3개월)동안 알츠하이머병 진행을 늦추는 데 효과적이다.[12]

Memantine hydrochloride(Namenda), N-methyl-D-aspartate(NMDA)는 다르게 작용한다. 이는 NMDA-glutamatergic 수용체의 길항제이다. 이 수용체는 기억과 학습의 특정 측면을 중재하는 역할을 하는 것으로 여겨진다.[11] 이 약물은 글루타메이트를 조절하고 신경퇴화를 유발하는 칼슘의 과잉유입으로 인한 유독효과를 억제하는 효과가 있다. 이것은 중등도에서 중증단계의 알츠하이머 증상을 위한 첫 번째 약물이다. 콜린에스터라제 억제제처럼 memantine(Namenda)의 장점은 시간이 제한적이지만 증상을 최소화할 수 있다. 새로운 FDA 승인 복합약물인 Namzaric은 donepezil과 memantine으로 구성되어 있으며, 중등도와 중증 알츠하이머병을 위한 것이다.

(2) 알츠하이머병(치매)의 행동 증상에 대한 고찰

치매의 행동과 정신과적 증상은 안전하지 않은 다양한 행동을 포함하며, 치료를 방해하는 장애를 야기하고 직원과 간병인 모두에게 좌절감을 준다(예: 동요, 환각, 부정, 불안정한 기분).[33] 이러한 행동은 시간이 지나면서 변한다.

본문에서 언급한 인지행동적 접근과 간호중재는 종종 불안을 낮추고 신체적 동요를 다루며, 환각과 망상에 대한 중재에 도움이 된다.[33] 다른 여러 요인들 사이에서 소통을 할 수 없다고 느낄 때 그리고 항정신병약물이 도움이 되지 않는 상황일 때 좌절감을 느끼면서 통증, 요로감염, 탈수, 감정소진, 주위혼란 등으로 인해 불안감이 커질 수 있다고 경고하였다.[31]

신체 억제대는 인지손상 환자에게는 더 이상 허용되지 않는다. 가끔씩 사용하거나 면밀한 관찰을 하는 경우 사용할 수 있는 유일한 억제대는 휴대용 테이블이 있는 의자뿐이다.[22]

치매 환자의 파괴적인 행동조절을 위한 약물은 종종 낙상, 인지장애 악화, 과도한 진정 및 약물부작용과 관련이 있다. 이러한 약물이 제공할 수 있는 장점이 무엇이든 간에 부작용으로 인해 거부되는 것은 일반적이다. 행동중재에 실패한 경우 소수의 환자에게는 모든 항정신병약물을 조금씩 사용하는 것이 좋다. 그러나 불안, 동요, 망상행동은 종종 간호중재의 적절한 사용으로 조절될 수 있다. 치매 환자를 치료하기 위한 APA(2007)[10] 지침은(가장 최근 이용 가능한) 비약물치료를 먼저 시도해야 한다고 강하게 제안한다. 교육 프로그램에서는 약물사용을 줄이고 행동중재 및 인지요법을 통해 파괴적인 행동을 조절하도록 간호사, 가족 등을 도울 것이다. APA지침은 "정신사회적 중재가 인지기능, 적응행동 및 삶의 질 측면에서 향상되거나 유지된다."라는 근거로 전반적 질을 높였다. 모든 환경에서(가정, 장기시설) 항정

알츠하이머의 신경생물학과 약물이 뇌에 미치는 영향

알츠하이머병과 관련된 2가지 신경전달물질은 아세틸콜린과 글루타메이트이다.

아세틸콜린은 학습, 기억 및 기분에 관여한다. 알츠하이머병이 진행되면서 뇌는 아세틸콜린을 점점 덜 생산한다. 아세틸콜린이 조금 남아 있는 것은 아세틸콜린에스터라제 효소에 의해 빠르게 파괴되기 때문이다.

콜린에스터라제억제제는 아세틸콜린을 분해하지 못하게 하여 아세틸콜린의 작용수준과 지속시간을 증가시킨다.

글루타메이트는 신호, 학습, 기억과 관련되어 있다. 글루타메이트는 N–methyl–D–aspartate(NMDA) 수용체의 세포에 결합되어 칼슘이 세포내로 유입되도록 한다. 알츠하이머병의 경우, 손상된 세포로 부터의 과다한 글루타메이트가 만성적인 칼슘과다노출로 이어진다.

NMDA 길항제는 일부 NMDA 수용체를 차단함으로써 과도한 칼슘을 줄이도록 돕는다.

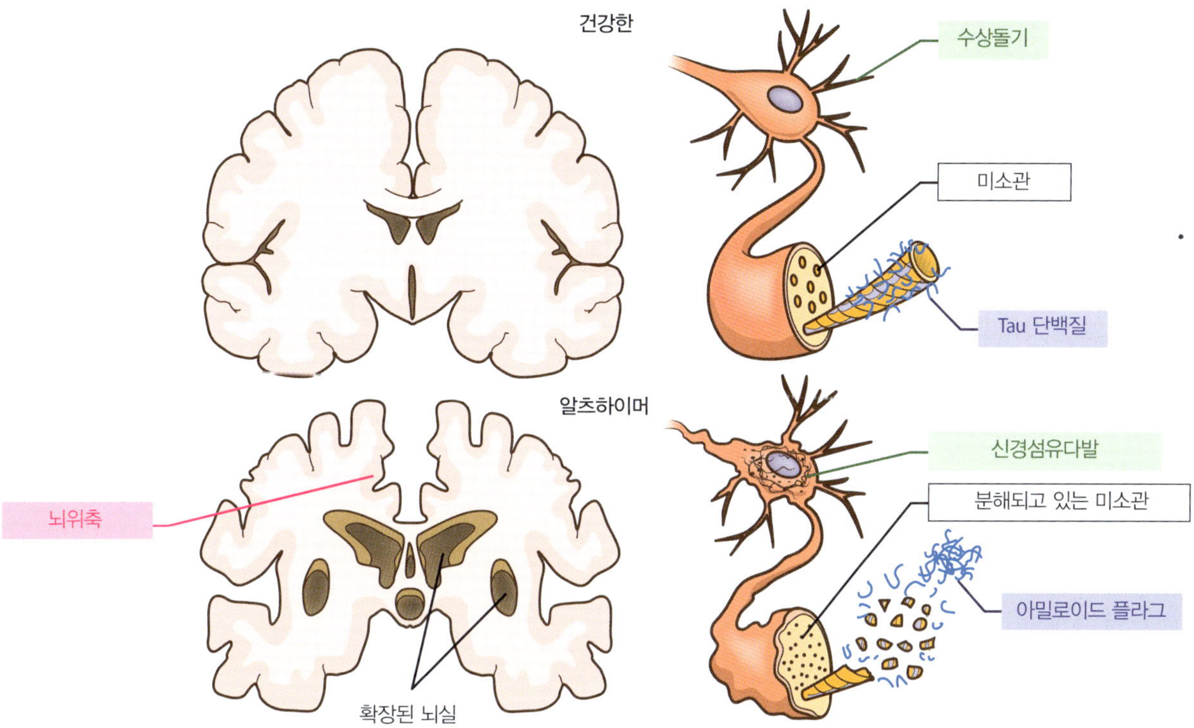

뇌기능장애

아밀로이드 플라그: 질병의 원인이 되거나 그 결과로 나타날 수 있는 신경세포간 끈적거리는 덩어리이다. 덩어리는 일반적으로 타우 단백질과 건강한 미소관을 통해 보호되는 시냅스의 통신을 차단한다. 또한 염증을 일으키고 장애가 있는 세포를 삼키는 면역체계 세포를 활성화시킬 수 있다.

신경섬유다발: 신경세포 안에 있는 비정상적인 단백질 실타래이다. 그들은 주로 타우라 불리는 단백질로 구성되어 있다. 신경섬유다발은 음식분자, 세포부분 그리고 다른 주요원소들의 이동을 방해한다. 이 붕괴는 세포 사망을 초래한다.

뇌위축: 사고, 계획, 기억과 관련된 영역을 손상시키는 대뇌피질의 수축이다. 기억력에 필수적인 피질영역인 해마는 심각한 수축현상을 경험한다. 뇌실은 뇌안의 액체로 가득찬 공간이며 커진다.

알츠하이머병 치료를 위한 FDA 승인약물

약물명	상품명	분류	적응증
galantamine	Razadyne	Cholinesterase차단제	경증에서 중등도
donepezil	Aricept	Cholinesterase차단제	모든 단계
rivastigmine	Exelon	Cholinesterase차단제	모든 단계
memantine	Namenda	Namenda, an NMDA 길항제, 일부 NMDA 수용체를 차단함으로써 과도한 칼슘을 줄이도록 돕는다.	중등도에서 중증
donepezil and memantine	Namzaric	Cholinesterase 차단제와 NMDA 수용체 길항제 병행	중등도에서 중증

표 18-8 알츠하이머병에 대한 FDA 승인 약물[12),15),26)]

상품명(일반명)	약물형태 및 사용방법	작용	부작용
Namenda®(memantine)	**N-methyl-d-aspartate(NMDA) antagonist** 중등도에서 증증 알츠하이머의 증상치료를 위해 처방	신경전달물질은 학습과 기억에 관련. 과도한 양은 신경퇴화 유발	어지러움, 두통, 변비, 혼동
Razadyne®(galantamine)	**Cholinesterase inhibitor** 경도에서 중등도 알츠하이머의 증상치료를 위해 처방	아세틸콜린의 분해를 막고, 기억과 인지기능에 중요한 해마와 신피질 영역에서 아세틸콜린 농도 증가, 뇌에서 아세틸콜린 분비증가를 위해 니코틴 수용체 방출 자극	오심, 구토, 설사, 체중감소, 식욕감퇴, 실신, 위장출혈
Exelon®(rivastigmine)	**Cholinesterase inhibitor** 경도에서 중등도 알츠하이머의 증상치료를 위해 처방	아세틸콜린과 부티릴콜린의 분해 방지 • 적은 양에서 시작 • 오전 오후 식사와 함께 복용 • 매일 1회 패치 적용	메스꺼움, 구토, 설사, 체중감소, 식욕부진, 근육약화, 경련, 기관지 경련으로 인한 기절, 위장관 출혈
Aricept®(donepezil)	**Cholinesterase inhibitor** 경도에서 중등도, 중등도에서 중증 알츠하이머의 증상치료를 위해 처방	뇌에서 아세틸콜린의 분해 방지 • 자기 전 1회 복용	오심, 구토, 설사, 불면증, 피로, 근육경련, 위장출혈
Namzaric	**Namenda와 Aricept** 복합 중등도에서 중증 알츠하이머 증상치료를 위해 처방	Donepezil은 아세틸콜린의 분해를 방지함으로 두뇌신경세포의 기능 향상 Memantine은 알츠하이머병의 증상에 원인이 될 수 있는 뇌화학물질의 작용 감소 • 하루에 2번 • Namzaric ER의 경우 하루 같은 시간에 한번	• Namenda와 같음 • Aricept와 같음

신병약물의 사용은 제한적이어야 한다.

정신사회적 중재가 실패했을 때, 항정신병약물은 치매의 행동증상을 관리하는 데 필요할 수 있다. 하지만 극도로 조심스럽게 사용될 필요가 있다. 나이가 들면 신진대사, 흡수 및 많은 약물의 배출현상이 바뀌고, 노인은 이런 영향에 더 민감해진다. 노인환자를 위한 기본 원칙은 적은 양으로 천천히 시작하며 면밀히 관찰하는 것이다. 한가지 핵심증상(예: 환각)을 목표로 하는 것은 종종 동요나 공포 같은 다른 증상에도 도움이 된다.

우울증이 공존하는 환자의 경우 대개 약물선택은 부작용 이력에 기초한다. 선택적 세로토닌 재흡수 억제제(SSRI)는 부작용이 적지만, 노인과 복합적인 의학적 문제를 가진 사람에게는 권장되지 않는다. 체중증가와 진정의 부작용이 있지만 mirtazapine(Remeron)도 권장될 수 있다. 그러나 이러한 약물의 효과는 여전히 미미하다는 것에 유의해야 한다. APA감시지침에 따르면, "치매환자의 우울증과 관련된 사망률이 높고, 삶의 질이 저하되며 장애의 비율이 증가하고 있기 때문에 우울증 치료를 위해 1가지 이상의 항우울제를 투여하도록 제안한다."[30)]

(3) 알츠하이머병의 위험요인 줄이기

비록 치매가 불가피하더라도 치매를 예방하거나 지연시킬 수 있는 생활방식은 변화시킬 수 있다. 수정 가능한 위험요인에는 다음이 포함된다.[32)]

- 신체적 활동 유지
- 금연
- 비만, 당뇨, 고혈압, 혈관질환 피할 것
- 적절한 음주
- 비타민 D의 수치 유지
- 염증감소
- 과도하지 않은 충분한 수면
- 만성적 스트레스와 우울증 피할 것

다음은 어떻게 생활방식의 변화가 인지기능저하와 치매의 위험을 줄일 수 있는지를 보여 주는 최근 연구이다.

인지 감퇴의 과정을 늦출 수 있을까? 미래를 위한 잠재력[10),20)]

2015년 3월에 발간된 핀란드의 인지손상 및 장애 예방을 위한 유전학적 중재연구는 구체적인 생활방식의 선택이 인지기능감퇴와 치매의 위험을 줄일 수 있다는 것을 보여 주는 첫 번째 사례이다. 이것은 신체적 활동, 식단, 혈관위험요인, 두뇌훈련 등의 4가지 분야에서 생활방식의 변화를 목표로 수행한 무작위 통제연구였다. 이 연구는 60~77세의 1,260명의 사람을 대상으로 실험군은 다음과 같은 4가지 주요분야에 집중된 프로그램을 수행했다.

- 물리치료사가 체육관에서 지도하고, 점진적 근력훈련(일주일에 1~3회)과 유산소운동(주 2~5회)을 위해 개별적으로 맞춘 프로그램으로 구성되는 국제지침에 따른 신체운동
- 영양사가 제공하는 핀란드 영양 권장에 기초한 영양학적 권고(3개의 개별 세션과 7개 그룹세션)
- 인지훈련(컴퓨터로 수행하는 훈련을 포함한 10개 그룹으로 이루어진 훈련)은 각각 6개월 안에 2회에 걸쳐 실시하며, 1회의 기간에 72개 훈련 세션을 포함(주당 3회, 10분에서 15분)
- 국가지침에 따른 대사 및 혈관위험요인 관리. 이는 혈압, 체중, 체질량지수 및 골반과 허리둘레의 정기적인 측정, 신체검사, 생활습관 관리가 포함. 의사는 약물을 처방하지 않았지만 필요한 경우 참여자들이 주치의나 병원에 연락하도록 권고

다른 연구에서, 깊은 뇌자극에 대한 실험적 연구는 해마의 부피를 증가시킨 것으로 보이고, 연속적인 자극은 뇌의 기억회로를 재활성화할 수 있다고 가정한다. 현재 더 큰 무작위 이중맹검 연구가 진행 중이다.

6. 간호평가

결과는 측정 가능한 용어로 명시하고, 가능한 한 자주 평가되어야 한다. 환자의 상태가 계속 악화되고 있기 때문에, 그의 기능저하를 반영하여 결과를 변경할 필요가 있다. 결과기준과 단기목표를 자주 평가하고 재구성함으로 직원과 가족의 좌절감을 줄이고, 덜 복잡하도록 함으로써 환자의 불안을 최소화한다. 치료의 전반적인 결과는 가능한 환자의 최적 기능수준을 촉진하고 추가적인 퇴행을 지연시키는 것이다. 가족구성원과 긴밀하게 수행하고 이용가능한 자원과 지지체계를 제공하는 것은 가족과 환자 모두의 삶의 질을 향상시키는 데 도움이 될 수 있다.

시뮬레이션: 치매

시나리오

나는 75세의 S씨를 노인주거시설에서 만났다. 그는 최근 요양시설의 기억장애 부서로 옮겼다. 50세의 그의 아내가 3주 전 심근경색으로 사망할 때까지 시설의 보조생활공간에서 살았다. 나와 S씨는 그의 아내와 직원들이 그의 삶에 대해 기억할 수 있도록 사진을 이용했다.

치료목표

S씨는 그의 아내와 함께 나누었던 좋은 시간에 초점을 맞출 것이고, 언제 그녀가 병문안을 오는지 알고 싶어서 묻는 기간이 줄어들 것이다.

학생간호사-환자 상호작용	학생간호사의 느낌	정신건강간호개념
학생간호사: "S씨, 무슨 일이죠?" S: 울면서 "여보, 우리 아내에게 문제 있어요?" 그는 지난 달에 사망한 시설의 다른 사람과 S씨 부인을 위한 추도식이 열린다는 안내판을 가리킨다.		나는 차트를 보고 S씨가 아내의 장례식에 참석했다는 것을 알았다. 내 이름을 말하고 전에 몇 번 얘기한 적이 있다는 것을 상기시켰어야 했는데, 그가 로비에 앉아 흐느끼고 있어 걱정됐다. 그는 방금 "아내"가 죽었다는 것을 알게 된 것처럼 울고 있다. 자신의 삶과 자신의 기억에서 가장 중요한 것을 지키지 못한다는 것은 얼마나 끔찍한 일인가?
학생간호사: "S씨 저는 000입니다. 당신의 간호 학생이구요. 안내판에 당신 아내의 이름이 쓰여 있어서 걱정이 되나 봐요".	나는 지금 약간 불안하다. 내가 S씨 부인에게 그가 하던 대로 불렀으면 좋겠는데. 나는 그가 서서 관속의 아내를 보며 직원이 지갑에 넣은 사진을 보여 주면 기억할 수 있기를 바란다. 어떤 면에서는 불친절해 보이기도 한다.	나는 다시 내 소개를 하고 반영을 사용했다. 기억을 탐색하는 작업으로 이동하면 안전한 요구사항을 충족하는 데 도움이 되는 구성물을 제공한다.
학생간호사: 그가 고개를 끄덕이며 눈을 보면서 그의 뒷주머니에서 지갑을 꺼낼 때까지 기다린다. 격려하듯 미소지으며, "사진에 대해 말해 주세요."		진행성 치매는 가능한 한 현실성을 갖게 돕는 정신건강에 초점을 맞춘다는 것을 알고 있다.
S: 울지 않는다. "우리 집이었어요. 아내는 훌륭한 정원을 가꾸어요. 나는 그녀의 토마토를 가장 좋아했어요." 그가 집 옆에 있는 키 큰 식물을 가리킨다.	그는 매우 열심히 노력하고 있다. 나는 그를 존경한다. 나는 나의 할아버지들 중 누구도 알지 못했다.	

시뮬레이션: 치매 (계속)

학생간호사-환자 상호작용	학생간호사의 느낌	정신건강간호개념
학생간호사: "토마토를 여전히 사랑하시는군요! 제가 점심에 토마토 샐러드를 만드는 것을 도와드렸어요. 부인이 한 것만큼 맛있는 건 없을 거예요."	그에게 여전히 토마토를 좋아한다는 것을 상기시키는 것은 잘했다.	그는 현재 시제로 "가꾼다…정원"으로 쓰지만, 과거 시제는 "우리 집이었다." 그리고 "토마토를 좋아했었다."이다. 그는 과거와 현재를 구분하는 데 어려움을 겪고 있다.
S: 맞아요. 아내가 이 토마토 샐러드를 골랐는지 궁금해요. 우리는 정원에서 매일 만납니다.	아내가 살아 있는 것처럼 말하는 것에 대해 좌절을 느낀다. 이틀 전에 그는 S씨 부인이 3주전에 죽었다는 것을 기억하는 것처럼 말했다.	나는 관찰한다. 현실을 강화하기 위해 S씨의 토마토를 과거형으로 언급한다.
학생간호사: "사진을 좀 보세요." 장례식장 사진을 받아드는 동안 기다렸다.	너무 직설적이었나? 그가 정원에서 그녀를 만나는 것에 대해 얘기할 때 뭐라고 말해야 할지 몰랐다.	얼마나 비치료적인지, 명령하는 것처럼 들리네요. "슬픈 소식이 있어요."라고 시작했어야 했다.
S: "오 이런 세상에. 그녀가 죽었어. 그녀가 언제 죽었지? 내가 그녀 없이 어떻게 지낼 수 있지?" 그는 머리를 쥐고 눈물을 흘리고 있다.	그는 마치 처음인 것처럼 표현하고 있다. 울고 싶은 심정이다.	
학생간호사: "그녀가 없으니 틀림없이 외로우실 거예요. 제가 지금 당신과 같이 있어요." 그가 고개를 끄덕인다.		접촉은 배려심을 전달한다. 나는 그가 그리워하는 마음을 안다. 접촉하기 전에 허락을 구한다.
S: "우리 결혼한지 50년 됐어. 그녀는 내 인생 전체야. 부인은 내 영혼의 짝이었어."		그가 아내에 대한 얘기를 하는 동안 나는 조용히 있다. 한 사람과 50년을 보낸다는 것은 상상할 수도 없다. 대단한 일이다.
학생간호사: "아내가 당신의 영혼의 짝이었다니, 그녀가 너무 그립겠어요."	치료팀과 얘기해 보겠다. 기억력 장애가 커지고 추도식에 참여함에 따라 그는 추가적인 지원이 필요할 수 있다.	나는 반영해 주었다. 나는 또한 과거시제를 사용하는 것을 강조하고자 한다. 추도식이 그에게 어떤 영향을 미칠지 궁금하다. 매번 그가 다시 애도할 때마다, 우리는 장례식 사진을 꺼내고 검증치료를 통해 감정을 강조해야 할 것이다.
S: "매일 매 순간마다 그래요." 그는 더 이상 울지 않고 더 차분해질 때까지 얘기하는 동안 눈맞춤을 한다.	나는 그를 좋아하고 그의 상황이 매우 슬프다.	
학생간호사: "회상그룹을 준비할 수 있도록 방으로 같이 갈 준비가 되었나요?" 그가 고개를 끄덕인다.		선택권을 주는 것으로 그를 가능하게 한다.

근거기반실무 Evidence-Based Practice 24),28)

문제 중증 알츠하이머병을 진단받은 81세 여성이 전문적인 간호시설에서 지내고 있다. 그녀는 낙상 고위험대상자이며, 종종 감시영역을 벗어나 배회하곤 한다. 시설 주변은 울퉁불퉁한 길, 붐비는 주차장, 찻길이 도사리고 있다. 그녀는 의미있는 의사소통이 불가능한 상태이다.

근거기반실무사정

A. **당신은 이번 경험을 통해 무엇을 알게 되었는가?**
알츠하이머병 환자가 배회하는 것은 여러 면에서 위험할 수 있다. 환자는 언어적 지시에 반응하지 않으며, 직원은 가급적 강박사용을 하지 않으려고 한다. 대부분 그녀가 밖으로 나가기 직전 붙잡았지만, 여러 개의 알람이 울렸을 때 그녀가 더멀리 갈 수 있었던 경우도 있었다.

B. **문헌에서는 무엇이라고 하는가?**
'알람피로'는 의료환경에서 출입구 버저, 의자 경보 또는 모니터와 같은 많은 경보가 지속적으로 울릴 때 발생할 수 있다. 알츠하이머병 환자는 만족스러운 삶의질 제공과 억제대 사용을 피하면서 안전을 유지하기가 어려울 수 있다.

C. **환자가 원하는 것은 무엇인가?**
이런 상황에서 환자는 더 이상 자신의 뜻을 말로 전할 수 없게 된다. 간호사는 환자의 딸에게 전화를 해 환자의 이전 생활, 관심사, 직업 등에 관한 얘기를 한다. 대화하는 동안 딸은 어머니가 농장에서 성장했으며 몇 년 동안 자연에서 가능한 많은 시간을 보냈다는 것을 말했다. 이 정보는 간호사가 환자가 야외에 있는 것이 얼마나 중요한지 인식하는 데 도움을 주었다.

계획 날씨가 좋은 날에는 정원을 산책하고, 야외에서 식사하는 것을 간호계획에 포함시켰다. 딸은 실내에서의 시간은 최소화하고 그보다는 자연환경으로 어머니를 데려가겠다고 약속했다. 간호사가 환자에게 밖에 나가고 싶은지 질문했을 때 그녀의 표정은 바뀌었고, 눈빛이 빛났으며, "네"라고 말했다.

QSEN 사전지식, 기술 및 태도(KSAs)

안전, 환자중심간호: 환자에게 즐거움을 제공하는 동안 배회하지 않도록 하는 방법을 찾음
정보과학: 알람피로에 관한 문제를 고려할 때 정보과학 활용

핵심요약

- 신경인지장애는 뇌의 구조적인 변화로 인해 지남력, 기억, 지능, 판단, 정서에 장애를 일으키는 질환이다.
- 신경인지장애는 DSM-5에 따라 경도에서 중증으로 구분된다.
- 인지장애에는 섬망, 주요신경인지장애(치매), 경도신경인지장애/경도인지장애가 포함한다.
- 섬망은 급성으로 발생되며, 의식장애 및 하루 중 1분, 1시간 또는 시간에 따라 변하는 지남력 상실과 혼돈의 징후로 나타난다.
- 섬망은 항상 2차적으로 발생하는 것으로 근본적인 원인이 치료되기 전까지 일시적으로 몇 시간에서 몇 일까지 지속될 수 있다. 원인을 치료하지 않으면, 신경세포가 영구적으로 손상될 수 있다.
- 치매는 대게 섬망보다 서서히 발병한다. 인지기능의 전반적인 손상이 있는데(예: 기억, 판단, 추상적 사고기능, 지남력), 이는 근본적인 원인에 따라 점진적이며 비가역적이다.
- 1차 신경인지장애(예: 알츠하이머형 치매, 혈관성치매, Pick's병, Lewy body병 등)는 비가역적이다. 반면 다른 원인에 의한 2차 신경인지장애는 치료에 따라 가역적이다.
- 알츠하이머병은 모든 치매의 60~90%에 해당한다. 혈관성 치매가 2번째 원인이며 최대 20%에 해당한다.[6]
- 알츠하이머병의 실제 원인에 대해서는 거의 밝혀지지 않았다. 나이, 머리외상, 비만, 당뇨, 낮은 사회·경제적 지위 및 교육수준, 아포단백질 E4(APOE E4)의 존재 및 다른 요인들을 포함한 많은 위험요인이 있다.
- 알츠하이머병의 질병경과는1단계(경도), 2단계(중등도), 3단계(중등도에서 중증), 4단계(중증)로 진행된다.
- 알츠하이머병의 행동특성에는 작화증, 보속증, 실어증, 실행증, 실인증 및 과도한 음식섭취를 포함한다.
- 알츠하이머병과 관련하여 알려진 원인이나 치료법이 없음에도 불구하고 뇌의 아세틸콜린 공급을 증가시키는 약물이 일정기간 동안 질병의 진행을 늦추는 데 도움이 된다.
- 알츠하이머병 환자는 비합리적인 요구를 하거나 가족과 의료인에게 많은 문제를 제기한다.
- 경도신경인지장애는 인지기능이 감퇴되는 증후군으로, 독립적인 생활과 기능적 능력에 지장을 주지는 않는다. DSM-5는 알츠하이머병과 관련한 경도신경인지장애는 경도인지장애를 포함한 많은 것에 영향을 줄 수 있다고 한다.
- 신경인지손상환자에 대한 특정한 간호, 정신사회적, 인지적, 행동중재는 의사소통, 안위 및 자가간호를 증진시킬 수 있고 혼돈을 최소화할 수 있다. 가족교육 및 지역사회자원에 대한 요구도는 중요하다.

참고문헌

1) Agency For Healthcare Research And Quality (AHRQ). (2014). *Non-pharmacologic interventions for agitation and aggression in dementia.* Retrieved October 5, 2015, from http://www.effective-healthcare.ahrq.gov.
2) Alzheimer's Association. (2015). Alzheimer's disease facts and figures. *Alzheimer's & Dementia, 11*(3) 332+.
3) Alzheimer's Organization. (2015a). Risk factors. Retrieved June 2, 2015, from http://www.alz.org/alzheimer's_disease_causes_risk_factors. asp
4) Alzheimer's Organization. (2015b). Brain tour. Retrieved June 6, 2015, from http://www.alz.org/http://www.alz.org/braintour/healthy_vs_alzheimer's.asp
5) Alzheimer's Organization. (2015c). Wandering and getting lost. Retrieved June 8, 2015, from http://www.alz.org/care/dementia-medic-alert-safe-return.asp#ixzz3e0wHx9lg
6) American Psychiatric Association. (2013). *Diagnostic and statistical manual of mental disorders (DSM-5)* (5th ed.). Washington, DC: APA.
7) APA Work Group on Alzheimer's Disease and other Dementias. (2007). American psychiatric association practice guideline for the treatment of patients with Alzheimer's disease and other dementias. 2nd ed *American Journal of Psychiatry, 164*(12 Suppl), 5-56.
8) Anderson, H.S., & Chawla, J. (2016). *Alzheimer disease clinical presentation.* Retrieved January 30, 2016, from http://emedicine.medscape.com/article/1134817-clinical#b3.
9) Anderson, H.S., & Hoffman, M. (2011). *Alzheimer's disease.* Retrieved April 9, 2012, from http://emedicine.medscape.com/article/1134817-overview.
10) Anderson, P. (2015). *DBS increases hippocampal volume Alzheimer's.* Retrieved June 20, 2015, from http://www.medscape.com/viewarticle/840108.
11) Black, D.W., & Andreasen, N.C. (2014). *Introductory textbook of psychiatry* (6th ed.). Washington, DC: American Psychiatric Pub-

lishing.
12) Burchum, J.R., & Rosenthal, L.D. (2016). *Lehne's pharmacology for nursing care* (9th ed.). St Louis, MO: Elsevier Saunders.
13) Carr, F.M. (2013). The role of sitters in delirium: an update. *Canadian Geriatrics Journal, 16*(1), 22-36.
14) CogniFit. (2015). *Cognition and the cognitive science.* Retrieved June 20, 2015, from http://www.cognifit.com/cognition.
15) Gatchel, J.R., Wright, C.I., Falk, W.E., et al. (2016). Dementia. In T.A. Stern, M. Fava, T.E. Wilens, & J.F. Rosenbaum (Eds.), *Massachusetts General Hospital comprehensive clinical psychiatry* (2nd ed.,) (pp. 184-197). St. Louis: Elsevier.
16) Hall, G. R. (1994). Caring for people with Alzheimer's disease using the conceptual model of progressively lowered stress threshold in the clinical setting. *Nursing Clinics of North America, 29*(1), 129–141.
17) Herdman, T.H. (Ed.) *Nursing Diagnoses-Definitions and Classification 2015-2017*. Copyright 2014, 1994-2014 NANDA International. Used by arrangement with John Wiley & Sons Limited.
18) Howard, K. (2015). *Personal communication with chapter reviewer, October.* 2015.
19) http://effectivehealthcare.ahrq.gov/index.cfm/search-for-guides-reviews-and-reports/produced=1998pageaction=displayproduct
20) Hughes, S. (2015). *Lifestyle changes can reduce cognitive decline.* Retrieved July 4, 2015, from http://www.medscape.org/viewarticle/842522.
21) Kennard, C. (2015). *Alternatives to restraint use in dementia care.* Retrieved from http://Alzheimer's.about.com/od/practicalcare/a/Restraints 2htm.
22) Knopman, D.S., & Petersen, R.C. (2014). Mild cognitive impairment and mild dementia: a clinical perspective. *Mayo Clinic Proceedings 2014, 89*(10), 1452-1459.
23) Ong, K.T., Villemagne, V.L., Bahar-Fuchs, A., et al. (2015). *AB imaging with 18f-florbetben in prodromal Alzheimer's disease: a prospective study.* Retrieved July 1, 2015, from http://www.medscap e.com/viewarticle/842447.
24) Mitka, M. (2013). Joint commission warns of alarm fatigue: Multitude of alarms from monitoring devices problematic. *Journal of American Medical Association, 309*(221), 2315-2316.
25) Moore, J. T., et al. [1983]. A functional dementia scale. *Journal of Family Practice, 16*, 498.
26) National Institutes of Health. (2015). *Alzheimer's disease medications fact sheet.* Retrieved from http://www.nia.nih.gov/alzheimer's/publication/alzheimer's-disease-medications-fact-sheet#table.
27) Ong, K.T., Villemagne, V.L., Bahar-Fuchs, A., et al. (2015). *AB imaging with 18f-florbetben in prodromal Alzheimer's disease: a prospective study.* Retrieved July 1, 2015, from http://www.medscap e.com/viewarticle/842447.
28) Paiva, S., Peleja, R., Cunha, J., & Abreu, C. (2013). Preventing alzheimers wandering: The potential of involving communities. *International Journal of Healthcare Information Systems and Informatics, 8*(4).
29) Preston, J., O'Neal, J., & Talaga, M. A. [2010]. *Handbook of clinical psychopharmacology for therapists* [6th ed., pp. 301–302]. Oakland, CA: New Harbinger Publications.
30) Rabins, P.V., Rovner, B.W., Rummans, T., et al. (2014). *APA 2014 guideline watch (October 2014): practice guideline for the treatment of patients with Alzheimer's disease and other dementias.* American Psychiatric Association (APA).
31) Rucci, J.M., & Feinstein, R.E. (2014). Neurocognitive disorders and mental disorders due to another medical condition. In J.L. Cutler (Ed.), *Psychiatry* (3rd ed.) (pp. 129-167). New York, NY: Oxford University Press.
32) Schnabel J. (2015). *How to reduce your risk of alzheimer's without taking rugs.* Retrieved from http://www.dana.org/alzrisk/.
33) Tampi, R.R., & Tampi, D.J. (2014). *Managing behavioral and psychological symptoms in the era of Black BOX warnings.* Retrieved June 7, 2015, from http://www.psychiatrictimes.com/special-reports/managing-behavioral-and-psychological-symptoms-dimension-era-black-box-warnings.

CHAPTER 19

섭식장애

Eating Disorders

Kathleen Ibrahim

학습목표

1. 신경성 식욕부진증과 신경성 폭식증의 차이를 이해한다.
2. QSEN 신경성 식욕부진증 대상자의 급성기 및 장기간호의 차이를 설명한다(환자중심간호).
3. QSEN 섭식장애 대상자의 근거기반실무를 적용한 최적의 치료를 설명한다(근거기반실무).
4. QSEN 급성 및 만성 폭식증 대상자의 효과적인 간호계획을 구분한다(환자중심간호).
5. QSEN 섭식장애 대상자를 효과적으로 치료하는 데 필요한 팀워크와 협업을 이해한다(팀워크와 협업).
6. 신경성 식욕부진증, 신경성 폭식증, 폭식장애 질병경과의 차이점을 이해한다.

1. 서론

섭식은 인간의 신체뿐 아니라 정신을 위해서도 영양을 제공한다. 가족과 친구는 축하하고, 애도하고, 웃고, 울고, 사랑을 표현하고 식탁에 둘러앉아서 함께 음식을 먹는다. 그런데 어떤 사람에게는 먹는 것이 공동체적 가치를 잃고, 비밀스럽게 감추어지고, 수치스러운 일이 된다. 섭식장애 대상자는 정상적인 식사패턴으로부터 심각하게 분열되어 체형과 체중의 인식에서 중대한 장애를 겪는다.

이 장에 포함된 진단범주는 신경성 식욕부진증, 신경성 폭식증, 폭식장애이다. **신경성 식욕부진증**anorexia nervosa 대상자는 자신의 체형과 체중에 대해 매우 불합리한 신념을 가지고, 자발적으로 굶주림 상태가 되고, 체중증가를 몹시 두려워하고, 체중의 중요성에 대한 자기평가에서 장애를 가진다. 식욕부진을 가진 여성들은 흔히 무월경을 겪는다. 하지만 이것이 진단을 위한 기준은 아니다.[6] 신경성 식욕부진증에는 음식 섭취를 제한하는 제한형과 폭식이나 설사제를 사용하는 폭식/제거형 2가지 하위 유형이 있다.

신경성 폭식증bulimia nervosa 대상자는 구토와 같은 부적절한 보상행동을 계속한다(설사제, 이뇨제, 기타 약물의 남용이나 단식 또는 과도한 운동).

섭식장애 대상자는 식욕부진증과 폭식증의 복합적인 행동을 보인다.

DSM-5에 따르면 섭식장애는 "급식 및 섭식장애"라는 제목으로 분류되어 있으며, 중요한 변화는 폭식장애의 추가이다.[6] **폭식장애**binge eating disorder는 많은 칼로리를 섭식함으로써 반복된 폭식이 나타날 때 진단된다. 반복된 폭식 후에 그들은 심한 고통을 겪지만, 신경성 폭식증 환자에게서 보이는 보상행동을 규칙적으로 사용하지는 않는다. DSM-5에 포함된 이식증, 반추장애와 함께 회피적/제한적 음식섭취장애(이전: 유아기 또는 유년기 식이부전)는 의학적으로 뚜렷한 합병증을 초래하는 음식 선호/제한을 가진 아동과 청소년에게 주로 해당하는 것으로 규정된다.

식이장애학회[1]에 따르면 가장 효과적인 치료는 내과의사, 심리학자, 정신과 의사, 영양학자, 정신약리학자를 포함하여 다양한 전문분야에 걸친 팀접근이 요구된다. 그 밖에 가족과 배우자도 참여하는 것을 항상 권장한다.

2. 유병률과 동반질환

신경성 식욕부진증과 신경성 폭식증은 여성에게 매우 흔한 질병이기는 하지만, 모든 정신질환 중에서도 가장 치명적이다. 신경성 식욕부진증은 어떤 정신질환보다도 가장 높은 치사율을 보인다. 죽음의 원인은 아사, 물질남용, 자살이다. 암과 같은 '자연적인' 원인으로 인한 사망률의 증가도 나타난다. 1,000명 중 약 1명의 여성이 신경성 식욕부진증으로 사망하고, 모든 섭식장애와 관련되는 사망의 1/3에 이른다.[1]

모든 섭식장애는 심혈관계, 위장계, 내분비계, 피부계, 혈액계, 골격계, 중추신경계를 포함한 신체의 모든 기관에 심각한 손상을 일으킬 수 있다.[1]

섭식장애는 문화와 사회적 규범의 영향을 받아 다양한 이환율을 보이는 장애이다. 섭식장애 대상자의 실제적인 수는 알려지지 않고 있다. 왜냐하면 장애를 가진 사람이 좋든 싫든 간에 도움을 요청하기 전에 오랫동안 이 장애를 가지고 있기 때문이다.

신경성 식욕부진증의 평생 유병률은 여성이 약 1%이고, 남성의 경우 0.3%이다. 신경성 폭식증의 경우, 여성은 1.5%이고 남성은 0.5%이다.[13]

신경성 식욕부진증 평균 발생 연령은 사춘기 초기에서 중기인 반면, 신경성 폭식증은 사춘기 후기에 주로 발생한다. 신경성 식욕부진증과 신경성 폭식증의 진행은 1회성 에피소드일 수도 있지만, 흔히 그 패턴은 간헐적이기도 하고 만성적이기까지 하다. 신경성 식욕부진은 다이어트 습관에 뿌리를 두고 있다.[26]

섭식장애는 대부분 다른 정신질환이 동반이환된다. 신경성 식욕부진 대상자의 50% 이상이 다른 정신적 장애를 가지고, 폭식증 대상자의 약 95%가 다른 정신적 장애를 가진다. 신경성 식욕부진증은 사회적 공포증(34%), 우울증(65%), 강박장애(26%)와 연관된다. 양극성장애, 기분불안장애(MAD), 물질남용, 신체이형장애, 충동조절장애, 성격장애(특히, 경계성 성격장애와 강박성 성격장애)와 상당한 동반이환이 있다. 섭식장애 대상자와 그들의 가족에서 자해, 자살, 사망률이 높다.[15]

DSM-5는 여성의 1.7%와 남성의 0.8%는 폭식장애를 가지고 있고, 1/3은 비만이라고 보고한다.[6]

3. 이론

섭식장애의 원인은 다양하고 복잡하다. 이러한 장애는 유전적, 심리적, 환경적, 문화적 요인 등에 의해 촉진되는 생물학적 취약성 또는 소인을 포함하는 것으로 보인다.

1) 신경생물학과 신경내분비 모델

신경성 식욕부진증과 신경성 폭식증의 경우 신경내분비계적 이상이 주목된다.[7] 이러한 이상이 섭식장애 행동에 선행하는 것인지 그 결과인지는 명확하지 않다. 뇌영상연구는 전두엽, 대상회로, 측두엽, 두정엽을 포함한 뇌의 다양한 부분에서 특이한 활동을 보여 준다. 신경성 식욕부진증과 신경성 폭식증에서 세로토닌 경로가 비정상이다. 이런 변형된 세로토닌 경로가 불안반응, 억제, 심지어는 신체상 왜곡에 핵심적인 사안일 것이다. 뇌영상사진도 변형된 세로토닌 수용체와 운반체를 보여 준다. 또한 수면문제와 비만과 폭식 사이의 연관도 발견되었다.[23]

2) 유전적 모델

신경성 식욕부진증, 신경성 폭식증, 폭식장애 대상자의 가족, 쌍생아, 입양 관련 연구의 결과는 유전적 요인이 섭식장애 발병 위험에 기인한다는 사실을 보여 주었다.[22] 일란성 쌍생아의 경우 약 70%의 일치율이 있고, 이란성의 경우는 20%에 그쳤다.[9] 섭식장애 대상자의 여성 친척은 식이장애 발생 비율이 12배 더 높다.

3) 정신심리적 모델

섭식장애의 질병소인을 생물학에서 처음 찾을 수 있지만, 심리적 요인이 섭식장애를 활성화시키는 역할을 할 수 있다. 신경성 섭식장애는 흔히 여성에게 무월경을 초래할 수 있고, 연령에 적합한 성적 역할의 발달을 방해하는 심리적 변화를 초래하기도 한다. 정신분석이론은 오래 동안 성적 성숙에 대한 두려움과 어린이 같은 신체를 유지하고자 하는 욕구가 신경성 식욕부진을 앓는 사람들에 대한 주된 확신이라고 생각하였다.

신경성 식욕부진과 폭식증에서의 주된 정신병리는 낮은 자존감과 개인적인 가치에 대한 자기부정이라고 생각된다. 이러한 감정은 체중 문제에만 초점을 맞춘 가혹한 자기판단을 야기시킨다.[10)]

가족 이론가들은 섭식장애 환자의 가족은 완벽함, 성취, 순종을 강조하면서 통제하는 것으로 믿어 왔다. 신경성 폭식환자의 가족은 특히 갈등적이고 부정적인 용어로 감정적인 표출을 하는 것으로 보인다. 비평가들은 이러한 가족적 특징이 문제의 원인이 아니라, 오히려 장애와 관련된 유전적 기질의 일부라고 강조한다. 그러나 섭식장애학회는 가족역학이 신경성 식욕부진이나 신경성 폭식증의 주요 원인이라는 이론적인 모델을 강하게 반박하는 최신의 지식기반논문을 발표하였다.[16)] 2014년 섭식장애협회는 치료의 협력자로서 가족의 중요성을 강조하였다.

4. 문화적 배경

세계화로 인해 마른 체형이 미인이라는 이상적 가치를 소수민족과 비서구국가에서도 접하게 되었다. 음식거부는 비만공포증에 의해 동기화되는 것이 아니라 다이어트가 종교적이거나 금욕적인 가치에 기반한 개인의 의미에 영향을 미칠 수 있다. DSM-5에서 체중증가 공포에 대한 신경성 식욕부진증 척도는 체중증가 공포를 동기로 받아들이지 않는 하위 유형 환자들을 포함하기 위해 체중증가를 방해하는 지속적인 행동으로까지 확장되었다.

5. 간호사의 자기관리

간호사는 신경성 식욕부진증 환자가 체중제한, 폭식, 설사제를 자진사용 하는 것이라고 잘못 생각하여 조현병과 같은 다른 정신장애에 비해 사소한 것으로 간주할 수 있다. 따라서 이 질병의 외부적 제한을 이해하는 것이 어려울 수 있다. 실제로 환자는 자신의 섭식장애를 생활양식의 선택이라고 말할 수 있다. 이러한 환자들의 공통적인 성격적 특성(완벽주의, 음식에 관한 강박적인 생각과 행동, 자신을 돌보는 사람들과 지속적인 갈등을 일으키는 식으로 자신의 치료를 통제하려는 욕구)이 간호사를 피하는 자세를 보인다.

도움을 구하고 더 건강해지려는 환자의 노력과정에서 간호사는 환자에게 동기를 부여하고, 권위주의와 부모역할 인수라는 과정의 선을 넘지 않도록 주의해야 한다. 간호사가 치료적 협력관계를 형성하고 감정이입하기 위해 노력할 때, 체중증가에 대한 환자의 두려움과 치료저항으로 인한 심각한 좌절의 위험을 예방할 수 있다. 간호사는 강압적 접근을 경계해야 하고, 치료의 주된 목적 중의 하나(체중증가)가 환자가 두려워하는 결과라는 사실을 인식해야 한다.

6. 임상적 특징

신경성 식욕부진승과 신경성 폭식증은 2가지 별도의 증상이며, 임상적 특징이다.

[BOX 19-1]은 이러한 장애의 징후와 증상을 나타낸다.

섭식장애는 심각하고 극단적인 사례에서는 죽음에 이

BOX 19-1 신경성 식욕부진증과 신경성 폭식증의 징후와 증상

신경성 식욕부진증
- 체중증가에 대한 두려움
- 음식에 대한 편견
- 스스로를 야위었는데도 뚱뚱하다고 생각
- 독특한 음식 다루기
  - 음식을 작은 조작으로 자르기
  - 음식 조각을 접시 둘레에 밀어 놓기
- 엄격한 운동법 개발
- 자기 유발 구토; 설사제와 이뇨제 사용
- 인지왜곡으로 자기가치를 체중으로 판단
- 무력감을 극복하고 강함을 느끼기 위해 먹는 것을 통제

신경성 폭식증
- 폭식행동
- 종종 폭식 후 자기 유발 구토(또는 설사제와 이뇨제의 사용)
- 4명 중 1명 또는 3명 중 1명 신경성 식욕부진증 가족력
- 우울증 징후와 증상
- 다음과 같은 문제
  - 대인관계
  - 자아개념
  - 충동적 행동
- 증가된 수준의 불안과 강박증
- 약물의존 가능성
- 충동적 절도 가능성
- 공허감에 의해 동기화된 폭식 후 체중 통제/원상회복

르게 할 수도 있다. [BOX 19-2]는 발생할 수 있는 많은 합병증과 섭식장애에 이를 수 있는 검사결과를 나타낸다. 이러한 상황에서 섭식행동은 아주 극단적이기 때문에 입원이 필요할 수 있다. [BOX 19-3]은 입원기준에 관한 내용이다. 입원은 흔히 응급실을 통한다.

성적으로 학대당하거나 기타 경계침해 피해자인 환자를 치료하는 경우 간호사와 다른 의료종사자들은 분명한 경계를 유지하고 존중하는 것이 중요하다. 치료적 협력관계를 형성하고 유지하는 것이 섭식장애 환자간호의 기본이다.

BOX 19-2 신경성 식욕부진증과 신경성 폭식증의 의학적 합병증

신경성 식욕부진증
- 서맥
- 맥박 또는 혈압에 있어 기립성 변화
- 심잡음; 승모판탈출증의 1/3
- 심각한 전해질장애에 의해 유발된 급성심정지
- QT 간격 지연
- 말단청색증
- 저혈압
- 백혈구감소증
- 림프구증가증
- 카로틴혈증으로 유발된 누렇고 창백한 피부(혈액의 카로틴 수준 증가)
- 저칼륨혈성 알칼리증(자기 유발 구토 또는 설사제와 이뇨제의 사용)
- 혈청 중탄산염 수준 증가, 저염소혈증, 저칼륨혈증
- 피로, 허약, 혼수상태를 일으키는 전해질불균형
- 낮은 골밀도로 나타나는 골다공증
- 혈청효소수준 증가로 나타나는 지방간 악화
- 콜레스트롤 수치 증가
- 무월경
- 갑상선기능 이상
- 혈뇨증
- 단백뇨

신경성 폭식증
- 심근증(단백질합성 감소, 영양실조에 의한 드문 발병)
- 부정맥
- 동성서맥
- 심각한 전해질장애에 의해 유발된 급성 심정지
- 맥박 또는 혈압에 있어 기립성 변화
- 심잡음; 승모판탈출증
- 전해질불균형
- 혈청 중탄산염 수준 증가(낮은 경우 대사성 산증)
- 저염소혈증
- 저칼륨혈증
- 체적용량 고갈을 일으켜 알도스테론 생성 자극으로 이어져서, 신장으로부터의 추가적인 칼륨배출을 자극하게 되는 탈수; 자기가 유발시키는 구토를 통한 직접적인 손실뿐 아니라 간접적인 칼륨의 신장손실
- 심각한 소모성을 유발하고, 치수를 노출시키는 심각한 치아의 마모와 부식
- 치열 손실
- 저작기능 약화
- 혈청아밀라제 수준증가와 관련되는 이하선 확대
- 자기유발 구토에 의한 식도파열
- 위확장을 나타내는 심각한 복통
- 러셀징후(자기가 유발시키는 구토로 인한 손가락 피부 경결)

BOX 19-3 섭식장애 대상자의 입원기준

신체적 기준
- 6개월 동안 30% 이상의 체중감소
- 급격한 체중감소
- 외래치료로는 체중증가 불가능
- 피하조직의 손상 또는 탈수로 인한 심각한 저체온증(36℃ 미만)
- 40회/분 미만의 심박동수
- 70mmHg 미만의 수축기압
- 보충제로는 회복되지 않는 저칼륨혈증(3mEq/L 미만) 또는 전해질장애
- 심전도변화(특히, 소아청소년 부정맥)

정신과적 기준
- 자살충동 또는 심각한 자해행동
- 설사제, 구토제, 이뇨제 또는 불법약품의 통제할 수 없는 사용
- 치료계약 순응에 실패
- 심각한 우울증
- 정신병
- 가족위기 또는 역기능

간호과정: 신경성 식욕부진증

1. 간호사정

신경성 식욕부진증 대상자를 평가하는 간호사는 **솜털**lanugo(얼굴이나 등에 가늘고 솜털같은 털이 자람)을 가질 수 있는 **악액질**cachectic(근육위축이 있는 심한 저체중)의 남성 혹은 여성을 관찰할 수 있다(반점이 있거나 축축한 피부, 저혈압, 서맥, 저체온). 이 모든 증상은 영양실조 및 탈수상태와 일치한다.

신경성 식욕부진증의 주요증상으로는 환자의 나이와 성별에 비해 위험한 저체중이다. 신경성 식욕부진증의 폭식/제거형 대상자는 반복된 구토로 인한 과다자극 때문에 이하선이 과도하게 커질 수 있다. 구토, 설사제나 이뇨제의 남용, 관장제의 사용 등으로 심각한 전해질불균형을 보일 수 있다.

전반적인 평가가 필수적이며, 다음의 내용을 포함한다.

- 문제의 인식
- 식습관

• 다이어트 이력
• 체중조절을 위해 사용된 방법
• 특정 체형과 체중에 부여되는 가치
• 대인관계 및 사회적 기능
• 정신적 상태 및 생리적 지표

1) 사정지침

1. 의학적 또는 정신과적 조건이 입원을 정당화하는 지 결정한다[BOX 19−3].
2. 병에 관해 가족의 이해수준과 지지체계를 평가한다.
3. 치료방법의 수용을 평가한다.
4. 적합한 혈액검사를 포함한 철저한 검사를 수행한다.
5. 다른 의학적 조건을 점검한다.
6. 치료계획(예: 정신약리학적 개입, 행동치료, 인지치료, 가족치료, 개인 정신치료)에 관한 교육이나 정보에 대한 가족 또는 환자의 요구를 설정한다.
7. 지지그룹에 참가하고자 하는 환자의 요구와 가족의 요구를 평가한다.
8. DMS−5는 심각성의 수준, 기능장애의 정도, 감독에 대한 요구를 측정하기 위하여 세계보건기구(WHO)의 신체질량지수(BMI)를 사용한다.

사례

T씨(표준체중의 60%인 16세 소녀)는 정신과병동에 입원을 앞둔 악액질 환자이다. T씨는 대부분의 신체에 솜털이 있으며, 이하선이 두드러진 상태이다. T씨는 저혈압(86/50 mm Hg)과 탈수징후가 있다. 그 밖에, 심전도 상에 나타나는 저칼륨혈증, 소아청소년 부정맥이 있다. 의학적으로 안정될 때까지 중환자실로 이송하기로 결정되었다. 정맥내 카테터가 삽입될 때, 그녀는 체중증가에 대한 두려움으로 울었다. 그녀는 소리친다. "정맥에 포도당을 넣으려는 것은 아니죠?" 간호사는 대답한다. "네가 얼마나 놀랐는지 알아. 네가 이 위기를 잘 이겨낼 수 있도록 필요한 일을 할 거야."

2. 간호진단

영양불균형imbalanced nutrition은 식욕부진 대상자를 위한 초기의 가장 필요한 간호진단이다. 이어서 추가적인 간호진단이 발생한다. 예를 들면, 심박출량 감소, 신체손상 위험성(전해질불균형), 체액불균형 위험성 등이 있다. 다른 간호진단으로는 신체상 장애, 불안, 만성적 자존감 저하, 지식부족, 비효과적 대처, 무력감, 절망감 등이 있다.

신경성 식욕부진증의 진단기준(DSM−5) [5)]

A. 요구량에 비해 에너지 섭취제한, 연령, 성별, 발달경로, 신체적 건강의 맥락에서 현저한 저체중을 나타낸다. 현저한 저체중은 정상체중의 최저치보다 낮은 체중 또는 어린이와 청소년의 경우 기대되는 체중의 최저치보다 낮은 체중으로 정의한다.
B. 현저하게 저체중인데도 불구하고, 체중증가나 뚱뚱해지는 데 대한 심한 두려움 또는 체중증가를 방해하는 지속적인 행동.
C. 자신의 체중이나 체형을 인식하는 방식의 장애, 자기평가에 관한 체중이나 체형에 대한 잘못된 영향 또는 현재 저체중의 심각성에 대한 지속적인 인식부족.
D. 코딩 시 주의점: 신경성 식욕부진증에 대한 ICD−9−CM 코드는 307.1이며, 하위 유형과 상관없이 부여된다. ICD−10−CM 코드에서는 하위유형이 존재한다.
E. **명시자:**
(F50.01) 제한형: 지난 3개월 동안 폭식이나 제거행동(예: 자기 유발 구토 또는 설사제, 이뇨제, 관장제의 남용)의 재발을 보이지 않음. 이 하위유형은 체중감소가 주로 다이어트, 단식, 과도한 운동으로 인한 것이다.
(F50.02) 폭식/제거형: 지난 3개월 동안 폭식이나 제거행동(예: 자기 유발 구토 또는 설사제, 이뇨제, 관장제의 남용)의 재발을 보임.
F. **다음의 경우 명시할 것:**
부분 관해: 이전에 신경성 식욕부진증의 전체기준(위의 A,B,C)에 충족된 후, 기준A는 일정 기간 충족되지 않았지만, 기준 B 또는 기준 C 중 하나는 여전히 남아 있다.
완전 관해: 이전에는 신경성 식욕부진증의 전체기준에 충족되었는데, 이후 일정기간동안 어떤 기준에도 해당되지 않게 되었다.
G. **현재의 심각도를 지정할 것:**
성인의 경우 현재의 BMI를 기준으로 하고, 아동이나 청소년의 경우 BMI 백분율을 기준으로 한다. 아래의 범주는 성인의 기준이다.
• **경증:** BMI≥17kg/m²
• **중증:** BMI 15~15.99kg/m²
• **중등도:** BMI 16~16.99kg/m²
• **극심:** BMI≤15kg/m²

3. 간호목표

목표는 측정가능하고, 달성을 위한 최종기한을 포함한다.[2)] 신경성 식욕부진증 환자를 위한 공통적인 기대결과 기준은 다음과 같다(최종기한 포함, 예: 퇴원 3주 이내). 환자는~할 것이다.

• 자해를 제한한다.
• 하루 3차례 75% 식사와 2차례 간식으로 식사패턴을 정상화한다.
• 85~90%의 표준체중을 달성한다.
• 신체적 합병증이 없다.
• 2가지 새로운 건강한 식습관을 보인다.
• 개선된 언어적 · 행동적 자기수용을 보인다.
• 섭식장애와 관련된 부적응적인 신념, 생각, 활동을 중

점적으로 다룬다.

- 정신과적 증상(기분, 자존감저하) 치료에 참여시킨다.
- 나이에 어울리는 최소한 하나의 행동과 하나의 관심을 보인다.
- 재발을 방지하기 위한 장기치료에 참여시킨다.

4. 간호계획

계획은 심각한 전해질불균형이나 표준체중의 75% 미만을 겪고 있는 환자의 경우, 즉각적인 안정화(대부분의 경우, 입원병동)를 제공하는 것이다.[3),4)] 입원은 대개 짧고, 제한된 체중회복을 시도하고, 심각한 합병증(전해질불균형과 소아청소년부정맥과 같은), 심각한 정신과적 증상(심한 우울증과 같은)만을 중점적으로 다룬다. 일부 입원환자는 **급식재개증후군**refeeding syndrome(순환계 보충요구가 영양결핍된 심근수용력을 압도함으로써 심혈관허탈을 초래하는 치명적인 합병증)을 경험한다.[3),4)]

일단 환자가 의학적으로 안정되면 심리치료뿐 아니라 개인, 집단, 가족치료도 포함하게 된다.

1. 아래는 섭식장애를 위한 3가지 주요목표이다.
2. 환자의 영양상태를 회복한다.[3),4)]
   a. 신경성 식욕부진증의 경우, 정상범위 내로 체중을 회복하는 것을 의미한다.
   b. 신경성 폭식증의 경우, 균형 잡힌 신진대사 상태를 확보하는 것을 의미한다.
3. 환자의 왜곡된 식이행동을 수정한다.

체중감소와 신체상에 대한 왜곡되고 잘못된 신념을 변화시키는 것을 돕는다.

5. 간호수행

신경성 식욕부진증에 관한 구체적인 중재는 [표 19-1]을 참조한다.

표 19-1 신경성 식욕부진증을 위한 간호중재

간호중재	이론적 근거
1. 환자가 겪고 있는 정서적 · 신체적 어려움을 인정한다.	1. 최우선 과제는 치료적 동맹관계를 형성하는 것이다.
2. 자살사고/자해행동을 평가한다.	2. 정신과적 위기의가능성을 항상 체크한다.
3. 필요한 경우 생리적 지표(활력징후, 전해질 수준)를 모니터 한다.	3. 생명을 위협하는 체중제한과 하제사용이 감시될 필요가 있다.
4. 규칙적으로(배설 후, 마시기/먹기 전 하루 중 동일한 시간) 팬티/속옷 만을 착용하고 환자의 몸무게를 잰다.	4. 체중이 아주 걱정되는 시기이다. 체중증가 단계에서 일련의 프로토콜에 따라 300~500g 증가할 것으로 예상된다. 저체중 환자는 체중측정 전에 음료를 마시거나 옷 속에 무거운 물건을 소지함으로써 체중을 조작하려 할 수도 있다.
5. 음식을 버리거나 하제를 사용하는 것을 방지하기 위하여 식사 동안과 식사 후에 환자를 감시한다.	5. 질병의 증상은 특정행동을 중지하는 것을 어렵게 만든다.
6. 환자의 인식을 평가절하하거나 자극하지 않고, 환자의 왜곡된 이미지/신체상에 대해 과대평가된 생각을 인식한다.	6. 간호사의 인식은 다르다는 솔직한 언급이 힘겨루기를 피하게 하는 데 도움이 된다. 논쟁과 힘겨루기는 환자의 통제욕구를 강화시킨다.
7. 저체중의 나쁜 영향과 결과적으로 손상된 건강에 관해 환자에게 교육한다.	7. 체중증가의 치료목표는 환자가 가장 저항하는 것이다. 정상적인 체중에서 건강증진과 에너지증가의 유익한 점에 초점을 맞춘다.
8. 강점을 확인하기 위해 환자와 함께 노력한다.	8. 환자가 압도당한다고 느낄 때 환자는 자신의 삶을 더 이상 객관적으로 보지 않는다.

1) 급성기 간호

섭식장애 대상자는 중환자실, 관상동맥질환 집중치료병동, 특수섭식장애병동에 입원할 수 있다. 섭식장애 환자가 이러한 병동에 입원하는 경우는 위기상태이다. 간호사는 신뢰를 형성하고 식이패턴을 감시하도록 요구받는다. 체중회복과 체중감시는 질병을 유지하게 하는 왜곡된 생각과 직면하게 한다. 간호사와 다른 의료인은 환경요법, 상담, 건강교육, 투약관리를 제공한다. 특수섭식장애병동과 일반정신과병동에서 환자기밀유지는 체중증가와 치료계획 준수와 연관될 수 있다.

왕립 호주 뉴질랜드 정신과 대학에서는 DSM-5의 권고사항을 통합한 섭식장애 지침을 발표하였다.[8)]

- 영양학, 의학 및 심리학적 측면, 젊은 환자에서의 가족중심요법, 모든 연령층에서의 장기 추적 관찰 등을 전문치료사 주도 하에 수행한다. 또한 매뉴얼기반 심리요법을 고려한 다학제적 치료접근법을 사용해야 한다.
- 진단 및 치료방법에서 문화적으로 고려된 정보를 활용한다.

2) 의사소통 지침

행동치료 입원실 간호사는 1차 간호사 역할과 집단 리더 역할을 동시에 할 수도 있다. 간호사-환자의 치료적 동맹를 수립하고, 자살사고와 같은 급성 정신증상은 즉시 중점적으로 다루어진다.

환자에게 동기를 부여하고, 도움을 구하고 더 건강해지고자 하는 환자의 결심을 이용하는 노력의 과정에서, 간호사는 권위주의와 부모역할 인수를 피해야 한다. 간호사는 치료의 주된 목표 중의 하나(체중증가)가 환자가 두려워하는 바로 그 결과라는 사실을 인식해야 한다.

3) 건강교육과 건강증진

자가간호 활동은 치료계획의 중요한 부분으로, 건설적인 대처기술 습득, 사회기술 개선, 문제해결과 의사결정 기술 개발 등이 있다. 이러한 기술은 치료과정에 초점이 되고, 음식쇼핑하기를 감독하게 된다. 환자들이 목표 체중에 접근할 때, 식당에서 외식하기, 음식 준비하기, 금지음식 먹기로 확장하도록 권장한다.

퇴원계획은 치료에서 중요한 요소이다. 흔히 가족구성원과의 상담을 이용한다. 퇴원계획과정은 독립적인 재정상태의 가능성, 프로그램 지원 신청(필요한 경우), 후속 외래치료뿐 아니라 생활준비, 학업 및 업무계획에 역점을 두고 다루어야 한다.

4) 환경요법

섭식장애를 치료하도록 설계된 병동에 입원한 환자들은 다학제팀에 의해 치료가 제공되고, 다양하게 구성된 프로그램에 참여하게 된다. 섭식장애병동의 환경은 식사의 정상화를 포함한 많은 적응적 행동패턴을 확립하도록 환자를 지원하기 위한 목적 중심으로 구성되어 있다.

고도로 구조화된 환경은 엄격한 식사시간, 선택된 메뉴 지키기, 식사 동안과 이후 관찰, 규칙적인 체중측정을 포함한다. 자기 유발 구토가 없는지 확인하기 위해 식사 후 화장실 출입을 모두 모니터링 하는 철저한 감독을 한다. 면회객 접견 후와 병동 출입 후 화장실 출입도 모니터링할 필요가 있다. 이는 환자가 설사제나 이뇨제 접근과 섭취를 하지 않는지 확인하기 위한 것이다.

치료집단은 간호사와 기타 다학제팀 구성원(특히 영양사)에 의해 지도를 받고, 섭식장애 환자의 문제에 맞추어 적용된다.

5) 정신치료

환자는 다른 문제를 다루기 위해 다양한 방식의 접근으로 여러 가지 치료에 참여될 수 있다.[3),4)] 아래의 치료는 모든 섭식장애에 사용되고 환자의 회복에 초점이 맞추어져 있다.

- **인지행동치료**는 왜곡된 태도와 섭식장애행동을 가져오는 환자의 사고와 인지상의 오류를 감소시키는 데 사용된다. 환자는 인지와 자기감시 행동을 점검하는 새로운 방식을 실천한다.
- **변증법적 행동치료**는 감정조절장애와 연관된 문제를 다루기 위해 적용되는 인지행동치료의 한 형태이다.
- **대인관계 심리치료**는 특별하게 효과적임이 입증되었고, 초점은 적절한 지역공통체적 지원을 찾는 것과 상실감, 신체의 변화, 대인관계갈등, 소외감을 유발할 수 있는 대인관계 스트레스 요인을 해결하는 데 있다.
- **집단치료**는 섭식장애에 내재된 다양한 문제와 관심사를 탐구하는 영역을 제공하는 한편, 소외감을 느끼는 환자에게 지지를 제공한다.
- **가족기반치료(FBT)**는 조기발병과 단기간의 식욕부진에 특히 효과적이다. FBT는 문제를 야기하는 문제적 가족 상호작용을 확인하여 부모가 자녀의 재급식을 지지하도록 한다.

유용한 것으로 알려진 다른 치료에는 동기강화치료, 체중이 안정화된 후의 정신역동 심리치료 등이 있다.[8)] 이러한 치료는 부분입원 프로그램, 지역사회정신보건센터, 정신과 가정건강보호프로그램, 전통적인 외래치료를 포함하는 다양한 환경에서 이루어질 수 있다. 환경에 상관없이, 치료의 목적은 동일하다. 식이습관 정상화와 더불어 체중회복과 환자의 경험을 수용하는 심리적, 대인관계적, 사회적 문제 치료의 시작이다.

간호사와 다른 의료종사자들은 치료조건에 관하여 환

자와 계약을 맺을 수 있다. 예를 들면, 환자와 의료종사자 사이에 협의된 몸무게를 환자가 유지하는 경우에만 외래환자치료가 지속될 수 있다. 만일 환자의 몸무게가 목표 이하로 떨어지면, 환자가 목표 체중을 회복할 때까지 다른 치료가 병행될 수 있다. 환자의 체중이 표준체중의 75% 미만인 환자의 치료에 대한 고도로 구조화된 접근이 필수적이다. 의학적으로 안정된 체중에 도달하기 위해서, 환자에게 매일의 식사계획을 지원하고, 식사일지로 섭취된 식이를 검토하고, 주간 몸무게 측정(주당 2~3회)을 규정하는 것과 같은 기법들이 필수적이다.

가족은 흔히 당황스러운 행동 앞에서 무력감을 느낀다고 호소한다. 예를 들면, 환자는 흔히 칭찬을 긍정적인 것으로 받아들이지 못한다. 환자는 타인의 관심을 얻으려 하지만, 관심을 얻었을 때 조사받는 느낌을 가진다. 환자는 가족이 자신에게 관심을 가지기를 원한다고 표현하지만, 그러한 관심의 표현을 인식하지 못한다.

결과적으로, 가족은 문제가 발생하면 잘못 말하거나 행동할까 하는 긴장감과 그에 따른 부담감을 경험한다. 정신간호사는 가족과 중요한 타인이 개선된 의사소통을 개발하고, 환자에게 편안하게 지지적이 되는 방법을 찾도록 지원하는 중요한 역할을 가지고 있다.

6) 약물학적 치료

Fluoxetine에 관한 많은 연구는 체중유지와 재발방지에 상반된 결과를 보여 주었고, 현재의 자료를 요약하면 fluoxetine은 신경성 식욕부진증을 위한 치료에는 효과적이지 않다.[19] 2세대 항정신병약물인 olanzapine은 체중증가에 긍정적인 영향을 미치고, 인지와 신체상을 개선하는 것으로 문헌에서 점점 더 많이 보고되고 있다.

7) 장기치료

신경성 식욕부진증은 재발을 반복하는 만성적인 질병이다. 회복은 고정된 하나의 결과보다는 과정 속에서의 한 단계로 평가된다. 회복단계에 영향을 미치는 요인으로는 이상적인 체중비율, 자기가치가 체형과 체중에 의해 규정되는 정도, 환자의 개인생활에 존재하는 혼란의 정도를 포함한다. 환자는 정기적인 단기입원, 외래심리치료, 약물학적 중재를 포함하는 장기치료가 필요할 것이다. 개인치료, 집단치료, 부부치료, 가족치료(특히 어린 환자의 경우)의 결합이 식욕부진 환자에게 성공적인 결과를 위한 가장 큰 기회를 제공한다.

퇴원 프로그램의 일부로, 간호사가 환자의 소셜미디어 참여를 탐색해야 한다. 일부 웹사이트의 대중 메시지나 정보는 섭식장애 전 행동을 조성할 수 있다. 치료제공자와 협력하여 사용된다면 "앱" 이용이 회복에 기여할 수 있다.[11]

6. 간호평가

평가과정은 목표에 규정된 결과로 통합된다. 평가는 진행하는 것이고, 계획된 치료목표를 달성하기 위하여 필요하다면 단기목표와 중간목표는 수정된다. 목표는 매일의 지침을 제공하고 적절성이 지속적으로 재평가되어야 한다. 일반적으로 증상회복의 관점에서 보면, 신경성 폭식증의 장기결과가 신경성 식욕부진증보다 더 좋다.

간호과정: 신경성 폭식증

1. 간호사정

신경성 폭식증은 처음에는 신체적으로 또는 정서적으로 정상으로 보일 수 있다. 그들은 흔히 표준체중보다 약간 높거나 낮다. 그러나 평가가 계속되고, 간호사가 추가적인 관찰을 진행해 감에 따라 문제가 분명해진다. 환자가 구토를 유발한다면, 검사에서 환자는 이하선의 부종과 치아부식과 충치를 보일 수 있다. 강박성뿐 아니라 충동성에도 어려움을 보이는 병력이 드러날 수 있다. 가족관계는 혼란스럽고, 보살핌이 결핍되어 있다. 이들의 생활은 불안정과 불편한 대인관계도 반영한다. 환자가 음식, 의복, 보석과 같은 물건의 충동적인 절도 이력을 가지는 것은 드물지 않게 볼 수 있다. 신경성 폭식과 신경성 식욕부진증의 특징에 관한 목록은 [BOX 19-1]을 참조한다.

1) 사정지침

1. 의학적 안정화가 가장 우선시된다. 하제 사용에서 오는 문제는 전해질과 체액불균형 및 심장기능장애이다. 그러므로 철저한 의학적 검사가 꼭 필요하다.
2. 의학적 평가는 철저한 신체검사를 포함한다
   - 전해질수준
   - 혈당치수준
   - 갑상선기능검사
   - 혈액검사
   - 심전도검사
3. 정신과적 동반질환(우울증과 자살이 우려됨) 여부를 위해 정신평가도 권장된다.
4. 동반질환(우울증, 불안, 물질사용)으로 자살사고를 가지고 있는지 항상 묻는다.
5. 이뇨제, 구토, 설사제의 사용 평가 외에 다이어트약, amphetamine, 정력제, 천연식품이라고 주장하는 다이어트 차를 복용하고 있는지 환자에게 묻는다.

사례

나는 고등학교 때 3가지 운동을 하던 선수였으며, 대학에서는 배구를 했다. 어쩌다 폭식과 제거가 시작되었을까? 어떻게 그런 일이 나에게 발생했는가? 나는 부모님의 집에서 수천 칼로리를 먹어 치우기 시작했고, 몰래 화장실에 가서 속을 비웠다. 이 모든 일을 반복하기 시작했다. 대학에 갈 때쯤 여러 패스트푸드 음식점에 가서 치즈버그, 감자튀김, 타코, 밀크쉐이크를 시키곤 했다. 집에 올 때까지 그 모든 것을 다 먹어 버렸다. 집에 들어서는 순간 의도적으로 구토를 했다. 시간이 지남에 따라 악순환 되었다. 나는 내가 하고 있는 짓을 경멸하여, 얼굴의 혈관을 끊고, 눈이 부풀게 하고, 모든 사람을 속이게 되었다. 매번 폭식하고 비우고 하는 짓이 나는 너무 싫었다. 이런 일이 다시 일어나지 않도록 나 자신에게 맹세하였다.

2. 간호진단

신경성 폭식증 환자의 평가는 식이 및 체중조절 행동의 결과 여러 가지 잠재적인 간호진단의 필요성을 드러낼 수 있다. 제거에서 오는 문제가 가장 우선적인 과제이다. 왜냐하면 전해질과 체액불균형 및 심기능이 영향을 받기 때문이다. 일반적인 간호진단으로는 심박출량 감소, 신체상장애, 무력감, 만성적 자존감 저하, 불안, 비효율적 대처(물질남용, 충동적 반응)가 있다.

신경성 폭식증의 진단기준(DSM-5) [5]

A. 반복적인 폭식 에피소드. 폭식의 발현은 아래의 2가지로 특징지어진다.
  1. 일정 시간동안(예: 2시간 이내), 대부분의 사람들이 비슷한 상황에서 비슷한 시간동안 먹는 것보다 훨씬 많은 양의 음식을 먹음
  2. 삽화가 진행되는 동안 먹는 것에 대한 통제 부족감(예: 먹는 것을 멈출 수 없거나 무엇을 또는 얼마나 많이 통제할 수 없다는 느낌)

B. 자기가 유발시키는 구토, 설사제, 이뇨제, 기타 약물의 남용; 단식; 과도한 운동과 같은 체중증가를 방지하기 위한 반복적이고 부적절한 보상행동

C. 3개월 동안 평균적으로 일주일에 1회 이상 폭식과 부적절한 보상행동이 모두 발생

D. 자기평가가 자신의 체형과 체중에 의해 과도하게 영향을 받음

F. **다음의 경우 명시할 것:**
부분관해: 이전에는 신경성 폭식증의 전체기준에 충족되었지만, 이후 일정기간 동안 일부기준만 충족하게 되었다.
완전관해: 이전에는 신경성 폭식증의 전체기준에 충족되었지만, 이후 일정기간 동안 충족되는 기준이 하나도 없게 되었다.

G. **현재의 심각도를 지정할 것:**
성인의 경우 부적절한 보상행동의 빈도를 기준으로 심각도를 결정하고, 심각성의 수준은 임상적 증상과 기능장애를 반영하여 증가될 수 있다.
경증: 부적절한 보상행동 발현, 주당 평균 1~3회
중등도: 부적절한 보상행동 발현, 주당 평균 4~7회
심각: 부적절한 보상행동 발현, 주당 평균 8~13회
극심: 부적절한 보상행동 발현, 주당 평균 14회 이상

3. 간호목표

신경성 폭식증 환자를 위한 유용한 목표기준은 다음과 같다. 목표달성을 위한 적절한 최종기한(예: 퇴원 후 1주 이내에)을 포함한다.

- 폭식/제거 행동을 억제한다.
- 스트레스/불안/수치심(폭식/제거 행동을 유발하는)을 관리하기 위한 새로운 기술을 최소한 2가지 사용한다.
- 전해질균형을 유지한다.
- 자해를 하지 않는다.
- 음식과 관계되지 않는 방식으로 감정을 표현한다.
- 지속적인 치료에 참여하고자 하는 요구를 말로 표현한다.
- 자신의 정체성에 대해서 좋은 느낌이라고 말한다.
- 두 가지 개인적인 강점을 말한다.

4. 간호계획

신경성 폭식증 환자의 입원기준은 [BOX 19-3]의 섭식장애 환자의 입원기준에 포함된다. 신경성 식욕부진

증 환자의 경우처럼, 신경성 폭식증 환자도 위장파열(드뭄), 전해질불균형, 부정맥과 같은 생명을 위협하는 합병증에 대해 치료받을 수 있다. 만일 환자가 급성 자살위험 때문에 입원하게 되면 급성정신과적 증상만이 단기간 집중적으로 다루어진다. 계획에는 후속적인 외래환자치료를 위한 적절한 고려사항도 포함하게 된다.

5. 간호수행

신경성 폭식증 환자를 위한 간호중재 지침은 [표 19-2]를 참조한다.

1) 급성기 간호

의학적으로 위태로운 신경성 폭식증 환자는 포괄적인 치료를 위해 입원된다. 인지행동치료 모델은 아주 효과적이다. 섭식장애를 치료하기 위해 설계된 입원은 폭식과 제거의 순환을 중단시키고, 식습관을 정상화하기 위해 특별하게 구조화되어 있다. 질병을 지속하게 하는 갈등과 체형과 체중에 대한 왜곡된 인지를 검사하면서 치료가 시작된다. 주요우울장애와 물질남용과 같은 동반질환의 치료를 위한 평가도 수행된다. 대부분의 경우 물질의존이 먼저 치료된 후 섭식장애 치료가 실시되어야 한다.

표 19-2 신경성 폭식증을 위한 간호중재

간호중재	이론적 근거
1. 기분과 자살사고/행동 유무를 평가한다.	1. 정서적 조절장애가 폭식행동의 핵심이며, 항상 자기파괴적인 행동의 위험이 있다.
2. 필요에 따라 생리적 지표(활력징후, 전해질 수준)를 모니터 한다.	2. 생명을 위협하는 체중제한과 제거가 감시될 필요가 있다.
3. 필요에 따라 환자의 몸무게를 모니터링 한다.	3. 몸무게 측정 간격은 폭식환자를 위한 병동 프로토콜에 따라 결정된다.
4. 폭식/제거 사이클을 유지하는 기능장애적 사고를 탐색한다.	4. 비판단적 재구성은 왜곡된 생각과 자동적인 행동을 없애거나 통제하도록 한다.
5. 단식은 폭식행동의 지속과 폭식/제거 사이클로 이어질 수 있다는 사실을 환자에게 인식시킨다.	5. 폭식/제거 사이클은 식사제한, 허기, 폭식, 제거행동으로 나타나며, 수치심과 사이클의 반복으로 이어진다.
6. 음식을 버리거나 제거를 방지하기 위하여 식사 동안과 식사 후에 환자를 감시한다.	6. 간호사의 인식은 다르다는 솔직한 언급이 힘겨루기를 피하게 하는 데 도움이 된다. 논쟁과 힘겨루기는 환자의 통제욕구를 강화시킨다.
7. 환자의 인식을 평가절하 시키거나 자극하지 않고 체형에 대한 과대평가된 환자의 생각을 인정한다.	7. 인지행동 접근은 환자가 자신과 신체상에 관한 불합리한 신념을 확인하도록 돕는 데 아주 효과적일 수 있다.
8. 환자에게 생각과 감정에 대한 일지를 쓰도록 권장한다.	8. 일지는 불합리한 생각을 확인하는 정보를 제공할 수 있고, 섭식장애행동 유발요인을 확인할 수 있다. 왜곡된 신념과 생각을 재구성하는 것은 더 건강한 행동으로 이어질 수 있다.

2) 의사소통 지침

신경성 식욕부진 환자와 비교해 보면, 신경성 폭식증 환자의 경우 식이행동이 자아이질적이고, 환자가 원하는 바에 반하는 것이기 때문에 흔히 간호사와의 치료적 라포형성이 더 쉽게 형성될 수 있다. 치료적 라포는 간호사가(다른 다학제팀 구성원들과 함께) 환자가 가지는 왜곡된 신념에 관한 유용한 피드백을 주는 것이 가능하게 해 준다.

신경성 폭식증 환자와 의사소통하는 과정에서, 간호사는 환자가 타인의 인식에 민감하다는 점을 인식할 필요가 있다. 환자는 심한 수치심을 느낄 수 있고, 통제불능의 느낌을 가질 수 있다. 치료적 라포를 형성하는 과정에서 낮은 자존감, 무가치감, 불쾌감(슬픔 또는 불안함)에 공감해야 한다. 간호사는 환자가 폭식이나 제거행동을 보고하지 않을 때 부정적임을 의심할 수 있다. 환자의 주관적인 경험에 대한 포괄적인 이해와 함께 수용, 비판단적 접근이 신뢰감 형성에 도움이 된다.

3) 환경요법

입원환자병동의 고도로 구조화된 환경은 폭식/제거 순환의 차단과 장애적 식습관의 방지라는 주된 목표를 가지고 있다. 제거를 방지하기 위해 식사 동안과 식사 후 관찰, 식이패턴의 정상화, 적절한 운동량의 유지와 같은 중재가 치료에서 빠질 수 없다. 다학제팀은 환자가 더 이상 폭식이나 제거를 지속하지 않을 때 발생하는 정서적, 행동적 문제를 집중적으로 다루기 위한 폭넓은 접근을 사용한다. 폭식/제거 패턴의 차단으로 감정이 드러나게 되고, 검사를 받을 수 있게 된다.

4) 건강교육과 건강증진

건강교육은 섭식장애 뿐 아니라 식사계획의 중요성, 이완기법의 사용, 건강한 식단과 운동의 유지, 대처기술의 실행, 인지왜곡 뿐 아니라 폭식과 제거의 신체적, 정서적 효과에 대한 지식에도 초점을 둔다.

병원에서 퇴원하자마자 환자는 달성된 목표를 유지하는 태도와 인지를 중점적으로 다루고, 질병을 돌보는 정신역동을 다루는 장기치료를 실시한다.

5) 정신치료

인지행동치료는 신경성 폭식증을 위해 가장 효과적인 치료 중의 하나이다. 동반질환인 우울증, 물질남용, 성격장애 때문에 신경성 폭식증 환자는 흔히 여러 가지 치료를 받는다. 체중과 체형에 대한 불합리한 태도와 인지를 다루는 것은 필수적이다. 그러므로 잘못된 인지를 재구성하고, 환자 자신과 신체에 대한 수용적인 태도를 발전시키도록 돕는 것이 치료의 주된 핵심이다. 환자가 폭식증 행동에 탐닉하지 않을 때 자기가치와 해석적 기능의 문제가 더욱 두드러지게 된다.[10]

6) 약물학적 치료

Fluoxetine(Prozac)은 신경성 폭식증의 치료를 위해 식약청(FDA)의 승인을 얻었으며, 이러한 장애의 치료에서 금본위제도the gold standard로 간주되어 왔다. 단독치료 또는 행동치료와의 병행치료 시 폭식과 제거 행동이 현저하게 감소하는 것으로 나타났다. Fluoxetine은 다른 약품에 비해 부작용이 아주 적다. 그러나 선택적 세로토닌 재흡수 억제제(SSIR)로써의 fluoxetine은 자살사고의 위험을 증가시킨다고 기록되어 있다.[19]

6. 간호평가

평가과정은 목표에 규정된 결과로 통합된다. 평가는 진행하는 것이고, 치료목표를 달성하기 위하여 필요하다면 단기목표와 중간목표는 수정된다. 목표는 매일의 지침을 제공하고 적절성이 지속적으로 재평가되어야 한다.

간호과정: 폭식장애

DSM-5에서는 **폭식장애**binge eating disorder가 구체적인 장애로 공식적으로 인정되었다. 폭식장애는 강박적인 과식의 변형이다. 이 진단이 섭식장애로 구별되는지에 대한 상당한 논란이 존재하지만, 치료를 원하는 비만자의 20~30%가 과식의 패턴인 폭식으로 보고된다. 이들은 단기간에 많은 양의 음식을 먹는 반복적인 에피소드가 보고된다. 대개는 폭식 후에 죄책감이나 수치심을 느낀다. 패턴은 신경성 폭식증과 다르지 않다. 하지만 폭식장애는 보상적인 메커니즘(예: 자기 유발 구토나 이뇨제/설사제의 부적절한 사용)이 사용되지 않는다. DSM-5는 폭식장애와 비만을 구분한다. 대부분의 비만인 사람들은 반복성 폭식행위를 보이지 않으며, 주목할 점은 DSM-5는 비만을 정신적 질병에 포함시키지 않는다는 사실이다. 폭식장애는 대개 조울증, 우울장애, 불안장애, 물질사용장애와 같은 정신질환과 동반된다.[6]

과식은 흔히 우울증(즉, 비전형 우울증)의 증상으로 알려진다. 폭식에는 높은 비율의 기분장애와 성격장애가 발견된다. 폭식하는 사람들은 비폭식자들보다 주요 우울장애의 병력이 훨씬 더 빈도가 높다고 보고된다. 또한 폭식은 마음을 진정시키고, 기분을 조절하는 데 도움이 된다고 보고한다. 신경성 폭식증의 경우 다이어트가 거의 항상 폭식에 선행하지만, 비만인 폭식자 사례의 약 50%에서, 폭식 전에 섭취를 제한하는 어떤 시도도 일어나지 않는다.[6] 폭식장애를 위한 효과적인 프로그램은 환자를 위한 보다 적절한 체중이라는 궁극적인 목표를

표 19-3 폭식장애를 위한 간호중재

간호중재	이론적 근거
1. 기분과 심리사회적 요인을 사정한다.	1. 심리사회적 스트레스가 유발요인으로 작용하고, 불쾌감이 자주 수반된다.
2. 다학제팀과 함께 치료목적을 결정한다.	2. 치료의 초점은 주로 체중감소를 동반하거나 또는 동반하지 않는 상태로 폭식을 중단시키는 것이다
3. 영양학적 상담을 제공한다.	3. 폭식자의 약 1/3이 비만이며, 제2유형 당뇨병을 포함하는 심혈관 합병증의 위험에 처해 있다.
4. 심리사회적 치료를 제공한다.	4. 폭식은 심각한 기분장애와 심리사회적 스트레스와 연관된다. 인지행동치료와 변증법적 행동치료를 위한 근거기반치료가 있다.

향해 노력하면서, 섭식장애의 개선과 함께 연관된 기분 변화 과정을 통합해야 한다[표 19-3].[10]

항우울제, 항바이러스제, 기타 약물이 폭식이나 기분 장애의 장기적인 개선에 영향을 미친다고 보고하는 증거가 있다. 행동치료와 약물치료의 병행에 관한 여러 연구는 다양한 결과를 도출하였다. 선택적 세로토닌 재흡수 억제제는 폭식행동을 감소시키는 데 일부 효과를 보였고, 항경련제인 topiramate는 비만 환자에게 약간의 체중감소와 함께 폭식행동의 감소를 보였다.[19]

시뮬레이션: 신경성 식욕부진증

시나리오

나는 섭식장애병동에서 15살 J씨를 만났다. 전 과목 "A"를 받는 학생인 J씨는 키가 170cm이고 몸무게가 40kg이다. 엄마는 의사이고 아빠는 대학교수이며, 오빠는 대학교 축구선수이다. 우리는 점심 후 포커스그룹을 끝마친 날 아침에 미팅을 하기로 계약을 체결하였다.

치료목표

J씨는 자기파괴적인 행동을 하는 대신 적어도 1가지 고통스러운 감정을 직접 표현할 것이다.

학생간호사-환자 상호작용	학생간호사의 느낌	정신건강간호개념
J: "그들은 우리가 모두 가서 토할 거라고 생각해요. 그래서 그들은 우리에게 계속 말을 하게 해요. 마치 그것이 도움이 되는 것처럼."	나는 약간 압도당한 느낌이다. 어디서부터 시작하나? 그녀는 해골처럼 보인다. 사실 나는 항상 내 몸무게로 고생한다.	부정대명사를 명료화clarify해야 한다. 그녀는 "그들"이라는 말을 많이 사용했는데, "직원들"을 의미한다고 생각한다. 지금은 그녀의 감정이 우선한다.
학생: "아주 좌절한 것 같네요."	그녀가 너무 야위어서 무섭다.	반영reflection이 상호작용을 지속시킨다. 이 상황에서 나의 역전이 가능성을 의식하고 있다.
J: "그래요! 때로는 나는 모든 사람에게 이리저리 밀리고, 잡아당겨지는 하나의 젤리 같아요."	내가 이 상황을 이해할 수 있을지 불안한 느낌이 든다. 그녀는 젤리사탕에 비유함으로써 자신이 통제되는 느낌이라고 말한다. 전체 삶이 음식에 관한 것인가?	통제가 핵심 문제처럼 보인다. 자율성 대 수치심과 의심에 대해 재검토하고 있다. 청소년은 정체성 대 역할혼란의 일부로서 Erickson의 모든 초기단계를 다시 맞닥뜨린다는 사실을 나는 기억한다.
학생: "밀리고 당긴다고요?"		재진술restatement을 통해 그녀와 똑같은 단어를 사용함으로써 정말로 경청하고 있다는 것을 J에게 보여 주려고 한다.
J: "우리 가족에 속해 있다고 생각해 보세요. 최고에 있지 않으면 못 견딜 거예요."	그녀의 이야기 속으로 빨려 들어가는 느낌이다.	어떻게 하면 그녀에게 최고의 정서적 영향을 전달할까: 성취 또는 그녀의 가족에 머물기.
학생: "모든 것에서 남보다 뛰어나야 한다는 압박감을 많이 느끼는군요?"	여기서 나는 불확실함을 느낀다. 아마 먼저 가족 부분에 집중했어야 한다. 가족 문제로 다시 돌아갈 수 있기를 바란다.	나는 다시 재진술restate을 했다. 사랑과 소속이 자존감 욕구에 선행한다. 그럼에도 불구하고, 그녀 자신을 위해 목표를 얼마나 높게 설정하는지에 대한 나의 직접적인 질문으로 추가적으로 평가할 필요가 있을까? 만약 그녀가 자신을 계속적인 실패자로 보고, 음식이 자신이 통제할 수 있는 유일한 영역이 되면, 그 절망감, 심지어는 자살도 가능하게 된다.
J: "우리 엄마는 '얘야, 있는 그대로의 네가 되어라.'라고 말하곤 해요. 하지만, 진짜 의미는 '가능한 한 전과목 A를 받고, 오빠가 하는 것처럼 가족을 자랑스럽게 만들어'라는 뜻이에요."	그녀의 전과목 "A"를 보고 약간 겁먹은 느낌이다. 그녀는 내가 공부하는 것보다 더 많이 성취한다. 왜 그것이 충분하지 않지? 그녀가 충분히 좋은 기분을 결코 느끼지 않는다는 사실에 슬픈 기분이다.	
학생: "어떻게 해도 당신은 결코 좋게 느껴지지 않는군요." 그녀에게로 몸을 기울이면서 걱정스런 표정을 한다.		나는 그녀의 감정을 반영한다. 비언어적인 행동으로 감정이입empathy을 전달하고 싶다.
J: "그래요, 맞아요." 눈에 눈물이 가득하다. 그녀가 울도록 잠시 기다린다.	그녀를 위로하고 싶지만 스스로를 자제했다. 그녀가 지금은 좌절과 슬픔을 느끼도록 내버려 둔다.	어떤 사람이 울 때, 감정은 겉모습과 아주 가깝다. 위로의 말을 하는 것은 그녀의 감정을 누르는 데 도움이 될 수 있다. 감정을 직접 표현하는 것이 음식으로 감정을 전치displace하는 것보다 훨씬 더 건강하다.
J: 울면서, "제가 실제로 울어 본 게 얼마나 오래되었는지 알 수 없어요."	그녀가 감정의 일부를 꺼낼 수 있고, 나와 함께 그렇게 하면서 편안함을 느껴서 나는 기쁘다.	
학생: "우는 것은 나쁜 것이 아니에요."		나는 간접적인 질문을 한다. 아마도 그녀는 자신의 고통스러운 감정의 일부를 표출하고, 그것이 괜찮다는 것을 알 것이다.

시뮬레이션: 신경성 식욕부진증 (계속)

학생간호사-환자 상호작용	학생간호사의 느낌	정신건강간호개념
J: "우리 가족 내에서는 그렇게 되지 않아요."	그녀의 가족으로부터 느끼는 압박감을 결코 떨치지 못하는 것처럼 보인다. 어떤 면에서는 나도 내 가족이 내가 계속해서 부지런히 일하기를 원하는 방식과 비슷해서 그것을 이해한다. 내가 만일 실패한다면 가족을 정말 실망시킬 것처럼 느낀다.	가족 주제가 그녀의 생각에 가득 찬다.
학생: "그런데도 여전히 다른 사람과는 조금 다르게 느끼고 행동하지 않을까요?"	J가 정말로 진전을 보였다고 생각하고 우리가 대화할 다음단계를 위한 토대를 마련할 수 있다고 느낀다. 나는 그녀가 더 희망적이라고 느낀다.	다시 간접적인 질문으로 J가 심문받는 느낌 없이 생각해 보도록 한다. 정체성 대 역할혼란의 작용은 분리의 역할과 자신을 가족과 구별하는 개인화를 의미한다.
J: "그럴지도 모르지만, 그런 식으로 생각해 본 적이 없었어요." 내가 건네는 티슈를 집어 들고 생각에 잠기는 것처럼 보였다.		나는 이것을 간호사에게 보고하고 그녀가 울 수 있다는 사실에 대해 차트를 작성할 것이다.

근거기반실무 Evidence-Based Practice 18),24)

문제 47세 남성이 체중감소를 촉진하기 위한 비만대사수술bariatric surgery을 받은 후 외과병동에 있다. 간호사가 15mL의 투명한 액체로 된 첫 식사 쟁반을 가지고 온다. 환자는 충격을 받은 것처럼 보였고, 좌절해서 목소리를 높였다. "이것은 내가 기대했던 것이 아니에요. 음식을 가져다주세요." 간호사는 앉아서 이야기 하면서, 수술 전 날까지 많은 양을 폭식했었고, 수술 후 현격한 생활방식의 변화에 대비할 영양수업이나 상담을 받지 않았다는 사실을 알았다.

EBP 평가

A. **당신은 이번 경험을 통해 무엇을 알게 되었는가?**
환자는 비만대사수술 후의 변화에 대하여 심리적으로 준비가 되어 있지 않거나, 교육이 부족할 수 있다. 폭식은 학습된 습관, 신진대사 또는 의학적 문제, 과거의 트라우마나 스트레스에 대한 반응의 결과일 수 있다. 변화가 어렵고 당황스러울 수 있다. 비만인 사람들은 편견과 낙인을 경험한다.

B. **문헌에서는 무엇이라고 하는가?**
프로토콜에 따라, 환자가 정신과적 평가를 받아야 하고, 수술 전에 식단이나 기타 생활양식의 변화를 통하여 체중을 감량함으로써 준비되어야 한다고 말한다. 비만은 대부분의 경우 과식 외에 다양한 요인이 있다. 비만이 심한 사람은 수술 이외의 다른 방법으로는 체중을 줄일 수 없을 수도 있다.

C. **환자는 원하는 것은 무엇인가?**
환자는 기분이 더 나아지기를 원하기는 하지만 평소의 양을 먹지 못하면 아주 불편해 한다. 환자는 체중을 줄이고 더 건강해 지기를 원하지만 고통스러워한다. 환자는 수술합병증을 일으킬 수 있는 음식을 요구하고 있다.

계획 간호사는 의사와 선임에게 환자의 반응을 보고한다. 그는 환자를 간호하고 건강교육을 제공하기 위해 환자와 함께 앉는다. 초기 적응 단계 동안 간호사가 항상 교대로 환자와 함께 머문다. 치료적 지지를 제공받기 위한 사회적 서비스를 알려 준다. 프로그램에 참여하지 못해 수술 전에 얻지 못한 교육을 제공하기 위해 영양사가 환자와 함께하기 시작한다. 필요한 경우 간호사는 수시로 진정제를 복용시킨다.

QSEN 사전지식, 기술 및 태도(KSAs)

안전: 수술합병증을 방지하기 위하여 정신이 혼미한 환자와 함께 머무르기
팀워크와 협업: 간호사, 외과의사, 감독관, 사회복지사, 영양사, 환자와의 협의

핵심요약

- 많은 이론적 모델이 섭식장애의 위험요인을 설명하는 데 도움이 된다.
- 신경생물학 이론은 섭식장애, 우울증, 신경내분비 이상 사이의 관련성을 확인한다.
- 심리학 이론은 신경성 식욕부진과 정서 불안정, 신경성 폭식증과 부적절한 충동조절을 탐구하지만, 이들이 섭식장애의 원인이라고 간주되지는 않는다.
- 유전적 이론은 섭식장애에 이환될 수 있는 취약성의 존재를 전제로 한다.
- 사회문화적 모델은 날씬함에 대한 사회적 통념과 이상적인 여성역할모델을 모두 다룬다.
- 가족은 치료과정에서 중요한 협력자로 기능한다.
- 신경성 식욕부진증은 심각한 저체중을 포함한 생명을 위협할 수 있는 장애이다(저혈압, 서맥, 저체온, 탈수현상, 저칼륨혈증과 부정맥).
- 위기상태로 입원한 환자의 급성기 간호 시 광범위한 사정과 자살사고와 같은 급성 전신과적 증상을 즉각적으로 다룬다.
- 장기치료는 외래환자 기준으로 제공되며, 환자가 건강한 체중을 유지하는 데 도움이 되는 것을 목표로 한다. 개인치료, 가족치료, 집단치료, 정신약물학, 식이상담과 같은 치료방법을 포함한다.
- 신경성 폭식증 환자는 보통 정상체중 범위 내에 있지만, 일부는 표준체중을 약간 밑돌거나 웃돈다.

- 신경성 폭식증 환자는 이하선의 부종, 치아부식, 충치를 보일 수 있다(환자가 구토를 유도하는 경우).
- 급성기 입원치료는 위장파열(드물다), 전해질불균형, 심부정맥과 같은 생명을 위협하는 합병증치료를 위해 이루어지며, 대부분의 경우 물질의존이 치료된 후 섭식장애가 치료된다.
- 신경성 폭식증 환자를 위한 주요 간호목표는 폭식/제거의 순환을 중단하고 왜곡된 섭식행동을 예방하는 것이다.
- 폭식자는 비폭식자들보다 주요우울장애 병력이 훨씬 더 많다고 보고된다.
- 비만 폭식자를 위한 효과적인 치료는 섭식장애의 교정, 우울증상의 개선, 적절한 체중의 달성을 통합한다.

참고문헌

1) Academy for Eating Disorders (AED). (2014). *Eating disorders: critical points for early recognition and medical risk management in the care of individuals with eating disorders* (3rd ed.). Academy for Eating Disorders (AED). http://www.aedweb.org/index.php/education/eating-disorder-information/eating-disorder-information-3.
2) American Nurses Association, American Psychiatric Nurses Association, & International Society of Psychiatric-Mental Health Nurses. (2014). *Psychiatric-mental health nursing: scope and standards of practice.* Silver Springs, Md: APA.
3) American Psychiatric Association. (2006). *Practice guidelines for the treatment of patients with eating disorders* (3rd ed.). Arlington, Va: APA.
4) American Psychiatric Association. (2012). *Guideline watch for the treatment of patients with eating disorders.* Arlington, Va: APA.
5) American Psychiatric Association. (2013). *Diagnostic and statistical manual of disorders* (5th ed.). Washington, DC: APA.
6) American Psychiatric Association. (2013). *Diagnostic and statistical manual of mental disorders (DSM-5)* (5th ed.). Arlington, Va: APA.
7) Bailer, U.F., & Kaye, W.H. (2011). Serotonin: imaging findings in eating disorders. *Current Topics in Behavioral Neurosciences, 6,* 59-79.
8) Bernstein, B.E., & Pataki, C. (2016). Anorexia nervosa treatment and management. http://emedicine.medscape.com/article/912187-treatment.
9) Black, D.W., & Andreasen, N.C. (2014). *Introductory textbook of psychiatry* (6th ed.). Washington, DC: American Psychiatric Publishing.
10) Fairburn, C.G. (2008). *Cognitive behavior therapy and eating disorders.* New York: Guilford Press.
11) Fairburn, C.G., & Rothwell, E.R. (2015). Apps and eating disorders: A systematic clinical appraisal. *International Journal of Eating Disorders, 48*(7), 1038-1046.
12) Hamilton, G., Cullar, L., & Elenback, R. (2015). Eating disorder hope: anorexia nervosa-highest mortality rate of any mental disorder: why? http://www.eatingdisorderhope.com/information/anorexia/anorexia-nervosa-highest-mortality-rate-of-any-mental-disorder-why.
13) Hudson, J.I., Hiripi, E., Harrison, G.P., et al. (2007). The prevalence and correlates of eating disorders in the national comorbidity survey replication. *Biological Psychiatry, 61,* 348-358.
14) Kaye, W.H., Bulik, C.M., Plotnicov, K., et al. (2008). The genetics of anorexia nervosa collaborative study: methods and sample description. *International Journal of Eating Disorders, 41*(4), 289-300.
15) Kostro, K., Lerman, J.B., & Attia, E. (2014). The current status of suicide and self-injury in eating disorders: a narrative review. *Journal of Eating Disorders, 2*(19), 1-9.
16) Le Grange, D., Lock, J., Loeb, K., et al. (2010). Academy for eating disorders position paper: the role of the family in eating disorders. *International Journal of Eating Disorders, 43*(1), 1-5.
17) Mangweth-Matzek, B., Hoek, H.W., Rupp, C.I., et al. (2014). Prevalence of eating disorders in middle-aged women. *International Journal of Eating Disorders, 47*(3), 320-324.
18) Mayo Clinic. (1998-2015). *Gastric bypass surgery* [website]. Retrieved from: http://www.mayoclinic.org/tests-procedures/bariatric-surgery/basics/how-you-prepare/PRC-20019138
19) Mitchell, J.E., Roerig, J., & Steffen, K. (2013). Biological therapies for eating disorders. *International Journal of Eating Disorders, 46*(5), 470-477.
20) Sadock, B.J., Sadock, V.A., & Ruiz, P. (2015). *Kaplan and Sadock's synopsis of psychiatry* (11th ed.). Philadelphia: Wolters Kluwer/Lippincott Williams & Wilkins.
21) Smink, F.R., van Hoeken, D., & Hoek, H.W. (2013). Epidemiology, course and outcome of eating disorders. *Current Opinion in Psychiatry, 26*(6), 543-548.
22) Thornton, L.M., Mazzeo, S.E., & Bulik, C.M. (2011). The heritability of eating disorders: methods and current findings. *Current Topics in Behavioral Neuroscience, 6,* 141-156.
23) Trace, S.E., Thornton, L.M., Runfola, C.D., et al. (2012). Sleep problems are associated with binge eating in women. *International Journal of Eating Disorders, 45*(5), 695-703.
24) University of California Los Angeles Center for Obesity and Metabolic Health (COMET). (2015). *Post bariatric surgery guidelines.* Retrieved from: http://bariatrics.ucla.edu/workfiles/UCLA-Bariatric-postoperative-diet-instructions.pdf
25) Wade, T.D., Gordon, S., Medland, S., et al. (2013). Genetic variants associated with disordered eating. *International Journal of Eating Disorders, 46*(6), 594-608.
26) Walsh, B.T. (2013). The enigmatic persistence of anorexia nervosa. *American Journal of Psychiatry, 170*(5), 477-484.

CHAPTER 20

아동 및 청소년
Children and Adolescents

Susan L. Frost, Chyllia D. Fosbre, Elizabeth M. Varcarolis

학습목표

1. 아동 및 청소년의 발달이론을 이해한다.
2. QSEN 정신질환을 진단받은 아동 및 청소년을 위한 환자중심 전인간호에 대해 이해한다(근거기반실무).
3. QSEN 아동과 청소년의 안전이 우려되는 정신질환의 증상을 설명한다.
4. QSEN 미성년 환자를 돌볼 때 직원, 가족, 부모 등과의 팀워크와 협업이 요구되는 상황을 설명한다(팀워크 및 협업).
5. QSEN 자폐스펙스럼장애 혹은 주의력결핍/과잉행동장애 아동의 정신적, 신체적 요구를 평가하고 근거기반실무를 적용하여 간호중재를 계획한다(근거기반실무).

주요개념: 회복력[25)]

많은 아동과 청소년은 가난, 노숙, 방임, 신체적 혹은 성적 학대, 자연재해, 신체 혹은 정신질환을 가진 부모, 물질남용, 위험한 이웃, 기타 외상 등 위협 속에서 성장한다. 이러한 아동은 정서적 또는 육체적 질병에 걸릴 위험이 더 높은 것으로 여겨진다. 회복력이 있는 사람은 외상이나 스트레스원에서 더 자유로운 경향이 있다. 회복력은 주로 부모나 수위 시시사의 지원과 이전의 위기 경험을 통한 성공적인 변화로 강화된다. 회복력이 있는 사람은 또한 더 나은 자원과 양육을 받으며, 신경학적으로 스트레스에 덜 취약할 수 있다. 대부분 아동은 필요한 지지만 제공하면 회복력을 개발할 수 있다.

1. 서론

아동과 청소년은 서로 다른 가정 및 사회환경에서 자라므로 그에 따른 유전적, 신경생물학적 특성과 더불어 다양한 재능과 기질을 갖게 된다. 따라서 모든 아동은 다 다르며, 어떤 장애라도 모든 아동이 동일하지 않다.[56)] 증상 군은 의학 및 정신진단을 위해 사정되지만, 간호계획은 각각의 아동과 청소년 개별성에 맞출 때 가장 효과적이다. 정신건강문제를 가진 아동과 청소년은 가장 우선적으로 고려되어야 한다.

2. 유병률과 동반질환

미국인의 50%는 일생 중에 정신질환진단 기준에 맞닥뜨릴 수 있다. 첫 번째 발병은 어린 시절이나 사춘기 초반에 일어날 가능성이 높다.[38)] 미국 내 9~21세의 21%에 해당하는 약 4백만 명은 심각한 정신질환을 앓고 있다. 또한 젊은 사람들의 1/5만이 필수 정신건강관리를 받는다. 치료를 받지 않은 정신질환은 추후 더 심각한 합병증으로 이어진다. 심각한 합병증 중 하나는 자살이며, 자살은 15~24세 사이의 세 번째 주요 사망원인이다. 이 연령대에서는 암, 심장질환, 후천성 면역결핍 증후군, 선척적 결함, 뇌졸증, 폐렴, 인플루엔자, 만성 폐질환보다 더 많은 수가 자살로 사망한다(NAMI, 2016). 관리를 받기 어렵게 하는 장애는 낙인, 자원 및 자금 부족, 공급자 부족 등이다.[17)]

정신질환 아동은 종종 두 개 이상의 진단기준을 충족한다. 예를 들어, 주의력결핍 과잉행동장애(ADHD)의 경우, 청소년 조울증 동반이환율은 60~90%이며, 적대적 반항장애 60~70%, 학습장애 40% 그리고 품행장애는 20~25%이다. 품행장애는 추후 물질남용장애 및 기분장애와 관련이 있다.[8)]

3. 이론

아동의 정신병리학적 취약성은 생물학적, 정신적, 유전적 그리고 환경적 변수 사이의 복잡한 상호작용의 결과이다. 어린 아동들은 큰 아동들보다 진단하기 더 어렵다. 왜냐하면 정상과 비정상 행동 사이의 경계선이 덜 분명하고 말로써 자신을 표현할 수 없기 때문이다. 따라서 취학연령까지 중재가 지연될 수 있으며 증상이 더욱 분명해질 수도 있다.

1) 유전적 요인

유전적 인자들은 어린 시절 노출되는 자폐증, 양극성장애, 조현병, ADHD, 지적 발달장애를 포함한 많은 정신질환과 관련이 있다. ADHD를 앓고 있는 아동의 약 30~40%는 가족구성원이 이 장애를 가진 것으로 알려졌다.[19] 자폐증을 유발하는 것으로 식별된 유전자가 없음에도 불구하고 자폐증 스펙트럼장애와 유전적 돌연변이는 연관이 있다.[4] 새로운 분자 생물학 기술을 사용하는 연구원들은 조현병과 지적장애와 관련이 있는 유사한 돌연변이 유전자를 자폐증 스펙트럼 아동에게서 발견하였다. 이러한 돌연변이 유전자는 게놈지도의 여러 영역에서 발견된다.[43]

기질temperament, 환경의 요구에 대처하기 위해 습관적으로 사용되는 행동방식은 유전적으로 결정되는 것으로 여기지만, 이는 부모-자녀 관계에 의해 변할 수 있다. 까다로운 기질의 아동일 경우, 양육자가 아동에게 긍정적으로 반응할 수 없다면, 불안정한 애착, 발달장애 그리고 정신질환의 위험이 커진다. 아동을 포함한 개인은 그들의 독특한 기질에 따라 같은 상황에서 다양하게 반응한다. 예를 들어, 크고 시끄러운 가정에서도 몇몇 아동은 잘 성장하며 환경을 즐기는 반면, 다른 아동은 과도한 자극을 피하기 위해 고립될 수도 있다.

2) 신경생물학적 요인

성인처럼, 아동의 정신병리학적 질환에서 신경전달물질의 변화를 발견할 수 있다. 예를 들어, 부적절한 노르에피네프린과 세로토닌의 수치는 우울증 및 자살과 관련이 있다. ADHD의 경우, 영향을 받은 신경전달물질은 ADHD 증상의 하위유형과 관련이 있는 것으로 보인다. 주의력결핍유형은 노르에피네프린 전달유전자가 영향을 받고, 과잉충동장애유형은 도파민 전달유전자의 변화가 있다. 두 유형이 결합된 아동은 콜린 전달유전자가 영향을 받는다. 자극제는 도파민에 영향을 주는 경향이 있는 반면, atomoxetine(Strattera) 같은 비자극제는 노르에피네프린에 영향을 주며, 세로토닌 수준은 충동조절과 공격성의 요인이 된다.[24]

3) 환경요인

환경요인은 아동과 청소년에게 스트레스를 유발하고 특히, 학대나 방임은 아동의 정신병리학적 질환의 위험을 증가시킨다.[39] 어린 시절의 중요한 발달기간 동안 뇌는 형태를 만들기가 쉬운(잘 변하는, 형성할 수 있는) 상태이며, 뉴런 사슬이 빠르게 연결된다. 이러한 연결은 아동에게 세상이 좋고 안전하다거나 또는 두렵고 예측 불가하다는 것을 말해주는 환경적 정보를 기반으로 한다. 또한 초기 연결은 아동의 삶에 대한 생각과 행동을 안내할 수 있다. 부부간의 불화, 부모의 정신질환, 학대 그리고 입양과 같은 외상성 사건은 정신질환을 유발할 수 있다. 아동기 유해체험연구에 따르면, 부정적인 사건의 수가 많을수록 정신적, 육체적 문제가 발생할 확률이 높아지는데, 불안, 우울증, 적대적 반항장애, ADHD등이 포함된다.[23]

회복력이 좋은 아동과 청소년은 양육자와 강한 유대감을 지니는 경향이 있고, 적응적 기질과 문제해결능력을 가진다. 스트레스 상황에서의 성공경험은 회복력을 증진시킨다.[28]

4. 정신건강사정

아동과 청소년대상 정신건강사정은 성인대상 자료와 유사하지만, 다른 점도 있다. 중요한 차이는 발달수준, 건강사정을 위한 기법 및 부모의 참여이며, 수집된 자료의 양과 종류는 제시되는 문제에 따라 설정된다. 간호사는 환자와 처음으로 접촉하게 되는 의료 및 건강관리전문가로 현존하는 의학 및 발달문제, 가족력, 신체검진 그리고 정신건강상태평가를 포함한 전체적인 사정을 한다. 청소년은 물질남용, 성행위, 우울증, 자살생각을 주의 깊게 살핀다. 또한 환자의 대답과 표현에 따라 추가적인 세부사항과 정신적 사정영역을 탐색하며, 강화된 방어기제 및 발달 정도를 사정한다.[7] 6세 이하의 유아 및 아동에게 자주 사용되는 평가도구로는 Denver II 발달검사가 있다.

정보수집방법에는 인터뷰, 선별검사, 테스트(신경학적, 정신적, 지능), 관찰 및 아동 · 청소년과의 상호작용이 있다. 어린아동들은 간호제공자나 부모가 평가하며, 그들의 나이와 의사소통능력에 맞게 한다. 또한 선생님도 통찰력을 제공하거나 설문지 작성을 할 수 있다. 그림, 게임 그리고 인형이나 소꿉놀이 등을 이용한 대화형 놀이가 아동들에게서 정보를 얻는 데 도움이 된다. 아동들은 집이나 학교, 활동 그룹 내에서 문제를 직접 공개하는 것을 두려워할 수 있으며, 아동들의 생각은 문자 그대로이며, 구체적 사고를 한다는 것을 기억하는 것은 중요하다. 간호사나 간호전문가가 위협적이지 않은 방법인 놀이치료를 통해 정보를 얻고 부모, 형제 또는 양육자와의 상호작용을 관찰하는 것도 중요한 사정자료가 될 수 있다. 아동이나 청소년은 학대에 대해 표현할 기회가 제공될 수 있도록 면접관 하고만 따로 시간을 보낸다[BOX 20-1].

5. 임상적 특징 및 간호과정

DSM-5에 포함된 장애들 중, 성인기의 주요 장애는 해당 챕터에서 자세히 다루고 있다. 이 장에서는 아동 및 청소년에 해당되는 장애를 위주로 간단하게 소개하였다.

BOX 20-1 아동 • 청소년 정신상태 사정

일반적 외형
- 키와 몸무게
- 전반적 건강 및 영양
- 복장과 몸치장
- 뚜렷한 특징
- 몸짓과 버릇
- 연령대보다 어리거나 나이가 많아 보이는 행동

행동수준
- 과잉행동 혹은 과소행동
- 틱, 신체 움직임
- 자위 또는 자가안위 행동(엄지 손가락을 빨거나, 귀 혹은 머리카락을 잡아 당기는 것, 자위, 흔들기)

말
- 속도, 리듬, 억양, 음색
- 나이에 어울리는 어휘와 문법
- 함구, 주저함, 수다
- 발음의 정확도 문제
- 특이한 특성(대명사의 반전, 반향, 성별의 혼동, 신어조작증)

조정 혹은 운동 기능
- 자세, 걸음걸이, 균형
- 대근육 및 소근육 운동
- 글 쓰기 및 그림 그리는 기술
- 특이한 특성(이상한 자세, 신나거나, 자신을 억제, 발끝으로 걷는 동작, 손으로 펄럭이기)

정서
- 우세한 감정표현 및 표정
- 상황에 맞는 느낌
- 감정의 범위와 강도
- 특이한 특성(무감동, 억제, 적대적 행동, 지나치게 감정적)

매너관련
- 눈맞춤
- 양육자와 떨어질 수 있는 능력, 독립적
- 면접자 또는 타인에 대한 태도, 사회적 상호관계
- 면접 동안의 행동(인내심, 충동, 공격성, 재미있게 놀 수 있는 능력, 좌절수준)

지적 기능
- 일반적인 정보저장
- 소통능력(지시를 따르고 질문에 대답)
- 기억
- 창의력, 유머
- 학습 및 문제해결
- 양심(옳고 그름에 대한 감각, 한계 수용)

사고과정 및 내용
- 지남력
- 주의력 지속시간
- 자기개념 및 신체이미지
- 환상과 꿈
- 방어기제
- 지각왜곡(환각, 환상, 특이한 생각)
- 성 역할, 성정체성

놀이특성
- 나이에 맞는 장난감을 적절히 사용하고 또래와 논다
- 놀이테마
- 상상력과 가상놀이
- 역할 및 성별 놀이
- 또래와의 관계(공감, 공유, 차례를 기다리는 것, 친한 친구)

1) 신경발달장애: 지적장애

(1) 임상적 특징

지적장애는 경도, 중등도, 고도, 최고도로 분류되며, 원인으로는 유전적 요인(테이-삭스병, 취약 X염색체 증후군, 뇌성마비), 초기 배아기의 발달변형(다운증후군, 태아알코올증후군, 수두증), 임신과 출산문제(태아 영양실조, 미숙아, 산모나이, 저산소증, 감염), 외상과 중독 등의 요소를 포함한다.[27]

경도 지적장애는 사례의 85%를 차지하며, 이들은 아주 적은 감각운동장애가를 가지고 의사소통과 사회적 기술을 발달시키므로, 정상적인 지능을 가진 아동들과 구분이 잘 안될 수도 있다. 이들은 자가간호를 할 수 있으며, 직업훈련과 독립적인 생활을 할 수도 있다. 개념적 영역은 초등학교 중간 수준이지만, 이들 중 절반이상이 가정을 꾸리고 결혼하며 아이를 갖는다.[3),46)]

중등도 지적장애는 사례의 10%를 차지하며, 이들은 의사소통, 사회적, 학업적 발달이 느리다. 개념적 영역은 초등학교 수준이며 일반적으로 1학년에서 3학년수준의 읽기가 가능하다. 일상생활 수행이 가능함에도 불구하고 개념적 작업을 위해 지속적인 지원이 필요하다. 그들은 장기적으로 친밀한 관계를 맺고 친구가 될 수 있지만, 사회적 관계를 정확하게 해석하지 못할 수 있다. 고용 및 교통 그리고 자산관리기술 같은 분야는 지원이 필요하다.[3),46)]

고도 지적장애는 사례의 3~4%를 차지한다. 언어발달이 지연되거나 글자를 이해하지 못할 수 있고, 종종 한 단어구문만을 사용한다. 이들은 일상생활기술에 대한 도움을 필요로 하며, 도움을 받아 간단한 작업을 수행할 수 있고, 많은 지원과 관찰 가능한 생활환경이 필요하다. 일반적으로, 이들은 결혼을 하지 않거나 아동을 갖지 않고 수명이 짧다. 또한 자해와 같은 유해한 행동이 있을 수 있다.[3),46)]

최고도 지적장애는 사례의1~2%를 차지한다. 이들 대부분 말을 못하고 읽는 법을 배우지 않는다. 이들 중 몇몇은 옷 입는 것과 같은 간 단한 일을 배울 수 있지만, 감각 및 신체적 손상을 겪는 경향이 있으므로 의료기기를 필요로 하고 기능지원을 위한 지속적 관찰이 요구된다. 이들의 평균수명은 대개 4~20년 사이로 상당히 감소한다.[3),46)]

(2) 간호과정

① 간호사정

과거에는 이러한 장애의 심각도가 IQ 20~69미만으로 구분되었다. DSM-5에서는 3개의 영역-개념(학업, 언어), 사회적(타인과의 상호작용) 및 행동적(자가간호 및 관리능력)영역에서 중증도를 구분하였다.

② 간호진단

고도 지적장애의 경우, 작은 키와 아몬드 모양의 눈처럼 신체적 특징은 분명하지만, 경도의 경우는 뚜렷한 신체적 특징이 없을 수 있다. 지적장애는 산모의 나이, 물질노출 또는 태아 근육이완과 같은 위험인자가 존재할 때 평가된다. 혈액 및 DNA 검사, 두뇌검사, IQ 검사는 일반적인 발달단계를 충족하지 못할 수 있으므로 진단을 지지할 수 있다.

③ 간호수행

개인과 가족은 도움이 되는 상담이 필요하다. 학교는 장애인 전용 교육프로그램을 제공하여야 한다. 학업 및 사회적 능력을 위해 약물치료뿐 아니라 작업치료 및 행동치료도 필요하다.

> **사례: 지적장애**
> 2학년인 8세 남자아동은 반 친구들에 비해 유독 작으며, 읽기 이해력이 부족하고 사회적 기술이 지체되어 1년을 유급했다. 처음에는 ADHD 와 학습장애로 진단받았지만, 부모와 상담 후 아동의 지적장애가 태아알코올증후군 때문이라는 의심이 들었다. 작은 키, 넓은 미간, 작은 머리둘레를 포함한 그의 신체적 특징도 이 진단을 뒷받침한다.

2) 의사소통장애

(1) 임상적 특징

이러한 장애는 언어, 말, 소통의 결핍을 포함하며, 아동이 속한 문화 및 언어의 문맥을 고려해서 사정한다.[3)] 아동기 유창성장애(말더듬이)는 보통 6세 이전에 발생하며 문제가 있는 단어를 피하기 위한 단어치환을 사용하는 특징을 보인다. 말을 하는 것이 아동에게 신체적 긴장과 불안감을 유발하고 증상을 악화시킬 수 있다. 말을 더듬는 아동들은 놀림을 당하거나 괴롭힘을 당할 수 있고 교실에서 말하는데 어려움을 겪으며, 자존감과 사회화 문제를 야기한다.

(2) 간호과정: 간호사정, 진단 및 수행

언어지연 및 이상은 부모, 의료인 혹은 학교 선생님에 의해 발견된다. 언어치료사 혹은 학교 정신전문가가 부모, 의료인 혹은 선생님에 의해 의뢰된다. 이 전문가들은 다양한 의사소통장애를 구분하기 위한 훈련을 받는다. 언어치료는 종종 몇 년 동안, 학교나 개인공간에서 이루어진다. 의사소통장애와 왕따를 포함한 학업 및 사회적 문제로 지지 상담이 필요할 수 있다.

3) 자폐스펙트럼장애

(1) 임상적 특징

자폐스펙트럼장애autism spectrum disorder, ASD(이전의 자폐증, 아스퍼거 증후군, 전반적 발달장애)는 행동, 관심사 또는 활동의 반복적인 패턴뿐 아니라 사회적 상호작용 및 의사소통에 결함을 나타낸다. 빙글빙글 돌거나, 비뚤어진 이상한 자세로 걷거나, 퍼덕거리거나 흔드는 등의 행동을 보인다. 보통은 머리를 때리고 물어뜯는 것처럼 자기자극에서 자해로 발전할 수 있다. 이런 장애를 가진 아동과 성인은 특정 주제에 집중하는 경향이 있다. 그들은 자신이 선호하는 관심사에 대해 엄청난 양의 지식을 얻을 수도 있지만, 대부분 다른 학문적 영역과 생활영역에서는 지체된다. 처음 질병을 알아차리게 되는 주요증상은 사회적 상호작용에 대한 관심부족이다. 장애를 가진 아동은 부모와 몇몇 가까운 지인들 외에는 신체적 애정과 접촉을 싫어하는 경우가 많고 외톨이이며, 일상에서 일탈 시 매우 화를 내는 경향이 있다.[11]

자폐스펙트럼장애의 심각성은 기능적 능력에 따라 분류된다. 수준 1에서는 눈에 띄는 사회적 결핍이 있지만, 언어와 말은 정상이다. 활동전환에 어려움을 겪으며, 조작하고 계획하는 것이 어렵다. 수준 2에서는 언어 및 비언어적 의사소통기술에 눈에 띄는 결함이 있다. 이들은 사회적 상호작용이 없으며 일상의 변화는 고통을 야기한다. 수준 3에서는 의사소통이 제한적이라 심각한 사회적 결핍이 있다. 이들은 비언어적이거나, 몇 개의 단어만으로 말하고, 이해가 안되며, 이상한 소리를 내거나 단어나 문장을 반복해서 말한다. 반복적이고 제한적인 행동은 모든 영역에서 두드러지게 나타나며, 초점, 행동 또는 일상변화는 큰 고통을 야기한다. 자기자신이나 타인에 대한 공격은 이 수준에서 더 흔하다.[50]

(2) 간호과정

① 간호사정

간호사는 이들이 부모와의 유대감과 포옹에 대한 거부, 눈맞춤이 어려움, 또래와의 상호작용 부족을 포함한 사회적 결손을 관찰할 것이다. 또한 소통지연, 고집스러운 반복, 의례적인 행동 및 관심사를 관찰할 수 있다.

② 간호진단

자폐스펙트럼장애는 보통 서로 상호작용하기 시작하는 유아기 즈음 진단된다. 다만, 발달지연이 심각하거나 평가자가 증상을 발견하게 되는 경우 영아기에 진단될 수 있다.[10] 자폐스펙트럼장애를 가진 아동의 약 2/3는 정신질환이 공존한다.[3] 3~17세 아동에서의 유병률은 45명 중 1명 꼴로 나타나고 있다.[5] 정신전문의, 정신전문간호사 그리고 심리학자는 DSM-5기준을 사용하고, 부모 및 교사로부터 과거력을 확인하며, 관찰을 통해 진단한다.

③ 간호수행

자폐스펙트럼장애에 대한 치료는 행동치료 및 인지치료, 조기중재, 교육 및 학교기반치료 등이 포함될 수 있다.[53] 공격성이나 자기위해성에 대해서는 risperidone 같은 비전형 항정신병약물과 SSRIs계 항우울제, 강박적이고 불안한 증상에 대해서는 베타차단제가 도움이 된다. 경도수준의 경우 주로 교실에서 관리될 수 있지만, 심각한 수준의 경우는 특별한 교실 환경을 필요로 한다. 심각한 자폐스펙트럼장애를 지닌 아동이 성숙함에 따라, 그들의 큰 신장과 충격적인 행동은 나이 들어가는 부모의 가정에서 계속 사는 것을 불가능하게 할 수 있다.

> **사례: 자폐스펙트럼장애**
>
> 4살 유아의 부모는 자녀를 공원에 데려가면 혼자 노는 것을 더 좋아한다는 것을 알아챘다. 대부분의 시간을 차 바퀴를 돌리며 모래놀이터에서 보낸다. 아동이 어떤 단어를 들을 때, 계속 반복해서 되뇌이고 완전한 문장을 사용하지 않는다. 아동은 다른 아동들과 어울리는 상황이 되면 팔을 퍼덕거리며 울기 시작한다. 아동은 유치원에 다니고 있는데, 선생님은 아동이 소아과 전문의에 의해 자폐증 검사를 받을 것을 제안했다.

4) 주의력결핍/과잉행동장애

(1) 임상적 특징

복합적인 모습, 주로 부주의한 모습(기존에는 주의력결핍장애라 함) 그리고 주로 과잉행동 혹은 충동적 모습이다.

주의력결핍/과잉행동장애attention-deficit/hyperactivity disorder, ADHD는 12세 이전에 나타나는 경도, 중등도 혹은 중증의 증상으로 사정된다(성인이 되기 전까지 인식되지 않을 수 있지만). ADHD의 증상은 부주의한 실수, 집중력 유지의 어려움, 주변의 일들에 의해 쉽게 산만해짐, 남의 말에 귀 기울이지 않는 듯 보임, 불신, 조직적 · 시간관리적 기술의 어려움, 건망증 등 집중관련 문제들이 심각하다. 또한 지속적인 정신적 노력을 필요로 하는 임무를 피하고, 물건을 잘못 놓거나 엉망으로 만드는 경향이 있다. 학교에서 안절부절못하거나, 몸을 비비 꼬거나, 자리를 뜨거나, 적절하지 않게 뛰거나, 엉뚱한 대답을 불쑥 꺼내거나, 끼어들거나, 지나치게 말할 수 있다. 성인이 되면 신체적인 충동성보다는 내적인 불안정으로 더 많이 나타날 수 있다.[3] ADHD의 증상은 아동이 교실과 집에서 반복적으로 훈육을 받게 할 수 있고, 또래친구들의 놀림으로 자존감 문제를 일으킬 수 있다. 학생으로써 지적인 능력을 가질 수는 있지만, 산만함과 다른 증상들로 인해 성적은 좋지 않을 수 있다.[22]

(2) 간호과정

① 간호사정

간호사는 병원을 뛰어다니거나 가구를 뛰어넘는 행동처럼 산만한 행동을 관찰할 수 있다. 학교선생님은 아동이 교실에서 집중하기 어려운 것, 자리를 벗어나는 것, 부적절한 시간에 말을 하는 것, 일관성이 없거나 엉망인 숙제 등을 발견한다

② 간호진단

Mayo(2016)는 12세가 될 때까지는 진단해서는 안 된다고 말한다. 이는 징후나 증상이 다른 질환에서 비롯될 수 있기 때문이다. 하지만, 만약 그 증상들이 초기에 나타났고 가족/학교환경에 지장을 주었다면 ADHD로 진단될 수 있다.

ADHD진단을 위한 특별한 검사는 없지만, 다음을 포함할 가능성이 높다.[33]

- **의학적 검사**: 증상에 대한 다른 가능한 원인을 배제하기 위해
- **정보수집**: 현재 의료문제, 개인 및 가족의 병력, 학교기록 등
- **인터뷰 또는 설문지**: 가족구성원과 자녀의 교사 또는 보모와 코치처럼 자녀를 잘 아는 다른 사람들
- **ADHD기준**: 미국정신의학회가 발간한 정신질환 진단 및 통계 매뉴얼(DSM-5)
- **ADHD평가척도**: 자녀에 대한 정보를 수집하고 평가하는 데 도움을 준다.

③ 간호수행

행동수정치료, 부모교육 그리고 학교시설이 이 집단에서 성공적이다.[12] 비자극제(atomoxetine[Strattera], guanfacine[Tenex])와 자극제(methylphenidate[Ritalin], dextroamphetamine/levoamphetamine[Adderall], lisdexamfetamine[Vyvanse])는 초등학생부터 고등학생동안 필요할 수 있다. 어떤 이들은 대체방법을 배우고 성인이 된 후 더 이상 약물치료가 필요하지 않는 반면, 계속해서 약물을 필요로 하는 이도 있다. 또한 약물치료를 통해 정신건강증상이 치료되었기 때문에 후에 불법약물을 사용할 가능성이 더 적다.

5) 특정학습장애: 읽기, 쓰기, 산술

(1) 임상적 특징

특정학습장애specific learning disorders는 읽기, 쓰기, 수학 등의 특정 영역에서 발달장애를 보인다. 난독증과 계산장

애를 포함하는 장애의 시작은 초등학교 때 발생한다. 증상에는 학습과 학업적 능력의 어려움이 포함된다. 학습장애는 발달지체와 관련이 없다. 취학연령 아동 중 5~15%가 학습장애를 가지고 있는 것으로 추산되며, 남자 아동에게서 더 흔하게 나타난다. 학습장애는 학교를 중퇴하는 비율, 우울증, 자살, 실업, 비정규취업률, 낮은 소득과 관련이 있다.[3]

(2) 간호과정: 간호사정, 진단 및 수행

부모는 그들의 자녀가 학교에서 어려움을 겪고, 낮은 성적을 받으며, 시력에 문제가 있다고 말할 수 있다. 진단은 보통 학교의나 정신전문주치의의 검사를 통해 이루어지며, 개인교습 같은 학습시설을 만들 수 있다. 학습장애는 종종 간과되어, 평생학업과 진로문제를 야기한다.

6) 운동장애

(1) 임상적 특징

DSM-5에서는 운동장애에 뚜렛장애, 발달협응장애 그리고 기타 운동 또는 음성틱장애가 포함되었다.[3),49)] 이 섹션에서는 아래의 2가지 장애에 대해 간략히 설명한다.

- **발달협응장애**의 증상은 서투름, 느림처럼 통합적 운동기능이 지연되고, 필기나 자전거타기 등의 어려움이 포함한다.[44]
- **뚜렛장애**의 증상은 어린 시절에 시작된 음성틱 뿐만 아니라 운동틱도 포함한다. 틱은 목을 맑게 하려는 듯한 킁킁거리는 소리 또는 사지를 찌르는 행동처럼 가벼울 수도 있고, 의자에서 떨어질 만큼 강한 경련과 함께 동물의 울음소리나 욕설을 뱉는 것처럼 심할수도 있다. 틱은 아동들 특히 청소년들이 사회적인 그리고 데이트 현장을 탐색하려 할 때 매우 당혹스러울 수 있다.

(2) 간호과정: 간호사정, 진단 및 수행

가벼운 증상은 알아차리기 어려울 수 있지만, 조롱, 욕설 혹은 쓰기 어려움처럼 심한 증상은 부모나 간호사가 즉각 알아차릴 수 있다. DSM-5기준 및 병력과 관찰을 통해 장애를 진단한다. 신체적, 작업적 치료를 받은 아동들이 더 좋은 결과를 얻을 수 있기는 하지만, 특정 치료가 성공적이라고 입증된 결과는 아직 없다. 틱을 위한 복합행동치료(CBIT)는 습관전환, 통찰력과 이완기법을 포함하는 새로운 치료법이며, 틱을 줄이는 것으로 나타났다.[13] Propranolol(Inderal)은 떨림에 사용할 수 있으며, haloperidol(Haldol)은 틱을 줄이는 데 효과적일 수 있다.[18),52)]

7) 조현병 및 정신병적 장애

(1) 임상적 특징

조현병 및 정신병적 장애schizophrenia and psychotic disorder는 환각, 편집증, 망상적 혹은 이상한 사고, 감소된 감정표현 그리고 사회적 손상으로 특징지어진다. 전구증상이 뒤늦게 확인되는 경우가 종종 있지만, 정신병적 특성은 10대 후반에서 30대중반까지 나타나는 경향이 있다.[3]

(2) 간호과정: 간호사성, 진딘 및 수행

진단은 DSM-5 기준, 병력 그리고 관찰을 통해 이루어지고, 치료는 대처기술과 항정신병약물을 포함하며, 급성단계 동안 입원이 필요할 수 있다. 어린 아동에서 조현병 발생이 드물지만, 자폐증으로 잘못 판단될 수도 있다.

8) 양극성 및 관련 장애

(1) 임상적 특징

증상은 우울증에서 조증 혹은 경조증에 이르는 기분의 불안정성을 포함한다. 환자는 조증 또는 경조증상태일 때 매우 빠르게 말하고 충동적(소비, 방탕, 물질사용)으로 행동할 수 있다. 우울증일 때는 슬프고, 눈물을 흘리며 고립될 수 있다. 조증과 우울증 두 단계에서 모두 자살의 위험이 있다.[40] 빠르면 아동 중기에 발생할 수 있지만, 첫 번째 조증, 경조증 혹은 주요우울장애의 평균 나이는 18~20세 사이이다.[3]

(2) 간호과정: 간호사정, 진단 및 수행

간호사는 기분변화에 대해 관찰하고, 자살생각, 자살계획 또는 시도에 대해 자살평가도구modified SAD PERSONS Scale[57]와 HEADSSS[35] 같은 도구를 사용하여 사정해야 한다. 진단은 DSM-5 기준, 병력 및 관찰을 사용하여 이루어진다. 치료는 인지행동치료와 여러 종류의 기분안정제를 포함한다.

9) 우울장애

(1) 임상적 특징

우울관련 장애에는 파괴적 기분조절부전장애disruptive mood dysregulation disorder, 주요우울장애major depressive disorder, MDD, 지속적 우울장애persistent depressive disorder, PDD(이전에는 기분부전dysthymia이라 불림) 그리고 월경 전 불쾌감장애premenstrual dysphoric disorder 등이 있다. 이 장에서는 어린 시절에만 발병되는 파괴적 기분조절부전장애에 대해 살펴보겠다.

아동과 청소년의 우울증은 성인에서와 마찬가지로 슬픔, 울음, 에너지부족, 식욕과 수면패턴의 변화, 부정적 또는 자살생각 등으로 나타날 수 있다. 그러나 아동과 청소년의 우울증은 다르게도 나타날 수 있다. 분노, 고립, 복장변화(어두운 복장, 얼굴이나 눈을 가리는 헤어, 초라한 차림새), 친구의 변화, 약물이나 알코올사용, 슬프거나 폭력적 주제의 음악듣기, 예민함, 학교성적이 안 좋음, 두통이나 복통 같은 신체적 불편감, 자해행동 등을 보여준다. 종종 젊은 나이대의 우울증 증상은 행동적 문제로 보고, 근본적인 우울증이 간과되는 경향이 있다.[3),31)] 아동의 자살률이 더 높기 때문에, 우울증의 전형적, 비전형적인 증상을 아는 것은 특히 중요하다.[40)]

- **파괴적 기분조절부전장애:** 이 기분장애는 10세 이전의 어린 시절에만 발병한다. 증상은 심각하거나, 반복되는 언어 및 행동적 감정폭발, 나이에 부합되지 않는 발달수준, 다양한 상황에서 하루 중의 대부분 동안의 지속적인 과민성이나 분노 등이 포함된다. 유병률은 2~5%며 남자에게 더 흔하다.

(2) 간호과정: 간호사정, 진단 및 수행

간호사는 아동과 청소년의 우울증에 대한 전형적, 비전형적인 증상을 알아차려야 한다. 자살은 위험하며, 자살평가도구modified SAD PERSONS Scale와 HEADSSS 같은 도구를 이용하여 평가한다. 지지요법과 행동수정요법을 사용할 수 있다. 환자를 지지하고 안전유지를 위해 가족을 참여시키는 것이 중요하다. 약물은 자극제, 항우울제 또는 기분안정제를 포함할 수 있다.[15),48)]

10) 불안장애

(1) 임상적 특징

불안관련 장애에는 분리불안장애separation anxiety disorder, 선택적 함구증selective mutism, 특정 공포증specific phobias, 사회 불안social anxiety, 공황장애panic disorder, PD, 광장공포증과 범불안장애agoraphobia, and generalized anxiety disorder 등이 있다.

아동에게만 진단되는 분리불안장애를 제외하고, 불안의 증상은 모든 연령대에서 비슷하다.

- **분리불안장애:** 발달과정에서의 부적절한 공포나 불안은 대부분 가장 친밀한 누군가로부터 분리되는 것이다. 아동은 상해나 죽음으로 중요한 사람을 잃거나 길을 잃거나 납치되는 것에 대해 걱정하며, 조부모 및 친구들과 함께 있는 것을 거부할 수 있고, 부모의 옆에서 잠을 자겠다고 주장할 수 있다. 분리와 관련한 악몽이 발생할 수 있고, 분리가 예상될 때 복통과 같은 신체증상도 발생할 수 있다. 증상은 1세까지는 정상으로 간주된다. 유병률은 아동은 4%, 청소년은 1.6%이다.
- **선택적 함구증:** 아동이 말을 할 수 있음에도 불구하고 지속적으로 말을 하지 못하는 것이다. 증상은 학업 및 사회적 또는 직업적 성취에 지장을 준다.
- **어린 시절의 특정공포증:** 아동에게 흔히 볼 수 있는 공포증은 어둠, 괴물, 주사, 물 그리고 특정 동물 등에 대한 공포를 포함한다. 공포증은 아동 5%, 청소년의 16%에서 발생한다.

(2) 간호과정: 간호사정, 진단 및 수행

간호사는 아동이 부모가 없거나, 친구들과 시간을 보낼 때 어떻게 반응하는지에 대해 질문할 수 있다. 아동은 지나치게 집착하거나 두려워 보이고 손톱을 물어뜯으며 안절부절 못하는 행동을 보일 수 있다. 스펜스아동불안측정도구spence children's anxiety scale 51)나 해밀턴불안측정도구Hamilton anxiety rating scale 47)를 사용할 수 있다. 지지요법, 인지행동치료 그리고 가족치료가 적절하며, 이완요법과 심상요법은 불안완화에 도움이 된다. SSRIs항우울제, 베타차단제 또는 항히스타민제 같은 약물이 사용될 수 있다.

11) 강박 및 관련 장애

(1) 임상적 특징

강박 및 관련 장애에는 강박-충동장애obsessive-compulsive disorder, OCD, 신체이형장애body dysmorphic disorder, 저장장애hoarding disorder, 발모광trichotillomania, 피부뜯기장애excoriation disorder 등이 있다. 발모광과 피부뜯기장애는 종종 어린 시절에 시작된다.

- **발모광:** 반복적으로 자신의 머리카락을 꼬거나 뽑아 탈모가 생기고 때로는 손상을 입히는데, 그 행동을 멈추게 하려는 것이 스트레스를 야기한다. 청소년과 성인에서의 유병률은 1~2%이며, 여성에게 더 흔하다.
- **피부뜯기장애:** 반복적으로 피부를 뜯어, 피부손상, 감염, 흉터가 생길 수 있다. 이 행동을 멈추게 하려 하면 스트레스를 야기하며, 평생 유병률은 약 1%이고 여성에게 더 흔하다.

(2) 간호과정: 간호사정, 진단 및 수행

간호사는 대머리 흔적 혹은 피부 병변을 발견할 수 있고, 상담 동안 머리카락을 꼬거나 당기거나 씹거나 피부를 뜯는 실제행동을 관찰할 수도 있다. 환자는 감소된 머리카락을 숨기기 위해 스카프나 모자를 쓸 수 있다. 머리카락을 뽑는 대신에 손목에 고무밴드를 착용하여 잡아당기도록 하는 방법과 같은 인지행동치료는 도움이 될 수 있다. SSRIs 혹은 SNRIs 항우울제, clomipramine(Anafranil), 비전형 항정신병약물인 olanzapine(Zyprexa)과 aripiprazole(Abilify), 마약항길항제인 naltrexone(Revia) 등의 약물이 효과가 입증되었다.[20),54),58)]

12) 외상 및 스트레스 관련 장애

(1) 임상적 특징

이 장에서는 **반응성애착장애**reactive attachment disorder, RAD에 대하여 살펴보겠다. 반응성애착장애는 억제되고 감정적으로 위축된 행동이 일관된 패턴으로 나타난다. 좀처럼 편안해 보이지 않고, 달래는 것에 대해 반응도 하지 않는다. 제한적인 긍정적 감정, 과민성, 슬픔, 두려움 그리고 최소한의 사회적 반응 등의 증상이 포함된다. RAD의 원인에는 일관성 없는 돌봄, 양육자의 빈번한 교체, 입양가정이나 고아원에서의 생활 등이 포함된다.

(2) 간호사정, 진단 및 수행

간호사는 아동이 편안해 보이지 않고 사회적으로 반응도 하지 않는 것을 관찰할 수 있다. 이는 자폐 스펙트럼장애, 우울증 혹은 파괴적 기분조절부전장애의 양상과 유사할 수 있다. DSM-5 기준, 병력 및 관찰을 통해 장애를 진단한다. 치료는 개인과 가족치료 그리고 근본적인 우울증이나 불안감에 대한 약물치료가 포함된다. 위탁가정에서 사는 아동의 이야기와 같이 대상자의 상황과 관련된 내용의 책을 이용하는 독서치료는 매우 도움이 될 수 있다.

13) 해리장애

(1) 임상적 특징

해리장애dissociative disorders는 아동기나 청소년기의 학대나 외상의 결과로 나타나거나 가정 내 행동의 모델링으로 나타날 수 있다. 만약 아동이 멍한 상태로 보이거나 위축된 것으로 보이면 학대나 외상을 고려해야 한다.

(2) 간호과정: 간호사정, 진단 및 수행

간호사는 잠재적으로 아동의 해리장애를 유발하는 결과를 낳을 수 있는 외상이나 학대 또는 학대하는 부모들의 증상을 주의 깊게 살펴봐야 한다. 학대 받는 아동을 사정할 때 그림 그리기와 놀이치료가 사용된다.

14) 신체증상 및 관련 장애

(1) 임상적 특징

아동들은 가정 내의 스트레스, 불안, 행동의 모델링으로 인한 신체화증상을 겪을 수 있다. 장애를 가진 아동과 청소년에게 나타나는 흔한 증상은 두통, 복통, 피로감 그리고 빈번하게 학교보건간호사를 방문하는 것이다.

(2) 간호과정: 간호사정, 진단 및 수행

간호사는 잦은 신체화 증상, 잦은 보건실 이용, 결석, 불안 증세 등을 알아차릴 수 있다. 가정 내에 스트레스 요인이 있을 수 있으며, 신체적 감각에 초점을 맞추는 가족경향이나 아플 때 관심으로 보상을 받는 형태 등이 있을 수 있다. 그것이 가족 역동성, 불안 혹은 행동에 대한 보상인지에 대해 근본적인 역동을 다루어야 한다. 비신체화 주제에 관심을 기울이는 것이 중요하다.

사례: 신체화 증상 장애

12세 학생이 복통으로 지난 3일간 학교보건간호사를 매일 방문했다. 학교보건간호사는 그 학생이 스트레스로 인해 신체적인 증상이 나타나는 것으로 의심하고 부드럽게 상황을 사정하고 있다. 학생은 학교보건간호사가 집에서 어떻게 지내냐고 묻자 즉각 울음을 터뜨린다. 부모가 이혼에 대해 논쟁하는 것을 들었지만, 부모님과 얘기하기 싫고, 친구들과 그에 대한 얘기를 하는 것이 창피하다고 한다. 학교보건간호사는 학생의 복통이 스트레스와 불안감으로 인해 생긴 것을 알게 해주고, 자신의 생각에 집중하고 마음을 가라앉히는 심상요법을 가르친다.

15) 섭식 및 급식장애

(1) 임상적 특징

섭식 및 급식장애에는 피카pica, 반추장애rumination disorder, 회피적/제한적 음식섭취장애avoidant/restrictive food intake disorder, 신경성 식욕부진anorexia nervosa, 신경성 폭식증bulimia nervosa 그리고 폭식장애binge eating disorder 등이 있다.

신경성 식욕부진과 신경성 폭식증은 주로 청소년기에 시작되므로 이 장에서는 나머지 장애(피카, 반추장애, 거식증)에 대해 간략하게 제시하겠다.

- **피카:** 모래나 먼지, 분필, 페인트 칩, 얼음, 천, 머리카락 같은 음식이 아닌 물질을 지속적으로 섭취한다. 이는 문화적으로 받아들여지는 의식이나 관행의 일부가 아니며, 어린 시절에 시작된다. 무엇을 섭취했는지에 따라 위해나 사망 가능성이 있다.
- **반추장애:** 음식물의 반복적인 역류와 다시 삼키거나 다시 씹는 것을 말하고, 행동은 스스로 달래는 것일 수도 있고, 종종 유아기에 발생할 경우 스스로 교정할 수 있다.
- **회피적/제한적 음식섭취장애:** 제한적 음식섭취장애이다. 영양이나 에너지 요구를 지속적으로 충족하지 못한다. 이는 체중감소를 일으키고, 체중증량에 실패하거나, 심각한 영양결핍 혹은 보충제에 대한 의존도를 야기한다. 아동과 청소년의 섭식장애는 심각한 신체적 문제를 일으켜 죽음으로 이어질 수 있다. 섭식장애는 초기에 치료 받을 때 가장 좋은 결과가 나타나므로 즉시 치료받아야 한다.

(2) 간호과정: 간호사정, 진단 및 수행

간호사는 아동이 특이한 걸 먹고 있음을 부모의 보고로 알 수 있고, 신체사정 시 체중감량, 지연된 성장 또는 영양결핍으로 알 수 있다. 재교육 행동요법과 개인 및 가족지지를 위한 치료법이 필요하며, 체중과 영양상태가 관찰되고 기록되어야 한다. 아동은 가장 좋아하는 음식이나 영양 보충제를 제공받을 필요가 있다. Cyproheptadine(Periactin) 같은 항히스타민 약물치료는 식욕증진에 도움이 될 수 있다. SSRIs 또는 SNRIs항우울제는 행동의 강박적 측면을 중단시키는 데 도움을 줄 수 있고, 식도 손상의 경우 프로톤 펌프 억제제를 투여할 수 있다. 위장전문의와 정신전문의의 협진이 필요할 수 있다.[29]

16) 배설장애

(1) 임상적 특징

아동기의 배설장애에는 유뇨증enuresis과 유분증encopresis이 있다.

- **유뇨증(야간, 주간 또는 둘 다):** 침대나 옷에 반복적으로 소변을 보며, 무의식적이거나 의도적일 수도 있다. 5살까지는 정상으로 간주된다.
- **유분증(변비 및 과도한 실금이 있거나 없는);** 옷이나 바닥처럼 부적절한 장소에서 변을 반복적으로 보며, 무의식적이거나 의도적일 수도 있다. 4살까지는 정상으로 간주된다. 그리고 1차, 2차, 정체성 및 비정체성으로 추가 분류되는데, 그 중 80~90%가 정체성 유형이다.[55] 치료하지 않으면, 거대결장과 같은 심각한 합병증이 발생할 수 있다.

(2) 간호과정: 간호사정, 진단 및 수행

부모는 침대에 오줌싸기가 정상적인 배변훈련기간이 지난 후에도 계속되었다고 보고한다. 식욕부진이나 복부팽만 또한 주목할 만하다. 야뇨증에서는 심지어 밤에도 배뇨일정표가 사용될 수 있으며, 취침 전 음료섭취가 제한될 수 있다. 성공에 대한 긍정적인 강화를 하고 아동을 부끄럽게 하지 않는 것이 중요하다. 배뇨 시 벨이나 기저귀를 사용하는 방법은 70~80%의 성공률을 보일 수 있으며,[55] 방광훈련을 사용할 수 있다. 약물요법은 imipramine(Tofranil), desmopressin(DDAVP), oxybutynin(Ditropan), 다양한 자극제와 indomethacin(Indocin), 과 SSRIs항우울제를 포함한다.[55] 유분증 아동은 위장전문의에게 의뢰해야 할 수도 있다. 치료에는 섬유질과 체액의 증가를 위한 식이요법의 변화, 긍정적인 접근법, 화장실 접근 가능하게 만들기 그리고 정기적으로 화장실을 이용하는 것이 포함된다. 인지행동치료는 불안감을 줄이는 것을 목표로 한다. 좌약, 관장, 완화제 그리고 하제가 필요할 수 있다.[55]

17) 수면각성장애

(1) 임상적 특징

수면각성장애에는 불면증, 기면증, 수면무호흡증, 수면보행증, 야경증, 악몽, 하지불안증후군을 포함한 많은 질환이 DSM-5에 열거되어 있다. 아동과 청소년들은 종종 수면보행증, 야경증, 악몽을 경험한다.

(2) 간호과정: 간호사정, 진단 및 수행

근본적인 공포를 식별하는 것은 중요하다. 음악, 야간 조명 그리고 공포에 대한 책이 도움이 될 수 있다. 야간에 아동이 안전하다고 느끼도록 도와주는 주제로 이완요법과 심상요법을 사용할 수 있다.[30] 규칙적인 수면, 조용하고 편안한 방 그리고 좋은 수면위생은 중요하다. 평소 야간의 사건이 발생하기 15분 전에 아동을 깨우는 알람을 사용할 수 있다.[16]

18) 성기능부전

(1) 임상적 특징

일부 문헌은 어린 아동도 반대성에 대한 느낌을 표현할 수 있다고 보고한다. 부모는 이런 본성을 드러내는데 있어 다양한 방식으로 반응하는데, 어떤 부모는 반대 성의 옷과 경험을 제공하는 것에 동의하고, 다른 이는 당황하며 경직된다.

만약 당신의 아동이 성전환자라고 말한다면 어떻게 반응할 것인지에 대해 신중히 생각하는 것은 학생으로써 좋은 훈련이다. 당신은 어떤 행동을 허용할 것인가 혹은 허용하지 않을 것인가? 그리고 왜 그런가? 학교의 다른 아동들이나 가족구성원은 어떻게 반응할 것이라고 생각하는가? 욕실이나 락커 룸 문제와 같은 실질적인 고려사항은 무엇인가?

(2) 간호과정: 간호사정, 진단 및 수행

아동 또는 청소년은 간호사를 믿을 수 있는 대상으로 여기고, 성별불쾌감gender dysphoria을 드러낼 수 있다. 지지적이고 수치심을 느끼지 않는 방식으로 반응하고 이 분야의 전문치료사를 소개하는 것이 중요하다.

19) 파괴적, 충동조절 및 품행장애

(1) 임상적 특징

- **적대적 반항장애**oppositional defiant disorder, ODD: 모든 아동이 한계를 시험하거나 성질을 부리기는 하지만, ODD 아동은 이러한 행동의 정상범위를 넘어선다. 적어도 1명 이상의 형제가 아닌 사람에게 증상이 나타나야 하며, 다음 기준 중 4 개 이상을 포함해야 한다. 자주 성질을 부림, 쉽게 짜증을 냄, 분노, 권위 있는 사람과 논쟁, 규칙을 무시하거나 거부, 의도적으로 다른 사람을 짜증나게 함, 실수나 잘못된 행동에 대해 남 탓, 앙심을 품는 등의 행동을 한다.[2),29)]
- **품행장애**conduct disorder, CD: ODD보다 심각한 수준이다. 다음 중 적어도 3가지의 기준을 충족해야 한다[타인에 대한 괴롭힘이나 협박; 신체적 싸움; 무기 사용(예: 몽둥이, 벽돌, 칼); 사람이나 동물에 대한 잔인한 학

대; 피해자와 대면한 상태에서 도둑질(예: 노상강도, 날치기, 강탈 등); 중요하지 않은 물건을 훔치는 것; 강제적인 성행위; 의도적인 방화; 고의적인 재산파괴; 집, 자동차, 건물의 파괴; 인정을 받거나 의무를 회피하기 위한 거짓말; 가족 규칙에도 불구하고 밤에 집밖에서 지내는 것; 적어도 두 번 이상 가출; 빈번한 무단결석 등].[6),34)]

(2) 간호과정: 간호사정, 진단 및 수행

이러한 장애를 다루기 위해서는 제한설정을 포함한 부모교육과 부모관리훈련이 필요하다. 청소년의 경우, 개인치료 및 부모관리훈련을 병행하는 것이 가장 효과적인 것으로 나타났다. 치료는 장기적이며 보통 일주일에 몇 시간씩 이루어진다. 치료법에는 문제해결과 사회기술, 충동조절, 공감능력개발 그리고 ADHD, 불안, 기분장애 등의 동반질환을 치료하기 위한 약물요법이 포함된다.[1)] 행동은 불안정한 가정환경에 대한 반응일 수 있다. 부모가 약물을 사용하거나 아동이나 청소년의 행동을 바꾸기 위한 상황을 만들 수 없을 때는, 집 밖에서 지내는 것이 적절할 수도 있다. 기분안정제 같은 강력한 약물치료가 자주 필요하며, 공격적인 행동을 통제하기 위해 입원이 필요할 수도 있다. 적대적 반항장애를 가진 환자의 약 30%는 품행장애로 발전되며, 품행장애는 성인기의 반사회적 성격장애로 이어질 수 있다.

20) 물질 관련 및 중독장애

(1) 임상적 특징

DSM-5의 물질 관련 및 중독장애에는 대마, opium, 각성제를 포함한 다양한 약물과 alcohol과 관련된 많은 특정 물질남용장애를 나열하고 있다. 간호사는 아동과 청소년 집단에서 약물남용의 유행을 인식하는 것이 중요하다.

미국의 경우 중학생(8학년)의 9%와 고등학생(12학년)의 37.4%가 지난 한달 동안 음주를 경험했고, 고등학생의 27.2%가 불법약물을 사용한 경험이 있다는 연구결과가 보고되었다.[41)] 간호사는 아동과 청소년 집단에서 약물남용이 만연하다는 것을 인식하는 것이 중요하다.

(2) 간호과정: 간호사정, 진단 및 수행

간호사는 구조화된 설문지나 비공식적 접근법을 사용하여 물질사용에 대해 질문한다. 어떤 방법을 선택하든, 사춘기 이전의 모든 아동에게 물질사용에 대한 사정을 하는 것은 중요하다. 몇몇 약물은 단지 몇 번만 사용하더라도, 뇌손상을 포함한 영구적인 부작용이 나타날 수 있다(예; 페인트나 에어로졸 같은 흡인성 물질). 이 연령대는 전두엽의 완전한 발달이 이뤄지지 않아, 판단력과 충동조절에 영향을 미친다. 간호사는 많은 교육과 추천서를 제공할 수 있다.

21) 성격장애

- **Cluster A:** 편집성, 조현성, 조현형
- **Cluster B:** 반사회성, 경계성, 히스테리성, 자기애성
- **Cluster C:** 회피성, 의존성, 강박-충동성

18세 이전에 진단을 받은 경우 1년 이상 증상이 지속되어야 한다. 반사회적 성격장애는 유일하게 예외이고 18세 이전에는 진단할 수 없다.

6. 아동 및 청소년 장애의 치료

부모의 참여와 지지는 아동이나 청소년을 위한 지지 및 교육적 중재에 중요한 요소로 인식되고 있다. 가족과 함께 하는 치료 외에도, 비슷한 문제에 직면한 여러 가족과 함께 하는 집단치료는 지지와 통찰력을 제공한다.

어린 아동들을 위한 **집단치료**는 놀이의 형태를 취한다. 아동이 성장해 감에 따라 더 많은 대화치료가 가능해 질 수 있다. 집단은 사별, 학대, 만성질환 또는 중독 같은 문제에 효과적이다. 아동과 청소년이 함께 집단치료를 할 때의 문제점 중 하나는 파괴적인 행동의 전염성에 있다.

환경치료는 입원환자와 다른 장기치료프로그램을 체계화하기 위한 철학적 기초이다 간호사와 다른 팀 구성원들은 성장, 안전, 긍정적 변화를 용이하게 하는 치료적 환경을 제공하기 위해 협력한다.

행동수정과 인지행동치료는 긍정적 보상을 받은 행동이 반복될 가능성이 더 높다는 원칙에 기초하고 있다. 사

고, 감정, 행동은 서로 밀접한 관계가 있으며, 치료적 기술을 통해 합리적 사고, 더 나은 선택 그리고 충동조절의 강화를 돕는다. 이러한 진전은 관심, 칭찬 또는 원하는 결과나 특전으로 보상 받는다.

격리와 억제대는 아동(물론 성인도 해당)에게 위험하고 논쟁의 여지가 있는 치료방식이다. 아동에 대한 속박과 억제는 상해 및 죽음에까지 이르게 할 수 있다. 최근 몇 년 동안, 대부분의 시설에서는 환자가 자신이나 다른 사람들에게 해를 끼칠 수 있는 즉각적인 위험에 처해 있는 상황을 제외하고는 시행하지 않는다. 격리 및 억제대를 시행한다면, 집중관찰하고 지침서에 따라 단기간만 허용한다. 처벌적이지 않고 자연스러운 치료적 억제 또는 날뛰더라도 머리를 다치지 않게 하는 헬멧 등을 사용할 수 있다.

자신이나 직원에 의해 통제되는 상황에서 벗어나 잠금장치가 해제된 **조용한 방**에 머무르게 할 수도 있다. **타임아웃**은 부모에게 또는 병원환경에서 파괴적이거나 부적절한 행동을 중재하기 위한 흔한 방법이다. 아동의 개별적인 행동목표, 발달단계, 나이에 맞게 타임아웃을 적용하여 행동을 제한하는 것인데, 이를 남용하거나 일관성이 없다면 타임아웃은 효과를 잃을 것이다.

놀이치료는 놀이가 어린 아동의 작업이라는 개념과 아동이 충동을 극복하고 환경에 적응하는 법을 배우는 방식이라는 점에 기초한다. 또한 아동기의 언어이자 발달 및 정서상태를 사정하고, 진단을 결정하고, 치료적 중재를 시작하기 위한 의사소통수단이기도 하다. 놀이치료에는 개별 및 그룹 등 다양한 형태가 있다. 놀이방은 미술도구들과 손 인형, 인형, 인형 집, 캐릭터 인형을 포함한 다양한 장난감들을 갖추고 있다. 이 장난감은 아동에게 갈등 및 스트레스 상황에 대한 처리와 감정을 통한 작업의 기회를 제공하고, 치료사가 좀 더 적응적인 대처방식을 개발하는 데 도움을 준다. 그림은 내적 갈등, 가족관계 그리고 아동의 삶에서 다른 스트레스 요인들에 대해 평가될 수 있다.

드라마치료는 **심리극**으로도 불린다. 이는 정서적 문제를 발산하고 경험을 되돌아보며, 새로운 관점을 개발하고, 새로운 행동을 시도하는 치료적인 방식이며 고학년 아동과 청소년 그룹에 사용될 수 있다. 그러나 이런 방식의 치료는 정신질환을 가진 청소년에게는 권장되지 않는다.

치료적 게임은 자신의 감정과 문제에 대해 얘기하는 데 어려움을 겪을 수 있는 아동에게 이상적인 사정도구이며, 보건의료 종사자와의 라포형성을 돕는 위협적이지 않은 방법이다. 체스처럼 간단한 이러한 치료적 게임은 아동의 공포와 환상을 알아내는 데 효과적이다. 잘 알려진 게임으로는 '말하고 느끼고 행동하기 게임'이 있다.[21] 게임자는 말하기, 느끼기, 행동하기 카드를 꺼내고 지시를 내리거나 질문을 던진다. 예를 들어 "학급의 모든 여학생들은 한 명을 제외하고 생일파티에 초대받았다. 그녀의 기분은 어땠을까요?"

독서요법은 아동이 지지적 환경에서 감정을 표현하고, 감정과 행동에 통찰력을 가지며, 어려운 상황에서 새로운 대처방법을 배우는 것을 돕기 위해 어린이 책과 문헌을 사용하는 것이다. 아동들은 무의식적으로 이야기 속의 인물과 동일시 하기 때문에, 아동에게 문제가 되는 상황이나 느낌을 반영하는 책을 선택해야 한다.

치료적 그림그리기는 아동이 말로 표현할 수 없는 생각, 감정 그리고 긴장감을 포착하는 예술작업에서 자발적으로 자신을 표현하도록 해준다. 사람의 모습을 그릴 때, 아동들은 가족에 대한 태도를 포함한 자신의 내면을 나타내는 각인을 남긴다. 다음의 특징은 그림에서 발견되는 아동의 감정이나 의미에 대한 일반적인 지표이며, 연령에 따른 정상적 표현력을 고려해야 한다. 예를 들어, 유아의 경우는 도화지의 공간이 부족해 팔을 안 그릴 수도 있지만, 고학년 아동의 팔이 없는 그림은 무력감을 나타낸다. 간호사가 아동들과 함께 작업할 때는 아동의 그림해석에 관한 권위 있는 책을 참조하는 것이 좋다.

- 인물의 크기: 매우 큼(공격성, 빈약한 충동조절); 매우 작음(수줍음, 불안정)
- 신체부위의 누락: 손(외상, 불안정성), 팔(무능함, 무력함), 다리(지지부족), 발(불안정, 무력), 입(자신을 표현하기 어려움, 목소리가 안 나옴)
- 표정: 사진 속의 아동이나 다른 사람들의 기분과 정서
- 신체부위의 통합: 흩어져 있거나 무질서한 부위는 인

근거기반실무 Evidence-Based Practice 3),26),36)

문제 전동 휠체어를 탄 16세의 남자 청소년이 그의 부모와 함께 정신과에 도착한다. 그는 완전한 단어나 문장으로 말할 수는 없지만, 표정과 말을 통해 긍정적이고 부정적인 감정을 전달할 수 있다. 그의 진단 중 하나는 자폐스펙트럼장애 수준 3이다.[3] 그는 마스크나 모자를 쓰고, 남을 욕하며, 물어뜯고 때리는 반복적인 행동과 관심사를 보여준다. 그의 신체가 더 커지고 강해졌기 때문에, 부모는 그를 돌보는 것이 점점 더 어려워지고 있다.

근거기반실무사정

A. **당신은 이번 경험을 통해 무엇을 알게 되었는가?**
자폐스펙트럼장애는 심각한 증상이 경도에서도 나타난다. 특히 심각한 경우, 환자의 나이가 들어가면서 집에 있는 것이 어려워진다. 신체크기, 힘, 호르몬 모두 추가적인 문제를 야기한다. 부모는 지치고 위험하지만, 자녀를 외부에 노출시키는 것을 꺼린다. 이런 심각한 경우 의사소통이 특히 어려울 수 있다.

B. **문헌에서는 무엇이라고 하는가?**
자폐증 자녀를 둔 나이든 부모의 신념은 그들의 대처능력에 영향을 미친다. 어떤 이는 자폐증이 벌받는 것이라고 믿는 반면, 어떤 이는 이를 다룰 수 있는 상황으로 본다. 하지만 대부분의 부모는 긍정적인 희망을 가지고 있다. 그들은 또한 죄책감을 가지며, 파괴적 행동에 대한 타인의 질타를 경험한다. 많은 부모는 자폐증의 몇몇 특징들이 개선될 수 있다는 것을 깨닫지 못하고 있다.[26]

C. **환자가 원하는 것은 무엇인가?**
이 예에서 환자는 자폐스펙트럼장애 환자와 그의 부모를 포함한다. 그는 완전히 소통할 수 없으며 그들은 그의 보호자이다. 부모는 그를 매우 잘 알고 있고, 그의 요구와 관심사를 치료자에게 설명할 수 있다. 부모와 환자 모두 의사소통의 부족으로 상당한 좌절을 경험하고 있으며, 그것을 개선하고 싶어한다. 그들은 간병인이 떠난 것에 실망하고 그들의 새로운 간병인에 대해 불만이며 환자와 좋은 관계가 아니라고 느끼고 있다.

계획 간호사는 치료 팀과 함께 다른 간병인을 섭외했다. 최근 행동의 악화로 약물치료는 지속되었고, 이전처럼 간병인이 떠났던 상황들은 줄어들었다. 치료팀은 장애인 서비스에 연락을 하고 환자가 전자통신기기를 받도록 했으며 환자와 부모를 위한 사용설명서를 받도록 했다.[36] 다음에 환자를 만났을 때, 환자는 이 장치를 사용하여 자신의 과정을 자랑스럽게 보여줬다.

QSEN 사전지식, 기술 및 태도(KSAs)

안전: 간병인이 가족과 잘 맞는지 확인하고 약물을 평가함으로써 안전을 다룸.
정보과학: 환자의 의사소통에 도움이 되는 전자통신기기 사용

지 또는 심리적 문제 혹은 둘 다

- 다른 가족구성원에 대한 아동의 배치: 아동이 아버지와 가까이 근접해 있고, 어머니는 그림의 구석에 멀리 떨어져 있는가? 이는 정서적 거리를 나타내거나 생활방식을 보여주는 것일 수 있다.
- 가족구성원의 표정의 차이: 예를 들어, 한 사람은 화가 나고 나머지 사람들은 두려워하고 있는가?
- 색은 명랑하거나, 화가 나거나 혹은 슬픈 기분을 나타낼 수 있다.

음악치료는 신경계의 생리학적 변화와 사회적 상호작용 모두를 변화시킨다. 음악치료에는 노래, 작곡, 악기연주 등이 있다. 아동들은 단순한 딸랑이를 사용하는 것을 좋아하는데, 감정을 표현하고 조정과 리듬을 발달시키고, 사회적 상호작용의 기회가 될 수 있다. 입원실에서의 음악은 종종 휴식시간과 취침시간을 위한 편안한 분위기를 조성하는데 사용된다.

동작과 댄스치료는 자신에 대한 직접적인 표현으로, 젊은이들이 감정과 생각에 대해 더 많이 인식하고, 긴장을 해소하고, 보다 나은 신체이미지를 개발하고, 왜곡된 신체이미지를 개선하거나 교정하고, 조정을 향상시키고, 사회적 상호작용을 증가시키도록 돕는다.

병동 밖에서 이루어지는 야외활동 **레크리에이션치료**는, 종종 간호사의 도움을 받아 레크리에이션 치료사에 의해 수행된다. 배구나 수영처럼 정신운동과 사회적 기술을 가르쳐주는 게임을 중심으로 조직된다. 특별한 견학여행은 아동들에게 다른 아동들처럼 될 수 있고, 공공상황에서 적절하게 행동 할 수 있는 기회를 주어, 자제력과 자부심을 증가시키는 결과를 가져온다.

핵심요약

- 아동과 청소년의 약 20%가 정신건강에 문제가 있는 것으로 추산되며, 이중 청소년의 일부만이 실제로 치료를 받고 있다.
- 아동과 청소년의 정신, 정서적 문제의 발생에 기여하는 것으로 알려진 위험요인에는 유전적, 생화학적, 발달적, 환경적 그리고 문화적 요인이 있다.
- 회복력은 스트레스가 많은 상황에서 아동과 청소년을 보호하는 데 도움이 되며, 절제, 문제해결기술 및 부모의 지지는 회복력과 성공에 기여한다.
- 가장 흔하게 진단되는 아동 정신 장애는 기분장애, 불

안장애, 주의력결핍/과잉행동장애 그리고 품행 및 적대적 반항장애이다.

- 아동기 및 청소년 장애의 치료는 협력적인 접근이 필요하다.
- 개인, 가족, 집단 치료 외에도 놀이치료, 예술치료, 독서치료 등이 아동들에게 도움이 된다
- 가정은 아동과 청소년을 지지하고 교육하는 시스템의 필수적인 부분이다.

참고문헌

1) American Academy of Child & Adolescent Psychiatry (AACAP). (2009). ODD: *A guide for families by the American Academy of Child & Adolescent Psychiatry*. Retrieved from https://www.aacap.org/App_Themes/AACAP/docs/resource_centers/odd/odd_resource_center_odd_guide.pdf.
2) American Academy of Child & Adolescent Psychiatry (AACAP). (2013). *Children with oppositional defiant disorder*. Retrieved from https://www.aacap.org/AACAP/Families_and_Youth/Facts_for_Families/Facts_for_Families_Pages/Children_With_Oppositional_Defiant_Disorder_72.aspx.
3) American Psychiatric Association (APA). (2013). *Diagnostic and statistical manual of mental disorders (DSM-5)* (5th ed.). Washington DC: APA.
4) Autism Society. (2015). *Causes*. Retrieved from http://www.autism-society.org/what-is/causes.
5) Autism Speaks. (2015). *National Health Interview Survey underscores gap between the number of kids diagnosed with autism and the number receiving services*. Retrieved from https://www.autismspeaks.org/science/science-news/new-government-survey-pegs-autism-prevalence-1-45.
6) Bernstein, B.E., Windle, M.L., Pataki, C., et al. (2011). *Conduct disorder*. Retrieved from http://emedicine.Medscape.com/article/918213-overview.
7) Black, D.W., & Andreasen, N.C. (2014). *Introductory textbook of psychiatry* (6th ed.). Washington, DC: American Psychiatric Publishing.
8) Bostic, J.Q., & Prince, J.B. (2008). Child and adolescent psychiatric disorders. In T.A. Stern, J.F. Rosenbaum, M. Fava, et al. (Eds.), *Massachusetts General Hospital comprehensive clinical psychiatry*. Philadelphia, PA: Mosby Elsevier.
9) Brady, K.T. (2016). Comorbidity with substance abuse. *Medscape Multispecialty*. Retrieved from http://www.medscape.org/viewarticle/457178.
10) Centers for Disease Control and Prevention (CDC). (2010b). *Autistic spectrum disorders*. Retrieved from http://www.cdc.gov/ncbddd/autism/data.html.
11) Centers for Disease Control and Prevention (CDC). (2010a). *Signs & symptoms, autism spectrum disorders*. Retrieved from http://www.cdc.gov/ncbddd/autism/signs.html.
12) Centers for Disease Control and Prevention (CDC). (2015b). *Attention-deficit/hyperactivity disorder (ADHD)*. Retrieved from http://www.cdc.gov/ncbddd/adhd/treatment.html.
13) Centers for Disease Control and Prevention (CDC). (2015a). *Tourette syndrome (TS)*. Retrieved from http://www.cdc.gov/ncbddd/tourette/treatments.html#CBIT.
14) Chang, Z., Lichtenstein, P., Halldner, L., et al. (2013). Stimulant ADHD medication and risk for substance abuse. *Journal of Child Psychology and Psychiatry, 55*(8), 878–885.
15) Child Mind Institute. (2015). *Disruptive mood dysregulation disorder*. Retrieved from http://www.childmind.org/en/health/disorder-guide/disruptive-mood-dysregulation-disorder.
16) Cleveland, Clinic (2014). *Sleepwalking: Symptoms, causes, & treatment options*. Retrieved from http://my.clevelandclinic.org/services/neurological_institute/sleep-disorders-center/disorders-conditions/hic-sleepwalking.
17) Corrigan, P.W., Druss, B.G., & Perlick, D.A. (2014). The impact of mental illness stigma on seeking and participating in mental health care. *Psychological Science in the Public Interest, 15*(2), 37–70.
18) Duffy, J.R. (2013). *Motor speech disorders: Substrates, differential diagnoses and management* (3rd ed.). St. Louis, MO: Elsevier.
19) Franke, B., Faraone, S.V., Asherson, P., Buitelaar, J., Bau, C.H.D., Ramos-Quiroga, J.A., & Reif, A. (2012). The genetics of attention deficit/hyperactivity disorder in adults, a review. *Molecular Psychiatry, 17*(10), 960–987.
20) Franklin, M.E., Zagrabbe, K., & Benavides, K.L. (2011). Trichotillomania and its treatment: A review and recommendations. *Expert Reviews in Neurotherapy, 11*(8), 1165–1174.
21) Gardner, R.A. (2007). *Psychotherapy of children with conduct disorders using games and stories*. Washington, DC: American Psychological Association. [DVD].
22) Greenhill, L.L., & Hechtman, L.I. (2010). Attention-deficit/hyperactivity disorder. In B.J. Sadock, V.A. Sadock, & P. Ruiz (Eds.) (9th ed.) *Kaplan and Sadock's comprehensive textbook of psychiatryvol. 11*. (pp. 3560–3572). Philadelphia, PA: Wolters Kluwer.
23) Greeson, J.K.P., Briggs, E.C., Layne, C.M., et al. (2014). Traumatic childhood experiences in the 21st century: Broadening and building on the ACE Studies with data from the National Child Traumatic Stress Network. *Journal of Interpersonal Violence, 29*(3), 536–556.
24) Gromisch, E.S. (2013). *Neurotransmitters involved in ADHD*. Retrieved from http://psychcentral.com/lib/neurotransmitters-involved-in-adhd/.
25) Henderson, N. (2012). *What is resiliency and why is it so important?*. Retrieved from https://www.resiliency.com/what-is-resiliency/.
26) Hines, M., Balandin, S., & Togher, L. (2012). Buried by autism: Older parents' perceptions of autism. *Autism, 16*(1), 15–26.
27) Krucik, G. (2015). *What causes mental retardation? 17 possible conditions*. Retrieved from http://www.healthline.com/symptom/

mental-retardation.
28) Masten, A.S. (rev. 2011). *Resilience in children at-risk*. Retrieved from http://www.cchd.umn.edu/carei/reports/rpractice/Spring97/resilience.html.
29) Mayo Clinic Staff. (2012). *Oppositional defiant disorder (ODD)*. Retrieved from http://www.MayoClinic.com/health/oppositional-defiantdisorder/DS0063/DSECTION=s-.
30) Mayo Clinic Staff. (2016). *Attention-deficit/hyperactivity disorder (ADHD) in children*. Retrieved from http://www.mayoclinic.org/diseases-conditions/adhd/diagnosis-treatment/diagnosis/dxc-20196188?p=1.
31) Mayo, Clinic (2012). *Diseases and conditions: Rumination syndrome*. Retrieved from http://www.mayoclinic.org/diseases-conditions/rumination-syndrome/care-at-mayo-clinic/treatment/con-20037142.
32) Mayo, Clinic (2014). *Diseases and conditions: Sleep terrors (night terrors)*. Retrieved from http://www.mayoclinic.org/diseases-conditions/night-terrors/basics/definition/con-20032552.
33) Mayo, Clinic (2015). *Teen depression*. Retrieved from http://www.mayoclinic.org/diseases-conditions/teen-depression/basics/symptoms/CON-20035222.
34) Mental Health America. (2012). *Conduct disorder*. Retrieved from http://www.nmha.org/co-/conduct-disorder.
35) Minnesota Department of Health. (2006). *Sample HEADSSS questions*. Retrieved from http://www.health.state.mn.us/youth/providers/headssslong.html.
36) National Autism Resources. (2015). *Electronic communication and speech output devices*. Retrieved from http://www.nationalautismresources.com/assistive-technology.html
37) National Institute for Children's Health Quality and American Academy of Pediatrics. (2002). *NICHQ Vanderbilt Assessment Scales: Used for diagnosing ADHD*. Retrieved from http://www.nichq.org/childrens-health/adhd/resources/vanderbilt-assessment-scales.
38) National Institute of Mental Health. (2011). *Treatment of children with mental health*. Retrieved from http://www.nimh.nih.gov/health/publications/treatmentofchildrenwithmentalillnessfactsheet/index.shtml.
39) National Institute of Mental Health. (2012). *Attention deficit hyperactivity disorder*. Retrieved from http://www.nimh.nih.gov/health/publications/attention-deficit-hyperactivity-disorder/index.shtml.
40) National Institute of Mental Health. (2016). *Risk of suicide*. Retrieved from http://www.nami.org/Learn-More/Mental-Health-Conditions/Related-Conditions/Suicide.
41) National Institute on Drug Abuse. (2014). *Drug facts: High school and youth trends*. Retrieved from http://www.drugabuse.gov/publications/drugfacts/high-school-youth-trends.
42) National Institutes of Health (NIH), U.S. National Library of Medicine. (2015). *Intellectual disability*. Retrieved from https://www.nlm.nih.gov/medlineplus/ency/article/001523.htm.
43) Nauert, R. (2011). *Genetic mutations linked to autistic spectrum disorders*. Retrieved from http://psychcentral.com/news/2011/05/17/genetic-mutations-linked-to-autistic-spectrum-disorders/26248.htm.
44) Nelson, S.L. (2015). *Developmental coordination disorder treatment and management*. Retrieved from http://emedicine.medscape.com/article/915251-overview.
45) Pincus, D.B. (2012). *Growing up brave*. New York: Little, Brown and Company.
46) Pivalizza, P. (2015). *Intellectual disability (mental retardation) in children: Management; outcomes; and prevention*. Retrieved from http://www.uptodate.com/contents/intellectual-disability-mental-retardation-in-children-management-outcomes-and-prevention#references.
47) Pomerantz, J.M. (2013). *HAM-A Hamilton Anxiety Scale*. Retrieved from http://www.psychiatrictimes.
48) Preston, J.D., O'Neal, J.H., & Talaga, M.C. (2010). *Handbook of clinical psychopharmacology for therapists* (6th ed.). Oakland, CA: New Harbinger.
49) Sadock, B.J., Sadock, V.A., & Ruiz, P. (2015). *Child psychiatry. Kaplan & Sadock's Synopsis of Psychiatry: Behavioral Sciences/Clinical Psychiatry* (Ed. 11). Philadelphia: Lippincott Williams & Wilkins.
50) Schoenstadt, A. (2006). *Autism spectrum disorders symptoms*. Retrieved from http://autism.emedtv.com/autism-spectrum-disorders/autism-spectrum-disorder-symptoms.
51) Spence, S.H. (1994). *Spence Children's Anxiety Scale*. Retrieved from http://www.scaswebsite.com/.
52) Stahl, S.M. (2014). *Prescriber's guide: Stahl's essential psychopharmacology* (5th ed.). New York, NY: Cambridge University Press.
53) Swierzewski, S.J. (2014). *Autism*. Retrieved from http://www.healthcommunities.com/autism/children/overview-of-autism.shtml.
54) Trichotillomania Learning Center. (2011). *Expert consensus: Treatment guidelines for trichotillomania, skin picking and other body-focused repetitive behaviors*. Retrieved from http://www.trich.org/dnld/ExpertGuidelines_000.pdf.
55) Tronshaw, N. (2012). *Elimination disorders*. Retrieved from https://www.aacap.org/App_Themes/AACAP/docs/resources_for_primary_care/cap_resources_for_medical_student_educators/elimination_disorders.ppt.
56) U.S. Department of Health and Human Services (USDHHS). (1999). *Mental health: A report of the Surgeon General, executive summary*. Rockville, MD: USDHHS.
57) Warden, S., Spiwak, R., Sareen, J., et al. (2014). *The SAD PERSONS Scale for suicide risk: A systematic review*. Archives of Suicide Research, 18(4), 313–326.
58) White, M.P., & Koran, L.M. (2011). Open-label trial of aripiprazole in the treatment of trichotillomania. *Journal of Clinical Psychopharmacology, 31*(4), 503–506.

CHAPTER 21

성인

Adults

Edward A. Herzog

학습목표

1. 중증 정신질환이 개인, 가족 및 사회에 미치는 영향에 대해 설명한다.
2. QSEN 중증 정신질환자가 겪는 문제와 안전에 대해 설명한다(안전).
3. QSEN 중증 정신질환에 대한 근거기반치료에 대해 설명한다(근거기반실무).
4. 수면장애의 치료 및 간호에 대해 설명한다.
5. 충동조절장애의 주요 특징과 사회적 영향을 설명한다.
6. 성장애의 특징과 사회적 영향을 설명한다.
7. 성인 주의력결핍 과잉행동의 특징과 사회적 영향을 설명한다.

주요개념: 환자 추후관리를 위한 IT 기술[11)]

원격진료는 환자가 교통편을 찾거나 이동할 수 없는 경우 전화, 컴퓨터 기반 비디오, Skype, 전자메일, CCTV와 같은 "**전자 기술**electronic technologies"을 이용하여 환자를 진료하는 것이다.

새로운 커뮤니케이션 기술은 건강관리 웹사이트 등에서 대화 메시지 시스템을 통해 치료하고 추후관리하는데 더 많이 사용되고 있다. 이러한 기술은 우울증 및 불안장애에서 특히 효과적이었으며, 농촌 지역에 거주하는 사람들에게 효과적인 의사 전달 방법임이 입증되었다.

1. 서론

이 장은 성인들에게 주로 영향을 미치는 정신건강문제들과 욕구들에 중점을 두었다. **중증 정신질환**severe mental illness을 앓는 것이 어떤 느낌인지, 이러한 질병으로 진단받은 사람이 직면하는 문제가 무엇인지 그리고 중증정신질환자에게 어떤 자원과 치료프로그램이 제공되는지 살펴보게 될 것이다. 이 장에서 다루게 될 기타 성인정신건강문제들은 **충동조절**impulse control disorders 및 **성기능장애**sexual functioning disorders, **수면 관련 장애**sleep-related disorders와 **성인 주의력결핍/과잉행동장애**attention-deficit/hyperactivity disorder, ADHD이다.

2. 중증 정신질환의 이해

정신질환을 심각성에 따라 분류하는 것은 정신건강정책을 세우고 보험환급을 결정하며 적절한 치료에 대한 접근성을 용이하게 하는데 큰 영향을 미친다. 중증정신질환 중 약 절반에 해당하는 질환이 조현병과 양극성장애이다. 그 외의 중증정신질환에는 심각한 형태의 우울증, 공황장애 및 강박장애가 포함된다. 이러한 중증정신질환의 30~50%는 전체적 기능의 지속적이고 반복적인 심각한 손상이 있다.

사례

K씨는 19세 간호학생이다. 어느날 밤 기숙사 방에서 혼자 공부하다가 누군가가 K씨의 이름을 부르는 것을 들었으나 그 곳에는 아무도 없었다. K씨는 그저 수면부족 때문이라고 생각했다. 몇 주 간 이런 일이 반복되면서 목소리가 K씨의 행동에 대해 의견을 말하고 비판하며 명령을 내리기 시작했다. K씨는 집중하기 어렵고 학교 공부가 힘들어졌으며 성적도 점점 떨어졌다. 다른 사람들이 K씨의 생각을 다 알고 있거나 그녀를 미워하는 것처럼 느껴지는 바람에 불편했고, 친구들을 피하고 수업을 빼먹는 일이 많아졌다.

K씨는 계속 들려오는 목소리때문에 정신이 산만해져서 거리로 나갔다가 교통사고를 당했다. 경찰이 도와주려고 했지만 K씨는 자신을 죽이려 한다는 생각에 도망쳤고, 결국 잡혔다. 그 후 며칠간은 의사, 간호사, 주사와 강박(restraints)에 시달리는 악몽의 시간을 보냈다. 정신을 차렸을 때 K씨는 정신과 병동에 입원되어 있었고, 조현형 장애schizophreniform disorder로 진단받았다.

약물로 환청은 약화되었지만, 이전의 삶과는 동떨어진 느낌을 받았다. K씨는 퇴원하여 정신건강센터에 의뢰되었다. 센터에서는 사람들이 이상하게 쳐다보고 행동했다. 그 중 몇몇은 혼잣말을 하고, 가까이 다가오거나, 그녀가 다가갈 때 거리를 두기도 했다. K씨는 "이건 아냐!" 라고 생각하며 자신의 미래를 걱정하고 있다.

중증정신질환자는 일상생활활동(예: 요리, 위생), 사회적 상호관계, 업무수행, 의사소통, 여가활동, 지역사회 안에서 안전한 활동, 재정 및 예산, 건강유지, 직업과 학습활동 및 스트레스 대처 등 많은 영역에서 어려움을 겪는다. 중증정신질환자와 관련된 이슈는 빈곤, 낙인, 고립, 실업, 건강악화, 법적 피해, 노숙 등이다.

1) 문제의 범위

(1) 중증 정신질환자가 직면하는 문제

중증정신질환자는 보통 자신의 잠재능력을 발견하지 못하고 학업, 직업 및 인간관계의 성공도 충분히 경험하지 못한다. 그들은 낙인의 피해자가 될 수 있고, 거부와 차별을 경험할 수 있다. 또한 치료되지 않거나 완치되지 않는 질병에 노출되어 있으며, 일찍 사망하거나, 범죄의 피해자, 노숙자, 실직자, 능력 이하의 일, 약물남용과 가난한 생활 등, 정신질환이 없는 사람보다 삶의 질이 떨어진다.

(2) 가족, 돌봄제공자 및 배우자에게 미치는 영향

돌봄제공자가 받는 부담은 대처능력, 지지체계 및 재정과 기타 자원에 상당한 영향을 받는다. 돌봄제공자는 정신질환에 대한 이해 결여, 대처방법 부재, 치료팀과의 접근성 곤란으로 좌절감이나 무력감을 느낄 수 있다. 만성적인 부양 요구는 소진, 부적절한 대처방법, 환자를 멀리하거나 심지어 거부나 학대로 이어질 수 있다.[51] 돌봄제공자들은 중증정신질환자와 연관되어 있다는 사실만으로도 낙인찍힐 수 있다. 이 때문에 그들의 문제를 비밀로 유지하게 되고 결과적으로 사회적 지지가 줄어들게 된다.

(3) 사회에 미치는 영향

역사적으로 중증정신질환자를 위한 치료는 개인보험보다는 공공보험으로 그 재정을 충당해 왔다. 중증정신질환자는 더 많은 의료혜택이 필요할 것으로 예상된다. 개선된 치료법은 2011년과 2030년 사이에 전 세계적으로 16.3조 달러에 이르는 경제적 손실을 막는 데 도움이 될 것으로 예상된다.[61] 부적절하게 치료받은 중증정신질환자는 범죄를 저지르고 투옥될 가능성이 더 크다. 또한 중증정신질환은 삶의 전성기인 45세 미만의 사람들에게 장애를 유발시키는 원인 중 하나이다.[38]

2) 중증정신질환자들이 직면하는 문제

중증정신질환자는 성공적인 치료를 받더라도 **잔류 증상과 재발**을 경험할 수 있으며, 이는 치료를 받고 있을 때에도 발생할 수 있다. 이로 인해 환자는 좌절감, 회복되지 않거나 치료가 효과가 없을 것이라는 두려움을 느끼게 된다. 결국 환자는 치료를 중단하기로 결정할 수도 있어 질병의 진행을 악화시키고 자신과 사회에 부정적인 영향을 증가시킬 수 있다.

① 약물 부작용

진정작용, 흐린시야, 불수의운동, 체중증가, 성기능장애 및 대사장애 (고지혈증, 인슐린 저항증가, 복부지방증가)와 같은 의학적 증상이 광범위하게 포함되어 있다. 최신 항정신병약물은 부작용이 적지만 비교적 비싸고 대사증후군을 유발하여 심혈관질환과 당뇨병의 발병 위험을 증가시킨다. 부작용은 환자의 삶의 질을 저하시키거나 치료 불순응을 야기할 수 있기 때문에 부작용에 대한 언급은 필수적이다. 일부 부작용은 약물(예: 항파킨슨병 약물이 불수의운동을 감소시키는 것)로 대처하거나 생활양식 및 행동 변화(예: 기립성 저혈압으로 인한 현기증을 방지하기 위해 자세를 천천히 바꿈)로 감소될 수 있기 때문에 환자교육이 중요하다.

② 상실감, 절망, 우울

재발은 죄책감과 무력감을 초래할 수 있다. 중증정신질환자는 기대했던 미래에 대한 상실감으로 주요우울증이나 절망에 빠질 수 있다. 예를 들어, 의대에 갈 희망을 가진 학생이었을지 모르는 대상자가 심한 정신질환으로 인해 학업을 수행하지 못하거나, 최저 임금을 받는 직업을 갖게 되거나, 그룹 홈에서 생활하게 될 수도 있다. 이처럼 만성질환은 잠재적인 능력을 손상시키고 일상생활에 영향을 주어 절망, 물질남용 또는 자살경향으로 이어지게 할 수 있다(중증정신질환자 중 5~10%는 자살을 한다). 특히 환자가 가족이나 외부의 지지를 받지 못하는 경우 자살 가능성은 더욱 높아진다.

③ 동반질환

이는 약물의 결과로 나타날 수 있으며 중증 정신질환에서는 종종 있는 일이다. 가난해서 양질의 식품을 구입하기 어려우면 영양부족의 원인이 될 수 있으며, 무쾌감증anhedonia과 무력증anergia은 움직이지 않는 생활양식의 원인이 된다. 중증정신질환자는 자신의 건강을 살피지 않을 수 있고, 부족한 비용, 보험 적용의 어려움 또는 부정적 견해(예: 정신병을 앓는다는 이유로 환자의 흉통이 진짜가 아니라고 판단함)로 인해 적절한 치료를 받지 못할 수 있다. 증상에 대한 호소가 기이하게 표현(예: 고통을 "악마가 내 마음에 바늘을 꽂는 것"이라고 묘사함)될 수 있어 직원들에게 오해를 살 수 있다. 중증정신질환자는 물질남용이나 성행위, 성병에 걸릴 수 있는 행동과 계획되지 않은 임신과 같은 무분별한 선택을 할 수도 있다. 결론적으로 중증정신질환자는 일반사람들과 비교해서 수명이 25년 더 짧고 사망위험률이 2.5배 더 높다.[60)]

④ 무직과 빈곤

무직과 빈곤은 낮은 자존감과 정체성 결여를 가져온다. 중증정신질환자 중 85%가 무직이며, 중증정신질환자를 고용하는 데 있어 열린 마음을 가진 고용주를 찾는 것은 어렵고, 차별을 방지하는 법들이 구직을 보장해 주지도 않는다.

⑤ 주택 불안정

주택 불안정은 중증정신질환자에게 스트레스이다. 자동차를 살 여유가 없는 사람들은 대중교통 이용이 쉬운 곳에서 생활할 필요가 있기 때문에 주택선택의 기회가 줄어든다. 차소리가 시끄러운 열악한 숙소는 정신질환자는 말할 것도 없고, 정상인에게도 좋은 상황이 아니다. 부적절한 행동으로 인해 집에서 쫓겨날 수 있고 미래에 살 공간을 확보하는 데 어려움을 겪을 수 있다.

⑥ 낙인

낙인stigma은 언론에서의 정형화된 이미지나 언어, 사람들의 무분별한 발언 및 정신질환에 대한 오해에 의해 계속되고 있다. 그것은 사람들로 하여금 중증정신질환자가 무능하고, 질병에 대한 책임이 있으며, 심지어 위험한 존재라고 생각하게 한다. 이것은 중증정신질환자를 부끄럽게 하거나 화나게 해서 다른 사람들과 멀어지게 하고, 도움이 될 수 있는 지지체계에 대한 접근을 제한한다. 많은 사람들이 정신적인 장애가 있는 사람을 "미쳤다"고 하는 것은 지적 장애가 있는 사람을 "모자라다"라고 하는 것과 같다. 정신건강소비자, 국립정신질환동맹NAMI 및 옹호 그룹들이 지적 장애인들에게 영향을 미치는 낙인을 줄이기 위해 노력하고 있다.

⑦ 사회적 고립과 외로움

중증정신질환자뿐 아니라 만성질환자에게도 커다란 문제이다. 낙인과 사회적 계층화는 중증정신질환자의 사회적 접촉을 감소시킨다. 또한 가난(사회적 또는 여가활동 참여를 방해하는), 위생불량, 사회기술부족 및 불안은 상호작용과 사회적 지지를 감소시킨다. 약물치료는 성욕이나 성기능을 감소시키고, 부정적인 자아상과 망상적 사고는 인간관계에 추가적인 장벽을 만들 수 있다. 결과적으로 많은 중증정신질환자는 사회적으로 소외되며 심한 외로움을 경험한다.

⑧ 부적절한 치료와 치료불순응

중증정신질환자 중 거의 절반이 옛날방식으로 또는 지침과 일치하지 않거나 최근 연구[40)]에서 지지되지 않은 치료를 받고 있을 수 있다. 혁신적인 치료를 도입해서 실무표준을 변화시키는 과정은 시간이 걸리기 때문에 최신 의약품 또는 치료법은 병원에서 처방되지 않거나 승인되지 않을 수 있다. 의료서비스에 대한 공공지원이 줄어들면 치료 접근성 및 질적 문제는 더욱 심해진다. 소득이 적은 사람은 치료 대신 개인적인 필요에 돈을 사용할 수도 있다. 정신질환자로 분류되어 낙인찍히고 싶지 않기 때문에 치료를 중단할 수 있다. 간호사가 교체되고 치료관계를 형성하는데 충분한 시간이 주어지지 않으면 간호사에 대한 신뢰가 떨어지고 치료에 대한 저항이 증가될 수 있다. 치료불순응은 재발위험을 4~7배 증가시킨다.

⑨ 질병불감증

질병불감증anosognosia은 병 자체로 인해 환자 자신이 병에 걸렸다는 것을 인식할 수 없는 현상이다. 이것 또한 불순응을 초래한다. 정신질환은 자기인식을 위해 필요한 기관인 뇌가 아픈 것이다. 이것은 치료불순응과 그에 수반되는 모든 문제에 크게 기여하기 때문에 아주 복잡한 딜레마이다.[43] 고려할 것은 누가 자신이 질병에 걸렸다고 생각하지 않는데 약을 복용할 것인가?

⑩ 물질사용장애

중증정신질환자의 50%에서 동반된다. 물질사용은 부적응적인 대처나 투약법, 불쾌감, 질병의 증상 또는 약물부작용에 대응하는 방법일 수 있다.[42] 물질남용은 정신적 치료를 방해하고 재발, 신체건강문제, 재입원 및 삶의 질 감소의 원인이 된다. 또한 중증정신질환자는 일반사람들과 비교해서 흡연할 가능성이 두 배이며 담배사용을 줄일 가능성이 적다.[13]

⑪ 희생

희생은 정신장애가 있는 사람들이 일반사람들의 두 배 이상 발생한다.[30] 판단력 저하, 대인관계 기술 저하(예: 무의식적으로 너무 가까이 다가서거나 명령에 응답하지 않는 것), 낮은 자존감, 범죄에 더 취약한 모습을 보이는 경향 그리고 범죄률이 높고, 유동적이며, 마약에 취약한 동네에 사는 것들이 희생의 원인이 될 수 있다. 성추행이나 강제 성행위와 같은 성적 피해도 발생한다(예: 마약과 맞바꾸기 위해 여자 친구를 성적으로 "빌려줌.").

3) 개인 및 사회에 미치는 영향

중증정신질환자 중 일부는 치료를 받도록 설득할 수 없다. **강압적 치료**는 환자의 동의없이 법원 명령에 의해 위임된 치료가 포함되고, **외래진료약속**은 중증정신질환자가 병원이나 시설을 떠난 후, 최소로 제한된 범위에서 의무적인 치료를 지속적으로 받도록 고안되었다. 이것은 질병불감증과 치료를 저항하는 사람들이 최상의 정신건강상태를 유지할 수 있도록 돕는 보조치료의 한 종류이다.[54]

정신질환자의 범죄화는 중증정신질환자가 자신의 질병으로 인한 행동 때문에 아픈 것으로 취급되는 대신 체포되는 것을 말한다. 범죄행위는 절망, 판단력 저하, 정신병적 사고 또는 충동성때문이다. 치료를 받지 않은 사람들은 더 많은 증상과 장애를 가지고 있으며, 타인에게 지장을 주는 행동을 하거나 무단침입과 같은 범죄들(보통 비폭력적인 행동들)을 저지를 수 있다. 예를 들어, 겨울에는 중증정신질환 노숙자가 따뜻한 곳에 머물기 위해 빨래방이나 도서관을 배회한다. 쉼터에 가는 것을 거부하기때문에 저체온증으로부터 보호하기 위해 경찰들은 그들을 수감할 수 있다. 그렇게 하지 않으면 도서관에 있는 다른 사람들에게 피해를 주거나 풍기문란죄로 기소될 수 있다. 중증정신질환자를 옹호하는 사람들은 정신질환으로 인한 행동을 **탈범죄화**하려고 노력한다. 중요한 중재법은 경찰과 정신건강기관이 공동으로 후원하는 위기개입 훈련프로그램을 통해 중증정신질환자를 안전하게 안정시키고 보살핌와 치료로 연결시켜 주도록 교육을 하는 것이다.[12] **정신건강과 관련된 법정mental health courts**은 체포된 중증정신질환자를 투옥하는 대신에 치료를 받게 하도록 고안되었다.

시설전환화transinstitutionalization란 한 장소에서 국립병원, 교도소, 감옥, 양로원 등 다른 장소로 이동시키는 것이다. **탈시설화deinstitutionalization**(국립병원과 같은 정신과 입원치료로부터 지역사회로 대상자를 이동시키는 것)는 제한이 적은 환경에서 치료를 제공하고 국립 병원의 비용을 줄이고자 하는 의도였지만, 많은 경우에 새로운 환경은 실제로 더 제한적이었으며, 비용은 단순히 다른 의료기관(구금시설이나 의료급여가 적용되는 의원과 같은)에 지급하게 되었다. 교도소, 감옥과 양로원 같은 곳들은 보통 중증정신질환자를 돕기 위해 필요한 특별한 프로그램과 숙련된 직원들이 없기 때문에 회복과 안정성이 위태로워질 수 있다.

간호과정

1. 간호사정

간호사정은 특히 자신이나 타인에 대한 위험 징후(안전하지 않은 행동, 자살위험, 타살 사고 포함)에 중점을 두어야한다. 우울증 또는 절망, 물질사용 또는 남용, 수면장애, 충동성, 현실검증력 감소, 망상, 환각, 영양, 복장 및 의료에 대한 부적절함, 판단력 저하, 편집증 및 정신병은 위험한 행동을 할 가능성을 증가시킨다. 그러한 사람들은 가스레인지 위에 냄비를 올려 놓았다는 것을 잊어서 화재를 일으키거나, 명령환각때문에 자신 및 타인을 해치거나, 위협으로 인식되는 사람들을 해칠 수 있다.

재발 및 치료불순응의 징후가 없는지 관찰하는 것도 필수적이다. 불순응을 교정하면 재발을 방지할 수 있고, 재발을 조기발견하여 치료하면 재발의 심각성과 기간이 단축된다. 정신질환증상을 유발하고 정신질환으로 착각할 수 있는 신체건강문제(예: 종양, 대사장애)에 주의하는 것도 중요하다. 동반질환을 조사하는 것은 자기관리와 건강관리에 대해 확실하게 만족감을 준다.

중증정신질환자의 장기요양을 계획할 때 추가 조사가 필요한 부분은 다음과 같은 문제를 포함한다.

- **1차 지지그룹 문제:** 사망, 질병, 이혼, 성적 또는 신체적 학대, 아동방임, 형제와의 갈등, 형제의 출생
- **사회적 환경 문제:** 친구의 사망, 부적절한 사회적 지지, 고립, 문화적응에 대한 어려움, 차별, 삶의 변화에 대한 적응(예: 새로운 집)
- **교육적인 문제:** 문맹, 교사 또는 반 친구들과의 갈등, 중증정신질환 증상으로 인한 시설의 필요성
- **직업 문제:** 무직, 실업가능성, 작업스트레스, 어려운 작업조건, 직업 불만족, 충족되지 않은 시설에 대한 요구, 다른 사람과의 갈등
- **경제적인 문제:** 요구를 충족시키기에 부족한 소득, 복지후생에 대한 접근성
- **보건의료서비스 또는 접근성 문제:** 부적절한치료, 교통수단 부족, 치료를 받을 재정적인 여유 없음
- **범죄 또는 법 집행 문제:** 체포, 수감, 범죄 피해자

2. 간호진단

중증정신질환자를 위한 간호진단은 적응장애, 손상된 가족 대처, 비효율적인 대처, 비효율적인 건강관리, 충동조절장애, 외로움의 위험, 자기돌봄결핍, 자존감 저하, 치료불순응, 만성 슬픔을 포함한다. 중증정신질환자를 돕는 적절한 중재요법에 대해서는 [표 21-1]을 참조한다.

3. 간호목표

다음은 잠재적인 장기목표의 예이다. 대상자는

- "목소리"를 환각으로 지각한다.
- 현실과 망상적 사고를 구별한다.
- 경찰이 개입할 일을 하지 않는다.
- 안정된 주거를 유지한다.
- 위험한 행동을 하지 않는다.
- 치료에 순응하는 모습을 보인다.

4. 간호수행

1) 치료 순응을 위한 중재

1. 부작용을 확인하고 교육과 치료를 통해 고통을 최소화한다(예: 입이 건조할 때 무설탕 캔디로 침 분비를 촉진, 저녁에 일찍 약을 먹어서 아침에 직장이나 학교에서 정신이 혼미해지는 증상을 완화시키기).
2. 약물의 투약방법을 보다 쉽게 조정한다(예: 1일 2회 대신 1일 1회 약을 복용하기).
3. 질병불감증은 불순응에 큰 영향을 미치는 요소이다. 치료 순응을 환자가 성취해야 할 목표로 설정하는 것은 스스로 인정하지 않는 질병으로부터 회복된다는 의미가 아니라 환자가 원하는 목표를 이용해 동기를 부여함으로써 통찰력을 충분히 가지도록 하는 것이다(예: 약이 집중력을 높이고 직업을 유지하도록 돕는다는 것으로 약물순응을 유도하는 것이다.).
4. 회복을 강조 및 강화하여 환자의 치료 순응을 높인다.
5. 치료자 및 약물에 대한 접근을 촉진한다. 불편한 약속시간, 약을 처방받기 위해 의사에게 갈 수 없거나 이와 비슷한 문제들은 순응의 장애물이다.
6. 치료비용에 대한 도움을 받을 수 있도록 촉진한다.
7. 통찰력과 동기부여를 향상시키기 위해 중증정신질환

표 21-1 중증정신질환을 위한 간호중재

간호중재	이론적 근거
1. 증상 감소에 초점을 맞추기보다는 삶의 질을 향상시키는데 도움이 되도록 대상자 중심의 목표와 중재를 단기 및 장기적으로 개발한다.	1. 목표 설정 및 치료 선택에 있어 대상자를 포함시키는 것은 치료동맹을 통해 자신의 삶에 대한 통제감을 높이며, 치료이행 및 성공 가능성을 높인다
2. 현실검증력을 높이고 증진시킨다(예: 대상자가 환청을 들을 때, 다른 사람이 환청이 있는 것처럼 보는지 즉각적으로 인식하도록 가르친다. 그렇지 않으면, 대상자에게 환각을 외면하거나, 그것으로부터 관심을 멀리하도록 격려한다.)	2. 현실검증장애는 중증정신질환에서 일반적이며, 환각과 망상의 원인이다. 경험이 사실인지 여부를 확인하도록 훈련하고 격려함으로써 목표에 달성하도록 돕는다.
3. 대상자에게 중증정신질환의 증상관리에 사용할 수 있는 행동에 대한 심리교육, 지도, 지지 및 강화를 제공한다[BOX 17-3]. 허용된 정신교육 활동에 가족을 포함시킨다.	3. 휘파람이나 다른 단순한 청각 전환auditory distractions이 환청을 감소시킬 수 있다. 증상관리에 익숙해지면 기능이 향상되고, 분열이 줄어들며, 통제력과 자신감이 생긴다.
4. 대상자와 자주 상호작용하고, 상호작용의 기회(예: 주간 프로그램, 사회 및 레크리에이션 행사)를 주며, 사회적 불안을 관리할 수 있도록 돕는다. 교류를 하고 싶지 않은 대상자를 확인하여 지지하고 편안함을 얻게 하는 다른 방법(예: 애완동물, 동물인형, 전화걸기)의 이용과 사회기술훈련의 참여를 통해 외로움과 고립을 줄인다.	4. 중증정신질환은 낙인, 사회기술의 상실 및 사회적 불편감으로 사교성이 감소되고 고립된다. 편안함을 증가시키는 기술과 활동, 특히 긍정적인 역할모델, 회복기에 있는 다른 대상자와 함께하는 것은 기능향상과 삶의 질 향상에 기여한다.
5. NAMI 지지회의 및 동료기반 서비스에서 대상자와 그의 사랑하는 사람들의 참여를 격려한다.	5. NAMI 회원들과 동료들은 "거기에 있었으므로" 대상자와 의미 있는 타인들이 직면한 문제와 문제에 대한 지지, 사회화 및 실질적인 제안을 할 수 있다. 그러한 그룹에 참여하면 희망을 심어주고 대상자에게 힘을 실어 준다.
6. 대인관계, 성병예방 및 가족계획에 관한 교육과 지지를 제공한다.	6. 중증정신질환자는 판단력 장애가 있으며, 고립되어 있고, 희생자, 성병 및 원치 않는 임신에 취약하다고 느낄 수 있다. 가족을 찾고 있는 대상자는 유전상담 혜택을 누릴 수 있다.
7. 오랜 기간 동안 일할 수 있고 치료적 관계를 개발하고 유지하는데 능숙한 사례관리자, 직원들을 대상자에게 연결해준다.	7. 신뢰와 치료적 관계는 치료순응을 이루기 위한 핵심 자원이며, 중증정신질환을 가진 대상자는 이러한 연결을 위해 직원과 오랜 작업을 필요하다.
8. 대상자 자신의 목표, 기타 동기부여 및 교육적 접근법을 준수함으로써 적극적으로 치료순응도를 증진시킨다.	8. 치료순응도는 재발을 감소시키고 장기적인 예후와 삶의 질을 향상시킨다.
9. 정신사회적 지지을 제공한다.	9. 치료순응도는 치료적 신뢰관계를 유지하는데 도움을 주고, 대상자가 긍정적인 자부심을 유지하고 효과적으로 대처하도록 도와준다.
10. 대상자에게 정기적으로 자주 연락을 하지만 대상자를 과도하게 자극하거나 편집증이 되지 않도록 한다.	10. 지속적인 접촉은 치료 동맹을 증진하고 모니터링을 통해서 재발 또는 불순응을 빠르게 차단할 수 있다.
11. 실제 또는 잠재적인 동반질환을 예방하거나 통제하는 행동을 교육, 인도, 지지 및 강화한다. 중증정신질환의 건강관리를 보장하기 위해 필요에 따라 옹호자 역할을 한다.	11. 중증정신질환자는 신체 환의 부담이 더 크고, 위생 및 건강실천행위가 열악하며 효과적인 의학적 치료에 대한 접근성이 낮고, 일반인구보다 조기 사망률이 더 크다.
12. AA나 NA 및 이중진단 SAMI 서비스를 통해 물질남용 또는 중독이 함께 발생하는 사람들을 참여시킨다.	12. 약물남용 비율은 중증정신질환에서 높고, 재발을 증가시키며, 회복을 방해한다. 절주는 AA와 통합치료프로그램을 통해 성취할 수 있다.

의 본질과 치료가 환자의 회복과 삶의 질에 있어서 어떤 역할을 하는 지 교육한다.

8. 환자와 치료적 유대감을 가진(또는 그러한 유대감을 쌓는데 숙련된) 일관되고 헌신적인 간호제공자를 배정한다. 환자가 주치의를 신뢰하는 것은 치료순응에 필수적이다.
9. 협력단체에 참여하는 것을 권장한다(예: 국가정신질환동맹NAMI, www.NAMI.org). 중증정신질환치료에 대한 통찰력과 경험이 많은 동료로부터 정보와 도움을 받을 수 있다.
10. 문화적인 특성을 고려한 치료를 제공하도록 한다. 개인의 가치관과 신념(예: 권위자에 대한 의심스러운 태도 또는 자급자족을 소중하게 생각하는 것)을 인식하는 것은 치료순응을 향상시키는 데 중요한 역할을 한다.
11. 가능하다면, 부작용 조절이나 치료관계 개선을 위해 약물복용의 감소, 변경 또는 중단을 신중하게 고려한다.
12. 약물치료의 효과를 향상시키기 위해 약물농도검사 또는 지속형 약제의 사용을 권장한다.
13. 치료순응도가 떨어질 때 환자를 절대로 비난하지 않는다. 지속적으로 주의를 해야 하는 문제라고 알려주고, 치료순응은 많은 노력이 필요하다는 것을 이해시킨다.

2) 통합적 치료

중증정신질환자를 위한 입원치료는 일반병원과 국립병원의 정신과병동이 제공한다. 외래치료는 지역정신건강센터(CMHCs), 정신건강관리요원(주로 정신과 의사, 심리학자, 심리치료사, 사회복지사 및 전문간호사)에 의해 민간기관과 정부기관에서 제공된다. 지역사회기반

서비스는 지역의 요구와 자원에 따라 다르다. 여러 기관의 서비스를 거쳐 가는 것은 도전일 수 있다.

(1) 재활과 회복

최근까지도 **재활모델**은 정신건강간호에서 중요시하였다. 삶의 질과 치료보다는 결함, 증상 및 안정에 중점을 두었으며 환자들과 직원들의 관계를 부모-자녀 관계처럼 다루어 건강관리제공자에게 의존하게 했다는 점에서 비판을 받아왔다. 정신건강소비자와 지지자들이 선택과 임파워먼트를 강조하는 소비자운동을 주도한 결과 **회복모델**이 나오게 되었다. 이 모델은 의료제공자와 환자간의 동맹을 강조하여 치료를 계획하고 방향을 잡는데 협력할 수 있도록 한다. 희망과 임파워먼트를 강조하고 한계보다는 강점에 초점을 두어 소비자들이 가능한 최선의 삶의 질을 달성할 수 있도록 돕는다. 회복모델에서는 임파워먼트에 중점을 두기 위해 보살핌을 받는 사람들을 정신건강 소비자라고 부르며, 이 용어는 중증정신질환자를 언급할 때 "환자"라는 단어 대신 사용된다.

(2) 근거기반치료 접근 및 서비스

근거기반치료 접근은 중증정신질환 치료에 권장되고 있으며, 지역사회 내 다양한 환경에서 사용할 수 있다.

1. **지역사회 자기주장 치료프로그램**program of assertive community treatment, PACT 또는 ACT은 치료팀을 활용하여 감옥에 가거나 노숙하는 문제를 줄이면서 증상관리 및 삶의 질을 향상시키는 프로그램이다.[9] 이는 소비자가 여러 부서나 대행기관과 함께하기보다는 포괄적인 서비스를 제공하는 전문가 집단과만 협력하여 언제든지 도움을 받을 수 있는 서비스를 제공한다.
2. **인지행동치료**cognitive behavioral therapy, CBT는 비현실적인 기대와 왜곡된 사고방식을 인식하고 줄이는데 도움을 주며, 중증정신질환자가 환청과 같은 증상을 줄이고 대처하도록 도와준다.[63] 인지행동치료는 대상자 자신의 생각을 현실과 더 일치하도록 재구성하게 유도함으로써 상황을 보다 정확하고 긍정적으로 인식하도록 도와준다. 행동은 자연스러운 결과와 긍정적인 강화(보상)를 이용해 더 긍정적이거나 적응적으로 형성된다.
3. **가족지지 및 제공자와의 파트너십 증진**은 건전한 지지 체계를 갖추는 것이 회복의 가장 강력한 예측인자 중 하나이며, 치료제공자는 대상자 및 배우자의 공감할 수 있는 파트너로서 일할 때 치료가 향상된다는 사실을 전제로 한다.[41] 국가정신건강동맹의 가족 대 가족 프로그램은 파트너십의 한 예이며, 가족이 사랑하는 사람의 질병에 대처하고 회복을 촉진하는 데 필요한 기술에 초점을 둔 정신건강교육프로그램.[41]이다.
4. **사회기술훈련**social skills training, SST은 다양한 사회기술을 가르치는데 중점을 둔다. 사회적 결핍은 직접적 및 간접적 기능장애를 유발한다. 예를 들어, 적극적으로 반응할 수 없는 사람들은 공격적으로 반응하거나 자신의 욕구를 전혀 충족시키지 못할 수 있다. 협상이나 갈등해결과 같은 복잡한 대인관계 기술은 구체적이고 체계적인 방식으로 가르친다.
5. **직업재활 및 일자리 지원**은 자부심을 높이고 조직능력을 향상시키며 사회화와 소득을 증가시킨다. 직업재활은 직업훈련(취업에 필요한 기술), 보호된 환경(예: 소비자를 관리해 주는 일)에서의 첫 고용 그리고 비즈니스 세계의 경쟁적 고용에 적응하는 데 기반을 둔다. 지지적 고용은 실무훈련 및 지지에 중점을 두고 직원편에서 직업을 코치하여 신속하고 지속적인 고용을 가능하게 한다.[58]

(3) 잠재적으로 유용한 기타 접근 또는 서비스

다음은 중증 정신질환자에게 잠재적인 혜택을 제공한다.

1. **사전의료의향서**advance directives는 소비자가 재발과 치료 필요성을 관리하는 방법을 지정하는 것으로 대상자의 질병이 조절되고 의사결정이 가능할 때 서명된 서류이다. 예를 들어, 대상자가 건강할 때 입원이나 강제 약물치료에 동의할 수 있고, 이러한 대응이 언제 사용될 수 있는지 지정할 수도 있다. 이를 통해 개인은 치료에 대한 통제를 유지할 수 있고 강제 입원 및 관련된 법원 개입을 피할 수 있다.
2. **동료지지 및 고객관리 프로그램**은 사회화, 레크리에이션 등 여러 서비스들을 제공하는 "클럽하우스"에서부터 스낵 바 또는 청소부 같은 경쟁적인 직업 고용에

필요한 서비스에 이르기까지 다양하다. 이 프로그램에 투입되는 동료 전문가는 중증정신질환자에게 지지적인 서비스를 제공하기 위해 더 나은 회복과정을 거치고 있는 특별히 훈련된 사람들이다.

3. **기술의 발달**은 치료접근과 결과를 향상시키고 치료비용도 줄이는 효과가 있다. 어느 곳에서든 사용할 수 있는 전자기록은 대상자가 어디로 가든 연속성 있는 치료가 가능하게 한다. 먼 거리에 있는 소비자들은 전화, 컴퓨터 기반 비디오 또는 Skype 또는 폐쇄 회로 텔레비전을 통해 소비자와 대화하는 원격진료와 같은 기술을 이용할 수 있으며, 전달시간을 줄여 간호를 제공하는데 더 많은 시간을 확보할 수 있다.[18] 이러한 기술은 건강관리 웹사이트의 채팅 또는 메시지 시스템messaging systems을 통해 후속 케어에서도 점점 더 많이 사용되고 있다. 특히 우울증과 불안장애를 치료하고 순응문제가 있는 소비자들을 관리 감독하는데 유용하게 사용되었다.[8]

3. 충동조절장애

사례

절도광kleptomania S씨(76세)는 쇼핑 중 전시되어 있는 립스틱을 보았다. 그녀는 립스틱을 자주 사용하지는 않지만 전시된 립스틱에 이끌려서 가져야겠다는 욕망을 느꼈다. 그녀는 욕구를 자제하려고 하지만 참기가 점점 더 어려워진다. 결국에 그녀는 립스틱을 몰래 지갑에 넣었다. 그 후 그녀는 안도감과 함께 특이한 쾌락을 느꼈다. 시간이 지나면서 물건을 훔치고 싶은 충동이 점점 더 많이 발생했다. S씨는 그녀의 욕구를 통제할 수 없다. 때로는 필요 없는 것을 훔치려고 한다. 그녀는 수치심을 느끼고 후회를 하며 가끔 물건을 돌려주거나 버린다. 물건을 훔치다가 걸린 적도 있고 법적 처벌을 받기도 했는데도 도둑질을 하고 싶은 충동을 억제할 수 없었다.

충동조절장애impulse control disorders는 특정 행위를 하고 싶은 충동을 조절하는 능력이 감소되어 있다. 대개 장애의 패턴은 특정 행위를 하기 전까지는 긴장감이 쌓이고 한 후에는 안도감이 생긴다. 충동 행동은 충동적이거나(예: 도둑질) 치밀하게 계획된(예: 불지르기) 것일 수 있으며, 무해한 정도에서 자신이나 다른 사람에게 위험을 줄 수 있는 정도까지 다양하다. 사람들 사이의 긴장감이 떨어지면 충동행동을 하고 싶은 욕구가 강화되고 그 욕구를 자제하는 것이 어려워진다. 병적도박을 제외하면 이러한 장애는 비교적으로 드문 것으로 추정된다[표 21-2].

표 21-2 충동조절장애[1),16)]

종류	설명
간헐폭발장애 intermittent explosive disorder	고의는 아니지만 두드러진 언어적 또는 행동적 공격 또는 분노가 반복되는 에피소드. 흔히 사람을 해칠 정도이거나 중요한 재산을 파괴할 정도로 심각할 수도 있고 다른 한편으로는 정상적인 사람에게서 발생하기도 한다. 그러한 행동은 교통 지연과 같은 사소한 일로 발생할 수 있다. 이후 우울이나 양심의 가책을 느낄 수 있으며, 비난, 체포, 민사 소송 그리고 관계 및 고용의 상실이 발생할 수 있다. 도로에서 벌어지는 운전자의 난폭행동은 가끔 간헐폭발장애의 증상이다.
절도광 kleptomania	통제할 수 없고 반복적인 도둑질 충동. 절도는 심리적 만족감을 준다. 도둑질 전에 긴장감이 생기고 나중에 안도감을 느끼는 것으로 보고한다.[1)] 습득한 물건은 상징적인 의미(예: 힘 또는 아름다움)가 있을 수 있지만, 흔히 그 이유를 설명할 수 없다. 절도광은 모든 연령대에서 시작할 수 있으며, 2/3가 여성이다. 행동은 아주 불규칙적인 간격으로 발생하거나 보다 규칙적이고 오래 지속될 수 있다.
방화광 pyromania	화재를 일으키려는 강박이 있으며, 화재를 일으켰을 때 성취감 또는 안도감을 경험하고, 화재를 일으키고 난 후 즐거움과 해방감이 있다.[1)] 성적인 또는 다른 감정적인 만족감으로 불을 지르게 되며, 이익이나 복수를 위한 방화는 아니다. 대상자는 불에 매료되어 있으며, "방화를 시작하고, 지켜보고, 끄는데 도움을 주며, 그 후에 일어난 일을 보는 것에 큰 즐거움을 느낀다."[16)] 그러나 화재로 인해 파괴되는 삶이나 재산에 대해 거의 고려하지 않는다. 대상자는 방화를 시작하기 위해 치밀하게 준비를 할 수 있으며, 허위 경보를 울리기도 한다. 장애를 가지고 소방관이 되기도 한다.
도박장애 gambling disorder	가족, 재정, 업무에서 심각한 혼란이 있음에도 도박에 대한 선입견과 충동에 저항할 능력이 없다. 병적인 도박이라고 알려져 있다. 개개인은 도박을 할 때 긴장이 풀리고 흥분하며 긍정적인 느낌을 갖는다. 도박을 하지 않으면 예민, 안절부절, 불안과 슬픔을 느낀다.[16)] 병적인 도박꾼은 거짓말을 하고, 합리화하고, 다른 사람들을 조종하고, 도박행동을 유지하기 위해 그것을 숨길 수 있다. 일과 사회적 기능이 파괴될 수 있다. 이 질환을 앓고 있는 대부분의 사람들은 남성이며, 이 질환의 평생 유병률은 약 0.5~1%[1)]이지만, 도박의 기회가 좀 더 다양하고 쉽게 접근할 수 있는 환경에서는 더 높을 수 있으며, 가족 내 다른 사람들도 이 장애를 가지고 있다. DSM-5에서는 이것을 중독장애로 분류한다.[1)]
발모광 trichotillomania	긴장을 풀기 위해 반복적으로 털을 뽑는다. 대상자는 경우에 따라서 짧은 기간 동안 또는 정기적으로 한 번에 몇 시간 동안 털을 뽑을 수도 있다. 그것은 스트레스를 받으면 악화되는 경향이 있지만 대상자가 침착할 때도 일어나고, 아무 생각 없어 보일 때도 발생한다. 경우에 따라서는 털을 먹고서 동물에서 볼 수 있는 "털뭉치"를 만들 수도 있다. 탈모가 눈에 띄며 개인의 사회적 편안함과 자존감에 상당한 영향을 미치고 때로는 심한 고통을 초래한다. 이는 스스로 제한할 수 있거나 수십 년 동안 계속될 수 있으며, 어느 부위의 털이든 포함될 수 있다.

1) 이론

(1) 생물학적 요인

충동조절장애의 원인은 명확하게 밝혀지지 않았다. 뇌의 특정한 장애나 이상은 충동성을 증가시키거나 충동을 저항하는 능력을 감소시키는 것으로 추정된다. 폭력적인 사람들은 종종 보통사람에 비해서 뇌파가 다르고 뇌척수액에 세로토닌 대사물질 수치가 더 높은 편이다.[15] 전두측두엽치매 또는 종양(특히 두뇌의 우측에 영향을 주는 종양), 파킨슨병, 치매 및 다발성 경화증과 외상성 뇌손상 및 약물남용은 충동성에 영향을 미칠 수 있다. 도파민수용체 작용제(특정 자극제 및 항파킨슨병제와 같은 약)도 충동조절능력을 손상시킬 수 있다.[37]

(2) 유전적 요인

충동적인 폭력과 관련된 유전자가 충동조절회로를 약화시키는 것으로 의심하고 있다.[3]

일부 충동장애의 발병률은 가족력이 있는 것으로 나타났으나(예: 발모광), 유전자의 인과관계는 밝혀지지 않았다.

(3) 심리적 요인

심리적 원인은 손상된 불안조절능력과 관련이 있다. 충동조절장애가 있는 사람들은 무의식적으로 불안통제 행동을 하면서 불안에 대처한다. 즉, 높은 스트레스 상태에서는 충동적 행위가 증가하는 패턴으로 나타난다. 이러한 장애 중 일부는 강박장애 또는 외상 후 스트레스 장애와 같은 장애의 변종 또는 발현일 수 있다. 행위에 대한 욕구발생과 그 행위를 이행할 때 안도감이 따르는 경향은 중독성에 의한 것일 수 있음을 시사한다.

2) 임상적 특징

대상자는 행동이 비논리적이고 고통스럽고, 위험할 가능성이 있다는 사실에도 불구하고 그 행동을 계속하고 싶은 억제할 수 없는 충동을 반복적으로 경험한다. 판단력은 온전하고 정신병적인 요소는 없다. 각 장애에 대한 설명은 [표 21-2]를 참조한다.

3) 개인, 가족 및 사회에 미치는 영향

충동조절장애 대상자는 보통 자신의 행위가 비논리적이고 잘못되었다는 것을 알지만 이행하려는 욕구가 더 압도적이다. 이들은 흔히 욕구 때문에 혼란과 곤란을 겪고 행동 때문에 수치심, 모욕 또는 죄책감을 느낀다. 이러한 반응은 우울증과 자살경향성으로 이어질 수 있다.[21] 그들은 사회적 고립이나 낙인을 경험할 수도 있다.

절도광kleptomania은 가게의 물건이 도난당하는 손실의 원인이 된다. 도박gambling은 엄청난 개인적 · 재정적 손실을 야기하고 가족을 혼란에 빠뜨릴 수 있으며 지위, 주택, 재산, 직업 및 결혼 상실의 원인이 될 수 있다. 간헐폭발장애intermittent explosive disorder 및 방화광pyromania은 다른 사람들에게 재산피해를 주거나 부상을 입히고 심지어 사망에 이르게까지 할 수 있다. 이로 인해 대상자는 피해자의 방어적인 대응을 통해 고소를 당하거나 부상을 입을 수 있다. 범죄가 연루될 경우 사회와 개인 모두에게 피해가 갈 수 있다.

간호과정

1. 간호사정

충동조절장애의 진단을 위해서는 우선 행동에 대한 모든 다른 의학적 및 정신적 원인(예: 반사회적 성격장애, 물질남용)들을 배제하고 이익을 추구하기 위함인지 복수와 같은 다른 원인 또한 의심할 필요가 있다.

대상자는 충동조절장애가 있다는 것을 축소시키거나 숨길 수 있으며 직원은 이것들을 간과할 수 있다. 그래서 신중한 사정이 중요하다. 문제행동에 대한 간호사의 신념과 태도가 장애를 인식하거나 객관성을 유지할 수 있는 능력을 저하시킬 수 있으므로 자기인식이 필수적이다. 예를 들어, 불을 지르는 것이 단순히 범죄 행위이며 정신장애와 관련이 없다고 생각한다면 간호사는 충동조절장애를 발견하지 못하거나 치료를 받는데 도움을 주지 못할 수 있다.

충동조절장애와 관련된 행동들이 수치스럽거나 본질

적으로 범죄일 수 있으므로 신뢰를 쌓고 공감과 수용을 전달하는 것이 대상자가 이런 문제들을 공개하도록 돕는 핵심이 된다. 정보를 공유하는 것을 다소 주저하는 보호자도 숨겨진 장애를 확인하는 데 도움이 될 수 있다. 간호사는 대상자의 반응과 간호력nursing history에서 반복적인 통제력 상실의 패턴을 찾아야 하며, 불에 대한 매혹, 도박용어에 익숙함, 머리카락이 얇아짐 또는 머리카락을 당기는 것과 같은 증상들을 주시해야 한다.

대상자에게 긴장을 증가시키는 상황과 어떤 방법으로 긴장을 감소시키는지에 대해 물어보는 것은 도움이 된다. 공감적 유도는 도움이 될 수 있다(예: "때로 인간은 스스로 긴장감을 느끼고 긴장을 풀어주는 일을 하고 싶은 욕망이 나타날 때가 있습니다. 당신이 이런 상황에 처했을 때에 대해 이야기해 주십시오."). 솔직하고 직접적인 질문은 개방적인 분위기를 조성하고 더 솔직한 반응을 하도록 유도할 수 있다(예: "당신이 통제력을 잃을 때가 가까워지면 나에게 알려주십시오.").

대상자의 법적 이력 또한 장애를 증명할 수 있다. 반복되는 폭행 또는 화재 발생에 대한 어떤 에피소드는 추가사정이 필요하다. 또한, 대상자는 우울증을 동반하거나 자해를 생각할 만큼 괴로워할 수 있다. 이러한 위험들에 대한 평가는 필수적이다. 마지막으로, 장애가 대상자와 배우자에게 어떤 영향을 미쳐 왔는지 그리고 대상자가 가지고 있는 장애와 장애에 대처하는 방법에 대한 지식을 사정하는 것은 항상 중요하다.

2. 간호진단

충동조절장애가 있는 대상자들에게 다양한 간호진단이 적용될 수 있다(비효과적인 충동조절, 불안, 손상된 가족 대처, 비효율적인 대처, 상해 위험성, 낮은 자존감, 사회적 상호작용 장애, 사회적인 고립).[39]

중재는 장애에 따라 다르지만 가장 일반적인 중재법들은 [표 21-3]을 참조한다.

3. 간호목표

기대되는 결과(목표)는 장애에 따라 다르지만 일반적으로 문제를 일으키는 행동을 줄이고 긴장을 줄이기 위한 좀 더 적응적 수단을 사용하도록 초점을 맞춘다. 예: "화재를 일으키지 않는다.", "탈모가 20% 감소한다.", "3가지 이상의 긴장완화전략을 사용한다.", "불안수준이 0~10까지 중 5이하로 평가된다."

표 21-3 충동조절장애를 위한 간호중재

간호중재	이론적 근거
1. 대상자가 긴장완화 및 스트레스조절 전략을 이해하고 실천하도록 안내한다.	1. 긴장은 보통 충동적인 행동에 선행하는 원인이다. 긴장완화 및 적응적 긴장관리는 충동적인 행동을 감소시킬 수 있다.
2. 머리카락을 뽑기보다는 엄지 손가락으로 두피에 압력을 가하는 것과 같이 긴장감에 적응하는 반응을 점진적으로 대체하도록 한다.	2. 조절장애는 부적응 행동을 포함하며, 그 중 일부는 형사 범죄이다. 보다 적응적인 반응은 부정적인 결과를 예방할 수 있다.
3. 수치, 두려움, 죄책감과 같은 충동 감정을 탐구하고 이러한 감정을 적응적으로 관리하도록 돕는다.	3. 부정적인 감정은 스트레스와 긴장을 유발하여 부적절한 충동적 행동을 일으킨다.
4. 대상자가 자신의 행동의 결과를 확인하도록 돕는다(예: "당신이 _____ 때 다른 사람들이 어떻게 반응합니까?", "불을 지른 다음날이 어떤지 말해 주세요", "당신이 불을 질렀다고 상상해 보세요: 그 날과 그 몇 주 후에 일어날 것에 대해 어떻게 생각합니까?"[예기환상anticipatory fantasy])	4. 결과를 확인하는 것은 다른 사람에 대한 자신의 영향에 대해 공감하게 하고, 문제행동을 삼가도록 동기를 부여하는데 도움이 될 수 있다. 예기환상은 행동의 결과를 상상하고 충동에 대한 욕구를 감소시킬 수 있도록 안내한다.
5. 약물이나 알코올이 판단력 저하 또는 손상을 가져와 충동을 증가시킬 수 있음을 교육한다. 긴장이나 충동을 불러일으키는 상황 (예: 술집에 가려는 상황)과 같은 "자극 요인"의 영향에 대해 교육한다.	5. 탈억제 약물disinhibiting drugs과 충동적 행동을 일으키는 자극에 노출되는 것은 충동적 행동을 증가시킨다. 탈억제 약물을 줄이고 자극을 줄이면 충동적인 행동의 빈도와 강도가 감소한다.
6. 병적 도박은 집단 치료에 잘 반응할 수 있다. 도박자조집단gamblers anonymous과 같은 조직은 지지, 교육 및 도박 충동 및 기타 관심사 관리에 대한 실질적인 조언을 통해 중요한 도움을 제공한다.	6. 12 단계 프로그램은 강박적이거나 중독성이 있는 활동을 줄이는 데 큰 도움이 되는 것으로 나타났다. 동료 지지그룹은 도박을 하기 위해 사용된 방어 및 합리화에 효과적으로 대처한다.
7. 발모광을 가진 사람은 특별한 헤어 스타일링, 모발 웨이브 또는 기타 화장품 지원을 받을 수 있다. 그러한 자원에 접근하기 위해서는 부끄러움이 있을 수 있으므로 상당한 지지가 필요할 수 있다.	7. 탈모로 인해 심각한 미용 결손이 생겨서 자존심이 손상되고 더 이상 대처기능이 제대로 발휘되지 않을 수 있다. 이러한 결점을 미적으로 보완함으로써 사람의 자아상과 자존감을 향상시킬 수 있다.

4. 간호수행

충동조절장애 치료는 정신요법과 약물치료를 병행할 수 있다. 이 장애는 보통 자신이나 타인에게 위험이나 응급 상황을 초래하지 않기 때문에, 치료는 주로 통원방식으로 제공된다.

1) 약물학적 치료

항우울제인 선택성 세로토닌 재흡수 억제제인 bupropion과 아편길항제인 naltrexone은 절도벽, 발모광과 병적도박의 치료에 사용된다.[57] 기분안정제인 lithium, 각성제인 methylphenidate, 항정신병약물인 risperidone은 행동장애(간헐폭발장애와 유사한 아동/청소년 장애)를 치료하는데 도움이 될 수 있다.[21]

아편길항제(예: nalmefene)는 병적도박을 치료하는데 특히 유익할 수 있다.[22] Lithium, 항경련제, 선택성 세로토닌 재흡수 억제제(SSRI), propranolol 및 이와 유사한 베타-아드레날린 길항제는 특히 충동조절 문제가 치매와 같은 기질적 질환의 공격성을 줄이는 효과에 대한 가능성을 보여 주었다.[57]

2) 비약물학적 치료

최면요법은 특정 장애에서 유익하게 사용될 수 있으며, 습관 바꾸기(원하지 않는 행동을 유발하는 생각을 인지하고 감소시킴)와 민감화(욕구 발생 시 잡히는 것과 같은 부정적인 결과를 떠올리는 것)는 발모광 같은 장애를 치료하는데 사용하는 인지행동 접근법이다.[19] 습관적이고 충동적인 행동들을 줄이기 위해 바이오피드백과 행동조절(긍정적인 보상과 부정적인 결과를 이용하는 것)을 사용할 수 있다.[26] 집단심리치료는 동료들과의 치료적 직면으로 통찰력이 부족하거나 행동에 대한 책임을 받아들이는 데 어려움이 있는 대상자들에게 특별히 도움이 되는 경향이 있다.

4. 성장애

1) 성장애의 종류

(1) 성별불쾌감

성정체성장애(지금은 정신건강분야에서 어떤 차이로 간주되며, 장애 또는 병리적인 것이 아니라고 생각함)로 알려진 **성별불쾌감**gender dysphoria은 다소 드문 것으로 여겨진다. 그것은 자신의 생리기능(또는 분명하지 않은 모호한 생식기의 경우 사회에 의해 정해진 것)과 다른 성별을 가진 사람으로 느끼는 지속적이고 강력한 **교차-성정체성**cross-gender identification이다. 일반적으로 아동기나 청소년기에 주로 나타나며 원인은 알려지지 않았으나 성호르몬의 이상 및 자궁 내 신경발달 또는 어린 시절 발달상의 차이로 보고 있다.

흔히 성별불쾌감을 가진 사람은 자신이 잘못된 몸으로 태어났다고 생각한다. 성별불쾌감을 가진 대상자는 현재의 성별과 성-관련 역할에 지속적으로 불편을 겪고 있으며, 반대 성의 특징(예: 복장 및 버릇)과 역할을 하려는 강하고 지속적인 욕망과 다른 성별의 1차 및 2차 성 특성을 가지려는 욕망도 보인다.[1] 성별불쾌감을 가진 대상자는 자신의 옷을 다르게 입고, 원하는 성별로 보이기 위해 호르몬 약물을 사용하고 수술을 할 수도 있다.

성별불쾌감을 가진 사람들은 심한 당혹감, 수치심, 차별, 사회적 고립을 경험할 수 있다. 성별불쾌감에 대한 상당한 낙인이 있으며, 다른 사람들은 혐오감을 가지고 반응할 수 있다. 예를 들어, 여성의 정체성을 가진 사람으로서 여성 화장실을 사용하게 되었을 경우라도 다른 사람에게는 남성으로 보이기 때문에 혐오스럽거나 관음증 같은 범죄행위를 저지르는 것으로 여겨질 수도 있다.

성 전환을 선택한 사람들은 앞으로 있을 일에 다음과 같은 구체적인 단계로 대비를 해야 한다.

1. 아주 복잡하고 장기적인 지속적 과정에 대해 충분히 생각하고 준비하도록 상담을 한다.
2. 원하는 성별로서 일정 기간 동안(예: 1~2년) 생활한다. 이 시기 동안 대상자는 보통 원하지 않는 신체적 특징을 숨기고 원하는 성적 특징을 드러내기 위해(예:

얼굴의 수염을 없애고 유방을 확대하거나, 목소리를 바꾸는) 처방된 호르몬치료를 받는다. 이것은 많은 사람들에게 있어 마지막 단계일 수도 있다.
3. 원하는 성별에 맞게 성기를 바꾸는 외과적 중재를 한다.

(2) 변태성욕 및 변태성욕장애

변태성욕paraphilias은 전통적이며 사회적으로 허용되는 성행위를 벗어나는 성행위나 환상적 행위를 말한다. 그것은 그 자체로는 장애가 아니다. 대상자는 정상적인 성적 관심과 실제의 연속선 상에 있을 수 있으며, 괴로움을 경험하지 않는 한, 일반적으로 치료가 필요하지 않다.[25] 변태성욕의 발생률은 측정하기 어렵다. 왜냐하면 낙인, 당혹감 및 기타 우려로 인해 이러한 정보의 공개를 꺼리기 때문이다. 서로 다른 종교적, 문화적 신념은 적절한 성행위를 정의하는 방법에 대해 갈등을 일으킬 수 있다. 예를 들어, 성관계를 시작하는 적절한 때는 언제이며, 누구를 성적 파트너로 선택할 수 있어야 하는지에 대해 다양하고 폭넓은 의견과 갈등, 배척, 적대감 및 공격적인 결과를 초래할 수 있다. 교육, 상담 및 지지는 부정적인 사회적 견해로 자신을 비정상이라고 인식하게 된 대상자와 상처를 받고 혼란스러워하는 가족 및 중요한 타인 모두에게 도움이 된다.

변태성욕장애paraphilic disorders는 DSM-5에서 고통, 해를 입힐 위험 또는 자신이나 다른 사람들에게 실제 피해를 주는 변태성욕으로 정의된다.[1] 변태성욕장애는 성적환상에 대한 선입견과 어린이, 동물 또는 사물과 같은 비관습적인 또는 사회적으로 받아들일 수 없는 성적 대상에 초점을 맞추는 충동 및 행위를 포함한다. 이러한 장애를 가진 사람은 자신의 환상과 충동에 대해 행동할 수도 있고 그렇지 않을 수도 있다. 그러한 환상에는 범죄행위도 포함될 수 있다.

2) 이론

(1) 생물학적 요인

변태성욕장애의 원인은 아직 밝혀지지 않았다. 도박이나 절도광과 같은 충동조절장애와 마찬가지로 뇌의 특정부분의 이상은 성적 충동에 저항하는 능력을 떨어뜨릴 수 있다. 전측두엽성 치매, 종양 및 파킨슨병과 같은 뇌 이상은 소아성애증pedophilia과 같은 변태성욕장애의 원인으로 보고 있다.[45] 증가된 교감신경활동과 세로토닌 작용의 감소도 소아성애증과 관련이 있다. 외상성 뇌손상 및 인지장애 또한 충동적 행동 및 행동적 조절부전과 관련이 있다.[47]

(2) 심리적 요인

변태성욕장애의 심리적 원인으로는 초기 아동기에 적절한 애착형성의 실패와 부적절한 성적 역할모델에 대한 학습된 반응으로 설명한다. 변태성욕장애는 특히 성범죄와 관련이 될 수 있다. 소아성애증의 30~60 %는 어린 시절 성적 학대경험이 원인일 수 있다.[2]

3) 임상적 특징

DSM-5에서는 여러 유형의 변태성욕장애를 구별하여 설명한다[표 21-4]. 이 장애를 진단할 때는 문제행동에 대한 다른 모든 의학적 및 정신적 원인(예: 범죄의도, 조증, 치매, 물질남용)을 배제해야 할 필요가 있다. 변태성욕장애는 정신병적 특징과 관련이 없으며, 대부분 청소년기에 발병한다. 변태성욕장애자의 대부분은 남성이며, 적어도 6개월 이상 나타날 때 진단된다(간혹 변태성욕과 유사한 경험을 통한 만족스러운 경험은 변태성욕장애의 진단기준에 속하지 않는다).

변태성욕장애가 아니라도, 성과 관련된 고통 또는 기능부전의 기타 형태는 달리 명시되지 않은 성장애로 진단될 수 있다. 성과 관련된 기타 장애는 성욕과 관련된 질환, 염색체 이상(예: 클라인펠터증후군Klinefelter's syndrome)과 관련된 것, 두부 외상 또는 다른 기질적 장애, 포르노그라피의 강박적인 사용, 충동조절과 사회적 및 성적 상호작용에 영향을 미치는 성착오sexual aberrations 등이 포함된다.

4) 개인, 가족 및 사회에 미치는 영향

변태성욕장애의 영향은 비교적 경미할 수 있으며 진단을 가진 개인(예: 복장도착장애를 가진 사람)에 국한될 수 있다. 변태성욕장애를 가진 대상자(예: 접촉도착

표 21-4 변태성욕장애[1)]

종류	설명
물품음란증 Fetish	성적인 만족을 얻기 위해 필요한 물건, 신체부위 또는 활동을 통해 욕구를 충족하는 것.
물품음란장애 Fetishistic disorder, Fetishism	무생물 또는 신체일부를 사용하거나 생각할 때를 제외하고는 성적흥분이 어렵다. 개인은 심각한 스트레스를 경험하며, 물품음란 대상은 일반적으로 성적인 흥분과 관련이 없는 것이다(예: 발, 신발).
노출장애 Exhibitionistic disorder	성적흥분이나 즐거움을 얻기 위해 보통 낯선 이방인에게 성기를 드러내거나 성기노출에 대한 강하고 반복되는 환상을 갖는다. 성기를 노출할 때 수치심과 당혹감을 느낄 수 있으며, 형사고발 및 인간관계의 어려움과 실직을 경험할 수 있다. 노출장애는 보통 사춘기부터 시작되며, 40세가 되면 점점 감소되는 것으로 보인다.
마찰도착증 Frottteuristic disorder, Frotteurism	공공장소에서 다른 사람들을 의식하지 않고 자신의 성기를 접촉해서 성적흥분과 만족감을 얻는다. 이로 인해 현저한 고통 또는 대인관계의 어려움이 초래되고, 형사 고발될 수 있다.
소아성애증 Pedophilia	소아성애증은 사춘기 전 어린이와 상상적 또는 실제적 성행위를 하는 것으로 대상자는 상상에 따라 행동했거나 환상의 결과로 심각한 고통이나 어려움을 경험한다.1) 소아성애자는 대부분 다른 성의 소아에 관심을 갖지만 동성 또는 양성인 경우도 있다. 소아에게만 집중할 수도 있고 성인에게 성적관심을 가질 수도 있다. 소아성애자의 대상은 친척(근친상간 형태), 가족이 아닌 구성원 및 양쪽 모두일 수 있다. 이 장애는 대부분 혐오감을 일으키고 가장 용납될 수 없는 범죄로 간주된다.
성피학증 및 성가학증 Sexual masochism and sexual sadism disorders	자신에게 고통과 굴욕감을 주거나(피학증) 다른 사람들에게 심리적, 신체적 고통을 줌으로써(가학증) 성적 만족감을 갖는 것. 피학증은 속박, 언어폭력, 전기충격, 채찍질, 소변을 보거나 자신을 모욕하도록 강요하는 것을 포함한다. 가학증은 파트너에게 동의없이 그러한 행동을 가하는 것을 포함하여 파트너를 신체적으로나 정신적으로 지배하는 것과 관련된다.
복장도착장애 Transvestic disorder	반대 성별의 옷을 입는 것으로 성적만족감을 얻는다. 성별불쾌감과는 달리 복장도착증은 성에 대한 갈등을 인식하지 못하지만, 성별에 부합하지 않는 방식으로 옷 입는 것을 즐긴다.
관음장애 Voyeuristic disorder	관음증voyeurism이라고도 하며, 의식하지 않는 사람을 관찰하는 것으로부터 성적흥분상황(예: 옷을 벗거나 성행위에 참여)이나 성적만족을 갖는 것과 관련된다.

증 또는 관음증)가 동의하지 않은 파트너와 성관계를 가질 때, 피해자인 파트너는 폭력당했다고 느끼며 심각하고 오래 지속되는 심리적 고통을 경험할 수 있다.

변태성욕, 특히 소아성애증 범죄자는 피해자를 해치거나 죽일 수 있으며, 심지어 피해자가 신체적으로 다치지 않더라도, 심하고 오래 지속되며 장애를 초래하는 심리적 손상을 입힐 수 있다. 생존자는 PTSD, 우울증, 불안 및 물질남용장애와 같은 질병의 위험이 증가한다. 생존자가 외상을 입어 가족, 사랑하는 사람 및 지역사회를 안전하다고 느끼지 못하며 신뢰하지 못한다.

성적 학대sexual abuse는 우리 사회에서 중대한 문제이다. 미국 아동성학대의 90% 이상은 부모와 간호제공자이며, 5% 미만이 낯선 사람들에 의해 발생한다. 가족구성원은 성적매력 그 자체 때문이 아니라 쉽게 접근할 수 있고, 흔히 저항할 수 없으며, 학대자가 위협과 협박을 통해 통제할 수 있기 때문이다. 치료받지 않은 아동 성범죄자(소아성애자와 비소아성애자를 모두 합친)의 재범 비율은 30~50%이다.[23)]

이러한 장애를 가진 대상자들은 자신의 증상으로 괴로울 수 있으며, 수치심이나 죄책감에 압도될 수 있다. 가해자들은 반사회적인 성향을 나타내며 성범죄에 대해 무관심하거나 무감동하거나, 합리화 또는 다른 수단을 통해 행동을 정당화하려고 시도할 수 있다. 어떤 자들은 심지어 이것을 정상인 것이라고 하거나 어린이에게 해를 입히지는 않았다고 주장하면서 아동과 관련된 성 행동이 범죄가 아님을 증명하기 위한 영향력을 행사한다. 반대로, 일부 소아성애자는 아동을 아동 포르노를 통해 간접적으로 해칠 수 있다. 강박적인 성행위(성 중독)와 같은 기타 성장애는 죄책감, 관계 불화, 자존감 저하 및 성병의 원인이 될 수 있다.

성범죄자에 대한 사회적 대응조치는 대중교육, 잠재적인 피해자에게 경고(성범죄자 등록 및 주변에 거주하는 사람들에 대한 통보), 보호감찰, 아동과의 접촉을 금지하고 거주지를 학교와 놀이터에서 먼 곳으로 제한한다. 이러한 제한은 성범죄를 방지하기 위함이지만 교화된 범죄자들을 외면하고 의도하지 않은 결과(예: 고립, 실업, 노숙자)를 유발할 수 있으며, 이로 인해 범죄자를 추적하고 치료하는 것이 결과적으로 더 어려워질 수 있다.

간호과정

1. 간호사의 자기관리

비정상적 또는 혐오스러운 행동에 대한 간호사의 신념과 태도는 객관성을 유지하기 어려울 수 있다. 따라서 이러한 장애가 있는 대상자들을 돌볼 때 간호사의 자기관리와 자기인식은 필수적이다. 간호사가 환자를 돌보는 것이 어렵다면 담당 환자를 바꾸거나 일하는 동안 생각과 감정을 재구성할 필요가 있다. 변태성욕장애 관련 행동은 본질적으로 당황스럽거나 심지어 사실상 범죄 행위일 수 있기 때문에 신뢰를 구축하고 공감과 수용을 전달하는 것이 필수적이지만 때로는 도전이 될 수 있다.

2. 간호사정

사람들은 보통 변태성욕적 생각과 행동을 은폐하거나 부인하는데, 대상자의 자기보고식 설문을 신중하게 평가하고 유효성을 확인하는 것이 중요하다. 자기보고식 설문은 대면해서 인터뷰할 때의 긴장감없이 당황스러운 정보를 수집할 수 있으며 이후에 진행하는 심층적인 인터뷰의 기초가 된다. 또한 정보를 공유하기 꺼려 하는 대상자들의 숨겨진 문제를 확인하는데도 도움이 될 수 있다(예: 소아성애증을 가진 청소년기 대상자들이 아동기동안 부적절한 성적접촉을 보고하는 것은 드문 일이 아니다). 어떤 대상자는 우울증을 겪거나 자해를 생각하기에 충분할 만큼 고통스러울 수 있으며, 이러한 위험에 대한 사정은 필수적이다. 최근에 아동과 관련된 성범죄로 기소되었거나 공개적으로 노출된 사람들, 특히 가족과 지역사회 내에서 상당한 수치심과 적대감에 직면한 사람들이 해당될 수 있다(수감 또는 공개 후 첫 24~48시간 동안 특히 자살위험이 높다). 마지막으로, 질병에 대한 대상자의 지식과 증상을 줄이거나 극복하는 방법뿐 아니라, 대상자와 중요한 지인에게 미친 영향에 대해 사정하는 것도 중요하다.

3. 간호진단

성별불쾌감, 변태성욕, 변태성욕장애를 가진 대상자에게 적용될 수 있는 간호진단은 적응장애, 불안, 손상된 가족대처, 비효율적인 대처, 비효율적인 관계, 상해위험, 낮은 자존감, 성기능장애, 비효율적인 성적패턴, 타인폭력위험, 사회적 고립[39] 등이다. 간호중재는 그 질병과 특정 개인의 표현에 따라 다르며, 동반되는 모든 정신장애의 영향을 받는다. 대부분의 관련 상황에 적합한 일반적인 중재는 [표 21-5]를 참조한다.

4. 간호목표

기대되는 결과는 장애에 따라 다르지만 일반적으로 문제행동을 줄이고 보다 적응적 방법으로 성 욕구를 충족시키는 것에 초점을 맞춘다. 바람직한 간호목표의 예로는 "대상자는 아동뿐 아니라 성인에 대한 환상을 표현한다.", "대상자는 아동이 있는 곳으로 가지 않는다." "대상자는5세 이하 아동에게 접촉하려는 충동을 1~10점 척도의 점수로 평가한다."

5. 간호수행

1) 약물학적, 생물학적 및 통합적 치료

(1) 소아성애장애

소아성애자 및 기타 성범죄자는 질병으로 인해 충분히 괴롭고, 법적 강제소환 당하거나 중요한 지인의 걱정을 해결할 필요가 있을 때 치료받고자 한다. 치료는 중증정신질환(SMIs)이 동반되어 있는 범죄자를 제외하고는 대개 외래에서 이루어진다.

소아성애증 치료는 보통 약물과 정신치료를 포함한다. 약물치료는 일반적으로 항우울제나 충동적이며 강박적인 행동을 감소시키는 naloxone, 성 충동을 줄이기 위한 **화학거세**chemical castration, 성호르몬 생성을 방해하는 약물들을 포함한다.[25] 일반적으로 매달 주사를 맞으며 호르몬 수준을 확인하여 효과를 확인한

표 21-5 성장애를 위한 간호중재[48]

간호중재	이론적 근거
1. 포괄적인 언어를 사용하여 수용적으로 접근하고 성에 관한 공개를 정규화하고, 적극적인 지지를 제공한다.	1. 이러한 수행들은 대상자의 행동과 요구에 대해 자유롭고 공개적인 토론을 촉진시킨다.[48]
2. 성별불쾌감을 가진 사람들을 돕고 지지하는 동료 및 전문가와 연결하고 유용한 자료를 활용한다.	2. 낙인과 차별은 고립과 절망을 초래할 수 있다. 다른 사람과 연결하고 대상자와 중요한 지인을 위한 교육적 자원을 추구하는 것은 이해와 수용을 향상시킬 수 있다.
3. 성장애를 가진 사람들과 적절한 대인관계를 유지하고 강화한다.	3. 대상자가 다른 사람과 효과적인 관계를 맺도록 적절한 역할모델을 통해 전문적인 관계를 유지한다.
4. 목표를 달성할 수 있는 관련 활동에 따라 목표를 상호설정, 추적, 수정 및 보강한다.	4. 목표의 상호설정은 대상자가 목표를 "자신의 것"으로 할 수 있게 한다. 성취되지 않는 목표로 인한 낙담을 줄이기 위해 설정된 목표는 달성하기 쉽고 노력을 강화시키는 것이어야 한다.
5. 스트레스 피하기, 부정적인 자기대화의 교정, 호흡조절운동의 사용과 같은 긴장완화 및 스트레스조절전략을 연습하도록 안내한다.	5. 스트레스와 긴장감이 높아지면 부적응 행동의 기회가 증가한다.
6. 대상자에게 장애의 원인, 치료방법, 증상 및 부적절한 행동에 대처하고 통제하는 방법을 교육한다.	6. 증상을 극복하거나 줄이는 방법뿐만 아니라 장애를 이해하면 죄책감과 무력감을 줄이고 희망을 불어넣어 통제감각을 향상시킬 수 있다.
7. 목표행동에 선행하거나 관련되어 있는 감정(예: 흥분, 수치심, 죄책감)을 확인하고 탐구하도록 돕는다.	7. 해결되지 않은 감정은 절망을 초래하고 행동을 어긋나게 하거나 통제력을 상실시킬 수 있다.
8. 대상자가 자신의 행동결과를 확인하도록 돕는다(예: "다른 사람들이 자신의 행동에 대해 어떻게 느끼는지?").	8. 내적 통찰력은 외부에서 제공되는 피드백보다 더 잘 받아들여진다. 바람직하지 않은 행동은 부정적인 결과를 가져온다는 것을 안내하는 것은 수용할 수 없는 행동을 감소시킨다.
9. 동반질환 및 정신건강문제(예: 약물남용, 청소년기동안 성적인 희생)를 확인한다.	9. 우울증 및 기타 정신질환은 문제해결 및 대처 능력을 손상시키고, 목표 문제를 해결하기 위해 대상자의 에너지를 소모시킨다.

나. 남성에게 있어 부작용은 여성화와 체중증가이다. 성선자극호르몬 방출호르몬은 성선자극호르몬 방출수용체를 탈감작시키고 성범죄를 줄이는 데 효과적임이 밝혀졌다.[34] 정신치료는 일반적으로 충동조절 개선에 초점을 둔 개인 및 집단치료로 중재한다.

(2) 기타 변태성욕장애와 성 차이

성별불쾌감을 가진 사람들을 위한 상담은 환자가 선택할 수 있는 다양한 과정을 비교하고 선택할 수 있게 도와주며, 자신의 감정과 질병에 대한 사회의 반응에 대처할 수 있게 돕는다. 성적 특성을 변화시키기 위해 호르몬 요법이 사용될 수 있다.

변태성욕장애의 경우 naltrexone, carbamazepine, clonazepam 및 SSRIs 항우울제는 강박 또는 충동적 행동을 감소시키는데 도움이 될 수 있으며, 특히 치매 및 파킨슨병과 같은 신경정신상태에서의 변태성욕 및 성적 부적절한 행동을 치료하는 데에도 사용된다. 이 약물들은 체중증가, 응고장애, 혈전 색전증, 임신감소 및 성기능장애, 우울증, 고혈압 등 심각한 부작용이 있을 수 있다.[25] 가끔 화학적 거세에 사용되는 약물을 사용할 수 있으며, 드물지만 환자의 자발적 동의하에 외과적 거세를 시행할 수도 있다.

심리치료는 집단과 일대일 심리치료 및 심리교육적 중재를 할 수 있다. 특히 인지행동치료가 도움이 되는데 행동적 접근으로, 원하지 않는 자극에 대한 성 반응을 줄이기 위한 탈감작기술을 수행한다. 어떤 경우에는 환자를 자위적 재조건화masturbatory reconditioning와 같은 사회적으로 공격적이지 않은 방식을 통해 만족감을 충족시키도록 유도하기도 한다. 12단계 프로그램 또한 일부 대상자에게 효과적이었으며, 특히 충동조절에 문제가 있는 동반질환(예: 물질남용)을 치료하는 경우 재범 또는 범죄행동으로 바뀌는 위험을 감소시킬 수 있다.[32]

5. 성인 주의력결핍/과잉행동장애

1) 유병률과 동반질환

주의력결핍/과잉행동장애attention-deficit/hyperactivity disorder, ADHD는 부주의, 집중력 손상, 과잉행동과 충동성이 있으며, 성장기 때보다 훨씬 현저하고 심각하다. **주의력결핍장애**attention deficit disorder, ADD는 과잉행동을 제외한 비슷

사례

심리학과 대학원생 A씨(32세)는 학생보건센터에서 자신이 주의력결핍/과잉행동장애(ADHD)를 앓고 있는 것 같다고 걱정했다. 평소 선생님들과 다른 사람들은 그녀가 아주 영리하다고 말했지만, 이는 그녀의 성적은 B 또는 C였다. 그녀는 주의력을 유지하는 것, 강의 중에 자주 집중하지 못해 교제를 다시 읽어야 하는 등의 어려움이 있다고 한다.

A씨는 가만히 앉아 있는 것이 어렵고 때로는 다른 사람들의 말을 충동적으로 가로막은 다음 사과한다. 정신이 산만해지면 그녀는 다시 생각을 이어가는 데 어려움을 겪는다. 혼란, 걱정, 과민성이 그녀를 괴롭게 한다. 그녀는 자주 소지품을 잃어버리고 잃어버린 물건을 찾느라 시간을 많이 소비한다. 약속을 잊으며 하려고 했던 일들을 자주 놓친다.

다른 정신적, 신체적인 문제는 없다. Methylphenidate와 상담을 통해 치료를 받은 후 A씨는 주요 필기과제를 치료 전보다 스트레스를 덜 받으면서 1/3 정도의 시간만에 마칠 수 있었다고 한다. 그녀는 개선된 것과 희망적인 것에 행복해하였고 친구들은 자신이 더 편해 보이고 덜 산만해 보인다고 말했다. 그녀는 장애를 관리하기 위한 지지와 실용적인 제안을 받아들여서 캠퍼스 ADHD 지지그룹에 가입하는 것에 동의했다.

한 증상을 나타낸다. 이 장에서는 어른들에게 미치는 영향과 관련된 측면만 다룬다.

ADHD는 성인기에는 더 낮은 유병률을 보인다(아동 5%, 성인 2.5%).[1] 이것은 부적절한 선별검사로 인한 것이거나 증상을 감추기 때문일 수 있다. 성인 ADHD는 관계갈등과 학업 및 직업능력의 저하를 포함한 다양한 대인관계 및 사회적인 문제를 일으킨다. 또한 어떤 영역에서든 사람의 능력을 제한하거나 방해할 수 있고 건강습관에 부정적인 영향을 줄 수 있다. 불안과 기분장애는 ADHD의 경우에 흔하다.[33] 동반질환에는 뚜렛증후군 및 기타 틱장애, 물질남용, 성병, 외상성 뇌손상 및 일반외상이 포함된다.

2) 원인

ADHD는 신경전달물질인 도파민과 세로토닌의 변화와 새로운 뉴런의 발생에 역할을 하는 뇌유도신경자극인자의 감소를 포함한 여러 기여요인을 가진 신경발달장애이다.[14] 약 60%는 유전 및 가족적 요인이 있는 것으로 보인다.[14] 생물학적 문제(태아 스트레스, 미숙아, 납과 같은 독에 노출, 특히 뇌의 발달이 빠른 산전 및 조기출산), 가족 내의 갈등과 고통도 가능한 요인이다.[33]

3) 임상적 특징

성인에서의 ADHD는 과소평가되고 과소 진단되는 경향이 있다. 이 질환의 복잡하고 다양한 증상 때문에 진단이 어려울 수 있다. 성인 ADHD의 특징은 어린이의 ADHD와 유사할 뿐만 아니라 고등교육, 취업 및 결혼과 같은 성인의 역할에도 영향을 준다. 일반적인 증상은 집중력 저하, 혼란, 충동성, 업무능력 저하, 과민성 및 욕구인내저하, 불안정한 기분 및 사회적/관계적/교육적/직업적 기능 손상이 있다.[33] 이러한 증상들은 여러 이유로 발생할 수 있기 때문에 성인ADHD를 모르는 경우 이 진단을 간과하는 경우가 많다.

4) 개인, 가족 그리고 사회에 미치는 영향

ADHD가 미치는 영향은 상당하다. 어릴 때 ADHD로 진단받은 성인은 비교적으로 낮은 사회·경제적 지위를 가지게 되고, 학업과정을 마칠 수 없으며 니코틴, 알코올 및 마약을 남용한다. 교통사고(예: 운전자의 난폭행동)를 더 많이 내고, 경찰을 더 많이 부르고, 성병과 외상을 입을 위험성이 더 높고, 일자리를 더 자주 바꾼다. 대인관계 및 관계의 문제가 더 많고 ADHD가 없는 사람들보다 우울증 발병률이 더 높은 경향이 있다.[33),36] ADHD는 투옥된 사람들 중에서 현저히 더 발병하며 ADHD가 범죄활동의 경향을 증가시킬 수 있다. 사회에 미치는 영향은 잘 알려져 있지 않다. ADHD는 모든 연령층의 학업성취를 방해하고 업무 생산성을 떨어뜨린다.

간호과정

1. 간호사정

ADHD를 확인하기 위한 검사, 스캔 또는 다른 객관적인 방법은 없다. 대신 ADHD는 특징적인 행동양상과 조직화된 주의력 기능장애를 기반으로 진단된다. 환자의 자가보고, 관찰 및 고용주, 가족구성원 등 제3자의 보고서를 진단을 위한 평가자료로 사용한다. 사정에는 환자가 가지고 있는 장애에 대한 지식과 장애에 대처할 수 있는 능력도 포함되어야 한다. 지지체계 또한 성공적인 목표를 성취하는 데 중요한 역할을 하기 때문에 사정해야 한다. ADHD는 부모양육능력을 크게 손상시킬 수 있으므로 부모역할기능도 사정해야 한다. ADHD는 동반되는 정신질환의 비율이 높고 복잡한 장애이기 때문에 ADHD 전문가를 통해 완전한 정신건강사정을 하는 것을 권장한다.

인터뷰 장소는 조용하고 방해물이 없는 곳을 이용해야 한다. 일반적으로 질문은 간결하고 구체적으로 하는 것이 좋다. 이야기한 것을 상기시켜 주는 말은 환자가 응답을 준비하고 집중할 수 있도록 도와준다. 혼란스러움, 주의산만, 과민성, 불안정성, 충동적인 의견이나 행동, 정보처리나 지시를 따르는 데 어려움, 사회적 · 교육적 · 직업적 환경에서 기대수준 달성의 어려움, 과다활동(과도하거나 목적 없는 활동), 등을 주시할 필요가 있다. 물질남용, 특히 methamphetamine 및 기타 각성제 사용은ADHD처럼 보일 수 있으므로 감별되어야 한다.

2. 간호진단

ADHD의 간호진단에는 사회적 상호작용장애, 비효율적인 충동조절, 비효율적인 관계, 방어적 대처, 손상된 가족 대처, 적응력 장애, 불안 및 개인정체성장애가 포함된다.[39] 간호중재는 증상관리와 질병대처에 중점을 둔다[표 21-6]. 성인을 위한 중재는 아동을 위한 중재와 다를 수 있다.

3. 간호목표

수립할 수 있는 목표는 다음과 같다.

"대상자는 다른 작업을 시작하기 전에 이전 작업을 완성하는 집중력을 유지한다."

"대상자는 환경의 방해를 줄이기 위한 3가지 기술에 대해 논의한다."

"대상자의 집중력은 1에서 10까지의 수준에서 5보다 더 높다."

4. 간호수행

1) 약물학적 치료

ADHD를 위한 약물치료는 잘 확립되어 있다. 대부분의 경우 어린이를 치료하는데 사용되는 약은 성인을 치료할 때에도 사용된다. 각성제는 ADHD를 치료하는데 가

표 21-6 성인 주의력결핍/과잉행동장애를 위한 간호중재

간호중재	이론적 근거
1. ADHD 환자와 지지체계를 대상으로 교육한다. 원인, 치료방법, 증상을 극복하고 조절하는 방법.	1. 증상에 대처하거나 증상을 줄이는 방법뿐 아니라 장애의 심리적 · 정신적 측면을 이해하면 무력감을 줄이고 희망을 주어 대상자의 통제감각을 향상시킬 수 있다.
2. 구조적 환경(시청각적 산만함 감소)과 같은 자극감소전략을 이해하고 조성하도록 안내한다.	2. 환경이 산만하면 이미 손상된 정신집중을 더욱 산만하게 만든다.
3. 목표를 달성할 수 있는 활동과 함께 점진적인 목표를 상호설정, 추적, 수정 및 강화한다.	3. 대상자가 달성할 수 있는 목표에 중점을 두어 상호결정한다. 점진적인 목표는 달성하기가 쉽고 충족되지 않은 목표로 인한 실망감을 줄이고 개인의 노력을 강화시킨다.
4. 향상된 조직화기술을 확인하고 사용하도록 안내한다(알림목록부터 개인정보를 활용하여 약속을 확인하는 것까지 작업을 완료하는데 필요한 조직화 및 효율성을 높이는 많은 기술).	4. 조직화가 향상되면 작업 성공률이 높아지는 것을 경험하게 되고 긍정적인 자기이미지를 향상시킬 수 있다. 이를 위해 인터넷 자원 및 인쇄 출판물을 이용할 수 있다.
5. 대상자가 시간관리 기술을 향상시키는 것을 확인하고 이용하도록 안내한다(예를 들어, 대상자가 "내가 이 작업 다음을 수행하지 않으면 무슨 일이 일어나지?"라고 자신에게 질문 후, 다음 문제해결 방법을 결정하는 구조화된 우선순위 설정).	5. 더 나은 시간 관리는 기능을 향상시키고 스트레스를 줄일 수 있다. 이와 관련하여 인터넷 자원 및 출판된 자료를 쉽게 이용할 수 있다.
6. 대상자가 ADHD에 대한 감정과 삶에 미치는 영향을 확인하고 탐구하여 자기이미지와 관련된 왜곡된 자기대화를 교정하도록 돕는다.	6. ADHD는 일상의 도전과 미충족 잠재력으로 좌절감을 느끼거나 자존감이 손상될 수 있다. 이로 인해 자신을 비판하고 부정적인 "자기대화"를 할 수 있다(예: "나는 너무 어리석다. 내가 왜 이 일을 할 수 없을까? 나에게 무슨 문제가 있지?").
7. ADHD 지지단체 및 ADHD 블로그와 같은 온라인 지지자원에 참여를 격려한다.	7. 지지그룹과 온라인 자료에는 동료들의 실용적인 "도움이 되는 힌트"가 있고 "그곳에 있었다."는 관점에서 지지를 받을 수 있다.
8. 물질남용과 같은 동반질환과 정신건강요구를 해결한다.	8. 우울증 및 기타장애는 문제해결 및 대처능력을 더욱 손상시킨다. 물질남용은 충동과 집중을 현저하게 악화시킬 수 있다.

장 많이 사용되는 약물로 75~95%의 환자가 나아졌다고 보고하고 있다. 각성제의 종류에는 methylphenidate(예: Concerta, Metadate, Ritalin), dextroamphetamine, dextroamphetamine-amphetamine, lisdexamfetamine이 있다. 단기작용 및 지속성 작용이 있는 약물이 있으며, 피부패치[33]로 제공되는 약물도 있다. 지속성 작용의 약들은 대상자가 학교나 직장에 가기 전후 하루에 한번에서 두 번만 복용할 수 있게 한다. 이것은 약물이행을 향상시키는 데 도움이 된다(부주의, 혼란 및 주의산만은 ADHD치료를 감소시킨다).

각성제는 행동, 주의력 및 인지 조절에 필수적인 전두엽피질 활동을 조절하는 도파민, 노르에피네프린 신경전달을 증가시키는 것으로 추정된다. 과다활동을 완화시키기 위해 각성제를 사용하는 것이 상식에 어긋나는 것처럼 보이지만, 이 약물들은 모두 어떤 방식으로든 도파민과 노르에피네프린의 기능을 향상시키고, ADHD가 아닌 사람이 사용할 때는 각성 효과가 없다. 각성제의 사용에서 고려해야하는 것은 다른 사람들과 약을 공유하거나 약물이 다른 사람들에 의해 잘못 사용되는 것이다. 이것은 범죄이지만, 특히 대학생들 사이에서 약물을 공유하는 행동이 증가하고 있어 교육이 이루어져야 한다. 연구 결과에 따르면 각성제는 ADHD 환자들의 학습을 향상시킬 수는 있지만 ADHD가 아닌 사람들의 학습에 미치는 영향은 미미한 것으로 나타났다.[5]

ADHD치료에 사용되는 **기타 약물**로는 bupropion, atomoxetine과 같은 항우울제들이 포함된다. 항우울제는 각성제보다 효과가 나타날 때까지 훨씬 더 오래 걸릴 수 있지만 심혈관질환이나 다른 건강문제가 있는 사람들에게 유용하다.[33] 또한, 각성제와 달리 항우울제는 중독성이 없어서 남용될 가능성이 적다.

2) 비약물학적 치료

정신치료 및 증상관리기술도 ADHD 관리에 중요하다. 인지치료는 왜곡된 자아상을 교정하고 집중력을 향상시키는데 도움이 되며, 상담은 부부간의 불화와 만성질환치료와 같은 동반질환문제를 해결할 수 있다. 장애 및 치료에 대한 심리교육과 장애의 증상을 관리하고 대처하는 기술에 대한 지침은 필수적이며 개인 또는 집단으로 수행할 수 있다. 자존감과 불안문제를 해결하는데 도움이 되는 지지그룹은 ADHD의 삶에 적응하는데 유용하며 질병관리에 대한 실용적인 힌트를 주는 훌륭한 자원이 될 수 있다. 최신연구에 의한 치료법으로 진동판에 올라가 전신진동을 하는 것으로 메커니즘은 불분명하지만 진동 시 근육수축을 자극하여 집중에 관여하는 뇌 영역을 자극할 수 있다고 한다.[17] 선별된 비타민과 미네랄이 포함된 영양소 보충도 효과가 있는 것으로 나타났다.[49]

6. 수면 관련 장애

수면 관련 장애는 변화된 다양한 수면양상이 있는 질환으로 수면을 방해하는 신체적 질병, 심리적 장애, 환경(예: 불안, PTSD)에 의해 발생할 수 있다. 또한 수면은 불규칙한 교대근무 등에 영향을 받을 수 있다. 특정 수면 관련 장애는 [표 21-7]에 설명되어 있다. 약물과 질병은 수면요구와 수면능력을 증가 또는 감소시킬 수 있으며 수면의 질을 방해할 수 있다.

1) 유병률과 동반질환

수면방해의 일시적인 에피소드는 보편적인 경험이며 신체적 질병, 수술, 직장 또는 학교업무, 슬픔 · 상실과 같은 스트레스 상황에 자주 수반된다. **불면증**insomnia과 같은 일부 수면장애는 일반적이며, 모든 사람의 약 1/3이 경험한다. **수면무호흡증**sleep apnea과 **호흡저하증**hypopnea은 덜 일반적이며 성인의 2~20%, **기면증**narcolepsy은 성인의 0.5%보다 적게 영향을 준다.[1] 폐기능 부전, 하지불안 증후군과 같은 신체질환은 흔히 수면장애가 동반되거나 수면장애의 원인이다.[44]

2) 이론

(1) 생물학적 요인

수면은 평생 중요하다. 수면은 단기기억회상상태에서

표 21-7 수면 관련 장애

종류	설명
Insomnia disorder	불충분하다고 여겨지는 수면 또는 쉬지 못했다고 인지된 수면. 하룻밤에 7~9시간의 수면은 일반적으로 정상으로 간주된다. 많은 신체적, 심리적 및 사회적 요인들(예: 교대 근무, 외상 경험, 수면위생 불량)이 불면증의 원인이 될 수 있다.
Hypersomnolence disorder	인지된 과잉수면. 밤이나 낮에 잠이 드는 것.
Obstructive sleep apnea/hypopnea	수면 중에 호흡이 일시적으로 멈춤(**무호흡**apnea) 또는 호흡이 감소(**호흡저하**hypopnea). 보통 엎드려 잘 때 또는 수면 중 근육이 이완될 때 기계적 폐쇄로 기인하는데, 이는 비만한 사람에게 더 흔하다. 때로는 비구조적 이유로도 발생한다. 이는 인지기능을 손상시킬 수 있으며 심혈관질환 및 사망위험을 포함한 많은 건강위험을 증가시킨다.
Narcolepsy	갑작스럽고 저항할 수 없이 긴박하게 잠드는 것. 대상자는 어떤 상황에서든 갑자기 잠들 수 있다. 어떤 사람은 의식 혼탁상태에서 자동행동을 계속한다. 각성 후 에피소드를 기억하지 못한다.
Circadian rhythm disorders	평상시의 수면주기와 일주기 리듬의 조절부전. 수면-각성 주기는 다양한 방식으로 변화할 수 있다(예: 밤보다는 낮 동안 잠자는 것). 교대 근무로 인해 발생될 수 있으며 직장과 집에서 졸음을 수반한다.
Sleep arousal disorders	수면 중에 일어나는 비정상적인 경험이나 행동. 빠른 안구운동상태인 REM수면동안 각성을 경험하며, 깨어 있는 것처럼 소리를 내고 행동할 수 있으며 꿈꾸고 있는 것으로 대답한다. 위험할 수 있다(예: 공격당하는 꿈을 꾸고 있을 때 갑자기 주먹을 휘두름). NON-REM상태에서의 행동은 일반적으로 **몽유병**sleep walking이며, 이 때의 비정상적인 경험은 야경증(sleep terror)이라 하고, 흔히 비명을 동반한다. 대상자는 몽유병상태에서의 자신의 행동을 인식하지 못하고 깨기가 어렵다. 그것이 발생하는 환경에 따라 위험할 수 있다.
Nightmare disorder	위협적인 상황에 처하게 되는 것을 포함하여 일정기간 계속되고, 매우 현실적이며, 매우 화가 나는 악몽의 반복되는 경험. 깨어날 때 악몽을 쉽게 기억한다.
Restless leg syndrome	다리를 움직이려는 충동이나 보통 움직임이 좋은 다리가 자극적인 감각에 반응함. 그것은 현저하게 수면을 방해할 수 있다.

장기기억으로 기억을 이동시키는 데 중요한 역할을 한다. 오랫동안 회복기능을 제공하는 것으로 알려진 수면은 신경학적 건강에 핵심적인 역할을 하며, 뇌척수액 순환을 증가시키고 베타-아밀로이드와 같은 신경세포활동의 부산물을 제거한다.[62]

수면은 2단계 또는 2가지 유형으로 나눌 수 있다. **REM**rapid eye movement은 급속안구운동수면으로 자발적인 운동의 억제, 급속한 안구운동의 주기변동 그리고 꿈이 특징이다. **Non-REM**수면은 특정 뇌파양상의 특징에 따라 4단계로 나누어지며, 각 단계마다 각성되는 능력이 다양하다. REM과 NON-REM수면은 수면장애로 방해받을 수 있다.[31]

시상하부의 시각교차위핵은 수면주기의 주요 조절인자로 생각되며 송과선을 자극하여 멜라토닌을 방출함으로써 수면주기에 영향을 미친다. 신경전달물질인 세로토닌과 노르에피네프린은 수면을 촉진시키는 역할을 하며 도파민은 각성에 영향을 준다.

기면증같은 질환은 유전적 요소가 있는 것으로 보이는데 일란성 쌍생아와 직계가족에게 더 흔한 반면, 다른 수면장애는 아직 유전적 관련성을 확립하지 못하였다.[31] 양극성장애와 같은 기분장애는 수면조절장애를 초래하는 유전자의 이상이 있다고 여겨진다.[55]

심리적 상태 및 장애는 다양한 방식으로 수면에 영향을 준다. 수면장애 및 조절장애는 우울증(수면증가 또는 불면증)과 조증(수면의 필요성 감소)같은 장애가 원인이 될 수 있다.[55] 불면증은 우울증, 조증 및 조현병 재발의 신호이거나 원인이 될 수 있다. 불안과 걱정은 불면증의 일반적인 원인이다. 외상경험 및 PTSD관련 장애는 불면증 및 악몽과 같은 수면장애의 특징을 갖는다.

3) 임상적 특징

수면장애는 성인초기에 시작되며 나이가 들면서 악화될 수 있다. 수면 관련 장애가 있는 사람은 일반적으로 부적절하고 질이 낮은 수면 또는 지나친 졸음을 호소한다. 또한 정신혼미, 사고의 증가, 집중력 저하 또는 불안, 우울한 기분, 상실, 슬픔, 신체질환과 같은 동반질환을 보고할 수 있다. 이러한 양상의 범위는 정상적이거나 경미한 수준에서 심각하게 괴롭고 파괴적인 수준까지 다양하다.

4) 개인, 가족 그리고 사회에 미치는 영향

수면상실은 비만, 당뇨병, 심혈관질환 및 면역체계 기능장애와 같은 신체건강문제의 원인이다.[50),56)] 기면증은 사망률을 1.5배 증가시키지만 그 기전은 밝혀지지 않았다.[44)] 모든 사람의 15~30%가 수면부족(하루7시간 미만)이며, 자동차와 기타 사고가 증가하는 것을 유도하는 것으로 추정된다.

낮 시간의 졸음은 경계와 조심성 감소, 판단력 저하, 기억력이 방해될 수 있다. 이는 직업적인 특성으로 인한 수면장애로 특히 공공안전보건분야의 야간 근무자들이 해당될 수 있으며, 사고의 위험이 증가하고 실수를 하고 환자를 위험에 빠뜨릴 수 있다.[24),56)] 이러한 교대근무는 또 직원의 가족 및 개인생활에 지장을 준다.

간호과정

1. 간호사정

수면장애에 대한 사정은 빈도, 건강에 미치는 영향, 다른 신체적 · 정신적 장애와의 연관성, 수면습관 및 패턴, 주관적인 수면의 질, 몽유병이나 악몽과 같은 관련 특징에 관한 내용들로 평가된다. 수면일기는 실제 수면 패턴과 기간을 보다 객관적으로 결정하는데 사용되며, 수면검사(잠자는 동안의 EEG와 호흡 검사)를 통해 보다 정확한 진단을 할 수 있다. 호흡기능검사도 지시될 수 있다.

대상자를 인터뷰하며 야간 저산소증(예: 코고는 소리, 헐떡거리는 소리, 질식감, 무호흡 기간, 불안함, 빈번한 각성) 또는 이후의 결과(예: 두통, 아침에 입이 마르거나, 쉬지 못한 느낌, 낮에 졸리거나 피로, 아침 혼란, 과민성 또는 우울증 등)에 대한 정보를 수집한다.

2. 간호진단

수면 관련 장애의 주요 간호진단은 **수면양상변화**이다. 관련 진단에는 불안, 비효율적 개인대처, 가스교환장애와 상해위험이 있다.[39)]

3. 간호목표

측정 가능한 목표의 예로는 "환자는 하룻밤에 7시간에서 9시간 정도 잔다.", "환자는 양질의 수면을 촉진하는 3가지 기술에 대해 이야기한다.", "환자는 양질의 휴식 1~10단계 중 6이상이다."가 있다.

4. 간호수행

수면장애에 대한 간호중재는 병원소음과 같은 수면장애의 근본적인 원인을 완화하고, 수면시간동안 절차를 계획하며 손상된 **수면위생**을 실천하는 데 초점을 둔다. 통증, 슬픔, 불안과 같은 감정적인 요인도 다룬다. 수면-관련 중재는 [표 21-8]을 참조한다.

1) 약물학적 치료

불면증은 보통 진정-수면제로 치료된다. 불면증 치료제는 zolpidem, eszopiclone, zaleplon과 같은 3가지 benzodiazepine 유사약물이 있다. 뿐만 아니라 새로운 선택적 듀얼 오렉신 수용체-길항제인 suvorexant가 처방될 수 있다. 이 약들은 신속하게 반응하고, 각성을 줄이며, 총 수면시간을 늘리도록 잘 흡수된다.[7)]

모든 benzodiazepine과 벤조디아제핀 유사약물은 민감한 사람들에게 몸을 가누지 못하거나 협응과 반사의 어려움, 어지러움, 낙상위험을 유발할 수 있으므로 주의해서 사용해야 한다. 일부 약물은 잠재적으로 중독성이 있으며, 내성이 생기기 때문에 단기간 사용하도록 권장된다.

기면증은 methylphenidate 및 modafinil과 같은 각성제로 치료된다. 부작용으로는 두통, 과민성 및 위장관계 불편감이 있다. Gamma-hydroxybutyrate라고 알려진 sodium oxybate는 남용될 우려가 있는 약물이지만, 기면

표 21-8 수면장애를 위한 간호중재

간호중재	이론적 근거
1. 편안한 수면을 촉진하는 적절한 수면 위생 연습에 관하여 교육한다.	1. 대상자의 장애를 극복할 수 있는 근거를 이해하면 동기가 증가하고 상태가 개선될 것이라는 희망이 생길 수 있다.
2. 수면양상, 수면시간, 각성시간, 밤시간 동안의 각성, 잠자리에 들기 직전의 활동이나 걱정 등을 파악하기 위해 수면일기를 쓰게 한다.	2. 수면에 영향을 미치는 요인을 추적하는 것은 수면장애를 인식하고 해결할 수 있는 원인을 파악하는데 도움이 된다.
3. 구체적인 수면 관련목표를 설정하고 달성할 수 있는 행동을 개발한다(예: 잠자리에 있는 시간과 깨는 목표시간을 설정하기). 설정된 목표를 다른 목표와 연결한다(예: 충분한 휴식은 치유촉진 및 회복속도를 높이거나 집중력을 향상시키고 직장이나 학교에서의 성취에 도움이 된다).	3. 상호목표설정은 목표를 달성하기 위한 동기를 부여하며 대상자의 노력을 증가시킨다. 구체적 목표는 측정하기가 쉽고 대상자의 노력을 강화하고 계획을 준수하도록 동기를 부여하여 성취감을 느끼게 한다.
4. 취침 2시간 전 저녁시간에 운동이나 다른 신체활동을 통해 피로를 증가시킨다.	4. 운동은 피로를 증가시키고 수면을 촉진하지만 취침 직전에는 피해야 한다.
5. 스트레스 회피(예: 자기주장 의사소통, 시간관리), 인지적 중재(예: 부정적인 생각의 변화, 자신을 걱정으로부터 떨쳐버리거나, 자신의 기대를 좀 더 현실적으로 만드는 것), 불안을 감소시키는 이완 요법(예: 깊고 느린 호흡, 평온한 음악, 신체활동 완화)을 대상자에게 안내한다.	5. 스트레스와 걱정은 불면증의 주요 원인이다.
6. 잡음, 자기 전 밝은 빛 노출과 같은 자극을 줄인다. 잠 잘 때만 침실을 사용하고 TV시청하는 동안에는 침실을 사용하지 않는다.	6. 자극은 각성을 촉진하고 주간 졸음 및 기면증에 유용하지만 수면을 방해한다.
7. 가능한 한 수면시간을 안정화시키고 일관된 수면패턴을 찾아내어 일관되게 유지한다. 적어도 8시간 수면하는 것이 좋다. 쉬는 날에도 같은 패턴을 유지한다.	7. 규칙적인 수면패턴은 신체 일주기리듬이 안정화되는 것을 도와 수면을 촉진시킨다.
8. 30분 이상 잠들지 못하면 침실에서 나와 이완기법의 사용과 걱정을 떨치는 활동을 하고 피로감을 느낄 때 다시 잠자리에 든다.	8. 30분 후에도 깨어 있다면 잠을 잘 가능성이 희박하다. 수면을 증진시키는 활동을 하는 것은 침대에 머무르는 것보다 수면을 촉진시킬 가능성이 크다.
9. 수면을 방해하는 신체적 또는 정서적 장애에 대한 치료를 준수한다.	9. 우울증과 질환은 수면조절장애를 더욱 악화시킨다.
10. 모든 자극제(예: caffeine, nicotine)의 사용을 최소화하고 취침 전에 적어도 4시간 동안 사용하지 않는다. 또한 수면을 위한 알코올사용을 삼가한다.	10. 자극제는 기면증에는 유용하지만 일반적으로 수면을 방해한다. 잠자기 전에 자극제를 사용하지 않도록 하고 취침 전에 거의 대사되게 한다.
11. 취침 시 배고프게 하지 말게 하고 취침 전에 먹지 않는다.	11. 배고픔과 소화활동은 둘 다 수면을 방해할 수 있다.
12. 수면에 어려움이 있는 경우 피곤하더라도 낮잠을 자제하도록 한다.	12. 낮잠은 교대 근무자나 밤새도록 잠을 자지 못한 사람들에게 명료함을 증진시킬 수 있지만, 잠에서 깰 때 처음에 정신이 혼미하며 밤에 잠자는 것을 방해할 수 있다.
13. 가능한 잠자는 공간을 어둡게 한다.	13. 빛은 수면을 방해하고 수면주기를 방해할 수 있다.
14. 개인 취향에 따라 최대한 편안하게 방을 정리한다.	14. 불편한 침구 및 실내온도는 휴식을 방해하는 원인이 되며 수면의 질을 방해한다.
15. 야간근무를 하는 사람들은 밤에는 밝은 빛에 자신을 노출시키고 낮에는 모든 조명을 어둡게 유지해야 한다.	15. 이러한 조명패턴이 야간근무 근로자의 수면시간 중 더 나은 수면을 촉진한다.

증에 효과적이며 승인된 약물이다.[6)]

미국 식약청FDA의 승인을 받지 않은 수면보조제는 melatonin(적절한 용량은 수면 2시간 전 0.3~1mg)이다. 단기간 사용에는 안전하지만 장기간의 안전성은 확인되지 않았다. Kava 제품은 일부에서 사용되지만 심한 간손상이 있을 수 있다. 이 제품을 사용하는 사람은 의사 또는 간호사와 상의해야 한다. L-트립토판 보조제도 사용되지만 잠재적으로 위험한 호산구 증가-근육통 증후군과의 연관성으로 인해 주의해서 사용해야 한다.

2) 비약물학적 치료

폐쇄성 수면무호흡과 호흡곤란에는 환기보조장치(예: **지속기도양압**continuous positive airway pressure, CPAP)와 같은 기계 장치가 필요할 수 있다. 인지행동치료는 스트레스를 줄이고 휴식을 증진하기 위해 사고의 패턴, 특히 부정적인 사고방식을 변화시키는 데 중점을 둔다.[55)] 스트레스 감소와 적극적인 이완은 불안을 줄이고 휴식을 촉진한다. 환경관리 및 수면패턴 정상화는 중요한 중재이다. 근본적인 문제를 해결하기 위한 개인 및 가족치료가 필요할 수 있다.

근거기반실무 Evidence-Based Practice 4),20),64)

문제 34세 트랜스젠더(여성에서 남성으로) 환자가 주치의 진료실에서 간호사에게 다가간다. 그는 캘리포니아의 아이다호에 있는 작은 시골마을로 이주한 이후로 약 4개월 동안 남성호르몬을 복용하지 않았으며, 현재의 주치의는 약 처방을 꺼려한다고 말했다. 처음에는 약간의 간효소 상승이 이유였지만 시간이 지나면서 환자는 주치의가 자신의 성전환을 이해하거나 동의하지 않는다고 느꼈다. 환자는 다시 유방이 커지기 시작하고 있으며 가족들에게 과민하게 반응하고 있다.

근거기반실무사정

A. **당신은 이번 경험을 통해 무엇을 알게 되었는가?**
성전환 환자가 점점 더 보편화되고 있으나 일반 대중과 심지어 의료전문가 사이에서도 여전히 상당한 낙인과 이해부족이 있다. 성전환 환자는 다른 성의 복장, 호르몬 복용 또는 수술을 할 수 있다.

B. **문헌에서는 무엇이라고 하는가?**
레즈비언, 게이, 양성애자, 성전환 환자는 건강관리 불균형과 실제 또는 인지된 차별로 인해 치료를 피할 수 있다.[64] 동성애 혐오증은 현실적인 문제로 설문 조사에 따르면 의료 관계자의 약 10%는 레즈비언과 게이 대상자들을 경멸했으며 약 40%는 "자신의 성적 관심사를 비공개로 유지해야 한다."고 생각했다. 치료를 개선하기 위해서는 환경제공, 성 중립적 용어 사용, 성별 체크박스에 트랜스젠더 추가, 성별불쾌감 검사, 선호하는 이름이나 성별을 사용하여 환자를 부르는 것이 포함된다. 성 관련 문제에 대해 토론하는데 개방적이도록 세심한 직원교육이 필요하다.

C. **환자가 원하는 것은 무엇인가?**
환자는 가능한 한 빨리 호르몬을 복용하기 원하며 그의 건강관리팀이 환자를 지지하기를 원한다. 또한 자신의 우울로 인해 가족에게 가한 스트레스에 대해 죄책감을 느낀다.

계획 간호사는 캘리포니아의 의사에게 환자의 연락처 정보를 받는다. 일단 이전 의사에게 연락하여 호르몬을 처방받도록 도움을 받으라고 권유한다. 성전환 및 건강관리 문제에 관한 온라인 조사를 수행하고 그녀가 함께 일하는 주치의를 만나 더 많은 정보를 얻는다. 간호사는 또한 동료들에게 트랜스젠더 치료 경험이 있는 의료기관에 요청한다. 의료제공자들과 협의하고 필요할 경우 의뢰한다.

QSEN 사전지식, 기술 및 태도(KSAs)

환자중심간호: 추가적인 교육과 가능한 의뢰 제공.
팀워크 및 협업: 다른 의료제공자들에게 연락하고 주치의와 간호사가 함께 학습

핵심요약

- 중증정신질환(SMIs)은 재발하거나 오래 지속되며, 종종 파괴적이거나 불가능한 상태이다.
- 낙인과 만성화는 SMI를 극복하기 위한 많은 도전과제를 주고 물질남용, 빈곤 및 실업, 동반신체질환 및 조기사망, 체포 및 감금, 노숙자, 우울증, 무력감, 자살위험과 같은 다양한 사회적·신체적 및 정신적 건강 문제의 원인이다.
- 활발한 지역사회 치료 및 동료기반서비스(예: 클럽하우스, 인증된 동료 전문가)는 정신질환이 있는 사람들에게 이익이 되는 것으로 입증된 근거기반실무이다.
- 충동조절장애는 파괴적이고 충동적인 행동이 수반되며 정신적인 긴장감을 해소하기 위해 이를 이용한다. 이러한 장애에는 충동적인 도둑질, 방화, 갑작스런 폭행 또는 재산파괴, 머리카락을 당기는 것, 병적인 도박, 등이 있다. 이는 주로 정신치료를 통해 치료되며 때로는 항우울제 또는 항경련제로 치료된다.
- 성장애는 성별불쾌감/성정체성장애와 변태성욕장애를 포함한다.
- 성별불쾌감을 가진 사람은 자신의 생물학적 성별이 부정확하고 자신이 반대되는 성별이어야 한다고 생각한다. 성별불쾌감을 가진 사람들은 조롱과 괴롭힘을 당할 수 있으며 성에 대한 불만과 관련된 심각한 고통을 경험할 수 있다. 중재 방법인 성 재배치gender reassignment는 상담, 1년 또는 2년 동안 반대 성으로서의 삶을 경험, 호르몬 치료, 외과적 성전환을 하는 것이다.
- 변태성욕장애는 비전형적이고 사회적으로 받아들일 수 없는 방식으로 성적 만족을 얻는 장애로 원인은 명확하게 밝혀지지 않았지만, 신경부전이 원인요소일 수 있다.
- 소아성애증은 아동과의 성적 환상이나 접촉을 가지는 것을 포함한다. 신경학적 장애를 개선하거나 성적충동을 감소시키는 정신치료 및 약물치료가 소아성애증의 불쾌한 성적 행동을 감소시킬 수 있다.
- ADHD는 유년기와 관련되어 성인기에 계속되거나 처음 진단될 수 있다. 성인의 경우 주의집중을 조직적으로 유지하는 것이 어려우므로 작업완료, 고용, 관계 및 기타 기능영역에 혼란을 줄 수 있다.
- ADHD는 성인의 경우 진단이 어려우며, 증상을 보상

하려고 노력할 수도 있다. 그것은 상담과 각성제(또는 때로는 다른 약물)의 조합으로 치료된다.

- 수면장애는 신체적, 심리적 또는 사회적 원인이 있을 수 있다. 신체적, 정신적인 장애, 스트레스, 교대 근무는 수면을 방해할 수 있다. 또한 우울증, 양극성장애, 비만 및 면역계 기능장애와 같은 장애의 원인이 되어, 심리적 · 신체적으로 영향을 줄 수 있다.
- 수면장애는 근본적인 증상을 교정하고 건강한 수면위생 훈련을 함으로써 치료된다.

참고문헌

1) American Psychiatric Association (APA). (2013). *Diagnostic and statistical manual of mental disorders* (5th ed.). Washington, DC: APA.
2) Arehart-Treichel, J. (2006). Pedophilia often in headlines, but not in research labs. *Psychiatric News, 41*(10), 37-39.
3) Baum, M. (2013). The monoamine oxidase A (MAOA) genetic predisposition to impulsive violence: Is it relevant to criminal trials? *Neuroethics, 6*(2), 287-306.
4) Bebinger, M. (2014). *12 tips for nurses and doctors treating transgender patients*. Retrieved from http://commonhealth.wbur.org/2014/11/treating-transgender-patients-tips
5) Benson, K., Flory, K., Humphries, K., et al. (2015). Misuse of stimulant medication among college students: A comprehensive review and meta-analysis. *Clinical Child and Family Psychology Review, 18*(1), 50-76.
6) Bozorg, A., & Benbadis, S. (2015). *Narcolepsy treatment & management*. Retrieved May 5, 2015, from http://emedicine.medscape.com/article/1188433-treatment.
7) Burchum, J., & Rosenthal, L. (2016). *Lehne's pharmacology for nursing care* (9th ed.). St Louis, MO: Elsevier.
8) Cangelosi, P., & Sorrell, J. (2014). Use of technology to enhance mental health for older adults. *Journal of Psychosocial Nursing, 52*(9), 17-20.
9) Center for Evidence-Based Practices. (2014). *Assertive community treatment: The evidence-based practice (monograph)*. Retrieved May 7, 2015, from http://www.centerforebp.case.edu/client-files/pdf/actoverview.pdf.
10) Centers for Disease Control and Prevention (CDC). (2011). Unhealthy sleep-related behaviors. *Morbidity and Mortality Weekly Report, 60*(8), 234-266.
11) Chan, S., Parish, M., & Yellowlees, P. (2015). Telepsychiatry today. *Current Psychiatry Reports, 17*, 89.
12) Compton, M., Bakeman, R., Broussard, B., et al. (2014). The Police-Based Crisis Intervention Team (CIT) Model: I. Effects on Officers' Knowledge, Attitudes, and Skills. *Psychiatric Services, 65*, 517-522.
13) Cook, B.L., Wayne, G., Kafali, N., et al. (2014). Trends in smoking among adults with mental illness and association between mental health treatment and smoking cessation. *Journal of the American Medical Association, 311*(2), 172-182.
14) Corominas-Roso, M., Ramos-Quirogal, J., Ribases, M., et al. (2013). Decreased serum levels of brain-derived neurotrophic factor in adults with attention-deficit hyperactivity disorder. *International Journal of Neuropsychopharmacology, 16*, 1267-1275.
15) Diaz, J. (2010). The psychobiology of aggression and violence: Bioethical implications. *International Social Science Journal, 61*(200-201), 233-245.
16) Francis, A. (2013). *Essentials of psychiatric diagnoses: responding to the challenges of DSM-5*. New York, NY: Guilford Press.
17) Fuermaier, A., Tucha, L., Koerts, J., et al. (2014). Good vibrations-effects of whole body vibration on attention in healthy individuals and individuals with ADHD. *Plos One, 9*(2), 1-8.
18) Furber, G., Jones, G., Healey, D., et al. (2014). Comparison between phone-based psychotherapy with and without text messaging support in between sessions for crisis patients. *Journal of Medical Internet Research, 16*(10). Retrieved May 3, 2015, from http://www.ncbi.nlm.nih.gov/pmc/articles/PMC4210953/.
19) Garrett, K., & Giddings, K. (2014). Improving impulse control: Using an evidence-based practice approach. *Journal of Evidence-Based Social Work, 11*, 73-83.
20) Gay and Lesbian Medical Association. (n.d.). *Guidelines for care of lesbian, gay, bisexual, and transgender patients*. Retrieved from http://www.glma.org/_data/n_0001/resources/live/GLMA%20guidelines%202006%20FINAL.pdf
21) Grant, J.E., & Leppink, E.W. (2015). Impulse-control and conduct disorders: Limited evidence, no approved drugs to guide treatment. *Current Psychiatry, 14*(1), 29-35.
22) Grant, J.E., Potenza, M.N., Hollander, E., et al. (2006). Multicenter investigation of the opioid antagonist nalmefene in the treatment of pathological gambling. *American Journal of Psychiatry, 163*, 303-312.
23) Harvard Health Publications. (2014). *Pessimism about pedophilia*. Retrieved April 30, 2015, from http://www.health.harvard.edu/newsletter_article/pessimism-about-pedophilia.
24) Hirsch Allen, A., Park, J., Adhami, N., et al. (2014). Impact of work schedules on sleep duration of critical care nurses. *American Journal of Critical Care, 23*(4), 290-295.
25) Holoyda, B., & Kellaher, D. (2016). The biological treatment of paraphilic disorders. *Current Psychiatry Reports, 18*, 19.
26) Howard, R., Schellhorn, K., & Lumsden, J. (2013). Complex case: A biofeedback intervention to control impulsiveness in a severely personality disordered forensic patient. *Personality and Mental Health, 7*, 168-173.
27) Inoue, Y., & Komada, Y. (2014). Sleep loss, sleep disorders and driving accidents. *Sleep and Biological Rhythms, 2014*(12), 96-105.
28) Kim, K., Becker-Cohen, M., & Serakos, M. (2015). *The processing and treatment of mentally ill persons in the criminal justice system*. Washington, DC: Urban Institute. Retrieved May 5, 2015,

from http://www.urban.org/sites/default/files/alfresco/publication-pdfs/2000173-The-Processing-and-Treatment-of-Mentally-Ill-Persons-in-the-Criminal-Justice-System.pdf.

29) Kingston, D., Seto, M., & Ahmed, A. (2012). The role of central and peripheral hormones in sexual and violent recidivism in sex offenders. *Journal of the American Academy of Psychiatry and the Law, 40*, 476-485.

30) Latalova, K., Kamaradova, D., & Prasko, J. (2014). Violent victimization of adult patients with severe mental illness: A systematic review. *Neuropsychiatric Disease and Treatment, 10*, 1925-1940.

31) Lubit, R. (2015). *Sleep disorders*. Retrieved May 10, 2015, from http://emedicine.medscape.com/article/287104-overview.

32) Marshall, W.L. (2007). Diagnostic issues, multiple paraphilias, and comorbid disorders in sexual offenders: Their incidence and treatment. *Aggression and Violent Behavior, 12*(1), 16-35.

33) Mayo Clinic. (2013). *Adult attention-deficit/hyperactivity disorder*. Retrieved May 8, 2015, from http://www.mayoclinic.org/diseases-conditions/adult-adhd/basics/symptoms/con-20034552.

34) McManus, M., Hargreaves, P., Rainbow, L., et al. (2013). Paraphilias: Definition, diagnosis and treatment. *F1000Prime Reports, 5*, 36.

35) Mental Health America. (2011). *Position Statement 55: Confining sexual predators in the mental health system*. Retrieved May 8, 2015, from http://www.mentalhealthamerica.net/positions/sexual-predators.

36) Miranda, A., Berenguer, C., Colomer, C., et al. (2014). Influence of the symptoms of attention deficit hyperactivity disorder (ADHD) and comorbid disorders on functioning in adulthood. *Psicothema, 26*(4), 471-476.

37) Moore, T., Glenmullen, J., & Mattison, D. (2014). Reports of pathological gambling, hypersexuality, and compulsive shopping associated with dopamine receptor agonist drugs. *JAMA Internal Medicine, 174*(12), 1930-1933.

38) Murray, C.J., Atkinson, C., Bhalla, K., et al. (2013). The state of US health, 1990-2010: Burden of diseases, injuries, and risk factors. *Journal of the American Medical Association, 310*(6), 591-606.

39) NANDA International. (2014). *Nursing diagnoses: Definitions and classification 2015-2017*. Hoboken, NJ: Wiley.

40) National Alliance on Mental Illness (NAMI). (2010). *Creating the states 2009*. Retrieved September 4, 2013, from http://www2.nami.org/gtstemplate09.cfm?section=State_by_State09&Template=customsource/gts09StatebyState.cfm.

41) National Alliance on Mental Illness (NAMI). (2012). *Dual diagnosis*. Retrieved May 15, 2015, from http://www.nami.org/Learn-More/Mental-Health-Conditions/Related-Conditions/Dual-Diagnosis.

42) National Alliance on Mental Illness (NAMI). (2015). *Anosognosia fact sheet*. Retrieved April 20, 2015, from http://www.nami.org/getattachment/Learn-More/Fact-Sheet-Library/Anosognosia-Fact-Sheet.pdf.

43) National Alliance on Mental Illness (NAMI). (2015). *Dual diagnosis*. Retrieved April 25, 2015, from http://www.nami.org/Learn-More/Mental-Health-Conditions/Related-Conditions/Dual-Diagnosis.

44) Ohayon, M., Black, J., Lai, C., et al. (2014). Increased mortality in narcolepsy. *Sleep, 37*(3), 439-444.

45) Rahman, Q., & Symeonides, D. (2008). Neurodevelopmental correlates of paraphilic sexual interests in men. *Archives of Sexual Behaviour, 37*(1), 166-172.

46) Robertson, A., Lin, H., Frisman, L., et al. (2014). Mental health and reoffending outcomes of jail diversion participants with a brief incarceration after arraignment. *Psychiatric Services, 65*(9), 1113-1119.

47) Rosenbloom, M., Schmahmann, J., & Price, B. (2012). The functional neuroanatomy of decision-making. *Journal of Neuropsychiatry and Clinical Neurosciences, 24*, 266-277.

48) Royal College of Psychiatrists. (2013). *Good practice guidelines for the assessment and treatment of adults with gender dysphoria*. Retrieved May 5, 2015, from http://www.rcpsych.ac.uk/usefulresources/publications/collegereports/cr/cr181.aspx

49) Rucklidge, J., Frampton, C., Gorman, B., et al. (2014). Vitamin-mineral treatment of attention-deficit hyperactivity disorder in adults: Double-blind randomised placebo-controlled trial. *British Journal of Psychiatry, 204*, 306-315.

50) Schmid, S., Hallschmid, M., & Schultes, B. (2015). The metabolic burden of sleep loss. *Lancet Diabetes and Endocrinology, 3*(1), 52-62.

51) Settineri, S., Rizzo, A., Liotta, M., et al. (2014). Caregiver's burden and quality of life: Caring for physical and mental illness. *International Journal of Psychological Research, 7*(1), 30-39.

52) Social Security Administration. (2015). *Understanding Supplemental Security Income SSI eligibility requirements, 2015 edition*. Retrieved April 30, 2015, from http://www.socialsecurity.gov/ssi/text-eligibility-ussi.htm.

53) Substance Abuse and Mental Health Services Administration (SAMHSA). (2014). *Behavioral health barometer: United States, 2014*. Retrieved from http://www.samhsa.gov/data/sites/default/files/National_BHBarometer_2014/National_BHBarometer_2014.pdf.

54) Swanson, J., & Swartz, M. (2014). Why the evidence for outpatient commitment is good enough. *Psychiatric Services, 65*(6), 808-811.

55) Sylvia, L., Salcedo, S., Bianchi, M., et al. (2014). A novel home sleep monitoring device and brief sleep intervention for bipolar disorder: Feasibility, tolerability, and preliminary effectiveness. *Cognitive Therapy Research, 38*, 55-61.

56) Takahashi, M. (2014). Assisting shift workers through sleep and circadian research. *Sleep and Biological Rhythms, 12*, 85-95.

57) Tanwani, P., Fernie, B., Nikčević, A., et al. (2014). A systematic review of treatments for impulse control disorders and related behaviours in Parkinson's disease. *Psychiatry Research, 225*, 402-406.

58) Waghorn, G., Dias, S., Gladman, B., et al. (2014). A multi-site randomised controlled trial of evidence-based supported employment

for adults with severe and persistent mental illness. *Australian Occupational Therapy Journal, 61*(6), 424-436.
59) Walker, C. (2014). The affordable care act and mental health services. *Journal of Psychosocial Nursing, 52*(9), 3-4.
60) Welsh, E., & McEnany, G. (2015). Approaches to reduce physical comorbidity in individuals diagnosed with mental illness. *Journal of Psychosocial Nursing, 53*(2), 33-37.
61) World Health Organization (WHO). (2013). *Mental health action plan 2013-2020*. Retrieved April 24, 2015, from http://apps.who.int/iris/bitstream/10665/89966/1/9789241506021_eng.pdf.
62) Xie, L., Kang, H., Xu, Q., et al. (2013). Sleep drives metabolite clearance from the adult brain. *Science, 342*, 373-378.
63) Zanello, A., Mohr, S., Merlo, M., et al. (2014). Effectiveness of a brief group cognitive behavioral therapy for auditory verbal hallucinations. *Journal of Nervous and Mental Disease, 202*(2), 144-153.
64) Zunner, B. P., & Grace, P. J. (2012). The ethical nursing care of transgender patients: an exploration of bias in health care and how it affects this population. *American Journal of Nursing, 112*(12), 61-64.

CHAPTER 22

노인

Older Adults

Susan L. Frost, Chyllia D. Fosbre, Elizabeth M. Varcarolis

학습목표

1. 노화에 대한 개념을 이해한다.
2. QSEN 노인에게 일반적으로 적용되는 집단중재와 팀워크 및 협업방법을 나열한다(팀워크 및 협업).
3. 포괄적인 노인 평가 항목을 사용하여, 안전 증진을 포함한 노인 평가용 지침들을 확인한다.
4. 노인과의 평가나 인터뷰에서 적용되는 의사소통 전략을 확인한다.
5. QSEN 노인의 특성을 고려한 자살위험요소를 확인한다(환자중심간호).
6. QSEN 노인과 젊은 성인의 알코올사용에 대한 생리적 효과와 차이점을 이해한다(근거기반실무).
7. 노인의 정신건강에 영향을 주는 법적, 윤리적 문제를 이해한다.

주요개념: 연령차별

연령차별은 연령을 이유로 개인 또는 집단에 대해 고정관념, 편견 또는 차별적 태도를 형성하는 것으로, 전형적으로 고령자를 대상으로 발생하지만 어느 연령대에나 영향을 줄 수 있다. 연령차별은 개인 차원, 기관 차원, 내지는 조직 차원에서 나타날 수 있다. **개인 연령차별**은 한 개인이 다른 연령대에 대하여 차별할 때 나타난다. **기관 연령차별**은 사업 시행과 사업 정책에서 연령에 따른 승진제한 등에서 나타날 수 있다. **조직 연령차별**은 사회 공동체나 문화적으로 횡행할 수 있으며, 노인이 그들의 가족이나 의료기관에서 어떻게 대해지는가에 의해서 나타날 수 있다. 서구사회에서는 노인에 대한 돌봄의 가치가 덜한 것으로 인식된다. 젊은 사람들은 노인의 축적된 지혜에 대해 존경하기보다는 오히려 느리게 운전하고, 직장에서 짜증을 부리고, 청력상실이 있는, 반응이 느린, 열등한 존재라고 생각한다. 동양이나 미국 인디언들 내지는, 서구 문화권 내의 일부 소집단이나 작은 문화권 같은 일부 다른 문화에서는 노인이 꾸준히 가족과 사회에서 도움이 되는 위치를 차지해야 한다고 믿고 있다.

1. 서론

노인은 인구집단 중에서 가장 취약한 집단이다. 베이이부머(1946년부터 1964년 사이에 태어난 사람들)가 나이가 들어가고 있다는 사실과 고령화 인구의 급격한 증가는 보건의료체계에 부담을 줄 것으로 예상된다. 이 인구집단에 대한 의료와 정신건강에 대한 접근은 사회의 모든 측면에서 다루어져야 할 문제이다(예: 사회·경제적 상황, 법률제도 및 가장 근본적인 정부건강관리체계).

미국공중위생국 보고서에는 노인의 정신건강증진을 위해서 고려해야 할 몇 가지 중요한 사항 중 노인이 꾸준하고 규칙적으로 사회적, 지적, 신체적 활동을 수행할 필요성을 강조하고 있다.[60] 노인은 생리적인 변화가 일어나더라도 지속적으로 배우고 사회에 공헌할 수 있다. 정신 및 인지장애는 노화의 정상적인 부분이 아니라 질병과정의 징후임을 인식하는 것도 중요하다.

고령자는 다음 연령 범주들로 분류한다.[59]

- 젊은 노년: 65~74세
- 중간 노년: 75~84세
- 고령: 85~94세
- 초고령: 95세 이상

고령자의 약 65%는 적어도 2가지 이상의 만성질환을 가지고 있으며, 3가지 이상을 가지고 있는 대상자도 40%가 넘는다.[30] 85세 이후에는 치매, 보행장애, 실금 또는 다른 노화 관련 장애로 진행할 확률이 1/3이다.

일반적으로 여성은 남성보다 평균 7년을 더 산다. 남편들은 대체로 배우자보다 일찍 사망하므로 건강관련 문제에 대해 아내들의 도움을 받는다. 나이 든 여성은 미망인이 되거나, 혼자서 살거나, 시설에서 살게 될 가능성이 더 높고, 배우자보다 더 오래 살기 때문에 지원

받는 게 더 제한적이다. 서구사회의 가족들은 종종 별개의 집, 다른 지역, 심지어 다른 나라에 떨어져 산다. 연령이 높아질수록 개인의 주변 사회공동체는 줄어든다. 60대와 80대는 눈에 띄는 차이가 있다. 보다 젊은 집단에 속한 사람이 더 건강한 반면, 보다 나이든 집단에 속한 사람들은 훨씬 더 취약하고 연약하며, 시각장애, 인지장애 및 낙상의 위험이 있다. 보다 나이든 집단에 속한 사람은 경제적 자원과 지역사회 지원에서보다 제한이 많고, 만성질환과 노화관련 질환의 영향을 더 많이 받는다.[31),59)]

2. 약물학과 노화

성인이 나이가 듦에 따라 약물학은 점점 더 복잡해진다. 나이가 들어감에 따라 약물의 흡수, 분배, 신진대사 및 배설도 변한다. 신진대사가 느려지고 약은 더 오래 체내에 머물며 약물 농도는 높아진다. 신진대사 문제 이외에도, 노인은 자주 충분한 수분섭취를 하지 않거나, 많이 움직이지 않는다. 약물 관련 우발적 사망의 약 50%가 노인인구집단에서 발생한다.[31),50)] 약물 불응에 작용하는 요소는 작은 활자 인쇄물, 청각 및 시각장애, 인지 및 기억 결손, 다루기 어려운 포장 및 의료비 지불능력 부족 등이다.[50),64)]

일반적으로 많이 사용되는 약물의 부작용 중 하나인 항콜린성 작용이 감소된 뇌활동 및 노인의 조기사망과 관련 있음이 밝혀졌다.[12)] 최근 항콜린성 약물복용자와 비복용자 사이의 신경연구를 통해서 뇌위축과 과도한 신진대사를 입증했으며, 이에 따른 인지 감소, 기억력 저하 및 수행기능저하 등의 위험도가 증가하고 있다.[12)] 항히스타민 약물과 항우울약물은 대체로 항콜린성 효과를 가진다. 이러한 약물에는 nifedipine, codeine, 고혈압약, 울혈성 심부전에 복용하는 약물이 포함된다. 항콜린성 약은 전형적으로 타액을 감소시키고 진정작용을 일으키며, 안구건조증, 신체활동을 위한 체액감소 및 낙상위험으로 이어진다. 간호사는 환자가 복용하는 모든 약물을 검토하고, 항콜린성 약의 부작용에 주의하고, 노인환자에게 나타나는 신진대사 지연 상황을 기억할 필요가 있다. 가능하면 노인에게 항콜린성 약물을 피하도록 하는 것이 최선이다. 약물의 항콜린성 효과는 누적되기 때문에, 이러한 가능성을 가진 약을 한 두 개라도 복용하고 있는 환자가 있다면, 의사에게 알려주어야 한다.

3. 연령차별

연령주의 또는 **연령차별**ageism이란 어떤 연령대의 사람에 대한 부정적인 태도와 편견이 깊게 박혀 있는 것을 말한다. 이 책에서 우리는 특히 노인에 대한 편견을 다루고 있다. **연령편견**age prejudice은 나이가 들수록 매력이 떨어지고, 머리가 둔해지며, 성적 매력도 사라지고, 고용하기에도 부적절해지고, 노망든다는 인식에 기반을 두고 있다. 반면에 **연령차별(노인차별)**age discrimination은 노인에 대한 편견을 반영하는 행동과 결과를 포함한다. 예를 들어, 숙련된 나이 많고 노련한 직원보다 미숙련 상태인 젊은 사람을 고용하는 것이다.

연령차별은 젊은이들이 노인을 바라보는 시각에 국한되지 않는다. 노인인구집단에 속한 사람들이 그들 자신과 동료집단에 대해 비판적으로 되면서, 그들에 의해서 연령차별이 행해질 수도 있다. 허약하고 병약한 사람과 함께하는 것을 사회적 수치로 여겨서, 사회집단 형성을 막는 강력한 위협으로 작용할 수 있다. 나이가 들수록 취약성이 커진다. 왜 나이 든 성인들이 종종 "노인old"으로 여겨지는 것을 꺼리는 지에 대한 설명이 될 수 있다. 자신을 젊다고 여기면 다가오는 미래에 더 잘 적응할 수 있다.[29)]

연령차별은 성별, 인종, 종교, 성적 지향, 국적을 초월한다는 점에서 다른 형태의 차별과는 다르다. 오늘날, 새로운 형태의 연령차별 때문에 노인은 희망이 없는 상황에 처해 있다. 부유층은 경제적 성공 때문에 질시를 받고(그들이 번 돈임에도 불구하고), 중산층들은 복지제도에 부담을 준다고 비난 받으며, 빈곤층은 조세부담이 된다고 분노를 사고 있다.

연령차별의 결과는 사회의 모든 차원에서 나타날 수 있다. 심지어 의료관계자도 그 영향에서 벗어날 수 없다. 보건의료체계에서도 수많은 부정적인 가치가 다양한 방식으로 나타날 수 있다. 보험과 지원 프로그램 획득의 어려움, 젊은 환자그룹 우선 치료, 간호수행에 영향을 줄 수 있는 개인적인 믿음들과 입장들.

1) 보건의료종사자들의 노인차별

의료종사자는 노인에게 의료정보, 권장사항 및 적용 기회를 항상 제공하지는 않는다. 연구에 따르면, 노인은 젊은이에 비해, 더 적은 정보를 받고, 때때로 더 적은 치료를 받는다고 한다. 연령차별은 공공 정책에 반영되기도 하고, 결국 노인에 대한 차별로 이어진다.[8),59)]

허둥대고, 아프고, 허약한 노인을 날마다 대하는 보건의료종사자는 노인에 대해 다소 부정적이고 편견에 찬 시선을 가질 수 있다. 대부분의 의료종사자가 가진 부정적인 태도는 종종 사회적 고정 관념의 반영이다. 노인에게 의료서비스를 제공하는 것은 비관주의와 직업적 혐오를 동반하여 부담스럽게 여겨져 왔다. 서구문화에는 의료보조금은 젊은이에게 쓰여져야 하며, 노인은 더 좋은 삶을 살아왔고 더 이상 의료재정에 기여할 수 없다는 근본적인 믿음이 있다.[35)] 그러나 동양이나 미국 토착문화에서는 노인의 지혜가 젊은이의 힘과 체력 이상으로 평가되며, 과거 공헌에 대하여 보상을 한다.[46)]

노인에 대해서 부정적인 시각을 갖게 되면, 실무, 교육, 연구에 커다란 영향을 끼치게 된다. 따라서 기본적인 간호교육에서 노인과 노인치료에 대한 긍정적 입장을 가질 수 있도록 교육내용을 제시해야 한다.[19)] 간호교육의 일반적 목표가 학생에게 미래의 간호를 수행할 수 있도록 준비시키는 것이라면, 다양한 환경에서 노인을 돌볼 수 있도록 준비하는 것은 그 자체가 미래이기 때문에 반드시 해야만 한다. 미국간호대학협회에서는 학사학위부터 박사학위과정까지의 모든 간호 교육프로그램에 "말기 완화치료palliative care"의 문제를 해결하기 위한 환자 및 가족보호를 구현하고 "증상관리 및 환자와 가족 선호도에 대한 존중"과 같은 완화치료 적용을 요구하는 이슈를 쟁점화하였다.[4)] 임상에서 이러한 격차를 줄이기 위해 미국간호대학협회(2008)에서 채택하고 제안한 교육프로그램은 다음과 같다.[4)]

- 노화과정에 대한 정보
- 노인치료와 관련된 입장에 대한 토론
- 환자의 요구에 대한 참여자의 감수성
- 노인에게 특화된 유효하고 신뢰할 수 있는 평가도구
- 노인성 증상을 예방, 탐색 및 관리할 수 있는 온라인 지침들의 이용
- 환자-간호사 및 직원 간의 상호작용의 역동성 탐색
- 상실의 슬픔과 홀로 남겨짐
- 윤리적이고 법적인 문제들
- 의사소통

노화에 대한 사실과 사회적 통념은 [BOX 22-1]을 참조한다.

4. 사정 및 의사소통 전략

노인을 돌보는 간호사는 정상적인 노화, 약물 상호작용, 만성질환, 치료방법, 문화적 영향, 사랑하는 사람에게 미치는 영향에 대한 구체적인 지식이 필요하다. 노인정신간호사는 정신건강문제가 있는 노인환자를 위해 요양시설, 보조생활시설, 공동체시설, 입원시설, 교도소, 노숙인 쉼터 등을 비롯한 다양한 환경에 고용되어 일할

BOX 22-1 노화에 대한 사실과 사회적 통념

사실들
- 시각, 청각, 촉각, 미각, 후각은 나이가 들면서 쇠퇴한다.
- 근력은 나이가 들수록 감소한다.
- 근섬유는 위축되고 수가 감소한다.
- 성적능력과 효과적인 성행위를 유지하기 위해서는 주기적인 성적 표현이 중요하다.
- 수면으로 인한 회복은 노화로 인해 50% 감소한다.
- 노인은 만성질환 유병률이 높기 때문에 처방약의 주요한 소비자이다.
- 노인은 우울증 유병률이 높다.
- 많은 사람들이 은퇴할 때 어려움을 겪는다.
- 노인은 범죄의 피해자가 되기 쉽다.
- 늙어서 혼자되는 사람이 젊어서 혼자되는 사람보다 잘 적응하는 것처럼 보인다.

사회적 통념
- 65세 이상 성인 대부분은 치매이다.
- 성적 흥미는 항상 나이에 따라 쇠퇴하기 마련이다.
- 노인은 새로운 업무 과제를 배울 수 없다.
- 나이가 듦에 따라 늘 사고가 경직되고 변화에 저항하기 마련이다.
- 노인은 경제적으로 안정되어 더 이상 가난하지 않다.
- 대부분의 노인은 병약하여 일상생활에 도움이 필요하다.
- 대부분의 노인은 사회적으로 고립되어 외롭다.
- 모든 노인은 듣기에 많은 어려움이 있으므로 큰 소리로 말해야 한다.

수 있다. 1가지 문제는 이러한 대상자가 여전히 정신적인 문제 외에도 의학적인 문제를 가지고 있다는 사실이며, 이러한 문제는 반드시 찾아내고 해결되어야만 한다.

미국국립보건원은 모든 노인환자의 치료와 경과를 평가하고 관리하기 위한 포괄적인 노인평가를 권장한다. 포괄적인 노인평가는 기능의 다양한 측면을 고려한다. 이 범주에는 정신상태, 일반적인 신체건강, 건강관리 요구를 해결하는 능력, 재정관리 능력, 사회화, 주택관리 및 안전, 영양 및 수분 공급, 이동성, 약물과 부정적 상호가능성에 대한 철저한 검토 등이 포함될 수 있다[그림 22-1]. 젊은 환자는 가족갈등, 슬픈 감정, 성생활, 재정, 신체활동 등과 같은 개인문제에 대해 편하게 이야기를 나눌 수도 있지만, 노인은 사적이거나 금기시하는 이야기로 생각할 수도 있다. 나이든 세대는 개인적인 문제를 사적으로 여기도록 키워 졌고, 젊은 세대가 하는 방식대로 김정을 다루는 법을 배우지 못하였다. 간호사가 노인환자에게 해줄 수 있는 것 중 하나는 이러한 세대차이를 이해하는 것이고, 환자가 느끼는 편안함의 단계별로 다소 부드러운 교육을 하는 것이다. 사적이고 조용한 환경은 성행위와 학대를 포함한 많은 개인적인 주제에 대한 철저한 평가에 필수적이다.

노인언어elderspeak는 노인과 의사소통을 할 때 단순하고 아이 같은 문장, 느린 말, 높은 볼륨, 집단 대명사("우리" 목욕하러 갈까?)를 불필요하게 사용하는 것을 가리키는 용어이다. 그 이면의 의도는 대부분 배려 의식이 있으나, 뜻하지 않게 노인이 무능하다는 것을 의미할 수도 있다. 연구에 따르면 이러한 상호작용은 의도적이든 아니든 간에 모욕적으로 여겨질 수 있으며, 건강에 좋지 않은 결과를 가져올 수 있다. 나이 듦에 대하여 보다 긍정적으로 생각하는 경우, 더 천천히 쇠퇴하고, 더 좋은 기억력을 가지고 있었다.[47] 또 다른 의사소통 관련문제는 의료종사자가 방에 있는 노인의 존재를 무시하고 그들에 대해 이야기 할 때 발생한다. 간호학생은 의식적으로 노인언어를 사용하지 않도록 해야 한다. 질문할 때는 노인에게 정중하게 말을 하고, 필요하다면 가족이나 다른 의료종사자에게 추가할 내용이 있는지 물어보도록 한다. 의사소통과 면담기술은[BOX 22-2]를 참조한다.

BOX 22-2 고령자 면담을 위한 의사소통 지침[45]

1. 사전에 예비자료를 수집하고 설문지는 비교적 짧게 구성한다.
2. 수면장애, 실금, 낙상, 우울증, 현기증, 성행위, alcohol 또는 약물사용, 기력 저하와 같이 자주 간과되는 문제에 대해 질문한다.
3. 환자가 답을 충분히 할 수 있도록 면담 속도를 조절하고, 중간에 끼어들지 않는다.
4. 노인환자가 개방형 질문을 어려워하는 경우, 간단한 선택형 질문을 사용한다.
5. 먼저 "이번 방문에서 무엇을 가장 많이 도와 드릴까요?" 또는 "어떻게 된 건가요?"와 같은 일반적인 질문으로 시작한다.
6. 환자와 타인과의 관계, 가족 또는 동료에 대한 생각, 스트레스에 대한 전형적인 반응, 노화, 질병, 직업 및 사망에 대한 태도 등에 대한 정보에 주의를 기울인다.
7. 최근 또는 오래된 기억에서 결손 같은 정신상태를 평가하고, 인지장애가 있는 지를 확인한다.
8. 환자가 복용하고 있는 모든 약물의 부작용, 효능, 약물 상호작용 가능성, 환자가 정기적이고 정확하게 복용하고 있는지 여부에 주의한다.
9. 환자의 상태가 얼마나 빠르게 변화하는 지를 확인하고, 환자의 우려 정도를 사정한다.
10. 면담과정에서 가족이나 중요한 인물을 참여시켜 환자의 정보를 수집하고 설명하며 환자를 지원하고 강화할 수 있도록 한다.

5. 노인정신질환

정신질환이 있는 노인은 정확하게 진단받기가 어려울 뿐만 아니라, 젊은이에 비해서 부적절하거나 부정확한 치료를 받을 가능성이 더 높다.[41] 정신질환의 증상은 연령에 따라 상당히 다르게 나타난다는 사실은 매우 중요하다. 이것은 특히 우울증과 불안 증상을 가진 사람들에게 해당된다. 정신질환은 때때로 정상적인 노화로 잘못 해석되어 치료를 받지 못하는 경우가 있다. 노인성 불안장애, 양극성장애, 노인성 조현병, 노인성 알코올장애를 다루는 확고한 근거기반문헌 및 연구는 부족하다.[13] 이 장에서 논의되는 노인에게 영향을 끼치는 일반적인 정신건강문제는 우울증, 자살, 기억장애, alcohol 및 물질사용이다. 정신질환의 진단 외에, 노인학대와 보호자의 과중한 역할도 노인관련 문제에서의 중요한 관심사이다.

1) 우울증

우울증depression은 노인의 가장 흔한 정신질환 중 하나로 가장 쇠약하게 하기도 하지만, 가장 잘 치료할 수 있는 정신질환이다.[52] 인생 후반의 우울증은 통증, 괴로움, 삶의 질 저하, 정신적 고통을 유발한다. 우울증은 노

노인종합사정평가

이름: 출생일: 성별:

신체 상태	
만성질환	
시 력	적합 부적합 안경: 유 무 요구사항
청 력	적합 부적합 보청기: 유 무
이동 정도	보행: 가능 불가능 보조 장비: ________ 낙상: 유 무 요구사항
영 양	알부민: ________ TLC: ________ HCT: ________ 체 중: ________ 체중감소나 증가: 유 무 요구사항
실 금	유 무 치료: 유 무 요구사항
내복약	총 수: ________ 검토 & 수정: 유 무 부작용/ 알러지: ________
검사 수치	콜레스테롤: ________ TSH: ________ B_{12}: ________ 엽산: ________ 유방 촬영 사진: ________ 일시: ________ 해당사항 유무 골다공증: ________ 일시: ________ 해당사항 유무: 파파니콜로도말표본: ____ 일시: ________ 해당사항 유무 PSA: ________ 일시: ________ 해당사항 유무
백 신	인플루엔자: ________ 일시: ________ 폐렴: ________ 일시: ________ 파상풍: ________ 일시: ________ 추가: ________
상 담	식 이 운 동 칼 슘 비타민 D 흡 연 음 주 운 전 사고 예방
정신상태	
치 매	유 무 MMSE 점 수: 일시: 원인(아는 경우):
우 울 증	유 무 GDS 점 수: 일시: 치료: 유 무
기능 상 태	
ADL	목욕: 의존필요 독자가능 옷 갈아입기: 의존필요 독자가능 화장실: 의존필요 독자가능 이동하기: 의존필요 독자가능 식사: 의존필요 독자가능 배변조절: 의존필요 독자가능

ADL(일상생활활동), **B_{12}**(비타민 B_{12}), **GDS**(노인우울척도), **HCT**(hematocrit), **MMSE**(노인치매선별도구), **PSA**(prostate–specific antigen), **TCA**(total lymphocyte count), **TSH**(갑상선자극호르몬)

그림 22-1 노인종합사정평가

인이 만성질환, 외로움 또는 상실(예: 배우자, 직업, 독립, 가정, 재정, 건강)을 겪을 때 위험해 질 수 있고, 우울증의 자살은 가장 큰 위험요소이다.[52]

보건의료종사자는 노인의 임상적 우울증상을 정상적인 노화과정으로 잘못 판단하며, 노인이 신경학적 증상(치매) 또는 기타 신체질환을 겪고 있는 경우에는 특히 그렇다.[52] 기억상실, 지적 장애, 반사회적 행위 또는 초조와 같은 우울증의 증상은 치매나 다른 인지장애로 잘못 판단될 수 있다. 그 결과, 노인은 삶의 질을 현저히 향상시킬 수 있는 치료기회를 놓칠 수도 있다. 유사한 증상을 나타낼 수도 있고, 두 개 또는 그 이상의 증상이 동시에 발생할 수도 있기 때문에, 섬망, 치매, 우울증을 구별하기 위한 신중한 평가가 필요하다[표 18-1 참조].

사정할 때 간호사는 일반적인 우울증의 증상에 대해 잘 알고 있어야 하며, 노인에서는 증상이 어떻게 다른지 알고 있어야 한다. 우울증과 관련하여 우리가 알고 있는 핵심 증상 이외에, 노인우울증에서는 신체적 증상이나 건망증, 초조, 금방이라도 싸울듯함, 지속적인 불평, 흥분과 분노, 치료 저항성 및 통증, 피로, 불안, 근거 없는 의심이나 편집증, 낮은 자존감 등과 같은 부정적인 행위들이 나타날 수 있다.

우울증에 대한 다양한 생물학적, 정신사회적 위험요인들이 탐색되어 왔다. 위험요인으로 의학적 질병, 기능장애, 사회적 고립, 일상 스트레스의 축적, 상실 및 유전적 취약성 등이 포함된다. 우울증은 스테로이드, 베타차단제, 체중감량 약물들, 아편제제, benzodiazepine, varenicline(Chanix; 금연보조제)을 포함한 다양한 약물로 인해 발생할 수도 있다. 또는 간염, 심장질환, 뇌혈관질환, 호흡기, 내분비 및 갑상선질환과 같은 의학적 질환에 의한 결과일 수도 있다. 우울증은 자살 가능성을 크게 높인다. 심리사회적 평가 외에도 약물로 유발되는 부작용에 대한 철저한 평가가 수행되어야 한다[그림 22-2].

노년기의 우울증은 합병증, 자살, 장애, 가족부양의 부담에 대한 위험성을 증가시킨다. 진단되지 않은 우울증은 기분전환을 위한 약물남용이나 도박과 같은 건강을 해치는 행위들에 대한 위험을 증가시키고, 다른 만성질환으로의 진행을 증가시킨다.[9] 노년기의 우울증에는 (1) 집단 에어로빅 운동과 같이 외로움을 덜어주는 정신

노인우울척도(단축형)[56]		
	예	아니오
1. 기본적으로 삶에 만족하시나요?	☐	☐
2. 활동이나 흥미가 많이 떨어졌나요?	☐	☐
3. 삶이 공허하다고 느끼시나요?	☐	☐
4. 자주 지루하신가요?	☐	☐
5. 대부분 좋은 정신상태이신가요?	☐	☐
6. 무언가 나쁜 일이 생길 것 같아 두려우신가요?	☐	☐
7. 대부분 행복하다고 느끼시나요?	☐	☐
8. 종종 무력감을 느끼시나요?	☐	☐
9. 밖으로 나가거나 새로운 것들을 하는 것보다 집에 머무는 것이 좋으신가요?	☐	☐
10. 최근에 기억에 보다 더 문제가 있다고 느끼시나요?	☐	☐
11. 지금 살아 있는 게 멋지다고 생각하시나요?	☐	☐
12. 지금 사는 방식이 무척 쓸모 없다고 느끼시나요?	☐	☐
13. 에너지가 차 있다고 느끼시나요?	☐	☐
14. 지금 상황이 절망적이라고 느끼시나요?	☐	☐
15. 대부분의 사람들이 당신보다 낫다고 느끼시나요?	☐	☐

그림 22-2 노인우울척도(단축형)

사회적 치료 (2) 심리치료나 인지행동치료와 같은 대화요법이 약물사용 여부와 관계 없이 효과적인 치료가 될 수 있다. (3) 단체급식, 주기적인 방문객 및 자원봉사 활동과 같은 사회지지체계 확립도 치료에 도움이 된다.[52] 이러한 심리적, 사회적, 인지적 중재는 항우울제를 복용하는 노년기 우울증 환자의 50% 미만에서 완전한 증상완화를 시킬 수 있기 때문에 후기 노년기 우울증 치료에 매우 중요할 수 있다.[3]

앞서 언급한 치료법 외에도, 항우울제와 전기경련요법은 보다 심한 우울증, 특히 이 질환으로 평생 투병해서 힘든 사람들에게 적합할 수 있다. 심한 우울증을 앓고 있는 노인은 정신약물과 전기경련요법에서 중년의 성인과 비슷하게 반응한다. 그러나 재발률은 노인에게서 더 높다.[9] 난치성 우울증은 전기경련요법으로 치료할 수 있으며, 80%에서 효과적이라고 보고하고 있다.[37] 그러나, 이 치료법은 시간이 많이 소요되며, 보통 12가지의 치료법이 필요하며 기억손상과 마취를 포함한 강력한 주사제제에 주기적으로 노출되어야 하는 원치 않는 부작용을 동반한다. 이러한 의도치 않은 부정적 효과는 노인환자에게 특히 위험할 수도 있다.

(1) 항우울제 치료

노인의 우울증 치료제를 선택할 때, 최우선적으로 여겨야 할 것은 효과를 보는 것보다 부작용을 피하는 것이다. 복용량은 일반 성인용량의 절반 정도로 저용량에서 시작하고, 점차적으로 늘려간다.[54] 환자와 간병인은 자살충동을 유발하거나 증가시키는 것이 항우울제에서 발생 가능한 부작용임을 알고 있어야 한다. 대다수의 환자에게 이러한 현상이 생기지 않는다고 해도, 이와 같은 심각한 부작용의 가능성에 대해 환자를 교육시키고 모니터링을 제공하는 것은 중요하다.

노인을 위해 어떤 종류의 항우울제를 사용할지 선택하는 것은 매우 복잡하다. 선택적 세로토닌 재흡수 억제제(SSRIs)는 과다복용하여도 그나마 부작용이 적고 독성이 없기 때문에 전통적으로 노인을 위한 첫 번째 항우울제로 선택할 수 있다. 그러나 SSRIs도 뼈 골절의 위험성을 높이고 노인의 출혈을 증가시킬 뿐만 아니라 고관절 골절의 위험에 처하게 할 수 있다.[10] 연구에 따르면, SSRIs에 의한 사망위험성이 삼환계 항우울제보다 높다는 결과가 있으며, SSRIs와 다른 항우울제가 삼환계 항우울제에 비해 부작용을 증가시킨다고 보고하고 있다.[21] 또한 SSRIs를 복용하는 환자는 낙상이나 걷기와 같은 사소한 활동에도 골절이 두 배로 흔하다.

삼환계 항우울제는 다른 약물과도 상호작용이 높을 뿐만 아니라, 심장 부작용 및 항콜린 부작용이 더 많다. 연구에 따르면, 삼환계 항우울제는 부작용 때문에 치료의 중단 비율이 높아졌다고 한다.[23] 약물에 내성이 있는 노인에게 SSRIs다음으로 세로토닌-노르에피네프린 재흡수 억제제(SNRIs)가 일차 치료제임에도 불구하고 낙상과 골절의 위험 때문에 저용량의 삼환계(TCA) 항우울제가 보다 적합할 수 있다.[21]

특정 환자에게 가장 잘 맞는 항우울제를 선택할 때에는 약물의 위험과 이점, 약물 프로파일 및 약물 목록을 주의 깊게 평가해야 한다. 약물 중단 시 기분변화가 심하거나 쇼크상태와 같은 느낌이 관찰될 수 있다. 항우울제는 환자에게 과도한 스트레스를 주지 않도록 천천히 줄여야 한다.[21]

(2) 정신치료

간호사, 전문간호사, 치료사 및 심리학자를 포함한 임상가들은 우울증 환자에게 개인 또는 집단 정신치료를 제공할 수 있다. 집단치료는 사회적 고립과 외로움을 줄일 수 있고, 구성원이 처한 상황에서 혼자가 아님을 알게 도와준다. 다양한 연령으로 구성된 집단은 다양한 에너지와 통찰력 향상에 도움이 될 수 있는 반면, 동일 연령집단은 비슷한 상황에서 다른 도움을 줄 수 있다. 집단 구성원은 다양한 형태의 집단 사이에서 자신의 감정을 끌어올리고 삶의 질을 높이는 창의적인 방법을 배울 수 있다[표 22-1].

인지행동치료, 문제해결치료, 대인관계치료 및 지지요법은 종종 단독으로 사용되거나 정신약물요법의 보조치료로 사용된다. 대부분의 연구에 따르면, 정신치료와 약물치료를 병행하는 것이 가장 효과적인 것으로 나타났다.

표 22-1 노인환자에게 유용한 집단치료[39]

재-동기치료	회상치료(인생회고)	정신치료
그룹의 목적		
퇴행하고 냉담한 환자를 재사회화한다. 주변에 대한 흥미를 다시 불러 일으킨다.	과거의 추억을 공유한다. 자부심을 높인다. 사회화를 증진시킨다. 각 참가자의 고유 특성에 대한 인식을 제고한다.	정신증상을 완화한다. 집단 내 다른 사람들과 상호작용할 수 있는 능력을 향상시킨다. 자부심을 높인다. 의사결정 능력을 향상시키고 보다 독립적으로 기능할 수 있다.
구성방식		
집단은 10~15명으로 구성된다. 모임은 일주일에 한두 번 열린다. 모임은 교실 같은 환경에서 매우 체계적으로 구성한다. 집단은 소품을 사용한다. 각 세션에서 특정 주제에 대해 토론한다.	집단은 6~8명으로 구성된다. 모임은 1시간으로 일주일에 1~2회 열린다. 주제는 휴일, 주요 생활 이벤트, 생일, 여행 및 음식이 포함된다.	집단 규모는 6~12명으로 구성원이 유사한 관심사를 공유해야 한다. • 문제 • 정신상태 • 성적 취향 • 성적 통합 집단은 정기적으로 예정된 시간(주중 특정 횟수, 특정 세션 기간)과 장소에서 만난다.
기대되는 결과		
참가자의 현실감각을 증진한다. 건강한 사람의 역할을 수행하도록 격려한다. 노인이 할 수 있는 것보다 객관적인 자아상을 실현한다.	노인의 우울증을 완화한다. 재조직 및 재통합을 통해 구성원들에게 나아갈 방향을 제시한다. 새로운 정체성을 실현한다. 긍정적인 자기개념을 달성한다.	고립감을 감소시킨다. 새로운 역할의 개발을 촉진하고 이전 역할을 재설정한다. 다른 집단에 대한 정보를 제공한다. 변화를 일으키고 자부심을 높이기 위한 집단 지원을 제공한다.

2) 자살

미국 질병통제예방센터(2015)에 따르면, 65세 이상 노인의 자살률이 크게 감소하였으며, 현재 65세 이상 노인의 사망 원인으로는 자살이 17위를 차지하고 있다. 국내의 경우는 그러나 노인의 자살충동과 우울증 치료에 대한 간호개입과 사정은 철저히 이루어져야 한다. 자살위험요소는 모든 환경, 특히 응급실, 1차 진료 및 정신건강기관에서 조기발견이 이루어져야 한다. 노인환자의 70%가 자살하기 한 달 전에 1차 진료 기관을 찾았다.[7]

노인의 자살률이 이전보다 감소한 것은 과소 보고된 것으로 보인다. 자살이 의심되는 경우에도 사망 증명서에는 자살이라고 항상 기재되는 것은 아니며, 알코올중독, 아사, 약물과다복용, 생에 대한 의욕상실과 같은 수동적 행위는 자살로 여겨지지 않을 수 있다.[16] 노인은 무기력감, 절망감, 무가치감과 같은 자살로 이어질 수 있는 많은 위험요소를 가지고 있다. 자살시도 경력은 항상 위험요소이며, 노인의 자살시도는 다른 연령대와 마찬가지로 필사적인 도움 요청이거나 심각한 시도의 필사적인 신호일 수 있다. 경제상황과 자살률은 역관계(부적관계)가 있는 것으로 확인되었다.

(1) 자살위험 사정

노인자살위험 사정 시 미망인, 급성질환 및 난치성 통증, 지위 변화, 만성질환, 자살 가족력, 만성 수면장애, 알코올중독, 우울증 및 상실 등과 같이 자살할 가능성을 높여주는 고위험요소에 주의를 기울이면서 사정을 진행해야 한다. 개인적(가족 또는 가까운 친구의 사망), 경제적(직장 또는 가정의 상실), 사회적(명성 또는 지위의 상실), 기능적(건강 또는 보행능력의 상실) 상실이 있을 수 있다. 노화과정이 진행되어 스트레스에 가장 취약하고 대처능력이 가장 떨어져 있는 시기에 동시 다발적인 상실이 발생했을 때 증가되는 스트레스로 인해 노인은 급격히 우울한 상태에 빠지게 된다.

Erikson의 발달단계에 따르면 만족스러운 노년의 삶으로 성공적 전환을 위해서, 노인은 그들이 잃게 되는 직업과 성공을 대체할 의미 있는 활동을 그들의 삶 속에서 찾아야만 한다(자아통합 대 절망).[32] 간호사는 이러한 전환을 도와 그들이 자신들의 삶을 완결하는 마음으로 되돌아 보며, 마침내 죽음을 수용할 수 있도록 해야 한다.

자살위험을 사정할 때, 보건의료종사자는 이전의 자살행위, 의도의 심각성, 실행계획 여부, 자살 수단의 가능성, 선택한 방법의 치사가능성을 고려해야 한다. 노인은 그들이 자살하겠다는 생각과 계획을 타인과 나누려고 하지 않거나 나눌 수가 없다. 간호사는 모든 치료환경에 존재하고, 모든 치료환경에서 환자가 믿는 존재이기 때문에, 노인자살 예방에 있어 핵심적인 역할을 한다. 자살에 대한 이야기는 회피하지 말아야 하며, 모든 연령대에서 그럴 수 있지만 세대간 의사소통의 차이가 노인층에서 더 심하므로, 자살이라는 주제는 부드럽게 접근되어야 한다. "자살"이라는 단어 자체만으로도 화나고 비난 받을 만하다고 할 수 있으며, 사람들은 그 말에 대해 정의를 다르게 내릴 수도 있다. 접근을 시작할 때, 그 사람에게 사라지기를 원하는 건지, 살고 싶지 않은 건지, 사랑했지만 죽은 사람과 함께하고 싶은 건지, 더 이상 모든 스트레스 요인을 겪고 싶지 않은 건지를 물어볼 수 있다. 그 사람의 대답이 긍정적이라면, 계속 대화를 이어갈 수 있다. 환자가 무엇을 위해 살고, 앞으로 보고 싶은 것이 무엇인지를 떠올려서 말할 수 있도록 하면, 자살충동을 누그러뜨리는 데 도움이 될 것이다.[20),59)] 고위험 노인에 대한 인식을 제고하고 주기적으로 점검하며, 지역사회자원을 활용하여 관심을 기울여야 한다.[62)]

(2) 죽을 권리

노인이 스스로 목숨을 끊을 권리가 있는지, 의사의 조력으로 자살할 권리가 있는지에 대한 질문은 간호의 한 가지 윤리적 딜레마이다. 자살은 영적, 도덕적 논쟁이 되는 문제이다. 어떤 사회에서는 말기 질환을 앓고 있는 노인이나 불치의 통증으로 괴로워하는 노인이 자신의 죽음을 통제할 수 있어야 한다고 생각한다. 다른 이들은 자살이 결코 올바른 선택이 될 수 없다고 믿는다. 의식이 명료한 노인환자가 불치의, 질질 끄는, 통증 질환에 직면하여, 죽음 이외에는 벗어날 희망이 없다면, 자살이 정당화될 수 있을까?

미국간호사협회에 따르면, 간호사는 협회의 간호사 윤리강령을 위반하고 인간적이고 포괄적이며 자비로운 보살핌을 제공하기 위해 자살 또는 안락사에 참여하는 것을 사회와의 약정을 직접 위반하는 것으로 보고 금지하고 있다. 생명유지치료(인공호흡, 심폐소생, 화학요법, 투석, 약물, 영양제 및 수액)의 유지 혹은 철회는 윤리적으로 허용된다. 이것은 환자가 근본적인 상황에서 죽음을 맞이하는 것으로 간주하며, 생명을 끝내기 위한 직접적인 행동을 포함하지는 않는다. 약물투여를 통해 보다 편하게 하려는 의도와 생을 끝내려는 의도는 동일하지 않다. 말기질환의 통증을 줄여 주기 위해 모르핀을 투여하고, 그 결과 호흡중추가 약해지는 경우가 일반적인 예이다. 간호사는 치료와 사망에 관한 결정에 철학적인 차이가 있을지라도 환자를 돌보아야 하는 것이다.[5)] 노인의 자살은 은퇴와 관련된 어려움, 신체적 질병, 경제적 문제, 외로움, 사회적 고립, 동시 다발적인 상실, 연령차별과 같은 요소가 관련되어 있으므로 고령화에 따른 공공 및 보건의료 관계자 교육이 점점 더 중요해 질 것이다.

3) 알코올중독 및 물질 관련 중독장애

노인의 알코올중독과 약물남용을 감춰진 전염병이라고 부른다. 약물사용 비중이 높고, 베이비붐 세대가 고령화되어 감에 따라 알코올중독과 남용의 비율이 증가할 지도 모른다. 성격과 행동의 변화가 인식되지 않거나 약물, 치매 또는 의학적 요인에 의한 성격 및 행동변화가 있을 수 있기 때문에, 알코올중독과 약물남용을 구별하는 것은 때때로 어려운 일이다. 감정처리 과정이나 자살 논의와 같은, 세대간 의사소통의 차이와 마찬가지로, 노인환자는 알코올중독과 약물남용에 대한 정의나 이해가 다를 수 있다. 노인 세대는 저녁 전에 간단하게 술을 마시는 일이 흔하다. 많은 노인들이 입원하는 동안 술을 마실 수 없게 되거나 휴가 때 약을 두고 와서 금단증상을 경험하고 나서야 자신들의 약물복용 방식이 문제라는 것을 알게 된다.

(1) 알코올중독

약물사용 문제가 있는 노인환자는 삶의 스트레스에 따라 새롭게 중독문제를 가질 수 있다. 배우자의 상실과 가족과의 거리감은 알코올중독 가능성을 높일 수 있다. 직장에서의 관계부족이나 가족부양 때문에, 사회적 음주가 문제가 많은 음주로 진행될 수 있다.

① 알코올과 노화

과도한 알코올 섭취는 노인에게 특별한 문제를 일으킬 수 있다. 노인은 alcohol의 영향에 대한 생물학적 민감도(예: 내성 감소)가 증가한다. 내성이 감소하는 것은 위 내용물을 느리게 비우는 것, 간기능을 포함한 신진대사가 느려지는 것, alcohol에 대한 뇌의 민감도가 높아지는 것과 관련이 있다. 노화가 진행됨에 따라 근육량이 감소하고, 혈중알코올 수치를 상승시킬 수 있는 지방 조직이 증가한다.[61] 민첩성 저하, 균형감각 저하 및 유연성 저하와 같은 노화관련 변화 때문에, alcohol이나 다른 약물에 의해 영향을 받으면 낙상, 화상 또는 다른 사고가 발생할 확률이 높아진다. 게다가 손상은 젊은 시절보다 훨씬 느리게 회복된다.

어떤 음주자는 나이가 들어가면서 두통, 기억상실과 같은 정신능력 감퇴, 안락함보다는 불쾌함을 느끼는 등 alcohol에 대한 반응의 변화가 나타난다. 이러한 문제는 초기의 경우보다 낮은 수준의 섭취에서 시작되며, 간손상이나 전반적인 신진대사가 느려졌을 가능성을 나타낸다. 노인은 젊은이에 비하여 술을 더 자주 마시지만 더 적은 양을 마시는 경향이 있다. 젊은이는 빈도는 적지만 더 많은 양을 마신다. 따라서 친구나 가족은 노인이 자주 술을 마시지만 적당하다고 여길 뿐 문제라고 생각하지는 않는다.

② 알코올과 약물

노인에게 약물과 alcohol의 상호작용은 심각한 결과를 초래할 수 있다. Alcohol은 다양한 약물의 신진대사를 연장하거나, 강력하게 하거나, 촉진시킬 수 있다. Benzodiazepine이나 아편계 통증약물은 alcohol과 결합하여 자살충동이나 자살실행을 완수할 정도로 치명적이거나 그럴 가능성을 높일 수 있다.

노인은 젊은이와 같은 양의 alcohol을 섭취하더라도 젊은이보다 가 더 높아질 수 있다. 적당한 양의 alcohol을 섭취한다고 해도 노화로 인해 이미 감소된 인지능력과 균형감각이 손상될 수 있다. 정신과 약물에 의한 중추신경계 독성이 증가하기 때문에 노인 알코올중독자의 약물치료 시에는 극도의 주의가 필요하다. Alcohol에 의해 항우울제나 진정제의 효과는 훨씬 강화되기 때문에 항우울제나 진정제의 복용은 특히 해로울 수 있고, 아세트아미노펜과 같은 약물의 간독성은 악화될 수 있다.

노인은 잠드는 데 시간이 오래 걸리고 푹 잠들지 못한다. Alcohol이 잠드는 데 걸리는 시간을 줄여 주더라도 alcohol이 밤 동안의 수면을 방해하므로 결국 수면의 질은 떨어진다. 알코올 관련 불면증을 해결하기 위해 수면제를 요청하게 되고 alcohol과 다른 약물과의 혼용으로 인해 위험해 질 수 있다. 이러한 이유로 노인 대상자의 약물사용 평가는 매우 중요하다.

③ 노인중독증상

의료종사자는 노인환자의 알코올남용 가능성에 관심을 가지고 민감할 필요가 있다. 췌장염이나 간질환, 기억상실 혹은 심각한 외상 등과 같은 장기간의 알코올남용의 징후는 노년기에 음주를 시작한 성인에게는 없을 수도 있다. 대신에, 노인 알코올중독자는 타박상, 영양실조, 자기-무시, 인지저하, 수면장애, 우울증 및 낙상 등의 애매모호한 노인성 증상을 보일 수 있다.[61] 설사, 요실금, 기능상태 저하, 비정상적인 체중감소, 명백한 치매의 증상도 나타날 수 있다. 엉성한 몸놀림이나 시각변화의 증상은 정상적인 노화과정과 유사하게 보이지만, 실제로는 과음의 결과일 수도 있다. 노화에 따른 정상적인 생리변화와 과도한 음주가 원인이 된 노화를 구분하기 위한 평가를 해야 한다. [그림 22-3]은 단축형 미시간 알코올리즘 선별검사 도구-노인이다.

④ 노인 알코올중독의 치료

많은 노인이 대가족을 이루어 살고 있지 않거나 사회적 접촉이 없다면 치료를 받게 될 가능성이 적다. 노인환자는 수치심이나 죄의식 때문에 혹은 스스로가 처리할 수 있거나 처리해야만 한다는 생각으로 그들의 음주를 숨길 수도 있다.[53]

노인 중독환자치료계획은 사회적 치료법으로 접근하는 것이 바람직하다. 노인 알코올중독자는 수동적이기

단축형 미시간 알코올리즘 선별검사–노인(SMAST–G)

질문 옆 칸에 예, 아니오로 표시해 주세요. 질문에 대한 답이 끝나면 얼마나 많이 "예"라고 했는지 숫자를 써 주세요.

	예	아니오
1. 사람들에게 실제 술 마신 양보다 적게 말씀하시나요?	□	□
2. 술을 조금 마신 후에 배고프지 않아서 안 먹거나 식사를 건너 뛰시나요?	□	□
3. 약간의 음주가 떨림이나 진전을 줄이는 데 도움이 되시나요?	□	□
4. Alcohol 때문에 낮이나 밤에 있던 일을 기억하는 게 힘드시나요?	□	□
5. 예민함을 벗어나거나 차분해지기 위해 술을 종종 드시나요?	□	□
6. 문제에서 벗어나기 위해 술을 드시나요?	□	□
7. 인생에서 상실을 겪고 나서 음주량이 늘어난 적이 있나요?	□	□
8. 의사나 간호사가 당신의 음주에 대해서 걱정되거나 우려된다고 말한 적이 있나요?	□	□
9. 음주를 관리하기 위한 규칙을 만든 적이 있나요?	□	□
10. 외롭다고 느껴질 때 술이 도움이 되나요?	□	□

총 합: ___________

점 수: 2점 이상은 알코올중독 양성입니다.

그림 22-3 단축형 미시간 알코올리즘 선별검사–노인(SMAST–G)

때문에 알코올중독자조모임(AA)과 같은 집단에 참여할 수 있도록 보건의료전문가의 보다 많은 격려가 필요할 수 있다. 최근에 음주 습관이 생긴 노인은 비교적 예후가 좋다. 간단한 치료가 성공적일 수 있으며, 간호사의 환자교육과 인간관계 발달의 격려가 도움이 될 수 있다. 장기간 알코올 섭취 이력이 있는 노인환자는 입원시설에서 해독치료를 포함한 보다 엄격한 치료계획이 필요하다.[61] Naltrexone과 같은 아편길항제가 욕구를 억제하는 약물로 쓰일 수도 있다. 최근 연구에 따르면, 환자가 술에서 깨었을 때 욕구를 줄이는 데 gabapentin이 매우 효과적이라고 한다.

(2) 약물 사용

불법약물 사용: 미국의 경우 다수의 물질남용으로 도움을 요청한 노인의 수는 1992년 13.7%에서 2008년 39.7%로 3배가 되었다. 같은 기간 노인층에서 대마초 사용은 1%에서 3%로, cocaine은 3%에서 11%로, 헤로인 사용은 8%에서 16%로 증가하였다.[58] 노인 약물중독자의 증가로 연령별 서비스의 확대가 필요해 질 것이다.

처방약과 일반의약품의 사용과 남용. 노인환자는 처방약과 일반의약품 모두 일반 환자보다 사용 비율이 더 높기 때문에, 남용과 오용이 어느 정도로 발생하는지 정확하게 추정하기가 어렵다. 노화와 관련하여 동반되는 생리적 변화와 함께 의약품을 많이 사용하게 되면, 진정, 섬망, 착란, 낙상 등과 같은 약물관련 부작용이 발생할 가능성이 높아지고 골반 골절도 생길 수 있다.

SAMHSA(2010)에 따르면, 처방 약물남용은 1992년 0.7%에서 2008년 3.5%로 증가하였다.[58] 이와 같은 결과는 노인이 종종 여러 가지 약물(다중 약물)을 동시에 사용하여 심각한 의학적, 신체적 및 정신적 질병 합병증 발생 가능성이 높아진다는 것을 시사한다.

4) 후천성면역결핍증후군 및 AIDS 관련 치매

인간면역결핍바이러스(HIV)의 노인감염과 후천성면역결핍증(AIDS)의 노인발생은 계속 증가하고 있다. 미국인 중에 2012년에 HIV보균자의 1/4이 55세 이상이었다. 미국에서 HIV보균자로 진단받고 병을 앓게 되는 노인은 앞으로 더욱 증가될 것이다.[16] 2013년 AIDS로 사망한 6,955명 가운데 55세 이상은 2,588명(37%)이었다.[16] 국내의 경우는 1985년 이전에는 수혈을 통한 AIDS 전파가 노년층 AIDS 확산의 주된 원인이었으나 이제는 더 이상 주요원인이 아니다. 연구에 따르면, 노인은 여전히 성적으로 활발하기 때문에 안전한 성행위를 이해하고 실천하지 않는다면, HIV와 AIDS에 걸릴 위험에 빠져든다고 한다. 발기부전 치료를 받고 있는 사람도HIV와 AIDS에 걸릴 위험이 있다. 노인이 성적으로 활발하지 않다고 믿는 의료종사자는 노인에게HIV와 AIDS에 대한 진단과 치료를 우선하지 않고 미루기도 한다. 노인 사이에서 HIV와 AIDS, 다른 성적으로 전해지는 감염 및 안전한 성행위에 대한 적절한 지식부족 때문에 HIV감염과 AIDS 위험성이 높아진다.

성적으로 활동적인 노년여성은 같은 또래 남성보다 보균 파트너로부터 HIV와 AIDS에 걸릴 위험이 더 높다. 노화과정에 의한 질 조직 변화 때문에 성교 중에 질 점막이 찢어지거나, 임신에 대한 위험이 없으므로 콘돔 사용이 드물기 때문에 HIV가 더 쉽게 침투할 수 있다. 치매는 HIV보균자와 AIDS 환자에게 흔한 후유증이다. AIDS로 인한 치매와 알츠하이머병으로 인한 치매는 혼동되기 마련이다. 그러므로 HIV/AIDS테스트를 포함하여 세심한 사정과 정밀 신체 검사가 필요하다.

6. 법 및 윤리적 이슈

간호사가 익숙하게 수행해야 하는 가장 중요한 법적/윤리적인 문제는 아래와 같다.

1. 억제 사용
2. 의료서비스에 대한 의사결정
3. 노인학대
4. 생애말기 간호

1) 억제 사용

억제restraints의 사용은 윤리적, 법적 및 안전상의 우려까지 고려해야 한다. 억제는 물리적, 화학적 모두 사용될 수 있다. **신체억제**physical restraints는 자유로운 움직임을 방해하는 수동적, 물질적 또는 장비를 사용하는 방법이다. 예를 들어, 침대 시트를 조여 이동을 제한하거나, 침대 난간을 올리거나, 손목이나 허리 억제대를 사용하거나, 움직임을 제한하기 위해 휠체어를 놓아 두는 것 등이다. 노인이 방이나 구역을 벗어나는 것을 직원에게 알려주는 알람이 있는 의복장치를 억제장치로 여기지는 않는다. **화학적 억제**chemical restraints는 어떤 행위나 움직임을 억제하려는 특별한 목적으로 주는 약으로, 보편적인 치료법은 아니다. 과거 수십 년간은 보편적으로 사용되었지만, 탈억제 정책에 따라 단계적으로 축소시키고 의사소통기술을 적용하도록 직원을 훈련시키면서 강박장치 사용이 점차 더 감소되고 있다.[6),44)]

(1) 신체억제

보건의료종사자가 다른 개인을 신체적으로 강박할 권리가 있는가는 항상 논의되어 왔다.[40)] 1970년대와 1980년대에 미국의 주와 연방 당국이 실시한 조사에 따르면, 일부 시설에서 신체 억제를 75% 까지 이용했다고 한다.[44)] 신체 억제는 전통적으로 인지기능장애나 의학적 필요성으로 입원한 환자들에게 치료의 중단을 예방하고 낙상을 막기 위해 사용되었다. 안전을 강화할 의도가 있었음에도 종종 환자와 그 가족에게 학대로 받아들여진다.

1980년대에 시작된 연구들을 통해서, 억제의 사용이 이익보다 해로움이 더 많다는 것이 알려졌다.[43),44)] 신체적 강박은 목졸림이나 질식에 의한 사망위험성이 있을 수 있으며, 장기간 사용될 경우 근육손실, 실금, 욕창, 초조 및 뼈 약화를 초래할 수 있다. 노인환자를 강박하게 되면, 인지장애, 신체적 허약, 낙상위험, 불안, 굴욕감 및 정서적 위축을 일으킬 수 있다.[43),51)]

대상자가 일어나거나 침대나 휠체어에서 나오려고 할 때, 직원에게 알려주는 전자감지시스템을 사용하고, 직원의 근무형태를 조정하고, 직원의 숙련도를 높이려는 시설들이 점점 많아지고 있다. 억제대 사용을 바꾸려는 다른 노력으로 환자 강화훈련, 치아장치 및 보청기, 낮은 침대, 장애물 제거, 조명 개선, 출입경보 등을 사용하고 있다.

신체억제는 대상자나 타인의 안전에 위협이 있을 때에만 응급으로 사용되어야 하며, 행동을 통제하거나 처벌하는 수단으로 사용해서는 절대 안 된다. 건강관리강화합동위원회[34)]에 따르면, 억제대 사용은 현재 매우 구체적으로 시간을 제한하는 지침을 가지고 있으며, 의사의 지시, 지속적인 점검, 팔다리를 쉴 수 있도록 억제대 변경, 수분공급과 화장실사용, 대체 방법 시도 등을 문서화할 것을 요구한다.

간호사는 기관의 정책과 절차를 준수하며, 판단을 잘 해야만 법적 책임을 피할 수 있다. 모든 요양원과 병원은 문서화된 억제절차와 방침이 있어야 한다. 억제대를 사용할 경우, 간호사는 환자 안전을 책임지고, 창의적인 간호기술과 수행으로 접근하도록 노력해야 한다.

(2) 화학적 억제

신체적 억제에 제한이 생기자, 노인환자의 행동을 조절하기 위한 화학적 억제제로 원래의 목적이 아닌 목적으로 특정 약물(특히, 제2세대 항정신병약물)의 사용이 증가하고 있다.[14),28)] 2008년 FDA는 치매노인의 행동 증상을 통제하기 위한 항정신병약물 사용에 대하여 경고하였다.[14),28)] FDA에 따르면 사망률이 두 배 증가할 뿐만 아니라, 당뇨병과 뇌혈관질환의 위험성도 증가한다고 경고하였다. 경고 이후에 지역사회와 병원의 노인치매 환자에게서 항정신병약물의 사용은 감소되었지만, 전국에 있는 요양원에서의 항정신병약물 사용은 감소하지 않고 있는 듯 보인다. 연구에 따르면, 요양원 입소자의 29%는 적어도 하나의 항정신병약물을 투여하고 있으며, 약 32%는 정신질환이 아니었으며 이 치료와 관련한 임상 징후가 관찰되지도 않았다. 노년층에게 항정신병약물을 쓸 때에는, 위험성과 유익성을 주의 깊게 따져보아야 한다.[28),42)]

7. 의사결정 과정

1) 환자자기결정 행동

1960년대 이후로, 자신의 건강관리에 대한 의사결정에 참여하려는 대중의 열망은 지속적으로 증가되어 왔다. 미국의 경우, 1990년에 **환자자기결정 행동**patient self-determination act, PSDA이 의회에서 통과되었다. 이 법률에 의해 모든 의료기관은 질병 치료결정을 할 수 있는 환자의 법적 권리, 즉 환자가 치료를 받거나 거부할 수 있는 권리에 대해 모든 환자에게 명확하게 문서로 정보를 제공할 의무가 있다. PSDA에 의해 임상의는 심각한 질병의 경우 치료 방향을 서면으로 개인에게 제공하여 그 개인의 권리가 확보되도록 해야 한다.

(1) 유언

유언living will은 자신이 어떻게 그리고, 어디에서 죽고 싶은 지에 대한 개인적인 진술이며, 개인에 의해 언제든지 바뀔 수 있다. 그 개인이 죽을 병에 걸려 무능력 상태가 되었을 때에만 활성화된다. 사망 선택 유언을 실행한다고 그것이 항상 적용되어야 하는 것은 아니다.

(2) 의사 지시서

의사 지시서directive to physician는 의사가 개인의 대리인으로 임명되는 것이 포함된다. 의사를 대리인으로 지정하는 것은 그 개인이 가족이 없으며 말기질환인 경우 특히 유용할 수 있다. 유언과 달리, 의사 지시서는 환자의 능력에 상관없이 언제든지 구두로 취소할 수 있다.

(3) 건강관리대리인

건강관리대리인attorney for health care은 영구적으로 지정된다는 점에서 유언과 다르다. 굳이 말기질환이나 의사소통이 불가능해지지 않아도 대리인은 그들을 대신하여 행동할 수 있다.

레즈비언, 게이, 양성애자, 트랜스젠더 노인은 요양시설 내에서 많은 갈등을 경험한다. 미국 내 많은 주에서 게이와 레즈비언 커플의 결혼을 법으로 허용하였고, 2013년 대법원에서 동성 결혼 커플이 연방정부의 혜택을 받을 수 있다고 판결하여 결혼한 배우자로서의 모든 권리를 취득하였다. 그러나 아직까지 동성애자와 레즈비언 결혼을 인정하는 법을 채택하지 않은 주에서는 레즈비언, 게이, 양성애자, 성전환자(LGBT)환자의 배우자에게 방문권리나 위임권한을 허용하지 않고 있다. 이러한 경향은 변하고 있으며, 최근 동성결혼을 인정한 대법원의 판결로 이성애자 커플과 동성애자 커플 사이의 거의 모든 편견과 차별조치는 사라지게 될 것이다.

2) 의사결정 과정에서의 간호사 역할

간호사는 환자와 그 가족 모두에게 윤리적, 법적 정책을 설명하고 그들에게 사전지침을 뒷받침하는 개념을

근거기반실무 Evidence-Based Practice 24),65)

문제 몇 주 동안 교회에 가지 않고 있는 교회공동체의 한 노인을 간호사가 방문하였다. 간호사는 그 환자가 허약하고 인지기능이 떨어져 있는 것을 발견했다. 그녀는 간호사정의 일환으로 환자의 모든 약물을 검토했다. 그 환자는 오래 전 일차진료의사로부터 받은 여러 가지 혈압약물과 정신과 간호사로부터 받은 불안 약물 그리고 3unit만 투여해야 하는 인슐린을 30unit이나 투여하는 것을 발견했다. 환자는 몇 개월 전에 인슐린 주사에서 인슐린 펜으로 바꿀 무렵부터 인지기능이 떨어지기 시작했다. 그리고 수분 섭취도 부적절했다.

근거기반실무사정

A. **당신은 이번 경험을 통해 무엇을 알게 되었는가?**
노인환자는 약물 상호작용, 다중약물투여, 인지저하, 탈수에 취약하다. 환자는 화장실에 자주가야 하는 문제 때문에 충분한 수분섭취가 이루어지지 않고 있다. 노인환자는 듣기 힘들어 하고 기억장애가 있어 의료진의 지시를 오해하거나 잊어버리게 되었다. 이런 문제를 도울만한 지지체계가 부족하다.

B. **문헌에서는 무엇이라고 하는가?**
다중약물은 노인환자에게 심각한 문제이며, 매일 복용하는데 부담이 된다. 일차약물로 인해 생긴 부작용을 치료하기 위해 약을 처방할 때, 때때로 "계단식" 효과가 발생한다. 65세 이상인 대부분의 사람은 5개에서 10개 사이의 약을 복용하며, 장기화되면 그 숫자가 급격히 올라간다. Farrell 등 (2013)은 필요한 약이 무엇인지를 평가할 수 있도록 약물을 조금씩 줄여나가면서 계속 점검하거나, 몇 주 동안 약을 끊고 입원할 것을 권유한다. 약물학적 상호작용과 노인에 있어서의 불응도를 인식하는 것은 간호사에게 필수불가결하다.[65)]

C. **환자가 원하는 것은 무엇인가?**
그녀는 다시 교회에 다닐 수 있을 정도로 나아지기를 원한다. 그녀는 자신의 약물로 인해 인지기능이 떨어져 있지만, 약물을 제대로 알고 싶어한다.

계획 간호사는 처방전을 조심스럽게 수정하고 오래된 약을 폐기한다. 환자에게 현재 약물과 복용시간 차트를 만들어 주고, 4주짜리 약물복용 세트를 구입해서, 아침과 저녁 복용 약물 세트를 준비한다. 또한 약물사용과 부작용에 대한 환자교육과 안전한 약물대사를 위한 수분섭취의 중요성을 교육한다. 의사와 예약을 하고 환자와 함께 가서 부정확한 약물 용량에 대해 논의하고, 인슐린의 적정량을 결정한다.

QSEN 사전지식, 기술 및 태도(KSAs)

안전: 약물중재와 환자교육으로 확보

팀워크 및 협업: 간호사가 일차진료의사와 함께 환자를 도움.

이해하도록 교육한다. 사랑하는 사람의 고통만 연장될 뿐인 모든 가능한 의학적 치료를 해 주어야 한다는 도덕적 의무감을 느낄 필요는 없다. 간호사는 노인환자와 그 가족을 위한 옹호자이자 지식을 제공하는 사람이다. 의사결정을 해야 하는 민감한 시기 동안에 환자로 하여금 자신의 감정과 생각을 말하도록 권유한다. 환자, 가족, 간호사, 일차 의료진(의사나 간호사) 들과 열린 대화를 지속적으로 유지하는 것이 중요하다. 간호사는 환자를 위해 환자와 그 대리인을 지원하고, 본인(간호사)이 다룰 준비가 되어 있지 않다고 느끼는 윤리적 문제에 대해서는 상담을 구해야 한다.

법에서는 누가 치료결정과 관련하여 환자와 대화해야 하는 지를 밝히고 있지 않으나 많은 시설에서 간호사에게 환자와 이 문제로 이야기할 것을 요청하고 있다. 특히 요양원에서는 간호사가 환자와 여러 선택들을 논의할 수 있겠지만 이해가 상충되는 부분이 있기 때문에 어려움이 있다. 사전 지시가 있기 때문에, 이 진행과정을 통해서 노인환자의 정당한 바램에 대한 방향을 알 수 있다.

핵심요약

- 베이비붐 세대가 65세에 도달하면서, 노인인구는 지속적으로 증가하고 있다
- 연령차별 및 편견은 노인에 대한 부정적인 관점을 가지고 있다. 보건의료종사자들도 노인에 대한 편견을 가질 수 있다.
- 간호사는 정상적인 노화와 비정상적인 노화에서의 차이를 포함한 노화진행과정에 대해 알아야 한다.
- 노인은 점점 증가하는 알코올중독, 불법 약물사용, 처방약과 일반의약품의 남용과 오용 그리고 자살 등의 문제에 직면하고 있다.
- 현재의 치료 원칙과 철학은 환자에게 불필요한 약물과 신체 억제는 없어야 한다는 것이다.[28),34),42)]
- 정신질환자를 돌봐야 하는 간호사는 회상요법, 재동기요법 등 노인과 관련된 정신치료법을 연구하고, 이 연령대의 특별한 요구에 맞춰 집단정신치료를 제공한다.
- 죽음과 사망에 대한 노인과 가족의 바람은 다르고, 그 바람은 자주 간과되는 부분이다. 1990년 통과된 환자 자기결정행동(PSDA) 법안의 시행으로 환자는 사망 진행과정에서 자율, 선택 그리고 존엄을 얻을 수 있게 되었다.

참고문헌

1) Administration on Aging, U.S. Department of Health and Human Services. (2014). *A profile of older Americans: 2014*. Retrieved from http://www.aoa.acl.gov/Aging_Statistics/Profile/2014/docs/2014-Profile.pdf.

2) Agency for Healthcare Research and Quality (AHRQ). (2012). *Screening, behavioral counseling, and referral in primary care to reduce alcohol misuse. Comparative Effectiveness Review, No. 64*. Retrieved from http://www.ncbi.nlm.nih.gov/books/NBK99199/pdf/Bookshelf_NBK99199.pdf.

3) Alexopoulos, G.S., & Knosses, D.N. (2011). *Geriatric psychiatry: Advances and directions*. Retrieved from http://www.psych.theclinics.com/article/S0193-953X(11)00031-1/fulltext.

4) American Association of Colleges of Nursing (AACN). (2008). *The essentials of baccalaureate education for professional nursing practice (3rd revision)*. Washington, DC: AACN. Retrieved from http://www.aacn.nche.edu/Education/pdf/BaccEssentials08.pdf.

5) American Nurses Association (ANA). (2013). *Euthanasia, assisted suicide, and aid in dying*. Retrieved from http://www.nursingworld.org/MainMenuCategories/EthicsStandards/Ethics-Position-Statements/Euthanasia-Assisted-Suicide-and-Aid-in-Dying.pdf.

6) American Psychiatric Nurses Association. (2014). *APNA position statement on the use of seclusion and restraint*. Retrieved from http://www.apna.org/i4a/pages/index.cfm?pageid=3730.

7) American Psychological Association (APA). (2016). *Mental and behavioral health and older Americans*. Retrieved from http://www.apa.org/about/gr/issues/aging/mental-health.aspx.

8) American Society on Aging (ASA). (2012). Entrenched ageism in healthcare isolates, ignores and imperils elders. *Aging Today*. Retrieved from http://www.asaging.org/blog/entrenched-ageism-healthcare-isolates-ignores-and-imperils-elders.

9) Andreescu, C., & Reynolds, C.F. (2011). Late-life depression: Evidence-based treatment and promising new directions for research and clinical practice. *Psychiatric Clinics of North America, 34*(2), 335-355.

10) Bakken, M.S., Engeland, A., Engesaeter, L.B., et al. (2013). Increased risk of hip fracture among older people using antidepressant drugs: Data from the Norwegian Prescription Database and the Norwegian Hip Fracture Registry. *Age Aging, 42*(4), 514-520.

11) Bergman, Y.S., & Bodner, E. (2015). Ageist attitudes block young adults' ability for compassion toward incapacitated older adults. *International Psychogeriatrics, 27*(9), 1541-1550.

12) Brooks, M. (2016). *Imaging shows basis for anticholinergic harm in elderly*. Retrieved from http://www.medscape.com/viewarticle/862299.

13) Buckwalter, K.C., Beck, C., & Evens, L.K. (2011). Envisioning the future of geropsychiatric nursing. In K.D. Melillo, & S.C. Houde (Eds.), *Geropsychiatric and mental health nursing* (2nd ed.) (pp. 465-475). Sudbury, MA: Jones and Bartlett Learning.

14) Cassels, C. (2010). *Inappropriate use of antipsychotics in the elderly continued use despite FDA warnings*. Retrieved from http://www.medscape.com/viewarticle/715257_print.

15) Centers for Disease Control and Prevention (CDC). (2016). *Study looks at suicide rates from 1928-2007*. Retrieved from http://www.cdc.gov/ViolencePrevention/suicide/index.html.

16) Centers for Disease Control and Prevention (CDC). (2015). *Suicide facts at a glance, 2015*. Retrieved from http://www.cdc.gov/violenceprevention/pdf/suicide-datasheet-a.pdf.

17) Centers for Disease Control and Prevention (CDC). (2016). *HIV among people 50 or over*. Retrieved from http://www.cdc.gov/hiv/group/age/olderamericans/index.html.

18) Chen, W., Briesacher, B.A., Field, T.S., et al. (2010). *Unexplained variation across U.S. nursing homes in antipsychotic prescribing rates*. Retrieved from http://archinte.ama-assn.org/cgi/content/abstract/170/1/89.

19) Coleman, D. (2015). Does ageism still exist in nursing education? *Nursing and Older People, 27*(5), 16-21.

20) Conwell, Y., Van Orden, K., & Caine, E.D. (2011). Suicide in older adults. *Psychiatric Clinic of North America, 42*(2), 451-468.

21) Coupland, C., Dhiman, P., Morriss, R., et al. (2011). *Antidepressant use and risk of adverse outcomes in older people*. Retrieved from http://www.medscape.com/viewarticle/748441.

22) Coupland, C., & Hochhalter, A. (2011). *Popular antidepressants not always best choice for seniors*. Retrieved from http://www.nlm.nih.gov/medlineplus/news/fullstory_114940.html.

23) Espinoza, R.T., & Unutzer, J. (2016). *Diagnosis and management of late-life unipolar depression*. Retrieved from http://www.uptodate.com/contents/diagnosis-and-management-of-late-life-unipolar-depression.

24) Farrell, B., Shamji, S., Monahan, A., et al. (2013). Reducing polypharmacy in the elderly. *Canadian Pharmacists Journal, 146* (5), 243–244.

25) Fenigsen, R. (2010). Other people's lives: Reflections on medicine, ethics, and euthanasia. *Issues in Law & Medicine, 26*(1), 33-76.

26) Fenigsen, R. (2011). Other people's lives: Reflections on medicine, ethics, and euthanasia, part two: Medicine versus euthanasia. *Issues in Law & Medicine, 26*(3), 239-279.

27) Fox, C., Richardson, K., Maidment, I.D., et al. (2011). Anticholinergic medication use and cognitive impairment in the older population: The Medical Research Council Cognitive Function and Ageing Study. *Journal of the American Geriatrics Society, 59*(8), 1477-1483.

28) Gareri, P., Segura-Garcia, C., Graziella, V., et al. (2014). Use of atypical antipsychotics in the elderly: A clinical review. *Clinical Interventions in Aging*, 9, 1363-1373.

29) Gendron, T.L., Welleford, E.A., Inker, J., et al. (2015). The language of ageism: Why we need to use words carefully. *Gerontologist [online]*, 1-10.

30) Health in Aging. (2016). *Many older adults have both chronic illness and "geriatric syndromes."* Retrieved from http://www.healthinaging.org/resources/resource:many-older-adults-have-both-chronic-illnesses-and-geriatric-syndromes/.

31) HealthyPeople2020. (2016). *Older adults*. Retrieved from https://www.healthypeople.gov/2020/topics-objectives/topic/older-adults.

32) Heffner, C. (2015). *Erikson's stages of psychosocial development*.

Retrieved from http://allpsych.com/psychology101/social_development/#.Vdo5E_lVikp.

33) Johnson, B.A. (2015). *Pharmacotherapy for alcohol use disorder.* Retrieved from http://www.uptodate.com.

34) Joint Commission on Accreditation of Healthcare Organizations (JCAHO). (1999). *Standards for behavioral health care.* Oakbrook, IL: JCAHO.

35) Kagan, S.H., & Melendez-Torres, G.J. (2015). Ageism in nursing. *Journal of Nursing Management, 23*(5), 644-650.

36) Kelland, K. (2011). *Anti-cholinergic drug effects boosts elderly death risk.* Retrieved from http://www.medscape.com/viewarticle/745256_print.

37) Kellner, C. (2015). *Unipolar major depression in adults: Indications for and efficacy of electroconvulsive therapy (ECT).* Retrieved from http://www.uptodate.com.

38) Kydd, A., & Fleming, A. (2015). Ageism and age discrimination in healthcare: Fact or fiction? A narrative review of literature. *Maturitas, 81*(4), 432-438.

39) Matteson, M.A., & McConnell, E.S. (Eds.). (1988). *Gerontologic nursing: Concepts and practice* (p. 80). Philadelphia, PA: Saunders.

40) McCabe, D.E., Alvarez, C.D., McNulty, S.R., et al. (2010). Perceptions of physical restraints use in the elderly among registered nurses and nurse assistants in a single acute care hospital. *Geriatric Nursing, 32*(1), 39-45.

41) McEnany, J.P. (2011). Psychopharmacology. In K.D. Melillo, & S.C. Houde (Eds.), *Geropsychiatric and mental health nursing* (2nd ed.). Sudbury, MA: Jones and Bartlett Learning.

42) Mental Health Act. (2013). *Chemical restraint.* Retrieved from http://www.dhhs.tas.gov.au/__data/assets/pdf_file/0004/148261/24_CFP_Clinical_Guideline_10_-_Chemical_Restraint.pdf.

43) Minnesota Department of Health (MDH). (2010). *Minnesota Department of Health safety without restraints: A new practice standard for safe care.* Retrieved from http://www.health.state.mn.us/divs/fpc/safety.htm.

44) National Alliance on Mental Illness (NAMI). (2016). *NAMI calls for major reforms in use of physical restraints in psychiatric facilities.* Retrieved from http://www.nami.org/Press-Media/Press-Releases/1998/NAMI-Calls-For-Major-Reforms-In-Use-Of-Physical-Re.

45) National Institute on Aging. (2011). *Working with your older patient: A clinician's handbook.* Bethesda, MD.

46) North, M.S., & Fiske, S.T. (2015). Modern attitudes toward older adults in the aging world: A cross-cultural meta-analysis. *Psychological Bulletin, 141*(5), 993-1021.

47) Oaklander, M. (2015). Your attitude about aging may impact how you age. *Time.* Retrieved from http://time.com/4138476/aging-alzheimers-disease/.

48) Ortman, J.M., Velkoff, V.A., & Hogan, H. (2014). *An aging nation: the older population in the united states population estimates and projections current population reports issued may 2014 p25-1140.* Retrieved from https://www.census.gov/prod/2014pubs/p25-1140.pdf.

49) Ouchida, K.M., & Lachs, M.S. (2015). *Not for doctors only: Ageism in healthcare.* Retrieved from http://www.asaging.org/blog/not-doctors-only-ageism-healthcare.

50) Preston, J.D., O'Neal, J.H., & Talaga, M.C. (2013). *Handbook of clinical psychopharmacology for therapists* (7th ed.). Oakland, CA: New Harbinger Publications.

51) Radziewicz, R.M., Amoto, S., & Bradas, C. (2010). *Use of physical restraints with elderly patients.* Retrieved from http://www.gerin.org/topics/physicalrestraints/want_toknowmore__.

52) Robinson, L., Smith, M., & Segal, J. (2016). *Depression in older adults and the elderly.* Retrieved from http://www.helpguide.org/articles/depression/depression-in-older-adults-and-the-elderly.htm.

53) Rogers, J., & Wiese, B.S. (2011). Geriatric drinkers: Evaluation and treatment for alcohol overuse. *British Columbia Medical Journal, 53*(7), 353-356.

54) Ruscin, J.M., & Linnebur, S.A. (2014). Drug-related problems in the elderly. *Merck Manual Professional Version.* Retrieved from http://www.merckmanuals.com/professional/geriatrics/drug-therapy-in-the-elderly/drug-related-problems-in-the-elderly.

55) Sadock, B.J., & Sadock, V.A. (2014). *Kaplan and Sadock's synopsis of psychiatry: Behavioral sciences/Clinical psychiatry* (11th ed.). Philadelphia, PA: Wolters-Kluwer/Lippincott Williams & Wilkins.

56) Sheikh, J. I., & Yesavage, J. A. (1986). Geriatric Depression Scale (GDS): Recent evidence and development of a shorter version. In T. L. Brink (Ed.), *Clinical gerontology: A guide to assessment and intervention* (pp. 165–173). New York, NY: Haworth Press.

57) Stein, J. (2011). *High-risk older patients are not screened for HIV.* Retrieved from http://www.medscape.com/viewarticle/743632.

58) Substance Abuse and Mental Health Services Administration (SAMHSA), Office of Applied Studies. (2010). *The TEDS report: Changing substance abuse patterns among older admissions: 1992 and 2008.* Rockville, MD: SAMHSA.

59) Touhy, T.A., & Jett, K. (2010). *Ebersole and Hess' gerontological nursing & healthy aging.* St Louis, MO: Mosby/Elsevier.

60) U.S. Department of Health and Human Services. (2016). *2020 topics and objectives: Older adults.* Retrieved from https://www.healthypeople.gov/2020/topics-objectives/topic/older-adults.

61) U.S. Department of Health and Human Services. (2014). *NIH SeniorHealth: Prescription and illicit drug abuse.* Retrieved from http://nihseniorhealth.gov/drugabuse/treatingsubstanceabuse/01.html.

62) U.S. Department of Health and Human Services (USDHHS). (1999). *Mental health: A report of the Surgeon General, executive summary.* Rockville, MD: USDHHS.

63) U.S. Food and Drug Administration (FDA). (2008). *Antipsychotics are not indicated for the treatment of dementia-related psychoses.* Retrieved from http://www.fda.gov/drugs/drugsafety/postsmarketdrugsafetyinformationforpatientsandprovider.

64) Wick, J.Y. (2011). Adherence issues in elderly patients. *Pharmacy Times.* Retrieved from http://www.pharmacytimes.com/publications/issue/2011/January2011/RxFocus-0111.

65) Wooten, J.M. (2015). Pharmacotherapy considerations in elderly adults. *Southern Medical Journal, 105*(8), 437-445. Retrieved from http://www.medscape.com/viewarticle/769412_1.

UNIT 3

지역사회정신간호
Community mental nursing

CHAPTER 23

위기 및 재난
Crisis and Mass Disaster

Susan L. Frost, Chyllia D. Fosbre, Elizabeth M. Varcarolis

학습목표

1. QSEN 위기중재의 원칙에 대하여 이해한다.(근거기반실무)
2. 위기의 개념, 유형 및 단계에 대해 설명한다.
3. 위기간호의 3가지 수준인 1차, 2차, 3차 간호에 대해 설명한다.
4. QSEN 위기 및 재난 대상자의 초기 요구에 대처하기 위한 팀워크와 협업의 중요성을 이해한다(팀워크 및 협업).
5. QSEN 상황적 위기를 경험하는 대상자의 인지적, 정서적 상태를 고려한 간호계획을 수립한다(환자중심간호).
7. 위기상황 스트레스 자기보고(CISD)의 개요, 목적 및 과정을 설명한다.

1. 서론

한 자녀가 불의의 사고로 죽고 난 후 결혼생활 30년이 된 부부가 이혼하였다. 쓰나미가 휩쓸고 지나간 후 삶의 터전이 황폐화되고, 주변은 온통 죽음과 집을 잃은 사람들로 혼란스럽다. 이런 상황을 대처하기 위해 개인, 가족 또는 공동체가 고군분투한다.

모든 사람은 위기를 경험한다. 위기경험 그 자체는 병적인 것이 아니며, 문제가 해결되지 않을 때 균형과 조정을 위해 투쟁하는 과정을 의미한다. 위기는 성격 성장을 위한 위험 또는 잠재적 기회 둘 다를 나타낸다. 결과는 개인, 가족 또는 지역사회가 어떻게 위기를 인지하고 다루는지 그리고 어떤 외부지원이 가능한지에 달려 있다.

위기는 스트레스가 많은 상황적 사건, 발달 단계적 사건 또는 특정사건의 인지에 대한 과도한 정서적 반응으로 발생하는 급성(시간제한적인) 경험이다.

많은 요인들이 스트레스성 사건이나 상황에 대한 문제해결 또는 대처능력을 제한할 수 있다. 이러한 요인에는 과도한 스트레스 사건, 정신질환, 약물남용, 과거의 빈약한 대처기술, 인지능력 저하, 기존의 신체건강문제들, 제한된 사회지지체계, 발달과업 등이 해당된다. 회복력resiliency은 과거의 성공과 위기해결 경험을 통해 배울 수 있고, 가족 내에서 학습된 대처기술과도 밀접한 관련이 있다.

위기중재는 간호사와 다른 건강전문가들이 위기에 처한 사람이 경험을 극복하고 완전히 이해하도록 돕는 것이다. 중재는 광범위하고 창의적이며 유연해야 한다.

2. 이론

초기 위기 이론가였던 Lindemann은 1940년대에 보스턴의 Coconut Grove 나이트클럽 화재로 사망한 희생자의 친척들의 슬픔에 대한 연구를 수행하였다. 이 연구는 위기이론과 임상중재의 기초를 마련하였다. Lindemann은 비록 극심한 슬픔이 고통스러운 상황에 대한 정상적인 반응이더라도, 예방적 중재를 통해 심각한 불안의 지속적인 영향으로부터 잠재적으로 파괴적인 심리적 결과를 제거하거나 감소시킬 수 있다고 확신하였다.[7] 그는 사별에 도움이 되었던 동일한 중재가 다른 유형의 스트레스 사건을 다루는 데 도움이 될 것이라고 믿었다. Lindemann은 위기중재모델을 지역사회 예방정신의학의 주요요소로 제안하였다.

1960년대 초 Caplan(1964)은 위기이론과 중재전략에 대해 보다 자세히 설명하였다.[6] 이후, 현대의 임상가와 이론가들에 의해 위기에 대한 효과적인 중재전략은 지속적으로 개선되고 발전되었다.[16]

1961년 정신질환과 건강 공동위원회the joint commission on mental illness and health는 보고서를 통해 전국 정신건강센터의

필요성을 강조하였다. 이 보고서는 병원과 지역사회에서 정신건강프로그램의 중요한 부분을 차지하는 위기서비스를 수행할 것을 촉구하였다.

Aguilera와 Mesnick(1970)는 간호사를 위한 보다 발전된 위기사정과 중재의 틀을 제공했으며,[2] 이후 Aguilera(1998)는 위기사정과 중재를 위한 실무기준을 지속적으로 제시하고 있다.[1]

Roberts(2005)의 7단계 위기중재모델은 급성 스트레스 성장애로 진단받은 사람뿐만 아니라 심각한 상황위기를 겪는 사람을 돕는 현대적인 모델이다[그림 23-1].[22]

2001년 9월 11일에 일어난 테러리스트 공격의 치명적인 결과와 2005년 허리케인 Katrina에 대한 대응의 부족으로 인해, 모든 유형의 위기와 충격을 받은 희생자, 가족, 구조인력과 목격자들을 다루기 위해 전국 지역사회 정신건강제공자의 위기평가와 중재의 필요성이 강조되었다.[16),17)] 위기중재의 기본원칙은 [BOX 23-1]을 참조한다.

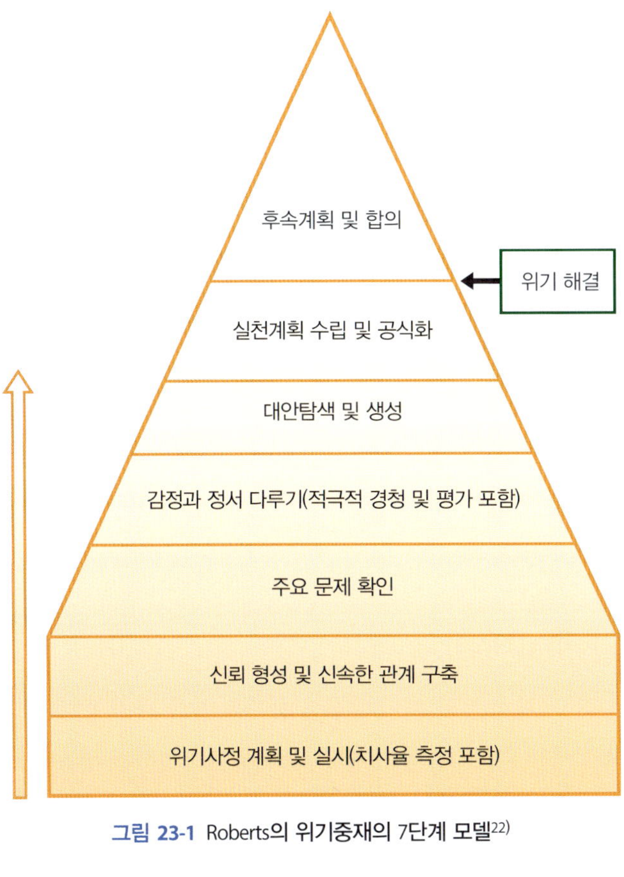

그림 23-1 Roberts의 위기중재의 7단계 모델[22]

BOX 23-1 위기중재의 기본원리

- 위기를 평가하는 방식은 위기이론에서 파생되며 위기환자의 치료에 대한 간호과정 적용을 위한 건전한 지식기반을 구성한다. 다음은 간호과정 적용을 위한 위기이론의 3가지 영역이다. (1) 위기유형, (2) 위기단계, (3) 간호사와 관련이 있는 위기의 특징.
- 위기는 자기 제한적이며 보통 4~6주 안에 해결된다.
- 위기중재의 목표는 개인을 위기 이전 수준으로 복귀시키는 것이다. 위기를 해결하면 위기 이전의 기능으로 복귀하거나, 더 높거나 낮은 수준으로 갈 수 있다.
- 위기가 해결되는 방법은 특정 위기, 개인의 반응 및 타인의 중재에 따라 각기 다르다.
- 위기상황에서 사람들은 종종 안정된 상태일 때보다 외부중재에 더 열려있다. 정상적인 대처방법이 실패했을 때, 문제해결의 다양한 적응수단을 배울 기회가 존재한다.
- 위기상황에 처한 사람은 정신적으로 건강하며 과거에는 정상적으로 활동했지만, 현재는 불균형상태에 있는 것이라고 가정한다.
- 위기중재는 오직 "지금, 여기"의 문제와 즉각적인 해결을 다룬다. 위기와 직접적으로 관련이 없는 문제나 필요를 해결하는 것은 이후의 고려대상이며, 다른 방법이나 기관을 소개할 수 있다.
- 초기에 일반적인 치료적 접근에 반하는 중재를 함에 있어서 간호사는 보다 지시적인 역할을 기꺼이 감수해야 한다. 불안이 감소함에 따라 환자는 문제해결 및 계획에 더 많이 참여할 수 있다.
- 조기중재는 좋은 예후의 기회를 증가시킨다.
- 환자는 현실적인 목표를 세우고 현재 상황에 초점을 맞춘 중재를 계획하도록 격려된다.

3. 임상적 특징

1) 위기유형

위기에는 3가지 기본적인 유형이 있다. (1) 성숙위기, (2) 상황위기, (3) 우발적 위기. 2가지 유형의 위기상황을 동시에 경험할 수도 있다. 예를 들어, 51세 여성이 남편이 갑자기 암으로 사망(상황위기)하면서 중년기 위기(성숙과정의 위기)를 겪을 수 있다. 하나 이상의 위기가 존재하면 개인의 대처기술에 더 많은 부담을 준다. 기존에 정신건강문제가 있는 사람들은 위기에 더 쉽게 마주하는 경향이 있고, 그 영향에 더 취약하다.

(1) 성숙위기

단계별 성숙과정은 평생에 걸쳐 일어난다. Erikson(1902~1994)은 성숙단계에 도달하기 위해 완수되어야 하는 성장과 발달의 8단계 과업을 설명하였다. Erikson은 각 단계가 성숙과정의 위기를 구성한다고 가정하였다. 사람이 새로운 단계에 다다를 때 이전의 대처방식은 더 이상 적합하지 않고 새로운 대처방법 또한 아직 개발되지 않았다. 한동안 그 사람은 전환기에 있다. 이것은 종종 불안감을 증가시키는데, 이것은 새로운 평형 상태를 수립할 때까지 정상적인 행동의 변화로 볼 수 있다. 결혼, 자녀의 출생, 은퇴가 성숙위기의 예다.

Alcohol과 약물중독은 성숙단계로의 진행을 방해한다. 환자가 약물사용을 통해 스트레스요인에서 벗어나기 때문에, 성숙에 기여하는 의사소통 및 대처기술을 연습하지 않는다. 단주를 하여 맨 정신이 되었을 때는, 성숙과정이 약물이나 alcohol을 사용하기 시작한 나이에 중단되었음을 발견하게 된다. 다행인 것은 지지치료를 통해 발달과정이 재개되고 진행될 수 있다는 것이다. 치료를 받지 않으면, 그들의 성인 대처기술이 훼손된다. Erikson에 따르면 성숙한 작업을 통한 성공적인 해결은 기본적인 인간의 자질 개발로 이어진다. 각 발달위기가 해결되는 방식은 다음 단계의 기초가 되며, 후속단계를 넘어가는 능력에 영향을 끼친다. 적절한 육아, 지지체계 및 역할모델이 부족할 경우, 발달과제와 감정학습의 성공적인 해결이 어렵거나 불가능할 수도 있다. 이것은 삶 전반에 걸쳐 개인에게 영향을 줄 수 있다. 반대로 성공적인 진행은 조정과 성숙을 계속하는 단계를 만든다. 어떤 사람이 은퇴상황에 적응해야 하는 성숙위기에서 심각한 어려움을 겪고 있다면, 전문가의 개입이 필요할 수도 있다.

(2) 상황위기

상황위기는 내부가 아니라 외부에서 발생하며, 종종 예기치 않게 나타난다. 위기를 야기할 수 있는 외부상황의 예로는 실직, 사랑하는 사람의 죽음, 원치 않는 임신, 이사, 직업의 변화, 재정상태의 변화, 이혼, 심한 육체적 · 정신적 질환 등이 있다. 상황위기는 일반적이며, 이 중 일부는 사람들이 살아가며 경험하게 되는 것이다. 상황에 대한 반응은 친구, 가족 및 그룹으로부터 얻을 수 있는 지원 정도, 일상 사건을 탐색하는 데 있어서 이전의 성공, 개인의 전반적인 신체적 · 정신적 건강에 달려 있다.

위기를 야기하거나 구성하는, 스트레스를 많이 주는 사건은 한 사람의 자의식과 자부심을 위협하는 상실 혹은 변화를 가져온다. 성공적인 위기의 해결은 상실에 대한 슬픔을 해결하는 데 달려 있다.

> **사례**
> 40년 동안 시내버스 운전기사로 일하던 65세의 남자는 회사의 감원과정에서 은퇴 요청을 받았다. 그는 여가활동을 하는 데 더 많은 시간을 보낼 수 있는 나날을 기대했지만, 퇴직 첫 해에 거의 집을 나서지 않았고 점차 더 우울해졌다. 그는 자신이 가치 없고 사회에 기여하는 구성원이 아니라는 느낌을 받는다. 그의 자의식은 손상되었다. 이웃이나 친구들은 그에게 손자들과 시간을 보내거나 자원봉사활동을 하라고 권유하지만, 그는 이 활동이 중요하고 가치있는 것으로 받아들이지 못한다. 이 남성은 상황위기(실직)와 성숙위기(은퇴와 생활단계의 조정)를 경험하고 있다.

(3) 우발적 위기

우발적 위기(또는 재난위기)는 일상생활에서 흔히 일어나는 일은 아니다. 이러한 유형의 위기는 계획 없이 일어나고 치명적이거나 폭력적인 경향이 있다. 우발적 위기는 쓰나미, 화재, 허리케인, 홍수, 지진과 같은 자연재해로 인한 것일 수도 있고, 전쟁, 테러공격, 비행기나 기차 사고와 같은 국가적인 재해 혹은 공공장소에서의 폭력사건, 강간, 유괴, 가정폭력 등과 같은 폭력 범죄로 인한 것일 수 있다. 우발적 위기의 피해자는 개인이 될 수도 집단이 될 수도 있다. 테러공격 또는 다른 대형 재난사고는 준비 및 대응방법에 대한 가이드라인이 없으며,[21] 이런 사고에 대응하고 지원하기 위해서는 더 많은 조직이 필요하다.[20] 이러한 유형의 사건은 사상자, 도로 및 공공시설, 의료서비스에 심각한 타격을 입히며 초기 대응자와 정부기관의 능력에 과도한 부담을 준다. 희생자들은 영구적으로 변화되고 슬퍼하게 되며, 심각한 외상의 영향으로부터 회복하고 그들의 삶과 지역사회를 재건해야 한다.

최근 연구는 해마다 자연적, 지구물리학적 재해가 눈에 띄게 급증하고 있음을 보여 주었다. 지구물리학적 재해에는 지진, 화산폭발, 암석더미의 무너짐, 산사태 및 눈사태가 포함된다. 기후적 재해는 홍수, 폭풍, 열대성 저기압, 국지적 폭풍, 열파/한파, 가뭄 그리고 산불 등으로 분류된다.[4]

2) 재난대응

전 세계적으로 자연재해가 증가하면서 국가차원의 대응능력에 대한 관심이 증가되고 있다. 질병률과 사망률을 효과적으로 감소시키기 위해 지역사회와 정부 간의 의사소통을 개선하고 계획을 세우는 것이 필요하다.

재난에 대한 효율적 대응을 위해서는 부상자 분류 팀과 적절한 치료를 위해 가장 알맞은 시설에 사상자를 배치할 수 있는 능력이 요구된다. 부상자 분류의 기본원리는 즉시 치료가 필요한 사람과 경상을 입은 사람을 구분하는 것이다. 부상자 분류 과정은 의료시설 및 유한자원에 대한 심각한 부담을 줄여 최대한 많은 수의 사상자를 치료할 수 있도록 한다. 재해발생 시 첫 번째 요구사항은 구조 및 대피노력, 식량 및 피난처, 의료처치, 신체안전이다.[22] 2002년부터 미국의 국토안보부는 재해가 발생했을 때 사람들의 안전과 보안에 중점을 두는 다양한 기관을 감독해왔다. 국제의료봉사단과 미국 적십자사와 같은 비정부 기관들도 미국과 전 세계에 의료 및 구호 활동을 제공한다. 즉각적인 필요가 충족된 후에, 사람들은 주거지와 일자리를 찾고, 외상상담을 하는 등의 삶의 재건 및 정상화에 도움이 필요하다. 재해의 희생자는 일반적으로 혼란, 이사결정의 어려움, 불편한 기억과 같은 인지장애나, 약물복용, 작업 또는 일상생활에서의 기능장애, 수면장애와 같은 행동변화 그리고 심한 감정기복, 인간관계에의 부담, 두려움 또는 회피와 같은 정서적 문제들을 경험한다. 외상후 스트레스성장애(PTSD) 및 우울은 재난 발생 후 흔히 나타나는 증상이다. 신체적인 치유와 더불어 위기개입과 심리적 응급처치의 중요성은 간과할 수 없다. 개인이 초기에 도움을 받지 못하면 스트레스 관련 장애와 만성장애에 취약해진다. 재난간호는 이러한 요구를 해결하기 위해 성장하고 있는 분야이다.

3) 위기의 단계

위기를 겪은 개인은 자신의 대처기술을 사용하여 적응할 것이다. 시도가 실패하면 개인은 더 열심히 노력하고 대처기술의 범위를 다양화한다. 노력이 계속 실패할 때마다 개인은 더 좌절하고 불안하며 혼란에 빠지게 된다. 다음은 위기의 4단계를 설명한 것이다.[9]

- 1단계: 자아개념을 위협하는 갈등이나 문제에 직면한 사람은 불안한 심정을 가지고 이에 대응한다. 불안의 증가는 문제를 해결하고 불안을 줄이기 위한 노력의 일환으로, 문제해결기법과 방어기제의 사용을 자극한다.
- 2단계: 위협이 지속되고 일반적인 방어대응이 실패하면, 불안과 불편이 계속해서 커진다. 개인의 기능은 혼란에 빠지게 된다. 문제를 해결하기 위한, 정상적인 균형을 회복하기 위한 시행착오가 시작된다.
- 3단계: 여러 시도가 실패하면, 불안은 심각해지고 공황상태로 확대될 수 있으며 회피, 비행과 같은 행동을 하게 된다. 나름의 해결책을 찾기 위해 상황을 재정의하거나 재평가하는 등 일부 타협 형태의 행동이 이 단계에서 발생할 수 있다. 진행 중인 이혼절차를 끝내기 위해 자녀를 방문하는 것에 응하는 것이 예시가 될 수 있다.
- 4단계: 상당한 시간과 노력을 들여도 문제가 해결되지 않고, 대처기술이 효율적이지 못하고 고갈되면, 불안감이 압도할 수 있다. 이러한 위기의 마지막 단계에서는 심각한 성격의 분열, 우울, 혼란, 타인을 향한 폭력 또는 자살행동이 발생할 수 있다.[9]

4. 간호사의 자기관리

간호사는 응급부서, 내외과, 정신과, 산부인과 및 소아과 등 모든 임상환경에서 위기에 처한 사람들과 활동하며, 자신의 삶에서 가족 및 친구들과 함께 위기를 경험한다. 간호사는 학대받은 아동, 화상환자, 자동차 및 폭력사건으로 인한 환자, 팔다리를 잃은 사람 등 수많은 고통스러운 상황을 환자로부터 접하게 된다. 간호사는 자신의 생각과 감정을 지켜보고 자가치료, 지지 혹은 전문적인 도움이 필요할 때를 알아야 한다. 이것은 재난이나 폭력의 후유증이 있을 때 특히 그렇다. 간호사는 종종 급박한 상황을 효과적으로 처리하기 위해 자신의 감정을 억누르다가 후에 불안이나 충격에 반응할 수 있다.

간호사가 개인적인 감정을 알지 못하거나 대처하지 못하면, 자신도 모르는 사이에 환자의 고통스러운 감정표현을 막아버릴 수 있다. 간호사는 자신만의 삶의 경험과 상처, 감정적인 영역을 가지고 있다. 간호사가 개인적인 이유로 자신이 환자의 상황을 효과적으로 처리 할 수 없다고 생각하는 때가 올 수도 있다. 이 경우 동료에게 환자를 돌봐달라고 부탁하는 것이 더 전문적인 행동일 수 있다. 위기중재가 필요한 상황에서 일할 때, 훈련 과정에서 감독과 지도가 가능해야 한다는 점은 중요하다. 감독관은 간호사 상담원, 간호관리자 또는 기타 건강관리 전문가와 같은 숙련된 전문가여야 한다. 위기중재를 처음 하는 간호사는 자신의 역할에 익숙하고 유능해지기 전에 해결해야 할 공통적인 문제에 직면하게 된다. 예를 들어, 간호사는 비현실적인 목표를 설정하여 좌절하거나, 자살이나 아동학대 등 특정 문제를 다루는 데 어려움을 겪을 수 있다.

재난상황에 노출된 숙련된 간호사와 기타 건강관리종사자조차도, 삶의 비극적인 손상이나 가정 및 공동체의 대량파괴를 목격함으로써 격한 감정에 휩쓸릴 수 있다. 재난간호사에게는 지지체계와 자기보고debriefing가 필요하다. 자기보고는 직원이 압도적인 폭력 또는 비참한 상황을 받아들이는 중요한 단계다. 일단 위기가 끝나면, 자기보고는 스스로 치유를 시작하는 데 도움이 될 수 있다.

간호과정

1. 간호사정

대상자는 촉발된 위기상황에 대한 비현실적이거나 왜곡된 인식 또는 부적절한 지지 및 대처방식에 의해 평정심을 잃을 수 있다.[1),11)] 위기상황을 평가할 때 이러한 요인을 사정하는 것이 중요하다. 평가에서 얻은 정보는 위기상황에 대한 가능한 해결책을 계획할 뿐만 아니라 현실적이고 의미 있는 목표를 설정하는 데 있어서 간호사와 환자를 도울 수 있다.

간호사는 자살 혹은 타살 생각이나 제스처에 대한 안전한 중재가 필요한지를 결정한 후, 3가지 주요 영역을 평가한다. (1) 환자의 사건에 대한 인식, (2) 환자의 활용 가능한 지지자원, (3) 환자의 평소 대처기술.

1) 위기상황에 대한 지각사정

사건이 위기로 인식되는지 여부는 환자의 관점과 힘에 달려 있다. 의사와의 진료예약을 취소하는 상황은 대부분의 사람들에게 사소한 것으로 간주되지만, 중증 조현병인 경우 위기가 발생하고 증상이 악화될 수 있다. 그러므로 환자의 관점에서 사건을 바라보는 것이 중요하다. 간호사의 초기임무는 개인의 그리고 가족의, 문제에 대한 인식을 평가하는 것이다. 문제가 더 명확하게 이해될수록 효과적인 해결책이 발견되고 환자가 이를 따를 가능성이 높아진다. 사정을 용이하게 하는 예시질문에는 다음이 포함된다.

- 지난 며칠 또는 몇 주 동안 어떤 일들이 당신을 속상하게 했습니까?
- 이런 식의 감정을 갖기 전에 당신의 인생에서 어떤 일이 일어나고 있었습니까?
- 과거에 생긴 트라우마 중에서 여전히 당신을 힘들게 하는 것이 있습니까?

사례

38세의 한 여성이 간호학을 전공하고 있다. 그녀는 평소에는 우수한 학생이었으나, 두 번의 수업을 놓쳤으며 마지막 시험에서 떨어졌다. 지도교수는 그녀를 사무실로 불러 상황에 대해 논의했다. 그녀는 울음을 터뜨리며 학교생활 중 화재로 인해 집을 잃었고, 새 주거지를 찾는 문제에 봉착해 있다고 말한다. 그토록 심한 스트레스를 받았지만, 그녀는 친구들과 연락을 유지하고, 요가를 하고, 기도하고, 두 어린 아이들에게 집중함으로써 상당히 잘 대처해왔다. 그녀는 주거지 이전에 대해 긍정적 측면에서 새로운 출발로 보려고 노력했다. 그러나 최근에 근육피로와 통증 때문에 요가를 계속할 수 없게 되었다. 차를 타고 교과서를 가지고 오거나 가져가는 것도, 자신의 머리를 말리는 것도 어려워졌다. 주치의는 처음에는 그녀의 증상을 간호학교 및 화재와 관련된 스트레스로 진단했지만, 증상이 진행되면서 근육염이 진단되었다. 근육염은 근육에 영향을 미치는 자가면역질환으로, 점진적이며 때로는 치명적일 수 있는 피로, 쇠약 및 통증의 증상을 유발한다.[24)] 이 진단을 받으며 그녀의 정상적인 대처방법은 실패했고, 그녀는 현재 위기상황에 처해있다. 공황발작과 같은 행동을 보였고, 학교를 포함한 일상생활이나 친구들과의 사교적인 관계를 피하기 시작했다. 이러한 증상은 위기단계의 3단계를 나타낸다. 이 학생은 상황위기(의료진단, 시험실패)와 우발적 위기(주택화재)를 모두 겪고 있다.[9),19)]

위기상황에 대한 지각사정

위 학생은 혼란스러운 사건을 자발적으로 공개했다. 이 시기에 도움을 구하도록 이끈 것은 그녀의 실패한 대처방법과 간호학교에서의 기능불능뿐만 아니라 그녀에게 우려를 표하는 교수였다.

간호학 교수: "지금 기분이 어떤가요?"

학생: "격한 감정이 들어요. 저는 근육염에 대해 알지 못하기 때문에 너무 무섭습니다. 제가 어떻게 학교를 졸업할 수 있을까요? 자녀를 어떻게 돌볼 수 있나요? 얼마나 더 나빠질까요?"

간호학 교수: "현재 당신의 인생과 미래에 어떤 일이 생길 것 같은가요?"

학생: "저는 심지어 제가 학교를 마칠 수 있을지조차 모르겠습니다. 의사선생님은 제가 정기적인 약물투여를 시작해야 한다고 합니다. 그것은 저를 지치게 만들 것입니다."

간호학 교수: "이 상황에 대해 함께 이야기하고 생각해봅시다."

- 무엇이 지금 당신이 도움을 구하도록 만들었습니까?
- 바로지금 기분이 어떠신지 설명해 주십시오.
- 이 상황이 당신의 삶에 어떤 영향을 미칩니까?
- 이 사건이 당신의 미래에 어떻게 영향을 미칠 것이라고 보십니까?
- 이 상황을 해결하기 위해 필요한 일은 무엇입니까?
- 본인에게 어떤 종류의 도움이 필요하다고 생각합니까?

2) 상황적 지지자원사정

이용 가능한 자원을 결정하기 위해 환자의 지지체계를 사정한다. 스트레스를 주는 사건이 환자의 삶에 중요한 사람들과 관련이 되는가? 환자는 다른 사람과 격리되어 있는가 아니면 그를 지지해줄 수 있는 가족과 친구가 함께 있는가? 가족과 친구들은 물질적, 정서적 지원을 제공해 개인을 돕도록 요청받을 수 있다. 이러한 자원을 사용할 수없는 경우, 간호사나 다른 의료진 또는 정신과 의사는 환자와 지역사회의 개인 또는 그룹과의 관계가 수립되는 동안 일시적인 지지체계의 역할을 한다. 예시 질문은 다음과 같다.

- 당신은 누구와 살고 있습니까?
- 격한 감정이 들었을 때는 누구에게 말을 합니까?
- 누구를 신뢰할 수 있습니까?
- 누가 당신을 도울 수 있습니까? 당신은 파트너나 중요한 다른 사람이 있습니까?
- 종교적인 믿음을 가지고 있거나 종교행사에 참석을 합니까?
- 학교나 다른 어떤 활동, 그룹, 동아리에 참석합니까?
- 과거에 어려운 시기에, 누가 당신에게 도움을 주었습니까?

> **사례**
>
> **상황적 지지자원사정**
>
> **간호학 교수:** "당신은 지금 당장 의지할 가족이나 친구가 있습니까?"
> **학생:** "예, 저에게는 가장 친한 친구, 어머니 그리고 요가 그룹이 있습니다."
> **간호학 교수:** "그들과 얘기를 하고 있습니까?"
> **학생:** "요즘은 아닙니다. 저는 너무 격렬한 감정이 들고 피곤해서, 심지어 제게 걸려온 전화에도 대답하고 싶지 않습니다."
> **간호학 교수:** "우리가 당신을 지원해 주는 사람들 중 일부를 함께 불러들이고, 그래서 그들이 함께 참여할 수 있다면 괜찮을까요? 당신은 이 사람들에게 다시 의지해야 하며 그렇게까지 많이 격리시키지 않아야 합니다."
> **학생:** "예, 좋다고 생각합니다. … 어머니한테 연락을 할 수 있을 것 같습니다."
> 학생의 어머니가 전화를 받고 학교에 와서 딸을 데리고 가는 것에 동의했다. 학생, 교수 및 어머니 모두는 위기의 시기에 학생을 도울 계획을 세웠다.

3) 대처기전사정

위기상황에서는 개인의 불안감을 평가하는 것이 중요하다. 일반적인 대처방법은 과식, 음주, 흡연, 회피하기, 말할 상대 찾기, 울기, 소리치기, 많이 자기, 기도하기, 다른 신체활동 하기 등이 있다.[13] 자살 또는 타살의 잠재성은 반드시 사정되어야 한다. 환자가 자신이나 다른 사람을 해할 생각이 있거나, 개인적인 요구를 돌볼 수 없는 경우 입원을 고려해야 한다.[1] 몇 가지 예시질문은 다음과 같다.

- 당신 스스로를 해하려는 생각을 한 적이 있습니까?
- 죽고 싶다는 생각을 했습니까? 만약 그렇다면, 무엇을 하려고 생각했습니까?
- 다른 사람을 해치는 생각을 했습니까? 만약 그렇다면, 누구를 해치고 싶습니까? 어떻게 할 것입니까?
- 당신은 무기에 접근할 수 있는 여건에 있습니까?
- 기분을 좋게 하기 위해서 보통 무엇을 합니까?
- 이번에는 이런 대처방법 중 어떤 것이라도 시도를 해 보셨습니까?

> **사례**
>
> 간호학 교수는 요가, 기도, 자녀와 친구들이 학생에게 힘을 주는 지지요소라는 사실을 알게 되었다. 그녀는 압도적인 스트레스와 근육염과 관련된 근력 약화 때문에 자신의 지지자원을 멀리하고 사용하지 않았다.
>
> **대처기전 사정**
>
> **간호학 교수:** "당신 자신이나 다른 사람을 죽이는 생각을 해 본 적이 있나요?"
> **학생:** "아니요, 저는 절대 그러지 않을 것입니다. 그러나 저는 그냥 모든 문제들을 없애기 위해서 사라져 버리기를 원해요."
> **간호학 교수:** "이 상황에서 우리가 무엇을 해야 한다고 생각합니까?"
> **학생의 어머니:** "제가 와서 우리 딸 옆에 있을 수도 있고, 딸이 잠시 동안 저희 집에 머물면서 저와 함께 있을 수도 있겠죠. 저는 아이들을 대신 봐 줄 수 있고, 딸이 의사를 방문할 때 차로 태워줄 수 있습니다."
> **학생:** (울기 시작하며) "그렇다면 정말 좋을 거예요, 고마워요!"
> **간호학 교수:** "당신은 진단에 대해 더 많은 정보가 필요해 보입니다. 당신은 지금 최악의 시나리오를 예상하고 있는데, 당신이 마주한 문제들에 대한 실제적인 사실들을 알 필요가 있습니다."
> 학생, 어머니 및 교수는 학생이 한 학기 동안 학교를 휴학하는 계획을 세웠고, 학생의 어머니는 임시로 이사해 자녀를 도울 것이며, 학생은 자신의 주치의로부터 그녀의 새로운 진단에 대한 더 많은 정보를 얻을 것이다. 또한 교수는 지원그룹에 대한 정보를 알 수 있는 근육염 관련 웹 사이트를 학생에게 소개했다.

- 스트레스에 대처하기 위해 무엇을 했습니까? 어땠습니까?

4) 사정지침

- 위기에 대한 환자의 반응(자살 행위, 정신병적 사고, 폭력적 행동, 자가간호결핍 등)이 정신적 치료나 입원을 필요로 하는지 확인하라.
- 환자가 촉발된 사건을 알아차릴 수 있는지 확인하라.
- 환자가 현재 상황적 지지자원에 대해 얼마나 이해하고 있는지를 사정하라.
- 환자의 통상적인 대처기술 및 지지체계를 확인하고, 현재 상황을 해결할 수 있는 대처방법을 결정하라.
- 대상자의 위기를 평가하고 위기에 개입할 때 고려해야 할 종교적, 문화적 신념이 있는지 확인하라.
- 환자가 1차 중재(교육, 환경조작, 새로운 대처기술)가 필요한 상황인지, 2차 중재(위기개입)가 필요한 상황인지 또는 3차 중재(재활)가 필요한 상황인지를 평가하라.

2. 간호진단

위기환자는 여러 가지 문제를 나타내는 다양한 행동을 할 가능성이 있다. 간호진단을 개발하는 지침으로 사용될 수 있는, 위기환자의 증상과 징후에 대해서는 [표 23-1]을 참조한다.

앞의 사례를 사용하여, 학생간호사의 (1) 사건에 대한 인식, (2) 상황적 지지, (3) 개인대처기술을 평가하는 것은 간호사에게 2가지 진단을 공식화하고 목표를 설정하고 중재를 계획하도록 충분한 자료를 제공한다.

사례

학생을 위한 간호진단

간호사는 학생간호사를 위해 다음과 같은 간호진단을 만들어냈다.

- 사회적 위축 및 학교결석을 통해 입증되는 여러 스트레스 요인 및 새로운 의학진단과 관련된 비효율적인 대처
- 대처방법을 사용하지 않고 질병과정에 대한 지식이 부족하기 때문에 받는 압도적인 스트레스와 신체적 약점에 대한 무력감

3. 간호목표

실제적인 간호목표에 대한 계획은 환자 또는 가족과 함께 수행되어야 하며, 환자의 문화적, 개인적 가치관이 고려되어야 한다. 또한 실제적이고 시간 제한적이며, 측정 가능한 목표를 설정한다.[3),18)] 환자가 이 과정에 참여하지 않는다면, 결과 기준이 환자와 관련이 없어져 결과가 나오기까지의 과정이 어려워질 수 있다.

예를 들어, 남편에게 폭력을 당하는 여성에게 이혼을 권유하는 간호사는, 대상자가 해결책으로 다른 생각을 가지고 있다는 사실을 알면 놀랄 수 있다. 따라서 목표와 결과기준은 항상 환자와 함께 설정되어야 하며, 환자의 요구, 가치 및 문화적 기대치와 일치해야 한다. 또한 치료과정에서 이들을 검토하고 개정해야 할 수도 있다.

사례

학생은 지역정신건강클리닉에서 치료를 시작했다. 치료사는 학생과 함께 간호학 교수와 공유했던 간호목표를 설정했다.

1. 그녀는 2주 내에 근육염에 대한 지원을 해 주는 그룹모임에 참석할 것이다.
2. 2주 내에 자신의 장애에 대해 더 많이 배울 것이다.
3. 매일 한 사람에게 도움을 요청할 것이다.
4. 피곤해지기 전까지만 짧은 산책을 할 것이다.
5. 주치의의 처방에 따라 1주일 내에 약물치료를 시작할 것이다.
6. 2주마다 상담에 참여할 것이다.
7. 다음 학기에 간호학교로 돌아갈 것이다.

표 23-1 위기환자의 간호진단

증상 및 징후	간호진단
격한 감정을 느낌, 우울, 삶에 아무런 가치를 느끼지 못함, 희망을 잃음, 자기 증오	자해의 위험 만성적 자존감 저하 영적 고뇌 절망감 감정조절장애 무기력
혼란, 고도 불안, 비일관성, 울거나 흐느낌, 극심한 정서적 고통	불안(중등도, 심각함, 공황) 급성혼동 불안정한 정서적 통제 수면부족
대인관계의 어려움, 고립감, 사회적 지지가 거의 없음	사회적 고립 외로움에 대한 위험 사회적 상호작용 장애
직장, 학교 또는 가정에서 제대로 생활할 수 없음, 일을 수행하거나 집중하는 것의 어려움.	비효과적 대처 가족과정 손상 돌봄제공자의 역할긴장
외상, 정서적으로 격한 감정이 드는 사건이나 상실경험, 우울, 불면, 악몽, 눈물, 두려움.	외상후증후군의 위험 강간-외상증후군 기능장애적인 슬픔 만성적 우울

4. 간호계획

간호사는 재난간호, 모바일 위기장치, 그룹작업, 건강교육 위기예방, 피해자 지원 프로그램 및 상담전화와 같은 다양한 위기중재양식을 통해 위기를 중재할 수 있다. 위기상황은 병원, 진료소 및 학교를 포함한 모든 환경에서 나타날 수 있다.

간호사는 개인(신체적 학대), 집단(자살학생과 같은 반에 있는 학생들) 또는 지역사회(기차탈선)를 위한 계획 및 중재에 관여할 수 있다. 위기나 재난 후에 계획을 세울 때, 간호사는 사건이 환자의 삶에 미치는 영향을 고려한다. 환자는 직장, 학교 또는 가족의 책임을 계속 수행할 수 있는가? 환자와 가까운 사람들도 영향을 받는가?[1),11)] 등의 질문은 즉각적인 행동을 유도하는 데 도움이 된다.

5. 간호수행

위기중재는 모든 간호사의 실무 범주에 포함된다. 초기목표는 환자의 안전과 불안의 완화다.

첫 면담 동안, 위기에 처한 사람은 우선 안전과 보안의 느낌을 얻을 필요가 있다. 진정한 지지와 희망을 제공하면 환자의 불안이 줄어들기 시작할 것이다. 간호사는 위기에 처한 환자에게 도움을 제공하고 해결책을 함께 찾을 수 있음을 보장한다. 환자가 간호사와 적극적으로 문제를 풀기 전에, 환자의 불안은 잠재적인 아이디어를 듣고 수용할 수 있는 수준으로 감소되어야 한다. 모든 것이 다 괜찮아질 것이라는 잘못된 확신은 믿음과 친밀감을 손상시킨다. 간호사는 환자가 자신의 문제를 해결하는 것을 돕는 데 있어서 창의적이고 유연해야 한다. 간호사의 도움이 환자에게 좋은 지침이 되지만, 환자 자신이 궁극적으로 삶과 의사결정을 담당하고 있음을 기억하는 것이 중요하다. 위기중재와 이론적 근거는 [표 23-2]를 참조한다.

표 23-2 위기환자를 위한 간호중재

간호중재	이론적 근거
1.자살 또는 타살에 대한 생각이나 계획을 평가한다.	1.안전이 항상 첫 번째 고려사항이다.
2.조용한 환경 제공, 친밀감 형성, 위기경험에 대한 수용으로 환자의 불안감을 줄이고 안전을 느끼게 한다.	2.안전하다고 느끼고 불안감이 줄어들 때, 계획에 참여할 수 있다.
3.눈을 마주치고 몸짓언어를 사용하여 경청하고, 이해하고 있다는 것을 보여 주기 위해 피드백과 요약을 사용한다.	3.누군가가 정말로 자신의 말을 경청한다는 확신을 가지면, 그 사람은 자신이 보살핌을 받고 지지를 받는다는 느낌을 가지게 되며, 이는 희망을 준다.
4.위기중재는 지시적이고 창조적인 접근을 요구한다. 처음에는 간호사가 베이비시터를 구하고 피난소를 찾는 등의 일을 돕기 위해 전화를 걸 수 있다.	4.처음에는 혼란스럽고 두려워서 일상적인 작업을 수행할 수 없을 수도 있다.
5.환자의 지지체계를 평가하고, 환자가 격한 감정에 휩싸이면(환자의 허락하에) 기존의 지지체계를 결집한다.	5.위기에 처한 사람들은 격한 감정을 느끼고, 이 때 간호사는 보다 적극적인 역할을 해야 한다.
6.사회적 자원을 확인하고 동원한다.	6.환자는 피난처, 아동보호, 노인부양, 건강상태, 음식 또는 정신적 치료 및 지원에 대한 우려를 가질 수 있다.
7.문제해결, 휴식, 직업훈련 등의 대처기술을 확인한다.	7.기존의 대처기술을 향상시키고 새로운 대처기술을 습득하면 현재의 위기를 도울 수 있고 미래 영향을 최소화할 수 있다.
8.가능한 한 주어진 시간에 많은 중재를 할 수 있도록 환자와 협력하여 계획을 세운다.	8.환자의 자기통제, 자부심 및 계획준수의 정도가 증가한다.
9.진료예약, 전화 또는 가정방문을 통해 환자의 진행과정을 평가하기 위한 정기적인 후속조치를 계획한다.	9.무엇이 효과가 있고 무엇이 조절되어야 하는지 보기 위해 평가된다.

사례

상담 전문가와 계획을 세운 후에, 학생은 지원해 주는 그룹에 참석하기에는 너무 이르다고 결정한다. 환자 스스로 결정할 수 있는 권리가 존중되며, 나중에 지원해 주는 그룹에 관련된 내용이 포함되도록 계획이 수정된다.

1) 간호중재의 수준

위기중재에는 3가지 수준의 간호가 있다. (1) 1차 간호, (2) 2차 간호, (3) 3차 간호. 간호의 모든 다른 분야에서와 마찬가지로, 위기에 있어 정신치료적 간호중재는 이 3가지 수준의 간호를 지향한다.

(1) 1차 간호

1차 간호는 정신건강을 증진시키고 정신질환을 줄여서 위기의 발생률을 줄인다. 이 수준에서 간호사는 다음을 수행할 수 있다.

- 삶에서 스트레스를 주는 사건들을 평가해 개인이 잠재적인 문제를 인지하도록 한다.
- 스트레스 사건을 다루기 위해 의사결정, 문제해결, 자기주장을 말하는 능력, 명상 및 휴식의 기술과 같은 구체적인 대처기술을 교육한다.
- 스트레스의 영향을 완화시키기 위해 시간이나 삶의 변화를 평가하도록 돕는다. 이것은 환자와 함께 환경 변화를 계획하고, 중요한 인간관계적 결정을 내리고, 직무 역할변화를 재고하는 것을 포함한다.

(2) 2차 간호

2차 간호는 심각한 위기상황에서 지속되는 불안이 개인의 효율성과 인격조직을 약화시키는 것을 막기 위한 개입이다. 간호사의 주요 관심은 환자의 안전을 보장하는 것이다. 안전문제가 다루어진 후에 환자의 문제, 지지체계와 대처방식을 평가하기 위해 환자와 협력한다. 원하는 목표를 탐색하고 중재가 계획된다. 위기상황에서 정신적으로 장애가 있는 사람의 위기시간을 단축시키며, 2차 수준의 간호는 병원, 응급실, 진료소 또는 정신건강센터에서 행해진다.

(3) 3차 간호

3차 간호는 과거 심각한 위기를 겪은 후, 회복하고 있는 사람들에게 지원을 제공한다. 3차 간호를 제공하는 사회 및 공동체 시설에는 재활센터, 보호시스템을 갖춘 작업장, 주간병원 및 외래진료소가 있다. 주요 목적은 최적의 기능수준을 촉진하고 정서적 혼란을 방지하는 것이다. 심각하고 지속적인 정신적 문제를 가진 사람들은 위기에 매우 민감하므로, 회복을 위한 구조화된 환경으로 지역의 외래, 입원시설이 제공될 수 있다.

2) 위기상황 스트레스 자기보고

위기상황 스트레스 자기보고critical incident stress debriefing, CISD는 학교 총격사건이나 자연재해와 같은 위기를 겪은 사람들을 대상으로 하는 3차 간호의 예다.[5] 7단계 집단회의는 개인에게 안전하고 통제된 환경에서 생각과 감정을 나눌 수 있는 기회를 제공한다. CISD과정은 환자의 자살 혹은 지역사회의 폭력과 같은 외상사건에 노출된 직원에게도 효과적일 수 있다.

CISD의 단계는 다음과 같다.

- 입문단계: 자기보고 과정의 목적과 개요가 제시된다. 비밀유지가 보장되며 팀 구성원이 확인되고 의문점들은 답변된다.
- 사실단계: 참가자는 사건을 그들의 관점에서 논의하는 데 도움을 받는다.
- 사고단계: 모든 참가자는 사건에 대한 초기생각을 의논하도록 요청 받는다.
- 반응단계: 참가자는 사건의 가장 끔찍하고 가장 고통스러운 부분에 대해 자유롭게 토론한다.
- 증상단계: 참가자는 사고가 났을 당시와 현재 진행 중인 신체적, 정서적 또는 행동적 경험을 묘사한다.
- 교육단계: 참가자들의 감정을 확인한다. 미래의 증상 및 스트레스 관리기술에 관한 지침이 제공된다.
- 재진입단계: 지금까지의 보고단계가 검토되고 새로운 주제가 논의된다. 팀원은 추가적 도움을 위해 격려와 자원을 제공하고, 경험을 요약한다.

> **사례**
> 학생의 지속적인 상담은 위기중재의 모든 수준, 즉 미래의 문제를 예방하기 위한 교육 및 대처기술, 증상의 심각성의 완화, 위기와 관련된 외상의 치료에 실질적으로 대응하고 있다.

6. 간호평가

진행평가는 위기이전의 정상적인 기능으로 돌아갈 수 있을 정도로 충분히 위기가 해결될 때까지 수행된다. 성공적인 중재를 통해 환자의 불안수준이 심각한 수준에서 중간으로 그리고 낮은 정도로까지 감소함에 따라, 환자는 더 적은 지원을 받고 독립의 상태로 돌아가야 한다. 평가과정에서 요구되는 적절한 질문은 다음과 같다.

- 환자는 안전하며 본인 스스로도 안전하다고 느끼는가?
- 환자는 기존의 대처 기술을 사용할 수 있는가? 그들은 새로운 기술을 배웠는가?
- 환자는 지지체계에 의지하는가? 그룹과 같은 새로운

지원이 필요한가?

- 위기이전의 능력과 비교했을 때 환자의 기능수준은 어느 정도인가?
- 지속적인 치료과정을 위해 의뢰가 필요한가?
- 일단 과정이 시작되면, 일부 환자는 자신의 삶에서 다른 영역이나 문제를 탐구하기로 선택할 수도 있다.

사례

상담을 진행하는 동안 치료사는 자신의 역할과 지원에 대한 평가를 한다. 6개월 만에 그녀는 지지그룹과의 만남을 시작했고, 그녀의 어머니는 집으로 돌아갈 수 있게 되었으며, 정기적인 약물치료를 받고 있고, 대부분의 시간 동안 건강한 감정을 느끼고 있고, 간호대학으로 돌아갈 준비가 되어 있다. 치료 빈도는 점차적으로 줄어 현재는 한 달에 한 번 만나는 수준이다. 학생이 대학에 돌아갈 때의 지원을 위해 매월 치료과정을 계속하기로 결정했다.

시뮬레이션: 위기

시나리오

30세 남성 M씨는 어린 아들의 독감예방접종을 위해 무료 지역사회 건강진료소에 찾아왔다. M씨는 진료소의 학생간호사에게 잠시 시간을 내달라고 요청했다. M씨는 보험을 가지지 않았음에도 불구하고, 자신과 가족들이 건강관리를 받을 수 있다는 것에 감사를 표했다. 또한 아내의 임신사실을 공개했으며, 최저임금소득을 가지고 가족을 돌보는 데 상당한 스트레스를 느끼고 있다고 했다. 그는 지난 몇 개월 동안 정기적인 공황발작을 겪어 왔다.

치료목표

M씨는 공황발작 시 사용할 심호흡기술을 연습하고, 저소득층이 이용할 수 있는 정신건강관련 자원을 알게 될 것이다.

학생간호사-환자 상호작용	정신건강간호개념
M: "사람의 심장이 멈추기 전에 얼마나 오랫동안 두근거림이 심해지고 빨라집니까?"	이 상황이 어떤 양상으로 흘러갈지, 내가 과연 그의 질문에 대한 답을 찾을 수 있을지 궁금해진다.
학생: "지금 그런 상황을 경험하고 있나요?"	
M: "아니요, 그런 일이 제게 많이 일어나기 때문에 궁금합니다."	더 많은 정보를 찾는다.
학생: "무슨 일이 일어났는지에 대해 말해 주실 수 있으십니까?"	공황발작이 현재 일어나지 않고 있다는 것에 안심한다. 평가기술을 사용하여 그의 피부색, 호흡 및 정서를 관찰한다.
M: "호흡이 빨라지고, 심장이 뛰는 것이 너무 과도하게 느껴집니다. 정말 두려워요."	
학생: "얼마나 자주 그런 일이 일어나고 얼마나 오래 지속됩니까?"	탐구를 계속하면서 구체적인 정보에 대한 끝이 없는 질문을 한다.
M: "요즘은 거의 매일, 30분 정도 지속됩니다."	
학생: "이런 현상이 시작되기 전에 어떤 일이 일어났습니까?"	더 이상 물어볼 질문이 없어지기 전에 담당 교수님이 오기를 바란다.
M: "그런 증상은 내야할 고지서나, 곧 태어날 아기를 돌볼 생각을 할 때 일어납니다."	
학생: "고지서에 대한 걱정이 이해가 됩니다. 지금까지 받아본 의료서비스에는 어떤 것이 있나요?"	증상 명료화 자기 제공
M: "응급실에 몇 번 간 적이 있어요. 그들은 내 심장 상태가 양호하며 단지 스트레스 때문에 그런 거라고 말했습니다."	그가 검사를 받았고 괜찮아졌다고 하니 안심이다.
학생: "나아지기 위해서 어떤 노력을 하셨나요?"	주요 질문, 끝이 없는 질문 교육, 모델링
M: "저는 그 느낌을 무시하고 TV를 보려고 했습니다. 응급실에서 약을 받았지만 다 써버렸습니다."	
학생: "공황발작이 있을 때 침착하게 도움이 되는 심호흡 운동을 시도할 의향이 있습니까?"	
M: "당연하죠!"	
학생: "저를 따라서 숨을 쉬어 보세요. 제가 초를 셀 거예요. 천천히 숨을 들이 마시고, 1... 2... 3... 몇 초 동안 숨을 들이 마신 상태로 계세요. 천천히 숨을 내쉬고, 하나, 둘, 셋, 넷... 몇 초 동안 그 상태로 계세요. "(학생은 몇 차례 환자와 함께 호흡을 반복한다.)" 지금은 어떤가요?"	숨을 들이마시는 속도보다 더 빠르게 숨을 내쉬어 버리면, 과호흡이 나타나는 경향이 있다. 이러한 방식의 깊은 심호흡은 과호흡으로 인한 O_2–CO_2의 불균형을 초래한다. 탐구
M: "많이 진정되었고 편안합니다. 고맙습니다. 다음번에도 시도해 볼 수 있을 것 같습니다."	정말 기분이 좋아져 그가 기분이 좋아지도록 도울 수 있었다.
학생: "불안하지 않을 때도 이 호흡이 필요할 때 바로 준비가 될 수 있도록 연습을 계속하세요. 줄어든 소득규모와 관련된 상담자료를 드릴까요?"	가르침, 요약 정보제공
M: "예, 그래주신다면 정말 감사할 것 같네요."	

근거기반실무 Evidence-Based Practice

문제 62세 남성이 내분비전문가에게 정신과적 평가 및 치료를 받은 후 정신건강 진료소를 방문했다. 정신과 의사는 환자와 그의 아내를 만난다. 환자는 슬픔, 피로, 수면장애 그리고 죽음에 대한 생각 등의 증상으로 울먹인다. 최근에 그는 당뇨병 이차수술에서 발가락을 잃었다. 수술 이후, 두려움과 불안감은 심각한 수준까지 증가했으며, 다리 전체를 잃을까봐 두려워한다. 또한 너무 많은 병원진료 때문에 힘들어한다. 환자의 두려움은 다리절단의 현실적인 가능성에 비해 훨씬 심각하며, 이는 당뇨병 관리능력을 저해한다. 그의 심각한 불안은 약물복용을 잊어버리고, 운동을 거부하고 제대로 식사를 하지 못하게끔 만든다.

근거기반실무사정

A. **당신은 이번 경험을 통해 무엇을 알게 되었는가?**
환자는 위기상황에서 문제해결능력을 저해하는 높은 불안을 보인다. 보건의료 담당자는 치료에 있어 보다 직접적인 접근방식을 취해야 한다. 적절한 치료를 받으면 전체 다리의 절단으로 이어지지 않는다. 희망이나 개선 가능성이 없다고 생각하면, 환자는 자신의 삶을 포기할 수 있다.

B. **문헌에서는 무엇이라고 하는가?**
당뇨는 심각해진 불안장애의 진단과 관련이 있다. 위기는 환자의 상황에 대한 인식에 달려 있다. 위기중재의 목표는 위기이전의 상태로 돌아가는 것이지만, 결과는 더 높거나 낮은 수준일 수 있다. 우울 환자는 치료에 따를 가능성이 적다.

C. **환자가 원하는 것은 무엇인가?**
그는 불안감과 두려움이 낮아지기를 원한다. 다리가 절단되지 않고 온전히 기능할 수 있을 것이라는 확신을 원한다. 그는 다시 자기자신의 삶을 살기를 원한다.

계획 환자는 아내에게 많이 의지하고 있으며, 계획이 성공하기 위해서는 아내가 계획에 포함되어야 한다. 환자는 종교적인 믿음이 강하므로, 환자의 허락 하에 그가 다니는 교회의 목사에게 방문을 요청하고, 환자는 평상시의 대처방법을 사용하도록 격려된다. 친밀감은 항상 중요하다. 다른 중재가 가능하도록 불안과 우울의 수준을 줄이기 위해, 일시적으로 약물이 처방된다. 그 후 환자는 다리절단과 당뇨를 예방하기 위해 당뇨교육을 받는다. 초기단계에서는 중재가 더 권장되지만, 위기가 완화됨에 따라 환자는 독립적으로 관리할 수 있게 될 것이다. 환자는 자살충동에 대한 평가를 받는다. 그리고 자해를 하지 않겠다는, 안전을 위한 계약을 할 수 있으며 전화상담과 정기적인 상담을 받을 것이다.

QSEN 사전지식, 기술 및 태도(KSAs)

안전: 자살사고의 평가, 적절한 치료제공 및 조절되지 않는 당뇨로 인한 합병증을 예방하기 위한 교육
팀워크 및 협업: 환자의 아내와 영적 지도자는 물론, 내분비전문가 및 정신과 의사와의 상호작용

핵심요약

- 위기는 병적인 상태가 아니라, 스트레스 사건이 일어나는 동안에 감정적인 균형과 평형을 유지하고자 투쟁하는 과정이다.
- 위기는 높은 불안, 기능의 상실, 성격해체로 이어질 수 있지만 동시에 긍정적이고 정서적인 성장과 변화를 위한 기회를 제공할 수도 있다.
- 위기에는 성숙위기(발달단계), 상황위기(외부적인, 예상치 못한), 우발적 위기(재난, 폭력)의 3가지 유형이 있다.
- 상황위기와 성숙위기는 대개 4–6주 이내에 해결된다.
- 위기를 해결하면 위기이전의 상태로 돌아갈 수 있으며, 기능수준이 높거나 낮을 수 있다. 위기중재의 목표는 최소한 위기이전의 기능수준으로 되돌려 놓는 것이다.
- 사회적 지지와 중재는 성공적인 결과를 촉진할 수 있다.
- 초기에는 위기치료사가 위기환자에게 능동적이고 직접적인 접근방식을 취하지만, 불안이 감소함에 따라 환자는 해결책을 계획하는데 보다 적극적으로 참여하게 된다.
- 위기중재는 대개 격한 감정에 휩싸여 일시적으로 일상생활을 할 수 없는, 정신적으로 건강한 사람에게 제공된다.
- 관심을 보이는 자세, 계획에서 융통성을 발휘할 수 있는 능력, 경청능력, 적극적인 접근방식은 위기환자를 위한 성공적인 간호중재를 가능하게 한다.
- 재난 발생시, 부상자 분류는 사용 가능한 제한된 자원을 가장 효율적으로 사용하도록 도와준다.
- 위기상황 스트레스 자기보고(CISD)는 위기환자 또는 희생자 집단뿐만 아니라 직원 또는 초기 대응자도 비극을 이해하고 대처할 수 있도록 도와준다.

참고문헌

1) Aguilera, D.C. (1998). *Crisis intervention: theory and methodology* (8th ed.). St Louis: Mosby.
2) Aguilera, D.C., & Mesnick, J. (1970). *Crisis intervention: theory and methodology.* St Louis: Mosby.
3) American Psychiatric Nurses Association (APNA) & International Society of Psychiatric-Mental Health Nurses (ISPN). (2013). *Psychiatric-mental health nursing: Scope and standards of practice*

(2nd ed.). Washington, DC: American Psychiatric Nurses Association.

4) Borgen, Project. (2015). Are Natural Disasters Increasing?. Retrieved from http://borgenproject.org/natural-disasters-increasing/.
5) Boscarino, J.A. (2015). Community disasters, psychological trauma, and crisis intervention. *International Journal of Emergency Mental Health, 17*(1), 369-371.
6) Caplan, G. (1964). *Symptoms of preventive psychiatry.* New York: Basic Books.
7) Clark, E.J. (2015). *Bereavement care for the adult.* Retrieved from http://www.socialworkers.org/pressroom/events/911/clark.asp.
8) Conwell, W., Van Orden, K., & Caine, E. D. (2011). Suicide in older adults. *Psychiatric Clinics of North America, 34*(2), 451–468.
9) Erchul, W.P. (2009). Gerald Caplan (1917-2008). *American Psychologist, 64*(6), 563. Retrieved from http://psycnet.apa.org/index.cfm?fa=buy.optionToBuy&id=2009-13007-010.
10) Federal Emergency Management Agency (FEMA). (2015). *National Incident Management System.* Retrieved June 28, 2015, from https://www.fema.gov/national-incident-management-system.
11) France, K. (2015). *Crisis intervention: a handbook of immediate person-to-person help* (6th ed.). Springfield, Ill.: Thomas Books.
12) Fraser, R. (2010). *Why have natural disasters increased?* Retrieved May 3, 2011, from www.thetrumpet.com/?q=7020.5552.0.0.
13) Gil, S., & Weinberg, M. (2015). Coping strategies and internal resources of dispositional optimism and mastery as predictors of traumatic exposure and of PTSD symptoms: a prospective study. Psychological Trauma: Theory, Research, Practice, and Policy. *Advance online publication.*
14) Harper, D. (2016). *Crisis. Online Etymology Dictionary.* Retrieved from http://www.etymonline.com/index.php?term=crisis.
15) Herdman, T.H. (Ed.) *Nursing Diagnoses-Definitions and Classification 2015-2017.* Copyright 2014, 1994-2014 NANDA International. Used by arrangement with John Wiley & Sons Limited.
16) James, K.J., & Gilliland, B.E. (2013). *Crisis intervention strategies* (7th ed.). Pacific Grove, Calif.: Cengage Learning.
17) Kanel, K. (2015). *A guide to crisis intervention* (5th ed.). Stamford, Ct.: Cengage Learning.
18) Koenig, H.G. (2013). *Spirituality in patient care.* West Conshohocken, Pa.: Templeton Press.
19) Lowe, S.R., & Galea, S. (2015). The mental health consequences of mass shootings. *Trauma, Violence, & Abuse,* 1-21.
20) Norman, L.D., & Weiner, E.E. (2011). Emergency preparedness and response for today's world. In B. Cherry, & S.R. Jacob (Eds.), *Contemporary nursing: issues, trends, & management* (5th ed.) (pp. 317-332). St Louis: Elsevier/Mosby.
21) Portelli, I., Fulmer, T., & Marr, M.C. (2011). Disaster nursing during terrorist events. In P.S. Cowen, & S. Moorhead (Eds.), *Current issues in nursing* (8th ed.) (pp. 726-735). St Louis: Mosby/Elsevier.
22) Roberts, A.R. (2005). *Crisis intervention handbook: assessment, treatment, and research* (3rd ed.). New York: Oxford University Press.
23) Smith, K. J., Beland, M., Clyde, M., et al. (2012). Association of diabetes with anxiety: a systematic review and meta-analysis. *Journal of Psychosomatic Research, 74*(2), 89–99.
24) United States National Library of Medicine. (2015). *Myositis.* Retrieved from http://www.nlm.nih.gov/medlineplus/myositis.html.

CHAPTER 24

분노, 공격 및 폭력
Anger, Aggression, and Violence

Elizabeth M. Varcarolis

학습목표

1. 폭력의 위험요인을 이해한다.
2. QSEN 통제불능환자에게 나타나는 신체적 징후를 이해한다(안전).
3. QSEN 분노의 단계에 따른 간호중재를 이해한다(환자중심간호).
4. QSEN 공격적인 대상자에게 취할 수 있는 안전조치를 확인한다(안전).
5. QSEN 격리상태의 환자를 위한 간호중재를 계획한다(환자중심간호).
6. QSEN 강박을 적용하는 과정과 강박환자와의 의사소통에 대해 이해한다(근거기반실무).
7. QSEN 자 · 타해 위험 환자의 격리 또는 강박 시 팀워크 및 협업의 필요성을 설명한다(팀워크 및 협업).
8. QSEN 간호의 질 향상을 위해 위기상황 자기보고의 중요성을 설명한다(질 향상).
9. QSEN 폭력환자 관리를 위한 의사소통과 치료적 환경에 대해 이해한다(근거기반실무).

1. 서론

폭력은 피해자와 가해자 모두의 건강에 해롭다. 폭력 피해자는 우울, 불안과 관련된 뇌의 변화와 면역관련 질환이 유발될 가능성이 있다. 가해자 또한 비슷한 증상을 겪을 수 있다.[20]

이 장에서는 다양한 간호환경에서 간호사들이 분노와 공격의 상승신호를 어떻게 알아차리며, 분노상승 및 통제불능 환자를 어떻게 중재하는지에 대하여 설명한다.

2. 분노, 공격 및 폭력

문화적 선입견과 사회적 배경 때문에 분노, 공격 및 폭력 용어의 구별은 쉽지 않다. 분노는 정상적인 인간의 감정이며, 분노 자체에 어떤 판단을 내릴 필요는 없다. 분노는 가벼운 불편감부터 강렬한 울화나 격분까지 다양한 강도를 가진다.

분노anger는 일반적으로 일어나고 있는 혹은 이미 일어난 일에 대한 반응이다. 분노는 욕구좌절로 인해; 아픔, 공포 혹은 상처받기 쉬운 감정, 개인의 욕구(정서적, 신체적)에 대한 위협 혹은 도전 때문에 생긴 취약성이나 편하지 않은 감정으로 일어날 수 있는 반응이다. 즉, 분노는 스트레스에 대한 계획되지 않은 반응이다. 우리는 모두 분노감정에 익숙하지만, 모두가 분노에 대해 폭력이나 공격으로 반응하지 않는다. 분노가 건설적인 방법으로 전달되면(예: 적극적인 의사소통, 비판적 추론), 안전한 방법으로 개인적 욕구를 충족시킬 수 있다. 분노는 개인의 기능 혹은 관계에 방해가 되거나 타인을 위험에 놓이게 할 경우 건강하지 않은 행동이 된다. 분노를 확인하지 않고 상승하게 방치한다면, 부정적인 형태의 공격성 혹은 폭력의 결과를 낳을 수 있다. 분노의 행동화는 일시적 욕구를 충족시킬 수 있으나, 그 대가로 자기자신이나 타인에게 감정적 혹은 신체적 상해를 입힐 수 있다.

공격aggression은 폭력과 같은 것이 아니다. 공격은 적절한 반응이거나, 괴롭힘을 당하는 자기자신, 가족 또는 다른 누군가를 보호하는 것처럼–자기보호일 수 있다. 공격은 "언어적 또는 신체적일 수 있는 강력한 목표지향적 행동이며; 격분, 분노 혹은 적대감의 영향에 대한 대응행위"로 정의될 수 있다.[17] Bresin과Gordon(2013)은 공격성의 카타르시스(감정정화)이론catharsis theory에서, 공격을 통해 치유와 분노감소 효과가 발생한다고 설명하였다. 이들은 공격을 "부정적 피드백에 대한 언어적 보복행위"로 정의하였다. 이들 연구는 "학대, 신체적 폭력 및 언어학대와 같은 공격은 문제가 있지만, 적응형태의 공격은 진정효과뿐 아니라 미래의 분노감정을 조절하는 데 있어 필요한 도구가 된다"는 것을 밝혀냈다. 본질적으로 공격은 스트레스 요인으로부터 통제력을 다시 획득하거나 상황으로부터 도피하기 위한 시도로써 사용된다.

폭력violence은 항상 분노로부터 발생하지 않는다. 그러나 폭력은 특정 개인이나 집단에게 피해를 주려는 의도를 가진다. 폭력은 부당하며, 정당화할 수 없는 불법적인 언어적 위협, 협박 혹은 재산상 손해, 부상 혹은 심지어 타인의 죽음까지 초래할 수 있는 신체적 폭력을 포함한다.[9] 폭력행동은 타인에게 유의한 신체적 · 심리적 손해를 가한다. 또한 괴롭힘 또한 통제되지 않은 폭력행동의 일반적 형태이며, 학교, 직장, 건강관리체계 혹은 사이버공간 전반에서 발생한다.

3. 괴롭힘 및 폭력

괴롭힘bullying은 폭력의 의도적인 표현 및 사용이다. 괴롭힘은 굴욕감이나 공포감을 주기 위해 행하는 공격, 협박, 악의적이고 업신여기는 행동들로 정의될 수 있다. 괴롭힘은 개인이나 집단을 향한 지속적인, 체계적인 폭력을 포함한다.

괴롭힘은 권위의 차이가 있는 사람들 간에 일어난다(예: 관리자 혹은 수간호사가 일반간호사에게, 직장상사가 직원에게, 선생님이 학생에게, 부모가 아이에게). 수평적 괴롭힘은 동등한 지위(예: 직원과 직원, 간호사와 간호사, 자녀와 자녀, 청소년과 청소년, 아동과 아동, 정치적 숙적 대 정치적 숙적)에서 일어나는 괴롭힘을 일컫는다.

미국간호사협회(ANA)의 간호사 대상 건강과 안전 설문조사에서 21%가 직장 내 폭력에 대해 "유의할 정도의 위험"이라 하였고, 25~50%는 직장에서 일시적인 괴롭힘을 경험한 적이 있다고 보고하였다. 세부적으로, 경험자 중 50%는 동료로부터 언어적 혹은 비언어적 공격을, 42%는 상부 권위자로부터 공격을 경험했다고 말했다.[1)]

Robbins(2015)는 간호사의 괴롭힘 발생이 믿기 어려울 정도로 방대하다고 하였다.[16)] 연구자들은 최소 85%의 간호사들이 동료간호사로부터 언어적 학대를 경험했으며, 직장을 그만두는 간호사의 셋 중 하나는 그만 두는 이유가 괴롭힘 때문이라고 추산한다. "임금문제가 아닌 괴롭힘이 국제적으로 간호사 부족의 주요원인이다. 미국 내 노동부 통계에 따르면 2022년까지 105만 명 정도의 간호사 부족이 예상된다."

간호환경 내 간호사들의 괴롭힘 행동의 일부는 다른 직장환경 내 발생하는 대부분의 괴롭힘과 비슷하다.

- 원치 않거나 근거 없는 비판 제공, 다른 사람의 작업을 과도하게 모니터링
- 험담, 거짓말 또는 루머 퍼뜨리기, 경멸적인 별명 지어 부르기
- 다른 사람의 기여를 인정하지 않고 업적 갈취하기, 경력 및 다른 업무의 기회 차단하기
- 공개적으로 직장구성원이나 그들의 작업에 대해 비판하기, 다른 사람 앞에서 신체적 언어사용(눈 굴리기, 멸시하는 태도)
- 비꼬기나 웃음거리 만들기로 일상적 농담의 대상으로 만들기
- 사실적인 타당성과 관련 없이 비난
- 비정상적인 작업량을 할당하고 도와주지 않는 동료들
- 업신여기거나 아랫사람 대하듯 하기
- 신체적, 언어적 비꼼이나 학대, 부정적 언어사용, 목소리 높이기 및 동료 앞에서 소리지르거나 조롱하기 등
- 자신감 무너뜨리기

괴롭힘은 모든 환경에서 발생할 수 있다. 정치, 직장, 학교, 집, 군대, 감옥 안 등. 의료계에서는 모든 종류의 괴롭힘 행위가 의료직원, 가족, 직장 고용인에게 유해한 환경을 만든다. 학교, 직장 및 의료환경은 괴롭힘 피해자에게 적절한 대안과 지지를 줄 수 있는 시스템을 필요로 하며, 괴롭힘과 폭력을 조성하는 분위기를 제거할 수 있는 정책을 세워야 한다. 괴롭힘을 당한 사람들은 자기 자신에 대해 부정적인 감정, 모욕, 부족한 자아개념 및

감정적 고통을 느끼기 쉬우며, 대다수의 피해자들은 평생 동안 심각한 고통(예: 우울, 외상 후 스트레스장애, 불안장애, 자살기도 혹은 자살 등)을 받는다.

4. 유병률과 동반질환

분노, 공격 및 폭력은 사회적 상호작용의 일반적 측면이자 모든 환경에서 발생하지만, 공중보건 분야에서 주요문제가 되고 있다. 보건의료계의 직장 내 폭력사건은 타 민간산업 분야보다 유의할 만큼 높으며, 이는 미국에만 국한된 이야기가 아니다. 간호사에 대한 직장 관련 폭력은 주요 직업건강문제이다 폭력은 병원 어디에서나 발생할 수 있으나, 정신과 병동과 응급실, 대기실 및 노인병동에서 가장 빈번하게 발생한다. 응급실내 간호사들의 직장폭력 경험이 가장 높다.

특정 의학적 및 신경인지적 장애는 긴장성, 공격적 혹은 폭력적 행동을 유발할 수 있다. 예를 들어, 특정 뇌종양, 알츠하이머 질환, 섬망, 측두엽 뇌전증 및 외상성 대뇌손상은 공격성 증가 혹은 폭력성을 포함하는 성격변화를 일으킬 수 있다. 개인의 폭력통제에 영향을 줄 수 있는 다른 의학적 상태에는 감염, 경막하혈종, 뚜렛증후군, 퇴행성장애, 내분비-대사 불균형 및 중독이 있다.

정신건강장애를 가진 사람들은 종종 잠재적으로 공격적이거나 폭력성이 있다고 본다. 또한 정신장애인이 일반인보다 2.5배 이상 폭력피해자(예: 강간, 강도, 공격)라는 점을 아는 것은 중요하다.[9] 그러나 만성 정신질환자(예: 조현병, 조증, 약물중독/금단증상)가 일반인보다 폭력을 저지를 확률은 높다.[5] 성격장애(예: 자기애성, 반사회적, 경계성 성격장애)가 있는 사람도 폭력행동을 일으킬 경향이 더 크다.

5. 폭력위험요인

1) 성장배경, 약물남용 및 인구학적 요인

성인폭력의 강력한 예측인자 중의 하나는 유년기의 공격성일 것이다. 유년시절의 방화, 동물학대행동 혹은 행동장애의 진단 등은 위험신호에 해당한다.[5] 폭력적인 성인은 유년기에 폭력으로 고통 받은 경우가 많으며(예: 신체적, 성적, 정서적 학대), 폭력의 악순환이 지속된다.

임상환경에서 폭력행동의 강한 위험요인으로는 alcohol 및 물질남용에서의 중독 혹은 금단증상이다(예: amphetamine, cocaine, 환각제, 진정-수면제 등 통제력을 감소시키고 판단력을 방해하는 약물의 남용).

인구학적 상관관계는 남성, 젊은 나이(15~24세), 폭력의 가족력을 포함한다. 사회 · 경제적지위가 낮은 사람들이 폭력의 피해자뿐 아니라 가해자가 될 확률도 높다. 빈곤층은 차별, 가족해체, 소외감 및 생존을 위한 지속적인 싸움을 경험하기 쉽다.[5] 분노반응은 사회적으로 가족 및 사회 규범을 통해 학습되고 강화된다.

2) 신경생물학적 요인

(1) 뇌구조

뇌의 여러 영역들이 분노, 공격, 폭력 등에 관여하며 감정을 고조시키거나 저하시킨다고 본다. 공격과 폭력에 관한 신경생물학은 아직 명확하지 않고, 대부분은 동물연구로 얻은 결과이다.

변연계는 감정 영역을 담당하며 기억을 저장하는 역할을 한다. 변연계는 시상하부, 해마, 편도체, 중격, 띠이랑, 뇌궁으로 이루어져 있다. 변연계는 생존에 필요한 원시적인 감정과 행동을 중재하고 인간과 동물에서 공격행동을 통제하는 역할을 맡고 있으며, 사건이 혐오스러운지 보상적인지 판단한다. 변연계의 주요 영역은 해마와 편도체이다. 편도체는 공격과 폭력을 지원하는 신경망에서 중요한 결합역할을 하며,[23] 인지된 위협(예: 상대방의 얼굴에 나타난 감정)에 반응한다.

분노는 생물학적으로 시상하부를 자극하여 예상되는 신체손상에 반응할 수 있게 한다(투쟁-도피반응). 대뇌의 측두엽은 변연계와 시상하부 양쪽으로부터 메시지를 전달받는다. 측두엽에서 기억이 통합될 것이라 생각된다. 이전의 모욕을 기억하는 것은 새로운 자극(예: 위협)에 대한 인지적 평가에 중요하다. 이 부위는 공격적 행동을 유발할 수 있는 부분발작 복합체의 근원이 되는 영역이기도 하다. 전전두엽피질은 변연계와 시상하부 양쪽으로부터 메시지를 수신해 사회적 맥락을 근거로 공격적 충동을 조절하고, 충동에 대해 판단하는 역할을 한다.[10] 자기공명영상(MRI) 연구와 양전자방출단층촬영(PET)은 모두 폭력적인 대상자에게서 전전두엽 변화를 볼 수 있었다. MRI는 전전두엽 회백질의 감소를, PET scan은 전전두엽의 혈류와 대사감소를 나타냈다.[10]

(2) 신경전달물질

대부분의 신경전달물질은 공격성이나 폭력과 관계가 있거나 부분적 역할을 하는 것으로 본다. 지금까지 여러 연구와 이론이 있었지만, 단일 신경전달물질의 유무가 결정적인 분노의 기여인자로써 확인된 바는 없다.

다수의 연구에서, 세로토닌(5-HT)의 기능저하와 5-hydroxyindoleacetic acid(5-HIAA, 뇌척수액 내 세로토닌의 대사체)의 낮은 수준은 충동적인 공격 및 자살이력과 관계가 있었다. 따라서 세로토닌이 중추신경계의 조절자로 작용하여 충동적 폭력행동을 감소시키는 것으로 생각되었다.[5] 그러나 뇌척수액 내 5-HIAA저하가 충동성이나 특정 형태의 공격성의 표지자가 될 수 있는지는 명확하지 않다.

카테콜라민(노르에피네프린, 에피네프린)은 말초수준(근육과 심장을 싸우기 적합하게 준비) 또는 인지수준 모두에서의 투쟁-도피반응에 신체를 적응시키는 역할을 한다. 노르에피네프린은 인간의 경계심, 충동성 및 간헐적인 폭력성을 강화하는 역할을 하기도 한다.[10] 그러나 현재로서는 노르에피네프린의 폭력과 공격성에 대한 명확한 효과는 불분명하다.

도파민 활성시스템이 행동강화, 동기부여행동 및 보상과정과 연관되어 있다는 가설은 유력하다. 또한 도파민이 공격적인 행동의 조절에 적극적인 역할을 한다는 사실 또한 입증되었다.[11] Schluter 등(2013)의 연구에 따르면, 선조체와 중뇌의 도파민 저장도가 높을수록 PET scan에서 공격성 반응이 낮아지는 상관관계가 있었다.

3) 유전적 요인

쌍생아 연구, 입양아 연구, 분리된 쌍생아 연구 및 가족과 분자유전학 연구는 오랜 시간 동안 폭력원인에 유전적 요소가 있음을 암시해왔다. 하지만 아직까지 특정 염색체의 비정상이 공격성의 위험을 증가시킨다고 보기는 어렵다.[10] 유전이 공격성과 관련될 것으로 생각함에도 불구하고, 대다수의 과학자들은 유전적 특성만으로 인간행동의 복잡성을 설명할 수 있다는데 동의하지 않는다.

폭력의 신경행동학적 측면의 연구(예: 전두엽 기능부전, 세로토닌 대사변화, 유전의 영향력)가 폭력의 발생요인에 대한 깊은 이해를 가능하게 할 것이다. 사회적, 진화적 요소들도 중요한 역할이 있다고 본다.

6. 문화적 배경

폭력은 복잡한 문제이다. 앞서 언급했듯 사회 · 경제적 문제와 더불어 의학적 정신적 문제가 영향요인으로써 작용하고 있다. 다양한 사회와 하위문화 간 폭력범죄의 발생률 차이는 사회적 요인의 중요성을 강조한다. 예를 들어, 인종, 민족성 등의 요인이 될 수 있나.

일반적으로 남성은 여성보다 훨씬 폭력적이다. 폭력의 빈도가 가장 높은 사람들은 경제적 하위계층이며, 남성이고, 물질남용 장애를 가지고 있거나, 정신질환 혹은 기질적 의학장애를 가지고 있다. 협박이나 공격성의 사용을 지지하는 하위문화는 폭력사용을 수용가능한 행동으로 강화할 수 있다. 특히 좌절, 분노, 공격성을 다루는 건강하고 적절한 방법이 모델링 되지 않은 환경에서 더욱 그렇다.

간호과정

1. 간호사정

1) 주관적 자료

입원 시 간호사는 가족, 친구, 환자 자신을 포함한 다양한 자원(정보를 이용하여 환자의 의학적, 정신심리적 과거력)을 통해 종합적인 과거력을 수집해야 한다. 간호사는 환자의 배경과 대처기술에 대한 간호력을 확인하고, 문제에 대한 환자의 지각정도를 판단하는 것은 중요하다. 예를 들어, 환자가 폭력경험, 물질남용 혹은 정신병적 행동의 과거력이 있는가?

환자에게 다음 질문을 해야 한다.[5)]

- 타인을 해칠 생각을 해 본 적 있습니까?
- 타인을 심각하게 부상 입힌 적이 있습니까?
- 지금까지 당신이 해 본 행동 중 가장 폭력적인 행동은 무엇인가요?

2) 객관적 자료

불안과 분노의 표현은 일반적으로 비슷한데, 요구 증가, 과민성, 찡그림, 얼굴 홍조, 심박수 증가, 손 비틀기, 주먹 쥐었다 폈다 반복하기 등을 포함한다. 조용함에서 수다스럽고 시끄러움으로, 차분함에서 분노함으로, 우울함에서 의기양양함으로의 기분과 행동의 변화도 나타날 수 있다. 폭력적인 결과를 예측할 수 있는 요인을 [BOX 24-1]에 제시하였다. 그러나 이 징후를 간단히 관찰하는 것만으로는 적합한 중재에 필요한 충분한 정보를 얻을 수 없다. 최근의 폭력 이력은 매우 중요하다.

BOX 24-1 폭력행동의 예측요인*

1. 폭력에 일반적으로 선행하는 증상과 징후†
   a. 분노, 과민성 반응
   b. 과잉행동: 폭력 임박에 가장 중요한 예측인자(예: 서성거림, 가만히 있지 못함, 문을 세차게 닫음)
   c. 불안과 긴장증가: 꽉 쥔 주먹, 굳은 자세, 긴장된 표정, 중얼거리기(짧아진 호흡, 땀 흘리기, 빠른 맥박 등을 보일 수도 있다)
   d. 언어적 폭력: 모욕, 시비 걸기
   e. 시끄러운 목소리, 음정변경 혹은 남들을 귀 기울이게 하는 아주 작은 목소리.
   f. 강렬한 시선 혹은 시선회피
2. 사물에 대한 폭력을 포함하는 최근 폭력행동
3. 돌처럼 굳은 침묵
4. 의심을 나타내거나 편집증적 사고
5. Alcohol 혹은 물질중독(금단증상)
6. 무기소지 혹은 무기로 사용할 수 있는 물건소지(예: 포크, 칼, 돌)
7. 폭력을 조장하는 의료환경:
   a. 시끄러움
   b. 과밀
   c. 미숙한 직원
   d. 도발적인 혹은 과도하게 통제하는 직원
   e. 서투른 한계설정
   f. 일관적이지 못한 직원(예: 혜택 등을 임의로 철회)

*폭력은 자신 혹은 남들에게 비명 지르기, 욕하기, 소리치기, 침 뱉기, 깨물기, 물건 던지기, 때리기, 주먹 휘두르기 등을 포함한다.
† 때때로 폭력은 "맑은 하늘에 날벼락"처럼 발생한다고 인지되기도 한다.

사례

한 남성이 배우자와 자녀학대를 이유로 병동에 입원했다. 그의 폭력성이 행동으로 나타날 위험은 매우 높았으며, 앞으로 여성직원을 향한 폭력성이 예상되므로 이 환자에게 남성직원이 배정되었다. 타인을 향한 폭력행동의 전반적인 평가가 이루어질 때까지 그를 안전한 방에 있도록 하였다. 적절하지만 지나치게 간섭하지는 않는 남자직원의 지원을 받으며 남자간호사가 인터뷰를 진행하였다.

사례

중독환자이며, 동성애혐오증 남성이 중독치료를 위해 병동에 입원했다. 이 환자를 격리실로 옮길 때 모두 남성으로 구성된 팀이 호송하게 된다면 폭력성이 발휘될 수 있다. 그래서 면담자로써 여성직원이 선택되었으며, 물론 적절하다고 생각되는 직원들이 배치되었다.

3) 분노, 공격 및 폭력 행동의 사정지침

1. 폭력의 과거력은 미래 폭력의 가장 중요한 예측인자이다.
2. 편집증적 생각과 정신질환(예: 명령환각)은 공격성이나 폭력 가능성의 지표이다.
3. 과잉반응, 충동적 혹은 과민반응을 일으키는 경향이 있는 환자는 폭력위험이 높다.
4. 환자의 폭력 위험성 평가하기
   - 환자는 해를 끼치려는 의도가 있는가?
   - 환자가 계획을 세우고 있는가?
   - 환자가 계획을 수행할 만한 수단이 용이한가?
   - 환자가 인구학적 위험요인(예: 남성, 14~24세 연령, 낮은 사회 · 경제적 지위, 낮은 지지체계)을 가지고 있는가?
5. 공격성은 간호사가 한계를 설정하는 상황에서 가장 많이 발생한다.
6. 자기주장이 부족하거나 협박을 사용하는 것을 포함하여, 분노조절장애 과거력이나 제한된 대응기술을 가지고 있는 환자들은 폭력사용 위험이 높다.
7. 환자의 폭력을 증폭시킬 수 있는 반응이나 계기에 대해 간호사 스스로 평가한다.
8. 갈등상황에 대한 대응능력을 평가한다. 다른 직원의 보조가 필요하다면 요청할 수 있어야 한다.
9. 환자를 향한 간호사 자신의 개인적인 부정적 생각이나 감정을 평가한다. 이는 간호사뿐 아니라 환자의 불안 또한 증폭시킬 수 있다.

10. 잠재적으로 폭력적인 환자를 간호하면서 절차와 정책에 관련해 사전지식을 활용한다.

2. 간호진단

최우선 순위는 환자와 주변 사람들의 안전이다. 불안이 자신이나 타인을 해칠 수 있는 수준으로 상승하면, 일차적으로 비효율적 충동조절, 본인지향 폭력위험성 또는 타인지향 폭력위험성으로 진단할 수 있다. 환자의 불안이 상승하면서 조기에 간호중재를 받지 못할 경우 그리고 단계적 축소기법이 효과적이지 못하다면, 환자들과 직원의 안전을 확보하기 위해 정신약물학적 수단 혹은 강박이 필요할 수 있다.

처음에 불안이 상승하기 시작하고 잠재적 공격성이 있을 때, 간호진단은 비효율적 대처(압도됨 혹은 부적응)일 가능성이 크다. 환자들은 일상생활에 적합한 대처기술을 가지고 있지만, 질병과 입원으로 인한 스트레스에 압도될 수 있다. 그러므로 스트레스 과부하와 관련된 위험성이 적절한 진단이 될 수 있다. 부적응적 대처방식을 가지고 있는 환자를 위한 좀 더 장기적인 간호진단 중 하나는 비효율적인 가족 대처일 것이다.

간호사는 환자들에게 불안과 스트레스를 감소할 수 있는 대처방법을 가르칠 수 있다. 하지만 환자의 행동은 매우 빠르게 고조될 수 있으며, 환자는 초기 스트레스 증상을 숨기거나 무시할 수 있다. 간호사 또한 주의하지 못해 이런 초기징후가 나타남에도 놓칠 수 있다.

3. 간호목표

단기 혹은 즉각적 목표의 예는 다음과 같다.

- 환자는 자기자신이나 타인을 향해 폭력적인 행동을 하지 않는다(몇 일까지).
- 환자는 자신의 분노와 공격 경향성을 인지하고 새로운 긴장완화 행동을 최소 한가지 이상 사용한다(예: 타임아웃, 심호흡하기, 미리 지정했던 사람과 이야기하기, 조깅과 같은 운동하기) (몇 일까지).
- 환자는 장기치료를 지속하기 위한 계획(개인, 가족, 집단, 분노조절, 약물조절)을 세워 폭력예방 전략과 대처기술 향상을 도모한다(몇 일까지).

장기 목표의 예는 다음과 같다.

- 환자와 주변의 타인은 부상의 위협에서 자유롭다.
- 타인, 재산, 동물 등을 향한 적대적, 학대행동을 중단한다.
- 공격적 행동을 대체하기 위하여 자기주장적이고 인지적 추론을 사용한다.
- 분노를 조절할 수 있는 다양하고 건강한 불안감소 기술을 사용한다.
- 공격적이고 폭력적인 충동을 통제한다.

4. 간호계획

중재를 계획하기 위해서는 과거력(폭력경험, 동반질환), 현재의 대처기술, 분노감정을 다루기 위한 대체방법을 배우려는 의지와 수용 등을 사정한다. 하지만, 계획의 중요한 요소 중 하나는 직원의 꾸준하고 일관된 접근이다. 폭력상황에 대응하기 위한 분명한 접근방법과 직원 및 환자 모두 병동 프로토콜에 익숙하며, **단계적 축소기술**de-escalation technique에 잘 훈련되어 있어야 한다. 단계적 축소기술은 아래 "간호중재"와 [표 24-1]에 개요를 제시하고 있다. 팀워크와 협동은 다른 환자들, 직원 및 통제력을 상실한 개인을 보호하기 위해 중요하다. 또한 계획수립 시 폭력상황에 대응할 수 있는 인력 수에 관심을 가지는 것도 포함한다.

다음의 질문이 적절한 계획에 도움이 될 것이다.

환자가 다음을 가지고 있는가?

- 좋은 대처기술, 그러나 현재 과부하 상태?
- 대처기술 부족?
- 지배 및 통제감을 느끼기 위해 다른 감정은 감추고 분노 또는 폭력을 사용하는 경향?
- 신경증 혹은 만성 정신장애?
- 폭력 경향성?
- 분노 경향이 있는 인지적 결핍(환경자극에 대한 왜곡된 인지)?

표 24-1 사전폭력단계: 단계적 축소접근법

간호중재	이론적 근거
1. 분노나 공격적 행동에 관심을 기울인다. 가능한 빨리 반응한다[BOX 24-1].	1. 분노행동을 제한하고 비효과적으로 한계를 설정하는 것은 폭력으로 확대되는 가장 흔한 요인이다.
2. 당신이 환자 편임을 강조한다(예: "우리는 당신을 해치려는 게 아니라 도와주고 싶어요.") 그리고 "이곳은 안전한 곳이고 당신은 안전합니다." 간호사는 환자의 입장에 서야 하며 대립적 관계로 보여서는 안 된다.	2. 환자가 통제력을 회복하는 것을 도와주려는 동맹으로써 자신을 설정하라. 절대 자극이나 협박을 사용하지 않는다.
3. 개인적 안전을 평가하고 스스로를 보호한다.	3. 환경에 주의를 기울인다. • 문을 열어놓거나 복도를 활용한다. 조용한 장소를 선택하되 다른 직원이 볼 수 있어야 한다. • 빠른 탈출구를 확보한다. • 불편하다면 주위에 다른 직원을 배치한다. • 더 분노한 환자일수록, 더 간격을 두어야 안정감을 느낄 수 있다. • 분노한 환자에게 절대 등을 보이지 않는다. • 가정방문 시 동료와 동행한다. • 통제력을 벗어나는 행동상승 징후가 보이면 환자로부터 즉각 떠난다.
4. 차분하고 통제됨을 보인다.	4. 누군가 통제력을 가진 것을 인지하는 것은 통제력을 잃기 시작한 대상자를 편안하게 하며 진정시킬 수 있다.
5. 공격적인 환자가 소리지르는 동안 말하려 하지 않는다.	5. 환자와 큰 소리로 다투는 것은 분노와 폭력을 상승시킬 뿐이다.
6. 비도발적이고 무비판적인 어조로 부드럽게 말한다.	6. 목소리 톤이 낮고 차분하며 말을 천천히 하면, 다른 사람들의 불안 정도도 감소한다.
7. 진실성과 관심을 표한다. • 조롱하는 듯한 태도로 대하지 않는다. • "지금 어떤 게 도움이 될까요"라고 묻는다	7. 증상이 심한 조현병 환자도 자극적이지 않은 인간적인 관계와 걱정과 보살핌의 표현에 반응할 수 있다.
8. 명확하고, 지속적이며, 시행 가능한 행동한계를 설정한다([BOX 24-2] 참조) (예: "다른 환자에게 화나는 건 알겠지만, 협박해서는 안돼요. 분노제어가 안되면 우리가 도와 줄게요.").	8. 환자에게 행동한계를 준수하지 않을 경우의 결과에 대해 이해시킨다.
9. 환자가 원한다면 환자와 간호사가 45도 각도로 앉는다. 환자 앞에 우두커니 서 있거나 뻔히 쳐다보지 않는다.	9. 45도 각도로 앉아 있으면 간호사와 환자를 동등한 위치에 두면서도 시선을 자주 끊을 수 있게 한다. 편집증적 환자는 앞에 서거나 응시하는 것을 협박이나 조종하려 한다 해석할 수 있다.
10. 환자가 이야기를 시작하면 듣는다. 그리고 명료화 기술을 사용한다.	10. 환자가 자신의 이야기를 들어주고 이해 받는다고 느끼면 라포형성에 도움이 되고, 에너지를 생산적으로 전환시킬 수 있다.
11. 환자의 표현된 요구가 합리적이든 비합리적이든, 가능하든 불가능하든 상관없이 인정하라.	11. 간호사가 공격성의 핵심을 이해하려 한다는 인식을 심어주고, 환자의 요구가 어떻게 생산적인 방법으로 충족될 수 있는지 판단한다.

다음 상황이 필요한가?

- 분노를 다루는 새로운 기술을 환자에게 교육하기 위한 심리치료적 접근법?
- 폭력을 예방하기 위한 즉각적 중재(단계적 축소기법, 강박, 격리, 약물투여)?

다음 환경을 제공하는가?

- 안전하고 치료적인 환경?
- 환자의 사생활 보호?
- 환자에게 충분한 공간인지 혹은 병실이 과잉수용인지?
- 구조화된 활동시간과 조용한 자율시간 간의 건강한 균형?

직원에게 다음 기술이 필요한가?

- 언어적인 단계적 축소기술에 관한 추가적 교육?
- 환자에게 행하는 가혹하고 제멋대로의 접근법과 관련된 상담중재?
- 강박기법의 추가적 훈련?

5. 간호수행

1) 안전

안전도모는 항상 첫 번째 고려사항이다. 당신의 안전을 최우선으로 여겨라. 당신이 차분하게 의사소통하기 위해서는 먼저 스스로가 안전하다고 느껴야 한다. 증원이 필요할 경우 직원과 다른 사람들에게 경고해야 한다. 환자가 제한된 중재를 최소한으로 경험하면서도 아무도 다치지 않는 것이 목표이다. 다음은 분노하고, 공격성을 가지거나 폭력적인 환자를 다룰 때 가능한 중재목록이다.

- 개인을 조용하고 차분한 곳으로 이동시킨다.

- 모든 환자는 입원 시 또는 면회 후 반입품이나 위험한 물건이 있는지 살펴보아야 한다.
- 환자와의 거리를 유지하여 개인적인 위험을 최소화한다. 환자로부터 최소한 한 팔 이상의 거리를 유지한다. 환자가 불안해하거나, 필요하다면 좀 더 거리를 유지해도 괜찮다. 당신의 직감을 믿어라.
- 환자에게 적당한 공간을 제공하고, 직원들이 분노상승 상황에서 반드시 쉽게 빠져나올 수 있도록 한다.
- 경보장치의 위치를 숙지하고, 필요할 경우 다른 직원들로부터 지원을 빠르게 요청할 수 있어야 한다. 안전을 확실히 하기 위해서 신체 경보기를 착용해야 할 필요도 있다.
- 탈출전략은 간호사와 환자 모두에게 적용된다. 간호사는 환자와 문 사이에 자리 잡아야 한다. 환자와 얼굴을 맞대는 것은 대립적인 것으로 받아들여질 수 있으며, 환자가 덫에 빠진 느낌을 가질 수 있다. 옆으로 살짝 비켜서 환자가 앉을 수 있게 하는 것이 더 낫다.
- 분노발생 초기에 단계적 축소기술을 사용하여 한계를 설정한다[BOX 24-2].
- 직접 접근: "폭력은 용납되지 않습니다." 가능한 결과를 설명한다(약물투여, 강박, 격리). 혼란스러운 환자 또는 정신과 환자에게 가장 효과적.
- 간접 접근: 환자가 혼란 혹은 정신질환이 없는 경우, 간접 접근을 사용한다. 환자에게 선택권을 준다. "환자분은 약을 복용하는 것, 면회실(또는 복도)에 가는 것, 아니면 격리실에서 덜 불안할 때까지 앉아 있는 것을 선택할 수 있어요."

BOX 24-2 한계설정하기[7)]

1. 환자나 그 외 사람들을 보호해야 할 필요가 있는 경우에만 한계를 설정한다.
2. 한계를 초과하는 경우에 대해 현실적이고 수행 가능한 결과를 설정한다.
3. 사고가 발생되기 전에 한계를 지키지 않았을 때의 한계와 결과를 환자가 인식할 수 있게 한다. 한계가 무엇인지, 결과가 어떻게 될지 그리고 그에 대한 감정과 반응은 어떠한지에 대해 분명하고, 정중하며, 단호하게 이야기할 기회가 환자에게 주어져야 한다.
4. 모든 한계는 전 직원들에 의해 지지되어야 하며, 치료계획으로 문서화되고 모든 관련된 사람에게 구두로 전달되어야 한다.
5. 전 직원이 한계를 중단하는 결정을 할 때, 그 결정은 원하는 행동이 지속되는 것을 기본으로 결정해야 한다. 환자가 가끔씩 노력하거나 약속을 지키겠다고 말하는 것만으로 한계를 중단하지 않는다.
6. 직원들은 지속적인 한계를 유지하는 데 있어 발생하는 어려움을 해결하기 위해 각자의 계획을 수립해야 한다.

분노상승이 시작된 환자와 면담할 때:

- 관찰한 사항으로 피드백 제공: "당신은 매우 화가 나 보여요." 이런 관찰은 환자의 감정을 탐색하고 상황에 대한 단계적 축소를 일으킬 수 있다.
- 환자의 행동이 계속하여 상승할 때, 면담을 종료하고 직원들이 환자의 안전(그리고 모든 다른 사람의 안전)을 제공할 것임을 확신시키고, 환자를 떠난다.
- 충분한 직원이 확보되어야 힘을 보여줄 수 있으며, 대치를 피할 수 있다. 환자와는 지정된 한 사람만 대화하고, 다른 직원들은 자극적이거나 위협하지 않는 상태로 있을 필요가 있다.
- 팀이 보조하지 않는 것이 적절해 보인다면, 환자에게 자발적으로 조용한 방으로 걸어갈 수 있는 기회를 준다.
- 팀과 함께이거나 강박상태가 가능하도록 준비되어 있지 않았다면 환자와 접촉하지 않는다.
- 강박과 격리상황이 발생하면 팀은 단일조로 기능하며, 각 구성원이 팔, 다리를 담당하여 미리 연습한대로 혹은 팀 프로토콜이나 규정에 따라 움직인다.
- 늘어뜨리는 귀걸이, 목걸이, 묶은 머리를 피한다. 환자가 이것에 집중하여 잡아당기고 심한 부상을 입힐 수 있다.

2) 폭력주기의 단계별 간호중재

환자폭력에 대한 대응이나 예방을 위한 중재를 고려할 때 폭력의 단계를 이해하는 것이 도움이 될 수 있다. 폭력단계는 사전폭력단계, 폭력단계 및 사후폭력단계로 구분한다.

(1) 사전폭력단계: 단계적 축소접근법

사전폭력단계에서 환자는 쉽게 동요할 수 있다. 직원들은 언어적 소통기술, 단계적 축소 및 손상 없이 강박할 수 있는 신체적 기술 훈련이 요구된다. 직원들이 더 숙련되어 있을수록 직원이나 환자가 부상을 입을 확률이 줄어든다. 이 단계에서는 언어적 중재만으로도 충분하다. 이 단계의 중재는 [표 24-1]을 참조한다.

이 과정 전반에서 환자의 자존감과 존엄성을 유지해야 한다. Linehan(1993)은 간호사들이 다음을 전제로 할 때 환자의 존중이 유지될 수 있다고 하였다.

- 환자는 최선을 다하고 있다.
- 환자도 스스로가 나아지길 바란다.
- 환자의 행동은 그들 관점에서는 이해되는 행동이다.

공감적 의사소통의 사용은 분노와 불안을 감소시키는데 도움이 될 수 있다. 예를 들어, "당신이 매우 고통스럽고 혼란스러운 것 같네요", "당신은 도움을 받기 위해 이곳에 왔고, 우리는 무슨 일이 일어나고 있는지 알아내려고 노력할 거예요" 그리고 "우리가 도울 수 있게 해줘요, 걱정하지 말아요." 이런 의사소통은 환자가 안전한 환경에 있고 모두 그를 치료하기 위해 이곳에 있으며, 직원들이 그가 어떤 일을 겪고 있는지 알고 있다는 느낌을 강화시킬 수 있다.

사례

자동차 사고를 겪은 24세 남성이 골반골절로 침대에 누워있다. 입원 첫날 그는 자신의 병실을 지나가는 모든 간호사에게 소리를 지르고, 욕설을 내뱉으며 간호사들이 병실로 들어오기를 요구한다.

중재

담당 간호사는 저녁 무렵 환자가 소리치자 그의 문 앞에 멈춰 선다. 그녀는 차분하고 비꼬지 않는 방식으로 약간의 불신을 보여주었다. "이런 방식이 당신에게 효과가 있나요? 환자분이 그렇게 소리치면 간호사들이 정말 들어오던가요?". 환자는 불만스럽게 반응하며, 자신의 행동은 치료에 대해 불만을 표시하는 것이라고 정당화한다. 간호사는 대답한다. "제가 보기엔 환자분은 본인이 원하는 때는 언제든 치료를 받아야 한다고 생각하는 것 같네요." 환자는 침대변기를 20분이나 기다렸으며, 어떻게 해야 그녀가 좋아할 수 있겠냐며 큰 소리로 대답한다. 간호사가 그에게 침대변기를 가져다 주고 나서 그는 어느 정도 차분해진다. 간호사의 이전 질문이 그의 주의를 끌었던 것이다. 여기서 간호사는 그녀 혹은 다른 간호사와 연락할 수 있는 대안을 알려주기로 한다. 해당 대안은 즉각적으로 환자에게 받아들여진다.
의료관계자가 환자에게 다른 대안이나 그들의 욕구를 만족시킬 수 있는 좀 더 건강한 방법을 가르쳐주면, 환자는 자신의 상황에서 더 많은 선택기회와 통제력을 가진다.

(2) 폭력단계

① 약물치료, 격리 및 강박

미국정신간호사협회[2]의 격리와 강박 실무표준은 다음과 같다.

표준: 직원이 자 · 타해 위험이 있는 환자에게 제공하는 치료로써 강박과 격리에 참여하는 모든 직원은 훈련을 받아야 하며, 응급상황을 다루는 모든 측면에서 능숙한 역량을 갖추어야 한다.

병원 어느 부서에서 일하게 되더라도 격리, 강박 프로토콜을 반드시 숙지해야 한다.

환자가 폭력단계로 진행한다면 직원은 빠르게 반응해야 한다. 일반적으로 최소 다섯 명 이상의 팀 접근법이 저항하는 환자를 강박하는데 좋지만, 필요하다면 팀을 더 많은 인원으로 구성할 수도 있다. 한 사람의 리더를 정하여 환자와 주로 소통하고, 팀의 다른 구성원들에게 적절한 지시를 내린다. 다음 중재는 약물투여, 격리 혹은 신체적 강박을 포함한다.

격리는 "환자 혹은 물리적으로 나갈 수 없는 방에 비자발적으로 감금하는 것을 말한다. 이는 폭력이나 자해 행동을 관리할 때만 사용해야 한다".[2]

강박은 다음과 같은 의미를 가진다.

- 수동적 방법 또는 신체적, 기계적 장치 또는 물체나 장비로 팔, 몸 또는 머리를 자유롭게 움직일 수 있는 범위를 제한하거나 움직일 수 없게 한다.
- 환자의 행동을 관리하거나 환자의 자유로운 움직임을 제한하기 위해 투여하는 약물을 말하며, 환자의 표준 치료를 벗어나는 투여량을 벗어나기도 한다.[2]

항상 최소한의 제한적 수단의 강박이 먼저 시도되며, 격리와 강박은 반드시 다른 대안적 중재(예: 외상정보에 근거한 접근법, 언어적 중재, 약물투여, 감각자극 저하, 특정문제에 대한 자극제거, 의미 있는 타인의 참석, 환자의 24시간 1:1 관찰을 수행할 보호자 활용 등)가 시도된 후에만 사용된다.

격리 혹은 강박은 다음 상황에서 사용한다.[2]

- 환자의 존재가 자신이나 타인에게 명백한 위험으로 작용하는 상황
- 환자는 법적 구금으로 비자발적인 치료를 받고 있으며, 탈출위험이 있는 것으로 판단되는 상황
- 환자가 스스로 격리되거나 강박되기를 요청한 상황

Zeller와Wilson(2015)은 격리 혹은 강박사용을 결정할 때 다음을 제안한다. "환자가 다른 환자들에게 즉각적인

위험이 된다면 강박이 필요하다. 하지만 환자가 단순히 비협조적이고 지장을 주는 정도로 타인에게 위협이 되지 않는다면, 격리를 고려해 볼 수 있다. 환자가 조용한 방에 앉아 있을 의향이 있으면, 잠그지 않은 격리 방을 시도해 볼 만하다. 그렇지 않다면 잠금 격리가 바람직하다. 하지만 환자가 격리 도중 스스로에게 위험이 된다면 강박이 적절하다. 강박되어 있어도 환자는 행동할 수 있다."

정신약물치료법이 개발되기 전에는 격리와 강박이 공격성 행동을 다루는 데 있어서 가장 일반적인 방법이었다. 과거 반세기 동안 효과적인 약물치료의 발달로 격리와 강박 사용은 급격히 감소하였다.

환자는 의사의 처방 없이(구두, 서면 혹은 전화로) 강박이나 격리조치 되어서는 안 된다. 비상사태 시 처방이 불가능할 때는 자격을 갖춘 직원이 강박이나 격리를 시작하고, 여러 방법을 강구해서 환자에 대해 1시간 이내에 의사에게 보고해야 한다. 강박은 직원이 지속적인 언어 및 기타 진정전략으로 환자의 단계적 축소를 유도하고, 가능한 빨리 강박이 해제되어야 한다. 성폭행이나 외상의 과거력을 가진 환자에게 물리적 강박은 피해야 하며, 질식, 급성 심장허탈 등 신체적 위험상태에 있는 환자에게는 금지되어야 한다.

일단 강박된 환자는 모든 상해로부터 보호되어야 한다. 팀의 각 구성원들은 신체 강박조치의 올바른 사용과 물리적 강박법에 대해 훈련 받은 상태여야 한다. 환자에게 접근하기 전에 팀을 구성하여 구성원들이 각자 어느 팔, 다리를 맡을지 알고 있어야 한다. 간호사는 환자에게 단호하면서도 차분한 방법으로 팀이 무엇을 할 것이며 왜 하는지 설명해야 한다. 강박 시에는 환자에게 목적과 팀 구성원의 행동 이유에 대해 설명을 해야 한다. 때론 환자가 자발적으로 격리실로 이동하기도 한다.

환자가 강박된 후에 간호사는 환자의 상태와 의사의 처방에 따라 신경안정제, 항히스타민제 혹은 항정신병약물을 근육주사한다. 간호사의 역할은 환자에게 약물투여에 대해 설명하고 환자가 안전하게 강박되어 있는지 확인하고 처방된 약물을 투여한다. 이러한 처치가 진행되는 동안 간호사는 환자를 지켜보면서 차분하고 안정된 목소리로 단호하게 소통해야 한다.

환자가 강박상태로 격리중인 경우 세심하게 관찰하면서 다시 병동활동으로 돌아갈 수 있는지 판단해야 한다. 잠긴 출입문의 창을 통해 보통 15분마다 면대면 관찰을 수행하며, 14세 이하의 환자는 지속적인 면대면 관찰을 해야 한다. 재통합은 점진적이며 자극 증가를 다룰 수 있는 환자의 능력에 맞춰야 한다. 재통합이 환자에게 너무 벅차며 동요가 증가되는 결과를 가져올 경우, 환자는 격리실이나 다른 조용한 장소로 이동해야 한다.

일반적으로 구조화된 재통합이 가장 좋은 접근법이다. 일례로, 재통합은 4부위 강박에서 2부위 강박으로 줄이는 것으로 시작할 수 있다. 환자에게 더 이상 폐쇄 격리실이 필요하지 않으면, 명시된 휴식시간을 주어 방을 벗어나 병동 환경으로 천천히 이동하게 할 수 있다. 환자가 통제력을 유지한 채 조용하고 부드러운 조명과 환자가 적은 병동에 익숙해질 때까지 휴식시간을 점진적으로 늘릴 수 있다.

사례

19세 남성 환자는 2년간 사지마비 상태이다. 환자는 초등학교부터 시작한 물질남용 과거력을 가지고 있고, 장기 목표설정 및 노력이 불가능하며, 일차적인 대처방식으로 분노와 위협을 사용한다. 환자가 정신과 병동으로 입원한 이유는 자살충동 증가 때문이다. 그는 자신의 분노하는 방식이 "사람들에게 욕하기"와 "휠체어에 탄 채 사람들에게 달려들기"라고 직원에게 분명하게 이야기했다. 그러나 병원에서의 휠체어 습격은 격리되는 결과를 낳을 뿐이었고, 그는 이것을 견딜 수 없어 했다. 그는 직원들에게 분노관리에 대한 도움을 요청했다.

중재

담당 간호사는 환자의 분노유발 원인에 대하여 인터뷰 시간을 가진다. 환자는 여러 사안이 자신을 "화나게 한다"고 밝혔는데, 아무도 자신의 말을 들으려 하지 않고, 직원들에 의해 통제받는 느낌이라고 했다. 환자의 통제력 향상을 위해 간호계획에 환자를 참여시켰다. 직원이 환자에게 집단치료에 참여하라는 지시를 하는 상황으로 환자와 간호사는 역할극을 수행했다. 이런 상황은 보통 환자를 분노하게 하고 공격적으로 만들지만, 역할극을 수행하는 상황에서 그는 다른 대안의 의사소통기법으로 자신의 감정을 직원에게 알리고, 분노를 관리하는 것을 "시험해 보기"로 했다. 더불어 환자는 간호사와 직원에게 욕하지 않고, 휠체어로 누구도 공격하지 않겠다는 행동계약을 했으며, 화가 날 때 문제를 직원에게 알리는 비폭력적인 해결책을 찾고자 했다.

결과

이 환자는 동기부여 요인이 있었고 개인적 통제력을 얻었기 때문에 이런 제안에 대해 긍정적으로 반응했다. 더불어 수용되지 않는다는 느낌과 통제력을 상실한 것이 대부분의 분노 기저에 작용함이 분명해지자, 환자는 문제해결책을 찾을 수 있었다. 그는 이야기를 듣고 이해하는 효과적이고 적절한 방법을 빠르게 개발하였다. 또한 그가 통제력을 상실했다고 느낄 때 소통하는 것과 그에게 특히 중요한 문제가 되는 통제에 대해 창의적인 방법으로 협상하는 데 익숙해졌다. 환자가 좌절할 때마다 나타났던 자살충동 또한 사라졌다.

② 강박과 격리 사용보다 더 나은 대안: 회복모델

Sivak(2012)은 격리와 강박의 치료적 가치를 뒷받침할 만한 증거가 없다는 사실을 지적하며, 격리와 강박 때문에 정신질환자 150명이 사망하고, 더 많은 수가 정신적으로 피해입고, 상처받고, 정신적 외상을 받는다고 보고한다.[21] 이에 따라 회복모델에 집중하는 새로운 접근법이 연구되고 있고 격리와 강박사용을 줄이기 위해 노력하고 있다. 회복운동에서 제시하는 잠재적인 중재법은 안정의 방comfort rooms사용이다. 환자들이 불안과 스트레스로부터 자기관리를 위해 자발적으로 갈 수 있는 "특별한 방"을 정신병동에 따로 만드는 것이다.[19]

회복모델 접근법과 "트라우마 간호접근trauma-informed approach"의 사용은 격리와 강박사용 감소에 효과적이라고 보고되었다.[2] 트라우마 간호접근과 트라우마-특이적 중재trauma-specific interventions는 외상결과를 감소시키고 회복을 촉진한다.[22] "

트라우마 간호 프로그램, 조직 및 체계:

- 외상의 광범위한 영향을 인식하고 회복의 잠재적 경로를 이해한다.
- 대상자, 가족, 직원 및 기타 관련된 사람들의 외상 징후와 증상을 인지한다.
- 외상에 관한 지식을 의료 정책, 절차, 실무에 통합하여 대응한다.
- 적극적으로 재외상re-traumatization의 방지를 추구한다."

트라우마 간호접근은 규정된 관행이나 절차보다는 **6가지 핵심원칙**을 준수해야 한다.

- 안전
- 신뢰성과 투명성
- 동료 지원
- 협업과 상호성
- 권한부여, 주장과 선택
- 문화적, 역사적, 성 문제

(3) 사후폭력단계

일단 환자가 더 이상 강박 혹은 격리를 필요로 하지 않는다면, 직원자신과 환자가 함께 해당사건을 검토해야 한다. 환자와의 논의는 치료과정에서 중요한 부분이다. 사건을 검토함으로써 환자는 상황으로부터 배울 점을 찾고, 통제불능행동을 유발하는 스트레스 요인을 확인하며, 추후 스트레스에 반응하는 대처방식을 계획할 수 있다.

3) 간호사의 비판적 자기보고

폭력사건에 대한 직원분석(비판적 자기보고)은 여러 이유에서 중요하다. 첫째, 환자에게 양질의 진료가 제공되었는지 확인하기 위해 검토가 필요하다. 직원들은 환자에 대한 그들의 반응을 비판적으로 점검해야 한다. 다음을 포함한 질문에 답해 보자:

- 폭력을 막기 위해 우리가 취할 만한 조치가 있었는가?
- 만약 있었다면, 무엇을 할 수 있었으며, 왜 이번 상황에는 그 조치를 취하지 못했는가?
- 팀이 단합하여 행동했는가? 팀 구성원이 병동의 규정과 절차에 따라 행동했는가? 아니었다면 왜 아니었는가?
- 폭력환자 대응과 관련해 추가적인 직원교육이 필요한가?
- 직원들은 이 환자에 대해, 이 상황에 대해 어떻게 느끼는가? 공포나 분노를 반드시 이야기하고 해결해야 한다. 그렇지 않으면 환자를 징벌적, 비치료적 방식으로 대할 수 있다.

둘째, 불행히도 직장 내 폭력의 영향은 사건이 끝난 후에도 사라지지 않으며, 피해자 개인만 피해를 보는 것이 아니다. 때때로 일부 간호사나 직원들이 내면화(우울, 회피, 위축) 혹은 외면화(분노, 폭발, 기분동요)로 사건에 대한 정서적, 행동적 반응을 보일 수 있다. 이는 비정상적인 사건에 대한 정상적인 반응이다. 기관은 모든 직장폭력에 대해 장기적인 심리후유증을 예방하기 위한 경과보고와 지지를 제공할 의무가 있다. 환자폭력은 직원사기, 생산성, 병가사용, 이직요청 및 결근에 영향을 준다. 특히 직원들 중 부상이 발생하면 더욱 그렇다. 병동 직원들은 동료들뿐만 아니라 안전한 환경을 유지하기 위해 기관의 정책이나 절차로도 보호받고 있다고 느껴야 한다.

4) 폭력사례의 기록

대부분의 시설은 표준화된 격리와 강박 기록을 제공한다. 폭력을 방지했거나 실제로 발생한 상황에서 간호사가 반드시 문서화해야 하는 몇 가지 영역이 있다.

- 격리 혹은 강박의 이유
- 사전폭력단계에서 나타났던 행동의 평가(시간)
- 간호중재와 환자의 반응(시간)
- 사용한 중재 검토
- 폭력단계에서 환자행동의 세부적인 설명
- 위기를 완화시키기 위해 사용한 모든 간호중재
- 중재에 대한 환자의 반응
- 환자를 사정한 후 약물투여, 격리, 강박을 위해 호출한 모든 사람의 이름(시간)
- 환자가 강박 혹은 격리된 시간
- 환자가 강박 혹은 격리되어 있는 동안 수행한 중재 및 관찰(음식, 화장실, 활력징후, 진술내용 그대로 및 일반적 행동; 법에 따라 15~30분 간격으로)
- 직원이나 환자의 모든 부상
- 환자가 병동 환경으로 돌아가는 과정(시간과 행동)

5) 기타 병원 환경–증가된 불안과 분노 예상하기

많은 사람들에게 병원은 외롭고 무서운 장소일 수 있다. 환자들은 그들의 의견이 무시된다고 생각하며, 취약하고, 무가치하고, 겁먹고, 자신의 상황을 통제할 수 없고, 피곤하다고 느낄 수 있다. 몇몇 환자는 특히 증가하는 분노와 자율성 상실에 대한 반응으로 폭력을 사용할 수 있다. 그러므로 대처능력이 부족한 정신질환자나 신경학적인 문제를 가진 환자들은 상황을 자신이 통제하거나 지배하고 싶은 욕구로 인해 분노, 협박 혹은 폭력을 일으킬 수 있다. 또한 바람직한 대처방식을 모르거나 제한적인 시도가 성공적이지 못할 때 분노가 일어날 수 있다. 이런 환자들의 분노와 폭력이 특히 위험하다.

물질이나 알코올의존으로 입원한 환자는 물질을 사용할 수 없다는 불안감 때문에 더 그렇다. 또한 대처능력의 한계를 가진 대상자들은 성격 상 외부로 비난하는 경향이 있다. 중재는 환자의 요구를 이해하고 만족하려는 시도로부터 시작된다. 예를 들어, 기저불안은 마음을 편하게 하는 물건(예: 디카페인 커피, 카드놀이)을 요청하기 전에 구비함으로써; 라포형성에 도움을 주고, 상징적으로 환자에게 안정을 준다. 불안은 불확실성을 줄임으로써 최소화될 수 있다. 이 전략은 명확하고 구체적인 의사소통을 포함한다. 간호사가 할 수 있는 것과 할 수 없는 것에 대해 명료하게 제시하고, 간호사의 권한 내에서 제공할 수 있는 어떤 것에 대해 "yes"라고 말하는 것은 유용하다.

불안중재는 잡지, 액션 만화책 혹은 비디오게임 등과 같은 주의분산을 이용한다. 일반적으로, 주의를 분산시키는 것들은 색이 다양하고 지속적인 주의를 필요로 하지 않는 것이 적합하며, 환자의 흥미나 능력에 따라 다를 수 있다. 기저불안수준이 높고 대처기술이 제한적인 환자들은 치료팀과 상호작용이 가능할 때 도움을 받을 수 있다. 이는 매일 특정 시간에 의사 혹은 팀의 구성원 한 명과 대화하기 등을 포함할 수 있다

몇몇 환자들은 제한적 대처기술을 가지고 있기 때문에 일단 불안이 조절되면 간호중재는 대처방식 및 전략 교육이 필요하다. 불안과 좌절에 대응할 수 있는 도구가 많아지면 환자들은 선택할 기회를 갖게 되고, 행동을 동제하는 감각이 증가된다.

보통 분노는 간호사를 향한 언어폭력으로 시작된다. 대안을 교육하고자 하는 시도가 성공적이지 못했을 때 다음과 같은 중재를 사용할 수 있다.

1. 욕설이 시작되자 마자 병실을 떠난다. 상황이 잠잠해지는 특정 시간(예: 20분 후)에 간호사가 돌아올 것이라고 환자에게 알려준다. 이는 단호한 방식으로 이야기한다. 간호사가 다른 절차를 진행하고 있어서 즉각적으로 떠날 수 없을 때는 대화를 중단하고 환자의 눈을 응시하며, 해당 작업을 가능한 빠르고 효율적으로 끝내고 병실에서 나온다. 간호사가 환자를 질책하거나, 협박하거나, 징벌적으로 반응하는 것을 피해야 함에 주의한다.
2. 두 번째 중재를 사용해야만 폭력으로 이끄는 관심을 성공적으로 종결시킬 수 있다. 이 단계는 환자의 긍정적 참여와 비폭력적 소통강화를 필요로 한다. 중재에는 질병과 관련되지 않은 주제로 대화하기, 요청에 반응하기 혹은 감정적 지지를 제공하기 등이 있다.
3. 정기적으로 언어폭력을 반복하는 환자들에게는, 환자가 폭력적이지 않은 시간만큼 간호사와의 접촉(예: 매

30분 혹은 매 60분 마다)을 할 수 있도록 하는 예측 가능한 계약이 가장 좋다. 이 계약은 간호사가 서로 동의한대로 예정된 접촉을 지속하고 다른 직원들도 계약에 대해 알고 있어야 하며, 일관성을 유지해 그들이 부주의하게 환자의 부수적인 요구에 반응함으로써 계약을 파기하지 않도록 해야 한다. 만약 환자의 질병이나 부상이 예정된 접촉 시간 외에 간호를 필요로 한다면 그런 방문은 차분하고 간략한 방법으로 이루어져야 한다. 계약은 환자와 함께 협상해야 하며, 만나고 의견을 말하고 싶은 환자의 불안을 해결해야 한다.

적절한 중재를 수행하는 것은 간호사가 위협을 느낄 때 어려울 수 있다. 습관적으로 분노와 협박을 사용하는 환자들은 개인적 혹은 지적하는 발언에 매우 능숙한 경우가 많기 때문에 이들과의 관계유지는 어려울 수 있다. 여기서 중요한 사실은 환자가 사실상 간호사를 개인적으로 알지는 못하므로 그들이 정확한 판단을 하기엔 충분한 근거가 없다는 점을 유념하는 것이다. 또한 간호사는 환자의 반응을 다른 직원 또는 가족과 나누거나 중요한 사건으로 보고할 수 있다.

6) 신경인지장애환자의 공격행동

인지장애환자는 특히 공격적인 행동의 위험이 높다. 이런 장애는 섬망, 치매(예: 알츠하이머, 다발성경색 치매) 또는 뇌손상 등이다. 지남력 상실과 동요에 대한 전통적 접근법은 현실 지남력과 약물에 크게 의존하였다. 현실 지남력은 환자에게 장소, 날짜, 현재 삶의 상태와 관련된 올바른 정보 제공하기로 구성된다. 어떤 환자에겐 오리엔테이션이 아예 효과가 없을 수 있다. 인지장애 때문에 환자는 더 이상 "현실로의 진입" 이 불가능해지고, 겁먹고, 동요되며, 공격성을 가질 수 있다. 진정제가 동요를 진정시킬 수 있지만, 때에 따라서는 이득보다 위험이 더 클 수 있다. 진정작용은 환자의 감각을 더욱 흐리게 하고 지남력 상실을 악화시켜 추후 낙상이나 부상 위험을 더욱 증가시킨다. 다른 중재 대안을 고려하는 것이 좋다.

인지장애가 있는 환자가 심각한 동요와 공격성을 겪는 것을 파국반응catastrophic reaction으로 부르기도 한다. 환자는 압도적인 두려움 때문에 비명을 지르거나 덤벼들거나 울 수도 있다. 조용하고 느긋한 태도를 취하는 것이 최선의 반응이다. 파국반응을 겪고 있는 환자와 접촉하는 단계는 [BOX 24-3]을 참조한다.

BOX 24-3 인지장애와 파국반응: 계약하기[15]

인지장애는 다음의 결과를 낳는다.
- 감각자극 해석능력 저하
- 감각자극 수용능력 저하

돌발행동은 환경이 통제되지 않는다는 공포나 감정을 나타낸다.
이차적으로 동요된 사람이 발생하면(예: 직원) 전체적인 동요가 증가한다. 그러므로
1. 환자를 60cm 정도의 거리에서 마주하고 가능한 차분함과 느긋한 태도를 유지해야 한다.
2. 환자의 이름을 말한다.
3. 환자와 시선을 맞춘다.
4. 미소 짓는다.
5. 필요하다면 시선을 맞추고 유지하기를 여러 번 반복한다.
6. 조심스럽게 접촉하며 음성을 부드럽게 유지한다(환자는 보통 목소리 톤을 맞추거나 음성도 낮춘다).
7. 환자에게 화장실을 사용해야 하는지 물어본다.
8. 환자가 통제력을 회복하도록 돕는다—무엇이 필요한지 물어본다.
9. 환자의 감정을 확인한다. "환자분 화가 난 것 같네요. 병원이 조금 혼란스러우시죠."
10. 짧고 간단한 단어를 사용한다. 복잡한 설명은 더 많은 소음만을 발생시킬 뿐이다.
11. 감각을 자극하는 요소를 줄인다.
12. 환자가 스스로 자극을 주는 리듬을 맞출 수 있는 요소를 사용할 수 있게 한다(예: 콧노래, 흔들의자).

자신의 배경이나 상황을 잘못 인지하는 환자들은 인정요법validation therapy으로 안정화될 수 있다. 일부 지남력 상실 환자는 자신이 어리다고 믿고 어렸을 적 중요했던 작업으로 돌아가야 한다고 느낀다. 예를 들어, 노년 여성이 집으로 돌아가 아기를 돌봐야 한다고 주장하는 경우가 있다. 환자에게 아이가 이미 다 자랐고 더 이상 집이 없다고 이야기하는 것은 잔인할 뿐 아니라 비치료적이며, 그녀를 더욱 동요시킬 것이다. 환자의 요구 뒤에 있는 감정을 환자에게 반영하고 이해하며, 환자의 걱정에 관심을 표하는 것이 더 도움이 된다.

환자를 새로운 환경에 순응시키기보다 환자에게 현재 배경이나 상황을 더 설명해 보도록 한다(예: 집에 돌아가야 하는 다른 이유). 대화 중에 간호사는 환자의 스트레스 요인으로 보이는 기저요인을 언급할 수 있다. 예를 들어, 집에 돌아가 그녀의 아이들을 돌봐야 한다고 믿는 환자에게 간호사는 자녀에 대해 더 묘사해 보라고 요청할 수 있다. 간호사는 환자가 자녀들을 그리워하며 외로

워 하고 있음에 주목할 수 있다. "환자분, 자녀들이 그리우시죠, 병원이 외로운 곳일 수 있어요."

간호사는 환자의 삶에 관심을 주며 환자에게 믿을 수 있는 안전하고, 이해할 수 있는 사람으로 인정받을 수 있다. 그로 인해 환자는 안정을 찾고 지남력의 재조정에 더 개방적이 된다. 환자를 이런 방식으로 지지해주면 "물론 아이들은 다 커서 이제 자기 스스로 잘 하고 있겠죠."라고 하면서 지남력을 회복한다.

7) 정신치료

만성 공격성 관리하기는 각 개인에게 적절한 치료접근법을 수립하기 위해 포괄적인 신경심리학적 검사와 인지행동평가가 이루어져야 한다. 정신약물학적 치료 외에도 개별치료는 행동관리, 인지행동요법, 가족중재 및 정신사회적 지지를 포함할 수 있다.[10] 인지행동평가는 만성적으로 공격적인 환자에게 가장 적절한 정신치료적 접근법이다. 평가자료는 공격행동의 유형, 정신병 진단 및 환자의 지적 능력을 고려하여 얻는다. 행동요법은 한계설정, 전환 및 방향설정 기법, 이완, 바이오 피드백 등이 있다.

Gerken 등(2016)은 트라우마간호 접근법 및 약물치료를 병행하는 것은 강박과 격리 필요성을 줄이는데 훨씬 성공적이라고 제안하였다.

8) 약물학적 치료

공격성, 적개심 및 폭력행동은 보통 근원적인 정신적 혹은 의학적 장애의 결과물이다.[10),14)]

(1) 급성 공격성 약물치료

기저질환치료가 효과적이지 않다면 혹은 근원이 되는 질환이 불분명하다면, 약물투여가 가장 유일한 치료법일 것이다. Benzodiazepines은 급성 공격성 사건에서 특히 일시적 통제를 위해 우선적으로 선택된다.

Benzodiazepine은 안전하지만 특정 성격장애를 가진 환자에서는 역설적 반응을 일으킬 수 있다.[10] 2세대 항정신병약물, 특히 ziprasidone(근육내 주사) 혹은 olanzapine(근육내 주사 및 구강투여)은 응급상황에서 유용할 수 있다.[10]

표 24-2 만성 공격성에 사용하는 약물[14]

약물	관련 기능
항경련제(예: carbamazepine)	불안정한 기분, 충동조절장애, 치매 등의 기질성 질환
항정신병약물	혼란스러운 행동
베타차단제(예: propranolol)	치매 등의 기질성 질환
Buspirone	기질성 질환
Clonidine	불안, 동요
Lithium	불안정한 기분, 충동성
선택적 세로토닌 재흡수 억제제(SSRI's)	분노 '공격'

(2) 만성 공격성 약물치료

정신건강의학과에서 만성 공격성은 흔한 문제이다. 공격성은 잠정 진단이 내려진 후, 적절한 약물의 치료 용량 이상이 적용된 후에만 사라질 수 있다. 치료는 정신과 혹은 의학적 상태에 맞춰 주절되어야 한다. Preston 등(2013)은 특정 상태에 따라 가장 효과적인 약물들을 개략적으로 설명하였다[표 24-2].

6. 간호평가

간호계획 평가는 분노하거나 공격적인 환자에게 필수적이다. 잘 형성된 계획은 특정 목표기준을 가지고 있다. 간호평가는 어떤 중재가 목표를 어느 정도 성취했는지 정보를 제공한다. 목표를 성취하지 못했다면 계획을 수정해야 한다.

- 평가는 정확하고 철저했는가?
- 평가자료에 따라 간호진단이 적용 가능했는가?
- 간호진단이 간호중재를 정확하게 유도했는가?
- 계획이 포괄적이면서도 개별맞춤이 되었는가?
- 중재는 적절했는가?
- 중재는 적절히 수행되었는가?
- 강박과 격리가 필요했다면 프로토콜을 올바르게 따랐는가, 환자와 직원안전이 동등하게 유지되었는가?
- 지침의 추후 사용 시 질적 향상을 위한 개선방안이 있는가?

예를 들어, 초기계획은 환자의 동요에 선행하는 환경적 자극 평가를 포함할 수 있다. 그것이 확인된 후에 계획은 자극에 대한 특정 중재를 제공한다. 그러나 동요가 어느 정도 감소하는지 주목함으로써 직원들이 접근의 효과성을 평가할 때만 계획이 작용할 것이다. 평가는 환자의 동요가 대체적으로 감소하나 몇몇 특정 상황에서는 예외임을 보여줄 수 있다. 그 다음 그런 상황에도 효과적인 방향으로 계획을 수정한다.

시뮬레이션: 분노 및 공격

시나리오

나는 조금 전 법의학과에서 열린 집단치료 세션에 참석했다. 집단 치료도중 24세 H가 몇몇 환자들과 마찰이 있었으므로 리더는 H에게 한계를 설정해야 했다. 집단치료 후, H는 나와의 첫 일대일 대면에서 집단치료 시의 모습과는 대조적으로 과도할 정도로 정중했다. 나는 H를 따라 집단치료실에서 나왔다.

치료목표

H는 다른 사람에게 친절을 베풀거나 배려하는 행동을 보이고, 여전히 자신을 남성적이라고 생각할 수 있는 사건을 1가지 이상 경험할 것이다.

학생간호사-환자 상호작용	학생간호사의 느낌	정신건강간호개념
H: (거칠고 큰 목소리로.) "한심한 XX들"	H가 우리를 위해 선택한 자리를 다른 사람들이 차지했을 때, H의 분노가 너무도 순식간에 차올라 섬뜩할 만큼 놀랐다.	H는 오늘 아침 나에게 우호적이었다가 급작스럽게 분노를 쏟아냈다.
학생간호사: "아까 집단치료에서 있었던 일에 대해 이야기하는 거죠?" (나는 간호사실에서 가장 가까운 자리로 걸어갔다. 직원들의 눈에 띄고, 필요하다면 도움의 신호를 보낼 수 있는 곳이었다.)		나는 그가 말하는 것을 이해하고 있다고 확신하기 위해 확인validate 작업을 했다. 나는 처음에 보았던 H의 정중함과 매력이 그의 성격장애와 관련 있음을 깨닫기 시작했다.
H: (크고 화난 목소리로.) "그 사람들에게 자리에서 좀 비키게 한 것이 그렇게 대단한 일입니까? 어떻게 생각해요?"		
학생간호사: "그런데 왜 그렇게 고함치고 소리지르고 했어야 했나요? 소리지르고 욕도 한 것 같은데."	그가 매우 흥분해 있어서 충분히 생각을 거쳐 나온 말이 아니었다. 나는 방어적 반응을 하고 있고, 감당할 수 있는 상황이 아니었다. 좀 쉬고 싶다고 느꼈다.	'왜'라는 질문은 비치료적이다. 그는 자신을 비판하는 것으로 여길 것이다. 나는 그가 더 흥분하지 않기를 바란다.
학생간호사: "당신이 원하던 자리에 다른 사람들이 앉아 있을 때 어떤 감정이었나요?"	'왜' 라는 질문으로 추궁하는 것보다는 그가 자신의 감정에 집중하길 바란다.	그가 자신의 감정으로 초점이 옮겨가도록 시도한다. 나는 확신이 서지 않으면, 항상 감정을 공략한다.
H: "이봐요, 난 항상 부당한 대우를 받아요. 저 리더가 다른 사람들을 더 좋아한다니까요."		이 이야기 후 그와 함께 직업 치료에 가지 않기로 했다. 그리고 지도 교수에게 이러한 방식이 적절한 지 상담 받을 예정이다.
학생간호사: "그런데 이런 일이 생기면, 당신의 감정이…음 뭐라구요?"	내 자신을 챙기는 건 괜찮다. 필요하다면 지도교수님과 직원들에게 쉽게 도움을 요청할 수 있다는 것을 알고 있으므로, 나는 H의 요구에 다시 집중할 수 있다.	나는 다시 그에게 감정에 집중하도록 질문했다.
H: "아무 것도 아니에요. 신경 쓰지 마세요."		나는 무엇이 H를 자신의 감정에 솔직하지 못하게 하는지 궁금해졌다. 그는 리더가 마치 관심 받는 것을 경쟁시키는 듯 이야기했다. 마치 형제간 경쟁처럼. 어쩌면 그의 마초적 이야기는 낮은 자존감을 감추기 위한 것일지 모른다.
학생간호사: "나도 다른 환자에게 그들이 앉았던 의자를 돌려주라고 지시 받으면 나도 불만스러울 것 같아요. 아마 당황스러울 수도 있을 것 같아요."		내 자신을 제공give information했지만, 사실은 H의 감정을 반영reflect 하려는 의도이다.
H: (시선을 피하며.) "우리 아빠였다면 그 녀석들이 이기게 했다고 날 때렸을 거예요."		
학생간호사: "당신은 아버지가 어떻게 주먹으로 가르침을 줬는지 말할 수 있어요. 내 생각엔 어떤 아이라도 이기거나 얻어맞는 상황에서 다른 사람들과 소통하기엔 엄청난 압박감을 느꼈을 거예요."	나는 H의 그 모든 허세 뒤에 커다란 무력감이 있을 수 있다는 것을 생각하게 되었다. 그에게 조금 동정심이 생겼다.	나는 "할 수 있다" 단어로 지지support를 주려 했으며, H가 과거의 학대경험과 현재의 반응 간의 연결고리를 찾을 수 있도록 했다.

시뮬레이션: 분노 및 공격 (계속)

학생간호사-환자 상호작용	학생간호사의 느낌	정신건강간호개념
H: "아빠는 단지 남자가 되는 법을 가르친 거죠."		그는 아버지가 자신을 때린 것을 정당화하고 있다. 폭력의 과거력은 가장 큰 폭력의 예측인자이다. H는 아버지와 같은 방식으로 남자를 규명한다. 그는 다른 방법도 있다는 것을 알고 있을까?
학생간호사: "이기고 지는 것 말고도 남자가 되는 방법은 또 있지 않을까요. 오늘 아침 당신이 병동으로 식사를 옮기던 환자가 다른 사람과 부딪혔을 때 도와주는 걸 봤어요."	내 간호에 대한 믿음이 흔들리지만, 우리 사이에 라포가 형성되었다고 느꼈다.	나는 간접적 질문indirect question 을 사용했고, 그의 최근 행동을 관찰observation하였다. 나는 언제 사람들이 편안함을 느끼는지 알고 있었고, 사람들은 대체적으로 "비치료적 기법"을 사용해도 말 뜻 안에 숨은 의도를 이해했다.
H: "완전 엉망진창이었어요"		
학생간호사: "그런데도 도왔죠. 그리고 환자가 너무 많이 사과하자 그에게 말했잖아요. '괜찮아요. 그럴 수 있죠.'"		나는 H가 다른 사람을 자발적으로 돕는 것과 같은 건강한 행동을 관찰하고 묘사하였다.
H: "다른 사람들도 도왔는데요."		H는 부정적 관심을 불러일으키는 데 탁월하다. 그런데 긍정적 피드백에는 어떻게 해야 할지 모른다.
학생간호사: "당신은 그 사람에게 친절하기까지 했어요."		나는 다시 관찰을 사용했고, 그의 친절한 행동에 긍정적 강화positively reinforcing를 주었다.
H: (머쓱해하며.)		
학생간호사: "어떨 땐 남자다움과 친절함이 한 사람 안에 공존하는 것 같아요."		나는 고의적으로 H의 친절함 단어와 그가 가지고 있던 남자다움의 개념을 연결시켰다.
H: (가볍게 고개를 끄덕이며.) "목이 좀 타네요." (정수기 앞으로 간다.)	그가 가볍게 고개를 끄덕였을 뿐이지만, 기분이 좋아 보였다. 아주 작은 변화를 만드는 것도 힘들다는 생각이 든다. 마치 하루 세 번 물 마시기처럼. H의 세상은 어땠을까? 나는 나를 생각해주는 사람들이 있다. H는 사람들을 너무 잘 밀어낸다… 그를 지지해 주는 사람은 누가 있을까?	그의 간헐적 폭발 장애intermittent explosive disorder는 취약성, 심지어 친절 마저 나약함과 동일시 하는 반복적인 학대성 "수업"과 관련 되어 있을 것이다. H는 고개를 끄덕임으로써 친절을 보여주는 것이 괜찮다는 부분적인 수긍을 보였지만, 자신을 보호(투쟁-도피반응)하기 위해 신체적인 금단(음주)을 사용함으로써 그를 불안하게 하는 것 같다.

근거기반실무 Evidence-Based Practice 4),13)

문제 조현정동장애로 진단된 60세 남성이 정신과 외래를 방문하였다. 환자는 진료실로 들어오며 아래만 응시하고 긴장한 것처럼 보였다. 그는 의자에 잠깐 앉아 있다가 재빨리 일어나서 간호사 가까이 있는 책상에 점프하며 소리쳤다, "너희들은 전부 부두교 신자들이야, 나를 리튬으로 죽이려 하고 있어. 네 얼굴을 뭉개버리겠어!" 간호사는 뒤로 물러나며 차분하고 단호하게 이야기했다. "이러시지 마세요. 환자분이 여기서 나가시지 않으면 보안요원을 부르겠어요." 환자는 문밖으로 뛰어나가며 소리질렀다, "갈거야. 보안요원 부르지마. 하지만 내가 아내를 죽인다면 그건 네 책임이야!"

근거기반실무사정

A. **당신은 이번 경험을 통해 무엇을 알게 되었는가?**
모든 정신질환자가 위험한 것은 아니지만 폭력과 위협이 발생할 때가 있다. 이것은 정신질환 급성기와 연관되어 있기 때문에 간호사는 안전한 방법으로 반응할 준비가 되어 있어야 한다.

B. **문헌에서는 무엇이라고 하는가?**
어느 정신질환자가 정신과 전공의에게 젊은 여성을 살해할 계획을 드러낸 후, 경고의무는 발생되었으며, 살해하려는 동안 추적되었다. 경고의무는 환자에 대한 비밀유지의무에 의해 제한될 수 있으므로 전문가 측의 조치를 필요로 한다. 경고의무는 지역이나 국가에 따라 다르게 적용된다(National Conference of State Legislatures, 2013). 정신과 레지던트 40-50%가 4년의 수련 기간 동안 환자에 의해 공격을 받은 경험이 있다

C. **환자가 원하는 것은 무엇인가?**
환자가 처음 내원했을 때 자신의 분노를 조절하고 싶고 사람들이 그를 무서워하는 것에 지쳤다고 이야기했다. 급성 정신병의 순간에 이 환자는 마구 대들고 있었다. 항상 안전이 우선이다.

계획 간호사는 경고의 의무를 다할 필요가 있다. 간호사는 경찰서에 전화해서 환자의 부인에 대한 위협을 신고한다. 다음으로 환자의 부인에게 전화해서 협박이 있을 수 있다고 알린다. 또한 간호사는 보안팀에게 건물을 드나드는 사람 중 불안하고 동요된 환자가 있는지 감시하도록 한다. 경찰이 환자를 찾고, 보고는 완료된다. 결국 환자는 추후치료를 위해 내원하고, 입원 병동 내에서 그의 사례관리사와 항상 동행해야 한다.

QSEN 사전지식, 기술 및 태도(KSAs)

안전: 급한 상황을 다룰 때, 경고의무의 지시사항에 따라 행동
팀워크와 협업: 감정 폭발과 위협을 다룰 때 간호사, 경찰, 보안팀과 사례 관리자 간의 팀워크와 협업

핵심요약

- 간호사는 분노하고 공격적인 환자에 대한 접근법을 이해해야 한다.
- 간호사는 모든 의료환경에서 환자의 공격성 상승신호를 이해하고, 개인에게 적절한 간호중재를 제공하는 것이 중요하다.
- 사회문화적 영향력의 역할과 신경생물학적 취약성은 환자의 폭력 경향성과 밀접하게 관련되어 있다.
- 분노가 상승 중일 때 평가할 수 있는 신호(언어적, 비언어적, 표정, 호흡, 신체언어 및 자세)가 있다.
- 환자의 과거력을 평가한다. 환자의 과거 공격적 행동은 미래 공격사건 예측에 가장 중요한 신호이다.
- 공격성에 대응하기 위한 일반적 중재에는 언어적 중재, 외상–특이적 중재, 정신약물학, 격리 및 강박이 있다.
- 환자 행동의 단계적 축소를 위한 지침이 있다.
- 진정제, 항정신병약물, 리튬, 선택적인 세로토닌 재흡수 억제제(SSRIs) 및 항 경련제 등의 약물이 단기 혹은 장기치료에서 유용하다.
- 최후의 수단으로 격리와 강박이 환자 및 다른 환자와 직원의 안전을 보장하기 위해 필요할 수 있다.
- 각 병동은 강박의 안전한 사용과 인간적인 치료적 관리를 위해 명확한 프로토콜과 환자의 법적 권리를 이해하고 보호하는 지침이 있어야 한다. 격렬한 폭력사태, 특히 강박과 격리로 이어진 폭력사건을 문서화하는 데 있어서는 주의가 필요하며, 기록을 반드시 법에 의거하여 작성해야 한다.

참고문헌

1) American Nurses Association (ANA). (2015). *ANA panel aims to prevent violence, bullying in health care facilities*. Retrieved July 25, 2015, from http://www. nursingworld.org/MainMenuCategories/WorkplaceSafety/Healthy-Nurse/bullyingworkplaceviolence/ANA-Panel-Aims-to-Prevent-Violence-Bullying.
2) American Psychiatric Association: Psychiatric News Alert. (2015). *Recovery model helps reduce use of seclusion, restraint and large hospital system*. Retrieved from http://alert.psychnews.org/2014/11/recovery-model-helps-reduce-use-of.html.
3) American Psychiatric Nurses Association (APNA). (2000, rev. 2007, rev. 2014). *Seclusion and restraint standards of practice*. Retrieved July 12, 2015, from http://www.apna.org.
4) Anderson, A. & West, S. G. (2011). Violence against mental health professionals: when the treater becomes the victim. *Innovation in Clinical Neuroscience, 8*(3), 34-49.
5) Black, D.W., & Andreasen, N.C. (2014). *Introductory textbook of psychiatry* (6th ed.). Washington, DC: American Psychiatric Publishing.
6) Bresin, K., & Gordon, K.H. (2013). Aggression as affect regulation: extending catharsis theory to evaluate aggression and experiential anger in the laboratory and daily life. *Journal of Social and Clinical Psychology, 32*(4), 400-423.
7) Chitty, K. K. & Maynard, C. K. (1986). Managing manipulation. *Journal of Psychosocial Nursing and Mental Health Services, 24*(6), 8-13.
8) Claffey, C. (2011). ED nurses continue to be victims of workplace violence according to new report. American Nurse Today, 6(11).
9) Feinstein, R.E., & Rothberg, B. (2014). Violence. In Janice L. Cutler (Ed.), *Psychiatry* (pp. 403-417). New York: Oxford: University Press.
10) Gerken, A.T., Gross, A.F., & Saunders, K.M. (2016). Aggression and violence. In T.A. Stern, M. Fava, T.E. Wilens, et al. (Eds.), *Massachusetts General Hospital comprehensive clinical psychiatry* (2nd ed.) (pp. 709-717). China: Elsevier.
11) Jalain, C.I. (2014). The impact of serotonin and dopamine on human aggression: a systematic review of the literature. *Master's Theses, Paper 6*. Retrieved from http://aquila.usm.edu/masters_theses/6.
12) Linehan, M. (1993). *Cognitive-behavioral treatment of borderline personality disorder*. New York, NY: Guilford Press.
13) National Conference of State Legislators. (2016). *Mental health professionals duty to warn*. Retrieved from http://www.ncsl.org/research/health/mental-health-professionals-duty-to-warn.aspx.
14) Preston, J.D., O'Neal, J.H., & Talaga, M.C. (2013). *Handbook of clinical psychopharmacology for therapists* (7th ed.). Oakland, CA: New Harbinger Publications.
15) Rader, J., Doan, J., & Schwab, M. (1985). How to decrease wandering, a form of agenda behavior. *Geriatric Nursing, 6*(4), 196-199.
16) Robbins, A. (2015). *Mean girls of the ER: the alarming nurse culture of bullying and hazing*. Marie Claire, May.
17) Sadock, B.J., Sadock, V.A., & Ruiz, P. (2015). *Glossary Kaplan & Sadock's synopsis of psychiatry* (11th ed.). Philadelphia, PA: Lippincott Williams & Wilkins.
18) Schluter, T., Winz, O., Henkel, K., et al. (2013). *The impact of dopamine on aggression: an [18F] FDOPA Penn study and healthy males*. Retrieved July 20, 2015, from http:www.ncbi.nlm.nih.gov/pubmed/24155295.Sivak, K. (2012). Implementation of comfort
19) rooms to reduce seclusion, restraint use, and acting out behaviors. *Journal of Psychiatry & Neuroscience, 50*(2), 24-34.
20) Society for Neuroscience. (rev. 2014). *Aggression on the brain*. Retrieved July 17, 2015, from http://www.brainfacts.org/sens-

ing-thinking-behaving/mood/articles/2008/aggression-the-brain/.

21) Substance Abuse and Mental Health Services Administration (SAMHSA). (2011). *A seclusion and restraint overview*. Retrieved February 14, 2012, from http://www.samhsa.gov/matrix2/seclusion_matrix.aspx.

22) Substance Abuse and Mental Health Services Administration (SAMHSA). (2015). *Trauma-informed approach and trauma-specific interventions*. Retrieved July 15, 2015, from http://www.samhsa.gov/nctic/trauma-interventions.

23) Victoroff, J. (2009). Human aggression. In B.J. Sadock, V.A. Sadock, & P. Ruiz (Eds.), *Kaplan and Sadock's comprehensive textbook of psychiatry* (9th ed.) (pp. 2671-2702). Philadelphia, PA: Wolters Kluwer/Lippincott Williams & Wilkins.

24) Zeller, S.L., & Wilson, M.P. (2015). *Management of aggression. Paradigm, 19*(3), 12-15.

CHAPTER 25

아동, 파트너 및 노인 폭력
Child, Partner, and Elder Violence

Susan L. Frost, Chyllia D. Fosbre, Elizabeth M. Varcarolis

학습목표

1. 가족학대의 4가지 종류를 구분한다.
2. 가족학대에 대한 신체적, 행동적 특성을 설명한다.
3. QSEN 아동학대혐의를 받고 있는 부모, 파트너폭력피해여성에 대한 대화법을 설명한다(환자중심간호).
4. 학대 가해부모의 특성을 설명한다.
5. 노인학대의 징후를 설명한다.
6. 노인학대의 원인과 안전대책을 설명한다.
7. QSEN 가정폭력의 주기에서 가장 위험한 시기를 인식한다(근거기반 실무, 안전).
8. QSEN 학대의 법적 증거를 수집할 때, 팀워크 및 협업이 필요한 해당 전문가를 확인한다(팀워크 및 협업).
9. QSEN 노인학대의 취약요인을 설명한다(안전).
10. QSEN 아동, 파트너 및 노인학대와 관련된 지역사회자원과 기관을 검색한다(정보과학).

1. 서론

가정폭력은 전 세계가 주목하고 있는 보건문제이며 범죄이다. 가정폭력으로 인해 수백만 명의 남성, 여성, 아이들이 피해 받고 있다. 가정폭력으로 인해 신체적, 심리적 외상이 발생하면, 그 영향은 피해자의 인생 전반에 걸쳐서 지속적으로 나타난다. 2013년 미국에서만 678,932건의 아동학대가 기록되었다.[8] 유아기학대경험연구adverse childhood experiences study, ACES 결과 유아기학대경험과 이후의 삶에는 긴밀한 연관이 있다는 사실이 밝혀졌다. 아동학대경험이 많을수록, 유산, 약물, 술, 우울증, 자살, 심장질환, 배우자폭력, 이른 성경험, 청소년 임신, 성병 등이 발생할 확률이 높아지고 삶의 질이 낮아진다.[5] 가정폭력 역시 민족, 종교, 경제수준, 사회, 나이를 가리지 않고 발생한다. 가정이라 함은 본래 가족과 사랑이 있는 안전한 안식처이지만, 반대로 폭력과 학대의 장이 될 수도 있다. 대저택이든 빈민촌이든 정서적, 신체적, 성적 학대나 가족 방임과 같은 가정폭력은 어느 곳에나 존재한다.[8] 일반적으로 가정폭력은 가정 내에서 힘 있는 자(가해자)와 힘없는 자(피해자) 사이에서 발생한다. 조부모에 의해 손자가 학대당하거나 남편에 의해 아내가 학대당하는 경우가 이에 해당한다. 그러나 가족이 아니라 하더라도 피해자와 신뢰관계에 있는 권위자에 의한 폭력이라면 가정폭력이라고 볼 수 있다. 이 때 권위자라 함은 종교지도자, 부양자, 의료보건전문가, 교사, 코치 등을 의미한다.

학대는 크게 4가지로 분류한다. 정서적 학대, 신체적 학대, 성적 학대 그리고 방임이 이에 해당한다. 모든 학대는 피해자의 자존감과 영성에 큰 상처를 남기고, 정신건강 및 자기계발에 큰 장애가 된다. 회복은 상당한 집중과 노력이 필요하며 시간도 오래 걸린다. 간호사는 가정폭력피해를 입은 사람이 처음으로 접촉하는 사람이므로 예방, 사건의 인지, 효과적인 중재 등이 요구된다.

정서적 학대는 과도한 비판, 성취에 대한 무시, 고함, 욕설, 고립, 감금, 위협 및 협박, 학대사실 부인, 피해자 탓 등을 포함하는 개념이다.[37]

신체적 학대는 일반적으로 정서적 학대에 신체적인 훼손이 동반된 상황을 의미한다. 발차기, 구타, 밀치기, 목조르기, 불이나 무기의 사용, 계단 아래로 밀치기 등 여러 행위가 포함된다. 신체를 결박하거나 오랜 기간 감금하는 사건도 발생한다. 기형, 내부 손상, 골절, 사망 등 문제가 발생할 수도 있다.

성적 학대는 남녀노소 누구나 피해자가 될 수 있다. 질/항문 삽입, 입이나 손을 이용한 접촉, 부적절한 언행, 염탐, 포르노에 노출시키는 행위 등이 성적 학대에 포함되며, 가장 극단적인 경우에는 성매매를 알선하기도 한다.

방임 역시 가정학대로서 음식, 물, 주거지, 위생에 대한 공급을 하지 않거나 기본욕구를 충족시켜 주지 않는 행위를 의미한다. 학교나 병원에 보내지 않는 행위, 폭력과 학대에 노출시키는 행위 등이 방임에 포함된다. 경제적 학대는 방임의 한 형태인데, 부양자가 경제적 지원을 끊어버리는 행위를 의미한다.

간호사가 가정폭력에 대하여 다룰 때는 각별히 주의해야 한다. 간호사의 접근에 대해 부담을 느끼거나 오히려 죄책감을 느끼게 된다면 더욱 방어적으로 나오기 쉬우며, 가족 내의 문제를 해결하려는 근본적인 목적 자체가 뒤틀리게 될 지도 모른다. 경우에 따라서 간호사는 아동에 대한 지원방법을 물색하기도 해야 하며 관련기관과 접촉하는 등 여러 문제에 대한 해결책을 강구해야 한다. 또한 피해자와의 대화에서는 강경한 언어의 사용을 자제하는 편이 피해자의 심신안정에 더 도움이 된다. 아동 및 노인에 대한 보호기관이 존재하지만, 대부분 학대 상황을 벗어나려고 하지 않는다. 이러한 사실은 간호사에게도 어려움으로 작용한다. [BOX 25-1]에는 가정폭력에 대한 잠재요소가 나타나 있다.

2. 이론 및 영향요인

가족 내부에서 발생하는 폭력에 대한 많은 이론은 심리학, 사회학 혹은 문화와 밀접한 연관을 지닌다. 가정폭력에 대한 기존의 많은 설명은 불충분한 경우가 많다. 전문가는 폭력이론이 폭력 자체의 양상들을 설명할 수 있을 정도로 포괄적인 설명을 내포해야 한다고 주장한다. 가정폭력은 매우 복합적인 문제로서 사회적, 문화적, 심리학적 요소들의 상호작용으로 발생하는 것이며 신경생물학적 요소도 영향을 미친다.

BOX 25-1 가정폭력을 나타내는 지표

- 신체적 상처로 인한 잦은 응급실 방문
- 과호흡, 위장장애, 고혈압, 불면증, 악몽, 습진, 탈모 등과 같은 불안, 만성 스트레스로 인한 신체 증상
- 우울증으로 인한 슬픔, 눈물흘림, 수면장애, 식욕 저하, 감정 통제의 어려움, 일반적 활동에 대한 흥미 감소, 피로, 심한 경우 자살 생각 등

1) 사회학습이론

사회학습이론 혹은 **세대간 폭력이론**에 따르면, 폭력행동은 롤 모델링, 동일시, 인간 상호작용 등을 통해 형성된다.[30] 즉, 가정 내에서 학대 상황을 목격한 아이들은 폭력을 학습하게 되고 이는 행위의 준거가 되어 폭력적 행동을 한다. 만약 폭력행위가 가정 혹은 사회에서 용인되는 분위기라면, 인간은 폭력을 통해 타인에게 힘과 통제권을 행사함으로써 보상감을 느낄 것이다. 세대간 학대는 파트너폭력, 노인폭력, 아동폭력 등으로 이어지는 원인이 되는 것이다.

2) 사회 · 문화적 요인

미국 법무부 산하 사법연구원[National Institute of Justice, NIJ(2007)]에 따르면 가정 내에서 학대가 발견되었을 때 다음과 같은 추가 요소들이 발견된다.

- 빈곤 및 실업
- 부적절한 집단에 소속
- 가족의 사회적 고립
- 약물남용
- 조기출산

좌절-공격 가설에 따르면 사회적으로 부정적 상황에 놓여 있을 때 느끼는 높은 수준의 좌절감은 공격을 야기할 수 있다. 물론 좌절감이 반드시 가정폭력이나 폭력으로 이어지는 것은 아니지만 일부는 깊은 좌절감으로 인해 절망감, 우울증에 빠지는가 하면 상황을 변화시키기를 체념하기도 한다.[30),42)]

가부장제 이론(페미니스트 이론이라고도 불림)은 정치적, 경제적 구조 내에서 남성의 우월적 지위가 존재하며 그로 인해 성별간 격차가 발생한다는 이론이다. 많은 하위문화 속에서 여성은 남성의 소유물로 인식되었으며, 남성에게 복종하는 존재이다. 또한 힘이 없는 존재이기

에 폭력에도 노출된다. 다음은 UN 여성폭력근절선언의 일부이다.[14)]

> 여성폭력은 역사적으로 이어져 온 남녀 간의 권력 불평등에서 기인하는 것이다. 이로 인해 여성은 남성에 의해 차별 받아 왔으며 여성 인권 신장은 이루어지지 못했다. 여성폭력은 여성을 남성보다 아래에 놓아버린 사회구조의 핵심 결과물 중 하나이다.

3) 심리적 요인

심리학 이론에 따르면 학대 가해자들은 학대행위를 유발하는 성격을 지니고 있다. 이 이론에 따르면, 가해자는 유전 및 정신적 원인, 질병, 약물 등으로 인해 자신의 행동을 통제하지 못한다. 그러나 최근 연구에 따르면, 정신질환을 앓고 있는 가해자는 그리 많지 않으며, 정신질환을 앓고 있는 이들에게서 별다른 폭력적 성향이 나타나지도 않았다. 합법적이든 불법적이든 약물의 사용은 가정폭력과 연관이 될 수도 있다.[22),31)]

가해자 중 일부는 자신이 분노나 공격성을 통제하지 못한다고 주장하지만, 모든 상황에서 적용되지는 않는다. 예를 들어, 가정폭력가해자가 아무리 화가 난다 하더라도 직장 상사나 경찰관에 대해서는 폭력성을 잘 억제할 수 있을 것이다. 실제로 가해자들은 미리 정해진 시간에 범행을 저지르거나 목격자가 없을 만한 시간을 물색하는 등 철저한 계획 하에 학대를 범하는 경우가 많으며 눈에 보이지 않는 범위 내에서 상처를 입히기도 한다.[19)]

이외의 심리학적 요인들은 낮은 자존감, 문제해결력 부족, 학대경험, 마치 자신을 피해자로 여기는 과민증, 과도한 자기애 등이 있을 수 있다. 공격적 성향을 지닌 사람들은 성숙하지 못한 경우가 많지만, 외부에서 바라볼 때에는 전혀 눈치채지 못할 정도로 정상적이다.

3. 아동학대

아동학대child abuse는 아동이 신체적, 심리적, 성적으로 상처를 받거나 방치 당했을 때에 발생한다. 아동학대로 인한 사망자의 80%가 4세 이하일 정도로 영아의 피해가 큰 편이다.[8)] 대부분의 경우 부모가 가해자이며 형제도 가해자가 된다. 미국의 경우, 아동학대에 대한 예방 및 치료법child abuse prevention and treatment act, CAPTA에서 정한 최소한의 기준을 충족해야 한다. 기준은 다음과 같다.

> 사망, 심각한 신체손상, 성적 학대 및 착취로 이어지는 부모 혹은 양육자의 행위 혹은 행위 시도 혹은 심각한 위험성을 내포한 행위나 시도.[35)]

일반적으로 학대의 종류는 4가지(신체적 학대, 정서적 학대, 성적 학대, 방임)로 나누어진다[표 25-1].

가장 일반적인 학대는 방임으로, 미국의 경우 전체의 59% 정도이다. 신체적 학대가 그 다음으로 자주 발생한다.[34)] 우리나라의 경우는 중복 학대가 43%로 가장 많고, 방임 26.2%, 정서적 학대 16.2%, 신체적 학대가 11.1%이다.[1)] 미국질병관리예방센터[8)]의 연구에 의하면 여아 4명 중 1명, 남아 6명 중 1명이 성인이 되기 전에 성적 학대를 경험할 가능성이 있다. 학대 4건 중 1건 이상이 가해자가 2명 이상이며, 정서적 학대는 항상 포함되어 있다.

경제규모가 크고 가족규모가 작은 선진국의 경우 아동에 대한 지나친 방임이 문제로 부각되고 있다. 지나친 방임은 방치의 한 종류로서 사회적, 정서적 손상을 유발하며 공감능력결여 및 무기력, 복종 같은 행동문제까지 발생할 수 있다. 경기가 침체된 기간에는 아동, 배우자, 노인학대 건수가 증가하였다. 오늘날은 정서적 학대가 변형되어 SNS에 아동과 관련된 사진 혹은 글을 게재하여 공공연하게 창피를 주는 경우도 발생한다.

사례: 아동학대

8살짜리 남아가 학교 운동장에서 넘어져 상처치료를 위해 보건실로 찾아갔다. 치료 중에 보건교사는 소년의 등에 손을 갖다 대었는데 소년은 깜짝 놀라며 보건교사에게서 떨어졌다. 그녀가 다쳤냐고 묻자 소년은 "예"라고 짧게 대답했다. 보건교사는 소년과 함께 학교 상담사를 찾아가 옷에 감추어져 있던 상처를 보여 주었다. 옷 안에는 뚜렷한 손바닥자국이 있었으며 여러 곳이 부어 있었다. 소년은 곧바로 이는 자신의 잘못으로 생긴 일이며, 어른에게 예의 없이 굴어 아버지가 훈육한 것이라고 말했다. 보건교사와 상담사는 이를 신고해야 한다고 느꼈고, 보건교사는 아동보호서비스 기관에 신고하였으며 상담사는 소년 곁을 지켰다. 이후 신체적 학대 증거에 대한 조사가 진행되었고 보건교사와 상담사는 아동보호서비스 기관에 이 사실을 전달했다.

표 25-1 아동학대의 유형과 신체적, 행동적 지표

학대의 유형	신체적 지표	행동적 지표
신체학대		
양육자가 의도적으로 입힌 상처	타박상, 상처, 치유단계에서 부상 옷걸이 또는 담배 화상 자국 또는 사람들이 알아차리기 어려운 의복 아래에 위치한 상처 같은 학대의 패턴 정수리 쪽의 상처 경막 하 혈종(2세 미만의 어린이) 망막 출혈	부모에 대한 과도한 두려움이나 부모를 기쁘게하기 위한 끊임없는 노력 어른과의 접촉에 대한 경계 악몽 또는 불안 타박상이나 부상을 숨기려는 명백한 시도 집이나 학교에서 나타나는 회피, 우울, 공격적, 파괴적인 행동 퇴행적인 행동
방임		
자녀의 기본 필요를 충족시키지 못함	신체적 방임 : 영양실조 저체중, 열악한 성장 패턴 부적절한 지도 좋지 못한 위생 부모가 곁에 없이 자녀 혼자 남겨둠 부적절한 의복 교육에서의 방치 : 학교 문제 또는 실패 의무교육을 받을 나이에 자녀를 학교에 입학시키지 않음	더러워진 옷, 좋지 못한 위생 음식을 구걸하거나 훔침 쇠약해지거나 배가 팽창 학교에 일찍 도착하거나 집에 늦게 감 심리적 불만 비행 Alcohol 또는 약물남용 만성적인 무단결석 특수교육에 참여하지 않음
성적 학대		
가족 또는 가족구성원이 아닌 자로부터 받는 성적 학대 일부 유형은 노출, 만짐, 구강, 항문, 질 삽입, 성행위나 음란물 보게 하는 것을 포함함 극단적인 경우 성적인 이익을 위해 매매	걷는 것 또는 앉는 것의 어려움 성기의 가려움 요로감염, 고통스러운 배뇨과정 찢어지거나 얼룩이 지거나 피 묻은 속옷 외부생식기, 질 또는 항문에서의 타박상 또는 출혈, 특히 사춘기 이전의 아동에게서 발견되는 성으로 전염된 감염 부풀어 오른 성기 또는 분비물 질, 직장 또는 요도에서 발견되는 물체나 액체	성인을 믿지 못함 성관계에 관한 비정상적이거나 왜곡된 견해 나이에 비해 성숙하거나 비정상적인 성적 행동이나 지식 공포: 어둠, 남자, 낯선 사람, 집을 떠나는 것의 두려움 비행 또는 가출 자해 또는 자살충동이나 행동 외상후 스트레스장애, 우울증, 해리장애, 섭식장애, 행동장애, 심한 감정기복 및 불안 등의 정신장애가 발생할 수 있음
정서적, 심리적 학대		
자녀 자신이 가치가 없거나, 결함이 있거나, 사랑받지 못한다는 느낌을 받도록 하는 행동 여기에 끊임없는 비난, 위협, 모욕, 고함, 무시, 편애, 가혹한 요구가 포함됨.	언어 장애 신체 발달 지체	학습과 잠재력 개발의 어려움 자신감 부족 지나치게 어른스럽거나 아이 같은 행동 사회적 기술 부족 공격성, 마약복용, 친구 또는 옷의 변화, 자해행위, 강박 및 관심을 끄는 행동의 추구와 같은 극적인 행동 변화

간호과정

1. 간호사정

1) 아동

학대피해아동은 부모나 양육자에 대하여 움츠러들거나 두려워하는 경향을 자주 보이며, 겉모습이 단정하지 못하고, 학교를 결석하는 경우가 있다. 부모가 아이를 학대하더라도 아이들은 부모를 매우 따르며, 혼자가 되는 것을 두려워하기 때문에 부모로부터의 학대사실을 밝히기 싫어한다. 또한 자신이 당한 학대가 자신의 잘못이라고 생각하는 경향이 있어서 올바르게 행동한다면 더 이상 처벌이나 학대를 받지 않을 것이라고 생각한다. 아동학대 사건에서 부모에 대한 최초 조사 이후에는 아이를 부모와 격리시켜 학대사실을 말할 수 있도록 유도해야 한다. 가해부모는 여러 변명을 대며 아이를 자신들에게서 떨어뜨리지 않으려 할 것이다. 아동에게 질문할 때에는 상냥하게 행동해야 하며 압박을 주어서는 안 된다. 그림그리기나 인형 등을 통하여 아이를 안정시키는 것도 중요하다. 절대로 아이에게 '정답'을 요구해서는 안 된다. 또한 이 모든 상황은 절대로 아이의 잘못이 아님을 반복적으로 이야기해 주어야 한다. 아이의 옆에 앉아 있는 것 역시 큰 도움이 될 것이다. 아이는 자신의 생각에 대해 명확한 태도를 지니고 있다. 예를 들어, "어떤 일이 있었어?", "학교 끝나고 어디 갔어?", "네가 잘못했을 때 어떤 일이 일어났어?" 등의 개방적 질문은 최상의 대답을 이끌어낼 것이다. 학대사실은 이후 신고해야 하기 때문에 아이들에게 비밀유지 약속은 하지 말아야 한다. 아이에게서 어떠한 말이 나오더라도 절대로 충격받는 모습을 보여서는 안 된다. 아이의 사생활은 지켜져야 하며, 아이에게 옷 벗기를 강요하거나 여러 명 앞에서 조사를 진행하는 것은 삼가야 한다.[25)]

2) 부모와 주양육자

가해부모는 학력 수준과 무관하게 다양하다. 가해자에게서 발견되는 특성으로는 과거의 학대피해경험, 낮은 자존감, 사회적 고립, 의심, 약물 및 알코올남용, 아이에 대한 지나친 기대감 등이 있다[BOX 25-2]. 부모나 양육자를 아동학대혐의로 조사할 때에는 정확하게 말할 수 있는 환경을 조성해야 한다. 직접적이고, 이해심 있으며, 전문적인 자세가 필요하다. 학대로 의심되면 관련기관에 신고할 수 있어야 한다. 부모에 대해서는 공포, 분노를 보이거나 비판적 태도를 취하면 안 된다. 이 경우에도 개방적 질문을 한다. 예를 들어, "아이를 홀로 둘 때 어떤 일을 시켰나요?", "체벌은 어떻게 하시죠?", "아기가 울 때 당신은 어떻게 했나요?"

BOX 25-2 기본적인 파트너폭력 안전계획[4)]

- 어린 시절 폭력, 방임, 감정박탈의 경험
- 낮은 자존감, 자신이 가치 없다고 느끼는 감정, 우울
- 문제해결력 부족
- 사회적 고립, 이로 인해 타인을 의심
- 친구가 매우 적거나 없음, 사회활동, 단체활동이 매우 적거나 없음
- 실업, 이혼, 경제적 어려움, 학대 관계 등 위기상황과 연관
- 자식에 대한 강력하면서도 비현실적인 기대
- 가혹한 체벌이 잦음
- 조현병과 같은 심각한 정신질환 기록
- 폭력적 분노 분출
- 사랑, 지원, 보장 등의 욕구 충족의 수단으로 자식을 대함
- 학대를 자식의 잘못으로 돌림
- 양육기술 부족
- 주변에 도움을 구하지 못함
- 아동을 악으로 간주
- 약물/알코올남용 경험
- 삶에 대한 통제력 부족/상실
- 힘든 상황에 대한 인내심 부족
- 충동억제력 부족

2. 간호진단 및 간호목표

아동에 대한 안전과 복지는 가장 주된 관심사이다. 학대피해아동을 대상으로 한 주요 간호진단에는 안전과 상해위험 이외에 부적절한 가족대처, 외상후증후군, 불안, 두려움, 손상된 부모되기, 급성 통증, 성장발달지연, 영양 불균형 등이다. 치료계획은 신체적, 성적, 정서적 학대나 방임이 더 이상 일어나지 않는 상태를 목표로 한다. 단기적으로는 1시간 이내에 의사 진료를 받아야 한다는 것, 적절한 기관에 보고하는 것, 아동의 안전을 지키면서 진료를 마치는 것 등이 있다.

3. 간호수행

아동학대가 의심되면, 간호사, 교사, 종교지도자, 상담가, 육아 전문가 등은 법적으로 신고할 의무를 지닌다. 반드시 증거가 있어야 신고할 수 있는 것은 아니다. 의심이 되거나 아이가 특정 상황을 이야기한다면 이는 충분한 신고사유가 될 수 있다. 이후에는 관련기관의 조사와 결정이 이루어진다.

학대피해아동과 가족이 일반적으로 가장 먼저 찾아오는 곳은 응급실이다. [표 25-2]에는 학대피해아동과 가족들을 대하는 가이드라인이 근거와 함께 소개되어 있다. 의사와 간호사 등 학대피해아동을 진료하는 이들은 아이의 안전을 지키고 가족을 지원할 의무를 지닌다. 상담 및 지원 서비스는 학대피해아동의 이후 삶을 향상시키는 역할을 할 수 있다. 단지 아이들을 지원하는 이가 존재한다는 사실만으로도 아이의 자존감이 향상되고 미래가 달라질 수 있다. 치료를 받은 아이들은 그렇지 않은 아이들보다 심리적, 신체적 건강에 있어 71%나 향상

표 25-2 학대피해아동 및 가족을 위한 간호중재[38]

간호중재	이론적 근거
1. 부모와 비위협적이고 무비판적인 관계를 가져라.	1. 부모가 판단을 받는다고 느끼면, 방어적인 태도를 지니게 되며 자녀에 대한 치료를 받지 않고 떠날 수 있다.
2. 아이가 부모를 배반하고 싶지 않아 한다는 것을 이해하라.	2. 참기 힘든 상황에서도 부모는 자녀가 아는 유일한 안전한 곳이다.
3. 아동에 대한 전체적인 신체 평가를 하라.	3. 보건의료종사자가 진료를 제공하고 증거를 문서화할 수 있게 하라.
4. 인형이나 그림을 사용하면 아이가 부상이나 사고가 어떻게 발생했는지 말하는 것에 도움이 될 수 있다.	4. 어린 아이들은 무슨 일이 일어났는지 설명할 수 있는 어휘력이 없거나 처벌을 두려워 할 수도 있다.
법적 고려사항	
1. 아동학대 신고에 대한 정책을 숙지하라. 적절한 보고를 하기 위해 관리자에게 연락하라.	1. 보건의료종사자는 아동학대가 의심되는 경우나, 실제로 아동학대가 행해진 경우 신고해야 한다. 의혹이나 진술만으로도 충분하다. 학대가 발생했음을 증명할 필요는 없다.
2. 적절한 절차를 따르고 증거를 수집했는지 확인하라.	2. 적절한 증거는 아동을 보호하는 데 도움이 된다.
3. 사건의 정확하고 상세한 기록을 가지고 있어야 한다. • 아이나 관련된 다른 사람이 일어난 사건에 대해 설명할 때 사용한 정확한 용어 • 설명과 함께 부상의 크기, 색상, 모양, 면적 및 유형을 나타내는 body map • 성적 학대에 대한 신체적 증거 사진을 사용하면 도움이 될 수 있다. 병원 정책을 확인하라. 경찰은 부상 사진 촬영에 개입할 수 있다.	3. 정확한 기록은 아동의 안전을 보장하고 법적 절차를 지원하는 데 도움이 될 수 있다.
4. 성폭행을 당한 아동의 법의학 검사는 특정 절차에 따라 수행되어야 한다.	4. 법의학 표본의 적절한 수집, 취급 및 보관은 중요하다. 가능한 경우, 아동 피해자에 대한 정확성과 그들의 민감성을 위해서 훈련된 팀 또는 개인이 이러한 유형의 증거수집을 수행해야 한다

된 모습을 보였다.[33)]

아동학대의 원인 중 부모의 약물남용 또한 이에 포함된다. 아동학대를 증가시키는 또 다른 요소에는 편부모, 10대 부모, 정신질환, 장애아동, 부모의 어린 시절 학대 피해경험, 부모의 인간관계 등이 있다.

사회적 위험요인은 아동학대에 있어 중요하다. 빈곤은 아동학대의 가장 흔하고 지속되는 원인으로 간주된다. 최소임금을 받으며 일하는 부모는 가족들의 생필품조차 감당하기 힘들다.[10)] 사회 · 경제적으로 낙후된 지역의 가정은 의료복지나 사회적 지원을 받지 못하며 폭력범죄를 경험하거나 목격할 확률이 높아진다.

아동학대 혹은 잠재적 아동학대에 대한 조기발견과 조치가 이루어진다면 긍정적 예후를 기대할 수 있다. 또한 가족 연대를 끈끈하게 하면서 가족과 지역사회의 연결을 강화시키는 데 도움이 된다. 또한 육아교육, 감정조절, 대인관계 기술 교육 등의 서비스를 제공할 수도 있다. 또한 지역사회에서도 아동학대 및 올바른 육아개념에 대한 인식을 할 수 있는 기회가 될 것이며, 피해 가족은 식량이나 거주지와 같은 문제를 지원받을 수도 있을 것이다.

4. 파트너폭력

파트너폭력은 성별 및 결혼 상태와 무관하게 친밀한 관계에 있는 상대에게 가하는 "신체적 상처, 심리적 학대, 성폭행, 사회적 고립, 스토킹, 박탈, 위협, 협박 등이 포함된 일련의 공격 혹은 행위"를 의미한다.

대다수의 가정폭력피해자는 여성이다.[24)] 응급실을 찾는 여성의 방문이유 1위도 가정폭력이며, 여성 노숙자 문제의 주된 원인 또한 가정폭력이다. 하지만 남성에 대한 여성의 폭력 역시 만연해 있다는 사실이 드러났다.[3)] 여성에 대한 폭력도 미신고 건수가 상당하지만 남성의 경우 더 많은 미신고건이 있기에 정확한 통계를 내기도 힘든 상황이다. 가정폭력피해자의 정확한 수를 알기는 어렵지만 대략 미국 여성의 22~39%는 파트너에게서 신체적 폭행을 당한 경험이 있을 것으로 추정되며, 전 세계로 확대한다면 그 비율은 69%에 이를 것이다.[36),41)] 파트너에 의한 가정폭력은 여성의 자살 및 장애아 출산 등의 결과를 낳을 수 있다.[6)] 가해자에게서 벗어나려하는 것은 오히려 상황을 악화시키는 요소로서 파트너에 의한 여성 살인의 45%를 차지하는 이유이다.[39)] 그렇기에 가해자 곁을 벗어나는 상황에 대한 여성교육이 중요한 것이다. 파트너 사이에서 발생하는 가정폭력은 이성애자, 동성애자, 양성애자, 성전환자 모두에게 발생한다. 청소년 데이트폭력 또한 최근 자주 발생하는데, 매년 청소년 중 약 25~33% 가량이 언어적, 신체적, 감정적, 성적 학대를 당한 것으로 알려졌다.[7] 성인의 경우 주로 피해자가 여성이지만, 청소년의 경우 성별간 격차가 거의 없었다.[7] 폭력은 과거의 연인에 의해서도 발생한다. 여고생 및 여대생의 1/4 정도가 연인들에게서 신체적, 성적 학대를 당한 적이 있다.

청소년 학대는 다양한 형태로 나타나는데, 극단적인 소유욕과 질투, 물리적 스토킹, 사이버스토킹, 상대방에 대한 강압과 통제, 친구들 앞에서의 음해, 자살하겠다는 위협, 강제적인 교제나 성관계 등이 포함된다. 그 결과 모든 연령대에서 우울증, 외상후 스트레스장애, 불안장애, 자살에 대한 생각 및 자살시도 등이 잠재적으로 나타날 수 있다.[28]

학대 관계란 두려움을 주며 상대방에 대해 권력 및 통제력을 지니고 싶어 하는 모든 관계를 일컫는 말이다. 학대 가해자가 권위를 얻기 위해 주로 사용하는 방법은 분노의 표출이다. 이후 통제력을 유지하려는 과정에서 신체적, 성적, 심리적 폭력이 나타나게 된다. 심리적 학대는 아동, 애완동물, 파트너에게 상처를 입히거나 무기를 사용하는 행위로 나타난다. 배우자간 폭력은 피해자뿐만 아니라 집안에서 이를 목격한 아동에게도 부정적 영향을 미친다. 아동은 죄책감, 우울증, 불안, 공격성 등의 과격행위, 신체적 고통, 악몽, 학교생활에의 어려움, 술/약물남용 등에 노출될 가능성이 있다. 파트너폭력의 30~61% 가량은 아동 역시 학대피해자이기도 하다.[16] 또한 그 아이들이 성인이 되었을 때에도 학대당하거나 심지어 학대 가해자가 되는 경우도 발생한다.

> **사례: 청소년 데이트폭력/파트너폭력**
>
> 16세의 소년이 학교에서 쓰러진 이후 응급실을 방문했다. 그 소년은 이름도 모르는 약을 다른 학생에게서 한 주먹 받아 복용했다고 말했다. 자초지종에 대해 묻자 소년은 3일 전에 그의 여자친구가 SNS 메시지를 통해 헤어지자는 소식을 전했다고 하였다. 이에 대해 반 친구가 놀리기 시작했고, 다른 친구들은 소년을 피하기 시작했다. 이후 그는 부모님에게 말하려고 했지만, 돌아오는 대답은 "성숙하게 행동 해."와 "그냥 잊어."와 같은 말뿐이었다.

1) 폭력피해자

폭력피해자battered partner는 이후 있을 폭력에 대해 두려움에 떨며 지낼 것이다. 여성이 먼저 폭력을 시작하는 경우는 드물지만, 자기방어적 보복으로 인한 폭력이 발생할 수 있다. Stockl 등(2013)에 따르면 파트너 간 살인의 67~75%는 이전에 발생한 여성에 대한 폭력과 연관된 것이었다.[32]

학대피해여성은 많은 경우 극단적이고 비이성적이며, 질투, 고립, 언어적/신체적 학대의 대상이었다. 무력감을 느끼고 자존감이 낮아지는 현상이 공통적이다. 지속적인 비하, 모욕, 수모로 인해 피해자는 심리적으로 붕괴되어 버리게 된다. 학대피해자는 일반적으로 가해자의 생각에 세뇌 당하게 되고 자기혐오에 빠지게 된다. 신체적/성적 학대 및 위협으로 인해 피해자와 자녀들의 삶은 공포로 가득 차게 될 것이다. 가족과 친구, 심지어는 지역사회에서도 고립될 수 있으며, 적절한 감시 및 조치가 취해지지 않는다면 학대의 고리를 끊지 못하게 될 것이다. 가정 내에 도사리고 있는 폭력과 고통은 위협으로 인해 알려지지 않기도 한다. [표 25-3]에는 학대피해여성 및 가해자에 대한 특성이 나타나 있다.

2) 폭력가해자

폭력은 통제권을 지닌 타인에 의하여 학습되는 행위이다. 많은 경우 가해자batterer는 가정 내에서 폭력을 당했거나 부모의 폭력을 목격한 이들이다. 힘없고 유약한 사람을 학대함으로써 가해자는 자신이 힘과 통제권을 지녔음을 확인하게 된다. 가해자는 바깥세상에서 다른 이들과 관계할 때는 적응에 문제가 없으며 멀쩡해 보인다. 이들은 극단적인 소유욕, 병적질투, 상호관계에서 남성의 우월성에 대한 믿음을 가지고 있으며, 술/약물 문제를 안고 있는 경우도 많다. 술/약물의 경우 학대의 직접적 원인은 아니지만, 변명의 이유가 되거나 학대를 악화시키는 원인이 된다. 전문적인 치료가 이루어지지 않는다면, 이들 가해자는 학대를 계속 해나갈 것이다.

표 25-3 파트너폭력의 특징

가해자의 특징	피해자의 특징
부정과 비난: 학대가 발생했다는 사실을 부정하고 학대의 책임을 파트너에게 돌린다. 피해자가 학대를 일으켰다는 식으로 진술한다.	결국 자신이 옳은 일을 하거나 말하면 학대가 멈출 것이라고 믿는다. 자신이 잘못을 하지 않으면 학대가 발생하지 않는다고 생각한다. 어린 시절 학대 중 익숙한 패턴을 다시 만들어낼 수도 있다.
정서적 학대: 비하, 비판, 모욕, 이름을 부름, 사기를 꺾음.	심리적으로 황폐해져서 파트너의 말을 믿기 시작한다. 자존감이 낮아진다. 가해자와 건강하지 못한 유대감을 갖게 된다.
격리를 통한 통제: 가족이나 친구와의 만남을 제한하고, 활동과 사교활동을 통제하며, 자동차와 활동의 시간, 주행거리를 추적하고, 직장을 스토킹하고, 직장이나 학교를 데려다 주고 데리고 오며, 집을 나가기 위해서는 허락을 구하라고 요구할 수 있다.	자기자신과 자녀를 위한 개인적인 영역을 점차적으로 잃어버린다. 시간이 지남에 따라 지원 네트워크의 유효성 확인 없이 상황을 정확하게 평가할 수 없게 된다.
협박을 통한 통제: 위협, 물건파괴, 재산권을 빼앗음, 애완동물 학대, 무기를 보여줌, 자녀 위협, 살인이나 자살 위협, 육체적, 성적, 심리적 학대 증가와 같은 두려움을 심어주기 위한 행동을 사용한다.	누적되고 억압적인 끊임없는 두려움과 테러가 발생한다. 자살을 고려하고, 살인을 고려하며 때로는 자기방어차원에서 자살이나 살인을 저지른다. 외상후 스트레스 증상이 발생한다.
경제적 학대를 통한 통제: 돈을 통제하고, 모든 돈 지불을 위한 파트너 계좌를 만든다. 파트너가 일하면 과도하게 전화하고, 파트너가 직장을 잃게 만든다. 돈을 나누기를 거부한다.	경제적, 정서적 의존성 때문에 우울증, 약물 또는 알코올남용의 위험이 높아질 수 있다. 만약 일을 할 경우, 파트너의 스토킹과 괴롭힘으로 인해 일자리를 잃어버리는 경우가 많다. 떠나기 위한 돈을 저축 할 수 없다.
권력을 통한 통제: 모든 결정을 내리고, 관계에서 역할을 정의하며, 배우자를 하인처럼 대우하고, 가정과 사회생활을 책임진다.	자아정체성을 계속해서 잃게 되고, 자신이 누구인지 확신할 수 없게 되며, 파트너, 자녀, 직장, 다른 사람들의 관점에서 자기를 정의한다. 개인적인 힘이 부족하다.

3) 폭력의 주기

부부(연인) 관계에서 한 사람에 대한 폭력은 고립 상태에서의 단순한 타격을 넘어서 시간이 지날수록 악화되는 상황을 양산하는 것이라 할 수 있다. 학대 관계는 아주 작은 것에서부터 시작된다. 파트너의 옷차림에 불만을 가지거나, 아이를 훈육시키거나 돌보는 것에서도 학대가 시작될 수 있다. 또한 비이성적인 질투나 소유욕, 파트너 행동에 대한 감시로 이어질 수도 있다. 가해자는 시간이 지남에 따라 점점 더 잦게, 강하게, 위협적으로 학대를 범한다. 폭력이 발생한 가정이 있는 400명의 여성을 대상으로 한 Walker(1979)의 연구에서 폭력의 주기가 처음 정의되었다. 폭력의 주기는 긴장형성단계, 폭력심화단계, 밀월단계로 구성된다[그림 25-1].[40]

폭력의 주기는 도움 없이는 멈추기 힘들만큼 지속적으로 작용한다. 어떤 종류의 폭력이든 신뢰가 사라지고, 두려움과 수치심이 피해자의 인생 전반을 지배하게 된다. 많은 여성이 자신의 파트너가 뉘우칠 기색이 전혀 없으며 밀월단계가 시작되지도 않을 것이라고 생각하지만, 실제로 폭력의 주기는 삶 속에서 계속되고 있는 것이다.

4) 피해자로 안주하는 이유

가정폭력피해여성이 계속 가정에 머무르는 이유는 다양하다. 가장 주된 이유 중 하나는 가해자에게서 더 큰 폭력이 가해질까하는 두려움일 것이다. 이러한 걱정은 실제 여성들이 느끼고 있는 것이며, 그들은 자신들이 도피하다가 배우자에게 들키거나 이후에라도 발견된다면 더 심한 학대나 심지어는 살해당할 수 있다는 두려움이다. 어릴 적부터 학대당하면서 학대 상황에 익숙해진 여성이라면 학대 관계에 적응해버릴 수도 있을 것이다. 학대는 특정 관계에 있어 뒤늦게 나타날 수 있으며, 그 시작은 미묘하면서도 느리게 진행될 것이다. 만약 여성이 기존에 파트너폭력에 노출된 경험이 없다면, 초기단계에서는 자신이 처한 상황이 학대임을 눈치채지 못할 수도 있다.

여성은 많은 다양한 이유로 인해 학대 관계에서 벗어나지 못한다. 경제적 문제, 지원 체계의 부재, 학대로 인한 두려움 및 세뇌, 우울증이나 자존감 하락, 종교적 가치에 근거한 이혼 거부, 자신은 학대당해 마땅하다는 사고, 자식 등 다양한 이유가 존재한다. 여성이 폭력주기가 여러 번 진행되기 전까지는 밀월단계가 지속될 수 있을 것이라고 생각하며, 드디어 가해자가 잘못됨을 인지하고 변하고 있다고 착각한다.

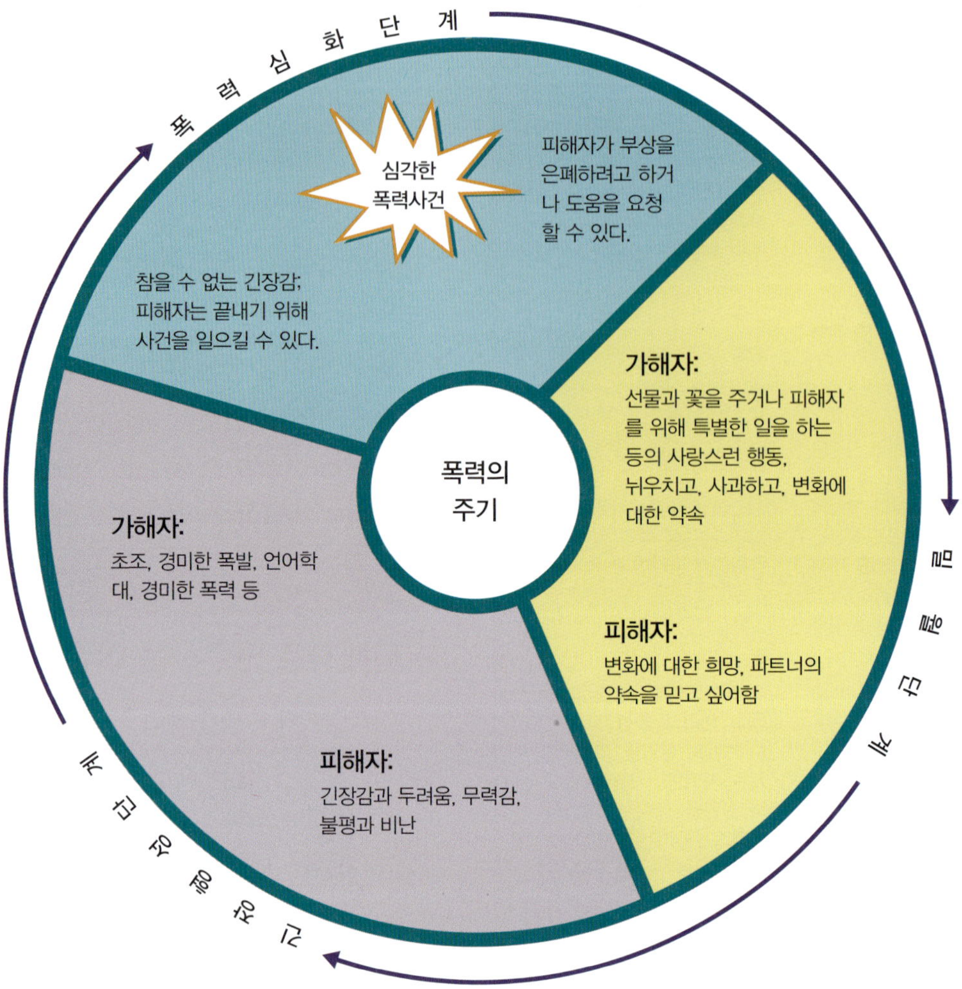

그림 25-1 폭력의 주기

간호과정

1. 간호사정

학대피해여성(또는 남성)은 응급실에서 자주 볼 수 있지만, 의사의 집무실, 진료소 또는 정신과 의사의 진료실에서도 볼 수 있다.[44] 비록 파트너폭력의 피해자에 대해서 건강관리시스템에 의한 인식과 대응이 많이 있지만, 여전히 지속적인 교육과 개선의 여지가 있다. 산과의사 및 부인과의사의 미국의회는 매 방문 때마다 학대를 심사할 것을 권고한다.[2] 여전히 몇몇의 일부 간호사와 다른 의료전문가들은 폭력의 순환 고리가 어떻게 발생하고 지속되는지에 대해 피해자를 나무라거나 이해가 부족한 태도를 취하고 있다.

파트너폭력의 징후로 나타날 수 있는 것에는 상처와 어떻게 그 상처를 얻게 되었는지에 대한 설명의 불일치, 상처나 학대를 줄여서 말하는 것, 파트너나 다른 사람들에 대한 두려움 등이 있다. 파트너폭력이 의심되면 신체검사와 적절한 다른 검사를 수행해야 한다. 강간은 학대의 일부가 될 수 있으므로 성병검사 및 증거수집을 포함한 부인과 검사를 수행해야 한다. Perry 등(2015)에 따르면 5%의 강간이 임신으로 이어지므로 경구피임약 관리는 일반적으로 제공되는 치료법이다.[27]

학대징후에는 화상, 타박상, 흉터, 특히 머리와 목 주위에서 보이는 치료단계에서의 상처, 팔다리, 갈비뼈, 턱뼈의 골절이 포함될 수 있다. 신체검사에는 출혈, 뇌진탕, 고막이 터짐, 복부 손상, 눈 부상, 목에 목이 졸린 표시와 같은 내부부상 징후에 대한 평가가 포함된다. 검사 결과 담배, 산, 끓는 액체 또는 가전제품으로부터 입은 화상이라고 밝혀질 수도 있다. 부상의 양식에는 멍자국, 열상이나 옷걸이, 끈, 다리미, 지문, 손으로 잡은 모양, 채찍자국, 깨문자국, 이빨자국 또는 벨트 버클과 같은 타박상이 포함된다. 가해자들은 종종 학대의 위치를 계획하여 몸통, 등, 팔의 위쪽과 다리의 뒤쪽, 몸의 구멍의 안쪽, 머리카락 아래 등과 같은 곳에 상처를 남겨 쉽게 발각되지 않도록 한다. 검사는 이러한 숨겨진 영역도 주의를 기울여서 이루어져야 한다.

학대로 인한 심리적, 정서적 상처는 높은 불안과 스트레스, 불면증, 흉통, 허리통증, 현기증, 위장장애, 식이장애 또는 심한 두통 등을 호소할 수 있다. 외상후 스트레스장애는 흔히 나타나는 증상이며, 이는 평가에 포함되어야 한다. 피해자가 소심하거나 모호하게 자신의 상황을 설명할 가능성이 있다. 파트너폭력의 징후가 있는 여성은 적어도 검사시간 중 일부라도 파트너가 없는 상태에서 혼자 검사를 받을 필요가 있다. 파트너가 환자 곁에 남아 있고 싶어 하는 다른 이유가 있더라도, 환자를 혼자 남겨 두고 떠나는 것을 꺼려 하는 파트너의 반응은 파트너폭력을 의심할 수 있는 단서가 될 수 있다. 홀로 있는 동안 잠재적 피해자에게 누군가(현재의 파트너나 과거의 파트너 또는 다른 누구든)가 그녀를 때리거나 상처를 입혔는지 물어보라. 그리고 만약 그녀가 현재의 관계를 안전하다고 느낀다면, 자녀가 가해자에게 어떤 방식으로든 상처를 입었는지 물어보는 것도 중요하다.

환자의 지지체계, 자살 가능성 및 무력감, 약물남용, 부정 또는 자해를 포함한 대처반응에 대한 평가는 전체 평가에 포함되어야 한다. 학대의 이력이 확인되면 신체지도[표 25-4]를 사용하여 구두진술 및 신체검사 결과와 같은 문서를 기록해야 한다. 그녀의 사진을 찍는 것이 괜찮은지에 대해 물어보라. 비록 성인 피해자가 학대를 신고하지 않을 권리가 있다고 하더라도 간호사는 문서를 작성하고 경찰에 알릴 수 있다. 이것은 환자가 현재 학대에 대해 알리지 않기로 결정했다 할지라도, 필요할 경우 환자가 법 집행기관과 접촉 할 수 있도록 해 준다. 부모에 대한 폭력은 어린이에게 영향을 줄 수 있다고 생각되므로, 가정에 자녀가 있는 경우 아동보호서비스 기관에 이를 통보해야 한다.

2. 간호진단 및 간호목표

파트너폭력의 결과로 여성의 신체적, 정신적 건강뿐 아니라 그녀의 삶, 심지어는 자녀의 삶에 대한 위협은 당면한 걱정거리다. 이러한 영역을 다루는 간호진단에는 폭력위험, 상해위험, 급성/만성통증, 외상위험, 자신 또는 다른 사람으로부터 지시된 폭력의 위험, 사회적 격리, 불규칙한 수면패턴, 무력감, 혼란스러운 자아정체성, 외상 후 증후군의 위험, 장애인 가족 대처 등이 있다.

응급실에서 치료를 받는 여성은, 파트너폭력을 인정하는 경우는 있지만 치료를 위해 다시 돌아오는 경우는 드물다. 간호사는 아동이나 여성이 폭력적으로 대우받을 때 종종 강한 반응을 보인다. 그러나 파트너폭력의 경우, 학대상황에 남아 있기나 떠나기로 결정을 내리는 것은 학대의 피해자에게 달려 있다. 간호사가 여성의 결정을 무비판적 방법으로 받아들이고 그녀의 결정을 지지할 수 있다면 그것이 그 여성에게 가장 도움이 되는 것이다.

의료종사자가 선호하는 결과는 여성이 자신과 자녀를 위한 안전한 환경으로 안전한 집, 잘 돌보아주는 친척 또는 친구를 택하는 것이다. 그것이 보통 학대피해여성이 내리는 결정이 아니기 때문에, 간호사는 다른 선택권에 대해 논의할 수 있고 여성에게 안전한 집과 쉼터, 전화상담, 지원 단체 및 법률 상담뿐만 아니라 안전계획에 대한 소개를 한다. [BOX 25-3]은 기본적인 파트너폭력 안전계획의 예에 대한 내용을 포함하고 있다. 학대피해 여성에게 가해자가 찾을 수 있는 흔적을 남기지 않도록 주의를 주는 것을 잊지 말라.

3. 간호수행

[표 25-4]는 초기 응급실 방문과 관련된 몇 가지 개입과 그 이유를 나열해 놓았다. 학대피해자가 아무도 자신을 때릴 수 없고, 학대가 일어난 것이 그녀 때문이 아

표 25-4 파트너폭력을 위한 간호중재: 응급실[38]	
간호중재	**이론적 근거**
1. 환자에게 의학적 조치가 집중적으로 이루어질 것이라고 확신을 주어야 한다. 신체지도를 이용하여 상처를 기록하라. 사진 촬영 시 동의는 필수이다.	1. 만약 환자가 고소를 생각하고 있다면, 사진촬영은 피해자에게 힘이 되어 줄 것이다.
2. 면담 자료에 대한 비밀은 반드시 보장되어야 한다.	2. 피해자는 학대사실 발설 시 보복이나 후에 있을 더 큰 피해에 대해 두려워할 것이다.
3. 위협적이지 않은 방법으로 다음과 같은 정보를 평가하라. • 성적 학대 • 신체적 학대 • 정서적 학대 • 아동학대 • 약물남용 • 자살 혹은 살인에 대한 생각	3. 표기된 요소들은 우울증 및 불안 증세 완화, 자살 예방, 술/약물에 대한 자기 치료에 대한 적절한 중재를 도울 수 있다.
4. 가해자에 대하여 말할 수 있게 유도하라. 비판을 삼가고 친절하고 온화한 태도를 유지하여야 한다.	4. 환자가 자신의 이야기를 공유한다면 주의 깊게 듣는 태도가 중요하다.
5. 자녀와의 관계가 어떠한지 물어보아야 한다.	5. 어머니가 학대받는 가정에서는, 아이들도 학대 받을 가능성이 크고 자신이 목격한 것에 대한 외상이 발생할 수 있다.
6. 폭력이 심각해졌을 때, 환자가 몸을 피할 안전한 장소가 있는지 파악하라. 만약 그렇지 못하다면 안전한 장소에 대한 목록을 제공해야 한다. 몇몇 병원에서는 신발 안에 들어갈 정도로 작은 카드를 발급하여, 가해자의 눈을 피해 정보를 확인할 수 있게끔 하고 있다.	6. 환자가 가해자에게서 떨어질 준비가 되었다면 최대한 빨리 도망쳐야 한다. 당장 위험에 처해 있지 않다면, 가해자가 집을 비운 사이에 곧장 떠나는 것을 권장한다. 피해자에게는 절대 가해자와 마주치지말라고 전해야 하며, 만약 마주치게 되면 더 큰 분노를 사게 될 것이다. 떠난 이후 피해자는 더 큰 폭력 및 살해 위험에 시달릴 수 있다.
법적 고려사항	
1. 환자가 고소할 의향이 있는지 확인해야 한다. 있다면 다음과 같은 정보를 전하고 서면으로도 제공하라. • 배우자 폭력 사건 전문 변호사 • 법률 상담소 • 폭력피해여성 지원자 및 단체 만약 아이가 관여되어 있다면 신고하라. 고소를 요청하고 피해자를 지원해야 한다.	1. 많은 경우 피해자는 보복에 대해 두려워하지만, 본인이 준비되었다면 전문 변호사에 의한 법률 자문을 원할 것이다.
2. 배우자 학대로 추정되는 사건을 신고할 때 당신에게 무엇이 요구되는 지 파악하라.	2. 많은 주에서 폭력피해여성에 대한 보호 법안이 존재하거나 채택되고 있다.
3. 폭력이 다시 발생하거나 불안증세가 심화될 때를 대비하여, 환자와 함께 안전한 도피 계획을 수립하라[BOX 25-3].	3. 도피 계획을 문서화하고 도피처 및 위탁 기관의 수를 표시하라. 이로 인해 환자나 자식에 대한 추가적인 학대피해를 예방할 수 있다.
4. 폭력이 피해자의 탓이 아님을 지속적으로 강조하라.	4. 자존감이 극도로 낮아졌을 때 피해자는 자신의 폭력이 자기 탓이라고 생각하는 경향이 있다.
5. 환자가 자칫 피할 수 있는 가족 및 친구들에게 다시 돌아갈 수 있게끔 설득하라.	5. 오래된 친구나 친척들은 든든한 지원군이 될 수 있으며, 폭력피해가 환자의 탓이 아님을 증명해 줄 존재이다. 피해자에게는 많은 종류의 지원이 필요하다.
6. 파트너폭력을 전문적으로 다루는 지역의 심리치료사를 알아 놓아라.	6. 외상환자에 대한 심리치료사는 전문적인 기술을 지니고 있다.
7. 환자가 당장 조치를 취할 여건이 되지 않는다면, 지역사회 기관 리스트를 작성하여 제공하라. a. 연락처 b. 쉼터 c. 피해여성 집단 및 지지자 d. 치료사 e. 법적 조치 f. 의료도우미 혹은 아동부양가정지원 서비스 g. 아동보호서비스 기관	7. 환자가 자신의 삶을 변화시키려고 할 때까지는 시간이 걸린다. 그들에게는 여러 정보가 필요할 것이다

니며, 그녀의 잘못이 아니라는 것을 이해하는 것이 중요하다. 유년기에 시작했을 수도 있는 수년간의 상황은 치료하고 이러한 사실을 이해시키는 데 상당한 시간이 걸릴 수 있다. 이러한 개념을 머리로는 이해할 수 있겠지만, 정서적이고 내재적인 이해로 이끄는 데는 시간이 걸린다.

■ 가해자를 위한 프로그램

파트너폭력을 저지르는 남성과 여성을 위해 전국 각지에 다양한 프로그램이 설치되었다. 초점은 자기반성과 기술습득을 통해 가정폭력을 줄이거나 제거하는 것이지만, 이 프로그램은 벌금이나 투옥 이외의 남성의 선택을 제안한다. 프로그램은 전략이 다르지만 일반적으로

BOX 25-3 파트너폭력의 안전지침[15),26)]

여건이 된다면 가정폭력 전문 변호사와 함께 안전 대책을 수립하는 것이 중요하다.

- 출구가 두개 이상인 방으로 이동하라. 부엌 칼, 무거운 물건 등 무기가 될 수 있는 물건이 있는 공간은 피하라.
- 집 안에서 최단거리로 빠져나갈 장소를 파악하라.
- 직장에서 최단거리로 빠져나갈 장소를 파악하라. 경호 인력 등 직원을 보호할 수 있는 수단을 찾아라.
- 가방에 필수품을 구비해 놓아라: 의류, 귀중품, 문서(여권, 사회보장카드, 의료기록, 은행 카드, 신분증 등), 연락처, 약물복용 내역, 현금 등. 이를 비밀로 하되 재빨리 찾을 수 있게 해놓아라. 친구, 친척을 만나거나 직장에서도 항상 가지고 다니되, 가해자가 발견하지 못하게 하라.
- 이웃이 가정에서 일어나는 소란을 들었다면, 이웃에게 학대사실을 말하고 경찰 신고를 요청하라.
- 유사시 자녀, 가족, 친구들과 사용할 암호를 정하라. 긴급 상황에서 경고음을 낼 수 있는 핸드폰 어플리케이션을 구비하라.
- 유사시 떠날 수 있는 안전한 장소를 물색하라. 친구나 친척의 집도 좋다.
- 도피하고자 할 때에는 가해자를 자극하지 말고 본능에 따라 집중하라.
- 당장 위험하지는 않다면 가해자가 집이나 당신 근처에 없을 때 떠나라.
- 당신은 당신 자신과 자식들을 지킬 권리가 있다.
- 국가가정폭력센터의 긴급연락망으로 연락하라.

우선순위는 피해자를 보호하고 가해자가 그들 관계에서의 학대에 책임이 있음을 강조하는 것이다.[18)] 한 연구는 프로그램이 특정 측면에서 도움이 된다는 사실을 밝혔다. 예를 들어, 의사소통이 향상되었고 대부분의 남성들이 육체적 방법 외에 분노와 충동을 다루는 방법을 개발했다고 여성들은 믿었다. 그러나 신체적 폭력이 줄어들거나 약화되더라도 정서적, 언어적 또는 성적인 학대는 여전하거나 심지어 증가한다.[18)] 가해자는 또한 그 자신의 가족 내에서 학대를 당하거나 학대를 목격한 경험이 있는 경우가 많다. 가해자 자신의 개인적인 상처와 정서적 문제를 해결하기 위한 치료도 폭력의 순환을 깨는 데 도움이 될 수 있다. 인지행동요법에 참여하는 가해자 중 약 85%는 신체적 또는 정서적 학대를 저지르는 행동을 줄이거나 없앴다.[12)]

5. 노인학대

향후 10년 그리고 그 이후에는 베이비붐 세대에 태어난 65세 이상 성인이 압도적으로 많을 것이며, 사람들은 더 오래 살고 건강한 삶을 누릴 것이다. 고령자가 늘어남에 따라 노인학대의 발생률은 약 6%로 추정한다.[13)]

세계보건기구(2015)는 노인학대를 노인들의 부상, 고립 및 절망의 중요한 원인이자 인권침해로 간주한다.[42)] 다른 연령 집단과 마찬가지로, 노인은 신체적, 성적 또는 정서적 학대, 방임 그리고 금전적 착취의 피해자가 될 수 있다[BOX 25-4]. 학대는 개인이나 의료시설과 같은 기관에서 발생할 수 있으며, 심지어는 자기 방치를 통해서도 발생할 수 있다. 노인학대는 일반적으로 가족들이 노인들을 의료시설에 두고 다시 데리러 나타나지 않는 경우를 일컫는 "노인학대" 또는 "노인유기(현대판 고려장)"로 잘 알려져 있다. 노인학대 사례의 70~80%가 보고되지 않은 것으로 추정된다. 노인은 협박 때문에 혹은 가족들이 다시는 자신을 데려 가기를 원하지 않기 때문에 등 여러 가지 이유로 가족구성원의 학대를 알리는 것을 싫어할 수 있다.

노인학대 및 성인보호서비스 프로그램의 정의는 국가마다 다르고,[29)] 광범위하여 문제의 실제범위를 파악하거나 연구를 수행하는 것을 불가능하다. 최근에 노인학대에 대한 연구방법을 표준화하기 위한 국가차원의 움직임이 있다.

1) 피해자

노인은 다른 범죄뿐만 아니라 특히 학대에 취약할 수 있다. 노년기증후군은 종종 연약함과 기능적인 쇠퇴를 가져오며, 스스로를 보호할 능력은 점차 떨어진다. 노인학대에는 성폭력과 성적 학대가 포함된다.

대부분이 과소 보고되거나 방치되는 것으로 여겨지지만, 알려진 바로는 노령 인구의 3~27%가 학대 또는 방치를 경험하는 것으로 측정되었다.[17)] 나이가 들수록 학

BOX 25-4 노인학대의 종류[21)]

1. **신체적 학대**: 손바닥, 주먹, 발 등을 이용하여 때리거나 밀치는 행위, 억압 및 약물남용 혹은 성적 학대를 통해 신체에 고통이나 상처를 가하는 것
2. **심리적 학대**: 고성, 모멸 및 위협으로 정신적 괴로움을 가하는 것
3. **경제적 학대 및 착취**: 한 사람이 다른 한 사람의 재산 혹은 자원을 오용하는 것 혹은 부양자가 필요한 자원을 지원하지 않는 것.
4. **방임**: 영양, 수분, 거주지, 의복, 도구, 의료서비스, 기타 필수욕구를 충족시켜야 한다는 부양의 의무를 다하지 않는 것. 자기방임 또한 포함
5. **성적 학대**: 성희롱, 성추행, 부적절한 언행 및 영상/행위에 노출시키는 행위 혹은 강간 등 동의없이 이루어지는 성적 행위

대의 위험이 커지며, 여성은 종종 희생자가 된다. 80세 이상인 사람은 60~80세 사이의 노년층보다 학대를 받거나 방치될 확률이 2~3배 높고, 노인학대피해자는 학대당하지 않은 노인보다 사망할 확률이 3배 더 높다.[17)]

2) 가해자

노인학대에 대한 초기연구에서는 가해자의 스트레스와 부담이 학대의 원인으로 주목되었다. 최근의 연구에 따르면 노인 가해자의 특성은 파트너폭력에서의 가해자의 특성과 더 유사하다. 대부분 가해자는 중년의 성인자녀 또는 다른 가족구성원이다. 부양자는 종종 고령자에게 재정적으로 의존한다. 가해자는 학대를 받은 경험이 있거나 약물을 복용한 것과 같은 다른 범주의 가해자(파트너폭력, 아동학대)와 비슷한 성격을 가질 수 있다. 그러나 학대를 가하는 가족구성원은 잔인하거나 무감각한 사람이 아니라 극단적인 스트레스를 받고 있는 부양자일 수 있다. 그들 가족을 평가 및 관찰하고, 그들의 필요를 결정하는 것은 간호사의 책임이다. 간호사와 가족은 생활상황의 변화와 가족긴장을 줄이기 위해 가능한 중재를 모색해야 한다.

간호과정

1. 간호사정

학대피해자는 학대를 받지 않은 사람보다 병원 방문을 두 배나 많이 한다. 학대나 방치의 피해자는 가족에 의해 학대받았을 가능성이 높기 때문에, 피해자는 종종 자신이 학대받았음을 드러내기를 두려워한다. 공개 또는 보복에 대한 위협이 있을 수도 있고, 피해자가 수치심을 느끼거나 피해자가 자신을 학대한 사람을 보호하기를 원할 수도 있다. 자신이 결국 시설에 남겨지게 되지만, 학대가 알려진 후의 알 수 없는 상황보다 좋을 수도 있으며 가족이 떠나게 될 것이라는 두려움이 있을 수 있다. 가족과 친구들이 안전하고 무비판적인 방식으로 학대혐의에 대해 대화할 수 있도록 허용하는 것이 중요하다. 건강관리자는 노인이 의료시설을 방문할 때 학대의 징후와 증상에 대해 일상생활에서 평가를 해야 한다. 노인학대 징후는 아동학대 또는 파트너폭력 자녀들과 매우 유사하다. 노인학대피해자들에게 학대로 의심되는 신호는 다음과 같다.[17)]

- 부양자와 혼자 있는 것을 두려워함
- 영양실조, 음식을 갈망하거나 탈수증세
- 욕창, 피부가 찢김, 타박상, 붓기 또는 골절
- 의료 또는 치과 진료가 필요
- 오랜 시간 동안 방치되어 있음
- 학대 또는 방치의 보고
- 수동적, 회피 또는 감정적인 행동을 보임
- 과잉 진찰됨
- 질 내 또는 직장 통증, 눈물, 출혈, 성병
- 재정에 대한 우려
- 약이나 필요한 서비스비용 지불 불능
- 동의 능력이 부족한 노인의 재산 양도
- 귀중품을 잃어버림

학대가 의심되는 환자가 집을 나갈 수 없는 경우, 가정방문이 보장되어 간호사나 의사 또는 기타 의료진이 환자와 그 환경을 평가할 수 있다.

2. 간호진단 및 간호목표

학대피해 노인을 위한 간호진단은 다른 학대의 경우와 거의 동일하다. 방임 및 재정적 착취와 관련된 간호진단에는 주거유지장애, 자가간호 결핍, 부양자 역할에서 오는 스트레스, 번성하는 것에 대한 실패, 무력감이 포함된다.

성공적인 장기적 목표는 다음과 같다.

1. 신체적, 정서적, 성적 학대가 중지되었다.
2. 방임 또는 재정적 착취가 중단되었다.
3. 안전을 유지하기 위한 계획이 마련되어 있다.
4. 노인이 자신이 이제 집안에서 전보다 더 편안함을 느낀다는 것을 알린다.
5. 후속방문을 통해 부양자와 노인 간의 불안과 긴장이

적어졌다는 사실을 보여 준다.

6. 간병인의 긴장이 지원을 통해 해결되었다.

대부분의 병원과 지역사회는 노인학대가 의심되는 상황에서 간호사 및 기타 의료종사자들이 참고할 수 있는 지침을 제공하는 프로토콜이 있다. 즉각적인 신체적 안전은 첫 번째 관심사다. 환자의 방임, 학대와 같은 문제를 해결하기 위해 성인보호서비스 기관에서 제공하는 다양한 서비스가 있으며, 주거지원, 수리나 의료서비스를 받도록 돕는 것, 식품 배달, 환자 지지자로의 봉사, 법률 소개 등이 포함될 수 있다. 이러한 서비스는 자발적이며, 환자는 이를 수락하거나 거절할 권리를 가지고 있다.[17] 일반적으로 더 큰 사회적 관계망과 지원은 노인들을 위한 보호요소가 될 수 있다.[13]

표 25-5 노인학대를 위한 간호중재

간호중재	이론적 근거
1. 노인학대 문제 발생 시 법적으로 당신이 어떠한 위치에 있는지 체크하라. 2. 학대가 의심된다면 성인보호서비스 기관에 신고하라.	1. 모든 주에서는 노인보호 및 그들에 대한 안전 지원에 대한 법안을 채택하고 있다. 2. 성인보호서비스 기관에서는 학대피해 노인을 위한 보호, 안전, 후생을 도울 많은 프로그램을 지원하고 있다.
3. 가해자의 다른 가족들과 만나 문제 원인을 찾아라. 부양자로서 부담을 느꼈을 수도 있다.	3. 다른 가족구성원이 가해자의 스트레스를 눈치채지 못하고 있을 수도 있다. 혹은 학대사실 자체를 모르고 있을 수도 있다.
4. 다른 가족이 없다면, 상황 진전에 도움을 줄 수 있는 다른 기관을 찾아가라. • 노인환자, 가해자, 다른 가족구성원을 도울 지원 단체 • 이동 중 식사 • 양로시설 • 휴식 지원 • 간호 서비스 • 인생 설계 원조	4. 가족의 스트레스와 고립을 최소화하고 안전을 확보해야 한다.
5. 가해자를 상담 받도록 유도하라.	5. 대인관계 기술 향상 및 사회적 지원이 가능하다.
6. 가족구성원에게 문제해결 및 지원을 받기 위한 기반을 닦으라고 권장하라.	6. 가족들이 함께 문제를 해결하고 배워야 한다.

3. 간호수행

중재에는 신체치료와 더불어 의료서비스 제공, 성인보호서비스 실행 또는 법 집행 중재, 사회 복지 서비스가 포함된다. 가족이나 부양자의 지원이 필요할 수도 있고, 어떤 경우에는 대체 주거시설이 필요하다. [표 25-5]는 노인학대 간호중재에 대한 내용을 보여 준다.

4. 간호평가

학대가 일어난 가정의 중재 실패는 단지 개인의 개인적인 부족과 관련이 있을 뿐 아니라 우리 모두가 살고 있는 이 사회, 경제 및 정치체제의 부적절함과 관련이 있다. 많은 개인이 필요한 서비스에 대해 제한적인 접근권을 가지고 있으며, 과도한 스트레스를 경험한다. 부분적으로 학대를 지지하는 사회적 태도에는 아동훈육 차원에서 체벌의 수용, 여성에 대한 불평등, 부양의 부담, 성교육과 부모역할에 대한 교육 및 준비 부족 그리고 노인을 가치가 적은 사람들로 간주하는 "노인차별"이라는 개념이 있다. 간호사는 직업 관련 교육을 통해 이러한 인식을 변화시키는 데 도움이 될 수 있다.

노인학대를 중단시키기 위한 중재의 평가에는 학대를 인정하고 지원을 받아들이려는 피해자의 의지뿐만 아니라 계획이 성공으로 포함될 수 있다. 폭력은 곤경에 처한 가족이나 건강관리 센터에서 보이는 증상이기 때문에, 중재와 평가는 여러 분야에서 접근해야 할 것이다.

시뮬레이션: 파트너폭력

시나리오

응급부서에서의 치료 중, 간호 실습생이 28세 여성을 만난 두 상황이 제시된다. 첫 번째 방문은 집안 계단에서 떨어져 어깨가 탈골되어 치료를 위해 응급실을 찾은 상황이다. 두 번째 방문에서는 환자가 임신 3개월차였으며 복부 경련을 호소하고 있었다. 환자의 왼쪽 눈 부위에는 선명한 멍이 있었으며, 이를 화장으로 가리려 했으나 가려지지 않았다.

치료목표

환자는 자신의 고립을 감소시켜줄 지원체계에 대하여 어떻게 접근하는지 알게 될 것이다.

시뮬레이션: 파트너폭력 (계속)

학생간호사-환자 상호작용	학생간호사의 느낌	정신건강간호개념
학생: "안녕하세요. 저는 응급실에서 실습을 진행 중인 간호학과 학생입니다. 간호사가 오기 전까지 제가 옆에 잠시 앉아 대화를 나누어도 될까요?" **환자**: "저는 이야기하고 싶지 않습니다. 이제는 꽤 괜찮아졌어요. 경련도 거의 잦아들었어요. 검사도 필요 없을 것 같고 이젠 집에 가고 싶어요."	환자가 아픈 것이 걱정이 된다. 아무래도 환자가 수상쩍기에 적어도 무슨 일인지는 알 필요가 있겠다.	도입부
학생: "괜찮아지셨다고 말씀하셨지만 여전히 경련 증세가 있습니다. 임신 상황에서 안전 검사는 중요합니다." **환자**: "저도 압니다. 다만… 아닙니다." 환자는 고개를 숙인다.	너무 걱정된다. 학대사실에 대해서 물어볼 필요가 있겠다.	반복해서 말하기, 현실 말해 주기, 정보제공하기
학생: "저는 환자 분과 뱃속의 아기가 너무 걱정됩니다. 당신 상처는 누군가에게 맞은 것처럼 보이는데, 혹시 집에서 다치신 건가요?" **환자**: "오, 아니요. 제 남편은 절대 일부러 이런게 아닙니다."		탐색하기
학생: "일부러요? 혹시 남편 분께서 실수로라도 다치게 하나요?" **환자**: "저는 그래도 싸요. 저는 집안일도 하지 않고 그를 존중하지도 않거든요." **학생**: "친구나 가족 중에 말할만한 분이 계신가요?"		반복해서 말하기, 탐색하기
환자: "제 남편은 직업 때문에 미국으로 이사 왔어요. 제 친척들은 모두 서울에 있습니다. 못 본지도 3년이 되었네요."		정보 구하기, 협력 제안하기
학생: "정말 그리우시겠어요. 특히 임신하셨을 때나 힘든 시기에는 가족들과 떨어져 지내는 것이 정말 힘들테죠." **환자**: 울기 시작하며 "네. 힘들어요. 아기를 가진 것도 두려워요. 전 가만히 참아야만 하죠."		지원 해 주기
학생: "병원사회복지부에 들르는 것은 어떨까요? 그 분은 당신이 도움을 원하거나 가정에서 벗어나고 싶다면, 도움이 될 거에요." **환자**: "안돼요! 저는 도망갈 수 없어요. 그이가 정말 화낼 거에요. 그리고 가족이라면 함께 살아야죠."		협력 제안하기, 행동 계획 세우기
학생: "떠나는 것은 당신의 선택입니다. 전 단지 당신이 주변사람들에게서 조금 떨어져 있기를 바랄 뿐입니다." **환자**: "네. 떠나는 게 좋을 것 같습니다. 부탁드려요."		지원 해 주기, 현실 알려주기
학생: "당신에게 알려주고 싶은 것들이 있어요. 여성이 학대 관계에서 도피하게 될 때, 학대나 살인이 발생할 확률이 가장 높아집니다. 제대로 계획을 세우고 도움을 받는 것이 매우 중요합니다. 남편 분을 화나게 해서는 안됩니다. 또한 가해자가 발견할 수 있는 단서를 남기지 말고 쉼터로 가거나 집 주변에서 상담받을 수 있습니다." **환자**: "잘 알겠습니다. 듣고 보니 그렇군요."		정보제공하기
학생: "간호사님과 사회업무부 직원분께 당신 상황을 보고하겠습니다. 그러면 저희는 당신과 함께하며 지원을 아끼지 않겠습니다." **환자**: (조심스럽게) "감사합니다… 절대로 제 남편에게는 이야기하지 말아 주세요."	환자가 도움을 구하게 되어 정말 다행이야. 내가 도움이 될 수 있다니 기뻐.	협력 제안하기, 행동 계획 세우기, 지원 해 주기

근거기반실무 Evidence-Based Practice 6)

문제 24세 여성이 복부 통증으로 인해 응급실을 방문했다. 그녀는 증상에 대해 모호한 상태로, 식료품을 들고 가다가 현관 계단에서 발을 헛디뎌 넘어졌다고 한다. 그녀는 검사도중 여러 단계의 치료과정에서 팔, 몸통 등 왼쪽 면에 멍이 들었다는 사실이 발견되었다. 그녀의 의료기록에는 팔이 골절되는 등의 부상 때문에 과거에 여러 번 병원에 방문한 것으로 나타났다. 그녀가 검사실에 있는 동안 남편으로부터 끊임없는 전화가 오고, 그녀는 긴장하며 짧고 비밀스럽게 대답했다. 그녀는 응급실에 데리고 온 유아 외에도 집에 두 명의 어린 자녀가 있기 때문에, 집에 서둘러 가야 한다고 설명한다. 유아는 창백해 보이고 수줍어하며, 조용히 어머니의 옷깃을 잡고 있거나 그녀 뒤에 숨어 있다.

근거기반실무사정

A. **당신은 이번 경험을 통해 무엇을 알게 되었는가?**
이 환자는 여러 상처가 난 상태로 응급실에 있다. 그녀는 간호사가 봐왔던 다른 파트너폭력피해자들처럼 남편과의 전화통화에서 소극적이며 긴장했다. 그녀는 학대사실을 인정할 수도 인정하지 않을 수도 있다.

B. **문헌에서는 무엇이라고 하는가?**
파트너폭력의 경우 피해자의 부상은 피해자의 설명과 일치하지 않는 경우가 많고, 많은 부상과 응급실 방문에 대한 기록이 있을 수 있다. 피해자는 가해자에 의해서 두려워하거나 겁을 내는 것처럼 보인다. 피해자는 자녀에 의해서 혹은 그 상황이 더 나아질 것이라고 믿어서, 그들이 스스로를 학대를 받을 만한 사람이라고 생각해서 혹은 더 이상 갈 곳이 없어서 등의 여러 가지 이유로 그런 상태에 있을 수 있다. 심각한 부상이나 사망의 위험은 주로 피해자가 학대자를 떠나려고 할 때 발생한다. 아이들 또한 학대상황을 목격했다는 이유 등으로 학대를 당하거나 다칠 수 있다.

C. **환자가 원하는 것은 무엇인가?**
간호사는 다른 직원이 아이에게 간식을 주는 동안 천천히 어머니에게 질문한다. 환자는 눈물을 흘리며 자신의 남편에 의해 학대를 받은 가정폭력피해자라고 인정했다. 그녀는 해를 입을까봐 두려웠으며 인생에서 거의 지원을 받은 경험이 없다. 그녀는 경찰과 이야기하는 것에 선뜻 동의했지만, 가해자 곁을 떠날 준비가 되었는지는 확신하지 못했다.

계획 환자는 엑스레이를 포함해 검사를 받고, 부상은 치료된다. 그녀에게 쉼터 및 안전계획에 대한 정보를 제공하기 위해 사회복지 서비스가 소집되고 환자와 만난다. 경찰은 학대에 대한 이야기를 듣고 학대에 관한 증거사진을 찍는다. 모든 사람과 이야기한 후, 환자는 자녀를 데리고 쉼터로 가기로 결정한다. 쉼터에서 환자를 지원하고 돕기 위한 사람이 파견된다. 아동보호서비스 기관은 환자의 남편과 함께 집에 있던 두 명의 아동을 안전한 장소로 대피시키고 아동의 방임이나 학대 가능성에 대한 조사를 시작하도록 요청 받는다. 환자는 자신의 결정에 대해 두려워했고, 간호사는 모든 인터뷰 동안 그녀와 함께 있는다.

QSEN 사전지식, 기술 및 태도(KSAs)

안전: 잠재적인 학대를 알아차리고 환자와 자녀를 인전하게 지키기 위한 조치

팀워크 및 협업: 사회복지업무, 법 집행 기관, 학대 방지기관 및 아동보호서비스 기관과 협력하여 가족에게 필요한 서비스를 제공

핵심요약

- 신체적, 정서적 외상은 개인과 공동체에 오래 지속되는 피해를 유발하며, 종종 세대 간에 전달된다.
- 아동, 배우자 및 노인학대의 발생 빈도가 잘 보고되지 않기 때문에 간호사가 일상적으로 학대를 평가하는 것이 중요하다.
- 아동 및 노인학대 신고 의무화 지침이 있다. 그러나 파트너폭력의 경우 성인피해자는 비보호적인 상황에 있어 간호사가 자원, 지원 및 지침을 제공할 수는 있지만 궁극적으로 학대신고를 하는 것은 간호사 그들의 선택이자 책임이다.
- 파트너폭력의 피해자가 가해자를 떠나려고 할 때, 심한 위해 또는 살인의 위험이 있을 가능성이 높다.
- 학대를 저지른 부모는 의료서비스 제공자가 알아차릴 수 있는 특성을 가지고 있다.
- 학대는 종종 긴장이 고조되고, 학대가 일어나고, 후회하며 우호적인 기간이 시작되는 주기적 순환 고리의 형태로 발생한다. 주기는 거의 항상 계속되며 중재 없이는 확대된다.
- 다양한 학대 상황에서의 간호사 및 기타 보건의료팀 구성원의 책임은 논의된다.
- 각 개인과 연령집단은 특성에 맞는 추가적인 요구가 있지만, 간호진단, 중재 및 결과는 모든 학대 사례에서 비슷하다.

참고문헌

1) 한국형사정책연구원 (2014). 아동학대의 실태와 사법적 대응방식의 개선에 관한 연구. 연구과제 14-AA.
2) American Congress of Obstetricians and Gynecologists. (2012). ACOG Committee Opinion No. 518: Intimate partner violence. *Obstetrics and Gynecology, 119*(2, Pt 1), 412-417.
3) American Psychological Association (APA). (2011). *Male victims of "intimate terrorism" can experience damaging psychological effects*. Retrieved from http://www.APA.org/news/press/releases/2011/04/intimate-terrorism.
4) Boos, S. C., & Endon, E. E. (2015). *Physical abuse in children: diagnostic evaluation and management*. In J. F. Wiley (Ed.), UpToDate. Retrieved from http://www.UpToDate.com

5) Centers for Disease Control and Prevention (CDC). (2014a). *Adverse Childhood Experiences (ACE) Study*. Retrieved from http://www.cdc.gov/violenceprevention/acestudy/index.html.
6) Centers for Disease Control and Prevention (CDC). (2014b). *Understanding intimate partner violence: fact sheet*. Retrieved from http://www.cdc.gov/violenceprevention/pdf/ipv-factsheet.pdf.
7) Centers for Disease Control and Prevention (CDC). (2014c). *Understanding teen dating violence*. Retrieved from http://www.cdc.gov/violenceprevention/pdf/teen-dating-violence-factsheet-a.pdf.
8) Centers for Disease Control and Prevention (CDC). (2015). *Child maltreatment prevention*. Retrieved from http://www.cdc.gov/violenceprevention/childmaltreatment/index.html.
9) Childhelp. (2011). *National child abuse statistics*. Retrieved from http://www.childhelp.org/pages/statistics.
10) Cowen, J.A., & Cowen, P.S. (2011). Child maltreatment: nursing considerations. In P.S. Cowen, & S. Morehead (Eds.), *Current issues in nursing* (8th ed.) (pp. 689-707). St Louis: Mosby/Elsevier.
11) Cubanski, J., Casillas, G., & Damico, A (2015). Poverty among seniors: an updated analysis of national and state level poverty rates under the official and supplemental poverty measures. Kaser Family Foundation. Retrieved from http://kff.org/medicare/issue-brief/poverty-among-seniors-an-updated-analysis-of-national-and-state-level-poverty-rates-under-the-official-and-supplemental-poverty-measures/.
12) Fernandez-Montalvo, J., Echauri, J.A., Martinez, M., et al. (2015). Impact of a court-referred psychological treatment program for intimate partner batterer men with suspended sentences. *Violence and Victims, 30*(1), 3-15.
13) Fulmer, T., & Blankenship, J.L. (2011). Nursing care: victims of violence: elder mistreatment. In P.S. Cowen, & S. Moorehead (Eds.), *Current issues and nursing* (8th ed.) (pp. 720-725). St Louis: Mosby/Elsevier.
14) General Assembly United Nations. (1993). *Declaration of the elimination of violence against women (Resolution 48/104)*. Retrieved from http://daccessdds.un.org/doc/UNDOC/GEN/N94/095/05/PDF/N9409505.pdf.
15) Goodman, P. E. (2006). The relationship between intimate partner violence and other forms of family and societal violence. *Emergency Medical Clinics of North America, 24*(4), 889–903.
16) Guy, J., Feinstein, L., & Griffiths, A. (2013). *Early intervention in domestic violence and abuse*. Retrieved from http://www.eif.org.uk/wp-content/uploads/2014/03/Early-Intervention-in-Domestic-Violence-and-Abuse-Full-Report.pdf.
17) Halphen, J.M., & Dyer, C.B. (2015). *Elder mistreatment: abuse, neglect, and financial exploitation*. Retrieved from http://www.uptodate.com/contents/elder-mistreatment-abuse-neglect-and-financial-exploitation.
18) Hayward, K.S., Steiner, S., & Spould, K. (2007). *Women's perceptions of the impact of a domestic violence treatment program for male perpetrators*. Retrieved from http://www.Medscape.com/viewarticle/561278.
19) Minnesota Advocates for Human Rights (MAHR). (2006). *Stop violence against women: evolution of theories of violence*. Retrieved from http://www.stopvaw.org/Evolution_of_Theories_of_Violence.html.
20) National Center for Children in Poverty (NCCP). (2009). *Child poverty*. Retrieved from http://www.nccp.org/topic/childpoverty.html.
21) National Center on Elder Abuse Administration on Aging. (2016). *Types of abuse*. Retrieved from http://www.ncea.aoa.gov/FAQ/Type_Abuse/index.aspx
22) National Council on Alcoholism and Drug Abuse (NCADA). (2009). *Family violence and substance abuse*. Retrieved from http://www.ncada-stl.org-tml.
23) National Institute of Crime Prevention. (2011). *Domestic violence and sexual assault training conferences through NICP.* Retrieved from http://www.nicp.net/?page_id=12.
24) National Institute of Justice (NIJ). (2015). *Violence against women and family violence program*. Retrieved from http://www.nij.gov/topics/crime/violence-against-women/pages/welcome.aspx.
25) Ney, T. (Ed.). (2015). *True and false allegations of child sexual abuse: assessment and case management*. London: Routledge.
26) Office on Women's Health, U.S. Department of Health and Human Services. (2011). *Violence against women: Safety planning for abusive situations*. Retrieved from http://womenshealth.gov/violence-against-women/get-help-for-violence/safety-planning-for-abusive-situations.html
27) Perry, R., Zimmerman, L., Al-Saden, I., et al. (2015). Prevalence of rape-related pregnancy as an indication for abortion at two family planning clinics. *Contraception, 91*(5), 393-397.
28) President of the United States of America. (2016). *Presidential proclamation: national teen dating violence awareness and prevention month 2011*. Retrieved from https://www.whitehouse.gov/the-press-office/2016/01/29/presidential-proclamation-national-teen-dating-violence-awareness-and?platform=hootsuite.
29) Quinn, K., & Zielke, H. (2005). Elder abuse, neglect, and exploitation: policy issues. *Clinics in Geriatric Medicine, 21*(2), 449-457.
30) Sadock, B.J., & Sadock, V.A. (Eds.). (2014). *Kaplan & Sadock's synopsis of psychiatry: behavioral sciences/clinical psychiatry* (11th ed.) Philadelphia: Lippincott Williams & Wilkins.
31) Smith, E.N., & Fazel, S. (2015). Risk factors for violence and suicide in the general population: a meta-epidemiological study. European Psychiatry, 30(1), 28-31.
32) Stockl, H., Devries, K., Rotstein, A., et al. (2013). The global prevalence of intimate partner homicide: a systematic review. Lancet, 382(9895), 859-865.
33) Trask, E.V., Walsh, K., & DiLillo, D. (2011). Treatment effects for common outcomes of child sexual abuse: a current meta-analysis. *Aggression and Violent Behavior, 16*(1), 6-19.
34) U.S. Department of Health and Human Services (USDHHS). (2009). *Child maltreatment 2007*. Washington, DC: U.S. Government Printing Office.
35) U.S. Department of Health and Human Services (USDHHS). (2010). The Child Abuse Prevention and Treatment Act. Amended by P.L, 111-320. The CAPTA Reauthorization Act of 2010. Retrieved from http://www.acf.hhs.gov/sites/default/files/cb/cap-

ta2010.pdf.

36) U.S. Preventive Services Task Force. (2013). *Final recommendation statement: intimate partner violence and abuse of elderly and vulnerable adults: screening.* Retrieved from http://www.uspreventiveservicestaskforce.org/Page/Document/RecommendationStatementFinal/intimate-partner-violence-and-abuse-of-elderly-and-vulnerable-adults-screening#citation47.

37) Vancouver Coastal Health. (2015). *About adult abuse & neglect.* Retrieved from http://www.vchreact.ca/read_psychological.htm.

38) Varcarolis, E. M. (2015). *Manual of psychiatric nursing care plans: diagnoses, clinical tools, and psychopharmacology* (5th ed.). St Louis: Elsevier.

39) Violence Policy Center. (2013). *When men murder women: an analysis of 2011 homicide data.* Retrieved from http://www.vpc.org/studies/wmmw2013.pdf.

40) Walker, L.E. (1979). *The battered woman.* New York: Harper and Row.

41) Weil, A. (2016). Intimate partner violence: epidemiology and health consequences. In L. Park (Ed.), UpToDate Retrieved from www.uptodate.com.

42) Widom, C.P., & Wilson, H. (2015). Intergenerational transmission of violence. In J. Lindert, & I. Levav (Eds.), *Violence and mental health* (pp. 27-46). Netherlands: Springer Netherlands.

43) World Health Organization. (2015). *Ageing and life course: elder abuse.* Retrieved from http://www.who.int/ageing/projects/elder_abuse/en/.

44) Zolotor, A.J., Denham, A.C., & Weil, A. (2009). Intimate partner violence. *Primary Care: Clinics in Office Practice, 36*(1), 167-179.

CHAPTER 26

성폭력

Sexual Violence

Elizabeth M. Varcarolis

학습목표

1. QSEN 성폭력 대응기관의 팀워크 및 협업에 대하여 이해한다(팀워크 및 협업).
2. QSEN 간호사의 전문성이 성폭력피해자의 안전에 미치는 영향을 이해한다(안전).
3. 성폭력가해자의 특성을 이해한다.
4. QSEN 법정에서 증거물로 이용될 수 있는 법의학적 평가 요소를 이해한다(근거기반실무).
5. QSEN 성폭행 피해자에게 강간외상증후군의 증상을 교육한다(환자중심간호).
6. QSEN 성폭행 피해자를 위한 지역사회자원을 정보기술을 활용하여 검색한다(정보과학).

1. 서론

성폭행sexual assault은 폭력, 권력, 증오의 행위이며, 많은 경우에서 심각한 수준의 정신적 외상을 초래한다. 이는 보통 지배력과 통제력에서 오는 권력 불균형 상황에서 이루어진다. 성폭력은 청소년 임신이나 인간면역결핍바이러스(HIV)를 포함한 성매개감염과도 연관된다. 미 법무부는 2012년에 성폭력의 정의를 다음과 같이 개정하였다.

> "정도와 무관하게 상대방의 동의없이 질 혹은 항문에 특정 신체부위나 사물을 이용하여 삽입하거나 특정인의 성기를 입에 넣는 행위."

피해자의 동의가 없거나 피해자(나이, 질병 등으로 인해)가 동의 능력이 없거나 혹은 위협 등으로 인해 저항할 수 없을 때 가해자가 성행위를 한다면 성폭력으로 본다.

성폭력sexual violence이라는 용어는 **성희롱**sexual harassment에서부터 **강간**rape까지의 모든 행위를 포함한다.[29] 성폭력은 다음과 같은 범주로 나눌 수 있다.[8]

- 피해자에 대한 강제 삽입이나 시도(원치 않는 질, 구강 삽입 혹은 피해자에게 위험을 느끼게 하는 물리적 힘, 위협을 통한 삽입)
- 피해자에게 술 혹은 약을 사용한 삽입이나 시도
- 피해자로 하여금 가해자 혹은 다른 이에게 삽입하게 하는 강제적 행위나 시도
- 피해자로 하여금 가해자 혹은 다른 이에게 삽입하게 하기 위하여 술 혹은 약을 이용하는 행위 혹은 시도
- 한 사람에게 언어적 압박, 협박, 권위를 이용하여 관계에 동의하게 하거나 묵인하게 한 후 이루어지는 비신체적 강제 삽입
- 원치 않는 성적 접촉(성기, 항문, 사타구니, 허벅지 안쪽 혹은 엉덩이를 동의없이 직접 혹은 옷 위를 통하여 의도적으로 접촉하는 것. 피해자로 하여금 가해자에 대한 접촉을 강제하는 행위를 포함)
- 원치 않는 비접촉적 성적 경험(가해자와 피해자 사이의 물리적 접촉은 포함되지 않는다. 이 항목은 동의, 공지가 없이 혹은 동의/거절을 할 능력이 없는 이를 대상으로 한 포르노 노출, 언어적/행위적 성희롱, 노출증과 같은 성폭력을 포함)

아동 성폭력은 다음을 포함한다.

- 가해자에게 부적절한 접촉을 강제하는 행위(보통 믿을만한 사람에서 발생)
- 아동에게 사진, 비디오 등의 외설물을 보여 주는 행위

• 성적 주제를 포함한 부적절한 대화를 하는 행위

성폭행/성폭력은 강간, 데이트 강간, 지인강간, 집단강간, 부부강간, 성추행, 근친상간, 법정강간 그리고 노인 성폭행 등의 여러 범죄를 포괄하는 상위 개념이다.

강간은 의학적 개념이라기보다 법률 용어라고 할 수 있다. 강간의 법적 정의는 미국에서는 주마다 다양하다. 예를 들어, 오하이오 주에서는 강간을 다음과 같이 정의하고 있다.[11]

> 성관계가 동의없이 이루어지거나 한 사람이 상대방의 의지와 관계없이 성관계를 강제할 때 발생한다. 또한 피해자가 술이나 약물에 취한 상태일 때에도 발생한다. 강간은 성기, 항문, 구강을 통해 관계를 맺는 것을 포함하며, 이는 흉악 범죄로서 한 인간이 저지를 수 있는 가장 심각한 범죄에 속한다. 강간은 남성, 여성, 아동 모두에게 발생할 수 있는 범죄이다.

데이트 강간date rape이란 지인강간의 한 형태인데, 특히 데이트 강간의 경우는 다음과 같은 특성이 있다.[11] "피해자는 가해자와 함께 시간을 보내는 것에 동의한 상태이다. 아마도 피해자는 적어도 한 번 이상 교제를 하였을 것이다. 그러나 데이트 강간 역시 강간이다."

성폭력을 경험한 모든 개인은 일생 동안 지워지지 않을 심각하고 깊은 감정적 상처를 안게 된다. 연구결과에 따르면 성폭행 피해를 받은 적이 있는 사람의 경우 더 다양한 신체적, 정신적 건강문제가 발생하게 된다. 물리적 외상 이외에도 성매개감염이나 HIV, 임신, 여러 심각한 강간 관련 외상, 심리적 외상 등이 발생할 수 있다. 또한 성폭행으로 인해 우울증, 불안장애, 일상생활 장애, 자존감 하락, 섭식장애, 자기 파괴적 행동, 약물남용, 높은 자살률 등 여러 심각한 결과가 나타나기도 한다. 비록 이러한 위험은 남녀 피해자 모두에게 발생할 수 있지만, 남성 강간 피해자는 여성 강간 피해자에 비해 높은 자살시도율을 보이고 있고 항문 파열로 인한 HIV 감염 가능성도 더 높은 편이다. 적시에 시행되는 조치는 심리적 후유증을 극복하는 데에 도움을 주어 **'피해자'**가 **'생존자'**로 거듭나는 데에 일조한다. 즉, 감정적 증상들에 직접 맞닥뜨렸을 때 비로소 개인이 다시 제대로 된 삶을 살아갈 가능성이 높아진다.

2. 유병률과 동반질환

성폭력 및 성폭행에 대한 통계는 언제나 근사치를 나타내며 다양하고, 오직 보고된 사건에 대한 것임을 명심해야 한다. 따라서 실제 성폭행 건수는 통계보다 훨씬 더 많다고 보는 것이 좋다. 특히 강간과 아동 성추행은 가장 보고되지 않은 건수가 많은 범죄이다. Ernoehazy(2013)에 따르면 여성의 경우는 6명 중 1명, 남성은 33명 중 1명이 일생 동안 적어도 한 번 이상은 성폭행 피해자가 될 수 있다고 한다.[14] 우리나라의 경우는 평생 성폭력에 노출된 경험은 11%이며, 여성 21.3%, 남성 1.2%이다. 구체적으로 살펴보면, 폭행/협박 미수반 성추행 10.7%(여성 20.6%, 남성 1.2%), 폭행/협박 수반 성추행 0.4%(여성 0.9%, 남성 0%), 강간미수 0.5%(여성 0.9%, 남성 0%), 강간 0.1%(여성 0.2%, 남성 0%)로 보고하고 있다.[1]

1) 아동 성학대 및 근친상간

아동 성폭행에 관한 통계자료를 보는 것은 힘든 작업이다. 예를 들어, 몇몇 자료에는 여아 4명 중 1명, 남아 6명 중 1명이 18세 이전에 성추행을 경험한다고 나타나 있다. Finkelhor 등(2014)에 따르면 조사 대상 중 17세까지 성폭행을 경험한 비율은 26.6%였다.[15] 우리나라의 경우, 아동보호서비스 기관에 보고되는 아동 성폭행 사건 중 30%는 4~7세 아동에게 발생한 사건이다.[18] 놀라운 점은 이러한 추행 사건의 대략 75%는 가족에게서 이루어진다는 것이다. 학대는 일반적으로 장기간에 걸쳐 지속되며 시간이 갈수록 정도가 심해지는데, 평균 4년 이상 지속되는 것으로 추정된다. 가족 이외에는 선생님, 성직자, 육아 도우미 혹은 가족의 친구 등 아이가 믿고 있는 사람들이 주로 학대를 행한다.[22]

아동에 대한 성적 학대는 평생 동안 영향을 준다. 공통적인 증상은 자존감과 자기개념이 왜곡되고, 자신에 대한 혼란이 오며, 정서적 능력이 떨어지는 현상이다. 불행히도 어린 시절 성폭행 피해를 입은 사람들은 그렇지 않은 사람에 비해 이후의 삶에서도 성폭행을 당할 확률이 4~5배나 된다. 일반 아동에 비해 학대피해아동은 이후 우울증, 약물남용, 반사회적 장애, 기타 성격장애, 불안장애, 외상후 스트레스장애 등이 나타날 확률이 더 높다. 아동 성폭행에 대한 치료가 이루어지지 않을 때에는 정신건강문제, 약물 및 알코올남용, 범죄, 자살시도 및 자살 등이 일어날 수 있다.

여성강간반대조직women organized against rape, WOAR[27])에 따르면 성적 학대를 당한 아동들은 다음과 같은 공통 반응을 보인다.

- 혼자 있거나, 잠자기 그리고 낯선 이를 만나는 것에 대한 두려움
- 분노 과다 표출
- 고립 증가
- 두통, 복통, 성기 불편, 성기 주변 피부 발진 등의 신체 증상
- 자다가 이불에 소변을 보거나 혼자 잠 못 드는 것과 같은 퇴행행동
- 다른 아이들과 성적으로 행동하거나 과도한 자위행위와 같은 부적절한 성적 행동

2) 청소년

미국의 질병예방관리본부(CDC)는 고등학생 중 8%가 원치 않는 성관계를 가졌다고 보고하였다.[6)] 여학생은 11%, 남학생은 5%의 수치를 기록하였다. 또한 고등학생 사이에서도 신체적, 정서적 학대와 데이트 강간이 발생하고 있다. 여고생 5명 중 1명 정도가 교제 대상자에 의해 신체적, 성적 학대를 당한 것으로 보고하고 있다. 우리나라 중고등학생의 경우 성경험이 있는 중학생은 2.8%, 고등학생은 7.1%였으며, 남학생 7.1%, 여학생 3.1% 로 보고하고 있다.[1)]

3) 청년

미 법무부 통계에 의하면 다음과 같다.[23)]

- 성폭행의 35.8%는 피해자가 12~17세이다.
- 청소년 성폭행 피해자의 82%는 여성이다.
- 경찰에 신고된 10대 성폭행의 69%는 가해자, 다른 사람, 피해자의 집안에서 발생하였다.
- 16~19세의 청소년은 전체 연령에 비해 강간, 강간미수, 성폭행 피해자가 될 확률이 3.5배 높다.

여대생의 경우 전체의 20~25%가 대학생활 내에 강간 혹은 강간미수를 경험할 가능성이 높으며, 90%의 여성은 가해자와 아는 사이일 것으로 추정된다.[6)] Seaman(2015)에 따르면 전체 여대생의 20% 가량이 성폭행을 경험할 수 있다고 보고하여 위의 가설을 뒷받침하고 한다.[21)]

청년층 성폭행은 대다수가 지인강간 혹은 데이트 강간으로 추정된다. 피해자, 가해자를 막론하고 술과 약물이 성폭행 과정에서 자주 사용되는 경우도 많다. 젊은이들의 생각과는 다르게 술이나 약물에 취하는 것은 성폭행에 대한 변명이 되지 않는다. 그러한 경우 역시 법적으로 강간으로 취급되는 것이다. 약물은 성폭행에 있어서 자주 사용되어 온 수단이다. 이는 일반적으로 둘 이상의 가해자가 가담한 **집단강간**gang rape에서 사용된다. 또한 **데이트 강간 약물**date rape drug의 사용이 늘어나고 있는 것으로 보이기는 하지만, 정확한 통계를 알기는 어려운 실정이다. 성폭행 피해를 입은 여성들은 다음과 같은 이유로 신고를 망설일 수 있기 때문이다.

- 성폭행이 자신의 잘못으로 일어난 것이라고 믿는다.
- 자신이 당한 일을 성폭행이라고 생각하지 않는다.
- 보복에 대한 두려움으로 자신의 피해를 알리고 싶어하지 않는다.
- 자신의 "친구" 혹은 "애인"에게 피해를 준다고 생각한다.
- 타인이 자신의 피해 사실에 대해 아는 것을 꺼린다.
- 타인에게 확신을 줄 만큼 피해 사실에 대해 정확히 기억하지 못한다. 이는 특히 피해여성이 술이나 약물에 취해 있었을 때 두드러진다.

또한 데이트 강간에 사용된 약물은 신체에서 꽤 빨리 없어지며, 이를 응급부서나 기타 치료기관에서 추적하는 것은 상당히 어려운 일이라는 점을 기억해야 한다. 소변을 추출한다면 특정기간 내에 사용된 약물에 대해서는 알아낼 수 있다. 일반적으로 대학 내(사교모임, 바,

파티, 클럽, 무도회장 등)에서 데이트 강간에 사용되는 약물은 γ-hydroxybutyrate(GHB), flunitrazepam(Rohypnol), ketamine이 대표적이다. 이 약물들에 대한 상세한 정보는 [표 26-1]을 참조한다. 여성뿐 아니라 젊은 남성 역시 이러한 약물에 대해 경각심을 가져야 한다. 성범죄에서 가장 많이 사용되는 약물은 바로 술이다.

여성강간반대조직(WOAR)에 의하면 성인 성폭행 피해자들의 공통 증상은 다음과 같다.[27]

- 두려움, 불안, 분노, 슬픔 등의 감정
- 폭행에 대한 생생한 회상 또는 괴로운 생각
- 분노 과다 표출
- 섭식장애, 수면장애
- 우울증
- 자살에 대한 생각 및 자해
- 술, 약물에 사용 증가
- 친구, 가족, 연인 간 관계 변화
- 성욕 감소

이외에도 "신체 전반적인 고통이나 분노, 두려움, 불안, 죄책감, 수치심, 난처함, 자기비하, 심리적 불안정 등 심리적 증상"도 성폭행 피해자들에게 나타나는 공통점이다. 이는 남성 피해자에게도 마찬가지이다.

4) 성폭행의 피해 남성 및 성소수자

LGBTQ(lesbian, gay, bisexual, transsexual, and questioning)는 레즈비언, 게이, 양성애자, 성전환자, 성정체성에 의문을 가진 자를 포함해서 부르는 개념이다. 레즈비언, 게이, 양성애자는 성적 지향을 의미하고, 반면 성전환자는 성정체성과 더 연관되어 있다. 성폭행은 일반적으로 남성이 여성에게 가하는 형태이지만, 여성이 남성에게 가할 수도 있으며 동성 간에 발생하기도 한다. 가해자 중 남성이 가장 많지만 여성 역시 남성에 대해 성폭행을 가한다. 특히 남성이 어리거나 취약한 경우, 협박을 통해 여성이 남성에게 성관계를 강요할 수 있다. 통계에서는 확실히 드러나지 않지만 여성이 다른 여성을 성폭행하는 경우도 존재한다.

남성 피해자에게서도 여성 피해자와 동일한 증상이 나타난다. 즉, 남성 역시 여성과 마찬가지로 성적 외상에 대한 상담을 받을 필요가 있다.[27] Roger Williams University[20]에 따르면 보고된 성폭행 중 10%는 피해자

표 26-1 성폭행에 이용되는 약물

작용기전	효과	비고
GHB (γ-hydroxybutyric acid)*		
중추신경계 억제	10분에서 20분 사이에 약효가 나타나기 시작; 지속시간은 섭취량에 따라 다르지만, 1~4시간 정도 저용량: 쾌감, 기억상실, 긴장저하, 호흡곤란 고용량: 발작, 기절, 오심, 구토, 혼수, 사망	몸 밖으로 배출되는 데에 걸리는 시간은 12시간 수면발작 치료에 사용되기도 함 신진대사를 촉진시키기 때문에 응급실 및 타 기관에서 검출이 어려운 약물
Rohypnol (flunitrazepam)†		
강력한 benzodiazepine: Diazepam보다 10배 강력	약효는 10~30분 사이에 나타남 Alcohol과 함께 섭취 시 더 강력 증상: 어지러움, 기억상실, 운동협응력 감소, 혼란, 오심, 구토, 호흡곤란 의식상실 (8~24시간)	미국에서는 불법 72시간 이내에 소변으로 검출
Ketamine‡		
수의학 실습에 사용되는 마취제, PCP(phencyclidine)와 연관된 환각물질	약효는 20분 이내에 나타남 지속 시간은 30~60분으로 짧은 편 기억상실이 오래 지속될 가능성 가루 형태로 만들어 코로 흡입하거나, 불에 태워 피우거나, 주사를 맞거나, 음료에 용해시켜 마심 증상: 꿈꾸는 상태인 듯 느끼는 해리반응, 심한 기억상실, 강력한 진통효과, 저항력 상실 추후 증상: 혼돈, 편집증, 섬망, 침흘림을 동반한 공격성향, 환각	

* liquid ecstasy, salty water, scoop, homeboy, grievous bodily harm 등으로도 부른다.
† "forget" drug, roofies, club drug, roachies, rophies, Mexican Valium 등으로도 부른다.
‡ special K, vitamin K, bump, kitkat, purple, super C 등으로도 부른다.

가 남성이었고, 이 중 대부분은 남성에 의한 강간이었다. 게이 남성은 이성애자 남성에 비해 성폭행 피해에 조금 더 노출되어 있는데, 특히 혐오 범죄의 경우가 해당된다. 그러나 이성애자 남성 역시도 강간 피해자가 되는 경우가 많다. 성폭행 피해를 입은 남성 대부분은 본인이 이성애자라고 주장하는 남성에 의해 성폭행을 당한 경우가 많았다. 비록 남성 강간의 많은 경우가 교도소와 군대 내에서 발생하지만, 자동차, 화장실, 대학, 직장, 가정 등 다양한 공간에서 이루어진다. 군에서 발생하는 여성 강간사건에 대해서는 충분한 인지가 이루어지고 있는 상황이지만, 남성 강간사건의 경우는 신고 되지 않은 채로 있는 경우가 많다.

5) 성소수자 커뮤니티

LGBTQ 집단은 괴롭힘, 학대, 물리적 폭행 등과 같은 폭행에 노출되어 있으며, 다수의 사회가 그들을 부정적으로 인식하기 때문에 자살시도 혹은 자살이 증가하고 있다. 동성애자 연인들의 경우, 50% 이상이 상대방에게 한 번 이상의 성관계 강요를 당한 것으로 진술하였다. 동성애 피해자들은 자신의 삶이 공개되는 것을 꺼리는 데다 동성애혐오와 선입견에 대한 두려움으로 인해 자신의 피해사실을 숨기는 경우가 있는 것으로 보인다.[12]

3. 문화적 배경

성폭력은 교외, 시골, 대도시를 가리지 않고 모든 사회 · 경제적 집단 내에서 발생한다. 또한 고등교육을 받은 상류층에서도 일어나며, 중산층은 물론 빈민층에서도 발생한다. 성폭력은 남녀노소를 불문하고 발생하는 것이다.

문화적, 사회적 요인은 사고방식에 영향을 주게 되는데, 가령 사회문화적 규범으로 인해 여성은 지속적인 차별을 받게 되며 남성은 우월성과 성적 주도권을 부여받게 된다. 이러한 사회에서는 성별 불평등과 관련된 법이나 정책이 취약하며 오히려 폭력 범죄에 대해서는 미온적인 태도가 나타나게 된다. 대학 내의 일부 남학생 모임의 경우 여성에 대한 폭력을 유발하는 사회 분위기가 반영되어 있다고 할 수 있고, 대학 내의 성폭행은 증가하게 되는 것이다.

군대에서의 남성 간 성폭력이 증가하는 것처럼 보이는 것은 성폭행이 권력관계와 연관되어 있다는 것을 뒷받침하는 근거이다. 군대에서의 여성 성폭행 역시 성폭행이 남성 지배구조를 용인하는 사회규범으로 인하여 발생한다는 것을 보여 주는 예라고 할 수 있다. 미신고 성폭행은 남녀노소를 불문하고 군 전체에 만연해 있다. Mengeling 등(2014)의 조사에서는 군대에서 성폭행을 경험한 205명의 현역 여군 중 25%만이 성폭행 사실을 보고한 것으로 드러났다.[16] 많은 사건이 보고되지 않은 이유는 폭로에 대한 두려움, 동료들의 부당한 대우, 해결되지 않을 것이라는 생각 등이 있다. 장교가 사병에 비해 더욱 더 신고를 꺼리는 경향이 있었다.

군대 내의 성폭행을 인지하기 위한 대중적, 정치적 노력은 지난 몇 년간 계속되어 왔으며, 군 정책 역시 변화를 거듭하며 보완되었다. 그러나 더 큰 변화를 위해서는 강력한 법률이 제정되어야 하고, 이후에야 비로소 가해자들의 의식이 변화되어 강간이 강력 범죄로 인식될 수 있을 것이다.[16]

4. 이론

1) 피해자

성폭행은 집단, 성별, 문화, 사회 · 경제적 배경에 관계없이 발생하지만, 특정 집단은 성폭행 피해에 더욱 더 노출되어 있다.

- **성별**: 여성은 남성에 비해 피해 받기 쉽다(3:1 정도의 비율). 장애, 인지 문제, 정신 문제를 가진 이들이라면 성별에 관계없이 피해에 더 노출된다.
- **연령**: 16~19세는 성범죄 피해자가 될 확률이 가장 높다. 유아의 경우 8세에서 12세까지가 가장 취약한 나이이다. 여아 3명 중 1명, 남아 6명 중 1명은 18세 이전에 성적 학대를 경험하는데, 이러한 성범죄 중 44%는 성폭행, 강간이다.
- **노인**: 노인에 대한 가정폭력은 신체적, 성적 학대를

포함한다. 가해자는 대부분 성인 자녀, 특히 아들인 경우가 많다. 하지만 배우자, 간병인, 기타 친척 등 다양한 경우가 존재한다. 비록 통계가 명확하지는 않지만 노인이 인지, 기능상 장애가 있는 경우 성폭행 피해 확률이 증가한다.

- **성폭력 경험**: 18세 이전에 강간 피해를 입은 여성의 경우 성인이 되어서도 그렇지 않은 여성에 비해 2~3배 더 높은 성폭행 피해 수치를 기록한다.
- **약물 사용 및 음주**: 누가 사용했는지와 상관없이 약물이나 술이 사용된다면 성폭행 피해 확률이 증가한다.
- **고위험 성행위**: 고위험 성행위는 특히 유아에 대한 성적 학대와 같은 성폭행과 연관된다.
- **빈곤**: 빈곤은 여성과 아이를 더 위험한 상황으로 내몬다. 가난한 여성은 자신과 자녀의 생계를 위하여 성매매로 뛰어들 수 있다.
- **인종과 문화**: 미국 원주민 여성에 대한 성폭행은 심각한 수준이다. Amnesty International(2015)에 따르면 아메리카, 알래스카 원주민 여성들은 미국 내의 다른 여성에 비해 성폭행 피해 가능성이 2.5배에 달한다.[3] 피해자의 진술에 따르면 가해자의 대다수(86%)가 비원주민 남성이었다.

2) 성폭행 가해자

(1) 생물학적 요인

신경생리학적 요소가 폭력적 행동에 있어 위험요소가 될 수 있다. 세로토닌, 도파민, 노르에피네프린, 아세틸콜린, 감마-아미노뷰티르산 등과 같은 신경전달물질 기능의 변화가 인지 및 행동에 관여할 수 있다.

(2) 심리적 요인

성범죄 가해자들은 정신병리학적으로 성격장애가 있는 경우가 더 많은 것으로 밝혀졌다. 사람을 사물과 같은 시선으로 바라보는 반사회적 성격장애는 가장 잘 알려진 원인이다. 강간이라는 행위는 성적 만족보다는 타인에 대한 통제, 억압, 지배 욕구가 포함된 것이다. 이러한 가해자들은 자발적인 성적 파트너를 구하는 데에 어려움이 있기 때문에 강압과 강간에 의존하는 것으로 생각된다.

성폭행 가해자의 특성은 아동학대, 가정폭력, 노인학대 가해자의 특성과 유사하다. 대부분의 성범죄 가해자가 유년 시절 성폭행의 피해자였다는 것은 그리 놀라운 사실도 아니다. 기타 특징들은 다음과 같다.

- 충동적, 반사회적 경향
- 성범죄를 저지를만한 사람들과의 어울림
- 비인격적 성관계에 대한 선호
- 여성에 대한 적개심
- 유년기에 성적, 신체적 학대를 경험하거나 목격함
- 범죄조직에 소속
- 성폭행 사실을 은폐할 수 있는 집단에 소속 (예를 들어, 군부대, 교도소, 심지어 평화봉사단에서도 발생)

간호과정

1. 간호사정

성폭행에 대응하는 전문적인 팀 구성이 필요하다. **성폭행 대응팀**sexual assault response teams, SARTs의 목적은 성폭력 피해자가 성폭력 이후의 상황을 잘 대처해나가도록 돕는 것이다. 팀은 다양한 인력들의 협업으로 이루어지는데, 정신건강요원, 강간사후관리인, 법조계 인사, 조사관, 응급부서, **성폭행간호조사관**sexual assault nurse examiners, SANEs, 변호사 등이다. 성폭행간호조사관은 법의학적 간호사들로서 성폭력피해자들과 함께 작업할 권한을 가진 자들이다. 성폭행간호조사관은 피해자들의 신체를 조사하기도 하고, 법의학적 증거를 수집하거나 증거에 대한 견해를 제시한다. 또한 피해자에 대한 정신생물학적 요구를 지지하며, 팀의 일원이 되고, 법정대리인 혹은 검찰과 함께 작업한다. 불행히도 시골 지역의 경우 충분한 팀이 운영되지 못하고 있다. 그러므로 시골 지역 시설의 주된 임무는 성폭행 피해자를 훈련된 팀이 근무하는 주변 병원으로 후송하는 것이다. 그러나 그 한두 시간 동안 법의학적 증거는 사라질 수 있으며, 범죄자는 다른 범죄를 저지를 수도 있을 것이다.

1) 일차적 및 기타 정보 출처

만약 성폭행 피해자가 성폭행 대응팀의 연락망, 성폭행 예방센터, 경찰, 구내 의료센터를 통해 연락을 취한다면, 피해자들이 반드시 알아야할 사항이 있다. 성폭행 피해자는 자신의 선택권과 권리에 대하여 제대로 주장해 줄 변호사를 반드시 선임하는 것이 좋다[BOX 26-1].

2) 응급부서

성폭행 피해자가 치료를 원할 때, 응급부서를 찾을 가능성이 높다. 이들은 정서적인 도움을 받기를 원하며, 통제력을 기르거나 안전을 보장받기 위해 응급부서를 찾아간다. 응급부서에 찾아간 성폭행 피해자들은 혼자 남겨져서는 안 된다. 응급부서 직원은 피해자의 비밀을 보장해 주어야 하며, 피해자는 환자분류에서 우선순위에 놓아야 한다.

성폭행은 그 특성상 결코 간단한 문제가 아니기에, 피해자들은 심리적 지원, 의료 혜택, 관련 자료, 신체검사, 법의학적 증거로 이용될 정액 채취 등을 요구할 것이다. 일반적으로 신체 검사와 증거수집은 부인과 의사나 응급실 외과의사 혹은 성폭행간호조사관이 실시하게 된다. 증거를 수집하는 사람은 반드시 법의학적 증거수집에 대한 전문 훈련을 받은 사람이어야 한다. 안타깝게도 기관마다 채택하고 있는 치료법이 다른데다 현실은 이상과 다른 경우가 많다. 관리가 항상 피해자 중심으로 능숙하고 사려 깊게 진행되지 않을 수도 있다는 것이다. 대부분의 병원에는 증거수집 및 **"강간사정도구" 사용을 위한 관리 지침서**가 있다. 체액과 표본을 알맞게 관리하는 것은 매우 중요한데, 이는 DNA가 가해자의 신원을 찾는 데에 도움이 되기 때문이다. 약물이 사용되었다면 소변도 채취하여야 한다.

BOX 26-1 강간 발생 후 성폭행 피해자를 돕기 위한 정보(전화 혹은 대면)[26)]

1. 즉시 안전한 장소로 이동하라.
2. 대학에서 일이 발생한다면 경찰이나 청원경찰에게 신고하라.
3. 성폭행을 신고할 권리가 있으며, 나중에 범죄 수사절차에 협력할 의무는 없다.
4. 즉시 신고하지 않을 것이라면, 이후에라도 언제든 신고하라.

강간증거 보존방법

1. 손이나 얼굴을 씻지 말라.
2. 샤워나 목욕을 하지 말라.
3. 이를 닦지 말라.
4. 옷을 갈아입지 말고 범행현장을 정리하지 말라.

지역 내의 성폭행 대응팀, 폭행예방센터, 범죄센터, 응급부서의 위치에 대한 정보를 제공하라.
피해자가 경찰에 신고하지 않더라도 법의학적 검사를 받을 권리가 있음을 설명하라.

피해자는 법적 원조나 의학적 검사를 거절할 권리를 지닌다. 성폭행 피해자들은 경찰의 도움을 거절할 권리를 가진다는 것을 알 권리가 있지만 법의학적 증거수집을 선택할 수도 있다. 증거수집을 위해서는 사진 촬영, 골반 조사, 기타 필요 절차 수행에 대한 동의서에 서명해야 한다. 또한 모든 서류는 비밀이 보장된다. 즉, 사건이 법정에 넘어가지 않는 한 누구도 허가 없이 해당 자료를 열람할 수 없다는 것이다. 자료 관리와 문서화는 정확하고 꼼꼼하게 이루어져야 하는데, 문서는 법원에서 이용할 법적 증거들을 다루고 있기 때문이다.

문서화하여 기록하고, 검색하고, 언급할 때에는 언어 선택에 각별한 주의가 요구된다.

환자에 대한 즉각적인 조치가 이루어진 이후에는 환자의 동의하에 법의학적인 훈련을 받은 사람에 의해 법의학적 조사가 이루어져야 한다. 일단 증거가 수집되었다면, 증거가 당국으로 넘어가기까지 지속적인 관리가 필요하다.

3) 성폭행 대상자의 사정지침: 병동지침준수

1. 사건 상황을 파악하고 기록하라. 이때, 위협 여부(폭력, 외상, 무기사용, 저항, 성행위), 사건 발생 장소, 폭행 전후 상황 등이 포함되어야 한다. 가능한 한 환자가 말한 그대로 기록하는 것이 좋다.
2. 법정 증거가 될 만한 범행 데이터를 수집하라.
3. 동의서에 사인이 된 후에는 옷, 손톱자국, 머리카락, 음모 등에서 증거를 수집하라. 또한 환자 신체에서 정액자국, acid phosphatase 등을 발견할 수 있다. (주의: 전립선의 포스파타아제산 수치가 높아졌다는 것은 정액이 존재한다는 증거이다.) 사진 촬영에 관한 허가 역시 필요하다. (3~8번 항목의 경우는 이후 법정에서 사용될 수 있는 법의학적 증거와 연관되어 있으므로

반드시 성폭행간호조사관 등의 전문인력에 의해 이루어져야 한다.)

4. 교상, 자상, 타박상, 총상과 같은 신체적 외상에 대한 증거에 대해서도 평가하라. 신체 지도를 활용하여 외상 부위 및 정도를 기록하라.
5. 골반 조사를 시행하여 질과 자궁에 대한 외상을 확인하라. (남성 피해자나 항문에 피해를 본 여성의 경우에는 항문 조사를 시행하라.)
6. 심리학적 평가를 실시하라. 이 때 강간 사건에 대한 반응에 주목하여야 한다. 예를 들어, 울음, 두려움, 불안, 강박, 애착상실 등이 있을 것이다. 모든 행동을 기록하는 것이 중요하다.
7. 정신상태 조사를 시행하라.
8. 범인 혹은 피해자의 약물 사용 여부에 대하여 조사하라. 범행 장소가 대학 캠퍼스, 바, 파티 등의 사람이 많이 모이는 장소였다면, 데이트 강간 약물이 이용되었을 가능성을 염두에 두어야 한다. 검사 시기만 맞춘다면 소변 샘플을 확보하는 것이 도움이 된다. 피해자가 취해 있었다는 사실로 인해 죄책감을 가지고 있다면, 그것은 절대로 잘못이 아니라고 알려주어야 한다.
9. 가족, 친구, 가까운 지인 등 피해자를 지원해 줄 인력에 대해 알아보고, 그들에게 협조를 요청하라. 후에 나타날 수 있는 증상에 대해서도 설명해야 한다.

2. 간호진단

1) 강간외상증후군

강간외상증후군rape-trauma syndrome에 대한 진단은 외상후스트레스장애(PTSD)의 변형이라고 볼 수 있으며, 심리적 외상의 결과로 자주 발생한다. 이에 대한 치료가 이루어지지 않으면 이후 더욱 좋지 않은 결과로 이어질 수 있다.

강간외상증후군은 두 단계에 걸쳐 진행된다. 피해 직후에는 매우 심각한 증상이 나타나며, 이후에는 2주에 걸쳐 장기적 증세가 나타난다. 치료가 제대로 이루어지지 않을 시에는 수년간 지속되기도 한다. 이처럼 강간외상증후군의 진단에 대해서는 혼란이 발생하는 '급성기 단계'와 치료단계인 '장기화 단계'에 대한 단계별 접근이 필요하다.

(1) 급성기 단계

피해 사실에 대한 전형적인 반응은 인지, 정동, 행위의 붕괴이다. 쇼크, 무감각, 불신이 가장 공통되게 나타난다. 어떤 이들은 상황에 적응하여 평온을 유지하는 듯 보이지만, 시간이 지나 인지기능이 손상되거나 의사결정, 문제해결, 집중을 함에 있어 큰 어려움을 겪기도 한다. 눈물을 흘리다가 점차 히스테리가 심해지며 무기력증이나 불안 증세를 나타내다가도 웃음을 터뜨리기도 한다. 급성기 단계 혹은 혼란기로 일컬어지는 1단계는 신체적 고통, 섭식 및 수면장애와 함께 분노, 두려움, 불안, 죄책감, 수치심, 당혹감, 자기비하, 조울증 등의 심리적 증상이 나타나는 단계이다.[2)]

(2) 장기화 단계

지연단계 혹은 조직화 단계라고 불리는 2단계는 사건 발생으로부터 수개월에서 수년이 지난 후에 나타난다. 이 때 환자들은 회상, 악몽, 공포증 등과 같은 증상을 보이며, 신체적, 부인과적 증상을 동반한다.[2)] 심리적으로는 우울증, 공황장애, 자살에 대한 생각, 자살시도, 약물남용 등의 증상이 많이 나타난다. 그러므로 불안, 자해, 자존감 하락, 무력감, 극심한 혼란, 불안정 기분 등이 진단결과로 나올 수 있다.

그러나 PTSD는 성폭행 이후 장기간에 걸쳐 형성된 결과임을 알아야 한다. 즉, 환자에게 해당 단계에 어떠한 증상이 나타날 것이며, 그들이 '미쳐버리는' 것이 결코 아님을 알려주는 것이 중요하다. 모든 성폭행 피해자들은 자기자신만의 방법으로 상황을 극복하고 있음을 이해하는 것도 중요하다. 성폭행으로 인한 PTSD의 공통 증상은 다음과 같다.

- **외상에 대한 재경험**: 강간에 대한 반복되는 악몽, 회상 혹은 의지와 무관하게 떠오르는 생각
- **사회적 퇴행**: '정신적 마비'라고도 불림. 어떠한 감정도 느끼지 못하는 상황
- **회피**: 강간 당시와 관련된 모든 장소와 행위, 사고나

감정에 대한 거부 반응
- **심리적 예민성 증가**: 주변 자극에 대한 반응이 극도로 예민해지며 수면장애, 집중력 저하를 동반
- **두려움 및 공포증**: 홀로 남겨짐에 대한 공포, 성적 접촉에 대한 공포, 실내 혹은 실외 공포 등이 대표적
- **악몽 및 불면증**: 범행 당시에 대한 생생한 악몽으로 인해 불면증에 시달림

3. 간호목표

1) 단기목표

환자는:

- 응급실을 떠나기 전에 여러 상황에 대한 즉각적인 대처를 위한 계획을 세운다.
- 응급실을 떠나기 전에 성폭행 이후의 공통된 신체적, 사회적, 감정적 반응의 목록을 기술한다.
- 응급실에서 실시한 신체검사의 결과를 말한다.
- 응급실을 떠나기 전에 법률 상담 혹은 지역사회 지지(개인 또는 집단)에 대한 정보를 가진다.
- 강간담당 상담자 또는 위기상담자와 추후 약속일정을 가진다.
- 가족 및 친구들의 도움을 받는다.
- 치료시설과 성폭행 상담가의 연락처를 가진다.

2) 장기목표

이상적인 결과는 다음과 같다.

- 환자는 그 사건에 대한 여러 혼란스럽고 무서운 문제 및 생각에 시달리지 않도록 지속적인 지지를 받을 수 있을 것이다.
- 환자가 범행 이전의 상태로 돌아와 여러 증상이 최소화되거나 사라질 것이다.
- 환자가 이후 삶을 살아감에 있어 희망과 자신감을 회복할 것이다.
- 환자가 안정적이고 즐거운 성관계를 가질 수 있을 것이다(환자에 따라 수년이 걸릴 수도 있다).

4. 간호수행

- 검진은 가능한 상급교육 및 임상경험을 가진 조사관이 있는 장소에서 실시한다.
- 의료시설에서 지정된 조사 기관으로 증거를 옮길 시에는 각별한 주의가 필요하다.
- 환자에 대한 따뜻한 관리가 필요하다. 소속된 응급부서의 매뉴얼에 나타나 있는 성폭행 지침을 따른다. 대부분의 지침서는 다음과 같은 가이드라인이 포함되어 있다. 물리적 상처 전반에 대한 치료법, 성매개감염 예방책, 피임법 (환자동의 필요), 법의학적 증거수집, 상담
- 성폭행 피해 환자에 대하여 부정적인 시선을 피하고, 공감하려는 태도가 필요하다. 환자들이 원하는 것은 그들은 잘못한 것이 없다는 한 마디 말이므로, 지속적으로 이를 강조하여야 한다. 환자 및 주변인들로 하여금 주변의 비난에 시달리지 않게 하는 것도 중요하다. 성폭행에 노출된 이는 환자가 맞으나, 이는 결코 환자의 잘못이 아니며 비난 받을 이유도 없다. [표 26-2]에는 성폭행 피해자에 대한 관리법이 소개되어 있다.

1) 성폭력 대응 프로토콜

미국 여성폭력사건 담당 법무부의 프로토콜(2013)은 다음을 강조한다.[24)]

- 성폭행의 피해 환자를 우선시 하라.
- 재빠르고도 정확한 의학적 사정을 실시하라.
- 증거수집 이전에 심각한 부상과 외상에 대처하고, 환자의 안전에 대한 대책을 강구하라.
- 성폭행간호조사관 등 법의학 조사관에게 그들의 능력이 필요함을 전하라.
- 피해자 변호사와 접촉하여 그들이 환자에게 필요한 서비스를 제공할 수 있음을 알려라.
- 조사 장소에 도착 후에는 피해자의 안전 문제에 신경 써라. (환자 혹은 직원에게 위협이 되는 요소가 있는지?)
- 증거 조사에 앞서, 피해자가 즉각적인 의료 조치를 필요로 하는지 알아보고, 해당 기관 규정에 따르라.

표 26-2 성폭행을 위한 간호중재 가이드라인[24)]

간호중재	이론적 근거
1. 응급부서 내에서 환자가 대기 중일 때에는 환자를 혼자 두면 안 된다. 친구, 이웃, 변호사, 병원 직원 등 누군가는 옆을 지키게 한다.	1. 높은 수준의 불안을 동반한 사람들은 불안이 가라앉을 때까지 누군가가 옆에 있기를 원한다. 절대 환자를 혼자 두면 안 된다.
2. 피해자를 비난하지 않는다.	2. 간호사의 태도는 치료 효과에 큰 영향을 미친다. 간호사가 환자를 보고 놀람, 두려움, 혐오, 불신 등의 태도를 내보인다면 환자의 불안과 자책감은 더 심각해진다.
3. 비밀 유지는 매우 중요하다.	3. 환자에 대한 상황은 특별한 동의가 없다면 의료 전문인력만이 알 수 있어야 한다.
4. 다른 사람들이 주로 겪는 다음과 같은 장기적 증상 및 징후에 대해 설명하여야 한다. a. 악몽 b. 공포증 c. 불안, 우울 d. 불면증 e. 신체적 징후들	4. 많은 피해자들이 자신들은 미쳐가고 있다고 생각한다. 그들은 다른 많은 피해자들 역시 같은 증상을 겪고 있다는 사실을 모른다.
5. 환자의 말을 경청하고, 대화를 유도하라. 단, 절대 대화를 강요해서는 안 된다.	5. 환자는 이해받고 있다고 느낄 때 상황에 대한 통제력이 생긴다.
6. 피해자는 자기자신의 삶을 지킬 권리가 있음을 강조해야 한다.	6. 강간 피해자들은 죄책감에 시달린다. 그들에게 살아가야 할 이유를 제시해 준다면 죄책감 감소와 자존감 회복에 도움이 된다.
7. 개인의 판단을 배제한 용어를 사용하라. • '주장alleged'보다는 '보고reported' • '거부refused'보다는 '거절declined' • '성관계intercourse'보다는 '삽입penetration' • '별 고통 없이'보다는 그 행위를 묘사하는 것이 좋다.	7. 경멸적인 단어는 피해자를 제대로 이해하지 못하고 있다는 반응이다. 제시된 단어를 사용함으로써 상황의 심각성을 경감시킬 수 있다.
법의학적 조사	
1. 신체적 외상의 증상 및 징후에 대해 평가한다.	1. 가장 흔히 나타나는 상처는 안면부, 머리, 목, 신체 끝 부위이다.
2. 환자에게 조사에 대해 설명하고, 사진/영상 촬영 및 신체검사에 대한 허가를 받는다.	2. 피해자의 동의는 증거 및 문서 수집에 필수적이다. 이는 후에 법정에서 이용될 수 있다.
3. 상처의 크기, 특성, 위치 등은 신체 지도를 활용하여 조사한다. 이 때 사진 촬영 허가를 받아야 한다.	3. 정확한 기록과 사진 촬영은 후에 법적 증거로 활용될 시 유용하게 쓰일 수 있다.
4. 조사 진행 전 모든 절차에 대하여 환자에게 설명한다. (예: "질(항문) 검사를 실시할 예정입니다. 이전에 검사 받은 경험이 있으신가요?")	4. 환자는 높은 수준의 불안감을 가진다. 정확한 설명을 함으로써 두려움과 걱정의 수준을 낮출 수 있다.
5. 수집하고자 하는 법의학적 견본이 어떤 것들인지 설명하라. 또한 수집된 증거들이 가해자 신분 확인이나 고발에 이용될 수 있다고 전한다. • 머리카락 혹은 음모 • 손톱 밑의 피부 • 정액 샘플 • 혈액 • 소변 샘플 (약물 사용 의심 시)	5. 체액 및 샘플을 수집하는 것은 가해자의 신원을 확인하는 데에 필수적이다(DNA).
6. 응급실을 떠나기 전, 환자에게 성병 치료와 검사가 필요함을 알린다.	6. 많은 피해자들이 응급실이나 범죄 센터를 떠난 이후, 조치에 대해 잊어버리고 보호받지 못한다.
7. 피임 방법을 제공한다.*	7. 강간 피해여성 중 약 5~6%는 임신한다.
8. 모든 데이터는 정확히 기록되어야 한다. • 피해자 진술 • 신체적 외상에 대한 상세한 관찰기록 • 정서적 상태에 대한 상세한 관찰기록 • 신체검사 결과 • 모든 실험	8. 정확하고 상세한 서류는 법적 증거로서 힘을 지닌다.
9. 추후 지지를 제공한다. • 강간상담 • 지원그룹 • 집단치료 • 개인치료 • 범죄상담	9. 많은 피해자들이 지속적인 감정적 외상에 시달린다. 우울증과 자살에 대한 생각은 일반적인 강간 후유증이다. 조치가 빨리 취해질수록 회복도 빨라질 것이다.

*성폭행 피해자가 동의한다면, 반드시 피임법을 제공해야 한다. 보건의료전문가들 또한 종교적 가치관에 따라 낙태에 대한 거부반응이 있을 수 있다. 이 때, 본인이 낙태에 대한 특정 서비스를 제공하기를 꺼린다고 하더라도, 성폭행 피해자에게 정확한 정보와 함께 적절한 시기에 그들이 제공할 수 있는 서비스에 대한 접근 방법 등을 반드시 알려주어야 한다.

성폭행에 대한 신체적 징후[14)]

- 혈흔 또는 정액
- 타박상
- 열상
- 복부 외상
- 관절 탈구

• 요통
• 강제 성기삽입으로 인한 병변
• 태반조기박리

2012년, 345,830명의 여성이 강간 피해를 입었다. 의료보고서에 의하면, 피임하지 않은 상태로 가지는 한 번의 성관계에 대한 임신 확률은 5%이다. 이 확률을 피해 여성에게 적용시키면, 2012년에만 17,342명이 강간으로 인해 임신한 것으로 보여진다.[19]

응급실 치료는 흔히 발생하는 성매개감염병(클라미디아, 임질, 질편모충증, 세균질증)에 대한 항생제 처방을 포함하며, 이는 피해자의 동의를 필요로 한다. 임신테스트에서 음성이 나온 환자에게는 임신예방을 위해 피임약을 처방한다. 긴급 피임약은 성폭행 이후 임신예방에 안전하고 효과적인 약물이다. 낙태 혹은 유산과 같은 부작용도 없다.

지침서에서는 찰과상이나 벌어진 상처에 대해서는 파상풍 예방을, B형 간염 면역력이 없다면 B형 간염 백신 처방을 권고하고 있다. 만약 가해자가 HIV 보균자인지 파악이 되지 않았다면 의료인은 이 위험에 대해 진료하고 이전의 사례를 참조하여 예외적인 예방을 적용하여야 한다.[2]

2) 약물학적 치료

Benzodiazepine을 이용한 단기치료는 외상에 따른 심각한 불안 증세 개선에 도움이 될 것이다. 또한 항우울제(SSRIs)의 이용은 과다각성, 불안, 불면증 등과 같은 PTSD 증세 완화와 우울증 및 공황발작 치료에 도움이 될 것이다.

3) 정신치료

위기상담은 성폭행 피해자 모두가 받을 수 있다. 이에는 가족 내 의사, 지역사회 정신의학자, 지역사회 성폭행 전문가 등 다양한 상담이 포함된다. 간호사는 성폭행 피해자가 자살이나 살인을 저지를 생각을 하는 지 파악해야 한다. 운용 가능한 성폭행 대응팀 인력이 없다면, 피해자가 응급부서를 떠나기 전에 주변인, 치료사, 변호사 등 피해자와 연관 있는 이들에게서 관련 정보를 얻어야 한다. 가정폭력피해자에게는 머물 수 있는 안전한 기관 리스트를 제공해야 한다. 피해자에 대한 관리는 여러 번을 방문하면서 완성되는 것이다. 그들의 감정적 상태나 기타 심리적 상황을 24~48시간마다 점검해야 하며, 실질적인 치료는 수년이라는 시간이 소요되기도 한다.

집단 치료를 받거나 주변인의 도움을 받는 것은 피해자에게 힘이 되어 줄 것이다. 강간 피해로 유사한 신체적, 감정적 증세를 띠는 타인과 경험을 공유하는 것 자체가 피해자에게는 치료가 되고 고립감, 수치심, 죄책감 등에서 벗어날 길이 된다.

(1) 가해자에 대한 치료

이들을 변화시키기 위해서는 사고와 행동에서의 변화가 필요하다. 그러나 불행하게도 대부분의 강간범들은 변화의 필요성을 인정하지 못하고 있다. 이에 맞는 치료법 혹은 치료프로그램은 아직도 개발 중에 있다.

5. 간호평가

대부분의 환자들은 결과적으로 지지 서비스와 위기상담 및 치료 후에 이전의 삶을 다시 시작할 수 있을 것이다. 피해자가 PTSD에서 어느 정도 벗어나 일상생활이 가능해졌다면, 치료가 성공적이었다고 할 수 있다. 피해자가 수년 혹은 평생 동안 상담을 받지 않고도 잘 살아가는 경우도 있다.

시뮬레이션: 성폭력

시나리오

M씨(40세)는 자동차가 고장이 나서 전화를 좀 쓸 수 있겠냐며 집으로 찾아온 20대 남성에게 성폭행을 당하였고, 응급부서에 찾아와 이 사실을 알리게 되었다. 응급부서 측은 성폭행 피해자를 위한 시설과 법의학적 조사기관이 갖춰져 있는 인근 병원에 연락을 취했고, 후송을 기다리고 있었다. 학생은 M씨에게 계속적인 간호를 제공할 수 있는 상태라서 응급실에서 떨어지지 않고 그녀 곁을 지킬 수 있었다. 지속적으로 그녀와 대화하려 하였고, 속삭이듯 말하는 그녀의 목소리에 귀 기울였다.

시뮬레이션: 성폭력 (계속)

치료목표

M씨는 위기를 견딘 것에 대해 인정하고, 자신의 감정을 표현할 것이다.

학생간호사-환자 상호작용	학생간호사의 느낌	정신건강간호개념
M씨: (긴장한 목소리로) "절 혼자 남겨 두지 마세요. 지금도, 앞으로도요."	만약 내가 피해자라면 나도 혼자 있는 것이 두려울 거야. 그런데 그녀는 왜 낯선 이에게 문을 열어준 것일까? 그녀의 입장이 되어 생각해 보아야 해. 내 생각을 버리고 환자의 입장이 되어보자. 이 사건을 M씨의 잘못으로 돌려버린다면, 나는 강간과 무관하다는 것이 되어버리니까.	M씨는 속삭이며 우리와 상호작용을 시작했다. 이는 그녀가 '강간 후 외상증후군의 심화단계'의 증상이 제한적 방식으로 나타나는 것으로 보인다. 그러나 홀로 남겨지는 것을 완강히 거부하는 것으로 보아 표현적 방식도 함께 나타나고 있다.
학생: "저는 여기서 당신 곁에 있을 거예요. 정말 끔찍한 일을 겪으셨네요."		나는 내 자신의 감정을 드러냈다.
M씨: "저는 너무 부끄러워요."	당연하게도 나는 즉시 M씨에게 수치심을 가질 필요가 전혀 없다고 전해 주었다. 그러나 M씨는 자신의 마음을 굳게 닫고 있다. 나는 나 자신마저 안심시키고 있지 못한 것일지도 모른다.	처음에 M씨는 물을 달라고 하였으나, 나는 증거수집이 완료되기 전까지는 그럴 수 없다고 하였다. 나는 M씨를 위해 그리고 법적으로 어떠한 영향도 주지 않기 위해 강간 사건에 관한 지침을 그대로 준수하려고 노력했다.
학생: "이 일은 당신 잘못이 아닙니다. 당신은 전혀 수치스러워 할 필요가 없어요."		이처럼 안심시키기 위한 말은 도움이 되는 것 같지만 실제로 환자의 감정을 헤아려주지 못한다. M씨는 더욱 더 외로워하고 있다.
M씨: "당신은 나를 이해하지 못해요. 그 누구도 이해 못한다고요."		
학생: "당신 말이 맞아요. 저는 당신이 무슨 생각을 하는지 모르죠. 하지만 M씨, 나는 당신에게 무슨 일이 일어났는지 알고 싶고, 당신을 이해하고 싶어요."	나는 진심으로 M씨를 걱정한다.	나는 본인만이 본인이 겪은 일에 대하여 이해할 수 있다는 사실을 인정하면서, M씨에게 나 자신을 내어주고 통제권을 넘겨주었다
M씨: "내 남편에게는 어떻게 말해야 할지 정말 모르겠어요." "(그녀의 눈에 눈물이 고였으나 신경질적으로 닦아내고는, 머리를 지긋이 누른다.)"		
학생: "남편의 반응이 걱정되는 것이군요."		나는 "걱정"이라는 단어를 통해 내 감정을 표현하였다. 적어도 그녀의 불안은 어느 정도 완화된 듯 보인다. 그러나 신체 징후는 심해져 마치 두통이 있는 것처럼 관자놀이 부분을 매만지는 것이 확인되었다. 검사 결과 두통이 있는 것 같지는 않았으나, M씨의 스트레스와 불안이 추가적인 생리적 반응의 원인인 듯하다.
M씨: "남편은 더 이상 상처 입은 저와 함께하고 싶지 않을 거예요."		
학생: "당신은 자신이 사랑받지 못할 것이라고 생각하는군요."	슬프다. 그녀는 자신이 사랑하는 이에게도 버림받을 것이라 생각한다.	나는 반복적으로 내 감정을 그녀에게 표현했다.
M씨: "사랑받지 못할 거예요." (그녀는 다시 눈물을 흘린다. M씨는 주먹으로 눈을 감싼다.)		
학생: "M씨, 실컷 울어도 좋아요." M씨는 고개를 흔든다.		나는 그녀 편이며 그녀를 도울 것이라는 신호를 보냈다.
학생: "저는 당신이 눈물 흘리는 이유를 알고 싶습니다."		나는 심적 원인을 알아내기 위해 간접적 질문을 했다.
M씨: (눈물을 숨기려 크게 심호흡 한 후) "저는 약한 여자에요. 너무 약해서 이 괴물을 감당할 수 없어요."	무섭다. 어쩌면 나에게도 일어날 수 있는 일이었다.	그녀는 "괴물"이라는 표현을 사용했다. 그녀의 내부에 괴물이 잠입해 있는 것이다.
학생: "당신은 강합니다. 살아야 해요. 당신이 살기 위해 한 일을 생각해 보세요. 당신 본능은 이미 당신 자신을 지키고 있습니다."		나는 M씨에게 그녀가 살아 있다는 사실을 인지시켜 주었다. 그녀는 성폭행에서 살아 돌아오지 않았는가?
M씨: "살아 있죠. 닳아버렸지만."		
학생: "곧 울어버릴 것 같군요." (M씨가 고개를 끄덕인다) "실컷 슬퍼하세요. 당신 감정을 모두 표출하세요."		그녀를 관찰했다. 나는 고통을 함께 나누었고 그녀의 슬픔을 표출하게 함으로써 고통을 감소시켰다.
M씨: 휴지를 받아 들며 흐느껴 울기 시작한다. 나의 손을 잡았다.	학생의 생각: 그녀가 나의 손을 잡으니 나를 신뢰하고 있음이 느껴졌다.	이 때, 그녀를 후송한 차가 강간위기상담사와 성폭행간호조사원이 있는 병원에 도착했다.

근거기반실무 Evidence-Based Practice 7),10),25)

문제 19세 소녀가 대학건강센터를 방문했다. 간호사는 소녀의 상태를 점검했고, 소녀는 사후피임약을 처방해줄 것을 요구하며 울음을 터뜨렸다. 간호사는 소녀에게 친절히 말을 걸었고, 대화 결과 소녀는 전날 밤 연인에게 강간당한 사실을 고백했다.

근거기반실무사정

A. **당신은 이번 경험을 통해 무엇을 알게 되었는가?**
강간 피해자들은 자신이 겪은 일을 말하기 꺼리며, 치료나 고발을 거부하기도 한다. 피해자들은 너무 당황한 나머지 모든 일이 단순히 지나가기를 기다리기도 하고, 가해자에 대한 두려움에 떨기도 한다. 간호사의 입장에서는 환자들의 행동이 자신의 생각과 다르다 할지라도 환자 편에 서서 그들의 편이 되어야 하는데, 이는 상당히 힘든 일이다.

B. **문헌에서는 무엇이라고 하는가?**
안타깝게도 강간은 사람들이 생각하는 것보다 더 자주 일어나는 범죄이다. 최대 29%의 미국 여성이 일생동안 강간을 경험할 가능성이 있으며(Centers for Disease Control and Prevention [CDC], 2015; U.S. Department of Justice, 2015), 32,000명의 여성이 강간으로 인해 임신한다. 남성은 71명 중 한 명꼴로 강간 피해자가 될 수 있다(CDC, 2012). 대부분의 강간은 신고조차 되지 않으며, 특히 대학생 나이의 여성의 경우 95%로 가장 높은 수치를 기록했다. 이에 대해 피해자를 배려하는 태도로 접근하여 성폭행 사실에 대해 말하게 하는 것이 중요하다.

C. **환자가 원하는 것은 무엇인가?**
환자들은 사후피임약 처방을 원하고 있다. 법의학적 조사를 거부하고 있으며 법률 집행과 관련해서는 말을 아끼고 있다. 그녀는 강간 자체에 대해서는 전혀 말하고 싶지 않지만, 환자교육은 받아들이고 있다.

계획 간호사는 환자의 요구를 들어주며 환자의 편에 선다. 환자는 사후피임약을 처방받은 상태이다. 간호사는 환자에게 환자가 원하지 않는 것은 어떤 것도 하지 않을 것이며 단지 몇 가지 정보를 제공하고 싶을 뿐이라고 전달한다. 이후 간호사는 법의학적 절차, 성병진단, 시간 제한 등에 대하여 설명한다. 또한 간호사는 환자에게 외상의 증상에 대해서도 알려주며, 불안, 우울, 고립감, 관계 변화, 자존감 하락, 자살 생각, 회상, 악몽 등에 대하여 설명한다.9) 환자에게 성폭행지원센터에 대한 정보를 주고, 어떻게 법적 조치를 취해야 하는지, 접근 금지 조치는 어떻게 신청하는지, 상담은 어디서 받는지 등에 대하여 알게 되었다.

QSEN 사전지식, 기술 및 태도(KSAs)

질 향상: 의료시설이 서비스를 개선시켰음을 의미
대상자 중심 간호: 간호사가 환자의 선택을 존중하는 치료를 의미

핵심요약

- 성폭행은 폭력, 통제, 혐오에 대한 행위이다. 이는 피해자에게 심각한 장기 외상을 안기는 범죄행위이다.
- 법의학적 증거 보존을 위해서, 피해자는 경찰, 성폭력센터, 응급 기관 등에 연락을 취하기 전에 각별한 주의를 기울여야 한다.
- 성폭행 피해 환자와의 접촉은 대개 응급부서 내에서 이루어진다. 오직 특수교육을 받은 성폭행간호조사관과 같은 간호사만이 환자를 다룰 수 있으며, 증거수집 및 이후 지원정보제공 등도 그들이 수행한다.
- 법의학적 정보를 수집하거나 골반조사를 시행할 때에는 반드시 피해자의 허가가 필요하다. 사진 촬영 역시 마찬가지이다. 이 때 비밀보장은 필수적이다.
- 성폭행 사후에는 법의학적 조사 및 증거수집이 이루어진다. 환자는 반드시 성매개감염병 치료나 임신 테스트를 받아야 한다. HIV나 매독 검사와 함께 성병예방도 이루어져야 한다. 찰과상이 있는 환자가 5년 이내에 파상풍 예방주사를 맞지 않은 경우에는, 파상풍 및 B형 간염 예방주사를 놓아야 한다.
- 도표, 그림 등을 이용한 문서 작성이 필요하며, 환자의 감정 상태를 관찰해야 하며, 성폭행 사건 전후 상황에 대하여 기록해야 한다. 가능한 환자의 말을 그대로 적는 것이 좋다.
- 데이트 강간 약물 사용 여부도 이루어져야 한다. 의식을 잃거나 구토 증상을 보이면 약물이 연관되어 있을 가능성이 크다. 경우에 따라서는 소변 샘플도 필요하다.
- 환자의 불안감 해소를 위해, 환자에게 취해지는 모든 조치에 대해서는 사전 공지가 필수적이다.
- 환자가 응급실을 떠날 때에는, 환자에게 이후 성폭력 피해자들이 주로 겪는 외상 증상에 대하여 설명해야 한다.
- 응급부서를 떠난 이후에도 환자가 지속적인 상담을 받을 수 있게 해야 하며, 주변인들이 환자를 도울 수 있도록 해야 한다. 또한 성폭행 전문 변호사의 선임을 도와야 한다.

참고문헌

1) 보건복지부 (2016). 정신질환실태 역학조사 보고서. http://kosis.kr/index/index.do
2) American College of Obstetricians and Gynecologists (ACOG). (2014). Sexual assault. Retrieved July 11, 2015, from http://www.agog.org/Resources-And-Publications/Committees-on-Health-Care-for-Underserved-Women/Sexual-Assault.
3) Amnesty International. (2015). Maze of injustice: A summary of Amnesty International's findings. Retrieved July 6, 2015, from http://www.amnestyusa.org/our-work/issues/women-s-rights/violence-against-women/maze-of-injustice.
4) Black, M.C., Breiding, M.J., Smith, S.G., et al. (2011). National intimate partner and sexual violence survey: 2010 summary report. Retrieved July 6, 2015, from http://www.cdc.gov/ViolencePrevention/pdf/NISVS_Report2010-a.pdf.
5) Breiding, M.J., Smith, S.G., Basile, K.C., et al. (2014). Prevalence and characteristics of sexual violence, stalking, and intimate partner violence victimization in the United States-National Intimate Partner and Sexual Violence Survey, United States, 2011. Morbidity and Mortality Weekly Report, 63(SS-8), 1-18.
6) Centers for Disease Control and Prevention (CDC). (2011). Understanding sexual violence: fact sheet. Retrieved May 16, 2011, from http://www.cdc.gov/violenceprevention.
7) Centers for Disease Control and Prevention (CDC). (2012). *Sexual violence: Facts at a glance*. Retrieved from www.cdc.gov/violence-prevention/pdf/sv-datasheet-a.pdf
8) Centers for Disease Control and Prevention (CDC). (2014). LGBT youth: lesbian, gay, bisexual, and transgender. Retrieved July 8, 2015, from http://www.cdc.gov/lgbthealth/youth.Htn.
9) Centers for Disease Control and Prevention (CDC). (2015). Injury prevention and control: Division violence prevention. Retrieved July 8, 2015, from http://www.cdc.gov/ViolencePrevention/index.html.
10) Centers for Disease Control and Prevention (CDC). (2015). *Sexual violence: Consequences*. Retrieved from www.cdc.gov/violence-prevention/sexualviolence/consequences.html
11) Cleveland Clinic Foundation. (2009). Raising healthy infants, children and teens: rape and date rape. Retrieved May 21, 2011, from http://my.clevelandclinic/healthy_living/violence/hic_rape_and_date_rape.aspx.
12) DC Rape Crisis Center. (2007). Retrieved February 10, 2007, from http://www.dcrcc.org/same-sex.htm.
13) Department of Justice (DOJ). (2012). An updated definition of rape. Retrieved July 5, 2015, from http://www.justice.gov/opa/blog/updated-definition-rape.
14) Ernoehazy, W. (2013). Sexual assault practice essentials updated 2013. Retrieved July 1, 2015, from http://emedicine.medscape.com/article/806120.overview-treatment.
15) Finkelhor, D, Shattuck, A., Turner, H.A., et al. The lifetime prevalence of child sexual abuse and assault assessed in late adolescence. Journal of Adolescent Health. Retrieved from http://www.unh.edu/ccrc/pdf/9248.pdf.
16) Mengeling, M.A., Booth, B.M., Tomer, J.C., et al. (2014). Reporting sexual assault in the military: who reports and why most servicemen don't. Retrieved July 9, 2015, from http://www.sciencedirect.com/science/article/pii/SO749379714001184.
17) National Sexual Violence Resource Center (NSVRC). The resource: the national sexual violence resource center' s newsletter. Retrieved from http://www.nsvrc.org/sites/default/files/publications_nsvrc-the-resource_fall-winter-2014.pdf.
18) Parents for Megan's Law and The Crime Victims Center (PML). (2007). Statistics: child sexual abuse. Retrieved May 21, 2011, from http://www.parentsformeganslaw.org/public/statistics_child-sexualabuse.html.
19) Rape, Abuse & Incest National Network (RAINN). (2015). Who are the victims? Retrieved July 10, 2015, from http://rainn.org/get-information/statistics/sexual-assault-victims.
20) Roger Williams University (RWU). (2011). Sexual assault: date rape drugs. Retrieved May 22, 2011, from http://www.rwu.edu/studentlife/studentservices/counselingcenter/sexualassault/daterapedrug.
21) Seaman, A.M. (2015). More evidence rape a significant problem on US college campuses. Retrieved July 10, 2015, from http://bit.ly/1eg68zM. http://bit.ly/1Fovggq. J Adolesc Health 2015.
22) TeenBreaks. (2011). Incest, and sexual abuse. Retrieved May 17, 2011, from http://www.teenbreaks.com/sexualabuse/incestsexualabuse.cfm.
23) U.S. Department of Justice National Sex Offender Public (NSOPW). (updated 2014). Retrieved February10, 2016, from https://www. nsopw.gov/en
24) U.S. Department of Justice Office on Violence Against Women. (2013). *A national protocol for sexual assault medical forensic examinations: adults/adolescents* (2nd ed.). Retrieved October 5, 2015, from. http://www.njrs.gov/pdffiles1./ovw/241903.pdf.
25) U.S. Department of Justice. (2015). *Rape statistics*. Retrieved from http://www.statisticbrain.com/rape-statistics/
26) UC San Diego. (n.d.). *What to do if you are raped*. Retrieved May 23, 2011, from http://www.UCSD.edu/current-students/wellness/_organizations/sarc/if-you-are-raped.html
27) Women Organized Against Rape (WOAR). (2015). Common reactions to sexual assault: long-term effects of sexual assault. Retrieved July 5, 2015, from http://www.woar.org/resources/common-reactions-to-assault.php.
28) Women Organized Against Rape (WOAR). (2015). Child sexual abuse and assault-reactions in children who have been sexually abused. Retrieved July 5, 2015, from http://www.woar.org/resources/child-sexual-abuse.php.
29) Ybarra, M.L., & Mitchell, K.J. (2013). Prevalence rates of male and female sexual violence perpetrators national sample of adolescents. Retrieved July 2, 2015, from http://archpedi.jamanetwork.com/article.aspx? articleid=1748355.

CHAPTER

27

자살사고와 행동

Suicidal Thoughts and Behaviors

Elizabeth M. Varcarolis

학습목표

1. 자살에 영향을 주는 문화, 종교 및 사회경제상태의 특성을 이해한다.
2. QSEN 자살측정도구에서 확인된 위험요소와 정도를 이해한다(환자중심간호).
3. QSEN 자살시도자에 대한 안전지침을 이해한다(안전).
4. 자살자의 가족이나 친구에 대한 사후중재의 필요성과 근거를 설명한다.
5. QSEN 간호의 질 향상을 위한 의료진의 심리적 사후평가의 중요성을 설명한다(질 향상).
6. QSEN 자살위험 대상자를 돕기 위한 지역사회자원을 검색한다(정보과학).
7. 자살을 생각하고 있는 사람의 행동적 단서와 단계를 이해한다.
8. QSEN 대상자의 안전을 증진시키는 데 필요한 의사소통기술을 확인한다(안전).

1. 서론

자살은 의도적으로 자신의 삶을 끝내는 행위이다. 의도적 자살행위는 주변사람에게 강렬하고 복잡한 감정을 불러일으킨다. 심지어 의사, 간호사 및 직원을 포함하여 가족, 친구에게 오래 지속되는 감정적 상처를 남긴다. 자살시도는 죽음에 이르지 않은 모든 고의적, 자의적인 생명을 위협하는 시도를 포함한다. 자살사고는 자신을 죽이는 것에 대해 생각하는 과정을 말한다. 누군가가 어떤 형태로든 자살사고를 말하면 심각하게 생각해야 한다. "자살생각을 하고 있니?"라고 질문해 보거나 그가 무엇을 말하는지와 말하지 않는 것을 주의 깊게 들어봐야 한다. 최근 개인의 의지와 기본적 인권에 대한 존중(예: 존엄사)이 미국 사회에서 자살에 대한 인식에 영향을 주고 있다. 이것은 자신의 고통을 인간적으로 끝내는 것에 대한 정신적으로 건강한 성인의 권리를 지지하는 운동으로 이어졌다. 이러한 관점의 자연스러운 확장은 매우 엄격한 가이드라인 하에서 수술 받는 말기질환자에 대해 의사조력자살physician-assisted suicide, PAS 또는 의사도움사망physician aid in dying, PAD으로 실행된다.

예를 들어, 2009년에 존엄사법을 통과시킨 워싱턴 주는 다음과 같은 조건이 반드시 있어야 한다고 언급한다.

- 환자는 이성적 능력을 손상시키거나 정보처리능력을 손상시키는 신경의학적 또는 정신적 상태를 가져서는 안 된다.
- 환자의 생존기간은 6개월 미만이어야 한다.
- 환자는 구두 및 서면으로 요청해야 하며, 두 명의 다른 의사가 PAS에 동의해야 한다.
- 15일의 대기기간이 지나면 환자는 다시 요청해야 한다.

안락사euthanasia와 PAS/PAD의 주요 차이점은 치사량의 약물을 누가 투여할 것인가이다. 안락사는 의사나 다른 제 3자가 약물투여를 하는 반면, PAD/PAS는 환자가 약물투여를 할 것인지 말 것인지, 언제 할 것인지 스스로 결정해야 한다.[23] "존엄하게 죽을 권리" 문제는 매우 논란의 여지가 있고 복잡하다.[23]

2. 유병률과 동반질환

자살률은 성별, 연령, 인종 및 지역에 따라 다르다. 자살은 10~14세는 3번째 주요사망 원인이며, 15~34세는 2번째, 35~44세는 4번째, 55~64세는 5번째, 65세 이상에서는 17번째 사망원인이다.[8] 자살자는 남자가 4배 더 많다.[21]

OECD 주요국가 20년간 자살추이를 보면 한국은 2003

년부터 1위를 차지하고 있으며, 2016년 자살 사망자수는 13,092명으로 보고되었다. 1일 평균 자살사망자 수는 35.8명이며, 성별로는 남자가 36.2명(3.6%), 여자는 15.0명(3.0%)으로 나타났다. 최근 우리나라 인구 10만 명 당 자살률 추이를 보면 2012년 28.1명, 2013년 28.5명, 2014년 27.3명, 2015년 26.5명, 2016년 25.6명으로 2012년부터 매년 감소추세를 보이고 있다.[1)]

역학조사에 따르면 자살충동자 중 90%는 사건 발생 당시 정신질환 상태였다.[5)] 기분장애, 특히 주요우울장애 및 양극성장애는 자살자의 약50%, alcohol 및 약물사용장애의 약25%, 정신병의 약10%, 성격장애의 약 5%를 차지하였다.[6)] 경계성 성격장애 환자는 만성적으로 자살을 생각하는 것으로 나타났으며, 이것은 치료에서 주요 초점 중 하나이다.

외상성 뇌손상은 뇌에 영향을 주는 모든 종류의 외상을 말한다. 퇴역군인의 15~23%가 기능에 심각한 영향을 미칠 수 있는 외상성 뇌손상을 경험한 것으로 추산된다.[4)] 외상성 뇌손상에 양성반응을 보인 환자는 우울증, 불안장애, PTSD, 적응장애, 정신병 및 양극성장애를 진단받을 가능성이 더 크다.[14)] 참전용사에 대한 2011년 연구에 따르면, 일반인에 대한 연구와 일치하는데, 외상성 뇌손상 대상자는 뇌손상이 없는 사람에 비해 자살로 사망할 위험이 더 높게 나타났다.[26)] 선행연구에 따르면 경미한 외상성 뇌손상을 입은 군인들의 자살률이 더 높았다. 가벼운 뇌손상을 가진 노병에 대한 연구에서는 "이후에 알츠하이머나 다른 치매유형의 질병이 생길 확률이 더 높았다"는 것을 보여 준다.[7)]

신체적인 질병도 자살위험을 증가시키는 역할을 한다. 자살충동자 중 5%는 자살 당시 건강상태가 심각했던 것으로 추정된다.[5)] 외상성 뇌손상, 말기 뇌전증, 후천성면역결핍증, 암, 다발성 경화증, 헌팅톤 무도병, 파킨슨병과 같은 통증이 있는 사람은 자살위험이 높다. 심각한 통증이 있거나 삶의 질이 낮으면, 견딜 수 없는 고통과 질병으로 인한 극한의 한계에서 벗어날 수 있는 유일한 방법으로 의도적 사망(스스로 또는 의사의 도움을 받는)을 선택할 수 있다.

특정 약물도 우울증의 증상에 영향을 줄 수 있다. 항고혈압제, 벤조디아제핀제, 칼슘채널 차단제, 코르티코스테로이드, 호르몬제 및 통증치료제가 포함된다. 우울증과 물질사용장애(예: benzodiazepines, opioids)도 자살률 증가에 기여한다. 다양한 약물이 자살생각을 유발하는 데 영향을 끼치며, 이것이 식약청(FDA)에서 자살충동을 유발시키는 모든 신약을 평가해야 하는 이유이다.

간호사는 외래, 중환자실, 너싱홈, 내·외과 병동, 가정방문, 자신의 가족과 친구들 사이에서 자살충동이 있는 사람을 만날 수 있다.

3. 이론

Freud(1856~1939)는 1900년대 초에 자살에 대한 최초의 심리학 이론을 개발하였다. Freud는 자살을 양가감정적 사랑, 내재화된 중요한 사람에 대한 살인적 공격으로 묘사했으며, 종종 "180도 살인"이라고 부른다. Freud의 이론을 바탕으로 Menninger(1893~1990)는 개인은 3가지 상호 연관된 감정(복수, 우울증, 죄책감)을 경험한다고 하였다.

Shneidman(1918~2009)은 자살희생자는 견딜 수 없는 심리적 통증, 고립감 및 죽음이 그들 상황에 대한 유일한 해결책이라고 생각한다고 하였다. 본질적으로 그들은 "탈출구가 없다"고 느낀다. Shneidman은 고의적 자살로 자기파괴적 행동(약물의 강박적인 사용, 고도 비만, 도박, 자해적 성행위, 치료불이행 및 기타 고위험행동)을 한다고 하였다.

자살예방을 위한 미국재단의 병원장 Hendin은 자살문제에 대해 대중의 관심을 불러일으킨 첫 번째 사람이 Shneidman이라고 말하였다. 또한 "지난 15년 동안 자살예방분야에서 우울증과 자살의 생물학과 약리학 분야에서 가장 큰 발전이 있었다. 심각하게 우울한 사람에게 의사가 약물을 처방하지 않는 것은 잘못된 의료행위에 가깝다."고 하였다.[11)]

4. 자살위험요인

많은 위험요소가 관련될 수 있지만 자살을 설명하는

단일 이론은 없다. 그러나 몇 가지 공통점에는 공격적/충동적 특성, 절망적 또는 비관적인 특성, 물질사용장애 및 알코올중독, 아동기 신체적 또는 성적 학대의 병력, 두부손상 또는 신경학적 장애의 병력, 흡연 등이 포함된다. 자살을 시도하거나 성공한 개인과 관련된 다른 요소는 비판적 사고능력 부족, 고통스러운 정서적인 삶(분노, 불안, 죄책감, 권태) 및 정서적 고통에 대한 낮은 역치이다. 그러나 사람은 하나 이상의 위험요소를 경험할 수 있지만 자살하지 않을 수도 있음을 주목해야 한다.

Poland(2009)는 가족 및 발달 배경과 관련된 청소년 자살의 단서를 설명하였다.[19)]

- 자살로 부모를 상실한 아동이나 청소년(자살 가능성이 3배 이상 높음)
- 아동학대
- 문제적 가족관계
- 왕따 및 피해의 과거력
- 자살의 가족력
- 사회 · 경제적 문제
- 부모의 정신병리학
- 또래 문제
- 법적/규율 문제

1) 신경생물학적 요인

뇌척수액에서 5-hydroxyindoleacetic(5-HIAA)의 낮은 수치는 충동적인 자살과 같은 폭력과 관련이 있다. 자살시도자와 자살자는 세로토닌 기능 5-HIAA의 수준이 보다 낮게 나타났다. 실제로 뇌척수액의 5-HIAA가 낮으면 미래의 자살시도와 자살성공을 예측할 수 있다.[6)] 세로토닌(5-hydroxytryptamine; 5-HT)은 자살과 관련된 중요한 신경전달물질이다. 자살자의 뇌 연구에서는 뇌의 복측중앙전전두엽피질ventral medial prefrontal cortex 영역의 세로토닌 시스템 이상을 보여 주었다. 전전두엽피질의 전후 시냅스 세로토닌 수용체의 변화는 일부에서 존재하고 자살자 모두에서 나타난 변화는 아니다.[6),16)]

스트레스에 대한 생물학적 반응은 많은 사람들에게 위험요인이 될 수 있다. 노르아드레날린 시스템은 급성 스트레스 반응의 중개자이며, 이 시스템의 과잉활동은 심한 불안 및 높은 자살위험성과 관련되어 있다.[16)] 또한 시상하부-뇌하수체-부신(HPA) 축은 주요 스트레스대응 시스템이다. HPA축은 주요우울증과 관련이 있으며, 자살희생자는 종종 HPA축 이상을 나타낸다.[16)]

2) 유전적 요인

자살은 집단 자살로도 볼 수 있으며, 가족력과도 관련이 있다. 한 예로, 소설가 Hemingway의 가족이 있다. Hemingway의 가족 중에는 4대에 걸쳐 5명이 자살하였다. 쌍생아와 입양연구를 포함한 몇몇 연구는 정신질환과 관계없이 자살행동과 관련이 있다는 것을 발견하였다.[5)] 일란성 쌍생아가 이란성 쌍생아보다 일치율이 더 높다. 일란성 쌍생아가 다른 가정에 입양될 때, 이란성 쌍생아보다 자살 일치율이 훨씬 더 높다. 지금까지 특별한 유전자는 발견되지 않았다. 그러나 연구에서는 세로토닌 관련 유전자들과 자살행동 및 충동성/공격성 사이의 유전적 연관성을 검토하고 있다.

3) 사회적 요인

자살 가능성을 증가시킬 수 있는 사회적 요인으로는 사회적 지지 상실이나 부족, 부정적인 삶의 사건, 심각한 삶의 스트레스 등이 있다. 따라서 이러한 환경에 직면하고 있는 개인에게 자살 가능성이 더 높다(가난한 사람, 최근에 이혼, 별거, 사별한 사람, 자식이 없거나 집 없는 사람, 혼자 사는 사람, 지지받지 못하는 사람, 최근에 부정적인 삶의 사건을 겪고 있는 사람). 또한 자살은 실직기간과 경기침체 동안에 더 높으며 경제적 호황기에 자살률은 감소하는 것으로 보인다.

4) 정신심리적 요인

정신질환자 중 자살을 하라고 말하는 환각을 경험한 사람과 죽어야 한다는 망상을 가지고 있는 사람은 자살할 위험이 더 높다. 사람이 자살할 때 나타나는 심리적 · 정서적 요인 3가지가 있다(**절망**hopelessness, **무기력**helplessness, **무가치**worthlessness). 절망은 삶의 목적이 부족한 것, 무기력은 사회적 지지가 없는 것, 무가치는 낮은 자존감과 자신에 대한 사랑이 없는 것을 말한다. 극심한 절망감은 자살의 주요 예측변수로 여긴다.[6)] 이런 생각은 부정적이고 저항하기 힘든 사건에 의해 촉발되거나 강화된다. 인간은 함정에 빠졌거나 돌파구가 없다고 느낄 때 자살을 생각할 수 있다.

5) 연령

(1) 청소년과 성인

자살률은 미국의 14~24세 사이에서 가장 빠르게 증가하고 있다. 또한 30세 미만에서 술/마약 사용이나 반사회적 성격장애의 비율이 증가하고 있다.[5] 청소년의 자살위험요인에는 빈곤, 열악한 주거환경 외에도 공격성, 파괴적인 행동, 우울증, 사회적 고립 등이 있다. 다음과 같은 부가적인 요인들이 청소년 자살과 관련되어 있다.

- 잦은 가출
- 잦은 분노 표현
- 가족상실 또는 불안정
- 부모와의 잦은 갈등
- 가족 및 친구에서 소외
- 슬프거나 지루할 때 자살생각을 표현하거나 죽음 또는 사후에 대한 언급
- 성적 정체성에 따른 어려움
- 계획하지 않은 임신
- 학교, 직장 또는 사회적 실패에 대한 인식

(2) 노인

최근 질병통제예방센터(CDC, 2015)의 통계는 자살이 65세 이상의 17번째 사망원인이라는 것을 보여 주고 있고, 이는 이전보다 훨씬 높아진 수치이다.[8] 노인자살의 위험요인에는 사회적 고립, 독거, 과부, 재원부족, 건강상태 불량, 절망감 등이 포함된다. 자살한 대부분의 노인은 자살하기 전 달에, 때로는 바로 그날에 자신의 주치의를 방문하였다. 우울증을 인식하고 치료하는 것이 노인의 자살을 예방할 수 있다.

5. 문화적 배경

자살의 의미는 전통적으로 한 문화의 종교적인 믿음을 반영해왔다. 예를 들어, 유대기독교 전통을 지닌 문화에서는 삶은 선물이고 한 사람의 생명을 빼앗는 것은 죄악으로 간주하였다.

역사적으로 로마가톨릭 교리의 신앙 깊은 문화(남아메리카, 스페인, 이탈리아, 아일랜드)는 자살률이 더 낮다. 이와는 반대로 신토Shinto 종교를 행하는 사람은 환생을 믿는다. 따라서 자살은 삶의 문제에 대한 훌륭한 해결책으로 보일 수 있다.

세계보건기구(WHO)에 따르면, 일본의 자살률은 세계 평균보다 60% 더 높다.[27] WHO도 난민, 이민자 등과 같은 차별을 겪고 있는 취약계층의 자살률이 전 세계적으로 높아지고 있다는 우려를 표명하였다.[27] 원주민, 레즈비언, 게이, 양성애자, 트렌스젠더 및 수감되거나 전쟁에서 살아남은 사람에서도 더 높은 자살률을 보인다.

자살의 가장 강력한 위험요인은 이전의 자살시도 경력이다. 보호요인은 문화나 하위문화에 많이 존재한다. 아프리카계 미국인 남성과 여성의 보호요인으로는 종교와 확대가족이다. 아프리카계 미국인 여성의 자살률이 가장 낮다. 히스패닉계 미국인은 로마가톨릭 종교(자살은 죄로 여겨짐)와 확대 가족에 대한 중요성이 자살의 위험을 낮춘다. 아시아계 미국인의 경우 자살률은 나이가 들수록 증가하는 것으로 나타났다.

간호과정

1. 간호사정

잠재적 자살행동을 사정할 때 위험요인을 확인하기 위한 여러 가지 도구가 있다. 하지만 자살을 예측하는 것은 매우 어렵다. 위기상황에서 의료종사자의 회상을 자극할 수 있는 머릿글자로 명명된 '수정된 SAD PERSONS 척도'를 사용한다[BOX 27-1]. SAD PERSONS 척도는 일반적으로 응급실에서 사용되며, 직원들이 정신건강정보 또는 보호치료 의뢰가 긴급할 때 신속하게 평가할 수 있도록 도와준다.[30]

정신건강전문가를 위한 자살사정 5단계 평가 및 선별검사suicide assessment five-step evaluation and triage, SAFE-T 또한 매우 일반적이다[BOX 27-2]. SAFE-T는 미국정신의학협회의 지침을 활용하여 자살행동 환자를 다음과 같이 5단계로 평가한다.

BOX 27-1 수정된 SAD PERSONS 척도*[18),29)]

Sex	성	1 male
Age	나이	1 if <19 or >45 years, or*
Depression or hopelessness †	우울증 또는 절망감	2
Previous attempts or psychiatric care	이전 시도나 정신과 치료	1
Excessive alcohol or drug use	과도한 alcohol이나 약물사용	1
Rational thinking loss (psychotic or organic illness)	합리적 사고손실(정신질환 또는 기질적 질병)	1
Separated, widowed, divorced ‡	별거, 사별, 이혼	1
Organized plan or serious attempt	조직된 계획이나 심각한 시도	2
No social support	사회적 지지 부재	1
Availability of lethal plan	치명적인 계획의 가용성	
Stated future intent (determined to repeat or ambivalent) ‡	언급된 미래의 의도(반복 또는 양가감정으로 결정된)	1

행동지침

점수	임상행동
0–5	퇴원하는 것이 안전할 수 있다.
6–8	정신과 상담이 필요하다.
>8	자발적 또는 비자발적인 병원 입원이 필요할 수 있다.

* 'Attempt(A)시도' 수정된 척도에서 포함된다.
† 우울(절망감)과 이전의 자살시도로 2점을 준다.
‡ SAD PERSONS 이전 버전에서 첫 번째 S는 사회적 지지, 두 번째 S는 질병[sickness](위험요인). 현재 버전에서 두 번째 S는 언급된 미래의 의도를 나타낸다.

- 위험요인 확인: 위험을 감소시키기 위해 수정할 수 있는 요인
- 보호요인 확인: 향상될 수 있는 요인
- 자살조사 실시: 자살사고, 행동과 시도 계획
- 위험수준, 중재결정: 위험 결정, 위험을 감소시키고 해결하는 적절한 중재를 선택
- 기록: 위험, 근거, 중재 및 후속조치의 평가

1) 언어적 단서

자살위협을 심각하게 생각해야 한다. 한 번이나 여러 번 위협하더라도 그 위협을 심각하게 받아들여야 한다. 언어적 단서를 사정할 때 다음과 같은 것들을 잘 살펴보아야 한다.

(1) 명시적 단서

"더 이상 참을 수가 없어."
"인생은 더 이상 살 가치가 없어."
"내가 죽으면 좋겠어."
"내가 죽으면 모두들 더 잘 살거야."

(2) 암시적 단서

"이제 괜찮아. 다 괜찮을 거야."
"일이 잘 안 풀릴 거야."
"나는 더 이상 문제가 되지 않을 거야."
"나를 기분 좋게 할 것은 더 이상 없고, 결코 그렇게 될 수 없어."
"어떻게 내 몸을 의학발전에 바칠 수 있을까?"

2) 행동적 단서

예를 들면 다음과 같은 갑작스런 행동변화가 나타날 수 있다.

- 소중한 물건을 나누어 주기
- 이별노트 쓰기
- 유언장 작성
- 개인적인 일 순서대로 정리하기
- 불면증
- 우울하거나 고립 후 갑자기 예기치 않게 기분이 나아짐
- 개인위생 무시

3) 사정지침

(1) 자살위험

1. **현재의 감정상태를 확인한다.** 우울, 절망감, 무력감, 불안이나 공포감, 흥미나 즐거움 부족 및 수면장애. 예를 들어, "가끔 내가 느낌이 들 때(환자가 느끼는 감정상태를 채우시오) 자살을 생각한다."

BOX 27-2 자살사정 5단계 평가 및 선별검사

자살 사정은 이후의 자살행동, 증가된 자살사고 또는 관련된 임상적 변화와 함께 첫 번째 만남에서 수행해야 한다. 입원환자의 경우, 권리를 증가시키기 전과 퇴원 시에.

1단계: 위험요인

자살행동: 이전의 자살시도력, 실패한 자살시도 또는 자해행위

- 현재/과거 정신장애: 특히 기분장애, 정신장애, alcohol/약물남용, ADHD, TBI, PTSD, B군 성격장애, 품행장애(반사회적 행동, 공격성, 충동성) 등. 동반질환 및 최근 발병위험 증가
- 주요증상: 무감동, 충동, 절망, 불안, 불면증, 명령 환각
- 가족력: 입원이 필요한 자살시도 또는 정신질환
- 촉진요인/스트레스요인/대인관계: 굴욕, 수치심 또는 절망으로 이어지는 사건들(예: 대인관계, 재정 또는 건강의 상실-실제 또는 예견되는)을 촉발시킨다. 진행 중인 의학질환(예: CNS장애, 통증). 중독. 가족의 혼란. 신체적 또는 성적 학대 이력. 사회적 고립.
- 치료변화: 정신병원, 부양자 또는 치료변화로 부터 퇴원
- 총기사용

2단계: 보호요인

보호요인이 있는 경우에도 심각한 급성위험을 상쇄하지 못할 수 있다.

- 내적: 스트레스, 종교적 신념, 좌절 대처 능력
- 외적: 자녀 또는 사랑하는 애완동물에 대한 책임, 긍정적인 치료관계, 사회적 지지

3단계: 자살조사

생각, 계획, 행동, 의도에 대한 구체적인 질문

- 자살생각: 빈도, 강도, 지속시간 – 지난 48시간 내, 지난 달 및 최악의 경우
- 자살계획: 시간, 위치, 치사율, 가용성, 준비행위
- 자살행동: 과거의 시도, 중단된 시도, 예행연습(매듭 묶기, 장전된 총) vs. 자해행위
- 자살의도: (1) 환자가 계획을 수행할 것으로 기대되는 범위 (2) 환자의 계획/행동이 얼마나 치명적인 것인가 vs. 자해의 범위
- 양가감정 탐색: 사망이유 vs. 생존이유
  - 청소년: 자살생각, 계획, 행동 그리고 기분, 행동, 기실의 변화에 대해 부모/보호자에게 물어본다.
  - 타살 질문: 지시가 있을 때, 특히 장애가 있거나 편집증이 있는 남성의 경우 손실이나 굴욕을 다루고 있다. 위에 열거한 4가지 영역에 대해 평가한다.

4단계: 위험수준/중재

- 위험수준 사정은 1~3단계를 완료한 후에 임상판단에 기초하여 수행된다.
- 환자 또는 환경적 변화에 따른 재평가

위험수준	위험/보호요인	자살경향성	가능한 중재
높음	보호요인과 관련 없는 급성 촉발사건으로 심각한 증상이 있는 정신질환	잠재적으로 치명적인 자살시도 또는 강한 의도를 지닌 지속적인 생각 또는 자살예행연습	큰 변화로 위험을 감소시키지 않는 한 일반적으로 입원한다. 자살예방
중간	다양한 위험요인, 보호요인 거의 없음	의도나 행동 없지만 자살생각과 계획이 있음	위험요인에 따라 입원이 필요할 수 있다. 위기계획 세우기. 긴급/위기번호 제공
낮음	수정된 위험요인, 강한 보호요인	계획, 의도 또는 행동은 없지만 죽음에 대한 생각이 있음	외래 소개, 증상감소, 긴급/위기번호 제공

5단계: 기록

- 위험수준 및 근거; 현재의 위험을 다루거나/줄이기 위한 치료계획(예: 환경, 약물, 심리치료, ECT, 다른 중요한 사람과의 접촉, 상담); 총기 사용지침; 후속계획. 청소년을 위한 치료계획에는 부모/보호자 역할이 포함되어야 한다.

ADHD(주의력결핍/과잉행동장애); ECT(전기경련요법); PTSD(외상후 스트레스장애); TBI(외상적 뇌손상).

2. **직접 물어본다.** 항상 질문한다. "자살을 생각하고 있나요?, 아니면 생각해 본 적이 있나요?" 만일 '예'라고 하면, 다음을 평가한다.[22)]
   a. 빈도: 이런 생각이 얼마나 자주 일어납니까?
   b. 기간: 일단 시작하면 얼마나 지속됩니까?
   c. 강도: 이 생각에 따라 행동할 가능성은 0에서 10의 척도에서 얼마나 됩니까?
3. **계획이 있는지 물어본다.** "자살을 생각할 때, 할 수 있는 방법이 있나요?"
4. **위험측면에서 계획의 치사율을 결정한다.**
   - 계획이 얼마나 구체적인가?(더 구체적일수록 치사율은 더 높다.)
   - 제시된 방법이 얼마나 치명적인가?
     - 총, 목맴, 일산화탄소와 자동차 충돌 등은 치명적이다.
     - 손목 긋기, 가스 흡입, 알약 섭취는 위험성이 낮다.
     - 행동의 최후 반전을 허용하지 않는 계획은 더 치명적인 것으로 간주한다.

- 수단의 유용성: 총을 가지고 있나요? 고층빌딩에 접근할 수 있나요?

5. **위험요인에 관한 정보수집:** 환자의 연령, 성별, 내과적 문제, 정신적 문제 또는 정서적 고통, 마약이나 alcohol의 과도한 사용, 최근 심각한 상실, 실업, 독거 등
6. **자살력이 있는 경우 다음을 평가한다.**
   - 의도: 발견될 가능성이 높은가?
   - 치사율: 그 방법은 매우 치명적인가 아니면 덜 치명적인가?
   - 부상: 환자가 신체적 상해를 입었는가?(예: 환자가 중환자실에 입원했는가?)
7. **한명 이상의 전문가와 상담하고 환자와 함께 안전계획을 세운다.** 환자는 자살충동이 생길 때 누구를 부를 수 있는지, 대처할 수 있는 방법을 충분히 생각하고 기록한다.
8. **외래환자로 관리해야 하는 환자의 경우 다음 사항도 평가한다.**
   - 사회적 지지: 환자와 함께 있을 수 있는 사람이 있는가?
   - 잠재적 자살생각의 징후(예: 퇴행, 집착, 침묵, 후회 증가)에 대한 중요타인의 지식
   - 안전자원의 마련(지역사회자원에 대한 지식, 전화번호)

2. 간호진단

자살위험은 가장 시급한 간호진단으로 자살은 이루어지지 않아야 한다. 다른 간호진단으로는 비효율적인 대처, 절망, 사회적 고립, 영적고통, 만성적인 낮은 자존감, 외상후증후군 및 불안 등이 있다.

3. 간호목표 및 간호계획

단기 및 장기성과를 달성하기 위해 시도하는 위기중재는 다음과 같다.

1) 단기목표

- 가족이나 친구가 대상자와 밤새 함께 있도록 한다.
- 상담사 또는 치료자와 다음 약속을 잡는다.
- 대상자가 사는 지역의 자조그룹, 핫라인, 단체 및 치료자의 전화번호 목록을 가진다.

2) 장기목표

- 자해행위를 최소화하는 데 도움이 되도록 사건과 환경요인을 최적화한다.
- 대안을 모색하고 문제해결능력을 높인다.
- 대처능력이 향상되었다는 증거를 보여 준다.
- 고립과 외로움이 감소되었다고 말한다.
- 동반질환인 정신건강문제(예: 우울증, 물질남용, PTSD) 치료에 참여한다.

4. 간호수행

예방에 대한 특별한 접근 방법이 부족하다. 종종, 자살한 사람들은 사건이 발생하기 직전에 의료종사자나 의사에게 자신의 의도를 알리거나 비특이적인 도움을 구하기도 하였다.

수단에 대한 접근제한, 우울증 치료, 문제해결기술지원 및 기타치료, 항정신병약물 처방이 효과적일 수 있지만, 이러한 중재는 체계적으로 조사되지 않았다. 일부 중재는 개인의 회복력을 지원하고 보호요인으로 작용하는 것으로 간주된다.

- 가족 및 지역사회 지원
- 정신, 신체 및 물질남용장애에 대한 효과적이고 적절한 임상치료
- 치명적인 자살방법에 대한 접근제한
- 자살을 예방하고 자기보호본능을 지지하는 문화적 종교적 신념
- 문제해결, 갈등해결 및 논쟁의 비폭력적 관리를 위한 기술 습득
- 인지행동치료

위기 중 간호중재는 [표 27-1], 위기 후 간호중재는 [표 27-2]에 제시하였다.

표 27-1 위기 중 간호중재: 입원환자

간호중재	이론적 근거
1. 안전한 환경조성(잠재적인 무기제거 – 벨트, 날카로운 물건; 방문객이 병실에 가져오는 것 확인)에 관련하여 기관 자체의 자살에 관한 프로토콜을 따른다.	1. 환자가 자살과 충동성이 있는 시기에는 안전한 환경을 제공해야 한다. 자기 파괴적 행동은 참을 수 없는 상황의 유일한 탈출구로 인식된다.
2. 모든 간호사와 의사의 조치와 언어 및 신체적인 환자 행동에 대해 정확하고 철저하게 기록한다. • 환자와 친밀한 관계를 쌓는다. • 자살생각에 시달릴 때 직원을 찾는 능력에 대해 환자를 사정한다. 환자가 이를 수행할 수 없는 경우에는 자세히 관찰한다.	2. 이것은 법정 서류가 될 수 있다. 만약 환자의 요구나 요청이 문서화되지 않은 경우에는 법정에서 쓸모가 없다.
3. 자살가능성의 정도에 따라 자살예방(팔 하나 거리에서 1:1 모니터링) 또는 자살관찰(기분, 행동 및 말 그대로의 진술에 대한 15분간 시각적 점검).	3. 위기동안 어떤 비용을 들여서라도 환자의 생명을 보호하고 보존하는 것은 의료 및 간호요원의 책임의 일부이다.
4. 정확하고 시기적절하게 환자를 기록하고, 환자의 행동을 문서화한다(약 15분마다). 여기에는 환자가 무엇을 하는지, 누구와 함께하는지 등이 포함된다.	4. 정확한 문서화가 매우 중요하다. 이 차트는 환자의 "진행상태"와 중재에 관한 법적인 문서이다.
5. 만약 기관에서 수락하면, 자살을 하고 싶어 하는 환자와 자살하지 않겠다는 계약을 체결한다. 명확하고 쉬운 말을 사용한다. 계약이 만료되면 재협상한다.	5. 자살금지계약은 환자가 고통에 압도되기 시작할 때 무엇을 해야 하는지 알도록 도움을 준다. (예: "나는 나 자신을 해치려고 생각하기 시작할 때, 나의 간호사/카운슬러/지원자/가족구성원에게 말할 것이다.")
6. 문제해결 대안으로 환자가 자신의 감정과 문제에 관해 이야기하도록 격려한다.	6. 감정에 대해 말하고 대안을 찾는 것은 자살충동을 최소화할 수 있다.

표 27-2 위기 후 간호중재[17]

간호중재	이론적 근거
1. 환자가 가족이나 친구와 함께 지낼 수 있도록 준비한다. 만일 아무도 이용할 수 없고, 자살충동을 강하게 느낀다면, 입원이 고려되어야 한다.	1. 격리를 최소화하고 안전 및 편안함을 제공한다.
2. 무기나 알약은 친구, 친척 또는 간호사에 의해 제거된다.	2. 안전을 보장하는 데 도움이 된다.
3. 환자가 감정(분노, 실망)에 대해 자유롭게 말하도록 격려하고, 분노와 좌절을 다루는 다른 방법을 계획하는 데 도움을 줘야 한다.	3. 환자에게 압도적인 감정을 다루고 그 삶의 통제력을 얻을 수 있는 대안방법을 제공한다.
4. 환자가 대안이 생길 때까지 위기기간에는 결정을 하지 않도록 격려한다.	4. 위기상황에 놓여 있는 사람은 선택권을 명확하게 생각할 수도 없고, 평가할 수도 없다.
5. 가족구성원에게 연락한다. 개인과 가족위기상담을 준비한다.	5. 사회적 유대관계를 다시 설정하고 선행사건이나 압도적인 상황에 대처하기 위해 가족의 지원을 받도록 한다.
6. 지역사회(예: 자조그룹)에서 사회적 지지에 대한 연결을 활성화한다.	6. 고독감을 없애고 자살시도자에게 관심 있는 개인에게 접촉을 제공한다.
7. 만일 불안감이 극도로 높거나 환자가 며칠 동안 잠을 자지 못했다면, 항불안제나 항우울제를 처방할 수도 있다. 1~3일 분량의 약만 지급해야 한다. 가족이나 중요한 다른 사람들은 안전을 위해 알약을 감시해야 한다.	7. 수면충족과 불안감 해소는 환자가 명확하게 생각하도록 도와주고 약간의 행복감을 회복하는 데 도움이 될 수 있다. SSRIs는 가장 일반적으로 제공되지만, 블랙박스 경고문(Black BOX Warning)이 있고, 환자 및 가족/친구는 교육을 받을 필요가 있다*.

SSRIs, 선택적 세로토닌 재흡수 억제제.
* FDA는 어린이와 10대들의 우울증 치료를 위한 항우울제 – fluoxetine (Prozac)은 8세 이상, escitalopram (Lexapro)은 12세 이상 –를 승인했다.

1) 의사소통 지침

간호사와 다른 의료인은 의사소통기술과 상담기술을 중요한 도구 중 하나로 사용한다. 자살예방 관련 일을 하는 간호사가 사용하는 의사소통 및 상담기술은 지역사회, 병원, 위기전화 등에서 수행된다. 간호사는 무비판적이어야 하고 경청해야 한다. 자살위기 시에는 모든 환경에서 다음과 같은 정보를 환자에게 전달해야 한다.

- 위기는 일시적이다.
- 도움을 이용할 수 있다.
- 환자는 혼자가 아니다.

2) 정신치료

후속 정신치료 간호중재에 대해서는 [표 27-3]을 참조한다.

3) 사후관리

자살한 사람의 가족과 친구("생존자")를 위한 중재는 –사후관리– 사망 후 24~72시간 이내에 시작해야 한다. 처음 24시간 동안은 거부와 회피의 자연스러운 감정이 지배적이다.[24] 자살한 사랑하는 사람의 죽음을 애도하는 것은 언제나 고통스러운 일이다. 가족과 친구들은 종

표 27-3 후속 정신치료를 위한 간호중재

간호중재	이론적 근거
1. 자살사고를 유발하는 상황을 확인한다(선행사건을 정의).	1. 좀 더 적응적인 대처능력을 배우기 위한 목표를 확인한다.
2. 환자의 강점과 긍정적 대처능력을 사정한다(다른 사람과 이야기하는 것, 창의적인 분출구, 사회활동, 문제해결 능력).	2. 자기파괴적 행동에 대한 대안을 계획할 때 그 영역을 구축하고 끌어낸 것을 확인한다.
3. 효과적이지 않고 부정적인 감정의 후유증을 유발하는 환자의 대처행동을 사정한다. 음주, 분노감정분출, 금단현상, 부정, 지연.	3. 부정적인 행동을 더 효과적이고 자기강화하는 행동으로 대처하기 위한 전략을 교육하고 계획하고 있는지 확인한다.
4. 환자의 부정적인 생각을 탐색하여 중립적이고 객관적 생각으로 전환하도록 격려한다.	4. 인지재구성은 다른 접근법을 허용하는 방식으로 상황을 볼 수 있도록 돕는다.
5. 비현실적이고 완벽주의적 사고를 인식시킨다.	5. 사건과 행동에 대한 건설적인 해석은 미래를 위해 현실적이고 만족스러운 선택을 하도록 열어준다.
6. 환자의 미래에 대한 꿈과 소망에 대해 토론하는 시간을 갖는다. 미래를 위한 단기목표를 설정한다.	6. 현실적인 꿈과 희망을 새롭게 하는 것이 미래에 대한 약속과 삶에 대한 의미를 줄 수 있다.
7. 과거에 삶의 의미와 기쁨을 주었던 것들을 확인한다. 이것들이 현재의 생활방식(예: 종교적 또는 영적 믿음, 그룹활동, 창조적 노력)에 어떻게 다시 통합될 수 있는지 이야기 한다.	7. 힘과 창의성을 일깨워 주었던 환자의 능력과 경험을 재각성시킨다. 창의적인 활동은 본질적인 즐거움과 기쁨을 주고 삶의 만족감을 준다.

종 정상적인 사회적 지원 없이 애도과정에 직면한다. 이웃, 친지, 가족과 친구들조차도 종종 혼란스러워하며 죽음에 대해 가족을 탓한다. 자살 유가족은 때로 낙인찍히고 고립된다.

생존자들은 "미쳐 가고 있다"고 느끼고, 이러한 감정이 정상이라는 것을 들을 필요가 있다. 또한 생존자에게 가해지는 트라우마, 혼란, 고통에 대해 책임이 있는 고인에 대한 분노를 내보낼 배출구가 필요하다. 안타깝게도 자살을 성공한 사람의 가족구성원이나 친구들이 상담을 받는 경우가 거의 없다. 분노와 죄책감으로 가득 찬 감정이 가장 흔한 반응이다. 자살한 지 6개월 이내에 생존자의 45%가 우울증이나 외상후 스트레스장애의 징후를 보이며 정신적 악화를 보고한다.

자살을 성공한 사람과 가족이나 친구의 갑작스런 죽음을 경험한 사람의 가족이나 친구와 같은 외상 사건에 노출된 사람은 종종 외상후 스트레스 반응을 나타낸다. 수면장애, 불안, 과민, 오심, 두통, 집중장애, 혼란, 공포, 죄책감, 위축, 분노 및 반사적 우울이다.

정서적 반응의 특정유형 및 반응유형은 사망자와의 관계, 사망자를 둘러싼 상황 및 생존자의 대처기전에 따라 각 생존자마다 다르다. 중재의 궁극적인 목표는 갑작스런 상실과 관련된 외상을 줄이는 것이다. 외상 후 상실 보고는 적응적인 비애과정을 시작하고 자기파괴적 행동을 예방하는 데 도움을 줄 수 있다.

4) 간호사의 자기관리

자살희생자를 돌보는 의료진, 간호사, 기타 직원을 포함한 모든 의료종사자도 자살로 인해 비슷한 충격을 받는다. 그들은 죄책감, 충격, 분노, 수치심 및 자존감 저하를 포함한 외상후 스트레스장애의 증상들을 경험할 수 있다. 자살충동을 가진 다른 환자도 면밀히 관찰해야 한다. 입원환자의 자살 후 첫24시간은 안전과 위기관리

BOX 27-3 자살 유가족을 위한 지침서

- 당신은 살아남을 수 있다. 그렇게 생각하지 않을 수도 있지만 그렇게 할 수 있다.
- 당신은 강렬한 감정에 압도당하고 있을지 모르지만 모든 감정은 정상이다.
- 분노, 죄책감, 혼란 및 건망증이 있을 수 있다. 당신은 미치지 않았다. 당신은 슬퍼하고 있다.
- 자살충동을 가질 수도 있다. 그렇다고 그 생각에 따라 행동한다는 의미는 아니다.
- 함께 이야기할 사람을 찾아라. 이야기하고 싶으면 누군가에게 전화하라.
- 우는 것을 두려워하지 말고 울어라. 눈물이 치유이다.
- 스스로 치유할 시간을 갖는다.
- 그 선택은 당신 것이 아니었음을 기억하라. 아무도 타인의 삶에 영향을 미치지 않는다.
- 도움을 받도록 자신을 허락하라.
- 가족과 친구의 고통을 인식하라.
- 당신에게 무엇을 어떻게 느껴야 하는지를 말해 주는 사람을 피하라.
- 도움이 되는 지지그룹이 있다. 찾을 수 없으면 전문가에게 도움을 요청한다.
- 개인 신앙을 갖고 도움을 청한다.
- 두통, 식욕부진, 불면과 같은 슬픔에 대한 육체적 반응을 경험할 수 있다.
- 의문, 분노, 죄책감 또는 기타 감정을 지울 때까지 모두 잊어버린다. 놓아주는 것이 잊는 것을 의미하는 것은 아니다.
- 다시는 예전과 똑같을 수 없다는 것을 알지만, 살아남을 수 있으며 생존을 넘어설 수 있다.

측면에서 중요하다. 직원과 관리자의 업무에는 철저한 심리적 사후부검이 있다. 이 일은 간과할 수 있는 잠재적 단서나 잘못된 판단을 식별하고, 신중하게 검토하는 과정이다.

일부 변호사는 법적조언을 확보하기 위해 가족과 접촉한 모든 의료인에게 조언하지만, 다른 사람들은 대상자의 진료내용을 상의 없이 가족 및 친구들에게 제공하고 후속조치를 취할 수 있는 대변인을 지정할 것을 권장한다.

자조그룹은 자살가족이나 친구의 생존자들에게 매우 유익하다. 자살이 25~30년 전에 발생했을지라도 많은 사람은 자조그룹에 가입한다. 자살자의 유가족이나 친구들을 위한 자조그룹은 다른 자조그룹들과 비슷하다. 본질적으로, 이런 단체들은 자살로 누군가를 잃은 사람들에 의해 운영된다. [BOX 27-3]은 자살 상실에 대처하기 위한 몇 가지 지침을 제공한다.

시뮬레이션: 자살행동

시나리오

나는 총으로 자살을 시도했던 55세의 R씨를 정신과에서 만났다. R씨는 목과 얼굴, 오른쪽 귀 일부를 다쳤고, 주요혈관을 다쳤지만 살아났다. 그는 집단치료에 더 적극적으로 참여함으로써 개선을 보였고, 1:1 관찰로 가시거리 안에서 계속 관찰하는 것으로 진전되었다. 나는 그를 세 번째 만나고 있다.

치료목표

R씨는 자신의 자살시도를 밝힐 수 있을 만큼 충분히 편안하게 느낄 것이다.

학생간호사–환자 상호작용	학생간호사의 느낌	정신건강간호개념
학생: "R씨, 약속한대로 점심식사 후에 여기 왔어요."		나는 **자기제공**offer self을 한다. 약속한 시간에 돌아온 것은 신뢰를 쌓게 될 것이다.
R: (눈맞춤을 피하며) "원한다면 여기 있어도 돼요. 말을 많이 하고 싶지는 않아요"(얼핏 보다가 발바닥을 응시한다.)	이전의 상담동안에는 R씨의 목소리는 보다 생기가 있었고, 또한 눈을 마주쳤었다. 내가 그 관계를 손상시킬 수 있는 잘못된 뭔가를 했나?	내가 간호행위를 평가할 필요가 있지만, R씨의 행동변화는 그의 기분장애 때문일 것이다. 우울증은 모든 것에 대한 그의 인지에 영향을 끼친다.
학생: "저는 여기에 당신과 함께 있을 거예요."(걱정스러운 표정으로 그에게 기울인다.)	기다리는 게 가장 힘든 시간이다. 나는 계속 침묵하고 싶다. R씨가 총상으로 오른쪽 청력을 잃었기 때문에 왼쪽에 앉아 있다.	나는 말과 참여하는 행동으로 나 자신을 제공한다. 나의 침묵은 무비판적 수용임을 보여 준다.
R: (4분간 침묵) "아내가 이혼을 원해요."	이혼. 또 다른 손실. 나는 그의 절망감을 느끼기 시작했다.	이것이 그의 자살위험을 더 증가시키는가? 자신을 쏘는...치명적인 방법. 나는 때때로 자살에 실패할 때 그 환자가 자신을 다시 한번 실패자로 본다는 것을 기억한다.
학생: "정말 충격받으셨겠네요. 얼마나 마음이 아프겠어요."	가끔 내가 반영할 때, 나는 그것이 가짜처럼 들릴까 봐 걱정된다. 아마도 내가 어떻게 질문할 지에 대해 생각해야 하기 때문일 것이다. 비록 내가 그의 감정을 잘못 알더라도, 그는 내가 관심 가지고 있다는 것을 알아채기를 바란다.	**반영**reflection은 그의 감정을 알아차리기 위해 내가 실제로 관여되기 위한 공감표현이다.
R: (고개를 끄덕인다) "아내는 더 이상 참을 수가 없대요."		
학생: "부인께서 더 이상 참을 수 없다고 말씀하셨군요."		**재진술**restatement은 더 자세히 설명하도록 도움을 준다.
R: "내 우울함이. 이렇게 하고 있어요."(붕대 감은 귀를 만지며 머리를 좌우로 조심스럽게 흔든 다음, 아래를 응시한다.)	그 전에 그의 결혼생활이 어떠했는지 궁금하다. 내가 사랑하는 사람들과 문제가 있을 때 나 역시 종종 내 자신에 대해서도 기분 나쁘게 느낀다.	자살은 양날의 칼로써 생존자와 환자에게 피해를 준다. 나는 자살이 의사소통을 하기 위한 시도의 하나로 작용한다는 것을 읽은 기억이 난다.
학생: "머리를 흔드시는 것이 후회하는 것처럼 보이네요."		**나는 관찰**observation하고 반영한다.
R: "많은 것들에 대해서요. 내 나이에 나는 나의 업적들에 대해 기꺼이 이름을 붙일 수 있어야 하지만 내가 보는 모든 것은 실패뿐이에요. 그녀가 바람을 피웠다니 믿을 수가 없어요. 그러고 나서 내가 어떻게 망가졌는지를 보는 것은 당연해요. 나는 제대로 자살할 수도 없어요."	무엇부터 시작할까? 그의 절망감이 나를 우울하게 만든다.	이 모든 것의 근본에는 우울증과 결부된 낮은 자존감이 자리잡고 있다. 그의 자살시도는 그가 말한 "망가졌다는 것"을 이유로 그 자신뿐만 아니라 그의 아내를 벌하려는 방법이었을까? 그의 나이가 되면 생산성 대 자기침체이다. 그가 성취를 하지 못했다고 느끼는 것은 생산성 과업을 충족시켰기보다는 자기침체된 것처럼 들린다.

시뮬레이션: 자살행동 (계속)

학생간호사-환자 상호작용	학생간호사의 느낌	정신건강간호개념
학생: "살아야 할 이유를 찾는 데 어려움을 겪고 계시네요."	그가 전에 자살을 시도한 적이 있는지 차트를 확인해 봤어야 했다.	자살시도 후 3개월은 또 다른 자살을 시도할 위험성이 가장 높다. 그의 자살 가능성에 대해 적극적으로 사정해 볼 필요가 있다.
R: "어떤 날들은 다른 날보다 더 많이."	나는 그가 또 다시 시도할까 봐 걱정된다.	그는 양가감정을 느낀다. 나는 집중관찰에 배정된 직원이 실제로 그를 감시하고 있는지를 더블체크 한다.
R: "나는 그렇게 생각하는데, 그러나 오늘은 아니에요. 내 손에 이혼서류를 쥔 채로는 안 돼요."	그는 자신 없어 보인다. 우울증으로 고생하는 것은 고통스럽다. 우울증이 어떤 느낌인지 안다.	오늘 아침 보고에서, 간호사는 R씨를 위해 항우울제와 치료법이 시작되었다고 했다. 우울감이 나아지면서, 환자는 자살계획을 실행하는 데 필요한 에너지를 경험할 수도 있다는 것을 기억한다.
학생: "오늘 매우 절망적인 기분을 느끼고 계시네요." (고개를 끄덕인다.) "너무나 절망적이어서 자살을 다시 생각하고 있으신가요?"	나의 불안함이 스쳐간다. 맞다. 나는 바로 그의 옆 의자에 있다. 그와 나는 지금 둘 다 무사하다. 난 이걸 할 수 있다.	이혼서류의 영향으로 그의 자살위험이 갑자기 증가했다. 그는 무기를 가지고 있지 않지만 봉합한 실을 찢어낼 수 있다. 나는 경계하며 그의 손을 주시하고 있다.
R: (고개를 끄덕인다.) **학생**: "당장 실행할 계획이 있습니까?"	심박동수가 올라가고 있지만 목소리를 차분하게 유지하고 있다.	나는 자살위험을 사정하기 위해 직접적인 질문을 한다. 가능한 한 빨리 직원들에게 알려야 한다. 직원들이 초밀착 거리(팔 하나 거리)에서서 1:1로 지켜볼 필요가 있다.
R: "집에서 하는 게 더 쉬울 것 같아요."	그는 이것에 대해 많은 생각을 했다. R씨와 연결되면 내가 잘 할 것 같다.	R씨는 계속 이야기하고 있고, 그것은 자신을 다치게 하는 것보다 훨씬 더 건강하다.
학생: "그래서 병원에 있는 동안 자살을 생각해 보셨군요?"		현재의 위험이 집에서 자살을 생각하는 것보다 우선한다. 나는 그에게 확인한다.
R: (아래를 내려다보고 있다.)	R씨가 눈맞춤을 회피하고 있다. 연결이 끊어지면 안 되는데.	그는 **회피**avoidance하려고 한다. 그는 무엇을 숨기고 있나?
학생: "R씨, 당신이 걱정됩니다. 자살을 시도했거나 지금 당장 뭔가 시도를 할 계획이신가요?"		나는 직접적인 질문으로 자살 정도를 사정한다. 의사소통을 하면 도움이 된다. 치료적 관계가 자살을 방지한다.
R: (중얼거리다.) **학생**: (더 가까이 간다.) "R씨, 이 일에 대해 좀 도와주세요. 부탁입니다. 뭔가를 좀 했나요?" R: "약을 다 모아서 한꺼번에 먹었어요."	나는 속으로 그가 나에게 대답해 주기를 기도한다!	
학생: "언제? 왜? 얼마나?"	미칠 것 같다. 그래 진정하자. 스스로 심호흡한다.	한 번에 너무 많은 질문을 한다. 나는 그에게 과중한 부담을 지울 것이다. 나는 지금 도움이 필요하다.
학생: 더 이상 묻지 않고, 직원에게 전화를 걸어 조치한다. 간호사가 R씨를 사정하고 R씨에게 응급처치를 시작한다.	도움을 받아서 나는 안심이 된다.	정신과의 치료팀 전체가 함께 일한다. 비밀유지에는 자신과 타인에 대한 위험이 항상 보고된다는 설명이 포함한다.
학생: (R씨가 병동으로 이동하기 때문에 옆을 걷다가 손을 내민다.) "R씨, 당신은 약물과량복용에 대해 말할 수 있었어요. 그건 자신을 돌보기 시작한 겁니다." R: (내 손을 꽉쥔다)	손을 내밀어서 만지는 것을 허락해 달라고 요청한다. 내가 신경 쓰고 있다는 걸 알아야 했다.	나의 언어적, 비언어적 지지를 제공한다.

근거기반실무 Evidence-Based Practice 9),28)

문제 자살콜센터에서 일하는 K간호사는 33살의 남자로부터 늦은 밤 전화를 받는다. 그는 죽고 싶다는 생각이 들고, 총으로 자살할 계획을 하고 있다고 한다. 간호사는 환자와 통화하는 동안 발신자 ID에서 전화번호를 적고 위기팀을 파견하라고 동료에게 알린다. 환자는 간호사에게 그의 아버지가 1년여 전에 총으로 자살했다고 말한다. 그는 의사가 우울증과 알코올중독인 아버지에게 Valium을 처방한 것과 정신건강치료를 받지 못한 것에 대해 분노를 표했다. 또한 그는 아버지의 절망을 알지 못했던 죄책감을 표현했다

근거기반실무사정

A. 당신은 이번 경험을 통해 무엇을 알게 되었는가?

자살한 가족이나 친구가 있는 사람은 특히, 기념일 즈음에 자살할 위험이 증가했다. 생존가족들은 많은 죄책감과 고통을 경험한다. 술과 benzodiazepine 같은 우울증 약은 우울증과 자살사고에 영향을 준다.

B. 문헌에서는 무엇이라고 하는가?

근거기반실무 Evidence-Based Practice 9),28) (계속)

자살생존자는 죄책감, 분노, 유기, 부정, 무력감 및 충격을 경험한다(질병통제예방센터, 2015). 자살은 미국인의 10번째 사망원인이며, 전 세계적으로 매년 80만 명이 자살로 사망하는데, 이것은 전쟁과 살인을 합한 것보다 더 큰 것이다. 자살예방의 열쇠는 치료팀의 협력적 접근이다(WHO, 2015).

C. **환자가 원하는 것은 무엇인가?**

환자는 도움을 청하고 있다. 자살충동이 매우 강하지만, 그것을 통제할 수 있는 도움을 요청하고 있다. 그는 현재 정신건강센터에서 도움을 받고 있다. 그는 고통이 "그냥 사라지기만"을 원한다.

계획 간호사는 발신자 번호와 환자에게서 즉시 연락처를 얻어 위기대응팀을 파견했다. 간호사는 현재의 위기상황을 정신건강센터에 알리기 위해 환자에게 허락을 받았다. 위기팀은 현장에 도착했고, 환자의 자살경향성이 높다고 평가한 후, 그를 정신병원에 입원시키기 위해 이송했다.

QSEN 사전지식, 기술 및 태도(KSAs)

질 향상: 도움받기 전에 전화를 끊는 사람들에 대한 대응으로 발신자 연락처번호를 기입

정보과학: 발신자 ID를 통해 환자의 정보를 얻고, 동료에게 통신으로 도움을 요청하고, 안전한 포털을 통해 정신건강센터에 이메일을 보내는 등의 중재

핵심요약

- 자살을 시도하거나 성공한 사람들은 여러 가지 위험요인을 공유하지만, 같은 위험요인을 경험한 사람이 항상 자살하는 것은 아니다.
- 정신질환, 약물사용장애, 문제해결능력 부족, 충동성, 낮은 통증역치, 절망감 등으로 압도당할 때 자살위험이 높다.
- 청소년, 노인, 백인 남성 등에서 자살률이 가장 높다. 일부 문화는 자살위험에 대한 보호역할을 한다.
- 항상 중재의 단서가 되는 촉발요인을 찾기 위해 노력해야 한다.
- 위험요인을 사정할 때 구두단서, 행동단서 및 계획의 치명성이 포함되어야 한다.
- The modified SAD PERSONS Scale은 주요 위험요인에 대한 빠른 지침을 제공한다.
- 자살위험이 평가되면, 항상 직접적으로 묻는다. "자살을 생각하고 있나요?"
- 급성자살의 위기기간에는, 특정한 중재가 도움이 될 수 있으며(병원 안과 밖에서), 많은 생명을 구할 수 있다[표 27-1].
- 위기기간이 끝나면, 다른 중재를 통해 대처능력을 높이고, 문제해결을 강화하고, 고립과 외로움을 최소화하는 데 도움이 될 수 있다[표 27-2].
- 자살한 사람의 가족과 친구들에 대한 중재를 사후관리라고 한다. 사후관리는 수년 동안 생존자들과 함께 할 수 있는 죄책감, 분노, 슬픔, 고통 및 기타 감정들을 약화시키는 데 도움이 될 수 있다.

참고문헌

1) 중앙자살예방센터 (2016). http://www.spckorea.or.kr/index.php
2) American Foundation for Suicide Prevention. http://www.afsp.org.
3) Ballard, E.D., Pao, M., Horowitz, L., et al. (2008). Aftermath of suicide in the hospital: institutional response. *Psychosomatics, 49*(6), 461-469.
4) Beck Institute Blog. (2010). *Veterans with TBI and suicidality.* Retrieved July 20, 2015, from http://www.beckinstituteblog.org/?catcgory_name=suicide.
5) Black, D.W., & Andreasen, N.C. (2014). Introductory textbook of psychiatry (6th ed.). Washington, DC: American Psychiatric Publishing.
6) Brendel, R.W., Brezing, C.A., & Lagomasino (2016). This suicidal patient. In T.A. Stern, M. Fava, T.E. Wilens, et al. (Eds.), Massachusetts General Hospital comprehensive clinical psychiatry (2nd ed.). .
7) Castillo, M. (2014). Traumatic brain injury triples risk for early death, study says. CBS news. Retrieved from http://www.cbsnews.com/news/traumatic-brain-injury-early-death-risk/.
8) Centers for Disease Control and Prevention (CDC). (2015). Suicide: facts at a glance. Retrieved from http://www.cdc.gov/violenceprevention/pdf/suicide-datasheet-a.pdf.
9) Centers for Disease Control and Prevention (CDC). (2015). *Suicide: Risk and protective factors*. Retrieved from http://www.cdc.gov/vioenceprevention/suicide/riskprotectivefactors.html
10) Cholbi, M. (2013). Suicide. In E.N. Zalta (Ed.), Stanford encyclopedia of philosophy. Retrieved April 20, 2016, from http://plato.stanford.edu/archives/sum2013/entries/suicide/.
11) Curwen, T. (2004). His work is still full of life. Retrieved July 20, 2015, from http://articles.latimes.com/2004/jun/05/entertainment/et-shneidman5.
12) Dignitas. (2015). Life help. Retrieved July 18, 2015, from http://www.dignitas.ch/index.php?option=com_content&view=article&id=54&lang=en.
13) Dunne, E., McIntosh, J., & Dunne-Maxim, K. (1987). *Suicide and its aftermath: understanding and counseling the survivors*. New York, NY: Norton.

14) James, L.M., Strom, T.Q., & Leskela, J. (2014). Risk-taking behaviors and impulsivity among veterans with and without PTSD and mild TBI. AMSUS. The Society of Federal Health Professionals, 179(4), 357-363.
15) Kirkland, M. (2010). US Supreme Court: the right to die vs. the value of life. Retrieved July 18, 2015, from http://www.upi.com/Top_News/US/2010/03/21/US-Supreme-Court-The-right-to-die-vs-the-value-of-life/43371269156600/.
16) Mathews, D.C., Richards, E.M., Niciu, M.J., et al. (2013). Neurobiological aspects of suicide and suicide attempts in bipolar disorder. Translational Neuroscience, 4(2), 203-216.
17) Mayo Clinic (2013). *Antidepressants for children and teens*. Mayo Foundation for Medical Education and Research.
18) Patterson, W. M., Dohn, H. H., Bird, J., et al. (1983). *Evaluation of suicidal patients: The SAD PERSONS Scale*. Psychosomatics, 24, 343–349.
19) Poland, S. (2009). Youth suicide prevention: physicians can make the difference. Retrieved July 20, 2015, from http://www.medscape.com/viewarticle/588917.
20) Rothberg, B., & Feinstein, R.E. (2014). Suicide. In J.L. Cutler (Ed.), Psychiatry (3rd ed.). New York, NY: Oxford University Press.
21) Sadock, B.J., Sadock, V.A., & Ruiz, P. (2015). Kaplan and Sadock's synopsis of psychiatry: behavioral sciences/clinical psychiatry. Philadelphia, PA: Wolters Kluwer/Lippincott Williams & Wilkins.
22) Sommers-Flanagan, J., & Sommers-Flanagan, R. (2015). Clinical interviewing (5th ed.). Hoboken, NJ: Wiley.
23) Starks, H., Dudzinski, D., & White, N. (2013). Physician aid-in-dying. Ethics. Medicine. University of Washington School of Medicine.
24) Thompson, R. (1996). Post-traumatic loss debriefing: Providing immediate support for survivors of suicide and sudden loss. Ann Arbor, MI: Erie Clearinghouse on Counseling and Personal Services.
25) Vaughanbell. (2008). The philosophy of suicide. Retrieved August 23, 2011, from http://mindhacks.com/2008/05/18/the-philosophy of suicide/.
26) Voelker, R. (2012). Exploring the link between suicide and TBI. American Psychological Association, 43(11), 38.
27) World Health Organization (WHO). (2014). Suicide (Fact sheet No. 398). Washington, DC: WHO.
28) World Health Organization (WHO). (2015). *Suicide (Fact sheet no. 298)*. Retrieved from http://www.who.int/mediacentre/factsheets/fs398/en/
29) Wyatt, J. P., Illingworth, R. N., Graham, C. A., et al. (2012). *Oxford handbook of emergency medicine* (4th ed., p. 609). Oxford, England: Oxford University Press. There has been more than one modification to the SAD PERSONS Scale by Patterson et al.
30) Wyatt, J.P., Illingworth, R.N., Graham, C.A., et al. (2012). Oxford handbook of emergency medicine (4th ed.). Oxford, England: Oxford University Press.
31) Yurasek, E. (2014). Native American and Alaskan native youth suicide. A thesis submitted in partial fulfillment of the requirements for the Honors in the Major Program in Anthropology in the College of Sciences and in the Burnett Honors College at the University of Central Florida.

임종 및 애도자 간호

Care for the Dying and Those Who Grieve

Carol O. Long

학습목표

1. 완화간호와 호스피스간호를 구별한다.
2. 건강한 사별을 나타내는 행동 특징을 이해한다.
3. 정상적인 슬픔과 복합적인 슬픔과정을 이해한다.
4. 임종환자를 위한 간호목표를 수립한다.
5. 환자중심간호에 필요한 핵심 의사소통기술을 이해한다.
6. 애도자를 돕기 위한 중재를 설명한다.
7. 간호사의 자기-간호중재의 중요성을 설명한다.

주요개념: 공감[18),35)]

공감은 고통이 있는 사람들과 함께 할 수 있는 능력이다. 공감은 고통을 이해하는 것에서 시작된다. 간호사가 침묵으로 공감을 표현하고 환자의 이야기를 경청하고 공감적인 목소리로 이야기하는 것으로 환자의 고통이 완화되는 변화를 만들어 낼 수 있다.

1. 서론

완화간호palliative care는 고통을 미리 대비하며, 예방하고, 치료함으로써 삶의 질을 최적화하는 환자와 가족중심간호를 의미한다. 완화간호에서는 육체적, 지적, 심적, 사회적, 의식적 요구에 대한 정보와 선택을 함에 있어 자기 주도권을 갖도록 도와준다. 또한 다학제 팀을 통해 동시적 또는 개별적으로 치료나 연명 간호 서비스를 제공하고, 환자가 운명할 때까지 환자와 가족의 평화와 존엄을 유지하면서 희망을 줄 것을 강조한다.

호스피스간호hospice care는 임종 시기에 제공되는 의학적 관리 서비스 모델이다. 미국 국립호스피스완화간호협회(2014)의 최근 보고서에 따르면, 대략 5,800곳의 호스피스 시설에서 1,500만~1,600만 명의 환자들에게 호스피스간호를 제공하였다. 대부분의 환자들(34.5%)은 입원 7일 이내 죽거나 퇴원하였다. 사망환자의 36.5%는 암이었고, 다음으로 치매(15.25%), 심장 질환(13.4%), 폐 질환(9.9%) 그리고 명시되지 않은 쇠약(5.4%) 순이다. 대부분의 간호(66.6%)는 환자 거주지(가령 집, 요양원 혹은 거주 시설)에서 제공되었고, 26.4%가 호스피스 입원 시설이었으며, 7.0%가 급성기 병원이었다.

호스피스간호는 의사, 간호사, 종교인, 사회복지사, 간호조무사, 자원봉사자, 사별 상담자로 이루어진 다학제 팀에 의해 수행된다. 각 개인은 사망할 때까지 온전하게 살아 있는 것이고, 그들의 선택과 선호를 존중하며 간호계획을 수립한다. 임종의 시기에 환자와 가족은 함께 돌봄을 받으며 숭고함과 예기슬픔, 애도와 관련한 상담과 삶의 의미와 목적 탐색에 대해 지원받을 수 있다. 호스피스 서비스는 계속 발전할 것이며, 간호의 질 향상을 위해 규제 방법이 증가될 것이다.

2. 상실, 슬픔 및 애도

상실loss은 인간 경험의 일부이며, 슬픔과 애도는 상실에 대한 일반적인 반응이다. 관계(이혼, 별거, 죽음, 낙태 등), 건강(신체활동 전부나 일부, 정신력이나 신체능력의 크기 등), 우정, 지위, 특권 혹은 안정(직업적, 재정적, 사회적, 문화적 등)의 상실과 같이 우리 삶의 일부를 잃게 되면 슬퍼진다. 어떤 상실은 미래에 대한 바램, 즉 꿈처럼 불분명한 것일 수도 있다. 상실은 은퇴, 승진, 결혼

그리고 노화 과정처럼 환경변화에서도 나타난다.

우리 삶의 과정은 우리가 상실에 어떻게 적응하는지와 성장과정에서 변화를 어떻게 대응하는지에 달려 있다고 말할 수 있다. 자신과 타인에게 슬픔과 애도를 건강하게 지지하는 방법을 이해하는 것은 중요한 기술이다. 그러나 불행하게도 슬픔과 애도에 대한 잘못된 문화들이 있다.

- 슬픔과 애도는 누구에게나 일어나는 동일한 경험이다.
- 슬퍼하는 것은 예측가능하고 단계적인 과정으로 진행된다.
- 슬픔에 다가가는 것보다 벗어나는 것이 우선이다.
- 소중한 사람의 죽음 이후에는 "극복"하는 것이 목표이다.
- 눈물은 나약함의 표현이다.

슬픔grief은 본인이 알고 있거나 실제로 예측되는 상실에 대한 개별화된 반응이다. 슬픔은 죽음으로 인한 상실에 대한 일반적인 반응이다. 감정적, 인지적, 신체적, 사회적, 의식적으로 겪게 된다. 정상적인 슬픔은 비복합적 슬픔으로 알려져 있다. 비복합적 슬픔은 복잡하지 않지만, 문화적, 사회적 가치로 규정되는 슬픔의 일상적인 진행과정으로 여겨진다. 그러한 슬픔은 우울, 불면, 걱정, 식욕저하, 흥미 상실, 죄책감, 망자에 대한 꿈, 혼란, 집중력 저하와 같은 반응들을 포함한다. 정신적으로는 충격, 부정, 분노, 열망, 고인을 찾는 것을 포함한다. 슬퍼하는 사람들은 사회적으로 그들의 상황을 이해하지 못하는 주변 친구들이나 가족들로부터 고립되고 실망을 느낄 수도 있다. 의지는 깊은 상실의 경험으로 흔들리거나 강해지기도 한다. Lindemann(1994)에 의해 만들어진 용어인 **급성 슬픔**acute grief은 가족의 뜻밖의 죽음으로 기존의 의학적이거나 정신적 문제들을 악화시킬 수 있다.[24] 우울증, 약물남용이나 외상후 스트레스증후군(PTSD)의 과거력은 복합적인 슬픔을 야기할 수 있다.

예기된 슬픔anticipatory grief은 질병이 말기로 진행됨에 따라 예상되는 슬픔이다. 복잡한 삶을 살아가다 보면 상황에 따라 슬픔이 삶의 일부라는 것을 깨닫게 된다. 예기된 슬픔이 진행되는 동안 죽어가는 개인과 가족은 분노(이런 일이 일어났다는 것에 대한 저항과 더 열심히 대처하지 않는 환자를 향한 분노, 의료제도에 대한 분노, 고통에 직면하여 무기력해져서 다른 이들에게 화를 돌리기, 신에 대한 분노), 슬픔(현재 및 미래에 대한 슬픔과 후회), 상처(환자가 견뎌내야 하는 것 이상의 아픔, 서로를 지켜줄 수 없다는 아픔, 상실의 아픔), 두려움과 불안(더 해야만 하거나, 무슨 일이 일어날 것 같은 큰 두려움, 통제력의 상실), 억압된 분노(슬픔은 충격이나 터져 나오는 감정을 겪지만, 환자가 살아 있는 동안에는 꾹 누르고 있는 것)와 같은 일차적인 감정을 드러낼 수 있다.[3] 진단을 받는 순간 환자와 가족은 상실을 경험하고 예상하지만, 죽음이 일어났을 때에도 힘들다.

박탈된 슬픔disenfranchised grief은 Doka(1989)가 처음 사용한 말로 사회적으로 인정받지 못하거나, 주변에 알릴 수 없거나, 공개적으로 애도할 수 없는 상실들을 의미한다.[16] 인정받기 힘든 사이였거나(인생동반자, 의료계 종사자, 형사피소 변호사, 이혼한 배우자), 일반적이지 않은 사망이었거나(유산, 낙태, 전쟁사망자), 남다른 형태의 사망(처형, 살해, 자살, AIDS) 등이다. 박탈된 것과 같은 상실로 생각된다면 같은 경험이 있어 나눌 수 있는 사람들과 함께 그 안에서 지지 받는 것이 훨씬 편할 것이다.

복합적 슬픔complicated grief은 슬픔이 남아 있고 개인들이 상실을 받아들이는 것이 어려운 상태에서 일상적인 반응 이상의 현상들을 경험하는 것이다. 그리고 그 슬픔으로 인하여 개인의 사회활동이나 직업 활동 능력을 제대로 할 수 없어 예전 같은 역할을 다시 할 수 없게 된다. 애도의 기간에 느꼈었던 사랑했던 이를 향한 지속적이고 고통스러운 그리움 그리고 거기에서 빠져나올 수 없을 것 같다는 많은 생각들이 집착처럼 형성되기도 한다. 남겨진 사람들은 "삶은 공허하다." "나는 어떠한 것에도 흥미가 없다." "나는 이제 반쪽이다."라는 생각으로 죽으려고 시도할 수도 있다.

복합적 슬픔은 만성적이거나, 사망 후 적어도 1년 이상 지속될 수도 있다. 일상적인 슬픔 반응들이 미루어지거나 억압된 경우에는 복합적 슬픔으로 더 오래 갈 수도 있다. 개인의 자살과 같은 자기 파괴적이거나 무표정해지는 등 극단적으로 행동할 수 있다. 일상 활동에 방해가 되는 행동들이 상실 때문이라는 것을 모르는 경우에 복합적인 슬픔은 더 커질 수도 있다. 정신장애 진단 및 통계 편람(DSM−5)에서는 **지속적 · 복합적 사별장애** persistent complex bereavement disorder로 진단한다.[2]

애도mourning는 슬픔을 표현하는 방법과 슬픔을 중재하기 위한 모든 노력을 뜻한다. 문화적 차이에 따라 깨어 있거나, 장례식, 시바(shiva; 유대인 애도자들에게만 시행되는 의식), 묘지를 꾸미는 것이 있다. 애도는 문화, 종교나 영적 수행, 가문의 전통, 각 개인의 개성과 신념에 의해 영향을 받는다. 단지 시간이 지나간다고 슬픔이 치유되지는 않는다. 시간을 보내는 것이 그 자체로 도움이 되는 것처럼 보일 뿐이다. 다른 이들과 슬픔을 나누면 그 충격이 조금 누그러져 상황을 극복해나갈 수 있게 된다. 슬퍼하는 사람들은 소셜미디어 사이트를 통해 만나는 다른 사람들로 인해 상황을 이해하게 될 수도 있다. 슬퍼하는 사람을 지지하는 그룹에 참석하거나 상담가를 만나는 것도 애도활동이다. 상실의 아픔으로부터 점차적으로 벗어나게 하는 것이 애도이다.

사별bereavement은 중요한 사람을 잃거나 그에 해당하는 사회적 경험이다.[15] 중요한 사람을 죽음으로 잃는 것을 뜻한다. 고대 영어로 '강탈당함'이라는 뜻을 가진 'berafian'이라는 말에서 파생되었다. 대부분의 문화권에서는 검은 옷을 입거나 검은 팔목 띠를 두르는 것과 같은 사별에 대한 상징적 의식ritual이 있다. 사별한 사람들은 현재의 일상적인 삶으로부터 동떨어져 있다는 것을 느낀다. 현대 미국사회에서는 사별을 눈에 보이는 상징으로 드러내기 때문에 애도 중인 사람들은 종종 고립되고 외롭다는 느낌을 갖는다.

3. 이론

가장 잘 알려진 초창기 슬픔 이론가들은 상실로 슬퍼하는 사람들에게 공통적으로 드러나는 정신 현상들과 행동 현상들을 묘사하였다. Lindemann(1994)은 1942년에 발생한 Boston Coconut Grove 나이트클럽 생존자들이 슬픔에서 회복되는 과정과 상실에 적응하는 방법을 설명하면서 '슬픔 작업'이라고 이름지었다.[24] Kübler−Ross(1969)의 저서 **'죽음과 죽어가는 것에 대하여'**에서는 슬픔의 단계를 제시하였다.[23] 슬퍼하는 것에 대해 분석하고 단계를 나누는 것은 사람들이 깊은 상실로 인해 겪게 되는 느낌과 괴로운 현상들로부터 일상으로 돌아올 수 있게 만들 수 있다. 그렇지만 이러한 단계적 분석들은 슬퍼하는 기간 동안 돌봄을 집중적으로 제공할 수 없고, 사람들이 단계 별로 변화하는 것을 예측하여 그것을 정형화할 수 없다. 왜냐하면 슬픔의 과정은 개인의 독특한 경험과 마음이 느끼는 것보다 섬세한 것이기 때문에 항상 일정한 형태의 반응으로 나타나지 않는다. 슬퍼하는 사람은 상실로부터의 생존자로서 자신의 경험에서 자신 주변의 세상을 재구성한다. 이를 '의미 있는 재건'이라고 한다. 슬퍼하는 과정에서 단계별로 겪게 되는 공통된 현상들은 다음과 같다.

- 충격과 불신
- 부정
- 신체적 고통의 자각
- 고인의 이미지에 대한 집착
- 죄의식
- 분노
- 행동 변화(우울증, 해리, 공황, 불안)
- 새로운 대상이나 행위를 좇는 행동의 재구성
- 수용

감정적인 반응들은 각 개인마다 다양하지만, 공통된 첫 번째 반응은 부정이다. 개인은 감정적으로 자신의 고통스러운 상실감을 받아들일 수 없다. 부정은 견딜 수 없는 고통에 대해 완충작용을 하며 실재하는 죽음에 대하여 천천히 받아들일 수 있게 도와준다. 애도하는 사람은 그 활동이 로봇 같아 보일 수도 있다. 보통 유족은 무감각해진다. 부정은 또한 불신으로 여겨질 수도 있고 사별의 초기단계과정에서 반복될 수도 있다("오늘 아침 나는 전화기를 들었고 그녀에게 전화를 걸려고 그녀의 번호를 누르고 나서야 그녀가 없음을 기억했다"). 하지만 부정이 지속된다면 애도과정이 복합적으로 되어 애도가 진행되는 것이 어려워질 수 있다.

부정이 사라져가면서 고통이 드러나기 시작한다. 마침내, 사랑하는 사람의 죽음이 현실 그 이상이 된다. 비통과 통증을 가슴이나 명치에서 느끼거나 경험할 수 있다. 이 순간에 분노가 표출될 수도 있다. 의사와 간호사들이 비난의 대상이 되기도 한다. 분노는 보건의료종사자에게 옮겨지고, 그것은 의료진들을 방어적으로 만들거나 위축되게 하기도 한다. 유족은 죄의식에 스스로를 탓하게 된다. 바꿀 수 없는 과거를 점차 받아들이게 될 때까지 슬퍼하는 사람들을 위한 꾸준한 지지가 필요할 수도 있다. 마음 속 깊은 후회 때문에 죄의식이 나타나기도 한다.

울음crying은 강렬한 고통과 절망을 나타내는 초기의 공통된 현상(문화적 규범 내에서)이다. 울음은 억눌린 비통과 긴장에서 나오는 긍정적인 반응이 될 수도 있다. 울음을 이해하기 위해서는 문화 형태가 어떠한지가 중요하다. 문화의 영향이나 억누르는 환경 탓에 울 수가 없어 남몰래 울 수도 있다. 망자에 대한 양가감정 때문에 울지 못할 수도 있다. 울 수 없다면 애도활동을 온전하게 마무리하는 데 어려움을 겪을 수도 있다.

슬퍼하는 방법과 애도와의 관계를 설명하는 다른 모델들도 있다. 자기조절에 가치를 두고 있으며, 문화적, 가족적 메시지로 "몸을 가꾸고 자신의 삶을 살아라."라고 강조한다. 실제로 애도를 통해 우리가 누구인지 알기를 요구하며, 우리가 사는 세계를 재구성하고, 리모델링될 것을 요구한다. 가능한 빨리 "극복하기"보다는 지금 자신과 고인과의 새롭고 강한 연결 고리를 찾는 복잡한 과정에 몰두하는 것이 우리가 해야 할 성공적인 애도라고 한다. Worden(2009)는 애도에서 **4가지 작업 과정**을 설명하였다.[44]

- 상실이 실재라는 것을 받아들여라.
- 스스로를 돌보면서 슬픔의 고통을 진행하라.
- 고인이 없는 세상에 적응해라.
- 새 삶을 시작하는데 고인과 연결되어 있는 것을 찾아라.

이러한 과제는 틀에 끼워 맞추기보다는 사람들이 능동적으로 애도에 몰두할 때 발생하는 자연스러운 활동이다. 사람들이 애도하면서 "거기 머물 때", 본능적으로 마지막으로 해야 할 일에 다다를 수 있다. 마침내, 고통 없이 사랑했던 사람을 추모할 수 있다. 그들은 삶에 집중하고 새로운 관계와 활동들을 열어나갈 에너지를 갖게 된다. 헤어진 사람의 육신은 더 이상 남아 있지 않지만, 이제 영원히 그들과 함께한다고 느끼게 된다. 다시 사랑할 수 있게 된다.

슬픔과 트라우마와의 관계, 생애 발달 주기에 따른 슬픔 과정, 애도의 탄력성과 적응력의 장점, 특정 집단에 적합한 개입, 복잡하거나 다루기 어려운 슬픔의 정의, 등 연구할 주제는 많다. Bonanno(2009)에 따르면, 회복력이 좋은 사람들은 슬픔을 나타내지 않으며 슬픔이 없다는 건 건강한 것이다.[6] 이러한 개인들은 역경을 "딛고 일어설" 능력을 가지고 있어서 건강을 되찾는다.[41]

Stroebe와 Schut(1999)는 애도를 '이중과정'으로 설명하는데, 이것은 스트레스 모델에서 유래된 것이다.[38] 유족은 상실과 회복의 사이를 오르내린다. **상실의 진행과정**은 상실을 인식하면서 대처하는 일들이고, **회복의 진행과정**은 새로운 삶을 다시 창조하려고 노력하는 것이다. 이 두 축을 옮겨 다니거나 오르내리는 개인의 역량은 대처 능력과 내적 자원을 나타내는 지표이다. 이는 성공적인 애도의 필수적인 부분으로 상실감에서 오는 혼란으로부터 일상의 평온함을 만들어 갈 수 있게 한다. 애도하는 사람들은 휴식을 취하고, 좋은 마음을 가지고, 다소 아픈 슬픔을 미루거나 밀쳐 내고, 견딜 수 있을 만큼의 슬픔으로 조절하려고 한다. 홀로 남겨지는 동안에 겪게 되는 다양한 현상들은 [표 28-1]에 설명되어 있다.

4. 환자와 가족중심간호

죽어가는 환자 옆에서 가장 많은 시간을 보내는 사람은 가족과 간호사이다. 그러므로 간호사는 질병으로 죽음을 맞는 대상자와 그들의 가족을 지지하고 간호하기 위해서 자기인식과 전문기술 및 꾸준한 자기관리가 필요하다. 슬픔과 애도에 대한 사회적 · 문화적 통념이 간호사에게 영향을 줄 수 있다. 죽어가고 있는 사람의 상실에 대면하면서 불편을 느끼거나 준비가 덜 되었다고 느낄 수도 있다. 간호사들은 깊은 슬픔과 아픔을 표현하

표 28-1 사별하는 동안 겪게 되는 현상

증상	보기
신체 감각 이상	
홀로 남겨진 사람들은 목이 조이거나, 숨이 차거나, 한숨, 정신적인 고통, 피로, 음식물이 모래를 씹는 것 같으며, 현실로 느껴지지 않는 것, 돌아가신 분들이 겪는 증상과 일치감을 느끼게 해 주는 통증과 불편함이 있을 수 있다.	남편이 뇌졸중으로 사망한 부인은 그녀 신체의 왼편이 무력하고 무감각하다고 호소한다.
죽음의 이미지에 대한 몰두	
유족은 기억에 있는 고인에 대해 대화를 하거나, 생각하거나, 말을 나누게 된다. 기억은 좋지만, 이 과정은 커다란 슬픔을 느끼게 한다. 고인에 대해 좋은 기억만을 남겨 둠으로써 고인과 관련된 좋았던 것들을 되살리고, 고인에 대해서 느꼈던 죄의식을 해소할 수 있다. 유족은 본인이 의식하지 못한 채로 고인에 대하여 많은 것을 찾아보면서 지낼 수 있다. 이것은 고인을 붙잡는 목적으로 사용된다. 고인에 대한 몰두가 감소하기까지 수개월 동안 계속될 수 있다.	최근 부인이 사망한 한 남편은 "아내에 대한 생각을 멈출 수 없어요. 무엇을 보든 그녀가 생각나요. 신혼여행에서 이 조가비를 주웠죠. 함께했던 모든 좋았던 일들이 생각나요. 너무 아픈데도 추억들은 계속 떠오르고 있어요."라고 말한다. 친구들은 그가 말할 때 손짓이나 표정들이 최근에 죽은 부인같다는 것을 알아 차렸다.
죄책감	
유족은 고인과의 관계에서 있었던 실제 또는 상상의 과실 또는 누락 행위에 대해 자신을 비난한다.	"그가 의사한테 더 일찍 가도록 했어야 했어" "그녀에게 좀 더 신경을 쓰고, 배려했어야 했어"
분노	
홀로 남겨진 사람이 겪는 분노는 그 원인 제공자한테 향하지 않을 수도 있다. 그 분노는 의료진이나 간호사에게 옮겨가기도 하고 고인에게 향하기도 한다. 분노는 첫 한 달 동안 심하고 1년이 지나면서 간헐적으로 발생한다. 적대감이 솟구쳐 유족을 괴롭히다가, 스스로 "미쳐가고 있다"고 느끼기도 한다.	"의사가 제 때 수술하지 않았어. 만약 제때 했더라면, M은 오늘 살아 있었을 거야" "그가 어떻게 나를 이렇게 내버려둘 수 가··· 어떻게 그가?"
행동 변화: 우울, 혼란, 초조	
뚜렷한 불안과 불안정한 행동을 나타낼 수 있다. 일상 활동에서 우울은 보편적으로 나타나며, 해가 지나면서 감소하고, 슬픔의 정도도 줄어든다. 우울하지 않은 것이 우울한 것보다 더 이상할 수 있다. 외로움과 목적 상실도 사망 후 6개월에서 9개월까지 가장 흔하다. 새로운 대상과 활동을 향한 행동도 점차 늘어난다. 사람과 활동에 대한 흥미로 새로워진다. 따라서 다른 이들과의 대인관계를 통해 유족의 마음을 풀어주고, 슬픔을 감소시키고 새로운 인간관계가 보다 자유롭게 형성된다.	남편이 죽은 후 6개월이 지나자, 부인은 "이제 무엇도 할 수 없어요. 단순한 일들만 하는 힘든 시기를 보냈어요. 사회활동도 견딜 수 없어요. 항상 가라 앉아 있죠. 매우... 매우 텅 빈 듯이"라고 말했다. 남편 사망 후 20개월쯤 지나자 부인은 "이번 주말에 밖에 나갈 거야. 남동생, 그의 친구와 낚시를 갈 거야. 남편이 죽고 나서 무언가를 해야겠다는 느낌이 드는 건 이제 처음이야"라고 말했다.

는 것을 목격하면 즉시 중재를 통해 "바로잡으려고" 시도한다. 울음, 항의, 분노, 절망의 표현과 같은 애도행위를 '**분리**'나 '**잃어버림**'의 상징으로 여겨서 그러한 '**무너져버림**'을 부적절하다고 느끼거나, 그냥 내버려 두거나, 약물투여를 고려하거나, 상담자를 요청하기도 한다. 이것은 슬픔과 애도에 대한 우리들의 사회적 편견이거나, 간호사의 명백한 상실, 힘든 기억, 해소되지 않은 느낌일 수도 있다. 간호사는 상실과 슬픔을 대하는 능력, 기술, 중재를 통해서 자신들의 느낌을 이해하고, 그들을 위한 간호를 향상시킬 수 있는 방법들을 강구해야 한다.

1) 의사소통기술

의사소통기술은 죽어가는 환자들과 그들의 가족들을 연결하는 데 필수적으로 갖추어야 할 능력이다.[15] 말기 환자와 의사소통하기 위해서는 자신도 죽게 될 것이라는 두려움, 죽어가는 사람의 간호에 대한 경험 부족, 희망을 만들려는 소망 그리고 치료에 대한 사회의 비현실적인 기대와 같은 넘어야 할 벽에 대한 설명이 필요하다. 의사소통에 영향을 주는 요소에는 가족제도의 변화, 재정 불확실성, 교육적 또는 정신건강능력의 저하, 신체적 한계, 문화와 영적 영향 등이 있다.[42),43)] 효과적인 언어적 · 비언어적 의사소통은 어려움을 극복하고 환자 및 가족구성원을 지지하는 방법 또는 실무이다.

전문가여야 한다거나 답을 주어야 한다는 생각보다는 순수하게 관심을 가져야 한다. 개방형으로 질문하고 죽어가는 환자를 이해하겠다는 생각으로 경청해야 한다. 이것은 환자의 이야기이다. 간호사의 신념체계를 적용하지 말고 환자와 가족들의 가치관으로 이해하도록 해야 한다. 그들의 영성, 신앙 또는 그것의 부족을 바꾸려하지 말고 배우고 지지하기 위해 거기에 있다는 것을 명심해야 한다. "오늘 내가 무엇을 바라는지 아십니까?" "내가 절망을 느끼는지 알 수 있나요?" " 당신은 무엇이용기와 평화를 가져다주는지 아십니까?" "내 두려움을 진정시키는 데 도움이 될 수 있나요?"와 같은 무언의 질문을 듣도록 노력한다. **죽어가는 사람과 그 가족들이 이야기할 때, 잘 듣는 기술을 갖추고 있으면 간호사로서 필요한 가장 중요한 자질이 있다고 말할 수 있다.** 때로는 환자의 꿈을 경청함으로써 무언의 감정적 또는 영적 상태를 탐구하고 해결할 수 있다.

죽어가는 사람과 가족의 간호에서 가장 필요한 중요한 기술은 **"지금 이 순간에"** 함께 있어 주고 돌봐 주는 것이다. 환자의 삶에서 성공적이었던 일들과 그들의 남겨진 유산들에 대해 회고하게 한다. 자살 생각에 대해 이야기하도록 격려하고 적절한 치료를 소개 한다. 환자 자신의 감정을 표현하고 드러낼 시간을 주고 가능한 한 많은 보살핌을 제공한다. 가족들과의 갈등을 개선할 수 있도록 돕고 지지한다(예: 친구 방문, 음식과 음악, 이야기하기, 이 순간을 살아가기 등). 즐길 수 있는 것들을 최대한 만들어 주고, 영적인 편안함을 갖도록 돕는다(심신에 위안을 찾고, 평화로운 죽음을 맞이하기;[7] 돌봄, 감수성과 공감을 전해 주기; 듣고,인내하고, 함께하기)[BOX 28-1].

2) 영성 사정 및 접근

간호사는 임종 시기에 돌봄의 영성spirituality과 문화적 결정에 관심을 기울여 간호계획 기술을 강화시킬 수 있다.[4),25)] 영성은 종교나 종교 수행을 떠나 개인의 희망이나 치유의 방법에 있어 중요한 요소가 될 수 있다. 영성은 무엇이 삶을 활기차게 하는가? 죽음에서 살아남을 수 있는 것은 무엇인가? 삶에서 일어나는 일들을 어떻게 설명할 것인가? 언제 가장 평화로운 느낌이 들까? 인생에서 가장 어려운 도전을 어떻게 극복할 수 있을까?

BOX 28-1 간호에서의 존엄성[10)]

"환자 돌봄(간호)은 환자와 함께 해야 한다. 돌봄(간호)은 임종에 대한 우리의 근본적인 태도를 보여 주며, 친절, 공감 및 존중을 담을 수 있어야 한다. 아직도 의료계에서는 환자와 가족을 비인간적으로 기계적으로 다루는 경우가 있다. 그리고 인내심이 사람을 능가한다는 것을 발견하게 된다. 간호는 표현에 이르는 길이다. 적절하게 간호하지 않는다면, 환자는 자기를 괴롭히는 것에 대해서 좀처럼 말하지 않을 것이고, 결국 잘못된 진단, 의료과오에 이를 것이며, 환자의 안전이 위태롭게 될 것이다."

등에 대해 생각하게 한다. 간호사는 FICA 도구를 이용해서 환자의 영성에 대해 배우고 강점을 보강하며 스트레스를 줄이는 것을 배울 수 있다[BOX 28-2]. 간호사는 환자의 질병과 임종 시기에 간호중재를 하는 과정에서 영성을 통합하도록 돕는 특별한 기회를 가진다.[33),34)]

3) 간호계획

간호사는 **사전돌봄계획**을 통해 죽어가는 환자들과 그 가족들을 도울 윤리적 의무가 있다.[1)] **사전돌봄계획과 생애마지막대화**는 수많은 문서화된 제한을 받는다. 환자와 가족은 죽음에 대한 혼란스럽고 두려운 감정, 문화적 전제조건에 고착되어 걱정과 슬픔의 정도를 숨기는 장애물을 만든다. 의사는 사전진료의향서advance directives에 대하여 충분히 이해하지 못해 나쁜 소식을 접할까봐 두려워하거나, 죽음을 적으로 보거나, 의료법에 대한 우려를 가지거나, 사람들과의 관계 진행과정에 대한 훈련이 부족할 수도 있다. 간호사는 가치, 신뢰 및 우선순위를 탐색하여 임종간호에 대한 목표와 소망을 분명하게 하고 죽어가는 환자를 도와야 한다.

사전진료의향서는 한 사람에게 일상적인 임상 결정 및 행동의 자기결정권과 특별성을 부여하고 심폐소생술, 인공영양, 내부 심장장치 및 안락치료와 같은 치료 사

BOX 28-2 FICA: 영적 역사 짚어가기[32)]

F: **믿음과 신뢰**Faith and belief. "자신을 영적이고 종교적으로 신실하다고 생각합니까?", "스트레스에 대처하도록 돕는 영적 신념이 있습니까?" 라는 질문에, 환자가 "아니오"라고 대답하면, 의사는 "삶의 의미는 무엇입니까?"라고 물을 수 있다. 때로 환자들은 가족, 직업, 자연과 같은 대답을 한다.

I: **소중함**Importance. "삶에 대한 믿음이나 신뢰는 얼마나 소중합니까? 믿음이 질병에 걸린 자신을 어떻게 보살펴야 하는지에 영향을 줍니까? 건강을 회복하는데 자신의 믿음은 어떤 역할을 합니까?"

C: **공동체**Community. "영적으로나 종교적으로 신실한 공동체에 속해 있습니까? 당신을 어떻게 지지합니까? 당신이 정말로 사랑하는 사람이나 집단이 있습니까? 또는 당신에게 중요한 사람이 있습니까?" 교회, 절, 이슬람사원 같은 공동체 또는 같은 생각을 가진 친구나 공동체는 일부 환자에게 강력하게 지지체계로 사용될 수 있다.

A: **표현**Address. "의료서비스 제공자인 내가 당신의 건강관리에 있어 이런 문제를 어떻게 다루길 바랍니까?" 이런 질문을 던질 필요는 없지만, 어떤 영적 이슈들이 치료계획 중에 표현될 필요가 있는지에 대해서는 생각할 필요가 있다. 예를 들어, 사제, 목회상담자나 영적 지도자에게 의뢰하거나 글을 쓰게 하거나 음악이나 미술 치료를 받게 하는 것 등이다. 때로 그 계획은 단순할 수 있지만 그 사람의 말을 듣고 지지하기 위한 과정이다.

항에 대한 선택을 하도록 한다. 이 서류는 환자가 더 이상 자신을 위하여 말할 수 없을 때, 환자의 소원대로 이루어지도록 만드는 것이다. 살아생전의 유언장, 의료지정대리인, 5가지 소원과 생명유지처치에 대한 의사지시서와 같은 프로그램의 결정을 명시한다. 그렇지만, 사전진료의향서가 없으면 이런 결정은 알 수 없다. 그러므로 이러한 결정들이 문서화되어 그들의 대리인과 함께 환자의 권리를 확보할 수 있도록 하는 다학제 팀워크가 반드시 필요하다.[31]

4) 다학제 팀워크

다학제 팀워크는 서로 다른 여러 분야의 구성원이 협업을 통하여 인간과 가족 중심의 **전인적 간호계획을 세우는 것**으로 죽어가는 사람들과 그 가족들의 간호에 필수적이다. 협업을 위해서는 팀 구성원의 유연성과 업무와 책임을 창출하기 위한 집단목표의 공유가 필요하다.[43] 효과적인 팀은 팀 내 또는 환자치료에서 갈등을 극복하는 법을 배워야 한다. 이것은 개방성, 주인의식, 상호존중을 필요로 한다. 이는 죽어가는 사람과 가족의 필요를 충족시켜 주고, "좋은 죽음good death"을 돕는 계획을 실행하는 데 필수적이다.

5. 슬픔(비애)간호

"결말은 그 사람뿐 아니라 남겨진 사람들에게도 중요하다"[19]

가족의 요구는 **완화치료palliative care**에 집중될 수 있다. 살아 있는 사람들에 대한 생각으로부터 죽어가는 곧 "사라져 가는" 사람들에 대한 생각으로 옮겨가는 일은 삶이 끝나가는 과정에서 생겨나게 된다. "새로운 방식의 삶"에 적응하는 것은 가족의 정체성과 역할들을 재정립하는 것이다. 몸과 마음의 부담이 늘어나는 일이 계속 될 수도 있고, 삶에서의 변화가 날마다 생길 수도 있다. 의미를 찾으려는 지속적인 탐색은 개인의 성장을 이끌어 내고, 죽음에 대한 대비는 환자의 마지막 바람을 충족시키는 것이다.[37] 그러므로 간호사는 아래에 제시된 간호중재를 통하여 가족들을 도와야 한다.

1) 감정이해

일단 고난의 증상이 슬픔으로 정해지면, 약간의 안도감과 대처능력을 향상시킬 수 있는 많은 애도행위들을 하게 된다. 감정 말하기, 문장 구성하기나 글쓰기, 감정 표현하기, 들어야 하는 말 표현하기, 상처를 풀고 용서하기, 애도하는 방식과 표현의 차이에 대해 인식하기, 간단한 의식ritual 행하기, 가족이외의 지지자 찾기, 삶의 변화에 대한 계획 세우기를 포함하는 적극적인 애도를 하기도 한다. 사람들은 부모가 되는 일, 새 집이나 새 직장으로 옮기는 일, 아니면 결혼하거나 이혼하는 일처럼 인생에서 중요한 순간들을 미리 연습하곤 한다. 사랑하는 사람이 점점 쇠약해졌다가 결국 죽게 되는 것을 미리 연습할 수도 있다. 조기 치매로 집에서 죽어가고 있는 남편을 돌보던 아내는 남편의 장례를 치루는 상상을 자주 했다고 고백하였다. 그녀는 남편이 살아 있는 동안에 그렇게 상상하는 것이 사랑스럽지 못한 행동이며 남편에게 충실하지 못한 행동이라고 생각했지만, 짐작되는 슬픔에 미리 대처하기 위한 방법이 될 수도 있다는 것을 알고 마음이 편해졌다. 그녀가 제일 두려워했던 것을 이겨내고, 다가올 일에 대한 역할과 정체성을 마음속으로 생각하였다. 이러한 전이 단계 동안에 가족들은 간호사

사례

주어진 선택에 명명하기

20세 J의 남편은 폐암말기환자이다. J는 호스피스 팀의 도움을 받아 남편을 집에서 돌보았다. 사회복지사가 방문할 때마다 J는 점점 더 핼쑥해지고 피곤해 보였다. 남편이 점점 쇠약해지고 마르면서 방에서 오랜 시간을 보내고 있었다. 사회복지사는 J에게 지금 가장 스트레스가 무엇인지를 물었다. 눈물을 흘리면서, 그녀는 남편이 더 이상 본인을 사랑스럽게 보지 않으며, 함께 시간을 보내기를 원하지 않는다고 말했다. 그녀는 남편이 더 이상 자신을 사랑하지 않는다는 생각에 상처받고 있었다. 사회복지사는 예기된 슬픔 현상을 설명하고, 두 사람 모두 겪고 있는 많은 상실에 대해 말해 주었다. "남편이 슬퍼하고 있다고요?"라고 J가 놀라서 말했다. "네"라고 사회 복지사가 답했다. "당신도 마찬가지구요. 그가 자신의 인생에서 가장 소중한 당신을 곧 떠나야 한다는 것을 생각해 보세요. 대처하는 방법 중의 하나로 헤어짐의 아픔을 피하기 위해서 정을 떼는 겁니다." J는 편안해졌다. 그녀가 남편의 죽음을 예감하면서 보다 가까워지기를 원했던 반면에, 남편은 부인을 밀리하려 할 수도 있다는 것을 알게 되었다. 그 이후로 그녀는 남편이 얼마나 힘들어 하는 지를 이해하게 되었고 또 그 사실을 알고 있다는 것을 남편에게 이야기했다. 남편이 의식적으로 멀리하고 싶어 하는 것을 이해한 그녀는 자신이 원하는 대로 그와 더 오래 시간을 보냈다. 물론 J는 그가 죽음을 맞이했을 때 슬픔에 빠졌다. 하지만, 그녀는 자신의 사랑을 표현하고 그들의 인생에 대해 함께 추억을 떠올렸다. 그리고 남편의 값진 인생을 되돌아보게 하고 작별 인사를 할 수 있었다. 게다가 그의 죽음 앞에서 덜 고통스러울 수 있었다.

들을 통하여 지지받을 수 있다.

예기된 슬픔과 관련된 임상 중재는 가족의 감정을 정상으로 만들고, 적극적인 경청을 하도록 돕고, 지지하는 관계를 촉진시킬 수 있다. 비판단적 태도, 지속적인 교육, 옹호 및 가족 간호제공자의 기능 감소와 같은 부적응 상태나 합병증에 대한 모니터링은 예기된 슬픔에 대해 적극적인 도움을 줄 수 있다.[14)]

2) 작별인사

간호사는 말기환자를 돌보는 가족의 경험을 이해해야 한다. 유족을 돌보는 사람들이 해야 하는 것은 다음과 같다.

- **돌봄요구에 적응하기** 이 과제는 신체적, 정서적, 임상적 스트레스 요인이다. 환자에게 주의를 기울이면 무엇을 느끼고 어떻게 하는지를 살펴서 도움을 줄 수 있다. 주의 깊게 듣고 개방형 질문을 한다. 그들을 어떻게 도울 수 있는 지를 물어본다.
- **정보수집하기** 유족들은 사랑하는 사람을 위한 진단, 치료 선택, 의학적 돌봄에 대하여 모든 것을 이해할 필요가 있다. 불안은 대개 이런 것들로부터 생기며, 정보를 얻음으로써 조절감이 생긴다. 그들의 요구를 수용하는 의사소통을 통해 도움을 줄 수 있다. 그들에게 최대한 자주 질문을 하도록 한다. 천천히 느리게 설명을 반복하고, 이해하는 지를 자주 확인한다.
- **죽어가는 사람과의 연결을 마무리하기** 이것은 죽어가는 환자와 같이 시간을 보내고 함께 즐기는 것을 말한다. 회상하기, 사진보기, 방문하기는 모두 개인의 삶에 대한 감사를 보여 줄 수 있는 방법이다. 진행과정에서 시간이 많이 남아 있는 것처럼 서로를 속이는 경향은 에너지 손실, 각성과 집중, 약물효과, 슬픔의 고통을 느끼는 것에 대한 저항과 같은 문제를 유발할 수 있다.

Byock(2004)은 이 과정에서 관계를 해결하는 4가지 자질을 제안하였다. 이는 의사소통의 4단계 과정을 통해 나타난다.[8)]

- **용서**: 나는 당신을 용서합니다. 나를 용서해 주세요.
- **사랑**: 나는 당신을 사랑합니다. 나는 당신이 나를 사랑한다는 것을 압니다.
- **감사**: 감사합니다. 그리고 나는 당신의 감사를 받습니다.
- **작별**: 우리는 언제까지나 연결되어 있습니다.

각각의 감정들은 다음 단계로 이어진다. 이런 단계가 진행되는 동안 사람들은 평화로운 느낌과 감사의 느낌을 알게 된다. 성공적인 사별은 소중한 것을 표현하고 돌봄을 받으며 작별인사를 할 수 있는 것을 포함한다고 이해시켜야 한다. 예를 들어, 다른 도시에 사는 가족들은 환자가 반응이 없을지라도 귀에 전화기를 대고 말하는 것이다. 곁에 있을 수 없는 가족을 위해서 죽어가는 환자 가까이에 카드나 편지를 놓아 둘 수 있다. 이와 같은 단순한 중재가 사랑하는 사람과의 연결을 마무리하고 싶은 요구를 채울 수 있게 해 준다.

사례

가족에게 작별 인사하는 법 안내하기

J는 중환자실에서 호스피스간호를 받는 곳으로 옮겨 인공호흡기를 제거하고, 가족 옆에서 평화롭게 죽을 계획이었다. J가 죽자, 호스피스 전문가에게 10대 손자 네 명을 위한 도움을 요청하였다. 오후 늦게 병원에 도착해 J를 집으로 옮기려고 했으나 그가 너무 허약해져서 옮길 수가 없었고, 집중치료실에서 삽관을 제거해야 한다는 것을 알았다. 그의 부인, 장성한 두 자녀 그리고 네 명의 손자들은 불안해하고 걱정스러워 하면서 대기실에 모여 있었다. 상담 전문가는 집중치료실 간호사와 협조하여 관계를 마무리할 수 있도록 진행하였다. 가족들은 J주변에 모였고 각자 원하는 대로 J가 가족들에게 어떤 존재인지 이야기하였다. 간호사는 그가 반응할 수는 없지만 가족들의 말을 들을 수 있을 것이라고 말했다. 점차 가족들은 편안해졌고, 울고, 웃고, 손을 잡으면서 많은 것들을 표현했다. 그리고 의료진은 J와 둘이서만 있기를 원하는 사람을 물어보았다. J의 부인은 바로 앞으로 나왔다. 모두 개인적인 시간을 요청했다. 마침내 모두 방을 나갈 것을 요청받았고, J에게서 비공개적으로 약물처치와 삽관의 제거가 이루어졌다. 각 단계는 간호사와 상담 전문가에 의해서 주의 깊게 설명되었다. 마지막으로 모든 가족이 그의 침대 주변에서 흐느끼거나 침묵하는 동안 J는 점차적으로 숨을 멈추게 되었다. 두 명의 의료진이 가족들과 함께 했다. J는 평화롭고 조용하게 숨을 거두었다. 가족도 마찬가지였다. 가족들이 J에게 마지막 입맞춤을 하고 방을 떠났다.

메시지: 죽어가는 사람은 의식이 깨어 있다면 어떤 곳에서 어느 정도의 의식 상태로 어떤 사람들과 함께 얼마나 편안하게 죽을 지에 대해 선호하는 것이 있기 마련이다. 가족들도 대개 죽음에 이르렀을 때 어떻게 느낄 지를 안다. 그래서 어떤 이들은 임종자리에 참석하기를 원하고, 다른 이들은 살아 있는 사람으로 기억되기를 원한다. 살아날 것이라는 희망이 사라질 때 사람들은 낙심되더라도 점차 받아들인다. 예기된 슬픔 시기에도 희망을 가진다는 것을 이해하고 도와야 한다. 상황이 변함에 따라서 희망이 포기되거나 희망이 재구성될 수 있다. 죽을 사람을 포함하여 가족의 각 구성원들이 다른 희망을 가진다는 사실에 민감할 필요가 있다. "그녀가 그것에 대해 어떻게 느끼길 바라나요?"나 "그것이 어떻게 해결되면 좋을까요?"와 같은 개방형 질문을 함으로써 희망을 구체화시키도록 한다.

3) 희망갖기

가족은 죽어가는 사람이 살아 있는 동안만큼은 희망을 가질 필요가 있다. 그러나 현실을 부정하는 희망, 즉 회복과 살아남에 대한 희망이 되어서는 안 된다. 희망의 형태는 사랑하는 사람이 그들에게 얼마나 중요한지에 대한 희망, 가족들의 편안함을 위한 노력에 대한 희망, 죽어가는 사람이 얼마나 많이 그리워지게 될 것인지에 대한 희망을 포함한다. 말기환자 및 가족의 희망은 유머, 행복한 기억, 목표 정하기, 독립성 유지하기, 가족구성원의 사랑과 지지를 통해 이루어진다.[13] 희망과 유대감을 조성하는 또 다른 방법은 회상, 환자의 삶을 돌아보도록 격려하는 것, 유산 정리하기를 통해 성취될 수 있다.

4) 함께하기

시한부에서 벗어나 살아났을 때 그들에게 가장 도움이 되었던 것은 그저 "그곳에 있던" 사람들의 존재이다.[11] 이것은 **함께하기**가 우선적으로 치료중재에서 다루어져야 함을 시사한다. 이는 "그들을 위해 무언가를 하는 것"이 중요하지 않다는 것은 아니다. 대상자는 고통, 무력감, 애도 및 결국 죽는다는 자체를 간호제공자가 받아들여야만 효과적인 **함께하기**가 가능하다. 천천히 다른 욕구들도 잠시 내려놓고 단순하게 거기에 **함께하는 것**이다. 지켜보고 듣고, 잠시 침묵을 견디며, 개방형 질문을 이용하라. 강렬한 삶을 살아왔던 사람들은 다른 사람들이 그들에게 무슨 말을 했는지는 기억하지 못하고 다른 사람들에게서 받은 느낌만을 기억한다. 다른 사람들이 함께 있어주면 사람들은 이해 받고 존중 받고 귀중하게 여겨진다고 느낀다.

6. 간호사의 자기관리

전문간호제공자가 되는 과정에서 도전받는 것 중의 하나는 자기관리의 실천이다. 첫째, 이것이 왜 중요한 지를 알아야 한다. 그리고 좋은 자기관리 습관을 만들어야 한다. 지속적으로 이러한 습관들을 돌이켜서 우리의 삶과 일하는 환경에 스며들게 해야 한다. 간호는 많은 기술과 지식을 필요로 한다. 하지만 또한 공감 능력도 필요하다. **공감**compassion은 고통받는 사람과 함께 있을 수 있는 능력이다. 그러므로 공감은 관계를 맺는 현상이다. 느낌이라기보다는 다른 사람들과의 관계를 이어주는 인간의 능력이다. 간단하고 짧은 공감의 표현일지라도 자신과 다른 사람들에게 삶의 질을 향상시킨다. 다른 사람의 고통을 진실하게 들어주다보면 자신의 약점과 필요한 부분들을 알게 되고, 그런 취약점들로부터 우리 자신을 보호하고 싶은 것을 느낄 수 있다. 그것은 다른 사람의 필요를 경청하는 것보다 우리 자신의 생각에 몰입하게 만든다.

많은 전문가들은 자신이 원하는 만큼 공감할 수 없다고 걱정하면서 자신을 "실패자"라고 스스로에게 말한다. **소진**burnout(부정적 행동과 생각으로 인해 업무수행감소), **공감피로**compassion fatigue 또는 외상을 입은 사람들의 감정적 고통 또는 비용으로 인해 간호사에게 스드레스 반응이 발생할 수 있다.[40] 다른 사람들이 의미를 갖도록 연결시켜 주는 행동이나 습관으로서 공감과 자기관리를 생각해 보자. 어떤 행동으로 공감의 힘을 채워 줄 수 있을 지를 찾고 그것을 습관으로 만들어라. 그러면 직업만족도를 강화시킬 수 있을 것이다.

경우에 따라서 간호사들은 그들이 간호를 제공했고 호감을 주었던 사람의 죽음을 애도할 때가 있다. 특별한 환자의 죽음이나 최근 발생한 죽음에 대해 모든 팀원들이 애도할 필요가 있을 수 있다. 환자가 죽은 후 간호사들은 죽음에 대한 느낌을 다루어야 하고 관계를 재정립하는 등, 애도하면서 해야 할 일들을 처리해야 하는 상황에 이른다. 지지그룹, 보고시간, 추도식 참석은 의료기관이 간호팀원들을 지지하여 공감피로 가능성을 줄여줄 수 있는 몇 가지 방법들이다.

일과 균형을 맞추기 위해 자신의 삶, 행복, 일에 대한 헌신, 더 큰 세상을 즐기는 습관을 만들어라. 믿을 수 있는 사람들을 찾아서 서로 의지하라. 서로의 실패, 성공, 취약성, 의도를 받아들여라. 환자가 사망했을 때의 추모, 운동 프로그램, 주기적인 보고 등과 같은 자기관리를 향상할 만한 변화를 위해 체계적으로 노력하라. 핵심 윤리기준을 정기적으로 재검토하라.[1] 계속해서 지식을 늘리고 전문성을 추구하라. 감독자에게 부탁하여 팀원들에게 격려나 감사의 메시지를 이메일로 보내달라고 요청하라. 잠시 시간을 내어 서로에게 감사하고 고마워하라. 정신적인 신념체계를 이용하여 인간의 고통과 친절을 위한 지속적인 환경을 제공하라.

간호과정

1. 간호사정

개인의 과거는 보건의료종사자들을 긴장하게 만들어서, 애도 기간 동안에 만날 지도 모르는 증상과 징후를 판단하는 것을 어렵게 할 수도 있다. 다음 질문들은 애도의 성공적은 완료를 복잡하게 만들 수 있는 위험요소이다.

1. 다음 요인 중 유족과 관련된 것이 있는가?
   - 유족은 고인에게 크게 의존했는가?
   - 고인과 풀리지 않은 끊임없는 다툼이 있었는가?
   - 죽음이 자녀였는가? (아마도 가장 큰 상실감일 것)
   - 유족은 의미 있는 관계나 지지체계를 가지고 있는가?
   - 유족이 이전에 여러 번 상실을 경험했는가?
   - 유족은 건강한 대처 능력을 가졌는가?
2. 사망은 사회적 낙인(AIDS, 자살, 살인)과 관련 있는가?
3. 유족이 과거의 중대한 상실을 해결하는 데 어려움을 겪었는가?
4. 유족은 우울증, 약물이나 알코올남용 혹은 다른 정신질환의 이력이 있는가?
5. 유족이 젊다면, 특별한 중재의 징후가 있는가?
6. 고인이 참전용사나 전쟁의 희생자인가?

지연된 우울은 해소되지 않은 슬픔에 대한 가장 일반적인 반응이다. 이러한 기분은 스트레스 관련 우울의 생물학적 변화와 같은 양상으로 전해질불균형, 신경계 변화, 불안정한 자율신경반응 등이 나타난다. 자살 가능성은 항상 사정해야 한다. 애도활동을 하는 데 어려움을 겪고 있는 사람들은 상담을 통해서 지원받을 수 있다.

1) 사정지침

(1) 슬픔과 복합적인 슬픔 대상자

- 복합적 슬픔에 대한 위험성이 있는지 확인한다.
- 유족의 문화적, 영적 신념, 전형적인 슬픔의 기간, 애도 의식을 확인한다.
- 심리적 징후, 초조, 과다활동, alcohol이나 약물남용, 신체적 증상(예: 식욕부진, 의도하지 않은 체중감소, 불면)을 평가한다.
- 큰 상실에도 슬픔을 나타내지 않는 사람을 주목한다. 이 사람은 점차적으로 복합적 슬픔이나 해결되지 않은 슬픔 반응의 위험성이 증가할 수 있다.
- 복합적 슬픔 반응은 중재가 필요하다. 자살이나 심각한 우울이 있는 사람들은 입원이 필요할 수도 있다. 항상 우울증이나 다른 기능의 이상 징후와 함께 자살을 평가해야 한다.
- 지지체계를 확인한다. 지지체계가 제한적이라면 지역사회 내에서 확보한다.
- 슬픔이 정체되어 있거나 복합적이면, 주요우울증이나 다른 정신질환의 위험성이 높아진다. 입증된 다양한 치료법을 확인하고 전문가에게 의뢰한다.
- 슬픔은 심각한 정신적 고통을 초래할 수 있다. 유족에게 영적 상담이나 특정 상담사의 도움이 필요한지 평가한다. "정상적인" 애도과정과 복합적 슬픔 반응의 특징은 [표 28-2]를 참조한다.

2. 간호진단

슬픔에 적용되는 4가지 간호진단은 **슬픔 또는 비애** Grieving(G), **복합적 슬픔** Complicated grieving(C), **복합적 슬픔 위험성** Risk for complicated grieving(R) 및 **만성 슬픔** Chronic sorrow(Ch)이다. 슬픔의 과정 중 슬픔의 진행과정이 길어지거나 증상(가령, 심각한 우울증이나 해리 증상)이 발현되면 다른 간호진단이 필요하게 된다. 예를 들면, 비효율적 대응, 가족의 비효율적 대응, 수면장애, 영적 고뇌 위험성, 사회적 고립 등이 있다.

표 28-2 슬픔에 대한 전형적 반응과 병리적 반응[20]

전형적 반응	병리적 반응
죽어감	
죽어가는 과정에서의 감정 표현과 즉각적인 대처	회피; 압박감, 망연자실, 혼란의 느낌; 스스로에게 가혹한 느낌; 부적절하게 느껴지는 적대감
죽음과 절규	
사망 소식을 듣고 절규하면서 다른 사람들에게 도움을 청하거나 자기연민으로 고립	공포, 해리성 반응, 환각 반응, 자살 생각
거부(부정)	
회상을 피하고 사회 활동 회피, 다른 것에 집중하기, 감정적으로 무감각해지기, 자기자신이나 어떤 주제에 대하여 생각하지 않기	약물이나 알코올남용, 난교, 배회 상태, 공포증 회피, 죽은것 같은 또는 비현실적인 느낌
재경험(침입)	
돌아가신 분과 서로 관계를 맺었을 동안에 겪었던 부정적인 경험들의 회상을 포함하여, 악몽, 집중력 저하, 강박적인 재현과 같은 침입적 경험	부정적인 이미지와 감정들의 범람; 조절되지 않는 상념, 조절 되지 않는 강박적인 재현, 밤의 공포, 반복되는 악몽, 분노, 불안, 절망, 수치심 또는 죄책감으로 인한 혼란스러운 감정; 과도한 피로로 인한 생리적 피로
탐색 과정	
고인을 회상하고, 방해가 된 추억과 환상의 침입이 감소, 심사숙고하기, 무감각과 회피 감소, "1회 단위"로 회상하기 증가, 탐색 과정 인지하기.	죽음을 자아 및 삶을 지속하는데 통합할 수 없다는 느낌; 불안, 우울, 분노, 수치심과 죄책감으로 나타날 수 있는 지속적인 거부; 자해행동; 정신 생리학적 증상
해결	
감정변화 감소와 지기 일관성, 새로운 인간관계에 대한 준비; 긍정적 마음의 상태를 경험하는 능력	애도 과정에서의 조절 실패는 일을 할 수 없거나 또는 감정이나 긍정적인 마음 상태를 느낄 수 없다.

3. 간호목표

기대되는 결과는 다음과 같다.

- 마음의 긴장을 견딜 수 있다.
- 고인(상실)에 대한 집착이 감소한다.
- 안정 기간이 늘어난다.
- 책임감을 갖고 새 역할을 수행한다.
- 새롭게 열정을 쏟을 에너지를 가진다.
- 미래에 대한 긍정적인 기대를 표현한다.
- 사랑했던 고인에 대해 긍정적인 면과 부정적인 면을 기억한다.

4. 간호계획

간호사들은 상실을 겪는 사람과 가족들을 끊임없이 만나게 된다. 병원에서는 죽음 이외의 상실이 있을 때에도 슬픔이 표현된다. 가령 사지절단으로 인한 상실이나, 유방암으로 인한 수술 이후 유방의 상실 등이 있다. 때로는 단순한 능동적인 경청이 외로움으로부터 편안함과 휴식을 제공하는 데 큰 도움이 될 수 있고 또는 슬픔에 빠진 지지그룹이 필요할 수도 있다. 그럼에도 불구하고 간호사는 의학적 또는 정서적 문제가 있는 개인이 심각한 상실을 겪고 있음을 깨닫게 될 수도 있다. 따라서 간호사는 슬픔 상담, 재슬픔 활동, 심리치료 의뢰에 대한 필요성을 제안해야 한다. 언급했듯이 신체적 · 정서적 증상은 복합적 슬픔 반응과 관련되어 나타나는 것일 수도 있다.

5. 간호수행

간호사가 유족에게 도움을 줄 때는 특정 시기에 나타나는 문제들에 집중해야 한다. 간호사나 간호제공자는 슬픔에 빠진 사람 곁에서 관심을 갖고 경청하며, 의미 있는 이야기를 하도록 격려하는 것만으로도 가장 효과적으로 대처할 수 있다. [표 28-3]과 [표 28-4]는 사람들이 슬퍼할 때 돕는 지침이다.

슬픔은 가족이나 친구들로부터 도움을 받고, 공동체 활동을 통해 조절하는 과정으로 다루어진다. 사람들 중 일부는 슬픔 상담이나 지지그룹을 통해서 안정을 찾을 수 있다. 영성 상담가는 실존적 또는 영적 고통을 가진 사람

표 28-3 슬픔을 겪는 대상자를 위한 간호중재[36]

간호중재	이론적 근거
1. 애도 과정을 촉진하는 방법 사용하기 ① 함께 있어 주기: 적절한 눈맞춤, 주의 깊게 들어주기, 적절한 접촉	① 급성 슬픔을 다루는 가장 중요한 방법은 말하기다. 경청은 유족이 감정을 표현하도록 도와주며, 심지어 '부정적인' 감정을 표현하도록 돕는다. 적절한 눈맞춤은 당신이 거기에서 그 사람의 슬픔을 공유하고 있다는 인식을 전달한다. 인간적인 접촉은 따뜻함을 표현하고 치유를 촉진할 수 있다. 그러나 부적절한 접촉은 사람에게 혼동을 주고 불편함을 줄 수 있다.
② 침묵하기: 무의미한 수다로 침묵을 깨지 않기	② 침묵을 통해 고통스러운 감정을 나누는 것도 치유이다.
2. 유족들은 일부 유족(고인 대한 강한 분노, 죄책감, 사망 전 증상, 뜻하지 않게 터져 나오는 추억들을 가진)들을 걱정하므로 정상적인 애도 과정 중에 발생하는 현상에 대한 유족의 정보를 알고 공유한다.	2. 정보를 공유하는 것이 감정을 사라지게 하지 않는다 하더라도 뭔가 잘못되었다고 생각하고 있는 사람을 안심시킬 수는 있다.
3. 가족과 친구를 격려하고 지지하기. 지지체계가 없는 경우에는 환자를 지역사회 사별 모임에 의뢰한다. 친구가 있거나 가족으로부터 많은 지지를 받는 사람이라도 사별 모임이 도움을 줄 수 있다.	3. 친구들은 일상적인 일들을 도울 수 있다. 예를 들면, • 집으로 음식 가져다주기 • 전화 걸어주기 • 장지까지 운전해 주기 • 자녀나 다른 가족 돌보기
4. 필요할 때 정신적 지지와 조언 해 주기	4. 깊은 영적 고통을 초래하는 질병이나 돌발적 상실에 대처하게 도와준다.
5. 격한 감정들이 뚜렷하게 보일 때는 이해하고 격려해 주기[표 28-4]	5. 홀로 남겨진 대상자의 감정을 받아들이고 공감하는 말들은 치유 그 자체이다.

표 28-4 사별 대상자와의 의사소통 지침[36]

상황	예시 반응
감당할 수 없는 슬픔을 느낄 때	"정말 상처가 크군요."
사별 대상자의 목소리에서 분노가 느껴질 때	"당신의 목소리에서 분노가 느껴집니다. 대부분 사랑하는 사람이 죽으면 일정 기간 분노하게 된다고 합니다. 지금 화가 많이 나고 있습니까?"
죄의식을 파악했을 때	"죄의식이 느껴집니까? 많은 사람들이 죄의식을 느낀다고 합니다. 당신은 어떻게 생각합니까?" "이런 일을 겪으면 두렵기 마련이지요."
미래에 대한 두려움이 감지되면	"혼란스러울 시기입니다."
사별 대상자가 혼란스러워 할 때 매우 고통스러운 상황에서는	"이건 정말 당신이 견디기 너무 어려운 일입니다."

BOX 28-3 슬픔과 회복: 생생한 경험

내 남편은 54년 동안의 결혼 생활에 12명의 자녀와 29명의 손자들을 남기고 4년 전에 죽었다. 그가 사망한 지 1년이 되기 전에 우리 막내는 첫 애를 낳았다. 우리는 남편이 손녀를 우리에게 오도록 도왔다고 생각한다. 남편을 잃었을 때 나는 매우 견디기 힘들었다. 그는 췌장암으로 진단받고 5일 만에 평화롭게 숨을 거두었다. 너무 급작스럽고 뜻밖이어서 나는 만신창이가 되고 피투성이로 찢겨지는 느낌을 받았다. 견딜 수 없을 정도로 아파서 내가 살아갈 수 있는지조차 알 수 없었다. 어떻게 극복해야 할지 상상조차 할 수 없었다. 신의 사랑에 대한 뿌리 깊은 믿음과 가족과 친구의 무조건적인 사랑과 지지로 가까스로 버틸 수 있었다. 나는 1년 동안 슬픔 상담을 받았다. 나는 시간이 지나면 나아질 수 있음을 알았지만 시간이 지난다고 나아지는 것도 아니라는 것을 알았다. 나는 슬퍼하고 치유하는 과정에 내 전부를 쏟았다. 그것은 개인이 할 수 있는 가장 어려운 일이고 많은 에너지가 필요한 일이다. 이제 나는 새로운 단계의 삶을 살고 있다. 매일이 선물이다. 성장하고 나니 "있는" 그대로의 소중함을 알게 되었다. 내가 누구인지 있는 그대로, 나에게 와서 하나가 된 남편, 내가 어디에 있든 누구와 있든 함께 존재했던 사람. 내 추억들은 슬픔만이 아니라 기쁨과 감사함으로 수놓아져 있다. 나는 더 강해졌고 이젠 회복되었다. 나는 평화롭다.-Lois Kalafut, 2015년 4월 1일

에게 도움을 준다. 복합적 슬픔 반응(정신질환 이력, 자살이나 살해에 의한 상실, 동시 다발적인 상실, 자녀의 상실 등)의 위험성이 높은 사람들에게는 짧고 시간제한적인 심리치료가 권장된다. Zisook과 Zisook(2005)에 따르면, 효과적인 단기 치료의 필수 요소는 다음과 같다.[46]

1. **교육구성요소**: 대상자가 기대하는 것과 혼란스러운 감정과 행동을 정상화하는 방법에 대해 배우도록 도와준다.
2. **정서와 감정을 완전하게 표현하도록 격려**: 고인에게 편지 쓰기, 역할극 및 사진 보기를 포함할 수 있다.
3. **유족이 고인과의 새로운 관계를 가져 평온하도록 돕는 시도**: 고인의 상실을 현실과 통합하는 과정을 포함한다[BOX 28-3].

[BOX 28-4]는 대상자와 가족이 상실에 대처하는 것을 도울 수 있는 지침이다. 보다 복합적이고 병적인 유형의 슬픔은 재슬픔 활동과 같은 전문적인 기술이 요구된다. 주요우울증이나 정신질환이 있는 대상자에게는 정신치료적 기술들이 정신건강문제의 해결뿐 아니라 슬픔 활동에도 도움이 되고 삶의 질도 크게 향상시킨다. 경우

BOX 28-4 상실에 대처하는 지침[45]

필요한 시간만큼 슬퍼해라. 슬퍼하는 게 힘든 까닭은 심리적 에너지를 이용하기 때문이다. 상실 후에 발생하는 무감각 상태의 해결에는 적어도 수 주가 걸린다. 사랑하는 사람이 없는 생일, 기념일, 기타 중요한 날들을 보내는데 최소 1년이 지나야 상실 상태로 사는 법을 배울 수 있다.
감정을 표현하라. 분노, 불안, 외로움, 죄책감까지도 정상적인 반응이며, 그것을 표현할만한 안전한 곳이 필요하다는 것을 명심하라. 상실에 관한 개인적인 이야기를 필요한 만큼 자주 말해라-이런 반복은 슬퍼하는 과정에서 도움이 되고 필요한 것 중의 일부이다.
매일을 구조화시키고 거기에 몰입하라. 하기 힘들더라도 매일매일을 구조화시켜서 유지하면 상실 후의 초기 몇 주를 보다 잘 보낼 수 있다. 그렇게 보낸다면 상실했다는 현실을 받아들일 필요가 있다는 확신을 갖게 될 것이다.
주어진 모든 질문에 답해야 한다고 느낄 필요는 없다. 대부분의 사람들은 친절하려고 노력하지만 그들은 자신들이 무감각하다는 것을 모를 수도 있다. 앞으로 여러분은 다른 사람들이 비슷한 상황을 어떻게 다루었는지에 대한 책을 읽고 싶을지도 모른다. 그 책에는 종종 당신 같은 상황에 있는 사람에게 도움이 되는 제안들이 있다. 할 수 있는 한 자신을 잘 돌봐라. 잘 먹고, 친구들과 대화하며, 푹 쉬어라. 식이나 수면에서 문제가 있으면, 주치의에게 알려야 한다. 운동을 하라. 드러낼 수 없는 좌절감을 방출시키는 데 도움이 될 수 있다. 석 달 후에 살이 빠지거나, 과도한 수면이나 간헐적 수면장애 혹은 여전히 깊은 우울을 느끼고 있다면 반드시 전문적인 도움을 받아야 한다.
뜻밖의 상황에서도 그냥 그렇게 생각해라. 조금 나아진다고 느끼다가도 감정적인 추락을 할 수도 있다. 이것들은 모두 예상된 반응들이다. 게다가 당신은 사랑했던 사람을 찾고 생각하고 꿈꾸는 자신을 발견하게 된다. 이것도 슬퍼하는 과정의 일부분이다.
스스로의 시간을 가져라. 삶의 모든 의무 사항을 바로 다시 시작해야만 한다고 생각하지 마라.
의례 절차를 이용하라. 장례식이나 문상에서 작별인사를 할 기회가 있었던 사람들은 그것이 애도 과정을 도와준다는 것을 알게 된다.
초기 몇 주안에 기분이 나아지지 않는다면, 적어도 매일 몇 시간만이라도 의사 또는 정신전문간호사에게 반드시 말해야 한다. 과거에 감정 문제가 있었던 사람이라면(우울증, 약물남용) 반드시 추가적인 지지가 필요하다. 사랑하는 사람을 잃으면 이런 질환들의 재발위험성이 훨씬 높아진다.

에 따라서는 정신생물학적 중재가 필요할 수도 있다.

6. 간호평가

간호평가는 간호목표가 달성됐는지 여부를 평가한다. 유족이 잃어버린 사랑하는 사람과의 관계에서 즐거움과 실망을 현실적으로 기억할 수 있을 때 슬픔은 끝난다. 명절이나 기념일과 같은 시기가 오면 여전히 강렬한 감정들이 나타날 수 있다. 그러나 대상자나 가족은 즐거움, 안전, 만족, 편안함을 가져올 새로운 인간관계에 다시 투자할 에너지를 가지고 있다. 일상적인 기간(12개월에서 24개월)후에 개인이 자신의 인생에서 즐거움, 만족, 편안함을 찾을 수 없다면 재사정과 재평가가 필요하다.

시뮬레이션: 슬픔(비애)

시나리오
19세 M씨를 만났다. 그녀는 제1형 당뇨로 인슐린 저항성을 안정화시키기 위해서 입원했다. 겉으로는 비꼬면서도 동아리 참석 약속, 많은 파티 참석으로 성적이 떨어졌다. 그리고 조절되지 않는 혈당 등에 대해서 말할 때, 나는 그녀가 우울하다는 것을 알아차렸다.

치료목표
M씨는 자기 파괴적인 악순환에서 벗어나고 짓누르고 있는 감정과 문제를 대처하기 위해서 적어도 1가지 결정을 내릴 것이다.

학생간호사-환자 상호작용	학생간호사의 느낌	정신건강간호개념
M씨: "다시 돌아왔네요. 더 좋은 걸 발견하지 못했나 봐요?" **학생**: "안녕하세요. 오늘 당신과 다시 일하게 됐어요. 어떻게 지냈어요?"	M씨의 비꼬는 태도는 나를 당황하게 만드는 경향이 있지만, 그녀의 두려움과 상실이 분노를 자극한다는 사실을 나 스스로에게 상기시킨다.	나는 그녀의 말을 무시했고, 그 덕분에 더 이상 비꼬지 않게 되었다. 나는 그것을 개인적인 것으로 여기지 않으려고 한다.
M씨: "좋아요. 내가 내버려 두었던 오른발 뒤꿈치 상처 때문에 의사가 막 소리쳤어요. 한 과목만 더 낙제하면 학사경고를 받는데, 기말고사는 다음 주에 시작해요. 그래, 난 잘할 수 있어!"		"어떻게 지냈어요?"라는 상투적인 인사를 했기 때문에 자동적으로 "좋아요"라고 말하게 했다는 걸 깜빡했다. "어제 이야기 나눈 후로 무슨 일 생겼어요?"라고 개방적 질문을 했더라면 내가 진실로 M씨와 이야기하길 원한다는 것을 더 잘 알게 되었을 것이다
학생: (기대며)"당신의 '잘 할 수 있어'는 진짜 '잘 할 수 있어'인 것 같지 않아요."	그녀의 말에 경청하면서 압도되어 있는 것을 느꼈다. 나도 학업 부담을 느껴봤기 때문에 그녀의 노력을 알 수 있다. 여전히 M씨가 그녀의 삶을 책임지려 하지 않은 듯하여 좌절감을 느낀다.	관찰한 후 신체언어를 통해 관심을 보여 주었다. 역전이였을까? 내가 통제하지 못할까 봐 두려워하는건가?

시뮬레이션: 슬픔(비애) (계속)

학생간호사-환자 상호작용	학생간호사의 느낌	정신건강간호개념
M씨: "걱정할 거 없어요."(기대며 조용히 말한다.)		
학생: "어떻게든 걱정은 다시 돌아옵니다. 때로는 그 걱정이 슬픔이나 심지어 분노처럼 보이지요. 가끔은 불안정한 혈당으로 나타나기도 하구요."	그녀를 너무 몰아 부치지 않기를 바란다. 약간의 교감이 형성되어 그녀가 스스로 나에게 털어 놓도록 했다.	"걱정"과 "혈당"이라고 언급하여, 그것을 객관화하려고 했으며, 될 수 있으면 M이 스스로 알 수 있길 바랐다.
M씨: (끄덕인다.)		
학생: "압박감을 느끼나 봐요."		
M씨: "의사는 내 발을 보고 소리 질러요! 내가 원하는 것은 아무도 나를 찾지 못하고 내가 해야 하는 걸 말하지 않도록 구멍에 숨고 싶어요."		위기상황에서 "소리친" 의사의 행동은 무모한 행동인 것 같다.
학생: "어떤 압박감이 가장 큰 지 궁금해요."		M씨가 스트레스를 찾도록 간접 질문을 한다. 대신에 내가 그 감정들을 표현했어야 하나? 가령, "당신은 낙심해 있고 당신 자신의 가치를 믿는 데 힘든 시기를 보내고 있는 중입니다."
M씨: "무엇을 하더라도, 부족하다는 느낌이 들어요. 충분하지 않아요. 나는 부족해요"		
학생: "당신은 누구를 위해 부족하다고 말하고 있나요"		나는 M씨가 사건에 대한 인식과 자신에 대한 인식에 대해 이야기하는 위기상황에서 균형을 찾을 수 있는 요소를 사정하고 있다.
M씨: "6살 때 진단을 받은 이후로, 엄마는 내가 다른 사람들과 같다고 주장했어요. '당뇨라고 어떤 것도 바뀌지 않아, 넌 뭐든 할 수 있어!' 그래서 나는 여학생 클럽활동을 하고, 따라 가겠다고 맹세했어요. 늦게까지 어울렸고 잠을 못 자서 혈당은 널뛰었어요. 내 기분이 나빠졌고 그래서 난 공부를 하지 않았어요. 먹거나 마셔야 하는 것, 먹거나 마시지 말아야만 하는 것을 무시했고, 늦게까지 어울리느라 잠을 못 잤고 혈당은 미치듯이 널뛰었어요. 기분이 나빠졌고, 공부를 하지 않게 되었죠."		M씨는 그녀의 문제는 그녀의 엄마를 비난하고 투사하는 것이다. 6살 때부터 당뇨를 다루어 온 사람을 어떻게 해야만 하는가?
학생: "당뇨병을 입증하려고 노력하는 것은 중요하지 않더라도, 그것이 결국 당신의 인생에서 중요한 부분에 영향을 끼치네요. 당신의 엄마는 지금 뭐라고 하시나요?"		나는 명확하게 M씨의 의도를 이해하려고 노력한다. 나 또한 정보를 수집한다.
M씨: "전혀. 엄마는 내가 여기 있는 것도 모르세요."		M씨는 본인 스스로 엄마에 대한 이야기를 했다. 그래서 나는 그녀의 엄마가 상황에 맞는 적절한 지지자인지, 위기상황의 두 번째 균형 요소인지를 알기 위해서 주의 깊게 경청한다.
학생: "엄마가 모른다구요?"		나는 "계속하세요"라고 재진술로 말했다.
M씨: "나는 기말고사가 끝날 때까지 미룰 생각이에요. 하지만 내 인생은 산산이 부서지고 있어요."		
학생: "M씨! 무엇을 미룬다구요?"	내가 제대로 했나? 나는 그녀가 인생이 부서진다고 말한 것에 대해 이야기하는 것을 도왔어야 했지만, 그녀가 무엇을 미루었는지에 대해서도 궁금했다.	나는 여전히 "미룬다"를 이해 못해서 간접적으로 질문을 했다.
M씨: (흐느끼며) "그녀는 죽어가고 있어요. 우리 엄마가 죽어가고 있다구요. 암이었지만 오랜 동안 견디어 냈기에, 나는 엄마가 정말로 죽을 것이라고 생각하지 못했어요. 두 달 정도 남았다니."		그녀는 어머니를 잃을 것에 대해 슬퍼하고 있었다.
학생: "오 정말 미안해요. 이런 고통을 맘 속에 가지고 있으면서, 미루려고 했어요?"	생각할 겨를조차 없이 슬픔이 밀려 나왔다.	
M씨: "아무도 몰라요. 심지어 내 친구들조차 몰라요."	나는 그녀에 대해 공감이 느껴졌다. 많이 외로웠던 게 틀림없다.	
학생: "다른 사람들한테 말하는 것이 당신에겐 어떤 의미인지 궁금해요."	그녀가 엄마의 죽음을 막는데 외로움과 무력감을 느꼈다는 것을 알 수 있었다. 나는 이런 느낌들에 빠지지 않고 M씨의 느낌들과 생각들에 집중해서 살펴야만 한다.	

시뮬레이션: 슬픔(비애) (계속)

학생간호사-환자 상호작용	학생간호사의 느낌	정신건강간호개념
M씨: "내가 어떻게 할 수 있는 게 아니에요. 그게 현실이죠. 엄마는 죽을 거예요. 난 엄마 없이 살 수 없어요."(울먹거린다.)		M의 당뇨 상황에 대한 스스로의 무신경과 학교생활에서의 엉망진창은 잠재적으로 "엄마 없이는 난 살 수 없어"라는 믿음을 드러내는 것과 관련이 있을 것이라고 짐작한다. 내가 엄마를 잃는다면, 얼마나 황량해질지를 안다.
학생: "M씨, 무슨 소리입니까? 살 수 없다니요?"		그녀는 엄마 없이 살 수 없다고 말하고 있는 건가? 자살에 대한 암시인가?
M씨: "내가 나를 해치는 짓은 하지 않겠지만, 어머니가 벌써 사라진 것처럼, 너무 외롭게 느껴져요."	그녀의 생활 방식 선택이 건전하지는 않더라도, 그녀가 스스로를 해치지 않기로 한 것에 대해서 안도감을 느낀다.	그녀는 예기된 슬픔을 표현한다. 하지만, Edwin Shneidman 학자는 그녀와 같은 행동을 의도하지 않는 자살이라고 언급했다
학생: "외로움을 느끼는군요. 벌써 엄마가 그립고. 무슨 방법으로 엄마가 당신에게 무슨 의미인지를 알릴 수 있을까요?"	M씨가 작별 인사를 할 수 있도록 돕는 것은 내가 사랑하는 사람들이 내게 얼마나 중요한지를 그들에게 말하는 것에 대해 생각하도록 만들었다.	내가 이해한 것을 확인했다. 다시 한번 말하지만, 나는 역전이에 대해 사정 할 필요가 있다. 내가 아니라 M씨가 안정된 수준을 유지할 필요가 있다.
M씨: "나는 매 학기마다 집에 가지 못했어요. 엄마가 전화할 때마다 말할 수 없었어요. 집에 가면 나에게 아무 일도 없었던 척을 할 수가 없어요."		M씨는 "척한다"라는 말을 쓴다. 슬픔의 단계 중 "부정"을 하고 있다.
학생: "두려워하는 게 당연합니다. 작별인사를 해야 하는 고통을 경험한다는 것은 무서운 일이지요." (그녀는 고개를 끄덕인다.) "무슨 일이 생길 거라고 생각하는 지 궁금해요."	M씨가 엄마와 어떻게 대화할 지를 나와 함께 심사숙고할 것이라는 사실로 기분이 좋다.	나는 지지해 주면서 간접적인 질문을 한다.
M씨: "아마도, 나는 강하지 못해서. 무너져 버릴 것 같아요."		
학생: "그런 다음에는요?"		나는 M의 불안을 줄이기 위해 각 단계마다 일어날 수 있는 일을 예상함으로써 문제를 해결하는 것을 돕는다. 예측할 수 있다는 것은 안전의 요구를 충족시킨다.
M씨: "엄마도 역시 울 거예요."		
학생: "당신도 같이 울겠지요" (M씨가 고개를 끄덕인다.)		
M씨: "엄마에게 말해야겠어요. 전화하는 동안 나랑 같이 있어 줄래요?"		
학생: "그럼요."	M씨가 내게 다가와 적어도 그녀의 엄마와 상실을 함께 나누겠다는 결심을 해서 나는 보람을 느낀다.	우리가 함께 이야기하는 것은 세 번째 위기균형요인, 즉 상황적 지지를 강조하는 것이다. 나는 오늘 일을 끝내기 전에 M씨가 학교와 당뇨, 어머니를 잃는 슬픔을 양립하면서 누구의 도움을 받을지 생각하는 것을 도와주고 싶다. 엄마에게 전화하겠다는 M씨의 결정은 그녀가 슬픔 과정에서 부정 단계를 처리하고 있다는 것을 의미한다. 그녀는 작별 인사를 해야 하는 고통스러운 과정을 거쳐갈 준비가 되어가고 있다.

근거기반실무 Evidence-Based Practice 5),17),28),30)

문제 53세 남편이 9개월 전에 세상을 떠난 후로 76세 미망인의 우울이 점점 심해지고 있다. 의사를 찾아갔고 그곳에서는 존엄사 법에 따라 약물을 처방 받는 것이 합법임을 알았다. 뉴스에서 뇌종양을 가진 어떤 젊은 여성이 생명연장의 고통을 감수하지 않고 사망일을 선택하기로 했다고 들은 후, 미망인은 이러한 선택도 있다는 것을 알게 되었다. 사후 돌봄을 위해 남편의 호스피스간호사가 방문했을 때, 그녀는 간호사에게 자신의 생각을 털어놓았다.

근거기반실무사정

A. 당신은 이번 경험을 통해 무엇을 알게 되었는가?

사랑하는 사람을 잃은 노인들은 대부분 우울에 빠지고 자신을 돌보지 않는다. 죽어서 사랑하는 이와 함께하겠다는 생각을 흔히 한다. 많은 사람들은 생각하는 것보다 슬퍼하는 과정에 상당한 시간을 들인다. 부부가 오래 함께 있을수록 그 과정은 길어진다. 호스피스 프로그램에서는 보통 남은 가족을 위한 상담을 한다.

근거기반실무Evidence-Based Practice 5),17),28),30) (계속)

B. **문헌에서는 무엇이라고 하는가?**
노인들에게서 슬픔과 우울을 구별하는 것은 어려울 수 있다. 약물과 다른 신체질환이 있기 때문에 더욱 복잡하다. 불행히도 의료종사자들을 비롯하여 많은 사람들이 슬퍼하는 것과 우울증상을 노년의 일부로 받아들이지만 이러한 것은 치료될 수 있다.[30] 조력자살assisted suicide은 점점 흔해지고 주요 뉴스가 되고 있다.[5] 간호사는 이와 같은 이슈에 대하여 자신의 생각과 직업윤리를 살펴보고 보다 자주 그것에 대하여 토론할 필요가 있다. 네덜란드와 같은 나라들에서는 오랫동안 점진적으로 자살과 관련된 법들을 만들고 있으며, 여기서 내재된 윤리적 딜레마를 엿볼 수 있다.[17]

C. **환자가 원하는 것은 무엇인가?**
이 환자는 애초에 죽고 싶다고 말하였지만, 대화를 통해 그녀가 감정적인 고통을 끝내고 싶어 한다는 것과 매우 압도적인 외로움을 느끼고 있다는 것이 명백해졌다. 남편의 죽음 이후 영양 감소와 탈수를 제외하면 대체로 건강한 상태였다. 그녀는 조력자살보다는 도움을 받아들이고 다른 길을 찾으려는 중이다.

계획 호스피스간호사는 환자가 의사를 만나도록 준비하고 또한 식사 배달 계획을 잡았다. 그 환자는 애도 지지그룹에 참석하는 것에 동의했다. 호스피스간호사는 가족과 친구에게 연락을 취하도록 도왔고, 서로 연락하고 활동하는 것을 늘리도록 했다. 환자의 자녀 중 한 명이 주말에 애완동물을 그녀에게 맡기기 시작했으며, 그녀가 즐기고 다룰 수 있을 만한 일인지 살펴보기로 했다. 호스피스간호사는 1년 정도 추후관리를 계획했다.

QSEN 사전지식, 기술 및 태도(KSAs)

환자중심간호: 대상자에게 적절한 특별한 목표를 수립한다.
근거기반간호: 슬픔과 우울에 관한 이론을 바탕으로 간호계획을 수립한다.

핵심요약

- 죽음의 진행과정은 변화되고 있다.
- 생명이 위태로운 중증 환자의 완화치료에서는 학제간의 통합 방식으로 전인적인 치료를 시행한다. 완화치료에는 생애 마지막 6개월 동안 이루어지는 호스피스도 포함된다.
- 슬픔은 사람의 상실, 안전, 자기확신, 꿈 등 실제 또는 지각된 상실에 대한 반응으로 인간 내적으로 경험되는 모든 것이다.
- 예기된 슬픔은 심각한 진단이 내려진 후 환자와 가족이 겪는 복잡한 경험이다. 건강관리전문가는 예기된 슬픔을 다루는 방법의 일부인 '정상화되기'와 치료적으로 '함께하기'를 가족에게 소개할 수 있다.
- 애도는 슬픔의 사회적 표현이다. 애도를 통하여 '상실로 인한 고통 및 트라우마'에서 '추모'의 과정으로 옮겨갈 수 있다.
- 영적 · 문화적 평가는 모든 간호평가의 일부이어야 한다. 보건의료인은 자신의 관점, 신념, 믿음을 다른 이에게 영향을 주지 않도록 해야 한다. 특히, 심각한 질병과 임종에 이른 환자에게는 더욱 그렇다.
- 공감은 인간관계에서 생겨나고 풍부해지는 인간적 역량으로 전 생애를 통하여 발전한다.
- 동일 문화규범 안에서 사람들은 유사한 형태의 슬픔과 애도를 나타낸다. 문화는 간호사뿐 아니라 환자에 있어 죽음과 임종에 대한 반응에 상당한 영향을 준다.
- 스스로에게 공감하는 습관과 훈련을 발전시키는 것이야말로 좋은 자기관리이다.
- 보건의료종사자는 유족을 위로하고, 애도를 돕는 많은 의사소통기술을 사용할 수 있다. 슬퍼하는 사람들이 하는 이야기를 적극적으로 들어주는 것만으로도 회복을 도울 수 있다.
- 사회적 고립, 돌아가신 이에 대한 의존, 사람들과의 풀리지 않는 갈등, 아이의 죽음, 폭력적이고 무감각한 죽음 혹은 급작스러운 죽음일 경우에는 복합적이거나 해결되지 않는 슬픔이 될 가능성이 아주 높다. 과거 경험들은 복합적 슬픔에 빠질 잠재적 위험성에 영향을 준다.
- 고인과의 관계가 재구성되고 새로운 관계와 삶의 추구에 에너지를 이용할 가능성이 있을 때 슬픔의 과정은 제대로 마무리되었다고 할 수 있다. 애도작업은 유족이나 사람들이 잃어버린 관계에 대한 즐거움과 실망을 현실적으로 기억할 때 완료된다.
- 보건의료종사자가 이전에 경험했던 상실과 관련된 슬픈 감정을 다시 느끼게 되면 스트레스가 심해질 수 있다. 스트레스로 인한 공감피로나 소진을 피하기 위해서 심리적 지지가 필요하다는 것을 인식하는 것은 아주 중요하다.

참고문헌

1) American Nurses Association. (2015). *Code of ethics for nurses with interpretive statements.* Silver Spring, MD: ANA.
2) American Psychiatric Association (APA). (2013). *Diagnosis and statistical manual of mental disorders: DSM-5.* Washington, DC: APA.
3) Ayalon, L., & Green, V. (2012). Grief in the initial adjustment process to the continuing care retirement community. *Journal of Aging Studies, 26*(4), 394-400.
4) Baird, P. (2015). Spiritual care interventions. In B.R. Ferrell, N. Coyle, & J. Paice (Eds.), *Oxford textbook of palliative nursing* (4th ed.) (pp. 546-553). New York, NY: Oxford University Press.
5) Barone, E. (2014). See which states allow assisted suicide. *Time*, November 4. Retrieved from Time.com/3551560/Brittany-maynard-right-to-die-laws/
6) Bonanno, G.A. (2009). *The other side of sadness: what the new science of bereavement tells us about life after a loss.* New York, NY: Basic Books.
7) Brown, H., & Johnston, B. (2011). Identifying care actions to conserve dignity in end of life care. *British Journal of Community Nursing, 16*(5), 238-245.
8) Byock, I. (2004). *Dying well: peace and possibilities at the end of life.* New York, NY: Riverhead Books.
9) Center to Advance Palliative Care (CAPC). (2014). *National Palliative Care Registry annual survey summary: results of the 2012 National Palliative Care Survey as of July, 2014.* Retrieved March 27, 2015, from https://registry.capc.org/cms/.
10) Chochinov, H. M. (2013). Dignity in care: Time to take action. *Journal of Pain and Symptom Management, 46*(5), 756–759.
11) Clukey, L. (2007). "Just be there": hospice caregivers' anticipatory mourning experience. *Journal of Hospice and Palliative Nursing, 9*(3), 150-158.
12) Corless, I.B. (2015). Bereavement. In B.R. Ferrell, N. Coyle, & J. Paice (Eds.), *Oxford textbook of palliative nursing* (4th ed.) (pp. 487-499). New York, NY: Oxford University Press.
13) Cotter, V.T., & Foxwell, A.M. (2015). The meaning of hope in the dying. In B.R. Ferrell, N. Coyle, & J. Paice (Eds.), *Oxford textbook of palliative nursing* (4th ed.) (pp. 475-486). New York, NY: Oxford University Press.
14) Dahlin, C.M., & Wittenberg, E. (2015). Communication in palliative care: an essential competency for nurses. In B.R. Ferrell, N. Coyle, & J. Paice (Eds.), *Oxford textbook of palliative nursing* (4th ed.) (pp. 81-109). New York, NY: Oxford University Press.
15) D'Antonio, J. (2014). Caregiver grief and anticipatory mourning. *Journal of Hospice and Palliative Nursing, 16*(2), 99-104.
16) Doka, K. (1989). *Disenfranchised grief: recognizing hidden sorrow.* New York, NY: Lexington Books.
17) Fenigsen, R. (2011). Other people's lives: reflections on medicine, ethics, and euthanasia, part two: medicine versus euthanasia. *Issues in Law & Medicine, 26*(3), 239–279.
18) Ferrell, B.R., & Coyle, N. (2008). *The nature of suffering and the goals of nursing.* New York, NY: Oxford University Press.
19) Gawande, A. (2014). *On being mortal: illness, medicine and what matters in the end.* London: Profile Books.
20) Horowitz, M. J. (1990). A model of mourning: change in schemas of self and other. *Journal of the American Psychoanalytic Association, 38*(2), 297–303.
21) Institute of Medicine (IOM). (2014). *Dying in America: improving quality and honoring individual preferences near the end of life.* Washington, DC: National Academies Press. Retrieved February 13, 2015, from http://www.iom.edu/~/media/Files/Report%20Files/2014/EOL/Report%20Brief.pdf.
22) Jones, A.L., Moss, A.J., & Harris-Kojetin, L.D. (2011). *Use of advance directives in long-term care populations. NCHS Data Brief from the CDC.* No. 54. Hyattsville, MD: National Center for Health Statistics.
23) Kübler-Ross, E. (1969). *On death and dying.* New York, NY: Macmillan.
24) Lindemann, E. (1994). Symptomatology and management of acute grief. *American Journal of Psychiatry (Sesquicentennial Suppl), 151*(6), 156.
25) Long, C.O. (2011). Cultural and spiritual considerations in palliative care. *Journal of Pediatric Hematology/Oncology, 33*(Supp. 2), S96-S101.
26) National Consensus Project (NCP) for Quality Palliative Care. (2013). *Clinical practice guidelines for quality palliative care* (3rd ed.). Retrieved February 13, 2015, from. https://www.hpna.org/multimedia/NCP_Clinical_Practice_Guidelines_3rd_Edition.pdf.
27) National Hospice and Palliative Care Organization (NHPCO). (2014). *NHPCO's facts and figures: hospice care in America* (2014 ed.). Alexandria, VA: National Hospice and Palliative Care Organization. Retrieved from. http://www.nhpco.org.
28) National Institute on Aging. (2012). *End of life: Helping with comfort and care.* NIH Publication no. 08-6036. Retrieved from http://tinyurl.com/o9fxv2o
29) Neimeyer, R.A., Burke, L.A., Mackay, M.M., et al. (2010). Grief therapy and the reconstruction of meanings from principles to practice. *Journal of Contemporary Psychotherapy, 40*(2), 73-83.
30) Phillips Lifeline. (2015). *Grief versus depression in the elderly: what's really going on?* Retrieved from http://www.lifelinesys.com/content/blog/healthcare-professionals/acceptance-and-adherence/grief-vs-depression-in-the-elderly-whats-really-going-on
31) Prince-Paul, M.J., & Daly, B. (2015). Ethical considerations in palliative care. In B.R. Ferrell, N. Coyle, & J. Paice (Eds.), *Oxford textbook of palliative nursing* (4th ed.) (pp. 987-1000). New York, NY: Oxford University Press.
32) Puchalski, C., & Ferrell, B.R. (2010). *Making health care whole: integrating spirituality into palliative care.* West Conshohocken, PA: Templeton Press.
33) Puchalski, C. M., & Romer, A. L. (2000). Taking a spiritual history allows clinicians to understand patients more fully. *Journal of Palliative Medicine, 3*(1), 129–137. Reprinted with permission, C. Pushalski, MD, 2015.
34) Puchalski, C., Ferrell, B.R., Virani, R., et al. (2009). Improving the

quality of spiritual care as a dimension of palliative care: the report of the consensus conference. *Journal of Palliative Medicine, 12*(10), 885-904.
35) Reich, W.T. (1989). Speaking of suffering: a moral account of compassion. *Soundings, 72,* 83-108.
36) Robinson, D. (1997). *Good intentions: the nine unconscious mistakes of nice people.* New York, NY: Warner Books.
37) Steele, R., & Davies, B. (2015). Supporting families in palliative care. In B.R. Ferrell, N. Coyle, & J. Paice (Eds.), *Oxford textbook of palliative nursing* (4th ed.) (pp. 500-514). New York, NY: Oxford University Press.
38) Stroebe, M., & Schut, H. (1999). The dual process model of coping with bereavement: rationale and description. *Death Studies, 23,* 197-202.
39) Teno, J.M., Gozalo, P.L., Bynum, J.P.W., et al. (2013). Change in end of life care for Medicare beneficiaries: site of death, place of care, and health care transitions in 2000, 2005, and 2009. *Journal of the American Medical Association, 309*(5), 470-477.
40) Vachon, M., Huggard, P.K., & Huggard, J. (2015). Reflections on occupation stress in palliative care nursing: is it changing? In B.R. Ferrell, N. Coyle, & J. Paice (Eds.), *Oxford textbook of palliative nursing* (4th ed.) (pp. 969-986). New York, NY: Oxford University Press.
41) van Kessel, G. (2013). The ability of older people to overcome adversity: a review of the resilience concept. *Geriatric Nursing, 34*(2), 122-127.
42) Wittenberg-Lyles, E., Goldsmith, J., Ferrell, B., et al. (2013). *Communication in palliative nursing.* New York, NY: Oxford University Press.
43) Wittenberg-Lyles, E., Goldsmith, J., & Ragan, S. (2010). The COMFORT initiative: palliative nursing and the centrality of communication. *Journal of Hospice and Palliative Nursing, 12*(5), 282-292.
44) Worden, J.W. (2009). *Grief counseling and grief therapy: a handbook for the mental health professional* (4th ed.). New York, NY: Springer.
45) Zerbe, K.J. (1999). *Women's mental health in primary care* (pp. 207–208). Philadelphia, PA: Saunders.
46) Zisook, S., & Zisook, S.A. (2005). Death, dying and bereavement. In B.J. Sadock, & V.A. Sadock (Eds.) *Kaplan & Sadock's comprehensive textbook of psychiatry* (8th ed.) *vol. 11.* (pp. 2367-2392). Philadelphia, PA: Lippincott Williams & Wilkins.

DSM-5 분류

각 질환명 앞에 ICD-9-CM 부호를 제시하였고, ICD-10-CM 부호는 괄호로 뒤에 제시하였다. ICD-9-CM 또는 ICD-10-CM 부호 중 어느 것도 적용할 수 없는 질환은 빈칸으로 남겨두었다. 일부 질환의 경우, 아형이나 명시자에 대해서만 부호를 적용할 수 있었다.

ICD-9-CM 부호는 미국에서 2014년 9월 30일까지 부호화 목적으로 사용하며, ICD-10-CM 부호는 2014년 10월 1일을 기점으로 사용을 시작한다.

모든 '다른 의학적 상태로 인한 정신질환'들에 대한 주의점: '의학적 상태로 인한 정신질환'에는, 해당하는 기타 의학적 상태의 이름을 표시해야 한다. 기타 의학적 상태에 대한 부호와 이름을 의학적 상태로 의한 정신질환 앞에 먼저 기재해야 한다.

신경발달장애 Neurodevelopmental Disorders

		지적장애			Intellectual Disabilities
___.__	(___.__)	지적장애(지적발달장애)	___.__	(___.__)	Intellectual Disability (Intellectual Developmental Disorder)
		현재의 심각도를 명시할 것:			Specify current severity:
317	(F70)	경도	317	(F70)	Mild
318.0	(F71)	중등도	318.0	(F71)	Moderate
318.1	(F72)	고도	318.1	(F72)	Severe
318.2	(F73)	최고도	318.2	(F73)	Profound
315.8	(F88)	전반적 발달지연	315.8	(F88)	Global Developmental Delay
319	(F79)	명시되지 않는 지적장애(지적발달장애)	319	(F79)	Unspecified Intellectual Disability (Intellectual Developmental Disorder)

		의사소통장애			Communication Disorders
315.32	(F80.2)	언어장애	315.39	(F80.9)	Language Disorder
315.39	(F80.0)	말소리장애	315.39	(F80.0)	Speech Sound Disorder
315.35	(F80.81)	아동기 발병 유창성장애(말더듬)	315.35	(F80.81)	Childhood–Onset Fluency Disorder (Stuttering)
		주의점: 늦은 발병의 경우 307.0 (F98.5) 성인기 발병 유창성장애로 진단한다.			Note: Later–onset cases are diagnosed as 307.0 (F98.5) adult–onset fluency disorder.
315.39	(F80.89)	사회적(실용적) 의사소통장애	315.39	(F80.89)	Social (Pragmatic) Communication Disorder
307.9	(F80.9)	명시되지 않는 의사소통장애	307.9	(F80.9)	Unspecified Communication Disorder

		자폐스펙트럼장애			Autism Spectrum Disorder
299.00	(F84.0)	자폐스펙트럼장애	299.00	(F84.0)	Autism Spectrum Disorder
		다음의 경우 명시할 것: 알려진 의학적 · 유전적 상태 또는 환경적 요인과 연관된 경우, 다른 신경 발달, 정신 또는 행동 장애와 연관된 경우			Specify if: Associated with a Known medical or genetic condition or environmental factor; Associated with another neurodevelopmental, mental, or behavioral disorder
		진단기준 A와 진단기준 B에 대해서 현재의 심각도를 명시할 것: 매우 상당한 지원을 필요로 하는 수준, 상당한 지원을 필요로 하는 수준, 지원이 필요한 수준			Specify current severity for Criterion A and Criterion B: Requiring very substantial support, Requiring substantial support, Requiring support

		지적 손상을 동반하는 경우 또는 동반하지 않는 경우, 언어 손상을 동반하는 경우 또는 동반하지 않는 경우, 긴장증 동반(추가적인 부호 293.89[F06.1]을 사용하시오)

		Specify if: With or without accompanying intellectual impairment, With or without accompanying language impairment, With catatonia (use additional code 293.89 [F06.1])

주의력결핍 과잉행동장애

___.__	(___.__)	주의력결핍 과잉행동장애
		다음 중 하나를 명시할 것:
314.01	(F90.2)	복합형
314.00	(F90.0)	주의력결핍 우세형
314.01	(F90.1)	과잉행동/충동 우세형
		다음의 경우 명시할 것: 부분 관해 상태
		현재의 심각도를 명시할 것: 경도, 중등도, 고도
314.01	(F90.8)	달리 명시된 주의력결핍 과잉행동장애
314.01	(F90.9)	명시되지 않는 주의력결핍 과잉행동장애

Attention–Deficit/Hyperactivity Disorder

___.__	(___.__)	Attention–Deficit/Hyperactivity Disorder
		Specify Whether:
314.01	(F90.2)	Combined presentation
314.00	(F90.0)	Predominantly inattentive presentation
314.01	(F90.1)	Predominantly hyperactive/impulsive presentation
		Specify if: In partial remission
		Specify current severity: Mild, Moderate, Severe
314.01	(F90.8)	Other Specified Attention–Deficit/Hyperactivity Disorder
314.01	(F90.9)	Unspecified Attention–Deficit/Hyperactivity Disorder

특정학습장애

___.__	(___.__)	특정학습장애
		다음의 경우 명시할 것:
315.00	(F81.0)	읽기 손상 동반(단어 읽기 정확도, 읽기 속도 또는 유창성, 독해력 손상을 동반하는 경우 명시할 것)
315.2	(F81.81)	기 손상 동반(철자 정확도, 문법과 구두점 정확도, 작문의 명료도와 구조화 손상을 동반하는 경우 명시할 것)
315.1	(F81.2)	수학 손상 동반(수 감각, 단순 연산값의 암기, 계산의 정확도 또는 유창성, 수학적 추론의 정확도 손상을 동반하는 경우 명시할 것)
		현재의 심각도를 명시할 것: 경도, 중등도, 고도

Specific Learning Disorder

___.__	(___.__)	Specific Learning Disorder
		Specify if:
315.00	(F81.0)	With impairment in reading (specify if with word reading accuracy, reading rate or fluency, reading comprehension)
315.2	(F81.81)	With impairment in written expression (specify if with spelling accuracy, grammar and punctuation accuracy, clarity or organization of written expression)
315.1	(F81.2)	With impairment in mathematics (specify if with number sense, memorization of arithmetic facts, accurate or fluent calculation, accurate math reasoning)
		Specify current severity: Mild, Moderate, Severe

운동장애

315.4	(F82)	발달성 협응장애
307.3	(F98.4)	상동증적 운동장애
		다음의 경우 명시할 것: 자해 행동을 동반하는 경우, 자해 행동을 동반하지 않는 경우
		다음의 경우 명시할 것: 알려진 의학적 · 유전적 상태, 신경발달장애 또는 환경적 요인과 연관된 경우
		현재의 심각도를 명시할 것: 경도, 중등도, 고도

Motor Disorders

315.4	(F82)	Developmental Coordination Disorder
307.3	(F98.4)	Stereotypic Movement Disorder
		Specify if: With self–injurious behavior, Without self–injurious behavior
		Specify if: Associated with a known medical or genetic condition, neuro–developmental disorder, or environmental factor
		Specify current severity: Mild, Moderate, Severe

틱장애

307.23	(F96.2)	투렛장애
307.22	(F95.1)	지속성(만성) 운동 또는 음성 틱장애
		다음의 경우 명시할 것: 운동 틱만 있는 경우, 음성 틱만 있는 경우
307.21	(F95.0)	잠정적 틱장애
307.20	(F95.8)	달리 명시된 틱장애
307.20	(F95.9)	명시되지 않는 틱장애

Tic Disorders

307.23	(F95.2)	Tourette's Disorder
307.22	(F95.1)	Persistent (Chronic) Motor or Vocal Tic Disorder
		Specify if: With motor tics only, With vocal tics only
307.21	(F95.0)	Provisional Tic Disorder
307.20	(F95.8)	Other Specified Tic Disorder
307.20	(F95.9)	Unspecified Tic Disorder

기타 신경발달장애

315.8	(F88)	달리 명시된 신경발달장애
315.9	(F89)	명시되지 않는 신경발달장애

Other Neurodevelopmental Disorders

315.8	(F88)	Other Specified Neurodevelopmental Disorder
315.9	(F89)	Unspecified Neurodevelopmental Disorder

조현병 스펙트럼 및 기타 정신병적 장애
Schizophrenia Spectrum and Other Psychotic Disorders

다음의 명시자를 조현병 스펙트럼 및 기타 정신병적 장애의 해당 부분에 적용한다.

[**a] 다음의 경우 명시할 것: 다음의 경과 명시자들은 장애 지속 기간이 1년이 지난 후에만 사용함. 첫 삽화, 현재 급성 삽화 상태/첫 삽화, 현재 부분 관해 상태/첫 삽화, 현재 완전 관해 상태/다중 삽화, 현재 급성 삽화 상태/다중 삽화, 현재 부분 관해 상태/다중 삽화, 현재 완전 관해 상태/지속적인 상태/명시되지 않는 경우

The following specifiers apply to Schizophrenia Spectrum and Other Psychotic Disorders where indicated:

[**a] Specify if: The following course specifiers are only to be used after a 1–year duration of the disorder: First episode, currently in acute episode; Fist episode, currently in partial remission; First episode, currently in full remission; Multiple episodes, currently in acute episode; Multiple episodes, currently in partial remission; Multiple episodes, currently in full remission; Continuous; Unspecified

**b 다음의 경우 명시할 것: 긴장증 동반(추가적인 부호 293.89[F06.1]을 사용하시오.)

**c 망상, 환각, 와해된 언어, 비정상적 정신운동 행동, 음성 증상, 인지 손상, 우울 및 조증 증상에 대한 현재의 심각도를 명시할 것

301.22 (F21) 조현형 (성격)장애

297.1 (F22) 망상장애[a, c]

다음 중 하나를 명시할 것: 색정형, 과대형, 질투형, 피해형, 신체형, 혼합형, 명시되지 않는 유형

다음의 경우 명시할 것: 괴이한 내용 동반

298.8 (F23) 단기 정신병적 장애[b, c]

다음의 경우 명시할 것: 현저한 스트레스 요인을 동반하는 경우, 현저한 스트레스 요인을 동반하지 않는 경우, 산후 발병

295.40 (F20.81) 조현양상장애[b, c]

다음의 경우 명시할 것: 양호한 예후 특징을 동반하는 경우, 양호한 예후 특징을 동반하지 않는 경우

295.90 (F20.9) 조현병[a, b, c]

___.__ (___._) 조현정동장애[a, b, c]

다음 중 하나를 명시할 것:

295.70 (F25.0) 양극형

295.70 (F25.1) 우울형

___.__ (___._) 물질/약물치료로 유발된 정신병적 장애

주의점: 특정 물질에 대한 부호와 ICD-9-CM, ICD-10-CM 부호화에 대해서는 진단기준세트와 해당하는 기록 절차를 참조하시오.

다음의 경우 명시할 것: 중독 중 발병, 금단 중 발병

___.__ (___._) 다른 의학적 상태로 인한 정신병적 장애[c]

다음 중 하나를 명시할 것:

293.81 (F06.2) 망상 동반

293.82 (F06.0) 환각 동반

293.89 (F06.1) 다른 정신질환과 연관된 긴장증(긴장증 명시자)

293.89 (F06.1) 다른 의학적 상태로 인한 긴장성장애

293.89 (F06.1) 명시되지 않는 긴장증

주의점: 781.99 (R29.818) 신경계와 근골격계를 침범하는 기타 증상을 먼저 부호화하시오.

298.8 (F28) 달리 명시된 조현병 스펙트럼 및 기타 정신병적 장애

298.9 (F29) 명시되지 않는 조현병 스펙트럼 및 기타 정신병적 장애

**b Specify if: With catatonia (use additional code 293.89 [F06.1])

**c Specify current severity of delusions, hallucinations, disorganized speech, abnormal psychomotor behavior, negative symptoms, impaired cognition, depression, and mania symptoms

301.22 (F21) Schizotypal (Personality) Disorder

297.1 (F22) Delusional Disorder[a,c]

Specify whether: Erotomanic type, Grandiose type, Jealous type, Persecutory type, Somatic type, Mixed type, Unspecified type

Specify if: With bizarre content

298.8 (F23) Brief Psychotic Disorder[b,c]

Specify if: With marked stressor(s), Without marked stressor(s), With postpartum onset

295.40 (F20.81) Schizophreniform Disorder[b,c]

Specify if: With good prognostic features, Without good prognostic features

295.90 (F20.9) Schizophrenia[a,b,c]

___.__ (___._) Schizoaffective Disorder[a,b,c]

Specify whether:

295.70 (F25.0) Bipolar type

295.70 (F25.1) Depressive type

___.__ (___._) Substance/Medication–Induced Psychotic Disorder[c]

Note: See the criteria set and corresponding recording procedures for substance-specific codes and ICD-9-CM and ICD-10-CM coding.

Specify if: With onset during intoxication, With onset during withdrawal

___.__ (___._) Psychotic Disorder Due to Another Medical Condition[c]

Specify whether:

293.81 (F06.2) With delusions

293.82 (F06.0) With hallucinations

293.89 (F06.1) Catatonia Associated With Another Mental Disorder (Catatonia Specifier)

293.89 (F06.1) Catatonic Disorder Due to Another Medical Condition

293.89 (F06.1) Unspecified Catatonia

Note: Code first 781.99 (R29.818) other symptoms involving nervous and musculoskeletal systems.

298.8 (F28) Other Specified Schizophrenia Spectrum and Other Psychotic Disorder

289.9 (F29) Unspecified Schizophrenia Spectrum and Other Psychotic Disorder

양극성 및 관련 장애
Bipolar and Related Disorders

다음의 명시자를 양극성 및 관련 장애의 해당 부분에 적용한다.

**a 명시할 것: 불안증 동반(현재의 심각도를 명시할 것: 경도, 중등도, 중등도-고도, 고도), 혼재성 양상 동반, 급속 순환성 동반, 멜랑콜리아 양상 동반, 비전형적 양상 동반, 기분과 일치하는 정신병적 양상 동반, 기분과 일치하지 않는 정신병적 양상 동반, 긴장증 동반(추가적인 부호 293.89[F06.1]을 사용하시오.), 주산기 발병 동반, 계절성 동반

___.__ (___._) 제I형 양극성장애[a]

___.__ (___._) 현재 또는 가장 최근 조증 삽화

296.41 (F31.11) 경도

296.42 (F31.12) 중등도

296.43 (F31.13) 고도

296.44 (F31.2) 정신병적 양상 동반

296.45 (F31.71) 부분 관해 상태

296.46 (F31.72) 완전 관해 상태

296.40 (F31.9) 명시되지 않는 경우

The following specifiers apply to Bipolar and Related Disorders where indicated.

**a Specify: With anxious distress (specify current severity: mild, moderate, moderate-severe, severe); With mixed features; With rapid cycling; With melancholic features; With atypical features; With mood-congruent psychotic features; With mood-incongruent psychotic features; With catatonia (use additional code 293.89[F06.1]); With peripartum onset; With seasonal pattern

___.__ (___._) Bipolar I Disorder[a]

___.__ (___._) Current or most recent episode manic

296.41 (F31.11) Mild

296.42 (F31.12) Moderate

296.43 (F31.13) Severe

296.44 (F31.2) With psychotic features

296.45 (F31.73) In partial remission

296.46 (F31.74) In full remission

296.40 (F31.9) Unspecified

296.40 (F31.0) 현재 또는 가장 최근 경조증 삽화
296.45 (F31.71) 부분 관해 상태
296.46 (F31.72) 완전 관해 상태
296.40 (F31.9) 명시되지 않는 경우
___.___ (___.___) 현재 또는 가장 최근 우울증 삽화
296.51 (F31.31) 경도
296.52 (F31.32) 중등도
296.53 (F31.4) 고도
296.54 (F31.5) 정신병적 양상 동반
296.55 (F31.75) 부분 관해 상태
296.56 (F31.76) 완전 관해 상태
296.50 (F31.9) 명시되지 않는 경우
296.7 (F31.9) 현재 또는 가장 최근 명시되지 않는 삽화
296.89 (F31.81) 제II형 양극성장애[a]
현재 또는 가장 최근 삽화를 명시할 것: 경조증, 우울증
기분 삽화가 진단기준을 완전히 충족하지 않는 경우 명시할 것: 부분 관해 상태, 완전 관해 상태

기분 삽화가 진단기준을 완전히 충족하는 경우 심각도를 명시할 것: 경도, 중등도, 고도
301.13 (F34.0) 순환성장애
다음의 경우 명시할 것: 불안증 동반
___.___ (___.___) 물질/약물치료로 유발된 양극성 및 관련 장애

주의점: 특정 물질에 대한 부호와 ICD-9-CM, ICD-10-CM 부호화에 대해서는 진단기준세트와 해당하는 기록 절차를 참조하시오.
다음의 경우 명시할 것: 중독 중 발병, 금단 중 발병

298.83 (___.___) 다른 의학적 상태로 인한 양극성 및 관련 장애

다음의 경우 명시할 것:
(F06.33) 조증 양상 동반
(F06.33) 조증 또는 경조증 유사 삽화 동반
(F06.34) 혼재성 양상 동반
296.89 (F31.89) 달리 명시된 양극성 및 관련 장애
296.80 (F31.9) 명시되지 않는 양극성 및 관련 장애

296.40 (F31.0) Current or most recent episode hypomanic
296.45 (F31.71) In partial remission
296.46 (F31.72) In full remission
296.40 (F31.9) Unspecified
___.___ (___.___) Current or most recent episode depressed
296.51 (F31.31) Mild
296.52 (F31.32) Moderate
296.53 (F31.4) Severe
296.54 (F31.5) With psychotic features
296.55 (F31.75) In partial remission
296.56 (F31.76) In full remission
296.50 (F31.9) Unspecified
296.7 (F31.9) Current or most recent episode unspecified
296.89 (F31.81) Bipolar II Disorder[a]
Specify current or most recent episode: Hypomanic, Depressed Specify course if full criteria for a mood episode are not currently met: In partial remission, In full remission
Specify severity if full criteria for a mood episode are mot currently met: Mild, Moderate, Severe
301.13 (F34.0) Cyclothymic Disorder
Specify if: With anxious distress
___.___ (___.___) Substance/Medication–Induced Bipolar and Related Disorder
Note: See the criteria set and corresponding recording procedures for substance–specific codes and ICD–9–CM and ICD–10–CM coding.
Specify if: With onset during intoxication, With onset during withdrawal
293.83 (___.___) Bipolar and Related Disorder Due to Another Medical Condition
Specify if:
(F06.33) With manic features
(F06.33) With manic–or hypomanic–like episode
(F06.34) With mixed features
296.89 (F31.89) Other Specified Bipolar and Related Disorder
296.80 (F31.9) Unspecified Bipolar and Related Disorder

우울장애
Depressive Disorders

다음의 명시자를 우울장애의 해당 부분에 적용한다.
**a 명시할 것: 불안증 동반(현재의 심각도를 명시할 것: 경도, 중등도, 중등도-고도, 고도), 혼재성 양상 동반, 멜랑콜리아 양상 동반, 비전형적 양상 동반, 기분과 일치하는 정신병적 양상 동반, 기분과 일치하지 않는 정신병적 양상 동반, 긴장증 동반(추가적인 부호 293.89[F06.1]을 사용하시오), 주산기 발병 동반, 계절성 동반

296.99 (F34.8) 파괴적 기분조절부전장애
___.___ (___.___) 주요우울장애[a]
___.___ (___.___) 단일 삽화
296.21 (F32.0) 경도
296.22 (F32.1) 중등도
296.23 (F32.2) 고도
296.24 (F32.3) 정신병적 양상 동반
296.25 (F32.4) 부분 관해 상태
296.26 (F32.5) 완전 관해 상태
296.20 (F32.9) 명시되지 않는 경우
___.___ (___.___) 재발성 삽화
296.31 (F33.0) 경도
296.32 (F33.1) 중등도
296.33 (F33.2) 고도
296.34 (F33.3) 정신병적 양상 동반

The following specifiers apply to Depressive Disorders where indicated:
**a Specify: With anxious distress (specify current severity: mild, moderate, moderate–severe, severe); With mixed features; With melancholic features; With atypical features; With mood–congruent psychotic features; With mood–incongruent psychotic features; With catatonia (use additional code 293.89[F06.1]); With peripartum onset; With seasonal pattern

296.99 (F34.8) Disruptive Mood Dysregulation Disorder
___.___ (___.___) Major Depressive Disorder[a]
___.___ (___.___) Single episode
296.21 (F32.0) Mild
296.22 (F32.1) Moderate
296.23 (F32.2) Severe
296.24 (F32.3) With psychotic features
296.25 (F32.4) In partial remission
296.26 (F32.5) In full remission
296.20 (F32.9) Unspecified
___.___ (___.___) Recurrent episode
296.31 (F33.0) Mild
296.32 (F33.1) Moderate
296.33 (F33.2) Severe
296.34 (F33.3) With psychotic features

296.35 (F33.41) 부분 관해 상태
296.36 (F33.42) 완전 관해 상태
296.30 (F33.9) 명시되지 않는 경우
300.4 (F34.1) 지속성 우울장애(기분저하증)[a]
다음의 경우 명시할 것: 부분 관해 상태, 완전 관해 상태
다음의 경우 명시할 것: 조기 발병, 후기 발병
다음의 경우 명시할 것: 순수한 기분저하 증후군 동반/지속성 주요우울 삽화 동반/간헐적인 주요우울 삽화, 현재 삽화를 동반하는 경우 동반/간헐적인 주요우울삽화, 현재 삽화를 동반하지 않는 경우
현재의 심각도를 명시할 것: 경도, 중등도, 고도
625.4 (F94.3) 월경전불쾌감장애
___.__ (___.__) 물질/약물치료로 유발된 우울장애
주의점: 특정 물질에 대한 부호와 ICD-9-CM, ICD-10-CM 부호화에 대해서는 진단기준세트와 해당하는 기록 절차를 참조하시오.
다음의 경우 명시할 것: 중독 중 발병, 금단 중 발병
293.83 (___.__) 다른 의학적 상태로 인한 우울장애
다음의 경우 명시할 것:
(F06.31) 우울 양상 동반
(F06.32) 주요우울 유사 삽화 동반
(F06.34) 혼재성 양상 동반
311 (F32.8) 달리 명시된 우울장애
311 (F32.9) 명시되지 않는 우울장애

296.35 (F33.41) In partial remission
296.36 (F33.42) In full remission
296.30 (F33.9) Unspecified
300.4 (F34.1) Persistent Depressive Disorder (Dysthymia)[a]
Specify if: In partial remission, In full remission
Specify if: Early onset, Late onset
Specify if: With pure dysthymic syndrome; With persistent major depressive episode; With intermittent major depressive episodes, with current episode; With intermittent major depressive episodes, without current episode
Specify current severity: Mild, Moderate, Severe
625.4 (N94.3) Premenstrual Dysphoric Disorder
___.__ (___.__) Substance/Medication–Induced Depressive Disorder
Note: See the criteria set and corresponding recording procedures for substance-specific codes and ICD-9-CM and ICD-10-CM coding.
Specify if: With onset during intoxication, With onset during withdrawal
293.83 (___.__) Depressive Disorder Due to Another Medical Condition
Specify if:
(F06.31) With depressive features
(F06.32) With major depressive-like episode
(F06.34) With mixed features
311 (F32.8) Other Specified Depressive Disorder
311 (F32.9) Unspecified Depressive Disorder

불안장애
Anxiety Disorders

309.21 (F93.0) 분리불안장애
313.23 (F94.0) 선택적 함구증
300.29 (___.__) 특정공포증
다음의 경우 명시할 것:
(F40.218) 동물형
(F40.228) 자연환경형
___.__ (___.__) 혈액-주사-손상형
(F40.230) 혈액에 대한 공포
(F40.231) 주사, 수혈에 대한 공포
(F40.232) 기타 의학적 도움에 대한 공포
(F40.233) 부상에 대한 공포
(F40.248) 상황형
(F40.298) 기타형
300.23 (F40.10) 사회불안장애(사회공포증)
다음의 경우 명시할 것: 수행형 단독
300.01 (F41.0) 공황장애
___.__ (___.__) 공황발작 명시자
300.22 (F40.00) 광장공포증
300.02 (F41.1) 범불안장애
___.__ (___.__) 물질/약물치료로 유발된 불안장애
주의점: 특정 물질에 대한 부호와 ICD-9-CM, ICD-10-CM 부호화에 대해서는 진단기준세트와 해당하는 기록 절차를 참조하시오.
다음의 경우 명시할 것: 중독 중 발병, 금단 중 발병, 치료약물 사용 후 발병
293.84 (F06.4) 다른 의학적 상태로 인한 불안장애
300.09 (F41.8) 달리 명시된 불안장애
300.00 (F41.9) 명시되지 않는 불안장애

309.21 (F93.0) Separation Anxiety Disorder
313.23 (F94.0) Selective Mutism
300.29 (___.__) Specific Phobia
Specify if:
(F40.218) Animal
(F40.228) Natural environment
___.__ (___.__) Blood–injection–injury
(F40.230) Fear of blood
(F40.231) Fear of injections and transfusions
(F40.232) Fear of other medical care
(F40.233) Fear of injury
(F40.248) Situational
(F40.298) Other
300.23 (F40.10) Social Anxiety Disorder (Social Phobia)
Specify if: Performance only
300.01 (F41.0) Panic Disorder
___.__ (___.__) Panic Attack Specifier
300.22 (F40.00) Agoraphobia
300.02 (F41.1) Generalized Anxiety Disorder
___.__ (___.__) Substance/Medication–Induced Anxiety Disorder
Note: See the criteria set and corresponding recording procedures for substance-specific codes and ICD-9-CM and ICD-10-CM coding.
Specify if: With onset during intoxication, With onset during withdrawal, With onset after medication use
293.84 (F06.4) Anxiety Disorder Due to Another medical Condition
300.09 (F41.8) Other Specified Anxiety Disorder
300.00 (F41.9) Unspecified Anxiety Disorder

강박 및 관련 장애
Obsessive–Compulsive and Related Disorders

다음의 명시자를 강박 및 관련 장애의 해당 부분에 적용한다.

**a 다음의 경우 명시할 것: 좋거나 양호한 병식, 좋지 않은 병식, 병식 없음/망상적 믿음

300.3	(F42)	강박장애[a]
		다음의 경우 명시할 것: 틱관련
300.7	(F45.22)	신체이형장애[a]
		다음의 경우 명시할 것: 근육이형증 동반
300.3	(F42)	수집광[a]
		다음의 경우 명시할 것: 과도한 습득 동반
312.39	(F63.3)	발모광(털뽑기장애)
698.4	(L98.1)	피부뜯기장애
___.__	(___.__)	물질/약물치료로 유발된 강박 및 관련 장애
		주의점: 특정 물질에 대한 부호와 ICD-9-CM, ICD-10-CM 부호화에 대해서는 진단기준세트와 해당하는 기록 절차를 참조하시오.
		다음의 경우 명시할 것: 중독 중 발병, 금단 중 발병, 치료약물 사용 후 발병
294.8	(F06.8)	다른 의학적 상태로 인한 강박 및 관련 장애
		다음의 경우 명시할 것: 강박장애 유사 증상 동반, 외모에 대한 집착 동반, 수집광 증상 동반, 털뽑기 증상 동반, 피부뜯기 증상 동반
300.3	(F42)	달리 명시된 강박 및 관련 장애
300.3	(F42)	명시되지 않는 강박 및 관련 장애

The following specifier applies to Obsessive–Compulsive and Related Disorders where indicated:

**a Specify if: With good or fair insight, With poor insight, With absent insight/delusional beliefs

300.3	(F42)	Obsessive–Compulsive Disorder[a]
		Specify if: Tic–related
300.7	(F45.22)	Body Dysmorphic Disorder[a]
		Specify if: With muscle dysmorphia
300.3	(F42)	Hoarding Disorder[a]
		Specify if: With excessive acquisition
312.39	(F63.3)	Trichotillomania (Hair–Pulling Disorder)
698.4	(L98.1)	Excoriation (Skin–Picking) Disorder
___.__	(___.__)	Substance/Medication–Induced Obsessive–Compulsive and Related Disorder
		Note: See the criteria set and corresponding recording procedures for substance–specific codes and ICD–9–CM and ICD–10–CM coding.
		Specify if: With onset during intoxication, With onset during withdrawal, With onset after medication use
294.8	(F06.8)	Obsessive–Compulsive and Related Disorder Due to Another Medical Condition
		Specify if: With obsessive–compulsive disorder–like symptoms, With appearance preoccupations, With hoarding symptoms, With hair–pulling symptoms, With skin–picking symptoms
300.3	(F42)	Ot her Specified Obsessive–Compulsive and Related Disorder
300.3	(F42)	Un specified Obsessive–Compulsive and Related Disorder

외상 및 스트레스 관련 장애
Trauma– and Stressor–Related Disorders

313.89	(F94.1)	반응성 애착장애
		다음의 경우 명시할 것: 지속성
		현재의 심각도를 명시할 것: 고도
313.89	(F94.2)	탈억제성 사회적 유대감 장애
		다음의 경우 명시할 것: 지속성
		현재의 심각도를 명시할 것: 고도
309.81	(F43.10)	외상후 스트레스장애(6세 이하 아동의 외상후 스트레스장애 포함)
		다음 중 하나를 명시할 것: 해리 증상 동반
		다음의 경우 명시할 것: 지연되어 표현되는 경우
308.3	(F43.0)	급성 스트레스장애
___.__	(___.__)	적응장애
		다음 중 하나를 명시할 것:
309.0	(F43.21)	우울 기분 동반
309.24	(F43.22)	불안 동반
309.28	(F43.23)	불안 및 우울 기분 함께 동반
309.3	(F43.24)	품행장애 동반
309.4	(F43.25)	정서 및 품행 장애 함께 동반
309.9	(F43.20)	명시되지 않는 경우
		다음의 경우 명시할 것: 급성, 지속성(만성)
309.89	(F43.8)	달리 명시된 외상 및 스트레스 관련 장애
309.9	(F43.9)	명시되지 않는 외상 및 스트레스 관련 장애

313.89	(F94.1)	Reactive Attachment Disorder
		Specify if: Persistent
		Specify current severity: Severe
313.89	(F94.2)	Disinhibited Social Engagement Disorder
		Specify if: Persistent
		Specify current severity: Severe
309.81	(F43.10)	Posttraumatic Stress Disorder (includes Posttraumatic Stress Disorder for children 6 Years and Younger)
		Specify whether: With dissociative symptoms
		Specify if: With delayed expression
308.3	(F43.0)	Acute Stress Disorder
___.__	(___.__)	Adjustment Disorders
		Specify whether:
309.0	(F43.21)	With depressed mood
309.24	(F43.22)	With anxiety
309.28	(F43.23)	With mixed anxiety and depressed mood
309.3	(F43.24)	With disturbance of emotions and conduct
309.4	(F43.25)	With mixed disturbance of emotions and conduct
309.9	(F43.20)	Unspecified
309.89	(F43.8)	Other Specified Trauma– and Stressor–Related Disorder
309.9	(F43.9)	Unspecified Trauma– and Stressor–Related Disorder

해리장애
Dissociative Disorders

300.14	(F44.81)	해리성 정체성장애
300.12	(F44.0)	해리성 기억상실
		다음의 경우 명시할 것:
300.13	(F44.1)	해리성 둔주 동반

300.14	(F44.81)	Dissociative Identity Disorder
300.12	(F44.0)	Dissociative Amnesia
		Specify if:
300.13	(F44.1)	With dissociative fugue

300.6	(F48.1)	이인성/비현실감 장애	300.6	(F48.1)	Depersonalization/Derealization Disorder
300.15	(F44.89)	달리 명시된 해리장애	300.15	(F44.89)	Other Specified Dissociative Disorder
300.15	(F44.9)	명시되지 않는 해리장애	300.15	(F44.9)	Unspecified Dissociative Disorder

신체증상 및 관련 장애
Somatic Symptom and Related Disorders

300.82	(F45.1)	신체증상장애	300.82	(F45.1)	Somatic Symptom Disorder
		다음의 경우 명시할 것: 통증이 우세한 경우			Specify if: With predominant pain
		다음의 경우 명시할 것: 지속성			Specify if: Persistent
		현재의 심각도를 명시할 것: 경도, 중등도, 고도			Specify current severity: Mild, Moderate, Severe
300.7	(F45.21)	질병불안장애	300.7	(F45.21)	Illness Anxiety Disorder
		다음 중 하나를 명시할 것: 진료추구형, 진료회피형			Specify whether: Care seeking type, Care avoidant type
300.11	(___._)	전환장애(기능성 신경학적 증상장애)	300.11	(___._)	Conversion Disorder (Functional Neurological Symptom Disorder)
		증상 유형을 명시할 것:			Specify symptom type:
	(F44.4)	쇠약감이나 마비 동반		(F44.4)	With weakness or paralysis
	(F44.4)	이상 운동 동반		(F44.4)	With abnormal movement
	(F44.4)	삼키기 증상 동반		(F44.4)	With swallowing symptoms
	(F44.4)	언어 증상 동반		(F44.4)	With speech symptom
	(F44.5)	발작 동반		(F44.5)	With attacks or seizures
	(F44.6)	무감각증이나 감각 손실 동반		(F44.6)	With anesthesia or sensory loss
	(F44.6)	특정 감각 증상 동반			
	(F44.7)	혼합 증상 동반		(F44.7)	With mixed symptoms
		다음의 경우 명시할 것: 급성 삽화, 지속성			Specify if: Acute episode, Persistent
		다음의 경우 명시할 것: 심리적 스트레스 요인을 동반하는 경우(스트레스 요인을 명시할 것), 심리적 스트레스 요인을 동반하지 않는 경우			Specify if: With psychological stressor (specify stressor), Without psycho–logical stressor
316	(F54)	기타 의학적 상태에 영향을 주는 심리적 요인	316	(F54)	Ps ychological Factors Affecting Other Medical Conditions
		현재의 심각도를 명시할 것: 경도, 중등도, 고도, 극도			Specify current severity: Mild, Moderate, Severe, Extreme
300.19	(F68.10)	인위성장애(스스로에게 부여된 인위성장애와 타인에게 부여된 인위성장애 포함)	300.19	(F68.10)	Factitious Disorder (includes Factitious Disorder Imposed on Self, Factitious Disorder Imposed on Another)
		단일 삽화, 재발 삽화를 명시할 것			Specify Single episode, Recurrent episodes
300.89	(F45.8)	달리 명시된 신체증상 및 관련 장애	300.89	(F45.8)	Other Specified Somatic Symptom and Related Disorder
300.82	(F45.9)	명시되지 않는 신체증상 및 관련 장애	300.82	(F45.9)	Unspecified Somatic Symptom and Related Disorder

급식 및 섭식장애
Feeding and Eating Disorders

다음의 명시자를 급식 및 섭식 장애의 해당 부분에 적용한다.

**[a] 다음의 경우 명시할 것: 관해 상태

**[b] 다음의 경우 명시할 것: 부분 관해 상태, 완전 관해 상태

**[c] 현재의 심각도를 명시할 것: 경도, 중등도, 고도, 극도

The following specifiers apply to Feeding and Eating Disorders where indicated:

**[a] Specify if: In remission

**[b] Specify if: In partial remission, In full remission

**[c] Specify current severity: Mild, Moderate, Severe, Extreme

307.52	(___._)	이식증[a]	307.52	(___._)	Pica[a]
	(F98.3)	아동		(F98.3)	In children
	(F50.8)	성인		(F50.8)	In adults
307.53	(F98.21)	되새김장애[a]	307.53	(F98.21)	Rumination Disorder[a]
307.59	(F50.8)	회피적/제한적 음식섭취장애[a]	307.59	(F50.8)	Avoidant/Restrictive Food Intake Disorder[a]
307.1	(___._)	신경성 식욕부진증[b, c]	307.1	(___._)	Anorexia Nervosa[b,c]
		다음 중 하나를 명시할 것:			Specify whether:
	(F50.01)	제한형		(F50.01)	Restricting type
	(F50.02)	폭식/제거형		(F50.02)	Binge–eating/purging type
307.51	(F50.2)	신경성 폭식증*[b, c]	307.51	(F50.2)	Bulimia Nervosa[b,c]
307.51	(F50.8)	폭식장애*[b, c]	307.51	(F50.8)	Binge–Eating Disorder[b,c]
307.59	(F50.8)	달리 명시된 급식 또는 섭식 장애	307.59	(F50.8)	Other Specified Feeding or Eating Disorder
307.50	(F50.9)	명시되지 않는 급식 또는 섭식 장애	307.50	(F50.9)	Unspecified Feeding or Eating Disorder

배설장애
Elimination Disorders

307.6	(F98.0)	유뇨증	307.6	(F98.0)	Enuresis
		다음 중 하나를 명시할 것: 야간형 단독, 주간형 단독, 주야간형 복합			Specify whether: Nocturnal only, Diurnal only, Nocturnal and diurnal
307.7	(F98.1)	유분증	307.7	(F98.1)	Encopresis
		다음 중 하나를 명시할 것: 변비 및 범람 변실금을 동반하는 경우, 변비 및 범람변실금을 동반하지 않는 경우			Specify whether: With constipation and overflow incontinence, Without constipation and overflow incontinence

___.__ (___.__) 달리 명시된 배설장애
788.39 (N39.498) 소변 증상 동반
787.60 (R15.9) 대변 증상 동반
___.__ (___.__) 명시되지 않는 배설장애
788.30 (R32) 소변 증상 동반
787.60 (R15.9) 대변 증상 동반

___.__ (___.__) Other Specified Elimination Disorder
788.39 (N39.498) With urinary symptoms
787.60 (R15.9) With fecal symptoms
___.__ (___.__) Unspecified Elimination Disorder
788.30 (R32) With urinary symptoms
787.60 (R15.9) With fecal symptoms

수면-각성장애
Sleep-Wake Disorders

다음의 명시자를 수면-각성장애의 해당 부분에 적용한다.

**[a] 다음의 경우 명시할 것: 삽화성, 지속성, 재발성

**[b] 다음의 경우 명시할 것: 급성, 아급성, 지속성

**[c] 현재의 심각도를 명시할 것: 경도, 중등도, 고도

307.42 (F51.01) 불면장애[a]
다음의 경우 명시할 것: 비수면장애 정신질환 동반이환 동반, 기타 의학적 상태 동반이환 동반, 기타 수면장애 동반

307.44 (F51.11) 과다수면장애[b, c]
다음의 경우 명시할 것: 정신질환 동반, 의학적 상태 동반, 다른 수면장애 동반

___.__ (___.__) 기면증[c]
다음 중 하나를 명시할 것:
347.00 (G47.419) 탈력발작이 없지만 하이포크레틴 결핍증이 있는 기면증
347.01 (G47.411) 탈력발작이 있지만 하이포크레틴 결핍증이 없는 기면증
347.00 (G47.419) 상염색체 우성 소뇌실조, 난청 및 기면증
347.00 (G47.419) 상염색체 우성 기면증, 비만 및 제2형 당뇨
347.10 (G47.429) 다른 의학적 상태로 인한 이차성 기면증

호흡관련 수면장애

327.23 (G47.33) 폐쇄성 수면 무호흡 저호흡[c]
___.__ (___.__) 중추성 수면무호흡증
다음 중 하나를 명시할 것:
327.21 (G47.31) 특발성 중추성 수면무호흡증
786.04 (R06.3) 체인 스토크스 호흡
780.57 (G47.37) 아편계 사용과 동반이환된 중추성 수면무호흡증
주의점: 아편계사용장애가 있을 때, 아편계사용장애를 먼저 부호화하시오.
현재의 심각도를 명시할 것
___.__ (___.__) 수면관련 환기저하
다음 중 하나를 명시할 것:
327.24 (G47.34) 특발성 환기저하
327.25 (G47.35) 선천성 중추성 폐포 환기저하
327.26 (G47.36) 동반이환된 수면관련 환기저하
현재의 심각도를 명시할 것
___.__ (___.__) 일주기리듬 수면-각성장애[a]
다음 중 하나를 명시할 것:
307.45 (G47.21) 뒤처진 수면위상형
다음의 경우 명시할 것: 가족성, 비24시간 수면-각성형과 중복
307.45 (G47.22) 앞당겨진 수면위상형
다음의 경우 명시할 것: 가족성
307.45 (G47.23) 불규칙한 수면-각성형
307.45 (G47.24) 비24시간 수면-각성형(430)
307.45 (G47.26) 교대근무형
307.45 (G47.20) 명시되지 않는 유형

사건수면

___.__ (___.__) NREM수면 각성장애
다음 중 하나를 명시할 것:

The following specifiers apply to Sleep-Wake Disorders where indicated:

**[a] Specify if: Episodic, Persistent, Recurrent

**[b] Specify if: Acute, Subacute, Persistent

**[c] Specify current severity: Mild, Moderate, Severe

780.52 (G47.00) Insomnia Disorder[a]
Specify if: With non-sleep disorder mental comorbidity, With other medical comorbidity, With other sleep disorder

780.54 (G47.10) Hypersomnolence Disorder[b,c]
Specify if: With mental disorder, With medical condition, With another sleep disorder

___.__ (___.__) Narcolepsy[c]
Specify whether:
347.00 (G47.419) Narcolepsy without cataplexy but with hypocretin deficiency
347.01 (G47.411) Narcolepsy with cataplexy but without hypocretin deficiency
347.00 (G47.419) Autosomal dominant cerebellar ataxia, deafness, and narcolepsy
347.00 (G47.419) Autosomal dominant narcolepsy, obesity, and type 2 diabetes
347.10 (G47.429) Narcolepsy secondary to another medial condition

Breathing-Related Sleep Disorders

327.23 (G47.33) Obstructive Sleep Apnea Hypopnea[c]
___.__ (___.__) Central Sleep Apnea
Specify whether:
327.21 (G47.31) Idiopathic central sleep apnea
785.04 (R06.3) Cheyne-Stokes breathing
780.57 (G47.37) Central sleep apnea comorbid with opioid use
Note: First code opioid use disorder, if present.
Specify current severity
___.__ (___.__) Sleep-Related Hypoventilation
Specify whether:
327.24 (G47.34) Idiopathic hypoventilation
327.25 (G47.35) Congenital central alveolar hypoventilation
327.26 (G47.36) Comorbid sleep-related hypoventilation
Specify current severity
___.__ (___.__) Circadian Rhythm Sleep-Wake Disorders[a]
Specify whether:
307.45 (G47.21) Delayed sleep phase type
Specify if: Familial, Overlapping with non-24-hour sleep-wake type
307.45 (G47.22) Advanced sleep phase type
Specify if: Familial
307.45 (G47.23) Irregular sleep-wake type
307.45 (G47.24) Non-24-hour sleep-wake type
307.45 (G47.26) Shift work type
307.45 (G47.20) Unspecified type

Parasomnias

___.__ (___.__) Non-Rapid Eye Movement Sleep Arousal Disorders
Specify whether:

307.46	(F51.3)	수면보행증형 다음의 경우 명시할 것: 수면관련 섭식 동반, 수면관련 성적 행동 동반(수면섹스장애)	307.46	(F51.3)	Sleepwalking type Specify if: With sleep–related eating, With sleep–related sexual behavior(sexsomnia)
307.46	(F51.4)	야경증형	307.46	(F51.4)	Sleep terror type
307.47	(F51.5)	악몽장애[b, c] 다음의 경우 명시할 것: 수면 개시 중 발생 다음의 경우 명시할 것: 관련된 비수면장애 동반, 관련된 기타 의학적 상태 동반, 관련된 기타 수면장애 동반	307.47	(F51.5)	Nightmare Disorder[b,c] Specify if: During sleep onset Specify if: With associated non–sleep disorder, With associated other medical condition, With associated other sleep disorder
327.42	(G47.52)	REM수면 행동장애	327.42	(G47.52)	Rapid Eye Movement Sleep Behavior Disorder
333.94	(G25.81)	하지불안 증후군	333.94	(G25.81)	Restless Legs Syndrome
___.__	(___.__)	물질/치료약물로 유발된 수면장애 주의점: 특정 물질에 대한 부호와 ICD-9-CM, ICD-10-CM 부호화에 대해서는 진단기준 세트와 해당하는 기록 절차를 참조하시오. 다음 중 하나를 명시할 것: 불면형, 주간 졸림형, 사건수면형, 혼재형 다음의 경우 명시할 것: 중독 중 발병, 중단/금단 중 발병	___.__	(___.__)	Substance/Medication–Induced Sleep Disorder Note: See the criteria set and corresponding recording procedures for substance–specific codes and ICD–9–CM and ICD–10–CM coding. Specify whether: Insomnia type, Daytime sleepiness type, Parasomnia type, Mixed type Specify if: With onset during intoxication, With onset during discontinuation/withdrawal
780.52	(G47.09)	달리 명시된 불면장애	780.52	(G47.09)	Other Specified Insomnia Disorder
307.42	(F51.01)	명시되지 않는 불면장애	307.42	(F51.01)	Unspecified insomnia Disorder
780.54	(G47.19)	달리 명시된 과다수면장애	780.54	(G47.19)	Other Specified Hypersomnolence Disorder
307.44	(F51.11)	명시되지 않는 과다수면장애	307.44	(F51.11)	Unspecified Hypersomnolence Disorder
780.59	(G47.8)	달리 명시된 수면-각성장애	780.59	(G47.8)	Other Specified Sleep–Wake Disorder
780.59	(G47.9)	명시되지 않는 수면-각성장애	780.59	(G47.9)	Unspecified Sleep–Wake Disorder

성기능부전 Sexual Dysfunctions

다음의 명시자를 우울장애의 해당 부분에 적용한다.
**[a] 다음 중 하나를 명시할 것: 평생형, 후천형
**[b] 다음 중 하나를 명시할 것: 전반형, 상황형
**[c] 현재의 심각도를 명시할 것: 경도, 중등도, 고도

The following specifiers apply to Sexual Dysfunctions where indicated:
**[a] Specify whether: Lifelong, Acquired
**[b] Specify whether: Generalized, Situational
**[c] Specify current severity: Mild, Moderate, Severe

302.74	(F52.32)	사정지연[a, b, c]	302.74	(F52.32)	Delayed Ejaculation[a,b,c]
302.72	(F52.21)	발기장애[a, b, c]	302.72	(F52.21)	Erectile Disorder[a,b,c]
302.73	(F52.31)	여성극치감장애[a, b, c] 다음의 경우 명시할 것: 어떠한 상황에서도 극치감을 전혀 경험하지 못함	302.73	(F52.31)	Female Orgasmic Disorder[a,b,c] Specify if: Never experienced an orgasm under any situation
302.72	(F52.22)	여성 성적 관심/흥분장애[a, b, c]	302.72	(F52.22)	Female Sexual Interest/Arousal Disorder[a,b,c]
302.76	(F52.6)	성기-골반통증/삽입장애[a, c]	302.76	(F52.6)	Genito–Pelvic Pain/Penetration Disorder[a,c]
302.71	(F52.0)	남성성욕감퇴장애[a, b, c]	302.71	(F52.0)	Male Hypoactive Sexual Desire Disorder[a,b,c]
302.75	(F52.4)	조기사정[a, b, c]	302.75	(F52.4)	Premature (Early) Ejaculation[a,b,c]
___.__	(___.__)	물질/약물치료로 유발된 성기능부전[c] 주의점: 특정 물질에 대한 부호와 ICD-9-CM, ICD-10-CM 부호화에 대해서는 진단기준 세트와 해당하는 기록 절차를 참조하시오. 다음의 경우 명시할 것: 중독 중 발병, 금단 중 발병, 치료약물 사용 후 발병	___.__	(___.__)	Substance/Medication–Induced Sexual Dysfunction[c] Note: See the criteria set and corresponding recording procedures for substance–specific codes and ICE–9–CM and ICE–10–CM coding. Specify if: With onset during intoxication, With onset during withdrawal, With onset after medication use
302.79	(F52.8)	달리 명시된 성기능부전	302.79	(F52.8)	Other Specified Sexual Dysfunction
302.70	(F52.9)	명시되지 않는 성기능부전	302.70	(F52.9)	Unspecified Sexual Dysfunction

성별 불쾌감 Gender Dysphoria

___.__	(___.__)	성별 불쾌감	___.__	(___.__)	Gender Dysphoria
302.6	(F64.2)	아동에서의 성별 불쾌감 다음의 경우 명시할 것: 성발달장애 동반	302.6	(F64.2)	Gender Dysphoria in Children Specify if: With a disorder of sex development
302.85	(F64.1)	청소년과 성인에서의 성별 불쾌감 다음의 경우 명시할 것: 성발달장애 동반 다음의 경우 명시할 것: 전환 후 상태 주의점: 성별 불쾌감과 더불어 성발달장애를 부호화하시오.	302.85	(F64.1)	Gender Dysphoria in Adolescents and Adults Specify if: With a disorder of sex development Specify if: Posttransition Note: Code the disorder of sex development if present, in addition to gender dysphoria.
302.6	(F64.8)	달리 명시된 성별 불쾌감	302.6	(F64.8)	Other Specified Gender Dysphoria
302.6	(F64.9)	명시되지 않는 성별 불쾌감	302.6	(F64.9)	Unspecified Gender Dysphoria

파괴적, 충동조절 및 품행장애
Disruptive, Impulse–Control, and Conduct Disorders

313.81	(F91.3)	적대적 반항장애	313.81	(F91.3)	Oppositional Defiant Disorder
		현재의 심각도를 명시할 것: 경도, 중등도, 고도			Specify current severity: Mild, Moderate, Severe
312.34	(F63.81)	간헐적 폭발장애	312.34	(F63.81)	Intermittent Explosive Disorder
___.__	(___.__)	품행장애	___.__	(___.__)	Conduct Disorder
		다음 중 하나를 명시할 것:			Specify whether:
312.81	(F91.1)	아동기 발병형	312.81	(F91.1)	Childhood–onset type
312.82	(F91.2)	청소년기 발병형	312.82	(F91.2)	Adolescent–onset type
312.89	(F91.9)	명시되지 않는 발병	312.89	(F91.9)	Unspecified onset
		다음의 경우 명시할 것: 제한된 친사회적 정서			Specify if: With limited prosocial emotions
		현재의 심각도를 명시할 것: 경도, 중등도, 고도			Specify current severity: Mile, Moderate, Severe
301.7	(F60.2)	반사회성 성격장애	301.7	(F60.2)	Antisocial Personality Disorder
312.33	(F63.1)	병적 방화	312.33	(F63.1)	Pyromania
312.32	(F63.2)	병적 도벽	312.32	(F63.2)	Kleptomania
312.89	(F91.8)	달리 명시된 파괴적, 충동조절 및 품행 장애	312.89	(F91.8)	Other Specified Disruptive, Impulse–Control, and Conduct Disorder
312.9	(F91.9)	명시되지 않는 파괴적, 충동조절 및 품행 장애	312.9	(F91.9)	Unspecified Disruptive, Impulse–Control, and Conduct Disorder

물질관련 및 중독장애
Substance–Related and Addictive Disorders

다음의 명시자와 주의점을 물질관련 및 중독 장애의 해당 부분에 적용한다:

**a 다음의 경우 명시할 것: 조기 관해 상태, 지속적 관해 상태
**b 다음의 경우 명시할 것: 통제된 환경에 있음
**c 다음의 경우 명시할 것: 지각 장애 동반
**d D−10−CM 부호는 물질 금단이 중등도 또는 고도의 물질사용장애가 있을 때만 발생한다는 사실을 반영해서 동반이환된 물질사용장애가 중등도 혹은 고도라는 것을 나타낸다.

The following specifiers and note apply to Substance–Related and Addictive Disorders where indicated.

**a Specify if: in early remission, In sustained remission
**b Specify if: In a controlled environment
**c Specify if: With perceptual disturbances
**d The ICD–10–CM code indicates the comorbid presence of a moderate or severe substance use disorder, which must be present in order to apply the code for substance withdrawal.

물질관련장애 / Substance–Related Disorders
알코올관련장애 / Alcohol–Related Disorders

___.__	(___.__)	알코올사용장애[a, b]	___.__	(___.__)	Alcohol Use Disorder[a,b]
		현재의 심각도를 명시할 것:			Specify current severity:
305.00	(F10.10)	경도	305.00	(F10.10)	Mild
303.90	(F10.20)	중등도	303.90	(F10.20)	Moderate
303.90	(F10.20)	고도	303.90	(F10.20)	Severe
303.00	(___.__)	알코올중독	303.00	(___.__)	Alcohol Intoxication
	(F10.129)	경도의 사용장애를 동반하는 경우		(F10.129)	With use disorder, mild
	(F10.229)	중등도 또는 고도의 사용장애를 동반하는 경우		(F10.229)	With use disorder, moderate of severe
	(F10.929)	사용장애를 동반하지 않는 경우		(F10.929)	Without use disorder
291.81	(___.__)	알코올 금단[c, d]	291.81	(___.__)	Alcohol Withdrawal[c,d]
	(F10.239)	지각 장애를 동반하지 않는 경우		(F10.239)	Without perceptual disturbances
	(F10.232)	지각 장애를 동반하는 경우		(F10.232)	With perceptual disturbances
___.__	(___.__)	기타 알코올로 유발된 장애	___.__	(___.__)	Other Alcohol–Induced Disorders
291.9	(F10.99)	명시되지 않는 알코올관련장애	291.9	(F10.99)	Unspecified Alcohol–Related Disorder

카페인관련장애 / Caffeine–Related Disorders

305.90	(F15.929)	카페인 중독	305.90	(F15.929)	Caffeine Intoxication
292.0	(F15.93)	카페인 금단	292.0	(F15.93)	Caffeine Withdrawal
___.__	(___.__)	기타 카페인으로 유발된 장애	___.__	(___.__)	Other Caffeine–Induced Disorders
292.9	(F15.99)	명시되지 않는 카페인관련장애	292.9	(F15.99)	Unspecified Caffeine–Related Disorder

대마관련장애 / Cannabis–Related Disorders

___.__	(___.__)	대마사용장애[a, b]	___.__	(___.__)	Cannabis Use Disorder[a,b]
		현재의 심각도를 명시할 것:			Specify current severity:
305.20	(F12.10)	경도	305.20	(F12.10)	Mild
304.30	(F12.20)	중등도	304.30	(F12.20)	Moderate
304.30	(F12.20)	고도	304.30	(F12.20)	Severe
292.89	(___.__)	대마 중독[c]	292.89	(___.__)	Cannabis Intoxication[c]
		지각 장애를 동반하지 않는 경우			Without perceptual disturbances

(F12.129) 경도의 사용장애를 동반하는 경우
(F12.229) 중등도 또는 고도의 사용장애를 동반하는 경우
(F12.929) 사용장애를 동반하지 않는 경우 지각 장애를 동반하는 경우
(F12.122) 경도의 사용장애를 동반하는 경우
(F12.222) 중등도 또는 고도의 사용장애를 동반하는 경우
(F12.922) 사용장애를 동반하지 않는 경우
292.0 (F12.288) 대마 금단[d]
___.___ (___.__) 기타 대마로 유발된 장애
292.9 (F12.99) 명시되지 않는 대마관련장애

환각제관련장애

___.___ (___.__) 펜시클리딘사용장애[a, b]
현재의 심각도를 명시할 것:
305.90 (F16.10) 경도
304.60 (F16.20) 중등도
304.60 (F16.20) 고도
___.___ (___.__) 기타 환각제사용장애[a, b]
특정 환각제를 명시할 것
현재의 심각도를 명시할 것:
305.30 (F16.10) 경도
304.50 (F16.20) 중등도
304.50 (F16.20) 고도
292.89 (___.__) 펜시클리딘 중독
(F16.129) 경도의 사용장애를 동반하는 경우
(F16.229) 중등도 또는 고도의 사용장애를 동반하는 경우
(F16.929) 사용장애를 동반하지 않는 경우
292.89 (___.__) 기타 환각제 중독
(F16.129) 경도의 사용장애를 동반하는 경우
(F16.229) 중등도 또는 고도의 사용장애를 동반하는 경우
(F16.929) 사용장애를 동반하지 않는 경우
292.89 (F16.983) 환각제 지속성 지각장애
___.___ (___.__) 기타 펜시클리딘으로 유발된 장애
___.___ (___.__) 기타 환각제로 유발된 장애
292.9 (F16.99) 명시되지 않는 펜시클리딘관련장애
292.9 (F16.99) 명시되지 않는 환각제관련장애

흡입제관련장애

___.___ (___.__) 흡입제사용장애[a, b]
특정 흡입제를 명시할 것
현재의 심각도를 명시할 것:
305.90 (F18.10) 경도
304.60 (F18.20) 중등도
304.60 (F18.20) 고도
292.89 (___.__) 흡입제 중독
(F18.129) 경도의 사용장애를 동반하는 경우
(F18.229) 중등도 또는 고도의 사용장애를 동반하는 경우
(F18.929) 사용장애를 동반하지 않는 경우
___.___ (___.__) 기타 흡입제로 유발된 장애
292.9 (F18.99) 명시되지 않는 흡입제관련장애

아편계관련장애

___.___ (___.__) 아편계사용장애[a]
다음의 경우 명시할 것: 유지치료 중, 통제된 환경에 있음
현재의 심각도를 명시할 것:
305.50 (F11.10) 경도
304.00 (F11.20) 중등도
304.00 (F11.20) 고도
292.89 (___.__) 아편계 중독[c]
지각 장애를 동반하지 않는 경우
(F11.129) 경도의 사용장애를 동반하는 경우
(F11.229) 중등도 또는 고도의 사용장애를 동반하는 경우

(F12.129) With use disorder, mild
(F12.229) With use disorder, moderate or severe
(F12.929) Without use disorder
With perceptual disturbances
(F12.122) With use disorder, mild
(F12.222) With use disorder, moderate or severe
(F12.922) Without use disorder
292.0 (F12.288) Cannabis Withdrawal[d]
___.___ (___.__) Other Cannabis–Induced Disorders
292.9 (F12.99) Unspecified Cannabis–Related Disorder

Hallucinogen–Related Disorders

___.___ (___.__) Phencyclidine Use Disorder[a,b]
Specify current severity:
305.90 (F16.10) Mild
304.60 (F16.20) Moderate
304.60 (F16.20) Severe
___.___ (___.__) Other Hallucinogen Use Disorder[a,b]
Specify the particular hallucinogen
Specify current severity:
305.30 (F15.10) Mild
304.50 (F16.20) Moderate
304.50 (F16.20) Severe
292.89 (___.__) Phencyclidine Intoxication
(F16.129) With use disorder, mild
(F16.229) With use disorder, moderate or severe
(F16.929) Without use disorder
292.89 (___.__) Other Hallucinogen Intoxication
(F16.129) With use disorder, mild
(F16.229) With use disorder, moderate or severe
(F16.929) Without use disorder
292.89 (F16.983) Hallucinogen Persisting Perception Disorder
___.___ (___.__) Other Phencyclidine–Induced Disorders
___.___ (___.__) Other Hallucinogen–Induced Disorders
292.9 (F16.99) Unspecified Phencyclidine–Related Disorder
292.9 (F16.99) Unspecified Hallucinogen–Related Disorder

Inhalant–Related Disorders

___.___ (___.__) Inhalant Use Disorder[a,b]
Specify the particular inhalant
Specify current severity:
305.90 (F18.10) Mild
304.60 (F18.20) Moderate
304.60 (F18.20) Severe
292.89 (___.__) Inhalant Intoxication
(F18.129) With use disorder, mild
(F18.229) With use disorder, moderate or severe
(F18.929) Without use disorder
___.___ (___.__) Other Inhalant–Induced Disorders
292.9 (F18.99) Unspecified Inhalant–Related Disorder

Opioid–Related Disorders

___.___ (___.__) Opioid Use Disorder[a]
Specify if: On maintenance therapy, In a controlled environment
Specify current severity:
305.50 (F11.10) Mild
304.00 (F11.20) Moderate
304.00 (F11.20) Severe
292.89 (___.__) Opioid Intoxication[c]
Without perceptual disturbances
(F11.129) With use disorder, mild
(F11.229) With use disorder, moderate or severe

	(F11.929)	사용장애를 동반하지 않는 경우
		지각 장애를 동반하는 경우
	(F11.122)	경도의 사용장애를 동반하는 경우
	(F11.222)	중등도 또는 고도의 사용장애를 동반하는 경우
	(F11.922)	사용장애를 동반하지 않는 경우
292.0	(F11.23)	아편계 금단[d]
___.__	(___.__)	기타 아편계로 유발된 장애
292.9	(F11.99)	명시되지 않는 아편계관련장애

진정제, 수면제 또는 항불안제 관련장애

___.__	(___.__)	진정제, 수면제 또는 항불안제 사용장애[a, b]
		현재의 심각도를 명시할 것:
305.40	(F13.10)	경도
304.10	(F13.20)	중등도
304.10	(F13.20)	고도
292.89	(___.__)	진정제, 수면제 또는 항불안제 중독
	(F13.129)	경도의 사용장애를 동반하는 경우
	(F13.229)	중등도 또는 고도의 사용장애를 동반하는 경우
	(F13.929)	사용장애를 동반하지 않는 경우
292.0	(___.__)	진정제, 수면제 또는 항불안제 금단[c, d]
	(F13.239)	지각 장애를 동반하지 않는 경우
	(F13.232)	지각 장애를 동반하는 경우
___.__	(___.__)	기타 진정제, 수면제 또는 항불안제로 유발된 장애
292.9	(F13.99)	명시되지 않는 진정제, 수면제 또는 항불안제 관련장애

자극제 관련장애

___.__	(___.__)	자극제사용장애[a, b]
		현재의 심각도를 명시할 것:
___.__	(___.__)	경도
305.70	(F15.10)	암페타민류 물질
305.60	(F14.10)	코카인
305.70	(F15.10)	기타 또는 명시되지 않는 자극제
___.__	(___.__)	중등도
304.40	(F15.20)	암페타민류 물질
304.20	(F14.20)	코카인
304.40	(F15.20)	기타 또는 명시되지 않는 자극제
___.__	(___.__)	고도
304.40	(F15.20)	암페타민류 물질
304.20	(F14.20)	코카인
304.40	(F15.20)	기타 또는 명시되지 않는 자극제
292.89	(___.__)	자극제 중독[c]
		특정 중독 물질을 명시할 것
292.89	(___.__)	지각 장애를 동반하지 않는 암페타민 또는 기타 자극제 중독
	(F15.129)	경도의 사용장애를 동반하는 경우
	(F15.229)	중등도 또는 고도의 사용장애를 동반하는 경우
	(F15.929)	사용장애를 동반하지 않는 경우
292.89	(___.__)	지각 장애를 동반하지 않는 코카인 중독
	(F14.129)	경도의 사용장애를 동반하는 경우
	(F14.229)	중등도 또는 고도의 사용장애를 동반하는 경우
	(F14.929)	사용장애를 동반하지 않는 경우
292.89	(___.__)	지각 장애를 동반하는 암페타민 또는 기타 자극제 중독
	(F15.122)	경도의 사용장애를 동반하는 경우
	(F15.222)	중등도 또는 고도의 사용장애를 동반하는 경우
	(F15.922)	사용장애를 동반하지 않는 경우
292.89	(___.__)	지각 장애를 동반하는 코카인 중독
	(F14.122)	경도의 사용장애를 동반하는 경우
	(F14.222)	중등도 또는 고도의 사용장애를 동반하는 경우
	(F14.922)	사용장애를 동반하지 않는 경우
292.0	(___.__)	자극제 금단[d]

	(F11.929)	Without use disorder
		With perceptual disturbances
	(F11.122)	With use disorder, mild
	(F11.222)	With use disorder, moderate or severe
	(F11.922)	Without use disorder
292.0	(F11.23)	Opioid Withdrawal[d]
___.__	(___.__)	Other Opioid–Induced Disorders
292.9	(F11.99)	Unspecified Opioid–Related Disorder

Sedative–, Hypnotic–, or Anxiolytic–Related Disorders

___.__	(___.__)	Sedative, Hypnotic, or Anxiolytic Use Disorder[a,b]
		Specify current severity:
305.40	(F13.10)	Mild
304.10	(F13.20)	Moderate
304.10	(F13.20)	Severe
292.89	(___.__)	Sedative, Hypnotic, or Anxiolytic Intoxication
	(F13.129)	With use disorder, mild
	(F13.229)	With use disorder, moderate or severe
	(F13.929)	With use disorder
292.0	(___.__)	Sedative, Hypnotic, or Anxiolytic Withdrawal[c,d]
	(F13.239)	Without perceptual disturbances
	(F13.232)	With perceptual disturbances
___.__	(___.__)	Other Sedative–, Hypnotic–, or Anxiolytic–Induced Disorders
292.9	(F13.99)	Unspecified Sedative–, Hypnotic–, or Anxiolytic–Related Disorder

Stimulant–Related Disorders

___.__	(___.__)	Stimulant Use Disorder[a,b]
		Specify current severity:
___.__	(___.__)	Mild
305.70	(F15.10)	Amphetamine–type substance
305.60	(F14.10)	Cocaine
305.70	(F15.10)	Other or unspecified stimulant
___.__	(___.__)	Moderate
304.40	(F15.20)	Amphetamine–type substance
304.20	(F14.20)	Cocaine
304.40	(F15.20)	Other or unspecified stimulant
___.__	(___.__)	Severe
304.40	(F15.20)	Amphetamine–type substance
304.20	(F14.20)	Cocaine
304.40	(F15.20)	Other or unspecified stimulant
292.89	(___.__)	Stimulant Intoxication[c]
		Specify the specific intoxicant
292.89	(___.__)	Amphetamine or other stimulant, Without perceptual disturbances
	(F15.129)	With use disorder, mild
	(F15.229)	With use disorder, moderate or severe
	(F15.929)	Without use disorder
292.89	(___.__)	Cocaine, Without perceptual disturbances
	(F14.129)	With use disorder, mild
	(F14.229)	With use disorder, moderate or severe
	(F14.929)	Without use disorder
292.89	(___.__)	Amphetamine or other stimulant, With perceptual disturbances
	(F15.122)	With use disorder, mild
	(F15.222)	With use disorder, moderate or severe
	(F15.922)	Without use disorder
292.89	(___.__)	Cocaine, With perceptual disturbances
	(F14.122)	With use disorder, mild
	(F14.222)	With use disorder, moderate or severe
	(F14.922)	Without use disorder
292.0	(___.__)	Stimulant Withdrawal[d]

금단 증후군을 야기하는 특정 물질을 명시할 것

(F15.23) 암페타민 또는 기타 자극제
(F14.23) 코카인
___.__ (___.__) 기타 자극제로 유발된 장애
292.9 (___.__) 명시되지 않는 자극제관련장애
(F15.99) 암페타민 또는 기타 자극제
(F14.99) 코카인

담배관련장애 (623)

___.__ (___.__) 담배사용장애[a]
다음의 경우 명시할 것: 유지치료 중, 통제된 환경에 있음
현재의 심각도를 명시할 것:
305.1 (Z72.0) 경도
305.1 (F17.200) 중등도
305.1 (F17.200) 고도
292.0 (F17.203) 담배 금단[d]
___.__ (___.__) 기타 담배로 유발된 장애
292.9 (F17.209) 명시되지 않는 담배관련장애

기타(또는 미상의) 물질관련장애

___.__ (___.__) 기타(또는 미상의) 물질사용장애[a, b]
현재의 심각도를 명시할 것:
305.90 (F19.10) 경도
304.90 (F19.20) 중등도
304.90 (F19.20) 고도
292.89 (___.__) 기타(또는 미상의) 물질 중독
(F19.129) 경도의 사용장애를 동반하는 경우
(F19.229) 중등도 또는 고도의 사용장애를 동반하는 경우
(F19.929) 사용장애를 동반하지 않는 경우
292.0 (F19.239) 기타(또는 미상의) 물질 금단[d]
___.__ (___.__) 기타(또는 미상의) 물질로 유발된 장애
292.9 (F19.99) 명시되지 않는 기타(또는 미상의) 물질관련장애

비물질관련장애

312.31 (F63.0) 도박장애[a]
다음의 경우 명시할 것: 삽화성, 지속성
현재의 심각도를 명시할 것: 경도, 중등도, 고도

Specify the specific substance causing the withdrawal syndrome

(F15.23) Amphetamine or other stimulant
(F14.23) Cocaine
___.__ (___.__) Other Stimulant–Induced Disorders
292.9 (___.__) Unspecified Stimulant–Related Disorder
(F15.99) Amphetamine or other stimulant
(F14.99) Cocaine

Tobacco–Related Disorders

___.__ (___.__) Tobacco Use Disorder[a]
Specify if: On maintenance therapy, In a controlled environment
Specify current severity:
305.1 (Z72.0) Mild
305.1 (F17.200) Moderate
305.1 (F17.200) Severe
292.0 (F17.203) Tobacco Withdrawal[d]
___.__ (___.__) Other Tobacco–Induced Disorders
292.9 (F17.209) Unspecified Tobacco–Related Disorder

Other (or Unknown) Substance–Related Disorders

___.__ (___.__) Other (or Unknown) Substance Use Disorder[a,b]
Specify current severity:
305.90 (F19.10) Mild
304.90 (F19.20) Moderate
304.90 (F19.20) Severe
292.89 (___.__) Other (or Unknown) Substance Intoxication
(F19.129) With use disorder, mild
(F19.229) With use disorder, moderate or severe
(F19.929) Without use disorder
292.0 (F19.239) Other (or Unknown) Substance Withdrawal[d]
___.__ (___.__) Other (or Unknown) Substance–Related Disorders
292.9 (F19.99) Unspecified Other (or Unknown) Substance–Related Disorder

Non–Substance–Related Disorders

312.31 (F63.0) Gambling Disorder[a]
Specify if: Episodic, Persistent
Specify current severity: Mild, Moderate, Severe

신경인지장애
Neurocognitive Disorders

___.__ (___.__) 섬망
[a]주의점: 특정 물질에 대한 부호와 ICD-9-CM, ICD-10-CM 부호화에 대해서는 진단기준세트와 해당하는 기록 절차를 참조하시오.
다음 중 하나를 명시할 것:
___.__ (___.__) 물질 중독 섬망[a]
___.__ (___.__) 물질 금단 섬망[a]
292.81 (___.__) 약물치료로 유발된 섬망[a]
293.0 (F05) 다른 의학적 상태로 인한 섬망
293.0 (F05) 다중 병인으로 인한 섬망
다음의 경우 명시할 것: 급성, 지속성
다음의 경우 명시할 것: 과활동성, 저활동성, 혼합성 활동 수준
780.09 (R41.0) 달리 명시된 섬망
780.09 (R41.0) 명시되지 않는 섬망

주요 및 경도 신경인지장애

병인에 따라 다음 중 하나를 명시할 것: 알츠하이머병, 전두측두엽 변성, 루이소체병, 혈관 질환, 외상성 뇌손상, 물질/치료약물 사용, HIV 감염, 프라이온병, 파킨슨병, 헌팅턴병, 다른 의학적 상태, 다중 병인, 명시되지

___.__ (___.__) Delirium
[a]Note: See the criteria set and corresponding recording procedures for substance–specific codes and ICE–9–CM and ICD–10–CM coding.
Specify whether:
___.__ (___.__) Substance intoxication delirium[a]
___.__ (___.__) Substance withdrawal delirium[a]
292.81 (___.__) Medication–induced delirium[a]
293.0 (F05) Delirium due to another medical condition
293.0 (F05) Delirium due to multiple etiologies
Specify if: Acute, Persistent
Specify if: Hyperactive, Hypoactive, Mixed level of activity
780.09 (R41.0) Other Specified Delirium
780.09 (R41.0) Unspecified Delirium

Major or Mild Neurocognitive Disorders

Specify whether due to: Alzheimer's disease, Frontotemporal lobar degeneration, Lewy body disease, Vascular disease, Traumatic brain injury, Substance/medication use, HIV infection, Prion disease, Parkinson's

않는 경우

**a 행동 장애를 동반하지 않는 경우와 동반하는 경우를 명시할 것. 경도신경인지장애의 경우 행동 장애는 부호화할 수는 없지만 글로 기입해야 함.

**b 현재의 심각도를 명시할 것: 경도, 중등도, 고도. 이 명시자는 주요신경장애(거의 확실한 그리고 가능성 있는 포함)에 적용함.

주의점: 각 아형에 해당되는 바에 따라, 거의 확실한, 그리고 가능성 있는 의학적 병인을 포함하는 주요신경인지장애의 경우 추가적인 의학적 부호가 필요하다. 의학적 병인은 주요신경인지장애의 경우 앞에 먼저 부호화되어야 한다. 경도신경인지장애의 경우 추가적인 의학적 부호는 필요하지 않다.

알츠하이머병으로 인한 주요 또는 경도 신경인지장애

___.__ (___.__) 거의 확실한 알츠하이머병으로 인한 주요신경인지장애[b]
주의점: 331.0(G30.9) 알츠하이머병을 먼저 부호화하시오.
294.11 (F02.81) 행동 장애를 동반하는 경우
294.10 (F02.80) 행동 장애를 동반하지 않는 경우
___.__ (___.__) 가능성 있는 알츠하이머병으로 인한 주요신경인지장애[a, b]
294.11 (F02.81) 행동 장애를 동반하는 경우
294.10 (F02.80) 행동 장애를 동반하지 않는 경우
331.83 (G31.84) 알츠하이머병으로 인한 경도신경인지장애[a]

전두측두엽 주요 또는 경도 신경인지장애

___.__ (___.__) 거의 확실한 전두측두엽 변성으로 인한 주요신경인지장애[b]
주의점: 331.19(G31.09) 전두측두엽 질환을 먼저 부호화하시오.
294.11 (F02.81) 행동 장애를 동반하는 경우
294.10 (F02.80) 행동 장애를 동반하지 않는 경우
___.__ (___.__) 가능성 있는 전두측두엽 변성으로 인한 주요신경인지장애[a, b]
294.11 (F02.81) 행동 장애를 동반하는 경우
294.10 (F02.80) 행동 장애를 동반하지 않는 경우
331.83 (G31.84) 전두측두엽 변성으로 인한 경도신경인지장애[a]

루이소체 주요 또는 경도 신경인지장애

___.__ (___.__) 거의 확실한 루이소체 주요신경인지장애[b]
주의점: 331.82(G31.83) 루이소체병을 먼저 부호화하시오.
294.11 (F02.81) 행동 장애를 동반하는 경우
294.10 (F02.80) 행동 장애를 동반하지 않는 경우
___.__ (___.__) 가능성 있는 루이소체 주요신경인지장애[b]
294.11 (F02.81) 행동 장애를 동반하는 경우
294.10 (F02.80) 행동 장애를 동반하지 않는 경우
331.83 (G31.84) 루이소체 경도신경인지장애[a]

혈관성 주요 또는 경도 신경인지장애

___.__ (___.__) 거의 확실한 혈관성 주요신경인지장애[b]
주의점: 혈관 질환에 대한 추가적인 의학적 부호는 없다.
290.40 (F01.51) 행동 장애를 동반하는 경우
290.40 (F01.50) 행동 장애를 동반하지 않는 경우
___.__ (___.__) 가능성 있는 혈관성 주요신경인지장애[a, b]
290.40 (F01.51) 행동 장애를 동반하는 경우
290.40 (F01.50) 행동 장애를 동반하지 않는 경우
331.83 (G31.84) 혈관성 경도신경인지장애[a]

외상성 뇌손상으로 인한 주요 또는 경도 신경인지장애

___.__ (___.__) 외상성 뇌손상으로 인한 주요신경인지장애[b]

disease, Huntington's disease, Another medical condition, Multiple etiologies, Unspecified.

**a Specify Without behavioral disturbance, With behavioral disturbance. For possible major neuro-cognitive disorder and for mild neurocognitive disorder, behavioral disturbance cannot be coded but should still be indicated in writing.

**b Specify current severity: Mild, Moderate, Severe. This specifier applies only to major neurocognitive disorders (including probable and possible).

Note: As indicated for each subtype, an additional medical code is needed for probable major neurocognitive disorder or major neurocognitive disorder. An additional medical code should not be used for possible major neurocognitive disorder or mild neurocognitive disorder.

Major or Mild Neurocognitive Disorder Due to Alzheimer's Disease

___.__ (___.__) Probable Major Neurocognitive Disorder Due to Alzhei-mer's Disease[b]
Note: Code first 331.0 (G30.9) Alzheimer's disease.
294.11 (F02.81) With behavioral disturbance
294.10 (F02.80) Without behavioral disturbance
___.__ (___.__) Possible Major Neurocognitive Disorder Due to Alzhei-mer's Disease[a,b]
294.11 (F02.81) With behavioral disturbance
294.10 (F02.80) Without behavioral disturbance
331.83 (G31.84) Mild Neurocognitive Disorder Due to Alzheimer's Disease[a]

Major or Mild Frontotemporal Neurocognitive Disorder

___.__ (___.__) Probable Major Neurocognitive Disorder Due to Frontotemporal Lobar Degeneration[b]
Note: Code first 331.19 (G31.09) frontotemporal disease.
294.11 (F02.81) With behavioral disturbance
294.10 (F02.80) Without behavioral disturbance
___.__ (___.__) Possible Major Neurocognitive Disorder Due to Frontotemporal Lobar Degeneration[a,b]
294.11 (F02.81) With behavioral disturbance
294.10 (F02.80) Without behavioral disturbance
331.83 (G31.84) Mild Neurogocnitive Disorder Due to Frontotemporal Lobar Degeneration[a]

Major or Mild Neurocognitive Disorder with Lewy Bodies

___.__ (___.__) Probable Major Neurocognitive Disorder With Lewy Bodies[b]
Note: Code first 331.82 (G31.83) Lewy body disease.
294.11 (F02.81) With behavioral disturbance
294.10 (F02.80) Without behavioral disturbance
___.__ (___.__) Possible Major Neurocognitive Disorder With Lewy Bodies[a,b]
294.11 (F02.81) With behavioral disturbance
294.10 (F02.80) Without behavioral disturbance
331.83 (G31.84) Mild Neurocognitive Disorder With Lewy Bodies[a]

Major or Mild Vascular Neurocognitive Disorder

___.__ (___.__) Probable Major Vascular Neurocognitive Disorder[b]
Note: No additional medical code for vascular disease.
290.40 (F01.51) With behavioral disturbance
290.40 (F01.50) Without behavioral disturbance
331.9 (G31.9) Possible Major Vascular Neurocognitive Disorder[a,b]
290.40 (F01.51) With behavioral disturbance
290.40 (F01.50) Without behavioral disturbance
331.83 (G31.84) Mild Vascular Neurocognitive Disorder[a]

Major or Mild Neurocognitive Disorder Due to Traumatic Brain Injury

___.__ (___.__) Major Neurocognitive Disorder Due to Traumatic Brain Injury[b]

주의점: ICD-9-CM의 경우, 907.0 두개골 골절이 없는 두개 내 손상의 후유 효과를 먼저 부호화하시오. ICD-10-CM의 경우, S06.2X9S 불특정 기간의 의식 상실이 있는 광범위한 외상성 뇌손상, 후유증을 먼저 부호화하시오.

294.11 (F02.81) 행동 장애를 동반하는 경우
294.10 (F02.80) 행동 장애를 동반하지 않는 경우
331.83 (G31.84) 외상성 뇌손상으로 인한 경도신경인지장애[a]

물질/약물치료로 인한 주요 또는 경도 신경인지장애[a]

주의점: 추가적인 의학적 부호는 없다. 특정 물질에 대한 부호와 ICD-9-CM, ICD-10-CM 부호화에 대해서는 진단기준세트와 해당하는 기록 절차를 참조하시오.
다음의 경우 명시할 것: 지속성

HIV 감염으로 인한 주요 또는 경도 신경인지장애

___.__ (___.__) HIV 감염으로 인한 주요신경인지장애[b]
주의점: 042(B20) HIV 감염을 먼저 부호화하시오.
294.11 (F02.81) 행동 장애를 동반하는 경우
294.10 (F02.80) 행동 장애를 동반하지 않는 경우
331.83 (G31.84) HIV 감염으로 인한 경도신경인지장애[a]

프라온병으로 인한 주요 또는 경도 신경인지장애

___.__ (___.__) 프라이온병으로 인한 주요신경인지장애[b]
주의점: 046.79(A81.9) 프라이온병을 먼저 부호화하시오.
294.11 (F02.81) 행동 장애를 동반하는 경우
294.10 (F02.80) 행동 장애를 동반하지 않는 경우
331.83 (G31.84) 프라이온병으로 인한 경도신경인지장애[a]

파킨슨병으로 인한 주요 또는 경도 신경인지장애[b]

___.__ (___.__) 거의 확실한 파킨슨병으로 인한 주요신경인지장애[b]
주의점: 332.0(G20) 파킨슨병을 먼저 부호화하시오.
294.11 (F02.81) 행동 장애를 동반하는 경우
294.10 (F02.80) 행동 장애를 동반하지 않는 경우
___.__ (___.__) 가능성 있는 파킨슨병으로 인한 주요신경인지장애[a, b]
주의점: 332.0(G20) 파킨슨병을 먼저 부호화하시오.
294.11 (F02.81) 행동 장애를 동반하는 경우
294.10 (F02.80) 행동 장애를 동반하지 않는 경우
331.83 (G31.84) 파킨슨병으로 인한 경도신경인지장애[a]

헌팅턴병으로 인한 주요 또는 경도 신경인지장애

___.__ (___.__) 헌팅턴병으로 인한 주요신경인지장애[b]
주의점: 333.4(G10) 헌팅턴병을 먼저 부호화하시오.
294.11 (F02.81) 행동 장애를 동반하는 경우
294.10 (F02.80) 행동 장애를 동반하지 않는 경우
331.83 (G31.84) 헌팅턴병으로 인한 경도신경인지장애[a]

다른 의학적 상태로 인한 주요 또는 경도 신경인지장애

___.__ (___.__) 다른 의학적 상태로 인한 주요신경인지장애[b]
주의점: 기타 의학적 상태를 먼저 부호화하시오.
294.11 (F02.81) 행동 장애를 동반하는 경우
294.10 (F02.80) 행동 장애를 동반하지 않는 경우
331.83 (G31.84) 다른 의학적 상태로 인한 경도신경인지장애[a]

다중 병인으로 인한 주요 또는 경도 신경인지장애

___.__ (___.__) 다중 병인으로 인한 주요신경인지장애[b]
주의점: 모든 병인이 되는 의학적 상태를 먼저

Note: For ICD-9-CM, code first 907.0 late effect of intracranial injury without skull fracture. For ICD-10-CM, code first S06.2X9S diffuse traumatic brain injury with loss of consciousness of unspecified duration, sequela.

294.11 (F02.81) With behavioral disturbance
294.10 (F02.80) Without behavioral disturbance
331.83 (G31.84) Mild Neurocognitive Disorder Due to Traumatic Brain Injury[a]

Substance/Medication-Induced Major or Mild Neurocognitive Disorder[a]

Note: No additional medical code. See the criteria set and corresponding recording procedures for substance-specific codes and ICD-9-CM and ICD-10-CM coding.
Specify if: Persistent

Major or Mild Neurocognitive Disorder Due to HIV Infection

___.__ (___.__) Major Neurocognitive Disorder Due to HIV Infection[b]
Note: Code first 042 (B20) HIV infection
294.11 (F02.81) With behavioral disturbance
294.10 (F02.80) Without behavioral disturbance
331.83 (G31.84) Mild Neurocognitive Disorder Due to HIV Infection[a]

Major or Mild Neurocognitive Disorder Due to Prion Disease

___.__ (___.__) Major Neurocognitive Disorder Due to Prion Disease[b]
Note: Code first 046.79 (A81.9) prion disease.
294.11 (F01.81) With behavioral disturbance
294.10 (F02.80) Without behavioral disturbance
331.83 (G31.84) Mild Neurocognitive Disorder Due to Prion Disease[a]

Major or Mild Neurocognitive Disorder Due to Parkinson's Disease[b]

___.__ (___.__) Major Neurocognitive Disorder Probably Due to Parkinson's Disease[b]
Note: Code first 332.0 (G20) Parkinson's disease.
294.11 (F02.81) With behavioral disturbance
294.10 (F02.80) Without behavioral disturbance
___.__ (___.__) Major Neurocognitive Disorder Possibly Due to Parkinson's Disease[a,b]
Note: Code first 332.0 (G20) Parkinson's disease.
294.11 (F02.81) With behavioral disturbance
294.10 (F02.80) Without behavioral disturbance
331.83 (G31.84) Mild Neurocognitive Disorder Due to Parkinson's Disease[a]

Major or Mild Neurocognitive Disorder Due to Huntington's Disease

___.__ (___.__) Major Neurocognitive Disorder Due to Huntington's Disease[b]
Note: Code first 333.4 (G10) Huntington's disease.
294.11 (F02.81) With behavioral disturbance
294.10 (F02.80) Without behavioral disturbance
331.83 (G31.84) Mild Neurocognitive Disorder Due to Huntington's Disease[a]

Major or Mild Neurocognitive Disorder Due to Another Medical Condition

___.__ (___.__) Major Neurocognitive Disorder Due to Another Medical Condition[b]
Note: Code first the other medical dondition.
294.11 (F02.81) With behavioral disturbance
294.10 (F02.80) Without behavioral disturbance
331.83 (G31.84) Mild Neurocognitive Disorder Due to Another Medical Condition[a]

Major or Mild Neurocognitive Disorder Due to Multiple Etiologies

___.__ (___.__) Major Neurocognitive Disorder Due to Multiple Etiologies[b]
Note: Code first all the etiological medical conditions

부호화하시오(혈관 질환은 제외).
294.11 (F02.81) 행동 장애를 동반하는 경우
294.10 (F02.80) 행동 장애를 동반하지 않는 경우
331.83 (G31.84) 다중 병인으로 인한 경도신경인지장애[a]

명시되지 않은 신경인지장애

799.59 (R41.9) 명시되지 않는 신경인지장애[a]

(with the exception of vascular disease).
294.11 (F02.81) With behavioral disturbance
294.10 (F02.80) Without behavioral disturbance
331.83 (G31.84) Mild Neurocognitive Disorder Due to Multiple Etiologies[a]

Unspecified Neurocognitive Disorder

799.59 (R41.9) Unspecified Neurocognitive Disorder[a]

성격장애 Personality Disorders

A군 성격장애

301.0 (F60.0) 편집성 성격장애
301.20 (F60.1) 조현성 성격장애
301.22 (F21) 조현형 성격장애

B군 성격장애

301.7 (F60.2) 반사회성 성격장애
301.83 (F60.3) 경계성 성격장애
301.50 (F60.4) 연극성 성격장애
301.81 (F60.81) 자기애성 성격장애

C군 성격장애

301.82 (F60.6) 회피성 성격장애
301.6 (F60.7) 의존성 성격장애
301.4 (F60.5) 강박성 성격장애

기타 성격장애

310.1 (F07.0) 다른 의학적 상태로 인한 성격 변화
다음 중 하나를 명시할 것: 불안정형, 탈억제형, 공격형, 무감동형, 편집형, 기타형, 혼합형, 명시되지 않는 유형
301.89 (F60.89) 달리 명시된 성격장애
301.9 (F60.9) 명시되지 않는 성격장애

Cluster A Personality Disorders

301.0 (F60.0) Paranoid Personality Disorder
301.20 (F60.1) Schizoid Personality Disorder
301.22 (F21) Schizotypal Personality Disorder

Cluster B Personality Disorders

301.7 (F60.2) Antisocial Personality Disorder
301.83 (F60.3) Borderline Personality Disorder
301.50 (F60.4) Histrionic Personality Disorder
301.81 (F60.81) Narcissistic Personality Disorder

Cluster C Personality Disorders

301.82 (F60.6) Avoidant Personality Disorder
301.6 (F60.7) Dependent Personality Disorder
301.4 (F60.5) Obsessive–Compulsive Personality Disorder

Other Personality Disorders

310.1 (F07.0) Personality Change Due to Another Medical Condition
Specify whether: Labile type, Disinhibited type, Aggressive type, Apathetic type, Paranoid type, Other type, Combined type, Unspecified type
301.89 (F60.89) Other Specified Personality Disorder
301.9 (F60.9) Unspecified Personality Disorder

변태성욕장애 Paraphilic Disorders

다음의 명시자를 변태성욕장애의 해당 부분에 적용한다.
[a] 다음의 경우 명시할 것: 통제된 환경에 있음, 완전 관해 상태
302.82 (F65.3) 관음장애[a]
302.4 (F65.2) 노출장애[a]
다음 중 하나를 명시할 것: 사춘기 이전의 아동에게 성기를 노출함으로써 성적 흥분을 일으킴, 신체적으로 성숙한 개인에게 성기를 노출함으로써 성적 흥분을 일으킴, 사춘기 이전의 아동과 신체적으로 성숙한 개인에게 성기를 노출함으로써 성적 흥분을 일으킴
302.89 (F65.81) 마찰도착장애[a]
302.83 (F65.51) 성적피학장애[a]
다음의 경우 명시할 것: 질식기호증 동반
302.84 (F65.52) 성적가학장애[a]
302.2 (F65.4) 소아성애장애
다음 중 하나를 명시할 것: 배타적 유형, 비배타적 유형
다음의 경우 명시할 것: 성적으로 남아 선호, 성적으로 여아 선호, 성적으로 양성 모두 선호
다음의 경우 명시할 것: 근친상간에 국한된 경우
302.81 (F65.0) 물품음란장애[a]
명시할 것: 신체 일부, 무생물 물체, 기타
302.3 (F65.1) 복장도착장애[a]
다음의 경우 명시할 것: 물품음란증 동반, 자가여성애 동반
302.89 (F65.89) 달리 명시된 변태성욕장애
302.9 (F65.9) 명시되지 않는 변태성욕장애

The following specifier applies to Paraphilic Disorders where indicated:
[a] Specify if: In a controlled environment, In full remission
302.82 (F65.3) Voyeuristic Disorder[a]
302.4 (F65.2) Exhibitionistic Disorder[a]
Specify whether: Sexually aroused by exposing genitals to prepubertal children, Sexually aroused by exposing genitals to physically mature individuals, Sexually aroused by exposing genitals to prepubertal children and to physically mature individuals
302.89 (F65.81) Frotteuristic Disorder[a]
302.83 (F65.51) Sexual Masochism Disorder[a]
Specify if: With asphyxiophilia
302.84 (F65.52) Sexual Sadism Disorder[a]
302.2 (F65.4) Pedophilic Disorder
Specify whether: Exclusive type, Nonexclusive type
Specify if: Sexually attracted to males, Sexually attracted to females, Sexually attracted to both
Specify if: Limited to incest
302.81 (F65.0) Fetishistic Disorder[a]
Specify: Body part(s), Nonliving object(s), Other
302.3 (F65.1) Transvestic Disorder[a]
Specify if: With fetishism, With autogynephilia
302.89 (F65.89) Other Specified Paraphilic Disorder
302.9 (F65.9) Unspecified Paraphilic Disorder

기타 정신질환
Other Mental Disorders

ICD-9-CM	ICD-10-CM	한국어	English
294.8	(F06.8)	다른 의학적 상태로 인한 달리 명시된 정신질환	Other Specified Mental Disorder Due to Another Medical Condition
294.9	(F09)	다른 의학적 상태로 인한 명시되지 않는 정신질환	Unspecified Mental Disorder Due to Another Medical Condition
300.9	(F99)	달리 명시된 정신질환	Other Specified Mental Disorder
300.9	(F99)	명시되지 않는 정신질환	Unspecified Mental Disorder

약물치료로 유발된 운동장애 및 약물치료의 기타 부작용
Medication-Induced Movement Disorders and Other Adverse Effects of Medication

ICD-9-CM	ICD-10-CM	한국어	English
332.1	(G21.11)	신경이완제로 유발된 파킨슨증	Neuroleptic–Induced Parkinsonism
332.1	(G21.19)	기타 약물치료로 유발된 파킨슨증	Other Medication–Induced Parkinsonism
333.92	(G21.0)	신경이완제 악성증후군	Neuroleptic Malignant Syndrome
333.72	(G24.02)	약물치료로 유발된 급성 근육긴장이상	Medication–Induced Acute Dystonia
333.99	(G25.71)	약물치료로 유발된 급성 좌불안석	Medication–Induced Acute Akathisia
333.85	(G24.01)	지연성 운동이상	Tardive Dyskinesia
333.72	(G24.09)	지연성 근육긴장이상	Tardive Dystonia
333.99	(G25.71)	지연성 좌불안석	Tardive Akathisia
333.1	(G25.1)	약물치료로 유발된 자세떨림	Medication–Induced Acute Tremor
333.99	(G25.79)	기타 약물치료로 유발된 운동장애	Other Medication–Induced Movement Disorder
___.__	(___.__)	항우울제 중단 증후군	Antidepressant Discontinuation Syndrome
995.29	(T43.205A)	초기 대면	Initial encounter
995.29	(T43.205D)	후속 대면	Subsequent encounter
995.29	(T43.205S)	후유증	Sequelae
___.__	(___.__)	치료약물의 기타 부작용	Other Adverse Effect of Medication
995.20	(T50.905A)	초기 대면	Initial encounter
995.20	(T50.905D)	후속 대면	Subsequent encounter
995.20	(T50.905S)	후유증	Sequelae

임상적 주의의 초점이 될 수 있는 기타의 상태
Other Conditions That May Be a Focus of Clinical Attention

관계 문제 / Relational Problems

가족 양육과 관련된 문제 / Problems Related to Family Upbringing

ICD-9-CM	ICD-10-CM	한국어	English
V61.20	(Z62.820)	부모-아동 관계 문제	Parent–Child Relational Problem
V61.8	(Z62.891)	형제자매 관계 문제	Sibling Relational Problem
V61.8	(Z62.29)	부모와 떨어진 양육	Upbringing Away From Parents
V61.29	(Z62.898)	부모의 관계 고충에 의해 영향받는 아동	Child Affected by Parental Relationship Distress

일차 지지 집단과 관련된 기타 문제 / Other Problems Related to Primary Support Group

ICD-9-CM	ICD-10-CM	한국어	English
V61.10	(Z63.0)	배우자나 친밀 동반자와의 관계 고충	Relationship Distress With Spouse or Intimate Partner
V61.03	(Z63.5)	별거나 이혼에 의한 가족 붕괴	Disruption of Family by Separation or Divorce
V61.8	(Z63.8)	가족 내 고도의 표출 정서	High Expressed Emotion Level Within Family
V62.82	(Z63.4)	단순 사별	Uncomplicated Bereavement

학대와 방임 / Abuse and Neglect

아동 학대와 방임 문제 / Child Maltreatment and Neglect Problems

아동 신체적 학대 / Child Physical Abuse

아동 신체적 학대, 확인됨 / Child Physical Abuse, Confirmed

ICD-9-CM	ICD-10-CM	한국어	English
995.54	(T74.12XA)	초기 대면	Initial encounter
995.54	(T74.12XD)	후속 대면	Subsequent encounter

아동 신체적 학대, 의심됨 / Child Physical Abuse, Suspected

ICD-9-CM	ICD-10-CM	한국어	English
995.54	(T76.12XA)	초기 대면	Initial encounter
995.54	(T76.12XD)	후속 대면	Subsequent encounter

아동 신체적 학대와 관련된 기타 상황 / Other Circumstances Related to Child Physical Abuse

ICD-9-CM	ICD-10-CM	한국어	English
V61.21	(Z69.010)	부모에 의한 아동 학대 피해자에 대한 정신건강 서비스를 위한 대면	Encounter for mental health services forvictim of child abuse by parent
V61.21	(Z69.020)	비양친성 아동 학대 피해자에 대한 정신건강 서비스를 위한 대면	Encounter for mental health services for victim of nonparental child abuse

V15.41 (Z62.810) 아동기의 신체적 학대 개인력(과거력)

V61.22 (Z69.011) 양친성 아동 학대 가해자에 대한 정신건강 서비스를 위한 대면

V62.83 (Z69.021) 비양친성 아동 학대 가해자에 대한 정신건강 서비스를 위한 대면

V15.41 (Z62.810) Personal history (past history) of physical abuse in child hood

V61.22 (Z69.011) Encounter for mental health services for perpetrator of parental child abuse

V62.83 (Z69.021) Encounter for mental health services for perpetrator of nonparental child abuse

아동 성적 학대
아동 성적 학대, 확인됨

995.53 (T74.22XA) 초기 대면

995.53 (T74.22XD) 후속 대면

Child Sexual Abuse
Child Sexual Abuse, Confirmed

995.53 (T74.22XA) Initial encounter

995.53 (T74.22XD) Subsequent encounter

아동 성적 학대, 의심됨

995.53 (T76.22XA) 초기 대면

995.53 (T76.22XD) 후속 대면

Child Sexual Abuse, Suspected

995.53 (T76.22XA) Initial encounter

995.53 (T76.22XD) Subsequent encounter

아동 성적 학대와 관련된 기타 상황

V61.21 (Z69.010) 부모에 의한 아동 성적 학대 피해자에 대한 정신건강 서비스를 위한 대면

V61.21 (Z69.020) 비양친성 아동 성적 학대 피해자에 대한 정신건강 서비스를 위한 대면

V15.41 (Z62.810) 아동기의 성적 학대 개인력(과거력)

V61.22 (Z69.011) 양친성 아동 성적 학대 가해자에 대한 정신건강 서비스를 위한 대면

V62.83 (Z69.021) 비양친성 아동 성적 학대 가해자에 대한 정신건강 서비스를 위한 대면

Other Circumstances Related to Child Sexual Abuse

V61.21 (Z69.010) Encounter for mental health services for victim of child sexual abuse by parent

V61.21 (Z69.020) Encounter for mental health services for victim of nonparental child sexual abuse

V15.41 (Z62.810) Personal history (past history) of sexual abuse in child hood

V61.22 (Z69.011) Encounter for mental health services for perpetrator of parent child sexual abuse

V62.83 (Z69.021) Encounter for mental health services for perpetrator of nonparental child sexual abuse

아동 방임
아동 방임, 확인됨

995.52 (T74.02XA) 초기 대면

995.52 (T74.02XD) 후속 대면

Child Neglect
Child Neglect, Confirmed

995.52 (T74.02XA) Initial encounter

995.52 (T74.02XD) Subsequent encounter

아동 방임, 의심됨

995.52 (T76.02XA) 초기 대면

995.52 (T76.02XD) 후속 대면

Child Neglect, Suspected

995.52 (T76.02XA) Initial encounter

995.52 (T76.02XD) Subsequent encounter

아동 방임과 관련된 기타 상황

V61.21 (Z69.010) 부모에 의한 아동 방임 피해자에 대한 정신건강 서비스를 위한 대면

V61.21 (Z69.020) 비양친성 아동 방임 피해자에 대한 정신건강 서비스를 위한 대면

V15.42 (Z62.812) 아동기의 방임 개인력(과거력)

V61.22 (Z69.011) 양친성 아동 방임 가해자에 대한 정신건강 서비스를 위한 대면

V62.83 (Z69.021) 비양친성 아동 방임 가해자에 대한 정신건강 서비스를 위한 대면

Other Circumstances Related to Child Neglect

V61.21 (Z69.010) Encounter for mental health services for victim of child neglect by parent

V61.21 (Z69.020) Encounter for mental health services for victim of nonparental child neglect

V15.42 (Z62.812) Personal history (past history) of neglect in childhood

V61.22 (Z69.011) Encounter for mental health services for perpetrator of parental child neglect

V62.83 (Z69.021) Encounter for mental health services for perpetrator of nonparental child neglect

아동 심리적 학대
아동 심리적 학대, 확인됨

995.51 (T74.32XA) 초기 대면

995.51 (T74.32XD) 후속 대면

Child Psychological Abuse
Child Psychological Abuse, Confirmed

995.51 (T74.32XA) Initial encounter

995.51 (T74.32XD) Subsequent encounter

아동 심리적 학대, 의심됨

995.51 (T76.32XA) 초기 대면

995.51 (T76.32XD) 후속 대면

Child Psychological Abuse Suspected

995.51 (T74.32XA) Initial encounter

995.51 (T74.32XD) Subsequent encounter

아동 심리적 학대와 관련된 기타 상황

V61.21 (Z69.010) 부모에 의한 아동 심리적 학대 피해자에 대한 정신건강 서비스를 위한 대면

V61.21 (Z69.020) 비양친성 아동 심리적 학대 피해자에 대한 정신건강 서비스를 위한 대면

V15.42 (Z62.811) 아동기의 심리적 학대 개인력(과거력)

Other Circumstances Related to Child Psychological Abuse

V61.21 (Z69.010) Encounter for mental health services for victim of child psychological abuse by parent

V61.21 (Z69.020) Encounter for mental health services for victim of nonparental child psychological abuse

V15.42 (Z62.811) Personal history (past history) of psychological abuse in childhood

V61.22 (Z69.011) 양친성 아동 심리적 학대 가해자에 대한 정신건강 서비스를 위한 대면
V62.83 (Z69.021) 비양친성 아동 심리적 학대 가해자에 대한 정신건강 서비스를 위한 대면

성인 학대와 방임 문제
배우자나 동반자 신체적 폭력
배우자나 동반자 신체적 폭력, 확인됨

995.81 (T74.11XA) 초기 대면
995.81 (T74.11XD) 후속 대면

배우자나 동반자 신체적 폭력, 의심됨

995.81 (T76.11XA) 초기 대면
995.81 (T76.11XD) 후속 대면

배우자나 동반자 신체적 폭력과 관련된 기타 상황

V61.11 (Z69.11) 배우자나 동반자 신체적 폭력의 피해자에 대한 정신건강 서비스를 위한 대면
V15.41 (Z91.410) 배우자나 동반자 신체적 폭력의 개인력(과거력)
V61.12 (Z69.12) 배우자나 동반자 신체적 폭력의 가해자에 대한 정신건강 서비스를 위한 대면

배우자나 동반자 성적 폭력
배우자나 동반자 성적 폭력, 확인됨

995.83 (T74.21XA) 초기 대면
995.83 (T74.21XD) 후속 대면

배우자나 동반자 성적 폭력, 의심됨

995.83 (T76.21XA) 초기 대면
995.83 (T76.21XD) 후속 대면

배우자나 동반자 성적 폭력과 관련된 기타 상황

V61.11 (Z69.81) 배우자나 동반자 성적 폭력의 피해자에 대한 정신건강 서비스를 위한 대면
V15.41 (Z91.410) 배우자나 동반자 성적 폭력의 개인력(과거력)
V61.12 (Z69.12) 배우자나 동반자 성적 폭력의 가해자에 대한 정신건강 서비스를 위한 대면

배우자나 동반자 방임
배우자나 동반자 방임, 확인됨

995.85 (T74.01XA) 초기 대면
995.85 (T74.01XD) 후속 대면

배우자나 동반자 방임, 의심됨

995.85 (T76.01XA) 초기 대면
995.85 (T76.01XD) 후속 대면

배우자나 동반자 방임과 관련된 기타 상황

V61.11 (Z69.11) 배우자나 동반자 방임 피해자에 대한 정신건강 서비스를 위한 대면
V15.42 (Z91.412) 배우자나 동반자 방임의 개인력(과거력)
V61.12 (Z69.12) 배우자나 동반자 방임 가해자에 대한 정신건강 서비스를 위한 대면

배우자나 동반자 심리적 학대
배우자나 동반자 심리적 학대, 확인됨

995.82 (T74.31XA) 초기 대면
995.82 (T74.31XD) 후속 대면

V61.22 (Z69.011) Encounter for mental health services for perpetrator of parental child psychological abuse
V62.83 (Z69.021) Encounter for mental health services for perpetrator of nonparental child psychological abuse

Adult Maltreatment and Neglect Problems
Spouse or Partner Violence, Physical
Spouse or Partner Violence, Physical, Confirmed

995.81 (T74.11XA) Initial encounter
995.81 (T74.11XD) Subsequent encounter

Spouse or Partner, Violence, Physical, Suspected

995.81 (T74.11XA) Initial encounter
995.81 (T74.11XD) Subsequent encounter

Other Circumstances Related to Spouse or Partner Violence, Physical

V61.11 (Z69.11) Encounter for mental health services for victim of spouse or partner violence, physical
V15.41 (Z91.410) Personal history (past history) of spouse or partner violence, physical
V61.12 (Z69.12) Encounter for mental health services for perpetrator of spouse or partner violence, physical

Spouse or Partner Violence, Sexual
Spouse or Partner Violence, Sexual, Confirmed

995.83 (T74.21XA) Initial encounter
995.83 (T74.21XD) Subsequent encounter

Spouse or Partner Violence, Sexual, Suspected

995.83 (T76.21XA) Initial encounter
995.83 (T72.21XD) Subsequent encounter

Other Circumstances Related to Spouse or Partner Violence, Sexual

V61.11 (Z69.81) Encounter for mental health services for victim of spouse or partner violence, sexual
V15.41 (Z91.410) Personal history (past history) of spouse of partner violence, sexual
V61.12 (Z69.12) Encounter for mental health services for perpetrator of spouse or partner violence, sexual

Spouse or Partner, Neglect
Spouse or Partner Neglect, Confirmed

995.85 (T74.01XA) Initial encounter
995.85 (T74.01XD) Subsequent encounter

Spouse or Partner Neglect, Suspected

995.85 (T76.01XA) Initial encounter
995.85 (T76.01XD) Subsequent encounter

Other Circumstances Related to Spouse or Partner Neglect

V61.11 (Z69.11) Encounter for mental health services for victim of spouse or partner neglect
V15.42 (Z91.412) Personal history (past history) of spouse or partner neglect
V61.12 (Z69.12) Encounter for mental health services for perpetrator of spouse or partner neglect

Spouse or Partner Abuse, Psychological
Spouse or Partner Abuse, Psychological, Confirmed

995.82 (T74.31XA) Initial encounter
995.82 (T72.31XD) Subsequent encounter

배우자나 동반자 심리적 학대, 의심됨

995.82 (T76.31XA) 초기 대면
995.82 (T76.31XD) 후속 대면

배우자나 동반자 심리적 학대와 관련된 기타 상황

V61.11 (Z69.11) 배우자나 동반자 심리적 학대 피해자에 대한 정신건강 서비스를 위한 대면
V15.42 (Z91.411) 배우자나 동반자 심리적 학대의 개인력(과거력)
V61.12 (Z69.12) 배우자나 동반자 심리적 학대 가해자에 대한 정신건강 서비스를 위한 대면

배우자나 동반자가 아닌 사람에 의한 성인 학대
배우자나 동반자가 아닌 사람에 의한 성인 신체적 학대, 확인됨

995.81 (T74.11XA) 초기 대면
995.81 (T74.11XD) 후속 대면

배우자나 동반자가 아닌 사람에 의한 성인 신체적 학대, 의심됨

995.81 (T76.11XA) 초기 대면
995.81 (T76.11XD) 후속 대면

배우자나 동반자가 아닌 사람에 의한 성인 성적 학대, 확인됨

995.83 (T74.21XA) 초기 대면
995.83 (T74.21XD) 후속 대면

배우자나 동반자가 아닌 사람에 의한 성인 성적 학대, 의심됨

995.83 (T76.21XA) 초기 대면
995.83 (T76.21XD) 후속 대면

배우자나 동반자가 아닌 사람에 의한 성인 심리적 학대, 확인됨

995.82 (T74.31XA) 초기 대면
995.82 (T74.31XD) 후속 대면

배우자나 동반자가 아닌 사람에 의한 성인 심리적 학대, 의심됨

995.82 (T76.31XA) 초기 대면
995.82 (T76.31XD) 후속 대면

배우자나 동반자가 아닌 사람에 의한 성인 학대와 관련된 기타 상황

V65.49 (Z69.81) 배우자나 동반자가 아닌 사람의 성인 학대 피해자에 대한 정신건강 서비스를 위한 대면
V62.83 (Z69.82) 배우자나 동반자가 아닌 사람의 성인 학대 가해자에 대한 정신건강 서비스를 위한 대면

교육과 직업 문제
교육 문제

V62.3 (Z55.9) 학업이나 교육 문제

직업 문제

V62.21 (Z56.82) 현재의 군대 배치 상태와 관련된 문제
V62.29 (Z56.9) 고용과 관련된 기타의 문제

주거와 경제 문제
주거 문제 (797)

V60.0 (Z59.0) 노숙
V60.1 (Z59.1) 부적절한 주거
V60.89 (Z59.2) 이웃, 세입자 및 임대주 등과의 불화
V60.6 (Z59.3) 기숙시설에서의 생활과 관련된 문제

경제 문제 (798)

V60.2 (Z59.4) 적절한 음식이나 안전한 식수 부족
V60.2 (Z59.5) 극도의 가난
V60.2 (Z59.6) 적은 수입

Spouse or Partner Abuse, Psychological, Suspecter

995.82 (T76.31XA) Initial encounter
995.82 (T76.31XD) Subsequent encounter

Other Circumstances Related to Spouse or Partner Abuse, Psychological

V61.11 (Z69.11) Encounter for mental health services for victim of spouse or partner psychological abuse
V15.42 (Z91.411) Personal history (past history) of spouse or partner psychological abuse
V61.12 (Z69.12) Encounter for mental health services for perpetrator of spouse or partner psychological abuse

Adult Abuse by Nonspouse or Nonpartner
Adult Physical Abuse by Nonspouse or Nonpartner, Confirmed

995.81 (T74.11XA) Initial encounter
995.81 (T74.11XD) Subsequent encounter

Adult Physical Abuse by Nonspouse or Nonpartner, Suspected

995.81 (T76.11XA) Initial encounter
995.81 (T76.11XD) Subsequent encounter

Adult Sexual Abuse by Nonspouse or Nonpartner, Confirmed

995.83 (T74.21XA) Initial encounter
995.83 (T74.21XD) Subsequent encounter

Adult Sexual Abuse by Nonspouse or Nonpartner, Suspected

995.83 (T76.21XA) Initial encounter
995.83 (T76.21XD) Subsequent encounter

Adult Psychological Abuse by Nonspouse or Nonpartner, Confirmed

995.82 (T74.31XA) Initial encounter
995.82 (T74.31XD) Subsequent encounter

Adult Psychological Abuse by Nonspouse or Nonpartner, Suspected

995.82 (T76.31XA) Initial encounter
995.82 (T76.31XD) Subsequent encounter

Other Circumstances Related to Adult Abuse by Nonspouse or Nonpartner

V65.49 (Z69.81) Encounter for mental health services for victim of nonspousal adult abuse
V62.83 (Z69.82) Encounter for mental health services for perpetrator of nonspousal adult abuse

Educational and Occupational Problems
Educational Problems

V62.3 (Z55.9) Academic or Educational Problem

Occupational Problems

V62.21 (Z56.82) Problem Related To Current Military Deployment Status
V62.29 (Z56.9) Other Problem Related to Employment

Housing and Economic Problems
Housing Problems

V60.0 (Z59.0) Homelessness
V60.1 (Z59.1) Inadequate Housing
V60.89 (Z59.2) Discord With Neighbor, Lodger, or Landlord
V60.6 (Z59.3) Problem Related to Living in a Residential Institution

Economic Problems

V60.2 (Z59.4) Lack of Adequate Food or Safe Drinking Water
V60.2 (Z59.5) Extreme Poverty
V60.2 (Z59.6) Low Income

V60.2 (Z59.7) 불충분한 사회보험이나 복지 지원
V60.9 (Z59.9) 명시되지 않는 주거 혹은 경제 문제

사회환경과 관련된 기타 문제

V62.89 (Z60.0) 생의 단계 문제
V60.3 (Z60.2) 혼자 살기와 관련된 문제
V62.4 (Z60.3) 문화 적응의 어려움
V62.4 (Z60.4) 사회적 배척이나 거부
V62.4 (Z60.5) (지각된) 부정적 차별이나 박해의 표적
V62.9 (Z60.9) 사회환경과 관련된 명시되지 않는 문제

범죄 또는 법체계와의 상호작용과 관련된 문제

V62.89 (Z65.4) 범죄의 피해자
V62.5 (Z65.0) 불구속 상태의 민사 또는 형사 소송에서 유죄 판결
V62.5 (Z65.1) 구속 또는 기타의 구금
V62.5 (Z65.2) 출감과 관련된 문제
V62.5 (Z65.3) 기타 법적 상황과 관련된 문제

상담과 의학적 조언을 위한 기타 건강 서비스 대면

V65.49 (Z70.9) 성 상담
V65.40 (Z71.9) 기타 상담 또는 자문

기타 정신사회적, 개인적 및 환경적 상황과 관련된 문제

V62.89 (Z65.8) 종교적 또는 영적 문제
V61.7 (Z64.0) 원하지 않는 임신과 관련된 문제
V61.5 (Z64.1) 임신 반복과 관련된 문제
V62.89 (Z64.4) 보호관찰관, 사례관리자 및 사회복지사 등과 같은 사회복지 제공자와의 불화
V62.89 (Z65.4) 테러나 고문의 피해자
V62.22 (Z65.5) 재앙, 전쟁 및 기타 적대 행위에 노출
V62.89 (Z65.8) 정신사회적 상황과 관련된 기타 문제
V62.9 (Z65.9) 명시되지 않는 정신사회적 상황과 관련된 명시되지 않는 문제

개인력의 기타 상황

V15.49 (Z91.49) 심리적 외상의 기타 개인력
V15.59 (Z91.5) 자해의 개인력
V62.22 (Z91.82) 군대 배치의 개인력
V15.89 (Z91.89) 기타 개인적 위험 요인
V69.9 (Z72.9) 생활방식과 관련된 문제
V71.01 (Z72.811) 성인 반사회적 행동
V71.02 (Z72.810) 아동 또는 청소년 반사회적 행동

의학적 치료 및 기타 건강관리에 대한 접근과 관련된 문제

V63.9 (Z75.3) 건강관리 기관이 없거나 가기 어려움
V63.8 (Z75.4) 기타 도움을 주는 기관이 없거나 가기 어려움

의학적 치료를 멀리함

V15.81 (Z91.19) 의학적 치료를 멀리함
278.00 (E66.9) 과체중 또는 비만
V65.2 (Z76.5) 꾀병
V40.31 (Z91.83) 정신질환과 연관된 배회
V62.89 (R41.83) 경계선 지적 기능

V60.2 (Z59.7) Insufficient Social Insurance or Welfare Support
V60.9 (Z59.9) Unspecified Housing or Economic Problem

Other Problems Related to the Social Environment

V62.89 (Z60.0) Phase of Life Problem
V60.3 (Z60.2) Problem Related to Living Alone
V62.4 (Z60.3) Acculturation Difficulty
V62.4 (Z60.4) Social Exclusion or Rejection
V62.4 (Z60.5) Target of (Perceived) Adverse Discrimination or Persecution
V62.9 (Z60.9) Unspecified Problem Related to Social Environment

Problems Related to Crime or Interaction With the Legal System

V62.89 (Z65.4) Victim of Crime
V62.5 (Z65.0) Conviction in Civil or Criminal Proceedings Without Imprisonment
V62.5 (Z65.1) Imprisonment or Other Incarceration
V62.5 (Z65.2) Problems Related to Release From prison
V62.5 (Z65.3) Problems Related to Other Legal Circumstances

Other Health Service Encounters for Counseling and Medical Advice

V65.49 (Z70.9) Sex Counseling
V65.40 (Z71.9) Other Counseling or consultation

Problems Related to Other Psychosocial, Personal, and Environmental Circumstances

V62.89 (Z65.8) Religious or Spiritual Problem
V61.7 (Z64.0) Problems Related to Unwanted Pregnancy
V61.5 (Z64.1) Problems Related to Multiparity
V62.89 (Z64.4) Discord With Social Service Provider, Including Probation Officer, Case Manager, or Social Services Worker
V62.89 (Z65.4) Victim of Terrorism or Torture
V62.22 (Z65.5) Exposure to Disaster, War, or Other Hostilities
V62.89 (Z65.8) Other Problem Related to Psychosocial Circumstances
V62.9 (Z65.9) Unspecified Problem Related to Unspecified Psychosocial Circumstances

Other Circumstances of Personal History

V15.49 (Z91.49) Other personal History of Psychological Trauma
V15.59 (Z91.5) Personal History of Self-Harm
V62.22 (Z91.82) Personal History of Military Deployment
V15.89 (Z91.89) Other Personal Risk Factors
V69.9 (Z72.9) Problem Related to Lifestyle
V71.01 (Z72.811) Adult Antisocial Behavior
V71.02 (Z72.810) Child or Adolescent Antisocial Behavior

Problem Related to Access to Medical and Other Health Care

V63.9 (Z75.3) Unavailability or Inaccessibility of Health Care Facilities
V63.8 (Z75.4) Unavailability or Inaccessibility of Other Helping Agencies

Nonadherence to Medical Treatment

V15.81 (Z91.19) Nonadherence to Medical Treatment
278.00 (E66.9) Overweight or Obesity
V65.2 (Z76.5) Malingering
V40.31 (Z91.83) Wandering Associated With a Mental Disorder
V62.89 (R41.83) Borderline Intellectual Functioning

NANDA-I 간호진단(2015-2017)

1. 새로운 NANDA-I 간호진단

영역	진단명	
I 영역: 건강증진 Health Promotion	허약노인증후군	허약노인증후군의 위험
II 영역: 영양 Nutrition	• 비만 • 과체중	과체중의 위험
III 영역: 배설/교환 Elimination/Exchange	만성 기능성 변비	만성 기능성 변비의 위험
IV 영역: 활동/휴식 Activity/Rest	• 좌위수행 장애 • 기립수행 장애	• 심박출량 감소의 위험 • 심혈관기능 손상의 위험
V 영역: 지각/인지 Perception/Cognition	불안정한 정서 조절	
IX 영역: 대처/스트레스 내성 Coping/Stress Tolerance	기분 조절 장애	
X 영역: 삶의 원칙 Life Principles	• 자주적 의사결정 장애 • 자주적 의사결정 향상을 위한 준비	자주적 의사결정 장애의 위험
XI 영역: 안전/보호 Safety/Protection	• 각막손상의 위험 • 요로손상의 위험 • 구강점막 손상의 위험 • 욕창의 위험	• 수술 후 회복지연의 위험 • 조직 통합성 장애의 위험 • 저체온의 위험 • 수술 중 저체온의 위험
XII 영역: 안위 Comfort	분만 통증	만성 통증증후군

2. NANDA-I 간호진단의 배치 변화

간호진단	이전 배치		새로운 배치	
	영역	부영역	영역	부영역
불이행	삶의 원칙	가치/신념/행동의 일치성	건강증진	건강관리
비효과적 모유수유	역할관계	돌봄제공자 역할	영양	섭취
모유수유 중단	역할관계	돌봄제공자 역할	영양	섭취
모유수유 향상을 위한 준비	역할관계	돌봄제공자 역할	영양	섭취
희망 향상을 위한 준비	삶의 원칙	가치	자기개념	자아개념
외로움의 위험	자기개념	자아개념	안위	사회적 안위

3. NANDA-I 간호진단에서 진단명이 수정된 간호진단

이전 진단명	새로운 진단명	이론적 근거
비효과적 자기 건강관리	비효과적 건강관리	다른 형태로 진술되지 않는 한 진단의 초점이 개인이라는 것을 상정하고 있으므로 굳이 진단명에 '자기'를 포함시킬 필요가 없음
자기 건강관리 향상을 위한 준비	건강관리 향상을 위한 준비	다른 형태로 진술되지 않는 한 진단의 초점이 개인이라는 것을 상정하고 있으므로 굳이 진단명에 '자기'를 포함시킬 필요가 없음
비효과적 가족치료요법 관리	비효과적 가족 건강관리	개인 건강관리 진단들과 정의가 일치성을 가져야 하므로 진단명에서 진단의 초점이 동일하게 반영되어져야 함
개인 극복력 장애	극복력 장애	다른 형태로 진술되지 않는 한 진단의 초점이 개인이라는 것을 상정하고 있으므로 굳이 진단명에 '자기'를 포함시킬 필요가 없음
극복력 장애의 위험	극복력 장애의 위험	극복력 장애라는 진단명이 문제 중심으로 진술되어 위험 진단의 정의가 극복력 장애 진단과 일치되어야 함

4. NANDA-I 분류체계 II에서 제외된 간호진단

제외된 진단명	새로운 진단명	이론적 근거
에너지장 교류장애 (00050)	–	분류체계에서는 제외되었지만 이론적 수준에서의 개발과 검증을 위해 근거 수준(LOE) 1.2에 재배치함(LOE 1.2는 출판이나 분류체계에 포함시킬 수 있는 기준이 아니고 이 진단은 진단이라기보다는 중재라는 것이 현재 모든 문헌에 제시되고 있음)
성인의 성장장애(00101)	허약노인증후군	새로운 진단으로 대체됨
면역상태 향상을 위한 준비(00186)	–	2012–2014 판에서 제외되어야 하는 진단으로 제시됨. 덧붙이면 현재 '건강관리 향상을 위한 준비' 진단에서 이 내용을 포함하고 있음
영양 불균형: 신체 요구량보다 많음 (00001)	과체중 비만	새로운 진단으로 대체됨
영양 불균형의 위험: 신체요구량보다 많음 (00003)	과체중의 위험	새로운 진단으로 대체됨
손상된 환경해석 증후군 (00127)	–	2012–2014 판에서 제외되어야 하는 진단으로 제시됨. 증후군 진단의 정의와 함께 이행 속으로 포함시키려는 작업이 아직 진행되고 있음
성장 발달 지연(00111)	–	2012–2014 판에서 제외되어야 하는 진단으로 제시됨. (1)성장과 (2)발달이라는 진단적 개념으로 구분하기 위해 초점을 구분하는 작업이 아직 진행되고 있음

5. NANDA-I 간호진단 (2015-2017) 목록

I 영역: 건강증진(Health–promotion) 183

1. 건강인식(Health awareness) 183

- 여가활동의 부족(Deficient diversional activity) 183
- 비활동적 생활양식(Sedentary lifestyle) 183

2. 건강관리(Health management) 183

- 허약노인증후군(Frail elderly syndrome) 183
- 허약노인증후군의 위험(Risk for frail elderly syndrome) 183
- 지역사회 건강 부족(Deficient community health) 184
- 위험성 있는 건강 행위(Risk–prone health behavior) 184
- 비효과적 건강유지(Ineffective health maintenance) 185
- 비효과적 건강관리(Ineffective health management) 185
- 건강관리 향상을 위한 준비(Readiness for enhanced health management) 185
- 비효과적 가족 건강관리(Ineffective family health management) 185
- 불이행(Noncompliance) 186
- 비효과적 보호(Ineffective protection) 186

IV 영역: 활동/휴식(Activity/Rest) 201

1. 수면/휴식(Sleep/Rest) 201

- 불면증(Insomnia) 201
- 수면 박탈(Sleep deprivation) 202
- 수면 향상을 위한 준비(Readiness for enhanced sleep) 202
- 수면 양상 장애(Disturbed sleep pattern) 202

2. 활동/운동(Activity/Exercise) 203

- 비사용 증후군의 위험(Risk for disuse syndrome) 203
- 침상 기동성 장애(Impaired bed mobility) 203
- 신체 기동성 장애(Impaired physical mobility) 203
- 휠체어 기동성 장애(Impaired wheelchair mobility) 204
- 좌위수행 장애(Impaired sitting) 204
- 기립수행 장애(Impaired standing) 204
- 이동 장애(Impaired transfer ability) 205
- 보행 장애(Impaired walking) 205

3. 에너지 균형(Energy balance) 205

- 피로(Fatigue) 205
- 배회(Wandering) 206

4. 심혈관/호흡기계 반응 (Cardiovascular/Pulmonary responses) 206

- 활동 지속성 장애(Activity intolerance) 206
- 활동 지속성 장애의 위험(Risk for activity intolerance) 206
- 비효과적 호흡 양상(Ineffective breathing pattern) 207
- 심박출량 감소(Decreased cardiac output) 207
- 심박출량 감소의 위험(Risk for decreased cardiac output) 208
- 심혈관기능 손상의 위험(Risk for impaired cardiovascular function) 208
- 비효과적 위장관 관류의 위험(Risk for ineffective gastrointestinal perfusion) 208
- 비효과적 신장 관류의 위험(Risk for ineffective renal perfusion) 208
- 자발적 환기장애(Impaired spontaneous ventilation) 209
- 심장조직 관류 감소의 위험(Risk for decreased cardiac tissue perfusion) 209
- 비효과적 뇌조직 관류의 위험(Risk for ineffective cerebral tissue perfusion) 209
- 비효과적 말초조직 관류(Ineffective peripheral tissue perfusion) 210
- 비효과적 말초조직 관류의 위험(Risk for ineffective peripheral tissue perfusion) 210
- 호흡기 이탈 반응장애(Dysfunctional ventilatory weaning response) 210

5. 자기돌봄(Self-care) 211

- 가정 유지 장애(Impaired home maintenance) 211
- 목욕 자기돌봄 결핍(Bathing self-care deficit) 212
- 옷 입기 자기돌봄 결핍(Dressing self-care deficit) 212
- 음식 섭취 자기돌봄 결핍(Feeding self-care deficit) 212
- 용변 자기돌봄 결핍(Toileting self-care deficit) 213
- 자기돌봄 향상을 위한 준비(Readiness for enhanced self-care) 213
- 자기무시(Self neglect) 213

V 영역: 지각/인지(Perception/Cognition) 214

1. 집중(Attention) 214

편측성 지각이상(Unilateral neglect) 214

2. 지남력(Orientation) – 해당 진단 없음 214

3. 감각/지각(Sensation/Perception) – 해당 진단 없음 214

4. 인지(Cognition) 214

- 급성 혼동(Acute confusion) 214
- 급성 혼동의 위험(Risk for acute confusion) 215
- 만성 혼동(Chronic confusion) 215
- 불안정한 정서 조절(Labile emotional control) 215
- 비효과적 충동 조절(Ineffective impulse control) 216

찾아보기

한글

ㄱ

ㄴ

ㅅ

ㅈ

영문

A

B

C

D

E

F

G

H

I

J, K

L

M

Q

R

S

역자와의
협의로
인지생략

사례중심 · 근거기반

정신건강간호학 제3판

Essentials of Psychiatric Mental Health Nursing 3rd Edition

발 행 일 2019년 3월 2일 1쇄 인쇄
2019년 3월 15일 1쇄 발행

저 자 Elizabeth M. Varcarolis, RN, MA

역 자 도경진 · 김덕진 · 김정숙 · 김혜경 · 오금숙 · 이정숙 · 이현주
김순오 · 김윤영 · 김정윤 · 김지인 · 박경란 · 박정미 · 박주현
변도화 · 송지현 · 여현주 · 우미영 · 이승현 · 이은영 · 정귀남
정춘화 · 조경진 · 채공주 · 하수정

발 행 인 김재민

발 행 처 J M K(제이엠케이)
서울특별시 마포구 백범로 104, 봉화빌딩 4층

출판등록 2011년 1월 19일 제 313-2011-35호

전 화 02)713-0421~3

팩 스 02)704-6265

전자우편 jmk@jmkp.co.kr

홈페이지 www.jungmunkag.co.kr

정 가 **57,000원**

ISBN 979-11-87563-54-9 93510

도서출판 **JMK**는 정문각 출판사의 자회사입니다.